U0335184

中医经典注评丛书

《黄帝内经·素问》注评

（典藏版）

中医研究院研究生班　编著

中国中医药出版社
·北　京·

图书在版编目（CIP）数据

《黄帝内经·素问》注评：典藏版/中医研究院研究生班编著 . —2 版 . —北京：
中国中医药出版社，2018.1

（中医经典注评丛书）

ISBN 978-7-5132-4434-3

Ⅰ.①黄… Ⅱ.①中… Ⅲ.①《素问》-注释 ②《素问》-研究 Ⅳ.①R221.1

中国版本图书馆 CIP 数据核字（2017）第 224085 号

中国中医药出版社出版

北京市朝阳区北三环东路 28 号易亨大厦 16 层
邮政编码　100013
传真　010-64405750
山东临沂新华印刷物流集团印刷
各地新华书店经销

开本 787×1092　1/16　印张 40.5　字数 928 千字
2018 年 1 月第 2 版　2018 年 1 月第 1 次印刷
书号　ISBN 978-7-5132-4434-3

定价　198.00 元
网址　www.cptcm.com

社 长 热 线　010-64405720
购 书 热 线　010-89535836
维 权 打 假　010-64405753

微信服务号　zgzyycbs
微商城网址　https：//kdt.im/LIdUGr
官 方 微 博　http：//e.weibo.com/cptcm
天猫旗舰店网址　https：//zgzyycbs.tmall.com

如有印装质量问题请与本社出版部联系（**010-64405510**）

典藏版前言

本套《中医经典注评丛书》自 2011 年出版至今，已经过去 6 年了，其间多次重印，成为我社学术著作的品牌之一，赢得了良好口碑。更令我们欣慰的，是广大读者客观、中肯的评价："此书大善，乃全国第一届中医研究生班同学几人一组精心编著，其中不乏当今的名医大家，真是令人钦佩！""对难点的把握十分深刻。课堂上老师没有讲清、教材中含糊的疑难之处，在此套书中大半可寻得答案。""注释散而不乱，排版十分宜人，阅读很有快感。""虽无具体病案，却多有临床运用的概括。" "内容详尽易懂，直奔主题，字字珠玑。是一套经典的好书。"

朱熹曰："圣贤所以教人之法，具存于经。有志之士，固当熟读、深思而问辨之。"愿广大读者能典藏此套丛书，作为案头必备，学而时习之。为了便于收藏并时常翻阅，现出版"典藏版"以飨读者。

中国中医药出版社

2017 年 10 月 1 日

叙　言

1976 年，经中央批准，著名中医学家岳美中先生创建了全国中医研究班，并面向全国招收了第一批学员。1978 年，国家恢复研究生教育后，又举办了全国第一届中医研究生班（中国中医科学院研究生院前身）。

三十多年来，研究生院在"系统学习、全面掌握、整理提高"方针指引下，始终坚持"以经典为基石、在临证中学习、在学习中研究、在研究中发展"的办学理念，培养了一批又一批中医高层次人才。

为了很好地重现众多名师为研究生授课时留下的宝贵资料，研究生院陆续整理了既往编写的研究生教学讲义和著名中医专家授课的录音、录像资料，供研究生教学以及中医同道参考。此次整理出版的《中医经典注评丛书》包括《〈黄帝内经·素问〉注评》、《〈黄帝内经·灵枢〉注评》、《〈伤寒论〉注评》、《〈金匮要略〉注评》四部，系当年内部印刷的研究生教学参考书。这次整理，将经典原文改为繁体字，统一了体例，并对错印之处进行了修改，其余一概保留原貌。

该丛书的整理工作，由宋春生常务副院长主持，刘艳骄、马晓北、杜新亮负责《〈黄帝内经·素问〉注评》，史欣德、胡春宇负责《〈黄帝内经·灵枢〉注评》，都占陶、苏庆民负责《〈伤寒论〉注评》，杨卫彬、张文彭、徐慧负责《〈金匮要略〉注评》的具体整理工作。相信该书的面世，将为研读中医经典著作提供参考。真诚希望广大读者提出宝贵意见。

中国中医科学院研究生院

2010 年 10 月 18 日

前　　言

　　继承、发掘、整理、研究中医药经典著作及老中医学术思想、临床经验是我院中医研究生的主要任务。为此，我院一九七八届中医研究生在院党委领导和导师的指导下，对《黄帝内经》的《素问》、《灵枢》凡一百六十二篇，在通读全文、提要钩玄的基础上，按照〔原文〕、〔注释〕、〔提要〕、〔讨论〕的体例进行整理性注评工作。初稿写成后，经我班副主任方药中副教授审阅。由于我们对于这项工作尚属初步尝试，加之水平有限，因此在注释、讨论、文字等各方面，不当之处均在所难免，匆促付印，旨在作为内部资料交流，衷心希望读者多提宝贵意见，以便今后作进一步的修改和提高。

中医研究院研究生班

一九八〇年四月

目　　录

上古天真论篇第一 ……………………………………………………………… （1）

四气调神大论篇第二 ………………………………………………………… （10）

生气通天论篇第三 …………………………………………………………… （17）

金匮真言论篇第四 …………………………………………………………… （24）

阴阳应象大论篇第五 ………………………………………………………… （34）

阴阳离合论篇第六 …………………………………………………………… （49）

阴阳别论篇第七 ……………………………………………………………… （56）

灵兰秘典论篇第八 …………………………………………………………… （62）

六节藏象论篇第九 …………………………………………………………… （66）

五藏生成篇第十 ……………………………………………………………… （77）

五藏别论篇第十一 …………………………………………………………… （85）

异法方宜论篇第十二 ………………………………………………………… （90）

移精变气论篇第十三 ………………………………………………………… （95）

汤液醪醴论篇第十四 ………………………………………………………… （98）

玉版论要篇第十五 ………………………………………………………… （103）

诊要经终论篇第十六 ……………………………………………………… （107）

脉要精微论篇第十七 ……………………………………………………… （114）

平人气象论篇第十八 ……………………………………………………… （130）

玉机真藏论篇第十九 ……………………………………………………… （138）

三部九候论篇第二十 ……………………………………………………… （148）

经脉别论篇第二十一 ……………………………………………………… （156）

藏气法时论篇第二十二 …………………………………………………… （162）

宣明五气篇第二十三 ……………………………………………………… （168）

血气形志篇第二十四 ……………………………………………………… （174）

宝命全形论篇第二十五 …………………………………………………… （181）

八正神明论篇第二十六 …………………………………………………… （186）

离合真邪论篇第二十七 …………………………………………………… （191）

通评虚实论篇第二十八 …………………………………………………… （198）

太阴阳明论篇第二十九 …………………………………………………… （205）

阳明脉解篇第三十 ………………………………………………………… （209）

热论篇第三十一 …………………………………………………………… （211）

刺热篇第三十二 …………………………………………………………… （216）

评热病论篇第三十三 ······ (222)

逆调论篇第三十四 ······ (229)

疟论篇第三十五 ······ (234)

刺疟篇第三十六 ······ (242)

气厥论篇第三十七 ······ (247)

咳论篇第三十八 ······ (252)

举痛论篇第三十九 ······ (257)

腹中论篇第四十 ······ (263)

刺腰痛篇第四十一 ······ (269)

风论篇第四十二 ······ (275)

痹论篇第四十三 ······ (283)

痿论篇第四十四 ······ (289)

厥论篇第四十五 ······ (295)

病能论篇第四十六 ······ (301)

奇病论篇第四十七 ······ (307)

大奇论篇第四十八 ······ (312)

脉解篇第四十九 ······ (319)

刺要论篇第五十 ······ (328)

刺齐论篇第五十一 ······ (330)

刺禁论篇第五十二 ······ (331)

刺志论篇第五十三 ······ (335)

针解篇第五十四 ······ (338)

长刺节论篇第五十五 ······ (341)

皮部论篇第五十六 ······ (347)

经络论篇第五十七 ······ (352)

气穴论篇第五十八 ······ (355)

气府论篇第五十九 ······ (360)

骨空论篇第六十 ······ (366)

水热穴论篇第六十一 ······ (373)

调经论篇第六十二 ······ (378)

缪刺论篇第六十三 ······ (386)

四时刺逆从论第六十四 ······ (392)

标本病传论篇第六十五 ······ (397)

天元纪大论第六十六 ······ (402)

五运行大论篇第六十七 ······ (416)

六微旨大论篇第六十八 ······ (426)

气交变大论篇第六十九 ······ (453)

五常政大论篇第七十 ·· （487）

六元正纪大论篇第七十一 ··· （506）

刺法论篇第七十二（亡） ·· （552）

本病论篇第七十三（亡） ·· （552）

至真要大论篇第七十四 ··· （553）

著至教论篇第七十五 ·· （578）

示从容论篇第七十六 ·· （582）

疏五过论篇第七十七 ·· （589）

征四失论篇第七十八 ·· （593）

阴阳类论篇第七十九 ·· （596）

方盛衰论篇第八十 ··· （603）

解精微论篇第八十一 ·· （608）

刺法论篇第七十二 ··· （616）

本病论篇第七十三 ··· （626）

上古天真论篇第一

"上古"指远古，即人类早期历史时期；"天真"张隐庵云"天乙始生之真元也"；高士宗云"天真者，天性自然之真，毫无人欲之杂也"。故天乃天性之谓，真即真元之气。《老子》云"其中有精，其精甚真"，《黄庭经》曰"积精累气以为真"。则真元即指人之本元之气，如元气、真气、元真、元精之类。本篇着重讨论了上古之人如何养其天真之气以达健康长寿的问题，以及天真之气对人之生长发育过程的影响，故名"上古天真论"。

〔原文〕

昔⁽¹⁾在黄帝⁽²⁾，生而神靈⁽³⁾，弱而能言，幼⁽⁴⁾而徇齊⁽⁵⁾，長而敦敏⁽⁶⁾，成而登天⁽⁷⁾。乃問於天師⁽⁸⁾曰：余聞上古⁽⁹⁾之人，春秋⁽¹⁰⁾皆度⁽¹¹⁾百歲，而動作不衰；今時之人，年半百而動作皆衰者，時世异耶？人將失之耶⁽¹²⁾？岐伯⁽¹³⁾對曰：上古之人，其知道⁽¹⁴⁾者，法於陰陽⁽¹⁵⁾，和於術數⁽¹⁶⁾，食飲有節，起居有常，不妄作勞⁽¹⁷⁾，故能形與神俱⁽¹⁸⁾，而盡終其天年⁽¹⁹⁾，度百歲乃去。今時之人不然也，以酒爲漿⁽²⁰⁾，以妄爲常，醉以入房，以欲竭其精，以耗散其真⁽²¹⁾，不知持滿⁽²²⁾，不時御神⁽²³⁾，務快其心，逆於生樂⁽²⁴⁾，起居無節，故半百而衰也。夫上古聖人⁽²⁵⁾之教下也，皆謂之虛邪賊風⁽²⁶⁾，避之有時，恬惔虛無⁽²⁷⁾，真氣⁽²⁸⁾從之，精神內守，病安從來。是以志閑⁽²⁹⁾而少欲，心安而不懼，形勞而不倦⁽³⁰⁾，氣從以順⁽³¹⁾，各從其欲，皆得所願。故美其食⁽³²⁾，任其服⁽³³⁾，樂其俗⁽³⁴⁾，高下不相慕，其民故曰樸⁽³⁵⁾。是以嗜欲⁽³⁶⁾不能勞其目，淫邪不能惑其心⁽³⁷⁾，愚智賢不肖⁽³⁸⁾不懼於物⁽³⁹⁾，故合於道。所以能年皆度百歲而動作不衰者，以其德全不危⁽⁴⁰⁾也。

〔注释〕

(1) 昔：《辞海》云"古也"，"前也"。一般据今而称上世谓之昔。

(2) 黄帝：张景岳："按《史记》：黄帝姓公孙，名轩辕，有熊国君，少典之子，继神农氏而有天下，居轩辕之丘，以土德王，故号黄帝。"

(3) 神灵：张隐庵云"智慧也"，张景岳云"聪明之至也"，即非常聪明灵慧之谓。

(4) 幼：言其年少之时。丹波元简："按《礼记·曲礼》：十年曰幼。"

(5) 徇齐：《通雅》注："徇，迅也；齐，疾也。言圣哲遍知而神速。"此处言黄帝幼时智能发育很快，对事物之理解敏捷迅速。

(6) 敦敏：张景岳："敦，厚大也；敏，感而遂通。"言黄帝忠诚厚实，处事敏达。

(7) 成而登天：成，成人、成年；登天，为登天子位。

(8) 天师：即岐伯。张景岳："《内经》一书乃黄帝与岐伯、鬼臾区、伯高、少师、少俞、雷公等六臣，平素讲求而成。六臣之中，惟岐伯之功独多，而爵位隆重，故尊称之为天师。"

（9）上古：王冰："谓玄古也。"张景岳："太古也。"上古、太古、玄古，皆指远古而言。

（10）春秋：《辞海》："年龄也。"

（11）度：马莳："越也。"丹波元简："按《玉篇》：度与渡同，过也。"即超过之谓。

（12）人将失之耶：将，同"抑"之意，当"还是"解。意即还是因为人（不会养生）而引起？

（13）岐伯：见注（8）。

（14）知道：知，懂得；道，指修真养生之道。马莳："凡篇内言道者五，乃全天真之本也。"所谓"道"一般指道理、规律。

（15）法于阴阳：法，效法、取法也。阴阳，《素问·阴阳应象大论》："阴阳者，天地之道也。"指天地变化的规律。

（16）和于术数：张景岳："和，调也。术数，修身养性之法也。"马莳："术数所谈甚广。如呼吸按跷，及《四气调神论》养生养长养收养老之道，《生气通天论》阴平阳秘，《阴阳应象大论》七损八益，《灵枢·本神》篇长生久视，本篇下文饮食起居之类。"可资参考。

（17）不妄作劳：妄，妄动。不妄作劳即不随便妄动而过分劳累。

（18）形与神俱：形指形体，神指精神，俱指并存。言形体与精神活动一致。

（19）天年：人之自然寿命。一般以一百岁为天年。

（20）浆：吴崑："古人每食必啜汤饮，谓之水浆，以酒为浆言其饮无节也。"即指其饮酒过度，饮食无节。

（21）耗散其真：耗，消耗之意。王冰："轻用曰耗。"真即真元之气。《老子》："其中有精，其精甚真。"真亦精也。张景岳："欲不可纵，纵则精竭，精不可竭，竭则真散。"耗散其真，即耗散其真元之气的意思。

（22）不知持满：持是保持之意，满是指精气充满。即不知保持精气充满而纵欲妄泄。

（23）不时御神：御，张景岳："统御也。"指不以时调养精神。故张景岳说："不时御神，神必外驰。"

（24）逆于生乐：王冰："快于心欲之用，则逆养生之乐矣。"

（25）圣人：指上古对养生之道有高度修养的人。

（26）虚邪贼风：虚邪，亦称虚风，虚邪贼风，泛指四时一切反常的气候变化。

（27）恬惔虚无：恬惔（tiándàn，音田旦）。《广雅》："恬，静也。"《说文》："惔，安也。"恬惔即安静之义。虚无，张志聪："不为物欲所蔽也。"指人之思想清静无欲之谓。

（28）真气：即正气，《灵枢·刺节真邪》："真气者，所受于天，与谷气并而充身者也。"

（29）志闲：指思想清静无为。

（30）形劳而不倦：形体劳动适度。

（31）气从以顺：正气从而通顺之意。

（32）美其食：美，好也。美其食，饮食较好之意。

（33）任其服：即其衣着服饰随便。张景岳："美恶随便也。"

（34）乐其俗：俗，习也。《释名》："俗，欲也，俗人所欲也。"指以自己的习俗为乐也。

（35）朴：朴素，朴实之谓。

（36）嗜欲不能劳其目：嗜，嗜好；欲，欲望。张景岳："嗜欲，人欲也。目者精神之所注也。心神既朴，则嗜欲不能劳其目。"

（37）淫邪不能惑其心：指淫乱邪恶不能惑乱其心。

（38）愚智贤不肖：《辞源》云"愚，蒙昧也"，"智，愚之反，深明事理也"。贤，《说文》："有善行也。"即品德高尚之人。不肖，即不贤也，指品德恶劣之人。愚智贤不肖即泛指聪明、愚笨、贤良或不贤之各种不同的人。

（39）不惧于物：惧，恐也，惊也。即不为外物所惊扰之意。

（40）德全不危：德，《辞海》："修养而有得于心也。"危，害也。就是掌握了养生之道，才能保全天真之气而不被伤害。《庄子》曰："执道者德全，德全者形全，形全者圣人之道也。"

〔提要〕

本段论述养生之道，指出顺应天地自然之变化规律，做到"虚邪贼风，避之有时"；同时要有适宜的生活规律，并做到思想上"恬恢虚无，精神内守"，才能身体健康而终其天年。

〔原文〕

帝曰：人年老而無子者，材力盡邪[1]？將[2]天數[3]然也？岐伯曰：女子七歲，腎氣盛，齒更[4]髮長。二七而天癸[5]至，任脉通，太衝脉[6]盛，月事[7]以時下，故有子。三七，腎氣平均[8]，故真牙[9]生而長極。四七，筋骨堅，髮長極，身體盛壯。五七，陽明脉衰[10]，面始焦[11]，髮始墮。六七，三陽脉[12]衰於上，面皆焦，髮始白。七七，任脉虛，太衝脉衰少，天癸竭，地道不通[13]，故形壞[14]而無子也。丈夫[15]八歲，腎氣實[16]，髮長齒更。二八，腎氣盛，天癸至，精氣溢瀉[17]，陰陽和[18]，故能有子。三八，腎氣平均，筋骨勁強，故真牙生而長極。四八，筋骨隆盛，肌肉滿壯。五八，腎氣衰，髮墮齒槁。六八，陽氣衰竭於上，面焦，髮鬢頒白[19]。七八，肝氣衰，筋不能動，天癸竭，精少，腎藏衰，形體皆極[20]。八八，則齒髮去。腎者主水，受五藏六府之精而藏之，故五藏盛，乃能瀉[21]。今五藏皆衰，筋骨解墮[22]，天癸盡矣。故髮鬢白，身體重，行步不正，而無子耳。帝曰：有其年已老而有子者何也？岐伯曰：此其天壽過度[23]，氣脉常通[24]，而腎氣有餘也。此雖有子，男不過盡八八，女不過盡七七，而天地之精氣皆竭矣[25]。帝曰：夫道者[26]年皆百數，能有子乎？岐伯曰：夫道者能却老而全形[27]，身年雖壽，能生子也。

〔注释〕

（1）材力尽邪：材力，张景岳云"精力也"。尽，竭也。邪，同耶。意即精力耗竭。

（2）将：同"抑"，当"还是"讲。

（3）天数：张景岳："天赋之限数也。"即指自然之生长发育规律。

（4）更：读平声，齿更即更换乳齿。

（5）天癸：天，天一之谓；癸，为十干之一，属水。天一生水，故名天癸。马莳："天癸者，阴精也。盖肾属水，癸亦属水，由先天之气蓄积而成，故谓阴精为天癸也。"一般指肾所藏之精，是一种促进生长和生殖机能的物质。

（6）太冲脉：即冲脉。《素问·骨空论》："冲脉者，起于气街，并少阴之经，侠脐上行，至胸中而散。"王冰注："肾脉与冲脉合而盛大，故曰太冲。"

（7）月事：指月经。

（8）平均：张景岳："充满之谓。"

（9）真牙：亦作颠（diān，音掂），即智齿。

（10）阳明脉衰：指手足阳明之脉，二脉上行于头面发际，故经气衰，则气血不荣于头面部，出现面焦发脱的症状。

（11）焦：憔悴之谓。

（12）三阳脉：指手足太阳、阳明、少阳，六条阳脉。王冰曰："三阳之脉尽上于头，故三阳衰，则面皆焦，发始白。"

（13）地道不通：王冰："经水绝止，是谓地道不通。"

（14）形坏：指形体衰老。

（15）丈夫：指男子。

（16）实：充实之谓。

（17）精气溢泻：溢，盈满。是说肾气充实，精充满而外泻。

（18）阴阳和：阴阳即男女。和，合也。指男女和合。

（19）发鬓颁白：鬓，《说文》段注："谓发之在面旁者。"颁，同班、斑。颁白，《辞海》："老人头半白黑者也。"

（20）形体皆极：极，尽也，是形体衰竭之意。王冰云"肝气养筋，肝衰故筋不能动，肾气养骨，肾衰故形体疲极"。又"天癸竭，精少、肾脏衰，形体皆极"。此十二字据丹波元坚《素问绍识》之说，当移于"八八"之后，"则齿发去"之前，方能与女子七七天癸竭相对称。

（21）五藏盛，乃能泻：泻，指泻精。高士宗："夫六腑之精，归于五脏，五脏之精，复归于肾，故必五脏盛，精乃能泻。"

（22）解堕：同懈惰，指筋骨松懈，懒于动作。

（23）天寿过度：天寿，即天年。过度，超过常人之限度。

（24）气脉常通：气，指血气；脉，指经脉。言气血经脉始终保持通利。

（25）此虽有子……而天地之精气皆竭矣：高士宗言："此虽有子，非其常数，若以常数论之，男子天癸不过八八，女子天癸不过七七，而上天之气，下地之精皆竭矣。"

（26）道者：指知养生之道的人。

（27）却老而全形：却，止也；全形，即前之"形与神俱"之意。《庄子》："……德全者形全，形全者，圣人之道也。"全句说明道者能防止衰老而经常保持形神俱全的健康状态。

〔提要〕

本段分别论述了男女之生长发育的生理过程，强调了肾在人生长发育过程中的重要作用；并指出如能注意养生则能健康长寿且延长生育年龄。

〔原文〕

黄帝曰：余聞上古有真人[1]者，提挈天地[2]，把握陰陽[3]，呼吸精氣[4]，獨立守神[5]，肌肉若一[6]，故能壽敝天地[7]，無有終時，此其道生[8]。

中古[9]之時，有至人[10]者，淳德全道[11]，和[12]於陰陽，調於四時，去世離俗[13]，積精全神，游行天地之間，視聽八達之外[14]，此蓋益其壽命而强者也，亦歸於真人[15]。

其次有聖人[16]者，處天地之和，從八風之理[17]，適[18]嗜慾於世俗之間，無恚嗔[19]之心，行不欲離於世[20]，被服章[21]，舉不欲觀於俗[22]，外不勞形於事，內無思想之患，以恬愉爲務，以自得爲功[23]，形體不敝[24]，精神不散，亦可以百數。

其次有賢人[25]者，法則天地[26]，象似日月[27]，辯列星辰[28]，逆從陰陽[29]，分別四時[30]，將從上古合同於道[31]，亦可使益壽而有極時[32]。

〔注释〕

（1）真人：《淮南子》曰："真人者，性合于道，能登假于道，精神及于至真，是谓真人。"是作者提出的上古时养生修养最高的一种人，能够掌握天地阴阳变化的规律，保全其精神和真气。

（2）提挈天地：《淮南子》："提挈天地，而委万物。"高诱注："一手曰提；挈，举也。"提指地而挈指天，提挈天地即提地挈天，言其能支配天地变化规律之意。

（3）把握阴阳：掌握阴阳变化的规律。

（4）呼吸精气：张景岳："呼接于天，故通乎气，吸接于地，故通乎精。"指呼吸天地间精微之气。

（5）独立守神：独立即自作主宰，张景岳："有道独守，故能独立。"守神，即精神内守。

（6）肌肉若一：张景岳："神守于中，形全于外，身心皆合于道，故云肌肉若一。"即是前"形与神俱"之义。

（7）寿敝天地：王冰："体同于道，寿与道同，故能无有终时，而寿尽天地也。敝，尽也。"

（8）道生：道指养生之道，意即能知养生之道，故能如此长生。

（9）中古：较上古为近，名为中古。

（10）至人：《庄子》："不离于真，谓之至人。"杨上善："积精全神，能至于德，故称至人。"即其修养于真人相近，亦能保精全真，长有天命。

（11）淳德全道：张景岳："淳，厚也，至极之人其德厚，其道全也。"高士宗："淳其天性之德，全其固有之道也。"意即修养其德，保全其道也。

（12）和：张景岳："顺也，顺时令之往来。"

（13）去世离俗：高士宗："身居世俗之内，心超世俗之外也。"

（14）视听八达之外：视听敏锐，能远及八方之外的意思。

（15）亦归于真人：亦归属于真人之类。

（16）圣人：高士宗："圣人者，先知先觉之人也。"其修养之道又较真人至人为次。

（17）处天地之和，从八风之理：王冰："所以处天地之淳和，顺八风之正理者，欲其养正，避彼虚邪。"八风指四正四隅八方之风，详见《灵枢·九官八风》。

（18）适：适应之意。张景岳："适，安便也……欲虽同俗，自得其宜，随遇即安"。言其嗜欲可随世俗而安。

（19）恚嗔：恚（huì，音会），怒也。嗔（chēn，音琛），《说文》："盛气也。"《广韵》："本作怒也。"

（20）行不欲离于世：其行为不离于世俗。

（21）被服章：此三字，《新校正》云："疑衍，此三字上下文不属。"根据"行不欲离于世，举不欲观于俗"是相对为文，与下文"外不劳形与事，内无思想之患"同一句法，今从林亿校此句为衍文，当删去。

（22）举不欲观于俗："举"指举动。"观俗"者，张景岳："效尤之谓"。高士宗："其举动也不欲观于习俗"。言其举动不必随俗而变。

（23）以恬愉为务，以自得为功：张景岳："恬，静也；愉，悦也。"即安静愉快之谓。马莳："以恬恢愉悦为要务，以悠然自得为己功。"

（24）敝：高士宗："坏也"。

（25）贤人：张景岳："次圣人者谓之贤人。贤，善也，才德之称。"

（26）法则天地：张景岳："法，效也；则，式也。"即以天地之道为法则。

（27）象似日月：象似同义。高士宗："象似者，效像拟似。"亦仿效、效法之意。象似日月，指顺应日月之昼夜盈亏之变化。

（28）辩列星晨：辩同辨；列，分也。高士宗："分辨条列也。"即观察辨析星辰之变化，以了解阴阳四时六气盛衰的变化。

（29）逆从阴阳：高士宗云："逆，迎也，阴阳之变，迎而存之。"逆从二字重在"从"字，言人必须顺从阴阳升降变化的规律。

（30）分别四时：高士宗："四时之常，分而别之。"即分别四时不同而调养身体。

（31）将从上古合同于道：张景岳："将，随也。"即随上古之真人，同样掌握养生之道。

（32）极时：张景岳："极，尽也。贤人从道于上古，故亦可益寿，而但有穷尽耳。"亦即尽其天年之意。

〔提要〕

本段分别论述了真人、至人、圣人、贤人之不同养生情况，以供后人借鉴。

〔讨论〕

一、关于养生

本篇重点讨论了通过养生以健康长寿的问题。按《新校正》云"全元起注本在第九卷",而王氏"移冠篇首"。突出了养生的地位,从预防医学的观点来看养生是有重要意义的。通过养生不仅可以预防疾病,而且可以延年益寿。这一点即使在今天,对保护人民的健康,也是有现实意义的,值得我们重视和研究。

《内经》中养生之道的总的要求就是顺应天地自然的变化规律,使人的精神思想、生活起居、形体状况适应外在环境的变化,就是所谓"法于阴阳,和于术数"。即根据天地、阴阳、四时的自然变化规律来进行合理的养生,使人能适应外在环境。因为人生于天地之间,不能离开自然界而生存。《内经》反复强调这点,如《素问·宝命全形论》曰:"人以天地之气生,四时之法成,君王众庶,尽欲全形"。又曰:"人生于地,悬命于天,天地合气,命之曰人……能经天地阴阳之化者,不失四时"。故顺应天地阴阳之变化进行养生,是养生的总的原则。具体说来,本篇提出从如下四方面应予注意。

1. 顺应四时之变化,防止外邪的侵袭

本篇提出的"和于阴阳,调于四时","逆从阴阳,分别四时",均是指顺应四时阴阳之气的盛衰变化来调摄人的精神。而"虚邪贼风,避之有时",则是指回避四时不正之气,防御外邪的侵袭。"圣人避虚邪之道如避矢石",可见对此十分重视。这样既从阴阳而养精益神顾护正气,又知四时而防御邪气,则何病之生,又何患不寿。

2. 正常的生活规律

做到所谓"食饮有节,起居有常,不妄作劳",包括了生活起居,饮食劳逸诸方面。这样才能常"持满"而时"御神"。反之,若"起居无节","以酒为浆,以妄为常,醉以入房,以欲竭其精,以耗散其真",则不能尽终其天年,"半百而衰也"。这里要注意的是,不妄作劳包括劳逸两方面都不能过度。如《素问·宣明五气》之五劳所伤,则包括过劳之"久视伤血"、"久行伤筋"、"久立伤骨"和过逸之"久卧伤气"、"久坐伤肉"。故劳逸应该适度,才能使气脉常通,阴阳调和。

3. 思想上要做到"恬惔虚无,精神内守"

《内经》作者特别强调精神上的修养,本篇指出"志闲而少欲,心安而不惧",要"去世离俗","独立守神",要"无恚嗔之心","无思想之患"。如此才能做到"真气从之,病安从来",而保持健康,延长寿命。当然,对这种说法还应进行分析。在《内经》所处的历史条件下,深受老庄道家"无为而治"思想的影响,产生了这种消极虚无的思想。避免无故的精神忧虑、沉重的思想负担,在今天既非毫无意义,也是能够做到的。观《内经》所论七情五志致病甚多,正可反证精神情志对健康的重要性,故这种精神上的修养,在今天也是有现实意义的,不过我们应该用正确的思想来做指导。

4. 积极的锻炼身体

本篇在这方面具体论述不多,但奠定了基础,提出了问题。作者并不提倡消极的休息,而是主张积极的锻炼。如提出"形劳而不倦",既包含劳逸适度的问题,也包括要人运动；"呼吸精气"、"和于术数"则指导引、按跷、吐纳等活动，后来华佗的五禽戏，以及气功太极拳等都是在这种思想的指导下发展起来的，它对我国民族的健康起了重要作用，至今仍有重要意义。

从本篇所论，说明《内经》之养生学有两个特点：一是其整体性，把人作为一个整体来看待，把人和自然的关系看作息息相关而统一的整体，二是强调内因为主的养生方法，强调人的精神修养，强调体质的锻炼，起居的适宜。这些基本上是积极的，至于其夹杂唯心消极的内容，以正确思想为指导是不难予以摒除的。

二、人的生长发育的生理过程及肾的重要作用

本篇论述了男女不同的生长发育过程及对生育和寿命的认识，论述了在不同生长发育阶段一些主要的生理变化特点。这和现代医学的认识及今天的实际是相一致的。对人生育能力之有无及寿命之短长的分析也是有其道理的。这对今天的预防医学及临床医学，仍具有现实的指导意义。

至于其中阐述生长发育的不同阶段，男子以八岁为基数，女子以七岁为基数，完全是对大量实践的总结，而且也基本上符合于实践。本篇还特别强调了肾在人体生长发育过程中的重要作用。人体之生长发育和生育能力皆赖肾气盛强；而人体之衰老，功能减退，失去生育能力，皆由肾气衰竭。这和肾的重要功能是有联系的。《素问·六节藏象论》说："肾者主蛰，封藏之本，精之处也。"它不仅藏先天生殖之精，而且藏全身五脏六腑之精。其所藏之精，是人生殖、生长发育的物质基础及化生成人正常生理活动的动力。这是人之本元，为人之元真，有精即可化气成神，成为人之三宝。所以养生重在顾护肾气，保养元真。后世以肾为先天之本，盖即由此。

肾精在人的生长发育过程中不断消耗；且人出生之后，则无先天之来源，故要得到五脏六腑之精的不断补充。这就是篇中所述的"肾者主水，受五藏六府之精而藏之，故五藏盛，乃能泻"。实际上就是肾和五脏六腑之间，先后天之精之间的关系。后天之精由水谷所化生，通过脾胃的作用将其精微运送到各组织器官。五脏六腑之精充盛则下藏于肾，这是后天之精对先天之精的补充作用；而先天之精又可化生成各脏腑组织器官。二者不可分离，无后天则先天之精消耗殆尽，无先天之精则后天无以生成。故二者均需调养，经常保持其完满、充盛，是保持正常之生长发育和健康长寿的必要条件。养生之要，在于正确处理先后天之间的关系，这在临床上有指导意义。

三、关于天癸

对于天癸，各家有不同的认识，有认为是阴精者，有认为是阳气者，有认为是精血者，或有认为是月经之别名者。

从篇中所述，女子男子俱有天癸，故若仅以天癸为月经，显属不然。若以男精女血为天癸，则篇中明言："二七而天癸至，任脉通，太冲脉盛，月事以时下。"男子"二八肾气盛，天癸至，精气溢泻"。说明天癸至在前，而精血泻下在后。天癸精血虽有联系，但分明有先至后至之不同，故二者不能合而为一，不能以精血论天癸。

那么究竟什么是天癸？从论中可见天癸之产生和衰竭与肾气关系密切，女子二七、男

子二八"肾气盛天癸至",女子七七"任脉虚,太冲脉衰少,天癸竭",而男子七八(据丹波元坚应为八八,参阅注释)"天癸竭,精少,肾脏衰"。说明天癸是伴随肾气之充盛而产生的,而其衰竭则是随着肾脏之衰竭而衰竭。女子天癸至而"任脉通,太冲脉盛,月事以时下",其衰则"地道不通,形坏而无子",男子其至则"精气溢泻,阴阳和,故能有子",其衰则"精少","发鬓白,身体重,行步不正而无子耳"。由此说明,天癸是由肾气所产生的一种物质,其功能和人的生殖机能有密切关系,且对人的发育有促进作用。但何以称其为天癸?多数注家认为:天是天一之气,癸是十天干之癸。癸属水,肾亦属水。天一生水,故这种由肾产生的物质称为天癸,取天一所生之癸水之意。

四、对真人、至人、圣人、贤人的认识

这四种人只是作者设想的上古对养生有高度修养的四种类型。具体分析这四种人的养生之道,基本上符合全篇所论养生的观点。如真人之"提挈天地,把握阴阳",至人之"和于阴阳,调于四时",圣人之"处天地之和,从八风之理",贤人之"法则天地,象似日月……逆从阴阳,分别四时"。无非就是"法于阴阳,和于术数",顺应天地自然变化的规律。所谓真人之"寿敝天地",无非就是"尽终其天年";至人之"益其寿命而强者也",圣人之"形体不敝"、"亦可以百数",贤人之"亦可使益寿而有极时",看出即无非延年益寿之意。这些论述只不过是说明通过养生可以延年益寿,因此对于所谓"真人"、"圣人"、"至人"、"贤人"的理解,从精神上理解即可,无必要拘泥于文字上的推敲。

(姚乃礼)

四气调神大论篇第二

　　"四气"，指春、夏、秋、冬四时气候；"调神"，指调摄保养精神意志。本篇主要讨论人体应顺应四时气候的变化，以调养精神意志，从而达到健身防病的重要道理，故篇名为"四气调神大论"。

〔原文〕

　　春三月，此謂發陳⁽¹⁾，天地俱生，萬物以榮，夜臥早起，廣步於庭，被髮緩形，以使志生，生而勿殺，予而勿奪，賞而勿罰，此春氣之應，養生之道也。逆之則傷肝，夏爲寒變，奉長者少⁽²⁾。夏三月，此爲蕃秀⁽³⁾，天地氣交⁽⁴⁾，萬物華實，夜臥早起，無厭於日，使志無怒，使華英成秀，使氣得泄，若所愛在外⁽⁵⁾，此夏氣之應，養長之道也。逆之則傷心，秋爲痎瘧⁽⁶⁾，奉收者少，冬至重病⁽⁷⁾。秋三月，此謂容平⁽⁸⁾，天氣以急，地氣以明，早臥早起，與雞俱興，使志安寧，以緩秋刑⁽⁹⁾，收斂神氣，使秋氣平，無外其志，使肺氣清，此秋氣之應，養收之道也。逆之則傷肺，冬爲飧泄⁽¹⁰⁾，奉藏者少。冬三月，此謂閉藏，水冰地坼⁽¹¹⁾，無擾乎陽，早臥晚起，必待日光，使志若伏若匿，若有私意，若已有得⁽¹²⁾，去寒就溫，無泄皮膚，使氣亟奪⁽¹³⁾，此冬氣之應，養藏之道也。逆之則傷腎，春爲痿厥⁽¹⁴⁾，奉長者少。

〔注释〕

　　（1）发陈：发，指生发；陈，指过去。发陈即推陈出新或除旧更新之意。

　　（2）夏为寒变，奉长者少：奉，供给的意思。夏长之气是以春生之气为基础的，如果春天养生不好，阳气生发不足，提供给夏长的基础差，夏天就容易发生阳气不足的寒性病变。

　　（3）蕃秀：蕃指茂盛，秀指华丽。蕃秀，就是繁茂秀丽的意思。

　　（4）天地气交：天地气交，是指天地阴阳之气上下交通相感媾应的意思。张景岳："岁气阴阳盛衰，其交在夏，故曰天地气交。"《脉要精微论》曰："夏至四十五日，阴气微上，阳气微下。"

　　（5）使志无怒……若所爱在外：是说精神意志方面不要急躁发怒，而应舒畅活泼。同时，要像阳气主外那样使腠理宣通，心怀通达。

　　（6）痎疟：痎（jiē，音皆）。痎疟，是疟疾的总称。

　　（7）冬至重病：此句各注家看法不一。丹波元简《素问识》曰："据前后文例，四字恐剩文。"张景岳云："火病者畏水也。"张志聪云："今夏逆于上，秋无以收，收机有碍，则冬无所藏，阳不归原，是根气已损，至冬时寒水当令，无阳热温配，故冬时为病，甚危险也。"按上下文义，当以张志聪的看法较妥。

　　（8）容平：容谓收容，平谓平定。意思是秋天3个月是万物由华秀而结实，处于收容平定的收成季节。

（9）使志安宁，以缓秋刑：秋刑，是指秋天的气候，能使草木凋谢。所以本句是说应该使神志安宁，以避免秋天肃杀之气的伤害。

（10）飧泄：飧（sūn，音孙）。飧泄，是指水谷不分的寒性腹泻。林珮琴云："一曰飧泄，完谷不化，脉弦肠鸣，湿兼风也。"

（11）地坼：坼（chè，音彻），裂开。地坼，即指地面裂缝的意思。

（12）使志若伏若匿，若有私意，若已有得：就是神气内守，不使阳气受到扰动的意思。

（13）使气亟夺：气，指阳气；亟，指迅速。本句是说应当积极保护阳气，不要使阳气受削夺之意。

（14）痿厥：痿，指痿废不用。冬失所养，则伤肾，奉生者少，则肝虚，肝虚则筋失其养而病为痿。厥，是厥冷的意思。四肢为诸阳之本，冬不能藏精则阳气虚，而不能达于四肢，故病为厥。

〔提要〕

本节经文主要叙述了养生调神的一般方法。它说明了四时气候的正常变化规律——春生、夏长、秋收、冬藏，这是外在环境的一个主要方面；精神意志的活动是人体内在脏器活动的主宰。内在脏器的活动必须与外在环境统一协调，才能保持身体健康。如果在某一季节，违背了这个规律，使人体适应能力减弱，就会影响到下一季节的身体健康，从而罹患疾病。这也就是后世一般所谓的伏气，这不仅指出了四时的养生方法，而且有积极预防的意义。

〔原文〕

天氣，清净(1)光明者也，藏德不止(2)，故不下也。天明則日月不明(3)，邪害空竅，陽氣者閉塞，地氣者冒明(4)，雲霧不精，則上應白露不下(5)，交通不表(6)，萬物命故不施(7)，不施則名木多死。惡氣不發(8)，風雨不節，白露不下，則菀槁不榮(9)。賊風數至，暴雨數起，天地四時不相保(10)，與道相失，則未央絕滅(11)。唯聖人從之，故身無奇病(12)，萬物不失，生氣不竭。

〔注释〕

（1）净：马莳、张景岳本皆作"静"字。

（2）藏德不止：德，指自然气候中含有促进万物与人类生化作用的力量。藏，是隐藏而不显露的意思。张景岳云："天德不露，故曰藏德，健运不息，故曰不止。"

（3）天明则日月不明：明，显露的意思。天德本应藏而不露。若天不藏德而反显露于外者，即为天明。如果天明，则自然界的正常规律被破坏，而日月为之隐晦不明。张景岳云："惟天藏德，不自为用，故日往月来，寒往暑来，以成阴阳造化之道。设使天不藏德，自专其明，是大明见则小明灭，日月之光隐矣，昼夜寒暑之令废，而阴阳失其和矣，此所以大明之德不可不藏也。"这是比喻人之真气，也不可泄露，否则本元不固，发越于外，而空窍疏，邪气乘虚而入，发为病患。

（4）阳气者闭塞，地气者冒明：阳气，指天气而言，天气下降，地气才能上升；天气闭塞而不下降，则地气即昏冒而不能上承。

（5）云雾不精，则上应白露不下：精，通"晴"。《史记·天官书》："天精而景星见。"注云："精即晴"。全句是说天气不晴，则白露不能下降。

（6）交通不表：交通，指天地之气互相感应而言。不表，即是不彰明。交通不表，就是天地之气不相交通的意思。

（7）万物故命不施：不施，即不能受其施化。全句谓天地之气不相交通，则阴阳乖乱，生道息灭，万物之命，不能受其施化。

（8）恶气不发：《太素》无"不"字。恶气不发，言恶气散发，而有风雨不节等变化。张景岳云："恶气不发，浊气不散也；风雨不节，气候乖乱也；白露不下，阴精不降也。"

（9）菀槁不荣：菀，同郁；槁，枯槁的意思。言四时之气不行，则草木枯槁而不荣。

（10）天地四时不相保：保，即保持的意思。是说天地四时阴阳变化不能保持正常的规律。

（11）未央绝灭：央，作"中"字解，即一半的意思。未央绝灭，就是说生物未活至其生命的一半就死亡了。

（12）奇病：指暴发的病患。

〔提要〕

本节经文是以自然界气候的急剧变迁，天地四时的秩序紊乱为假设，说明剧烈的气候变化，如果超越一般规律以及生物正常的适应范围，也会对生物和人类带来极其严重的危害，甚至影响人体的健康和寿命。并因此借天以喻人，从而启发人们，只有经常注意摄生之道，才能保全生气，不致衰竭。

〔原文〕

逆春氣，則少陽不生，肝氣內變⁽¹⁾。逆夏氣，則太陽不長，心氣內洞⁽²⁾。逆秋氣，則太陰不收，肺氣焦滿⁽³⁾。逆冬氣，則少陰不藏，腎氣獨沉⁽⁴⁾。

夫四時陰陽者，萬物之根本也，所以聖人春夏養陽，秋冬養陰，以從其根，故與萬物沉浮於生長之門。逆其根，則伐其本，壞其真矣。故陰陽四時者，萬物之終始也，死生之本也，逆之則災害生，從之則苛疾不起，是謂得道。道者，聖人行之，愚者佩之⁽⁵⁾。從陰陽則生，逆之則死，從之則治，逆之則亂。反順爲逆，是謂內格⁽⁶⁾。

〔注释〕

（1）肝气内变：《素问·六节藏象论》："肝者……此为阴中之少阳，通于春气。"故逆春气，则少阳之令不能生发，肝气被郁而内变诸病。变，是变动的意思。

（2）心气内洞：《素问·六节藏象论》云："心者……为阳中之太阳，通于夏气。"故逆夏气，则太阳之令不长，心气内虚而为诸病。洞，是空虚的意思。

（3）肺气焦满：《素问·六节藏象论》"肺者……为阳中之太阴，通于秋气"。故逆秋气，则太阴之令不收，清肃之令不行，而肺热叶焦，发为胸闷胀满之病。焦满，是上焦胀满的意思。

（4）肾气独沉：《素问·六节藏象论》："肾者……为阴中之少阴，通于冬气"。故逆冬气，则少阴之令不藏，而为肾气衰沉虚惫之疾。独沉，是指独有肾气之消沉，而不能上济于心火的意思。

（5）愚者佩之：佩，古与"背"同声，通用。愚者佩之，是指不懂摄生修养的人，则背此养生之道的意思。

（6）内格：王冰："格，拒也，谓内性格拒于天道也。"意思是说体内的机能活动与外界环境不相适应。

〔提要〕

本节经文叙述了违背四时阴阳之气的正常规律，则会导致人体内脏发生相应的各种疾病。从而相应地提出了"春夏养阳，秋冬养阴，以从其根"的养生原则，进一步强调春生夏长秋收冬藏的四时阴阳的正常次序，是自然界气候变化的客观规律，是万物生长发育的重要条件，人体也必须与四时阴阳相适应，才能保持健康，防止疾病的发生。

〔原文〕

是故聖人不治已病治未病，不治已亂治未亂，此之謂也。夫病已成而後藥之，亂已成而後治之，譬猶渴而穿井，鬥而鑄錐[1]，不亦晚乎！

〔注释〕

（1）锥：兵器。《太素》作"兵"字。

〔提要〕

本节经文以"渴而穿井，斗而铸锥"作比喻，进一步强调提出有备无患，事先预防的积极思想，体现了古代人们重视养生，防病延年的实际意义，这也是中医学中预防医学思想的精髓所在。

〔讨论〕

一、关于养生的方法，重在调摄精神意志

健康与长寿的问题，是自古以来被人们所重视的课题之一。《内经》的《上古天真论》和《四气调神大论》都围绕这个问题进行了系统的讨论。如《上古天真论》提出了养生的总的精神是："上古之人，其知道者，法于阴阳，和于术数，食饮有节，起居有常，不妄作劳，故能形与神俱，而尽终其天年，度百岁乃去。"而本篇《四气调神大论》则对养生的具体方法作了详尽的描述。从而启发人们为了达到健康长寿的目的，应该如何去"法于阴阳"，"调于四时"。

我国劳动人民在长期生活、生产以及与疾病作斗争的实践中，观察到自然界四时气候的变化有其一定的规律，并且每一季节都有它一定的气候特点。而这些特异的气候特点对各种生物及人的生长发育都有着密切的影响。古代人们还在长期的实践中体会到自然界的气候变化是客观存在的，不以人的意志为转移的。人要在自然界中长期生存，就必须要认识它、适应它、掌握它。当然，限于古代科学文化的水平，不可能对自然界有深刻的认识，所提出的养生方法还是一些朴素的观点，但其强调预防为先，强调调整人体内在脏器的功能，特别是精神意志的活动为主，以增强抗病力的观点，无疑是正确的，而且至今仍是积极可取的。如篇中说："春三月，此谓发陈，天地俱生，万物以荣。"就是说春季阳气初生，各种生物经过一个冬天的冬眠又开始推陈出新，生机活泼了。人体在这个季节里也应该顺其自然之性而在起居方面做到"夜卧早起，广步于庭，披发缓形"，在精神方面注意"生而勿杀，予而勿夺，赏而勿罚"，"以使志生"。诚然，这些方法，不免带有一些消极的道家思想，我们应予以正确对待，但就其精神实质而言，是提示人们应该顺应四时阴阳的变化，重视精神经常保持欢畅愉快，从而使精神与形体统一，人和自然统一。这样，才能达到预防疾病、健康长寿的目的。从这点上来看，还是有其实际意义的。其他几个季节同样如此，如："夏三月，此谓蕃秀"，人们应该"夜卧早起，无厌于日"，"使志无怒"，"若所爱在外"；"秋三月，此谓容平"，人们应该"早卧早起，与鸡俱兴"，"使志安宁，无外其志"；"冬三月，此谓闭藏"，人们应该"早卧晚起，必待日光"，"使志若伏若匿，若有私意，若已有得"，并且要"去寒就温，无泄皮肤"，"无扰乎阳"。

从这些具体方法的描述上不难看出，古人在养生的方法上是强调内因为主，注重精神意志方面的调摄的。《灵枢·本藏》曰："志意者，所以御精神，收魂魄，适寒温，和喜怒者也。"精神情绪和组织器官的活动，在一定程度上都会受到自己意志的支配。因此，凡养生、养长、养收、养藏，"四气调神"之道，皆应以调志意为第一要义。这说明精神和健康有密切的关系。这一点不仅从养生学角度看有其重要意义，即使从临床治疗学方面来看，同样有其积极的指导意义。如对一些患慢性疾病，特别是对一些患神经症等疾病的患者，如能指导他们正确对待自己的疾病，正确对待自己的工作和人事处境，正确处理生活、学习、工作中遇到的一些具体问题，注意安排好作息时间，使生活学习工作都有规律地进行，则其疗效较之单纯服药要好得多。

二、关于"春夏养阳，秋冬养阴"

本文在养生的具体方法上还提出了"春夏养阳，秋冬养阴，以从其根"的基本原则，对于临床实践以及保健防病都有着重要的意义。但这个原则在实践中究竟如何具体化，尚需要进行深入的探讨。

从《内经》的历代注家来看，对这个问题的观点也不尽一致。有的人认为春夏阳盛而易伤阴，故宜食寒凉而抑其阳亢，秋冬阴盛而阳气不足，故宜食温热而全其真阳。持这种看法的，王冰可谓是代表。他说："春食凉，夏食寒，以养于阳，秋食温，冬食热，以养于阴……百刻晓暮，食宜亦然。"而且他认为："全阴则阳气不极，全阳则阴气不穷。"但是，有的人认为则不然，如清代张隐庵认为："四时阴阳之气，生长收藏，化育万物，故为万物之根本。春夏之时，阳盛于外，而虚于内，秋冬之时，阴盛于外而虚于内。故圣人春夏养阳，秋冬养阴以从其根而培养之。"李时珍在《本草纲目》卷一中曾结合药物的应用谈到："春月宜加辛温之药，薄荷、荆芥之类，以顺春升之气；夏月宜加辛热之药，香薷、生姜之类，以顺夏浮之气；长夏宜加甘苦辛温之药，人参、白术、苍术、黄柏之类，以顺化成之气；秋月宜加酸温之药，芍药、乌梅之类，以顺秋降之气；冬月宜加苦寒之药，黄芩、知母之类，以顺冬沉之气。所谓顺时气而养天和也。"这为我们在调摄阴阳的临证用药方面提供了示范。当然这种提法仅为一家之言，历代亦有不同看法，但就其总的精神来讲，还是启发人无论是养生防病，还是治疗用药，都应该顺应四时阴阳的自然变化，视人体气血之盛衰而调之，不可偏执一端。正如李时珍又说："虽然月有四时，日有四时，或春得秋病，夏得冬病，神而明之，机而行之，变通权宜，又不可泥一也。"

那么，究竟应该如何结合临床运用这一原则呢？我们认为这个问题应该从阴阳互根的意义上去理解。春夏的特点是生发蓬勃，其性属阳，秋冬的特点是平静凝敛，其性属阴。阴阳本是矛盾的统一，四时交替，寒暑往来是阴阳消长的反映，同时也是阴阳互根的体现。正如张景岳所说："夫阴根于阳，阳根于阴，阴以阳生，阳以阴长。所以圣人春夏则养阳，以为秋冬之地，秋冬则养阴，以为春夏之地，皆所以从其根也。"这就是说医生必须善于掌握病人气血阴阳的偏胜偏衰，根据具体情况分别对待之。如素禀阳虚之体，其病每于春夏稍愈，秋冬加剧，治疗则必须于盛夏阳旺之时，即予以培补，至秋冬才可能减轻症状或减少复发。例如老年性慢性气管炎有采取在夏月三伏天用背俞贴敷疗法，配合内服培补脾肾之剂，而能提高疗效，就是很好的说明。推而广之，凡慢性的阳虚类疾患，如能采取这种"冬病夏养"的办法，于春夏之时，便给予适当的调治和保养，往往能够收到很好的效果。这是"春夏养阳"的一个方面。如属阳旺之体，每于春夏阳气生发之季，其病更易加重，针对这样的患者，当然不能再用温热之品以火上加油，而相反则宜用寒凉甘润之品以壮水制火，使其阳平。正所谓"阳强不能密，阴气乃绝，阴平阳秘，精神乃治"。这应该是"春夏养阳"的另一个方面。

同样，一般阴虚患者，每于冬去春来，易发头目晕眩之疾（如某些高血压患者）。这在张仲景的《金匮要略》中亦有类似记载。如《金匮要略·血痹虚劳脉证并治》中说："劳之为病，其脉浮大，手足烦，春夏剧，秋冬瘥，阴寒精自出，酸削不能行。"对于这类患者，如能于秋冬即以滋补肝肾之剂调之，往往可以减轻春夏的复发或减轻其症状表现的程度。这正是《内经》所谓"冬藏于精者，春不病温"的临床应用的体现，也可以作为"秋冬养阴"原则应用于临床的一个例证。

三、关于不治已病治未病

本篇在篇末提出的"不治已病治未病"的观点，对于临床实践同样具有重要的指导意义。关于"治未病"的观点，《内经》中有三种含义：一是未病先防；一是既病防传；一是早期治疗。本文所谈的"治未病"当属于第一种含义，就是说人们要注意调摄保养精气神，提高抗病力，防病于未然。《素问·阴阳应象大论》曰："邪之至，疾如风雨，故善治者治皮毛，其次治肌肤，其次治筋脉，其次治六府，其次治五藏，治五藏者，半死半生也。"《素问·八正神明论》说："上工救其萌芽，必先三部九候之气，尽调不败而救之故曰上工。下工救其已成，救其已败。"又《素问·刺热》说："病虽未发，见赤色者刺之，名曰治未病。"这些论述都说明了"治未病"的后两种含义，即是说既病之后，作为医生就应当尽量做到早期诊断，早期治疗，以防止疾病的传变发展，这样才可能提高疗效。否则，待病邪深入，病情恶化，则治疗就比较棘手，疗效也就很难预料。这个观点在扁鹊《难经》、张仲景《金匮要略》中均有响应。如《难经·七十七难》说："所谓治未病者，见肝之病，则知肝当传之于脾，故先实其脾气，无令得肝之邪，故曰治未病焉。"《金匮要略·藏府经络先后脉证并治》中也说："夫治未病者，见肝之病，知肝传脾，当先实脾。"这就告诉我们，要从整体观念出发，要看到五脏之间相互联系，相互制约，一脏有病可以影响到另一脏的内在联系，因此，治病时就必须照顾整体，早期治疗未病之脏腑，以防止疾病的传变。这种预防为先的思想，直至今天对于我们的临床实践仍有其积极的指导意义，我们应予以很好重视。

（张士卿）

生气通天论篇第三

"生气"是指人体的生命活动;"天"是指自然界。本篇主要论述人的生命活动和天地四时阴阳的运动变化相通,故谓"生气通天论"。

〔原文〕

黄帝曰:夫自古通天⁽¹⁾者,生之本,本於陰陽⁽²⁾。天地之間,六合⁽³⁾之内,其氣九州⁽⁴⁾九竅⁽⁵⁾、五藏、十二節⁽⁶⁾,皆通乎天氣。其生五,其氣三⁽⁷⁾,數犯此者,則邪氣傷人,此壽命之本也。蒼天之氣,清净則志意治⁽⁸⁾,順之則陽氣固,雖有賊邪,弗能害也,此因時之序⁽⁹⁾。故聖人傳精神,服天氣,而通神明⁽¹⁰⁾。失之則内閉九竅,外壅肌肉,衛氣散解,此謂自傷,氣之削也⁽¹¹⁾。

〔注释〕

(1)通天:通天即人的生命活动与天气相通。天气即自然界。通天者即人的生命活动与自然界相通的道理或规律。

(2)生之本,本于阴阳:《素问·四气调神大论》曰:"阴阳四时者,万物之终始也,死生之本也。"张隐庵:"天以阴阳五行,化生万物,故生之本,本乎阴阳也。"生之本,即生命的根本,生命的根本在于阴阳的变化。

(3)六合:四方上下,叫做六合。此外,《淮南子·时则训》云:"六合,孟春与孟秋为合,仲春与仲秋为合,季春与季秋为合,孟夏与孟冬为合,仲夏与仲冬为合,季夏与季冬为合。孟春始赢,孟秋始缩,仲春始出,仲秋始内,季春大出,季秋大内,孟夏始缓,孟冬始急,仲夏至修,仲冬至短,季夏德毕,季冬刑毕。"按,四方上下指空间与上文"天地之间"同义,而《时则训》所云六合,指时间,尚有阴阳生化消长之意寓于其中,与上文"天地之间"结合起来理解,一指空间,一指时间,内容比较全面。

(4)九州:王冰云:"九州谓冀、兖(yǎn,音演)、青、徐、杨、荆、豫、梁、雍也。"古代地名。

(5)九窍:上五官七窍、下二阴两窍,共九窍。

(6)十二节:张隐庵:"十二节者,骨节也,两手两足各三大节。"

(7)其生五,其气三:张景岳:"人生虽本乎阴阳,而禀分五行,其生五也,阴阳衰盛,少太有三,其气三也。"张志聪:"天之十干化生地之五行,故曰其生五,地之五行上应三阴三阳之气,故曰其气三。"马莳:"其所以生者五,金木水火土,所以为气者三,王注以为天气、地气、运气。"五,即五行,各家意见相同。三,各家认识不一,一则认为阴阳又分三阴三阳之气,一则认为指天气、地气、运气。还是前者较妥。因为本文是强调天地的变化,不离阴阳五行的变化规律。

(8)苍天之气,清净则志意治:《太素》"净"作"静"。杨上善:"天之和气,清而不浊，静而不乱，能令人志意皆清静也。"治，理也，指人的精神思维可清晰而不紊乱。说明人的精神情志也与外界环境密切相关。

（9）此因时之序：因，相依就也。《国语·郑语》："其民沓贪而忍，不可因也。"因时之序即依顺四时之序。序，先后次序。《孟子·滕文公》："长幼有序。"

（10）传精神，服天气，而通神明：尤怡《医学读书记》："按传当作专，言精神专一，则清净弗扰，犹苍天之气也。"服，从也，顺也。神明，指阴阳的变化。服天气而通神明，即顺从天气的阴阳四时变化规律，使人气与天气的阴阳变化统一起来。

（11）气之削也：削，夺除也，《礼王制》篇："君削以地。"气之削也，即阳气夺去、消亡之谓。

〔提要〕

概括地阐述了人的生命活动与天地四时阴阳的运动变化是相通的天人相应观。首先指出天人所共同遵循的普遍规律是阴阳。人与自然界相适应、相协调，即所谓"因时之序"，就能"志意治"，"阳气固"，身心健康，虽有致病因素，不能为害，反之，则"内闭九窍，外壅肌肉"，致使阳气遭受损害，成为邪气伤人的根据。

〔原文〕

陽氣⁽¹⁾者若天與日，失其所⁽²⁾則折壽而不彰⁽³⁾，故天運當以日光明。是故陽因而上，衛外者也⁽⁴⁾。因於寒，欲如運樞，起居如驚，神氣乃浮⁽⁵⁾。因於暑，汗⁽⁶⁾，煩則喘喝，靜則多言⁽⁷⁾，體若燔炭，汗出而散⁽⁸⁾。因於濕，首如裹，濕熱不攘，大筋緛短，小筋弛長，緛短爲拘，弛長爲痿⁽⁹⁾。因於氣，爲腫⁽¹⁰⁾，四維相代⁽¹¹⁾，陽氣乃竭。陽氣者，煩勞則張，精絶，辟積於夏，使人煎厥⁽¹²⁾。目盲不可以視，耳閉不可以聽，潰潰乎若壞都，汩汩乎不可止⁽¹³⁾。

陽氣者，大怒則形氣絶⁽¹⁴⁾，而血菀⁽¹⁵⁾於上，使人薄厥⁽¹⁶⁾。有傷於筋，縱其若不容⁽¹⁷⁾，汗出偏沮⁽¹⁸⁾，使人偏枯。汗出見濕，乃生痤疿⁽¹⁹⁾。高梁之變，足生大丁⁽²⁰⁾，受如持虛⁽²¹⁾。勞汗當風，寒薄爲皶⁽²²⁾，鬱乃痤。

陽氣者，精則養神，柔則養筋⁽²³⁾。開闔⁽²⁴⁾不得，寒氣從之，乃生大僂⁽²⁵⁾。陷脉爲瘻⁽²⁶⁾，留連肉腠。俞氣化薄，傳爲善畏，乃爲驚駭⁽²⁷⁾。營氣不從⁽²⁸⁾，逆於肉理，乃生癰腫。魄汗⁽²⁹⁾未盡，形弱而氣爍，穴俞以閉，發爲風瘧⁽³⁰⁾。故風者，百病之始也⁽³¹⁾，清靜則肉腠閉拒，雖有大風苛毒，弗之能害，此因時之序也。故病久則傳化，上下不并⁽³²⁾，良醫弗爲。故陽畜積病死，而陽氣當隔，隔者當瀉⁽³³⁾，不亟⁽³⁴⁾正治，粗乃敗之。故陽氣者，一日而主外，平旦人氣生，日中而陽氣隆，日西而陽氣已虛，氣門⁽³⁵⁾乃閉。是故暮而收拒，無擾筋骨，無見霧露，反此三時⁽³⁶⁾，形乃困薄。

〔注释〕

（1）阳气：任应秋："马莳：'所谓阳气者，卫气也。'所以后面有'阳因而上，卫外者也'两句，阳气本是指人的卫气，卫，就其作用言，阳，就其性质言，是人体的生气之一。"

（2）若天与日，失其所……：张隐庵："言人之阳气又当如天与日焉，若失其所居之位、所运之机，则短折其寿，而不能彰著矣。"

（3）不彰：彰，明也，着也。不彰即不明，与上接，若天与日，失其所则折寿而不彰，言若天与日昏暗无光。

（4）阳因而上，卫外者也：王冰："此所以明阳气运行之部分，辅卫人身之正用也。"马莳："阳气者，卫气也。"上文以"日光明"为天运，即自然界运动变化的规律，比喻人体阳气向上、卫外的作用。

（5）欲如运枢，起居如惊，神气乃浮：欲，将也。张隐庵："阳气生于至阴，由输转而外出，风寒之邪，皆始于皮毛气分，是故因于寒，而吾身之阳气当如运枢以外应。阳气司表邪，客在门，故起居如惊，而神气乃浮出以应之。"形容因于寒邪，人体阳气如运转的枢轴，输转外应，其神速如起居之惊，骤然而动，其趋势如神气之外浮，向上向外。

（6）因于暑，汗：有暑汗连成一句读者，从上下文看，"因于寒"、"因于湿"此处仍当"因于暑"。"汗"解为"当汗"，与下文"汗出而散"，正相吻合。

（7）烦则喘喝，静则多言：静指不烦喘的时候，两句都是阳证热证的表现。

（8）体若燔炭，汗出而散：张志聪："天之阳邪，伤人阳气，两阳相搏，故体如燔炭。阳热之邪，得吾身之阴液而解，故汗出而散也。"热邪有所发泄，故汗出而散。

（9）湿热不攘，大筋緛短，小筋弛长，緛短为拘，弛长为痿：攘（rǎng，音壤），除也，不攘即不除。緛（ruǎn，音软），收缩。弛，《尔雅》："放也"。放纵之意。

（10）因于气，为肿：张景岳："卫气、营气、脏腑之气，皆气也，一有不调，皆能致病，因气为肿，气道不行也。"气滞水亦滞之意。

（11）四维相代：张景岳："四维，四支也，相代，更迭而病也。"高士宗："四维相代者，四支行动不能，彼此惜力而相代也。"王冰："筋骨血肉，互相代负，故云四维相代。"上述解释以王冰所注为妥，即人身之气，一旦虚衰时，全身器官，均可互相代偿，以维生机，只有在代偿不能时，阳气才趋于衰竭。张志聪："朱济公曰：四维，四时也。《至真要》论曰：'谨按四维，斥候皆归，其终可见，其始可知'。盖手足三阳之气旺于四时，有盛有衰，如四时之代谢，故曰四维相代之。"按上下文精神，因于气为肿，到阳气乃竭程度，非一时几朝之害者；再从本文主题生气通天看，因时之序为顺，逆之则病，四维相代更迭，失于常候，故影响于人，阳气乃竭。

（12）阳气者，烦劳则张，精绝，辟积于夏，使人煎厥：张，鸱张亢盛的意思；绝，衰竭之义；辟积，重复的意思；煎厥，病名。煎是形容词，因其发生并非偶然犹如物之煎熬而成，故名煎厥。

（13）溃溃乎若坏都，汨汨乎不可止：溃，漏也，旁决也。《后汉书·班固传》："溃渭洞河"。注引《仓颉篇》曰："溃，旁决也。"《说文》："溃，漏也。"都，《水经注》云"水泽所聚谓之都。"汨汨，汨与汩二字形声俱相近，故古多通用。汨汨，急流也，枚乘匕发："混汨汨兮。"齐注："疾流貌。"形容煎厥发病之神速，如水堤崩决的样子。

（14）形气绝：马莳："形气经络阻绝不通。"张志聪："形中之气，绝其旋转之机矣。"

（15）血菀：张隐庵："菀，茂貌。血随气行而茂于上矣。"

（16）薄厥：张隐庵："薄，迫也。气血并逆，而使人迫厥也。"

（17）其若不容：张隐庵："筋伤而弛纵，则四体自有若不容我所用也。"容，受也。

（18）偏沮：王冰："夫人之身，常偏汗出而湿润者，久久偏枯，半身不随。"

（19）痤疿：痤，《玉篇》："疖也。"疿，汗疹。

（20）高粱之变，足生大丁：王冰："高，膏也。梁，粱也。"足，足以，非手足之足。就是过食肥美厚味，多易产生大的疔疮。

（21）受如持虚：形容易于受病如手持空器以受物。

（22）皶：王冰："俗曰粉刺。"

（23）精则养神，柔则养筋：张景岳："神之灵通变化，阳气之精明也，筋之运动便利，阳气之柔和也。"

（24）开阖：王冰："开，谓皮腠发泄。阖，谓玄府闭封。"

（25）大偻：偻（lǚ，音吕），脊背弯曲。

（26）瘘：王冰："积寒留舍，经血稽凝，久瘀内攻，结于肉理，故发为疡瘘，肉腠相连。"

（27）俞气化薄，传为善畏，乃为惊骇：张隐庵："经俞之气化虚薄，则传入于内，而干及藏神矣。心主脉，神伤则恐惧自失，肝主血，故其病发惊骇也。"

（28）营气不从：张隐庵："经曰阳气有余，荣气不行乃发为痈。"荣与营通。

（29）魄汗：马莳："肺经内主藏魄，外主皮肤，故所出之汗亦可谓之魄汗也。"肺藏魄，主表，如太阳中风，表虚自汗。

（30）风疟：《刺疟》："风疟发，则汗出恶风。"

（31）故风者，百病之始也：张景岳："凡邪伤卫气，如上文寒暑湿气风者，莫不缘风气以入，故风为百病之始。"

（32）上下不并：马莳："上不升，下不降，而不能相并以为和。"气机升降失常为上下不并。

（33）阳气当隔，隔者当泻：张隐庵："当亟助阳气以隔拒其邪，勿使其传化，隔者当泻却其邪，更勿使其留而不去也。"即是阳气蓄积，就要隔塞不通，就应当用泻的方法。

（34）亟：（jí，音吉，又 qì，音气）急切。读气音时作屡次解。

（35）气门：玄府，即汗孔。

（36）三时：即平旦、日中、日西。

〔提要〕

本节叙述了阳气的功能，有"因上"、"卫外"的作用。其于人体，精则养神，柔则养筋。阳气要如同天与日，保持清净光明，就可以肉腠闭拒，虽有大风苛毒，弗之能害。这也是因时之序，与自然界四时阴阳运动变化相适应的结果；否则会因内外致病因素损及阳气而发病，表现不一。最后强调阳气的消长进退与昼夜晨昏的变化相应，人的生理机能应当顺应天的阴阳变化；否则即产生病态。

〔原文〕

岐伯曰：陰者，藏精而起亟也[1]；陽者，衛外而爲固也。陰不勝其陽，則脉流薄疾[2]，并乃狂[3]。陽不勝其陰，則五藏氣争，九竅不通。是以聖人陳陰陽[4]，筋脉和同，骨髓堅固，氣血皆從。如是則内外調和，邪不能害，耳目聰明，氣立如故[5]。

風客淫氣[6]，精乃亡，邪傷肝也。因而飽食，筋脉横解，腸澼爲痔[7]。因而大飲，則氣逆。因而强力[8]，腎氣乃傷，高骨乃壞[9]。凡陰陽之要，陽密乃固，兩者不和，若春無秋，若冬無夏，因而和之，是謂聖度[10]。故陽强不能密，陰氣乃絶，陰平陽秘，精神乃治，陰陽離決，精氣乃絶。因於露風，乃生寒熱。是以春傷於風，邪氣留連，乃爲洞泄[11]。夏傷於暑，秋爲痎瘧[12]。秋傷於濕，上逆爲咳，發爲痿厥[13]。冬傷於寒，春必温病[14]。四時之氣，更傷五藏[15]。陰之所生，本在五味，陰之五宫[16]，傷在五味。是故味過於酸，肝氣以津，脾氣乃絶[17]。味過於鹹，大骨氣勞，短肌，心氣抑[18]。味過於甘，心氣喘滿，色黑，腎氣不衡[19]。味過於苦，脾氣不濡，胃氣乃厚[20]。味過於辛，筋脉沮弛，精神乃央[21]。是故謹和五味，骨正筋柔，氣血以流，腠理以密，如是則骨氣以精[22]，謹道如法，長有天命。

〔注释〕

（1）阴者，藏精而起亟也：张志聪："阴者，主藏精，而阴中之气亟起以外应。"亟，迅速，急切之意。

（2）薄疾：薄，迫也，疾，急速，急迫之意。

（3）并乃狂：张景岳："并者，阳邪入于阳分，谓重阳也。"张隐庵："阳盛则狂，阳盛而自亦为病，故曰并乃狂。"

（4）陈阴阳：张景岳："犹言铺设得所，不使偏胜也。"

（5）气立如故：王冰："真气独立而如常。"机能正常。

（6）风客淫气：张隐庵："风为阳邪，客于肤表，则淫伤于气矣。"泛指风邪外因。

（7）因而饱食，筋脉横解，肠澼为痔：王冰："甚饱则肠胃横满，肠胃满则筋脉解而不属，故肠澼而为痔也。"肠澼而为痔，就是下痢脓血或变为痔疮。

（8）强力：王冰："谓强力入房也。"也当包括过度用力。

（9）高骨乃坏：张隐庵："高骨，腰高之骨，腰者肾之府，高骨坏而不能动摇，肾将惫矣。"

（10）圣度：张隐庵："是谓圣人调养之法度。"

（11）洞泄：《巢氏病源》："洞泄者，利无度也。"

（12）痎疟：疟疾的总称。

（13）痿厥：张景岳："湿气在下，则为痿为厥。痿多属热，厥则因寒也。"

（14）冬伤于寒，春必温病：亦即冬有病到春生者，至春时容易感受春温之气发病。亦见《四气调神大论》。

（15）四时之气，更伤五藏：吴鹤皋："寒暑温凉，递相胜负，故四时之气更伤五脏之和也。"更，变更。

（16）阴之五宫：张隐庵："五宫，五脏神所舍也。"五宫即五脏，所以马蒔曰："此言五味能伤五脏。"

（17）肝气以津，脾气乃绝：马莳："味过于酸，则肝气津淫，而木盛土亏，脾气从兹而绝矣。"

（18）大骨气劳，短肌，心气抑：张景岳："大骨大肉，皆以通身而言。如肩脊腰膝，皆大骨也；尺肤臀肉，皆大肉也，肩垂项倾，腰重膝败者，大骨之枯槁也，尺肤既削，臀肉必枯，大肉之陷下也。"张隐庵："过食咸则伤肾，故骨气劳伤，水邪盛则侮土，故肌肉短缩，水上凌心，故心气抑郁也。"

（19）味过于甘，心气喘满，色黑，肾气不衡：张隐庵："味过于甘，则土气实矣，土实则心气不能传之于子，故喘满也。肾主水，其色黑，土亢则伤肾，故色黑而肾气不平。"

（20）味过于苦，脾气不濡，胃气乃厚：马莳："苦所以生心也，味过于苦，则苦反伤心，母邪乘子，火气烁土，脾气不能濡泽，胃气乃反加厚矣。"任应秋："胃气强厚，即脾约证。《伤寒论》：'趺阳脉浮而涩，浮则胃气强，涩则小便数，浮涩相搏，大便则坚，其脾为约，麻子仁丸主之'是其例。"

（21）筋脉沮弛，精神乃央：沮，坏也，沮弛，意偏于弛，作弛懈解。央，同殃。若过于辛，金气偏盛，则肝气受伤，故筋脉弛懈。肝藏血，心主血脉而藏神，故肝气受伤，精神不振。张隐庵："辛甚则燥，津液不能相成，而精神乃受其殃。"

（22）骨气以精：高士宗："有形之骨，无形之气，皆以精粹。"即筋骨得以刚强，气血得以精粹。

〔提要〕

本节叙述了人体阴阳相互资生、相互协调的关系，强调阴平阳秘，内外调和，则邪不能害，精神乃治。所以书中总结二者关系说："凡阴阳之要，阳密乃固。"而若要阳密，必要阴平，阴阳一定要处于相对平衡，互相依存的关系之中。否则，或阴不胜其阳，或阳不胜其阴，两者不和，均可外因风客淫气，内因饮食劳伤，以及四季气候的反常变化，而发生多种疾病。论述中体现了人体内在环境的统一整体观。最后介绍了饮食五味的调养是十分重要的。

〔讨论〕

本篇重点阐述了"天人相应"观和"统一整体"观。文中首先指出天人所共同遵循的普遍规律是阴阳。开始即强调："自古通天者，生之本，本于阴阳。天地之间，六合之内，其气九州九窍五藏十二节皆通乎天气。"继而用苍天之气清净光明，比喻人的神志清醒、阳气固密。人体与自然环境统一，顺其变化规律，谓"因时之序"，这样就能抵御外邪的侵犯，所谓"虽有贼邪弗能害也"；否则，"内闭九窍，外壅肌肉，卫气散解，此谓自伤，气之削也"，机体功能衰减而致多种疾病。

本篇以自然界的天与日，比喻人体阳气的功能活动："阳因而上，卫外者也"。阳气能因时之序，与自然界统一协调，则"肉腠闭拒，虽有大风苛毒，弗之能害。"从而维持人体正常的生理功能，否则或因于寒，或因于暑，或因于湿，或因于气，因于烦劳，因于怒等诸种内外因素而产生各种不同的病理变化。

在自然界的昼夜晨昏的变化方面，人体的生理机能也莫不相应而合："平旦人气生，日中而阳气隆，日西而阳气已虚，气门乃闭"。从而强调"暮而收拒，无扰筋骨，无见雾露"，以应天的阴阳变化；否则，"反此三时"，不随平旦、日中、日西三时的变化而违背之，"形乃困薄"，身体自然遭受损害而衰困薄弱。

人体病理的产生也深受自然界气候之影响，春天的风气、夏天的暑气、秋天的湿气、冬天的寒气，在太过不及失常的情况下都能成为致病因素，而产生寒热、洞泄、痎疟、咳逆、痿厥、温病等各种病证。

饮食五味对人体的影响也是明显的。人体的营养来源于饮食五味，五味太过，也会损伤五脏。因此，饮食五味的调养也与适应天地自然环境一样，是保持健康的重要内容。

本篇对人体内在环境的统一整体观有深刻的论述。在说明了"生之本，本于阴阳"之后，接着阐述了阴阳要平衡协调的重要性，"凡阴阳之要，阳密乃固"，"阴平阳密，精神乃治，阴阳离决，精气乃绝"。阴阳既对立又统一，既相辅又相成。论中以"阴者藏精而起亟也，阳者卫外而为固也"说明阴是阳的物质基础，阳是阴的功能表现这一道理。也正是由于有这样一种协调统一的关系，人体才能"筋脉和同，骨肉坚固，气血皆从，内外调和，邪不能害，耳目聪明，气立如故"。说明人体的筋与脉，骨与肉，气与血，外与内都处于相互协调、相互联系的关系之中，共同维持人体的生理功能。

当不能保持这种对立统一关系的时候，阴阳"二者不和"，则"若春无秋，若冬无夏"，甚至于"阴阳离决"，出现"精气乃绝"的严重后果。如果"阴不胜其阳"，或"阳不胜其阴"，或者"上下不并"，即升降失调，水火不交，都会造成严重的病理变化。

（郭正权）

金匮真言论篇第四

　　"金匮"是古代帝王收藏珍贵书籍的器具，"真言"是指极真切而重要的论述。"金匮真言论"即指极重要而珍贵的论述。从本篇论述的主要内容看，如经脉、阴阳、五行归类、人与四时气候的关系，关于发病规律的讨论及精在人身的重要性等，都是中医学中最基本的理论和学术上的重要问题。故篇名"金匮真言论"。

〔原文〕

黄帝問曰：天有八風[1]，經有五風[2]，何謂？岐伯對曰：八風發邪[3]，以爲經風，觸五藏，邪氣發病。所謂得四時之勝者，春勝長夏[4]，長夏勝冬，冬勝夏，夏勝秋，秋勝春，所謂四時之勝也。

〔注释〕

（1）天有八风：天，指自然界。八风，指东、南、西、北、东南、西北、东北、西南八方之风。风为六气之首，又善行数变。天有八风，则是概括自然界气候经常产生的多种变化。

（2）经有五风：经，指经脉，经脉连属五脏。经有五风是指五脏经脉均可因风邪侵入而发生疾病。

（3）八风发邪：邪，概指致病因素。所谓八风发邪即是自然界不正常的气候常发为致病因素。所以张隐庵说："八风，八方之风，八风发邪，谓八方不正之邪风，发而为五经之风，触入五脏，则邪气在内而发病也。"

（4）春胜长夏：五行配四时的规律是：春木、夏火、长夏土、秋金、冬水。长夏是指春秋之间，相当于农历六月。根据五行的生克关系，春胜长夏即木克土，以气候来说，即风胜湿，亦即自然气候彼此克制调节之意。其余长夏胜冬，冬胜夏，夏胜秋，秋胜春等，依此类推。

〔提要〕

　　本节主要说明自然界四时不正常的气候变化，可成为致病的因素，影响人体的经脉，进而循经侵犯，伤害脏腑，引起疾病。

〔原文〕

東風生於春[1]，病在肝[2]，俞在頸項[3]；南風生於夏，病在心，俞在胸脅[4]；西風生於秋，病在肺，俞在肩背[5]；北風生於冬，病在腎，俞在腰股[6]；中央爲土，病在脾，俞在脊[7]。故春氣[8]者病在頭，夏氣者病在藏[9]，秋氣者病在肩背[10]，冬氣者病在四支[11]。故春善病鼽衄[12]，仲夏善病胸脅[13]，長夏善病洞泄寒中[14]，秋善病風瘧，冬善病痹厥[(15)]。

〔注释〕

（1）东风生于春：指东风常见于春季的意思。下文的南风、西风、北风类推。

（2）病在肝：《素问·阴阳应象大论》曰："风气通于肝也。"意思是说春气主风，风气通于肝，故春季人若受病，病变多发生在肝及肝经。下文中的病在心、病在肺、病在肾皆类推。

（3）俞在颈项：俞为经气转输之处。春气升发向上，人身经脉之气也应向上，治疗时则应取颈项部穴位。正如王冰曰："春气发荣于万物之上，故俞在颈项。"

（4）俞在胸胁：王冰曰："心少阴脉，循胸出胁，故俞在焉。"所以治疗心病应取胸胁部穴位。

（5）俞在肩背：王冰曰："肺处上焦，背为胸府，肩背相次，故俞在焉。"所以治疗肺病应取肩背部穴位。

（6）俞在腰股：股，即大腿。王冰曰："腰为肾府，股接次之，以气相连，故俞在焉。"又马蒔曰："凡外而腰股之所，乃肾之分部也。"所以治疗肾病时应取腰股部位的穴位。

（7）俞在脊：王冰曰："以脊应土，言居中尔。"治疗脾病时应取脊部的穴位。

（8）气：在此处作外界气候解。故春气者，指春季气候；夏气者，指夏季气候；秋气者，指秋季气候；冬气者，指冬季气候。

（9）夏气者病在藏：张景岳曰："在脏，言心，心通夏气，为诸脏之主也。"脏在此处指心。所以夏气者病在脏的意思是夏季病多在心。

（10）秋气者病在肩背：秋燥多伤肺，肩背为肺之府，肺病则其症状多反应在肩背。所以称秋气者病在肩背。

（11）冬气者病在四支：四支，即四肢，四肢为诸阳之本，冬季严寒，寒邪伤阳，又加上冬气内藏，阳虚于外，四肢气少，所以冬季病多在四肢。

（12）鼽衄：鼽（qiú，音求），鼻塞流清涕称鼽；衄（nǜ），鼻出血称衄。

（13）仲夏善病胸胁：仲夏即夏季。夏气通于心，心之脉循胸胁，所以夏季多见胸胁疾病。

（14）洞泄寒中：洞泄，也称飧泄，为水谷不化而下利的病名。寒中，就是指里寒证。张隐庵说："脾为阴中之至阴，不能化热而为寒中也。"

（15）痹厥：指关节痹痛，手足麻木，逆冷等症。

〔提要〕

本节主要阐述不同季节中五脏病变的规律性，如春病在肝、夏病在心、长夏病在脾、秋病在肺、冬病在肾的一般规律。由于五脏受病有其季节特点，所以在季节多发病上也呈现明显的规律性，如春善病鼽衄、仲夏善病胸胁、长夏善病洞泄寒中、秋善病风疟、冬善病痹厥。同时本节也指出了治疗取穴的规律和原则，如俞在颈项、俞在胸胁、俞在肩背、俞在腰股、俞在脊等。

〔原文〕

故冬不按蹻⁽¹⁾，春不鼽衄，春不病颈项，仲夏不病胸胁，长夏不病洞泄寒中，秋不病风疟，冬不病痹厥、飧泄，而汗出也。夫精者，身之本也。故藏于精⁽²⁾者，春不病温。夏暑汗不出者，秋成风疟。此平人脉法也⁽³⁾。

〔注释〕

（1）按蹻：王冰曰："按，谓按摩；蹻，谓如矫捷之举动手足，是所谓导引也。"即按摩术、导引术等活动。"冬不按蹻"则是因为冬季主收藏，故不要妄做剧烈运动，以防扰动筋骨，使阳气不得潜藏。要做到冬不按蹻，使阳气固密，就可以防止一些季节多发病的发生。

（2）精：概指先天之精（生殖之精）及后天之精（饮食水谷之精），其中包含机体的抗病能力。精是人的生命活动的重要物质，如张隐庵说："能藏其精，则血气内固，邪不外侵。"

（3）此平人脉法也：吴崑曰："脉法犹言诊法也。"马莳曰："此皆因时为病，脉亦宜知，乃评病人之脉法也。"张景岳曰："脉法者，言经脉受邪之由然也。"丹波元简则认为以上三说，并属曲解。《新校正》云："详此下文，与上文不相接，盖疑其有阙文者，良然。"根据各家注释各不相符，皆为猜测之义；从上下文义也确属不相衔接，似以《新校正》的意见为妥。

〔提要〕

本节突出地提出了预防季节性多发病的保健措施，重在藏精。强调了精在人身的防病作用。

〔原文〕

故曰：阴中有阴，阳中有阳。平旦至日中⁽¹⁾，天之阳，阳中之阳也；日中至黄昏⁽²⁾，天之阳，阳中之阴也；合夜至鸡鸣⁽³⁾，天之阴，阴中之阴也；鸡鸣至平旦⁽⁴⁾，天之阴，阴中之阳也。故人亦应之。夫言人之阴阳，则外为阳，内为阴。言人身之阴阳，则背为阳，腹为阴。言人身之藏府中阴阳，则藏者为阴，腑者为阳。肝心脾肺肾五藏皆为阴，胆胃大肠小肠膀胱三焦六府皆为阳。所以欲知阴中之阴、阳中之阳者，何也？为冬病在阴⁽⁵⁾，夏病在阳⁽⁶⁾，春病在阴⁽⁷⁾，秋病在阳⁽⁸⁾。皆视其所在，为施针石⁽⁹⁾也。故背为阳，阳中之阳，心也；背⁽¹⁰⁾为阳，阳中之阴，肺也；腹⁽¹¹⁾为阴，阴中之阴，肾也；腹为阴，阴中之阳，肝也；腹为阴，阴中之至阴，脾也。此皆阴阳表里内外雌雄相输应⁽¹²⁾也，故以应天之阴阳也。

〔注释〕

（1）平旦至日中：自卯时至午时，相当于时钟的六至十二时。

（2）日中至黄昏：自午时至酉时，相当于时钟的十二时至十八时。

（3）合夜至鸡鸣：自酉时至子时，相当于时钟的十八时至廿四时。

（4）鸡鸣至平旦：自子时至卯时，相当于时钟的零时至六时。

（5）冬病在阴：冬病多在肾，肾居下焦，为阴中之阴，肾为阴脏，所以说冬病在阴。

（6）夏病在阳：夏病多在心，心为阳脏，又居上焦，为阳中之阳，所以说夏病在阳。

（7）春病在阴：春病多在肝，肝为阴脏，又居下焦，但体阴而用阳，为阴中之阳，所以说春病在阴。

（8）秋病在阳：秋病多在肺，肺为阴脏，又居上焦，为阳中之阴，所以说秋病在阳。

（9）针石：针，指针刺；石，指砭石。

（10）背：在此代表胸腔部位。

（11）腹：在此代表腹腔部位。

（12）阴阳表里内外雌雄相输应：表为阳，里为阴；外为阳，内为阴；雄为阳，雌为阴，这些都是以一些相对概念为例，取类比象说明阴阳的普遍规律，表里内外，出入相应，是与天的阴阳相呼应的。

〔提要〕

本节讨论了一昼夜阴阳变化的规律。这一规律叙述了平旦至日中，由阳气渐生到阳气隆盛，所以是阳中之阳；日中至黄昏，阳气由盛极开始渐虚，阴气始生，所以是阳中之阴；合夜至鸡鸣是阳气已衰，阴气盛极，所以是阴中之阴；鸡鸣至平旦，阴气由极变虚，阳气又始生，所以是阴中之阳。因此《素问·生气通天论》曰："故阳气者，一日而主外，平旦人气生，日中而阳气隆，日西而阳气已虚，气门乃闭。"这个规律揭示了两个问题：一是说阴阳中阴中有阳，阳中有阴，事物的阴阳两方面不是绝对的，而总是相对的；二是说明阴阳变化对机体的影响，人体的阴阳之气变化也与一昼夜阴阳变化相应，所以文中指出"人亦应之"。

另外，本节又说明了人体组织结构、上下内外部位之间及内脏与外界环境的复杂联系中，无不包含着阴阳的对立统一；指出了人体的各解剖部位、组织、脏腑的阴阳属性，阐明了阴阳学说在医学上应用的一些规律。

〔原文〕

帝曰：五藏應四時，各有收受[1]乎？岐伯曰：有。東方青色，入通於肝，開竅於目，藏精於肝，其病發驚駭，其味酸，其類草木，其畜雞，其穀麥，其應四時，上爲歲星[2]，是以春氣在頭[3]也，其音角[4]，其數八[5]，是以知病之在筋也，其臭臊[6]。

〔注释〕

（1）收受：吴崑曰："五方之色，入通五脏，谓之收；五脏各藏其精，谓之受。"张景岳曰："收受，言同气相求，各有所归也。"其意是说归纳五脏对四时气、味、音、色等承受的规律性。

（2）岁星：即木星。

（3）春气在头：王冰曰："万物发荣于上，故春气在头。"张隐庵曰："春气在上，春风在上，春病在头者，同气相感也。"所以春气在头是指春季多病在头部。

（4）其音角：五音之一，角为木声。

（5）其数八：木的生数三，成数为八。

（6）其臭臊：指臊臭味。肝在五臭中为臊。

〔提要〕

取类比象地归纳五脏中肝与自然界事物的五行配属关系。

〔原文〕

南方赤色，入通於心，開竅於耳[1]，藏精於心，故病在五藏[2]。其味苦，其類火，其畜羊，其穀黍，其應四時，上爲熒惑星[3]，是以知病之在脉[4]也，其音徵[5]，其數七[6]，其臭焦[7]。

〔注释〕

（1）开窍于耳：本来舌为心之苗，但舌不是空窍；而手少阴心经之络会于耳中，故取心之窍为耳。所以王冰曰："舌为心之官，当言于舌，舌用非窍，故云耳也。"

（2）病在五藏：南方赤色为夏气，夏气通于心，心为五脏六腑之大主，心动则五脏六腑皆摇，所以心病直接影响五脏，所以说病在五脏。

（3）荧惑星：即火星。

（4）病在脉：心主血脉，故心病脉亦病。

（5）其音徵：徵为五音之一。徵为火声。

（6）其数七：火的生数二，成数为七。

（7）其臭焦：焦指焦味，心在五臭中为焦。

〔提要〕

取类比象地归纳五脏中心与自然界事物的五行配属关系。

〔原文〕

中央黄色，入通於脾，開竅於口，藏精於脾，故病在舌本[1]。其味甘，其類土[2]，其畜牛，其穀稷，其應四時，上爲鎮星[3]，是以知病之在肉[4]也，其音宮[5]，其數五[6]，其臭香[7]。

〔注释〕

（1）病在舌本：脾脉上连于舌本，故脾病影响舌本。

（2）其类土：在五行归类于土。万物皆生于土，人身五脏六腑皆受气于脾，脾居中州，灌溉四末，与土相类也。

（3）镇星：即土星。

（4）病之在肉：脾主肌肉，故肌肉病在脾。

（5）其音宫：宫五音之一，宫为土声。

（6）其数五：土数为五。

（7）其臭香：香指香味，脾在五臭为香。

〔提要〕

取类比象地归纳五脏中脾与自然界事物的五行配属关系。

〔原文〕

西方白色，入通於肺，開竅於鼻，藏精於肺，故病在背⁽¹⁾，其味辛，其類金，其畜馬，其穀稻，其應四時，上爲太白星⁽²⁾，是以知病之在皮毛⁽³⁾也，其音商⁽⁴⁾，其數九⁽⁵⁾，其臭腥⁽⁶⁾。

〔注释〕

（1）病在背：肺居胸中，背为胸之府，肺有病则反应于肩背而出现肩背症状，故称病在背。如王冰曰："以肺在胸中，背为胸中之府也。"

（2）太白星：即金星。

（3）病之在皮毛：肺主皮毛，故病之在皮毛。

（4）其音商：商，五声之一，商属金声。

（5）其数九：金生数四，成数为九。

（6）其臭腥：腥指腥味，肺在五臭中为腥。

〔提要〕

本节取类比象地归纳五脏中肺与自然界事物的五行配属关系。

〔原文〕

北方黑色，入通於腎，開竅於二陰，藏精於腎，故病在溪⁽¹⁾，其味鹹。其類水，其畜彘，其穀豆，其應四時，上爲辰星⁽²⁾，是以知病之在骨⁽³⁾也，其音羽⁽⁴⁾，其數六⁽⁵⁾，其臭腐⁽⁶⁾。

故善爲脉者，謹察五藏六府，一逆一從⁽⁷⁾，陰陽、表裏、雌雄之紀，藏之心意，合於心精，非其人勿教，非其真勿授，是謂得道。

〔注释〕

（1）病在溪：溪即谿。肉之小会称谿。张隐庵曰："《下经》云，谿谷属骨，谿乃小分之肉，连于筋骨之间，是肾主骨，所以病在溪。"

（2）辰星：即水星。

（3）病之在骨：肾主骨，肾病则骨软痿弱，骨髓空虚等，故病之在骨。

（4）其音羽：羽为五音之一，羽为水声。

（5）其数六：水之生数一，成数为六。

（6）其臭腐：腐指腐朽味，肾在五臭中为腐。

（7）一逆一从：指五脏六腑功能或病变的顺逆。

〔提要〕

取类比象地归纳五脏中肾与自然界事物的五行归属和关系。最后指出善于诊脉治病的医生，必须谨慎细心审查五脏六腑的变化，要切实掌握逆从、阴阳、表里及阴阳配属五行规律，体验精微。并强调本文所论述的理论的重要性。

〔讨论〕

一、关于季节性多发病的问题

本篇从天人相应的认识观点出发，讨论了人体疾病的发生与外界环境、四时气候变化的相关性，揭示了不同季节的气候变异对人体的影响，从而阐明了季节性多发病和时令性流行病的发病规律。如文中所述，春病在肝、夏病在心、长夏病在脾、秋病在肺、冬病在肾。因此产生了春善病鼽衄，仲夏善病胸胁，长夏善病洞泄寒中，秋善病风疟，冬善病痹厥的季节性多发病和时令性流行病。对这些规律的认识和揭示是古代劳动人民长期和疾病作斗争的实践经验总结，是符合实际的，至今我们在临床实践中及流行病学研究中仍能观察和体验到这些客观规律的实在性。可见我国古代劳动人民和医学家对疾病认识的科学性。

关于季节性多发病及其流行病学一般规律的探讨，在《内经》许多篇章中都有论述。如《生气通天论》、《阴阳应象大论》等七篇大论中都有关于运气学说等内容。古人研究这些规律的目的在于寻求预防疾病的有效措施，更好地与疾病作斗争。两千多年后的今天，探索人类健康和疾病与自然界气候、气象关系的一门新兴边缘学科——医学气象学，正在兴起。而在这方面，《内经》却给提供了丰富的资料和大量的课题，需要我们用现代科学方法来研究和探讨。该文所论述的关于季节性多发病的规律，至今对我们临床诊断、治疗、预防疾病仍具有现实的指导意义。

二、关于阴阳的昼夜变化及其与人体的关系

昼夜之阴阳变化规律是本文讨论的一个重要问题。在此作者不仅阐明了阴阳概念的生长变化、对立统一的含义及阴阳概念在人体解剖、生理上的应用，更重要的是强调指出"人亦应之"，即人体在一昼夜之间也存在阴阳变化的相应规律。这一观点在《内经》许多篇章都有论述，如《素问·生气通天论》指出："故阳气者，一日而主外，平旦人气生，日中而阳气隆，日西而阳气已衰，气门乃闭。"说明了一日当中人体生理功能改变和阳气盛衰的变化。又如《素问·脉要精微论》说："诊法常以平旦，阴气未动，阳气未散"。再如《灵枢·卫气行》记载："阳主昼，阴主夜。故卫气之行一日一夜五十周于身，昼日行于阳二十五周，夜行于阴二十五周，周于五藏。"可见古代医学家早就认识到机体与昼夜阴阳变化的相适应性。这对我们研究和认识人体的生理、病理有重要的启发和指导作用。同时也使我们看到中医学与现代医学对人体的认识有很多共同之处，如：

1. 对人体生理状况昼夜不同的观察，西医所谓的基础代谢的昼夜变化、活动与睡眠状态的不同；机体反应性的昼夜变化，人体各系统器官的功能活动状态，如大脑皮层昼夜兴奋与抑制平衡状态、腺体的分泌功能等等的昼夜变化规律。中医则用阴阳变化给予阐发。

2. 在病理情况下，病情的变化在一昼夜之中不同时间，往往表现不同。这一点中医早有认识。如《灵枢·顺气一日分为四时》记载："夫百病者，多以旦慧昼安，夕加夜甚。朝则人气始生，病气衰，故旦慧；日中人气长，长则胜邪，故安；夕则人气始衰，邪气始生，故加；夜半人气入藏，邪气独居于身，故甚也。"说明昼夜间人体的阳气也和环境条件一样，存在着生长收藏的变化规律，而病情也相应，随有慧、安、加、甚的变化。这在临床实践中是客观存在的，如急性热病，病人往往在早晨及上午症状较轻，而下午则症状加重；结核病多表现下午发烧、心衰病人往往夜间加重或恶化等等。

3. 不同疾病的死亡在昼夜之中也有一定的规律。尤其在一些慢性病危重阶段，有些病多在午夜前后死亡；有些病则多于黎明前死亡。

4. 在治疗用药上同一种疾病、同一种药物，在一日之中不同时间，疗效不同。

所以关于昼夜阴阳及其与人体的关系，这一问题的提出，是值得深入研究的，更是医学气象学研究的重要课题。

三、对"夫精者，身之本也"的理解

预防疾病的主导思想贯穿在整个《内经》中。本文首先论述了季节性多发病的流行病学规律，及人体昼夜阴阳变化规律，同时又讨论了人体与自然界的相关规律。这些都提示我们，要掌握客观规律的变化，以预防疾病的发生。关于预防疾病的措施，则重点提出了注意藏精的问题，强调"夫精者，身之本也，故藏于精者，春不病温"的论点。

自古以来，中医学对人身之精，都是予以高度重视的，认为精是人身三宝之一，精气神三者是人体生命活动的根本。现就有关精的一些问题讨论如下：

1. 关于精的概念

根据中医文献的记载，诸如"人始生，先成精，精成而脑髓生"；"两神相搏谓之精"；"食气入胃，散精于肝，淫气于筋。食气入胃，浊气归心，淫精于脉。脉气流经，经气归于肺，肺朝百脉，输精于皮毛"等。可见精的概念是构成人体、维持机体生命活动和抗病能力的基本物质。本文言"夫精者，身之本也，故藏于精者，春不病温"，也是认为精是维持人体抗病能力的重要物质。总的来讲，与人体的生殖、生长、发育有关的物质如精液、天癸等，即所谓先天之精；还有后天之精，也称水谷之精。其来自水谷饮食之化生，藏于五脏，包括血、津、液及其他成分，主要维持机体生命活动和抗病能力。先天之精与后天之精密切关联，互相资生。

2. 关于精的作用

正如该篇论述："夫精者，身之本也"。所以精对人体是非常重要的，是生命的基础，是人身之根本，是维持人的生命活动和机体正常代谢必不可少的物质。精足则生命力强，并且能适应外在环境的变化和抵御致病因子而不易受病；如果精虚不足，则不仅影响生殖能力，而且对外在环境的适应能力和抗病能力均可减退。从总的方面来讲，精的功能可归纳为：①生殖；②促进生长发育；③维持生命活动与抗病能力；④化生神、气，是各脏腑组织器官功能活动最基本的物质。

3. 精在临床医学上的意义

（1）精气的盛衰是人体生长、发育、衰老的关键。《素问·上古天真论》系统而详尽地论述了男女由于精气的盛衰，而形成的生长、发育、衰老的生理变化过程，并且提出了注意藏精、不妄作劳、呼吸精气、积精全神、精神不散等预防衰老、延年益寿的措施。所以保藏精气在老年医学上是一个重要的研究课题。例如后世医家所创制的"五子衍宗丸"、"七宝美髯丹"、"八仙长寿丸"等等，都属滋补肾精的方剂，一方面能治疗肾亏损引起的病证，一方面也是古人用来抗衰老的代表方药。临床和动物实验研究证明，大多数养肾精之药，都具有不同程度的抗动脉硬化的功效。今后应该努力发掘中医学中有关抗衰老问题的宝贵经验，使之为广大人民的健康长寿贡献力量。

（2）该篇指出："故藏于精者，春不病温。"可见保藏精气，使精气内守，就能够预防疾病的发生，说明精是机体抗病能力的物质基础。保藏精气，使精气充足，在预防医学上是具有重要意义的，也是预防医学研究的新课题。

（3）精不足，无论是先天之精或后天之精的虚衰，皆可导致疾病的发生。这在临床上是屡见不鲜的。例如由于肾精亏损而造成的不孕症，其中包括女子肾亏的不孕和男子肾亏精乏（精子缺少或死精子）的不孕。在儿童由于肾精亏虚造成的大脑发育不全（肾不藏精，则髓海空虚，不能充养大脑）、佝偻病、痿弱无力（肾主骨，肾不藏精，不能充髓主骨）、营养不良（后天水谷精微不足）等。另外，如肌营养不良症或肌肉萎缩，也都是由于先天和后天之精的不足而引起。还如神经衰弱症，也有由肾精亏虚而致者……所以临床上很多病证是根源于精气不足的。

（4）关于精不足的治则：《素问·阴阳应象大论》提出了"精不足者，补之以味"的治疗原则，几千年来一直指导着临床实践，并且在临床各学科中都逐渐扩大其应用范围。中医多用血肉有情之品（如紫河车、鹿胎、驴肾、狗肾等）治疗精不足而造成的种种病证而获效。随着医学的发展，现代医学在治疗某些疾病时也采用了中医的这一治疗原则。如治疗癫痫用"羊脑"，就是其中的一个例证。

四、对精的本质的认识

从中医学对精及其功能作用的论述中，分析精的实质可能包含以下几个方面的内容：①与性功能有关的神经内分泌系统的各种性激素。②血液、体液、各种腺体的分泌液（如唾液腺分泌的唾液、胃壁腺体分泌的胃液、肠腺分泌的肠液、前列腺分泌的前列腺液等），以及维持人体生命活动的各种营养物质（如蛋白质、糖类、脂肪及各种维生素等）。③与机体免疫机能有关的各种物质，如抗体物质、免疫球蛋白、免疫细胞及整个免疫系统中各种体液免疫和细胞免疫物质等。因此精也应当作为一个机体的免疫指标深入研究。从中医对精的功能论述看，精可以作为一种非特异性免疫因子，改变整个机体的免疫状态——精足免疫力则强，精亏则免疫力低下或免疫缺陷。另一方面在特定的抗原作用下，精又能以特异性免疫因子——抗体的形式出现，即抗体是体内精气的一种形式。④空气中的精气，如氧等也应是精。因此对精的实质问题，应该用现代科学技术予以深入研究和探讨。

五、关于五行学说的基本内容

五行学说是古代劳动人民在生产和生活实践中，通过对自然界长期的观察与体验而概括出来的。为了便于了解和掌握人与自然的关系，及人体内在因素的变化规律，进一步指导医疗实践，古代医家把人体的脏腑、组织、器官、生理病理现象，以及与人类生活有关的自然界事物，作了广泛的研究和联系，用取类比象的方法，按着不同事物的性质、作用、形态等，分别归属于木、火、土、金、水五类，便于说明人体脏腑组织之间的复杂联系，及体内与体外环境之间的联系。这种对事物属性归纳的方法，在《内经》中有很具体的记载，现将本篇与《阴阳应象大论》，及其他篇章中有关五行学说的主要内容，归纳如下表（表4-1）。

表4-1		五 行 所 代 表 的 各 类 事 物				
	五行					
天	五行名称	木	火	土	金	水
	方　位	东	南	中	西	北
	季　节	春	夏	长夏	秋	冬
	气　候	风	热	湿	燥	寒
	星　宿	岁星	荧惑星	镇星	太白星	辰星
	生成数	生数3+5=成数8	生数2+5=成数7	5	生数4+5=成数9	生数1+5=成数6
地	五　类	草木	火	土	金	水
	五　畜	鸡	羊	牛	马	彘
	五　谷	麦	黍	稷	稻	豆
	五　音	角	徵	宫	商	羽
	五　色	青	赤	黄	白	黑
	五　味	酸	苦	甘	辛	咸
	五　臭	臊	焦	香	腥	腐
人	五　脏	肝	心	脾	肺	肾
	九　窍	目（二）	耳（二）	口（一）	鼻（孔二）	二阴
	五　体	筋	脉	肉	皮毛	骨
	五　声	呼	笑	歌	哭	呻
	五　志	怒	喜	思	悲（忧）	恐
	病　变	握	忧	哕	咳	慄
	病　位	颈项	胸胁	脊	肩背	腰股

注：本表录自南京中医学院医经教研组编著《黄帝内经素问译释》。

六、关于生数、成数的含义

据古代文献《尚书·洪范》称：一曰水、二曰火、三曰木、四曰金、五曰土。并有天一生水，地六成之；地二生火，天七成之；天三生木，地八成之；地四生金，天九成之；天五成土，地十成之的说法。因此就用一、二、三、四、五分别代表水、火、木、金、土的生数。如果在各生数上加土数五（土能生万物）即得六、七、八、九、十，则分别代表水、火、木、金、土的成数，即由一、二、三、四、五分别加五而成的意思。又天为阳，地为阴；奇数为阳，偶数为阴，这样五行当中每一行都由一个生数和一个成数相配，也就是由一个奇数（为阳）和一个偶数（为阴）相配，构成一对阴阳消长的关系，以说明水有阳水、阴水；火有阳火、阴火；木有阳木、阴木；金有阳金、阴金；土有阳土、阴土等阴阳配伍关系。所以实际上生数、成数的含义是古人试图用数学计算的方法，来说明天地、阴阳、奇偶的消长和对立统一关系。

（陈世奎）

阴阳应象大论篇第五

　　本篇内容是阐发阴阳五行的道理，并从天、地、人三方面，来反复说明这一理论对实践的指导意义，尤其在人体生理、病理及临床辨证论治各方面，都做了原则性的论证。本篇以阴阳为理论的主体，而阴阳五行的应用，又都是取类比象的，所以篇名"阴阳应象大论"，另一方面，为了强调这是一篇包罗广泛，原则性很强的重要文章，故冠以大论二字。如马莳说："此篇以天地之阴阳，合于人身之阴阳，其象相应，故名篇其义无穷，学者当熟玩之。"

〔原文〕

　　黄帝曰：陰陽者，天地之道[1]也，萬物之綱紀[2]，變化之父母[3]，生殺之本始[4]，神明之府[5]也，治病必求於本[6]。

〔注释〕

　　（1）天地之道：天地，即宇宙或自然界。道，即道理或规律。天地之道，意思是说自然界的规律。

　　（2）万物之纲纪：就是统括一切事物的纲领。张景岳："大曰纲，小曰纪，总之为纲，周之为纪。"

　　（3）变化之父母：父母，此处作起源或根源解。《素问·天元纪大论》："生谓之化，物极谓之变"。朱熹："变者化之渐，化者变之成，阴可变为阳，阳可化为阴；然而变化虽多，无非阴阳之所生，故谓之父母。"可见变化包含量变、质变、渐变、突变。总之一切事物的各种变化的根源，皆是由于事物内部阴阳这对矛盾的相互作用和转化。

　　（4）生杀之本始：张景岳："本，根本也。始，终始也。"就是说阴阳是一切事物生长、衰亡的根本原因，阴阳又贯穿在一切事物从生到死，整个发展过程的自始至终。

　　（5）神明之府：变化莫测称之"神"，事物昭著称之"明"。《淮南子·泰族训》说："其生物也，莫见其所养而物长；其杀物也，莫见其所丧而物亡，此之谓神明。"府，凡物聚积的地方称府。神明之府就是说宇宙间事物变化是极其复杂微妙的，有的明显可见，有的隐匿难测，但是都出自于阴阳。因此，只要掌握了阴阳的变化，就能认识一切事物。

　　（6）治病必求于本：张景岳："本，致病之原也。"治病就是要寻找发病的根源，认识疾病的本质。而一切疾病的本质和根源统属于阴阳的变化，因此治病必须从阴阳这个根本问题上求得解决。本篇结语中"审其阴阳，以别柔刚，阳病治阴，阴病治阳"，正是与此相呼应。张隐庵联系全文，对此句做了进一步发挥："本者，本于阴阳也。人之脏腑气血表里上下，皆本乎阴阳。而外淫之风寒暑湿，四时五行，亦总属阴阳之二气。至于治病之气味，用针之左右，诊别色脉，引越高下，皆不出乎阴阳之理，故曰治病必求其本。谓求其病之本于阳邪本于阴邪也；求其病之在阳分阴分气分血分也，审其汤药之宜用气之升，味之降，温之补，苦之泄也。此篇论治道当取法乎阴阳，故首提曰治病必求于本。"

〔提要〕

本节是全篇的总纲，用了六句话，三十四个字，对阴阳学说作了高度的概括，指出了它的基本概念，并运用到医学中作为诊治疾病的纲领。

〔原文〕

故积阳为天，积阴为地[(1)]**，阴静阳躁**[(2)]**，阳生阴长，阳杀阴藏**[(3)]**。阳化气，阴成形**[(4)]**。寒极生热，热极生寒**[(5)]**，寒气生浊，热气生清；清气在下，则生飧泄，浊气在上，则生䐜胀，此阴阳反作，病之逆从也**[(6)]**。**

〔注释〕

（1）积阳为天，积阴为地：此句是以宇宙最大的事物天和地为例，形象地说明阴阳的概念和特点。天是由清轻的阳气积聚而成，地是由重浊有形的阴气凝结而成。

（2）阴静阳躁：以静和躁为例，说明阴阳的属性。结合上下句可导出，一切事物现象，凡明亮的、向上的、亢进的、温热的、活动的皆属于阳；凡晦暗的、向下的、衰退的、寒冷的、静止的皆属于阴。

（3）阳生阴长，阳杀阴藏：此句主要是说阴阳互根的关系。张景岳说："盖阳不独立，必得阴而后成，如发生赖于阳和，而长养由乎雨露，是阳生阴长也。阴不自专，必因阳而后行，如闭藏因于寒冽，而肃杀出乎风霜，是阳杀阴藏也。此于对待之中，而复有互藏之道，所谓独阳不生，独阴不成也。"但是也可从本句体现出，阴阳之间是相互为用、互相影响的，往往以阳为主导地位，阴为辅从地位，即在阴阳这对矛盾中，通常以阳为主要矛盾，阴为次要矛盾。如此可理解为阳气生则阴气也随之而长；阳气亡则阴气必随之而竭。

（4）阳化气，阴成形：本句说明阴阳的主要作用。阳代表功能，阴代表物质。李念莪说："阳无形，故化气，阴生质，故成形。"意思是说事物的生化（或气化）能力为阳；可以形成物体的属阴。

（5）寒极生热，热极生寒：以寒热的转化，说明阴阳之间相互可以向相反方面转化的关系。这种转化是属物极必反的转变，即属后面所言的"重阴必阳，重阳必阴"的阴阳互变。

（6）此阴阳反作，病之逆从也：本句是引申"寒气生浊，热气生清；清气在下，则生飧泄，浊气在上，则生䐜胀"的例子，说明人体的生理和病理现象，都可以用阴阳的正常和失常来认识。如在正常情况下，阳升阴降，则"清阳出上窍，浊阴出下窍"为生理现象；在反常的情况下，阴阳升降失调，则"清气在下，则生飧泄，浊气在上，则生䐜胀"，成为病变。

〔提要〕

以天地和人体为例，进一步阐述阴阳的性质、作用及相互依赖、相互转化的关系。

〔原文〕

故清陽爲天，濁陰爲地。地氣上爲雲，天氣下爲雨，雨出地氣，雲出天氣，故清陽出上竅[1]，**濁陰出下竅**[2]**；清陽發腠理，濁陰走五藏；清陽實四肢，濁陰歸六府。**

〔注释〕

(1) 上窍：指鼻、耳、目、口七窍。

(2) 下窍：指前、后阴二窍。

〔提要〕

以地气上升为云，天气下降为雨，云雨互变这样一个"阳升阴降，动而不已"的例子，说明阴阳对立互根的关系。阴阳不是静止不变的，而是在不断地此消彼长，此进彼退，阴升阳降，阳升阴降，在运动中互相转化，从而促进事物的发展。天地是如此，人体的阴阳变化出入，也无不如此。

〔原文〕

水爲陰，火爲陽[1]**。陽爲氣，陰爲味**[2]**。味歸形，形歸氣；氣歸精，精歸化**[3]**。精食氣，形食味；化生精，氣生形**[4]**。味傷形，氣傷精**[5]**。精化爲氣，氣傷於味**[6]**。**

〔注释〕

(1) 水为阴，火为阳：此以水火的阴阳属性，来说明阴阳有相反而又相成的关系。水火不容，是最明显对立的事物，但在一定条件下，又可处于统一体中，成为相反相成的一对矛盾，还可相互影响和转化。例如心肾的关系，古人就比作一对水火关系。张景岳说："水润下而寒，故为阴。火炎上而热故为阳。水火者，即阴阳之征兆也。阴阳者，即水火之性情。凡天地万物之气，无往而非水火之运用。故天以日月为水火，易以坎离为水火，医以心肾为水火，丹以精炁为水火。夫肾者水也，水中生气，即真火也。心者火也，火中生液，即真水也。水火互藏，乃至道之所在，医家首宜省察。"

(2) 阳为气，阴为味：张景岳："气无形而升，故为阳。味有质而降，故为阴。"此处气指天气，味指食物。张隐庵说："天食人以五气，地食人以五味，气味化生此精气，以生养此形也。"

(3) 味归形，形归气；气归精，精归化：归，作生成或滋养解；化，即生化的意思。全句说明了味（饮食物）、精（精华物质）、气（气化功能）、形（形体）的生化过程。饮食物之所以能滋养形体，必赖气化功能，而功能活动又以精为物质基础，如此生生不已。

(4) 精食气，形食味；化生精，气生形：此句与上句为互文。换句话说，人的精赖气化而生，形体是借水谷五味而长的；但是都不是直接生成的，而是经过体内的气化作用，才把外界的气、味，转化成人体的精、形。

(5) 味伤形，气伤精：上面是言正常的情况下，气味经气化作用能滋养人体；本句是言反常的情况下，气和味也能伤害人体的精与形，如气味污浊，或太过不及等。张景岳说："味既归形，而味有不节，必反伤形。气既归精，而气有失调，必反伤精。"

(6) 精化为气，气伤于味：精能产生功能，功能可因饮食五味的失调而损伤。

〔提要〕

本节有以下三层意思：

1. 天地的气味在正常情况下，可以转化为人的精气和形体。这一转化过程就是"气化"。

2. 在气味不节或失调等反常情况下，也可伤害人体的精和形。

3. 人体的气化与精、形，即功能与物质是可以相互转化的。气味，既可供养又可伤害人体的功能。

从阴阳学说而言，上述事例说明了天地人之间是阴阳相参的；阴阳之间的关系是相反相成，相互影响，相互转化的。

〔原文〕

陰味出下竅，陽氣出上竅。味厚者爲陰，薄爲陰之陽；氣厚者爲陽，薄爲陽之陰。味厚則泄，薄則通，氣薄則發泄，厚則發熱。壯火之氣衰，少火之氣壯，壯火食氣，氣食少火，壯火散氣，少火生氣[1]。氣味辛甘發散爲陽，酸苦涌泄爲陰。

〔注释〕

（1）壮火之气衰，少火之气壮，壮火食气，气食少火，壮火散气，少火生气：张景岳曰："火，天地之阳气也。天非此火不能生物，人非此火不能有生。故万物之生皆由阳气。但阳和之火则生物，亢烈之火反害物，故火太过则气反衰，火和平则气乃壮。壮火散气，故云食气，犹言火食此气也。少火生气，故云食火，犹言气食此火也。此虽承气味而言，然造化之道，少则壮，壮则衰，自是如此，不特专言气味者。"

〔提要〕

本节列举了气味的阴阳属性和人体少火、壮火的生理病理变化，进一步说明阴阳之中还可分阴阳。如气属阳，味属阴。而气厚者为阳中之阳，薄者为阳中之阴，味厚者为阴中之阴，薄者为阴中之阳。人体内之火皆属阳，但壮火由于阳亢，成灾害之火，会损害人的元气；而少火为平和的阳气，元气赖此而生长。

〔原文〕

陰勝則陽病，陽勝則陰病[1]。陽勝則熱，陰勝則寒。重寒則熱，重熱則寒[2]。寒傷形，熱傷氣，氣傷痛，形傷腫。故先痛而後腫者，氣傷形也，先腫而後痛者，形傷氣也。

〔注释〕

（1）阴胜则阳病，阳胜则阴病：人体内之阴阳是保持相对平衡的，一旦平衡失调，阳胜则阴衰，阴胜则阳衰，就要产生病变。

（2）重寒则热，重热则寒：这是后面"重阴必阳，重阳必阴"的一种表现，与前面的"寒极生热，热极生寒"同义。张景岳："物极则变也。此即上文寒极生热，热极生寒之义。盖阴阳之气，水极则似火，火极则似水；阳盛则隔阴，阴盛则隔阳，故有真寒假热，真热假寒之辨。此若错认，则死生反掌。"

〔提要〕

本节说明人体的阴阳是应保持相对平衡的，而阴阳平衡失调就要发生阴阳偏胜的病变。这里有两种情况：在一般情形下阳胜则热（热伤气，气伤痛），阴胜则寒（寒伤形，形伤肿）；在特殊情况下，阴阳也可转化，如重寒则热，重热则寒，即重阴则阳，重阳则阴。这是由量变引起了质变。

〔原文〕

風勝則動[1]，**熱勝則腫**[2]，**燥勝則乾，寒勝則浮**[3]，**濕勝則濡瀉**[4]。

〔注释〕

（1）动：作动摇、痉挛解。马莳："振掉摇动之类。"

（2）肿：张景岳："为丹毒痈肿之病。"

（3）浮：此处可作浮肿解。张景岳："寒胜者阳气不行，为胀满、浮虚之病。"

（4）濡泻：为水谷不分之泄泻。

〔提要〕

本节应与下节结合起来，是讲四时五行阴阳偏胜而为病的表现。

〔原文〕

天有四時五行，以生長收藏，以生寒暑燥濕風[1]；**人有五藏化五氣**[2]，**以生喜怒悲憂恐。故喜怒傷氣，寒暑傷形**[3]。**暴怒傷陰，暴喜傷陽。厥氣上行**[4]，**滿脉去形。喜怒不節，寒暑過度，生乃不固。故重陰必陽，重陽必陰**[5]。**故曰：冬傷於寒，春必溫病；春傷於風，夏生飧泄；夏傷於暑，秋必痎瘧；秋傷於濕，冬生咳嗽。**

〔注释〕

（1）天有四时五行，以生长收藏，以生寒暑燥湿风：天是指整个宇宙而言。一般地讲，天有春夏秋冬四时的交替，产生寒暑燥湿风五种气候的变化；而地有木火土金水五行的变化，与五气相应，在五气、五行的交互影响下，生物便有生长化收藏的生长变化规律。

（2）五气：张景岳："五气者，五脏之气也，由五气以生五志"。五志，即喜、怒、悲、忧、恐。五脏之气化生五志：心主喜，肝主怒，脾主悲，肺主忧，肾主恐。《内经》认为五种情志的产生，是有五脏之精气作为物质基础的。因此，五志太过也能损伤五脏之精气，或伤其阴，或伤其阳。所以情志内伤，是五脏病变的重要内因。

（3）喜怒伤气，寒暑伤形：张隐庵："此言寒暑伤在外形身之阴阳。喜怒伤于内脏气之阴阳也。"喜怒代表五志或七情，寒暑代表五气或六淫，说明致人疾病的因素，可以分别为外因和内因两方面，即外感于六淫，内伤于七情。

（4）厥气上行：厥气，即逆行之气。张隐庵："阴阳之气，厥逆上行，则五脏之气，满于脉而离脱于真脏之形矣。"

（5）重阴必阳，重阳必阴：其义与上文"重寒则热，重热则寒"类同，即物极必反的道理。

〔提要〕

本节主要是从病因方面阐述阴阳的道理。致病的因素主要分外因和内因。外因五气太过，内因五志不节，或伤于阴，或伤于阳。总之，情志内伤五脏之精气，六淫先伤外在之形体。但病因之中，同样有阴阳互相转化的规律，故引用《生气通天论》中四季阴阳转化之病为例说明之。

〔原文〕

帝曰：余聞上古聖人，論理人形[1]，列別[2]藏府，端絡經脉[3]，會通六合[4]，各從其經；氣穴[5]所發，各有處名，谿谷屬骨[6]，皆有所起；分部逆從，各有條理[7]；四時陰陽，盡有經紀[8]；外內之應，皆有表裏，其信然乎？

〔注释〕

（1）论理人形：讲求人体的形态。

（2）列别：即比较、分辨的意思。

（3）端络经脉：端，作"审察"讲。络，作"往来联系"讲。端络经脉，即审察经脉之相互联系。

（4）会通六合：会，会合；通，贯通；六合，即十二经脉之阴阳配合。

（5）气穴：经气所注之孔穴，即指穴位。

（6）谿谷属骨：《气穴论》："肉之大会为谷，肉之小会为谿。"属骨，为与骨相连属处。

（7）分部逆从，各有条理：张隐庵："分部者，皮之分部也。皮部中之浮络，分三阴三阳，有顺有逆，各有条理也。"

（8）经纪：张隐庵："经纬纪纲。"此指四时阴阳变化的常规。

〔提要〕

本节指示了天地相参的整体观念。人的内在脏腑与外部体表之五体、五窍等，通过经络、气血，内外相贯，表里相合，从而维系内部的阴阳平衡，成为一个有机的整体。这样才能适应外部四时阴阳的变化，达到内外相应。正是建立在这种整体观念的思想基础上，才引出下述五行与人体的五脏、五体、五志、五窍；与外界的五音、五色、五味等相配属的关系。

〔原文〕

岐伯對曰：東方生風，風生木，木生酸，酸生肝，肝生筋，筋生心，肝主目。其在天爲玄[1]，在人爲道[2]，在地爲化[3]。化生五味，道生智，玄生神[4]。神在天爲風，在地爲木，在體爲筋，在藏爲肝，在色爲蒼，在音爲角，在聲爲呼，在變動爲握，在竅爲目，在味爲酸，在志爲怒。怒傷肝，悲勝怒；風傷筋，燥勝風；酸傷筋，辛勝酸。

南方生熱，熱生火，火生苦，苦生心，心生血，血生脾，心主舌。其在天爲熱，在地爲火，在體爲脉，在藏爲心，在色爲赤，在音爲徵，在聲爲笑，在變動爲憂，在竅爲舌，在味爲苦，在志爲喜。喜傷心，恐勝喜；熱傷氣，寒勝熱；苦傷氣，鹹勝苦。

中央生濕，濕生土，土生甘，甘生脾，脾生肉，肉生肺，脾主口。其在天爲濕，在地爲土，在體爲肉，在藏爲脾，在色爲黃，在音爲宮，在聲爲歌，在變動爲噦，在竅爲口，在味爲甘，在志爲思。思傷脾，怒勝思；濕傷肉，風勝濕；甘傷肉，酸勝甘。

西方生燥，燥生金，金生辛，辛生肺，肺生皮毛，皮毛生腎，肺主鼻。其在天爲燥，在地爲金，在體爲皮毛，在藏爲肺，在色爲白，在音爲商，在聲爲哭，在變動爲咳，在竅爲鼻，在味爲辛，在志爲憂。憂傷肺，喜勝憂；熱傷皮毛，寒勝熱；辛傷皮毛，苦勝辛。

北方生寒，寒生水，水生鹹，鹹生腎，腎生骨髓，髓生肝，腎主耳。其在天爲寒，在地爲水，在體爲骨，在藏爲腎，在色爲黑，在音爲羽，在聲爲呻，在變動爲慄，在竅爲耳，在味爲鹹，在志爲恐。恐傷腎，思勝恐；寒傷血，燥勝寒；鹹傷血，甘勝鹹。

〔注释〕

（1）玄：喻天体变化之深远微妙。

（2）在人为道：道，作道理、规律解。在人为道，意思是人在于掌握自然界变化的规律。

（3）化：张景岳："有生化而后有万物，有万物而后有终始，凡自无而有，自有而无，总称曰化。"

（4）玄生神：神，概指自然界一切正常变化。玄生神，即这些变化皆自然发生在天地之中，此亦篇首的天地为神明之府之意。

〔提要〕

以上五小节，是运用五行学说，归纳自然界万物变化，以及和人体的相互关系，并且进一步说明了人身脏腑、五体、五志等相互之间的关系。这是医学上运用五行学说的基本内容。现根据本节内容归纳列表如下（见表5-1）。

表5-1 　　　　　　　　　　五 行 所 代 表 的 事 物

		木	火	土	金	水
天	方位	东	南	中	西	北
	季节	春	夏	长夏	秋	冬
	气候	风	热	湿	燥	寒
	星宿	岁星	荧惑星	镇星	太白星	辰星
	生成数	3+5=8	2+5=7	5	4+5=9	1+5=6
地	品类	草木	火	土	金	水
	五畜	鸡	羊	牛	马	彘
	五谷	麦	黍	稷	谷	豆
	五音	角	徵	宫	商	羽
	五色	青	赤	黄	白	黑
	五味	酸	苦	甘	辛	咸
	五臭	臊	焦	香	腥	腐

		木	火	土	金	水
人	五　脏	肝	心	脾	肺	肾
	九　窍	目	耳	口	鼻	二阴
	五　体	筋	脉	肉	皮毛	骨
	五　声	呼	笑	歌	哭	呻
	五　志	怒	喜	思	忧	恐
	病　变	握	忧	哕	咳	慄
	病　位	颈项	胸胁	脊	肩背	腰股
备注		臭可作气	颈项又可作头	忧或作嗄气逆		腰股又可作四肢

说明：①本表依据《金匮真言论》与《阴阳应象大论》选列。

②本表录南京中医学院医经教研组编著《黄帝内经素问译释》。

〔原文〕

故曰：天地者，萬物之上下也；陰陽者，血氣之男女⁽¹⁾也；左右⁽²⁾者，陰陽之道路也；水火者，陰陽之徵兆⁽³⁾也；陰陽者，萬物之能始也⁽⁴⁾。故曰：陰在內，陽之守也；陽在外，陰之使也⁽⁵⁾。

〔注释〕

（1）男女：此处是借男女形容阴阳相对的意义。张隐庵："其在人则为男为女，在体则为气为血。"

（2）左右：人面南向，则左为东，右为西。运动方向，古人认为总是由东到西，亦即从左到右，所以说左右是阴阳之道路。

（3）征兆：就是象征。火性炎上，发热、光亮、质轻，故是阳的最好象征；水性润下，属寒、暗淡、质重，是阴的最好象征。

（4）阴阳者，万物之能始也：能始，多数注释为"一切能力的原始或发源"，如王冰："能始，为变化生成之元始也。"这与"变化之父母"的意义相同。也有另一种解释，即当能始能终或终始理解。如张景岳："能始者，能为变化生成之元始也。能始则能终矣。"两说均可从。

（5）阴在内，阳之守也；阳在外，阴之使也：张景岳："阴性静，故为阳之守。阳性动，故为阴之使。守者，守于中；使者，运于外。以法家言，则地守于中，天运于外。以人伦言，则妻守于中，夫运于外。以气血言，则营守于中，卫运于外。故朱子曰：阳以阴为基，阴以阳为隅"。全句言阴阳互根，互为体用的关系。

〔提要〕

阴阳的含义是十分广泛的，诸如天地、上下、血气、男女、左右、水火等，均可以阴阳来概括。它们之间的关系是互相依赖，互相为用，密切相关的。

〔原文〕

帝曰：法[1]陰陽奈何？岐伯曰：陽勝則身熱，腠理閉，喘粗爲之俛仰[2]，汗不出而熱，齒乾以煩冤[3]腹滿死，能[4]冬不能夏。陰勝則身寒汗出，身常清，數栗而寒，寒則厥；厥則腹滿死，能夏不能冬。此陰陽更勝[5]之變，病之形能[6]也。

〔注释〕

（1）法：张景岳："法，则也，以辨病之阴阳也。"法，就是取法、运用的意思。

（2）俛仰：俛，即俯字。俛仰，是形容呼吸困难的状态。马莳："喘息粗气，不得其平，故身为之俯仰。"

（3）烦冤：即烦闷。张景岳："冤，郁而乱也。"

（4）能：作耐字解，古以能、耐通用。

（5）更胜：张景岳："更胜，迭为胜负也，即阴胜阳病、阳胜阴病之义。"

（6）病之形能：能与态同，此处作疾病的形态（症状）解释。

〔提要〕

"法阴阳奈何"是以下各节的总纲，以下各节分别从病能、养生、生理、病因、病机，以及辨证论治各方面，举例说明了阴阳学说在医学上的运用。本节主要是以阴阳更胜之变为例，谈阴阳在病能方面的运用。

〔原文〕

帝曰：調此二者[1]奈何？岐伯曰：能知七損八益[2]，則二者可調，不知用此，則早衰之節也。年四十，而陰氣自半也，起居衰矣。年五十，體重，耳目不聰明矣。年六十，陰萎，氣大衰，九竅不利，下虛上實[3]，涕泣俱出矣。故曰：知之則强，不知則老，故同出而名异耳[4]。智者察同，愚者察异[5]，愚者不足，智者有餘，有餘則耳目聰明，身體輕强，老者復壯，壯者益治。是以聖人爲無爲之事，樂恬憺之能，從欲快志於虛無之守，故壽命無窮，與天地終，此聖人之治身也。

〔注释〕

（1）二者：指阴阳。

（2）七损八益：历代注家争议较多，意见不一。纵观《素问》前四篇精神以及本篇文意，所论以养生防病为专，可知"损"和"益"的含义，非指病理状况下的现象。故此"损"字不可解为"损害"之义。方药中老师云，"损"应理解为"制"，"益"应理解为"生"。"七"为奇数属阳，"八"为偶数属阴，皆属虚词，代表阴阳二字。"七损八益"，即制阳益阴，阴为阳基之意，可供参考。

补注：原书作注时，马王堆汉墓尚未被发现，七损八益尚未定论。马王堆出土的古医书《天下至道谈》解开了这一谜团，该书说："气有八益，有七损（孙），不能用八益去七损（孙），则行年册而阴气自半也……"又说："八益：一曰治气；二曰致沫；三曰知时；四曰畜气；五曰和沫；六曰窍气；七曰侍羸；八曰定倾。七损：一曰闭；二曰泄；三曰竭；四曰勿；五曰烦；六曰绝；七曰费。"书中还逐一阐述了八益对行房的具体要求和七损的具体危害。如"治八益：且起且坐，直脊、开尻、翕州、印下之，曰治气……已而酒之，怒而舍之，曰定倾，此谓八益。七损：为之而疾痛，曰内闭；为之出汗，曰外泄……为之臻疾，曰费，此谓七损。"该书还指出："故善用八益去七损，耳目聪明，身体轻利，阴气益强，延年益寿，居处乐长。"今根据《中医大辞典》补正。（刘艳骄）

（3）九窍不利，下虚上实：张景岳："阴气内亏，故九窍不利，阴虚则阳无所归，而气浮于上，故上实下虚，而涕泣俱出。"

（4）同出而名异耳：张景岳："同出者，人生同此阴阳也。而知与不知，则智愚之名异矣。"

（5）智者察同，愚者察异：意思是聪明的人，其认识符合客观规律，调养方法合于阴阳之道；而愚蠢的人，他的认识不符合客观规律，生活方法违背阴阳的规律。因而智者的精神、体力常感有余，而愚者常感不足。

〔提要〕

介绍如何调摄阴阳，以延年益寿。主要精神是要掌握人的生长发育规律，以顺应阴阳的变化。特别要注意精神内守，养神藏精。

〔原文〕

天不足西北，故西北方陰也，而人右耳目不如左明也。地不滿東南，故東南方陽也，而人左手足不如右强也。帝曰：何以然？岐伯曰：東方陽也，陽者其精并⁽¹⁾於上，并於上則上明而下虛，故使耳目聰明而手足不便⁽²⁾也。西方陰也，陰者其精并於下，并於下則下盛而上虛，故其耳目不聰明而手足便也。故俱感於邪，其在上則右甚，在下則左甚，此天地陰陽所不能全也，故邪居之。

〔注释〕

（1）并：张景岳："并，聚也。"即聚合的意思。

（2）便：顺也，利也，如言便利。

〔提要〕

古人根据对地理形势和气候特点的观察，看到西方高山峻岭，气候寒冷，寒多热少，故西北属阴。东南方，地势低陷，热多寒少，故属阳。本节重点在"天地阴阳所不能全也，故邪居之。"一句上。它把疾病和地理形势和气候特点，密切联系起来。至于文中所谈左右耳目手足如何如何等等，不过是示人以天人相应之意，理解其精神实质即可，不必拘泥于字面。

〔原文〕

故天有精⁽¹⁾，地有形，天有八紀⁽²⁾，地有五里⁽³⁾，故能爲萬物之父母⁽⁴⁾。清陽上天，濁陰歸地，是故天地之動靜，神明爲之綱紀⁽⁵⁾，故能以生長收藏，終而復始。惟賢人上配天以養頭，下象地以養足，中傍人事以養五藏。天氣通於肺，地氣通於嗌，風氣通於肝，雷氣通於心，穀氣通於脾，雨氣通於腎。六經爲川，腸胃爲海，九竅爲水注之氣。以天地爲之陰陽，陽之汗，以天地之雨名之，陽之氣，以天地之疾風名之，暴氣象雷，逆氣象陽，故治不法天之紀，不用地之理，則灾害至矣。

〔注释〕

（1）精：气之清者，为精。

（2）八纪：是立春、立夏、立秋、立冬、春分、夏至、秋分、冬至八个节气。

（3）五里：高士宗："东、南、西、北、中五方之道理也。"

（4）故能为万物之父母：综上而言，由于天气中有精气，地有成形之土壤，加之四时八节不同的气候，五方不同的地理特点，结合起来，就产生了千差万别的不同生物。因此，天地四时阴阳的变化，是万物生命的来源。

（5）神明为之纲纪：神明即自然正常变化规律，此处指天地的运动变化，如春生、夏长、秋收、冬藏等，均系在自然变化规律支配下进行之意。

〔提要〕

本节首先说明自然界万物发生、发展的千差万别，是由天地阴阳变化而产生的。而人生于天地之间，同样也随着天地阴阳的变化而变化。从而提示人们可以用援物比类的方法认识人体的生理现象，调养身体，治疗疾病，总结出规律性的认识。

〔原文〕

故邪風(1)之至，疾如風雨，故善治者治皮毛，其次治肌膚，其次治筋脉，其次治六府，其次治五藏。治五藏者，半死半生也。

故天之邪氣，感則害人五藏；水穀之寒熱，感則客於六府，地之濕氣，感則害皮肉筋脉。

〔注释〕

（1）邪风：统指不正常的六气，为常见的致病因素。马蒔："即《上古天真论》之虚邪贼风。"

〔提要〕

此节有三层意思：①说明感受外邪，必须早期治疗，否则病邪会由浅而入深，由轻而转重，终至不可医治的境地。②指出了外感疾病的一般传变规律，是由皮毛而肌肤，由肌肤而筋脉，由筋脉而六腑，由六腑而五脏，所谓"从外到内，由浅而入深"。③对外感致病因素传入途径做了进一步分析，无非是三个途径：一般天气之温热阳邪，多从鼻喉入肺，传变较快，易伤五脏；地气寒湿等阴邪，多从皮毛传入肌肉筋脉，传变较慢，主要伤害形体；水谷之寒热不适，清浊不分，饥饱不节，从口嗌而入肠胃，伤害六腑。掌握这三条途径及邪气致病的特点，治疗就能有的放矢。

〔原文〕

故善用針者，從陰引陽，從陽引陰，以右治左，以左治右(1)，以我知彼，以表知裏，以觀過與不及之理，見微得過(2)，用之不殆。

〔注释〕

（1）从阴引阳，从阳引阴，以右治左，以左治右：张隐庵："夫阴阳气血外内左右交相贯通，故善用针者，从阴而引阳分之邪，从阳而引阴分之气；病在右，取之左，病在左，取之右，即缪刺之法也。"

（2）见微得过：微，作疾病之微萌解释；过，为过失，即疾病之所在。见微得过，意思是说，在疾病初起时候，就要通过在外的微细变化、表现，以察知病变之所在。

〔提要〕

本节主要是介绍如何分析和认识疾病的方法。

1. 根据阴阳是一个统一整体的道理，治疗时可以采用从阴引阳，从阳引阴，以右治左，以左治右等方法。

2. 诊察疾病贵在透过表面现象的微细变化，了解内在病变之所在，或从表现出来的功能，推测其内部构造。

〔原文〕

善診者，察色按脈，先別陰陽；審清濁，而知部分；視喘息，聽音聲，而知所苦；觀權衡規矩⁽¹⁾，而知病所主。按尺寸⁽²⁾，觀浮沉滑澀，而知病所生，以治無過，以診則不失矣。

〔注释〕

（1）观权衡规矩：谓诊察四时的色脉是否正常。马莳："春应中规言阳气柔软，如规之圆也；夏应中矩，言阳气之强盛，如矩之方也；秋应中衡，言阴升阳降，高下必平；冬应中权，言阳气居下，如权之重也。"

（2）尺寸：尺指尺肤，寸指寸口。

〔提要〕

本节为诊法之纲领。通过察色（望诊）、按脉（切诊）、问所苦（问诊）、听音声（闻诊），来了解疾病的部位（知部分）、推断疾病发生的原因（知病所生）、确定疾病的症结所在（知病所生），从而指导疾病的治疗。其中特别强调以四诊合参辨别阴阳的属性，作为诊治疾病的重要准则。

〔原文〕

故曰：病之始起也，可刺而已；其盛，可待衰而已⁽¹⁾。故因其輕而揚之⁽²⁾，因其重而減之⁽³⁾，因其衰而彰之⁽⁴⁾。形不足者，溫之以氣；精不足者，補之以味。其高者，因而越之⁽⁵⁾；其下者，引而竭之⁽⁶⁾；中滿者，瀉之於內⁽⁷⁾；其有邪者，漬形以爲汗；其在皮者，汗而發之；其慓悍者，按而收之⁽⁸⁾；其實者，散而瀉之，審其陰陽，以別柔剛⁽⁹⁾，陽病治陰，陰病治陽，定其血氣，各守其鄉，血實者宜決之⁽¹⁰⁾，氣虛宜掣引之⁽¹¹⁾。

〔注释〕

（1）其盛，可待衰而已：邪正相争，病势正盛的时候，待病势稍衰而后刺之，如《疟论》："方其盛时必毁，因其衰也，事必大昌。"

（2）因其轻而扬之：病在初起，邪入轻浅宜用轻宣疏散的方法驱邪外出。张景岳："轻者浮于表，故宜扬之，扬者散也。"

（3）因其重而减之：张景岳："重者实于内，故宜减之，减者泻也。"病势重实的，宜用泻下法以除其邪。

（4）因其衰而彰之：因其衰弱而给予补益之剂。张景岳："衰者，气血虚，故宜彰之。彰者，补之益之，而使气血复彰也。"

（5）其高者，因而越之：病在上，应用吐法。张景岳："越，发扬也，谓升散之，吐涌之。"

（6）其下者，引而竭之：病在下，应用疏导之法。张景岳："竭，祛除也，谓涤荡之，疏利之。"

（7）中满者，泻之于内：即"实者泻之"之意。

（8）其慓悍者，按而收之：慓悍，喻其急猛；按，按压之意；按而收之，意即病势急猛者，应采取急则治标之法。

（9）以别柔刚：张景岳："形证有刚柔，脉色有刚柔，气味尤有刚柔，柔者属阴，刚者属阳。"虚实也可比做柔刚，此处主要是指辨别疾病首先辨其阴阳，其次要分别虚实。这样理解与下面的治则是相呼应的。

（10）血实者宜决之：姚止庵："决谓决破其血……至若外而痈疽之实热者，须针割以破其毒，内而阳盛血热，或蓄瘀作痛，急宜攻下以去其实，皆决之之谓也。"

（11）气虚宜掣引之：丹波元简："《甲乙》掣作掣。"张景岳："掣，挽也。气虚者，无气之渐，无气则死矣，故当挽回其气，而引之使复也。如上气虚者，升而举之；下气虚者，纳而归之，中气虚者，温而补之，是皆掣引之义。"

〔提要〕

兹根据本节所述内容按虚实两大类列表如下：

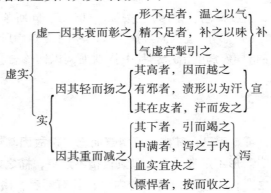

〔讨论〕

本篇详细地阐述了阴阳五行学说的基本概念及其在中医学中的运用，是《内经》中关于阴阳五行学说的专论。

毛泽东同志说过："在人类的认识史上，从来就有关于宇宙发展法则的两种见解，一种是形而上学的见解，一种是辩证法的见解，形成了互相对立的两种宇宙观。"那么贯穿在《内经》中的阴阳五行学说，在认识论上，究竟是属于哪一种宇宙观呢？

任继愈同志在《中国古代医学和哲学的关系——从〈黄帝内经〉来看中国古代医学

的科学成就》（原载《历史研究》1956 年 5 期）一文中，对此作了深入的研究和科学的评价。他认为《黄帝内经》是周秦以来到西汉初年古代医学的总集，它编纂的年代在公元前 2 世纪前后，而阴阳五行学说普遍流行，是战国末期到秦汉之际，在战国末期已初步形成了朴素的唯物主义世界观的体系。秦汉以后的阴阳五行学说，几千年来一直是中国自然科学的唯物主义世界观的基础。不但《黄帝内经》和中国其他医学著作是以阴阳五行学说为基础的，就是医学以外的其他科学，如天文学、历法、中国古代的化学也都是和唯物主义的阴阳五行学说密切联系着的。

他还引用了郭沫若同志在《十批判书》中的话："这一思想（作者按：即阴阳五行学说）在它初发生的时候，我们宁当说，它是反迷信的，更近于科学的。在神权动摇的时代，学者不满足于万物为神所造的那种陈腐的观念，故而有无神论出现，有太一、阴阳等新观念产生。对这种新的观念犹嫌其笼统，还要更分析入微，还要更具体化一点，于是便有原始原子说的金、木、水、火、土的五行出现。万物的构成，求之于这些实质的五个大元素，这思想应该算是一大进步。"（《十批判书》第 355 页）

中国古代医学完全接受了阴阳五行学说，并且形成了中医学这门科学独特的理论体系。

张景岳在《类经》中对阴阳学说的内涵作了简明的概括："道者，阴阳之理也，阴阳者，一分为二也。"意思说阴阳的根本法则，就是一分为二，即任何事物都可分为阴阳两个方面。

当然，我们说阴阳学说是古代朴素的辩证法，不仅是以上解释上的偶合，主要还是看它观察问题和解决问题的思想方法。我们再从辩证法与形而上学两种宇宙观的主要分歧上衡量一下阴阳五行学说的基本观点，就可以进一步肯定它是属于辩证法范畴的。

第一，形而上学认为，事物都是彼此孤立，彼此隔离，互不相干的。唯物辩证法认为，事物都是相互联系，相互影响的，没有孤立存在的事物。《内经》中关于"天地人相参"的思想是处处可体现的。特别是对人体的研究，侧重于整体的观念，认为人体内在的脏腑与外面的体表、肌肉、五官七窍皆有联系。因此认为任何一个局部，都与整体有联系，都可以反映出整体的变化。《内经》中通过察色、诊脉，来诊察全身各部疾病的方法，就是建立在这种整体观念基础上的。

第二，形而上学认为，事物是永远不变化的，如果有变化，也只是数量上的增减和场所的变更，没有质变，没有飞跃。辩证法认为事物都是发展变化的，事物的发展是由量变到质变的过程，由一事物向另一事物转化的过程。本篇中"重寒则热，重热则寒"，"重阴必阳，重阳必阴"，就是物极必反，由量变到质变的例子。《六微旨大论》："夫物之生从于化，物之极由乎变，变化之相薄，成败之所由也。"进一步说明了生命就在于运动变化，而变化包括物极必反之质变。

第三，形而上学认为，事物变化的原因，不在事物的内部而在事物的外部，即由于外力的推动。辩证法认为，事物发展的根本原因，不是在事物的外部而是在事物的内部，在于事物内部的矛盾性。《内经》认为，任何事物内部矛盾的两方面，即阴阳，是"变化之父母，生杀之本始"，这是与辩证法的观点一致的。《内经》对疾病的发生的认识，认为内因是主要的，是根本性的原因。"邪之所凑，其气必虚"，"正气存内，邪不可干"，就是这种观点的最好体现。

但是我们也必须承认，中国古代的辩证法，还不可能发展到十分完善的地步，它也具有一般古代辩证法所共有的弱点。例如：阴阳五行学说的循环论、机械归类论等等。正如毛泽东在《矛盾论》中指出的："辩证法的宇宙观，不论在中国，在欧洲，在古代就产生了。但是现代的辩证法带着自发的朴素的性质，根据当时的社会历史条件，还不可能有完备的理论，因而不能完全解释宇宙，后来就被形而上学所代替。"（《毛泽东选集》第二卷，第769页）因此，我们不能把阴阳五行学说所体现的自发的朴素的辩证法与现代唯物辩证法混为一谈。

两千多年前，生产力落后，科学不发达，我国古代医学家，吸取了古代自发的朴素的辩证法，阴阳五行学说，作为说理工具和研究方法，来认识人与自然界之间复杂的相互联系，来解释人体的生理、病理现象，来诊察疾病、指导治疗，取得了辉煌成就，并在这一理论指导下，总结和积累了丰富的实践经验，如今仍然有效地运用于临床，经受起实践的考验，使我国医药学发展为一个独特的理论系统，成为一个伟大的宝库。阴阳五行学说是中医学理论的重要组成部分，它的科学内涵还是值得进一步整理研究的。但是对它的不足之处，我们也应当有充分的认识，才能更好地克服它的弱点，推动中医学进一步向前发展。

（肖德馨）

阴阳离合论篇第六

"阴阳"在本篇中是指阴经和阳经,即三阴经太阴、少阴、厥阴和三阳经太阳、阳明、少阳。本篇提出天地万物均可分为阴阳,人亦与之相应,阴阳之中又无限可分;但道理只有一个,即本于一阴一阳。本文通过对于三阴三阳经的离合规律及循行部位的记载,以及三阴三阳经开、合、枢生理功能的描述,说明了阴阳有离有合的变化规律,故名"阴阳离合论"。

〔原文〕

黄帝问曰:余闻天爲陽,地爲陰,日爲陽,月爲陰,大小月三百六十日成一歲,人亦應之。今三陰三陽,不應陰陽,其故何也?岐伯對曰:陰陽者,數之可十,推[1]之可百,數之可千,推之可萬,萬之大不可勝數,然其要一也[2]。

〔注释〕

(1) 推:是推广演绎的意思。

(2) 其要一也:吴崑:"其要则本于一阴一阳也。"张景岳:"谓阴阳之道,合之则一,散之则十百千万,亦无非阴阳之变化。故于显微大小,象体无穷,无不有理存焉。然变化虽多,其要则一,一即理而已。"就是说,总的精神不外乎对立统一的阴阳道理。

〔提要〕

自然界中万物均可分为阴阳,人亦与之相应。阴阳之中又有阴阳,阴阳是无限可分的,从而解释了人身阴经阳经又可分为三阴三阳的道理。

〔原文〕

天復地載[1],萬物方生,未出地者,命曰陰處[2],名曰陰中之陰;則出地者,命曰陰中之陽[3]。陽予之正,陰爲之主[4]。故生因春,長因夏,收因秋,藏因冬[5],失常則天地四塞[6]。陰陽之變,其在人者,亦數之可數[7]。

〔注释〕

(1) 天复地载:万物在天之下,地之上,所以说"天复地载"。张隐庵:"有天地,然后万物生焉。"

(2) 阴处:是伏居于地下的意思。王冰:"处阴之中,故曰阴处。形未动出,是为阴。以阴居阴,故曰阴中之阴。"

(3) 命曰阴中之阳:王冰:"形动出者是则为阳,以阳居阴,故曰阴中之阳。"张景岳:"天复地载,即阴阳之上下也。凡万物方生者,未出乎地,处阴阳之中,故曰阴处。以阴形而居阴分,故又曰阴中之阴也。形成于阴而出于阳,故曰阴中之阳。"

(4) 阳予之正,阴为之主:王冰:"阳施正气,万物方生,阴为主持,群形乃立。"

张景岳："阳正其气，万化乃生，阴主其质，万形乃成。"《易》曰："乾知大始，坤作成物。大抵阳先阴后，阳施阴受，阳之轻清未形，阴之重浊有质，即此之谓。予，与同。"就是说，有阳气，万物才能生长；有阴气，万物才能成形。说明了阴阳之间的关系，相互为用，阴是根本，阳是主导。

（5）生因春，长因夏，收因秋，藏因冬：王冰："春夏为阳，故生长也。秋冬为阴，故收藏也。若失其常道，则春不生，夏不长，秋不收，冬不藏。夫如是则四时之气闭塞，阴阳之气无所运行矣。"

（6）天地四塞：张景岳："四时阴阳，先后有序，若失其常，则天地四塞矣。四塞者，阴阳否隔，不相通也。"即是自然界中四时阴阳之气失去正常的意思。

（7）亦数之可数：张景岳："凡如上文者，皆天地阴阳之变化也。其在于人，则亦有阴中之阳，阳中之阴，上下表里，气数皆然，知其数则无不可数矣。数，推测也。"就是说人身的阴阳变化，与四时一样，亦有一定的规律，可推测而知。

〔提要〕

本段主要谈两个问题：一是天地万物和阴阳的关系；一是阴阳之间的辩证关系，既互相对立又互为依存。并提出"阳予之正，阴为之主"的重要论点，即阴是根本，阳是主导。

〔原文〕

帝曰：願聞三陰三陽之離合[(1)]也。岐伯曰：聖人南面而立[(2)]，前曰廣明[(3)]，後曰太衝[(4)]，太衝之地，名曰少陰，少曰之上，名曰太陽，太陽根起於至陰[(5)]，結於命門[(6)]，名曰陰中之陽[(7)]。中身而上，名曰廣明，廣明之下，名曰太陰[(8)]，太陰之前，名曰陽明[(9)]，陽明根起於厲兌[(10)]，名曰陰中之陽[(11)]。厥陰之表，名曰少陽[(12)]，少陽根起於竅陰[(13)]，名曰陰中之少陽[(14)]。是故三陽之離合也，太陽爲開，陽明爲合，少陽爲樞[(15)]。三經者，不得相失也。搏而勿浮，命曰一陽[(16)]。

〔注释〕

（1）三阴三阳之离合：离，是分开；合，是合并。张景岳："分而言之，谓之离，阴阳各有其经也。并而言之，谓之合，表里同归一气也。"言三阴三阳经的循行路线及生理机能有离有合，密切相关。

（2）南面而立：张景岳："南面而立者，正阴阳之向背也。"

（3）广明：指属阳的部位，广明是阳盛的意思。以一身前后言，则前为广明，以一身上下言，则身半以上为广明。王冰："广，大也。南方丙丁，火位主之，阳气盛明，故曰大明也。向明治物，故圣人南面而立。"《易》曰："相见乎离。盖谓此也。然在人身中，则心脏在南，故谓前曰广明，冲脉在北，故谓后曰太冲。然太冲者，肾脉与冲脉合而盛大，故曰太冲。"张隐庵："人皆面南而背北，左东而右西……南面为阳，故曰广明。"

（4）太冲：指属阴的部位。张隐庵："背北为阴，故曰太冲。"张景岳："人身前后经脉，任脉循腹里，至咽喉，上颐，循面入目。冲脉，循背里，出颃颡，其输上在于大杼。分言之，则任行乎前，而会于阳明；冲行于后，而为十二经脉之海。故前曰广明，后曰太冲。合言之，则任冲名位虽异，而同出一原。通乎表里，此腹背阴阳之离合也。"

（5）根起于至阴：在下为根，见《灵枢·根结》。至阴，穴名，在足小指外侧。马莳："太阳经脉之行，其根起于足小指外侧之至阴。"

（6）结于命门：结，在上为结。命门，《灵枢·根结》："命门者，目也。"这里的命门就是指睛明穴。王冰："命门者，藏精光照之所，则两目也。太阳之脉，起于目而下至于足，故根于指端，结于目也。《灵枢经》曰：命门者，目也。此与《灵枢》意合。以太阳居少阴之地，故曰阴中之阳。"

（7）阴中之阳：张景岳："冲脉并少阴而行，故太冲之地为少阴。地者次也。有少阴之里，则有太阳之表。阴气在下，阳气在上，故少阴经起于小指之下，太阳经止于小指之侧，故曰少阴之上名太阳也。太阳之脉起于目，止于足，下者为根，上者为结，故曰根于至阴，结于命门。命门者，目也。此以太阳而合于少阴，故为阴中之阳。然离则阴阳各其经，合则表里同其气，是为水藏阴阳之离合也。"张隐庵："《灵枢·根结》曰：太阳根于至阴，结于命门，命门者，目也。阳明结于颡大，颡大者，钳耳也。少阳结于窗笼，窗笼者，耳中也。太阴根于隐白，结于太仓。少阴根于涌泉，结于廉泉。厥阴根于大敦，结于玉英。"

（8）中身而上，名曰广明，广明之下，名曰太阴：王冰："《灵枢经》曰：天为阳，地为阴。腰以上为天，腰以下为地。分身之旨，则中身之上属于广明，广明之下属太阴也。又心广明脏，下则太阴脾脏也。"

（9）太阴之前，名曰阳明：王冰："人身之中，胃为阳明脉，行在脾脉之前，脾为太阴脉，行于胃脉之后。"

（10）厉兑：王冰："厉兑，穴名，在足大指次指之端。以阳明居太阴之前，故曰阴中之阳"。

（11）阴中之阳：张景岳："中身，身之中半也。中身而上，心之所居，心属火而通神明，故亦曰广明。心脏之下，太阴脾也。故广明之下，名曰太阴，太阴之表，阳明胃也，故太阴之前，名曰阳明。阳明脉止于足之次指，与太阴为表里，故曰根起于厉兑，阴中之阳，此土脏阴阳之离合也。"

（12）厥阴之表，名曰少阳：王冰："人身之中，胆少阳脉，行肝脉之分外，肝厥阴脉，行胆脉之位内。"

（13）窍阴：穴名，在足小趾侧次趾之端。

（14）阴中之少阳：王冰："以少阳居厥阴之表，故曰阴中之少阳。"

（15）太阳为开，阳明为合，少阳为枢：张景岳："此总三阳为言也。太阳为开，谓阳气发于外，为三阳之表也。阳明为合，谓阳气蓄于内，为三阳之里也。少阳为枢，谓阳气在表里之间，可出可入，如枢机也。然开合枢者，有上下中之分，亦如上文出地未出地之义而合乎天地之气也。"张隐庵："开合者，如户之扉；枢者，扉之转枢也，舍枢不能开合，舍开合不能转枢，是以三经者，不得相失也。"

（16）搏而勿浮，命曰一阳：张景岳："三经者，言阳经也。阳从阳类，不得相失也。其为脉也，虽三阳各有其体，然阳脉多浮，若纯于浮，则为病矣。故但欲搏手有力，得其阳和之象，而勿至过浮，是为三阳合一之道，故命曰一阳，此三阳脉之离合也。"言三阳经虽有开、合、枢之分，它们之间需保持协调统一，搏动以勿过于浮散为顺，均总属阳经，故称一阳。

〔提要〕

本段共说明了三个问题：①人身阴阳的区分；②通过对三阳经循行的描述，明确指出三阳经和三阴经互根，互为表里的关系；③说明三阳经的开、合、枢。

〔原文〕

帝曰：願聞三陰。岐伯曰：外者爲陽，内者爲陰[1]，然則中爲陰[2]，其衝在下，名曰太陰[3]，太陰根起於隱白[4]，名曰陰中之陰[5]。太陰之後，名曰少陰[6]，少陰根起於涌泉[7]，名曰陰中之少陰[8]。少陰之前，名曰厥陰[9]，厥陰根起於大敦[10]，陰之絕陽，名曰陰之絕陰[11]。是故三陰之離合也，太陰爲開，厥陰爲合，少陰爲樞[12]。三經者，不得相失也，搏而勿沉，名曰一陰[13]。陰陽𩏩𩏩，積傳爲一周，氣裹形表而爲相成也[14]。

〔注释〕

（1）外者为阳，内者为阴：张景岳："外者为阳，言表也。内者为阴，言里也，然则中为阴，总言属里者为三阴。"

（2）中为阴：高士宗："由外阳内阴之义，而推论之，然则中为阴，中亦内也。太阴坤土在内，而居中也。"

（3）其冲在下，名曰太阴：王冰："冲脉在脾之下，故言其冲在下也。"《灵枢经》曰："冲脉者，与足少阴之络皆起于肾下，上行者过于胞中。由此则其冲之上，太阴位也。"

（4）隐白：王冰："隐白，穴名，在足大指端。以太阴居阴，故曰阴中之阴。"

（5）阴中之阴：张景岳："其冲在下，名曰太阴，以太阴居冲脉之上也。上文曰，广明之下，名曰太阴。广明以心为言，冲脉并肾为言，心脾肾三脏，心在南，脾在中，肾在北也。凡此三阳三阴，皆首言冲脉者，以冲脉为十二经脉之海，故先及之，以举其纲领也。太阴起于足大指，故根于隐白，以太阴而居阴分，故曰阴中之阴。"

（6）太阴之后，名曰少阴：王冰："脏位及经脉之次也。太阴，脾也。少阴，肾也。脾脏之下近后，则肾之位也。"

（7）涌泉：穴名，在足心下卷趾宛宛中。

（8）阴中之少阴：张景岳："脾下之后，肾之位也。故太阴之后，名曰少阴，少阴脉起小指之下，斜趋足心，故根于涌泉穴。肾本少阴而居阴分，故为阴中之少阴。"

（9）少阴之前，名曰厥阴：王冰："亦脏位及经脉之次也。少阴，肾也。厥阴，肝也。肾脏之前近上，则肝之位也。"

（10）大敦：穴名，在足大趾端。

（11）阴之绝阳，名曰阴之绝阴：王冰："两阴相合，故曰阴之绝阳。厥，尽也。阴气至此而尽，故名曰阴之绝阴。"马莳："乃阴经中之绝阳，绝阳者，纯阴也。名曰阴之绝阴，绝阴者，尽阴也。"

（12）太阴为开，厥阴为合，少阴为枢：张景岳："此总三阴为言，亦有内外之分也。太阴为开，居阴分之表也；厥阴为合，居阴分之里也；少阴为枢，居阴分之中也。开者主出，合者主入，枢者主出入之间。亦与三阳之义同。"

（13）搏而勿沉，名曰一阴：张景岳："三经皆阴，阴脉皆沉，不得相失也。若过于沉则为病矣。故但宜沉搏有神，各得其阴脉中和之体，是为三阴合一之道。故名曰一阴，此三阴脉之离合也。"说明三阴经之间，也不是各自为政的，而是相互协调，紧密联系着的，所以合起来讲，称为"一阴"。

（14）阴阳𩣡𩣡，积传为一周，气里形表而为相成也：𩣡（chōng，音冲）。王冰："𩣡𩣡，言气之往来也。积，谓积脉之动也。传，谓阴阳之气流传也。夫脉气往来，动而不止，积其所动，气血循环，应水下二刻而一周于身，故曰积传为一周也。然荣卫之气，因息游布，周流形表，拒捍虚邪，中外主司，互相成立，故言气里形表而为相成也。"本句的精神是说明阴阳之气，运行不息，周流全身，就是由于阴阳离合，表里相成的缘故。

〔提要〕

本节简要地记述了三阴经的循行部位以及三阴经的开、合、枢。最后一句则总括全文，指出阴阳之气，运行不息，周流全身，气运于里，形立于表，交相为用，而构成一个统一的整体。

〔讨论〕

一、关于阴阳离合问题

阴阳学说贯穿于《内经》全书，本篇中所涉及的，仅仅是其中的一部分。文中首先谈到："余闻天为阳，地为阴，日为阳，月为阴……阴阳者，数之可十，推之可百，数之可千，推之可万，万之大不可胜数，然其要一也。"张景岳解释说："谓阴阳之道，合之则一，散之则十百千万，亦无非阴阳之变化。"并举例说明自然界阴阳所包含的范畴。自然界中的一切事物，都不是孤立存在的，而是包含着相对的两方面，所以都可以用阴阳来表示和说明。"天为阳，地为阴……"就是说明自然界一切事物的相对性。又由于自然界的事物是极为复杂和变化多端的，因而推演下去，可以由十到百，由千到万，甚至无穷无尽，不可胜数。说明阴阳运用的范围是极其广泛的。但无论宇宙间的事物多么复杂而变化多端，都不会超出阴阳这一"对立统一"的范畴。

然后，谈到阴阳之间的辩证关系：从大的方面来讲："天复地载，万物方生，未出地者，命曰阴处，名曰阴中之阴；则出地者，命曰阴中之阳。"地下为阴，万物未出地亦为阴，名曰阴中之阴，但出于地者，就属于阴中之阳。这一论述，说明了阴阳互根的关系，并提出"阳予之正，阴为之主"的重要论点，就是说，有阳气，万物才能生长；有阴气，万物才能成形。阴是根本，阳是主导，它们之间是互相对立而又互为依存的。

就人体的经脉而言，阴经阳经，又离又合。张景岳说："分而言之，谓之离，阴阳各有其经也。并而言之，谓之合，表里同归一气也。"

从阳经来讲，分言之，为太阳、阳明、少阳三经。它们各有其循行部位：太阳根于足小趾外侧的至阴穴，行于身之背；阳明根于足大趾次趾之端的厉兑穴，行于身之前；少阳根于足小趾次趾之端的窍阴穴，行于身之侧，各有其经。从生理功能上来讲，有"太阳为开，阳明为合，少阳为枢"的不同。这是谈的"离"。然而作为阳经，它们又共同居于身体表面（相对于阴经来讲），行使卫外的功能，又合而为一个整体。所以说："三经者，不得相失也，搏而勿浮，命曰一阳。"这就是"合"。

从阴阳的关系上来讲，人身上为阳，下为阴，足为阴。足之三阳经根于足，根于阴分，因此，太阳是阴中之阳，阳明为阴中之阳，少阳是阴中之少阳。阴阳互根，清晰可见，充分体现了"阳中有阴，阴中有阳"的辩证思想。同时，文中又谈到"少阴之上，名曰太阳"，"太阴之前，名曰阳明"，"厥阴之表，名曰少阳"，进一步说明了阴经和阳经之间的表里关系。在分言阴阳各有其经的过程中，说明阴阳互根，互为表里，又是不可分的，离合只是相对而言。

这里谈了两种离合情况。阳经中三阳经的离合和阴阳经的离合，使我们看到，言"离"是为了更清楚地探求阴或阳或某一经脉特有的属性和生理特点，同时，又使我们看到，无论是阴或阳或任何一条经脉，都不是一个独立存在的个体，而是有机地结合在一起，组成一个不可分割的整体——一个具有各种正常生理机能的人体。

本篇还论述了三阴经的循行和生理功能，说明了太阴、少阴、厥阴经之间的离合关系。阴经根于阴分，故太阴为阴中之阴，少阴为阴中之少阴，厥阴为阴中之绝阴。所谓"外者为阳，内者为阴"，即相对于阳经来讲，阴经居于身体内部，为中之守。特别是说厥阴经为"阴之绝阳，名曰阴之绝阴"。可以看出所谓"阴中之阴"是相对于阳经而言的。体现了"阳中有阴，阴中有阳"的思想。

最后，"阴阳𫘝𫘝，积传为一周，气里形表而为相成也。"总括全文，言阴阳之气，运动不已，流传相积，气运于里，形立于表，交相为用，而组成一个统一的整体，正是"并而言之，谓之合，表里同归一气也。"

二、关于经脉的开、合、枢问题

开、合、枢是人体经脉生理功能特点及其相互关系的概括。《内经》中的一般说法是：在阳经方面，太阳经主开，阳明经主合，少阳经主枢；在阴经方面，太阴经主开，厥阴经主合，少阴经主枢。其中"开"是太阳经在阳经中（或太阴经在阴经中）相对位于浅表的部位，和外界的联系更为接近，而有开放的作用；"合"是指经脉相对位于身体内部的深层，具有闭合收敛的作用。"枢"则是相对位于表里之间，具有枢纽作用的意义。

方药中老师认为在三阴经中，似以太阴为开，少阴为合，厥阴为枢，其根据如下：

1. 根据阴阳气的多少

在三阳经中：太阳（三阳）→阳明（二阳）→少阳（一阳）

太阳为开，阳明为合，少阳为枢。

在三阴经中：太阴（三阴）→少阴（二阴）→厥阴（一阴）

太阴为开，故应少阴为合，厥阴为枢。

2. 从经络循行的部位来看

手三阴经分布在手臂臑部的内侧，其具体情况是：太阴在前，厥阴在中，少阴在后。

手三阳经分布在手臂臑部的外侧，其具体情况是：阳明在前，少阳在中，太阳在后。

足三阳经是从头面部下行，在躯干部分布的情况是：太阳行身之背，阳明行身之前，少阳行身之侧。而其在下肢部则循行于股胫外侧，其分布情况是：阳明在前，少阳居中，太阳在后。

足三阴经在下肢部循行于胫股内侧，上行入腹胸，其具体情况，在内踝上八寸以下的分布是：厥阴在前，太阴在中，少阴在后；八寸以上则厥阴与太阴交叉，太阴在前，厥阴在中，少阴仍在后。

由上可见，在绝大部分走行中，开合之经居于两侧，而少阳、厥阴为枢居于中。

3. 表里关系

厥阴与少阳为表里，故少阳为阳之枢，厥阴应为阴之枢。

4. 从后世"伤寒"六经传变的规律来看

后世继承了《内经》关于阴阳离合的基本思想，根据伤寒病的传变规律，提出了六经辨证和其传变规律，见下图：

```
          开      合      枢      开      合      枢
        太阳──→阳明──→少阳──→太阴──→少阴──→厥阴
       （三阳）  （二阳）  （一阳）  （三阴）  （二阴）  （一阴）
```

从病理角度上来讲，少阳为疾病由阳入阴之枢，厥阴为疾病由阴出阳之枢。

必须指出，张仲景于原文未明确提出开、合、枢的说法，唯言"传变"，历代各家注《伤寒论》者，以开、合、枢之说作解者甚多，但无人提出"厥阴为枢"，从现存的条文，似乎很难看出厥阴传太阳的问题。但根据以上分析，"厥阴为枢"的观点，似较能合理地解释三阴三阳经的相互关系，于临床实际情况亦更为切近。附录于此供大家参考。

（肖燕军）

阴阳别论篇第七

本篇内容主要是按照阴阳的理论，讨论脉象及其主病，并从而推断疾病的预后，与一般关于阴阳的论述不同。因此，叫做"阴阳别论"。

〔原文〕

黄帝問曰：人有四經⁽¹⁾十二從⁽²⁾，何謂？岐伯對曰：四經應四時，十二從應十二月，十二月應十二脉。

〔注释〕

（1）四经：指四时的正常脉象：春脉弦、夏脉钩、秋脉浮、冬脉沉。

（2）十二从：指人身的手足三阴三阳十二经脉，从手太阴肺经顺行至足厥阴肝经，与一年十二月相应。从，顺从的意思。

〔提要〕

本段大意是叙述人身的经脉和脉象是和自然界气候的变化相适应的。

〔原文〕

脉有陰陽，知陽者知陰，知陰者知陽⁽¹⁾。凡陽有五，五五二十五陽⁽²⁾。所謂陰者，真藏⁽³⁾也，見則爲敗，敗必死也。所謂陽者，胃脘之陽⁽⁴⁾也。別於陽者，知病處也；別於陰者，知死生之期⁽⁵⁾。

〔注释〕

（1）知阳者知阴，知阴者知阳：脉象有阴有阳，如果能够知道什么是阳脉，就可以知道什么是阴脉；知道什么是阴脉，就可以知道什么是阳脉。

（2）凡阳有五，五五二十五阳：阳，指阳脉。脉有胃气，称为阳脉。五时各有五脏之正常脉象。高士宗说："肝脉应春，心脉应夏，脾脉应长夏，肺脉应秋，肾脉应冬。春时而肝、心、脾、肺、肾皆有微弦之胃脉，夏时皆有微钩之胃脉，长夏时皆有微缓之胃脉，秋时皆有微毛之胃脉，冬时皆有微石之胃脉，是五五二十五阳。"

（3）真藏：指真脏脉，也就是无胃气的脉。

（4）胃脘之阳：王冰："胃脘之阳，谓人迎之气也……胃为水谷之海，故候其气而知病处。"此指脉贵有胃气而言。

（5）别于阳者，知病处也；别于阴者，知死生之期：辨别有胃气的阳脉，就可以知道病位的所在；辨别真脏脉的情况，就可以知道疾病所致死生的日期。

〔提要〕

本段大意是从脉象有无胃气来决断疾病的预后，如脉有胃气则生，无胃气则死。有胃气之脉叫做阳脉，阳脉可测知病位所在，无胃气的脉叫做阴脉，即真脏脉，可知死生时日，所以辨证时要注意辨别脉的阴阳。

〔原文〕

三陽在頭，三陰在手，所謂一也[1]。別於陽者，知病忌時[2]；別於陰者，知死生之期。謹熟陰陽，無與衆謀[3]。所謂陰陽者，去者爲陰，至者爲陽[4]；静者爲陰，動者爲陽；遲者爲陰，數者爲陽。

〔注释〕

（1）三阳在头，三阴在手，所谓一也：头，指结喉两旁的人迎脉；手，指两手的寸口脉。三阳经脉的诊察部位主要在人迎部位，三阴经脉的诊察部位主要在寸口。健康的人，人迎和寸口的脉象是一致的，这就叫做"一也"。

（2）忌时：指时令气候和疾病的宜忌。

（3）谨熟阴阳，无与众谋：能够谨慎而熟练地辨别阳脉和阴脉，对疾病的诊断就不会疑惑不决了。

（4）去者为阴，至者为阳：去和至，是指脉搏起落的动态。

〔提要〕

本段说明从脉诊部位、脉搏形态和至数方面来区别脉象的阴阳。如，人迎脉属阳，寸口脉属阴；去者、静者属阴，至者、动者属阳；迟者属阴，数者属阳。从而，"谨熟阴阳"，有利于判断病情。

〔原文〕

凡持真脉之藏脉[1]者，肝至懸絶[2]急，十八日死；心至懸絶，九日死；肺至懸絶，十二日死；腎至懸絶，七日死；脾至懸絶，四日死。

〔注释〕

（1）真脉之藏脉：即真脏脉。

（2）悬绝：胃气孤悬欲绝，脉象劲急而毫无缓和从容之象，这种脉象即属于真脏脉。

〔提要〕

这段具体描述了五脏的真脏脉，并指出了各脏出现真脏脉以后的死期预后。

〔原文〕

曰：二陽[1]之病發心脾，有不得隱曲[2]，女子不月[3]；其傳爲風消[4]，其傳爲息賁[5]者，死不治。曰：三陽[6]爲病發寒熱，下爲癰腫，及爲痿厥[7]腨㾓[8]；其傳爲索澤[9]，其傳爲㿗疝[10]。曰：一陽[11]發病，少氣善咳善泄；其傳爲心掣[12]，其傳爲隔[13]。二陽一陰[14]發病，主驚駭背痛，善噫善欠，名曰風厥[15]。二陰[16]一陽發病，善脹心滿善氣。三陽三陰[17]發病，爲偏枯痿易[18]，四支不舉。

〔注释〕

（1）二阳：指阳明胃及大肠经脉。但张景岳云："此节所言，则独重在胃耳。"

（2）隐曲：曲折难言的隐情。王冰谓："隐蔽委曲之事也。"又谓："隐曲，谓要泻也。"当以前者解释为好。

（3）不月：月经不行。

（4）风消：身体衰弱，肌肉消瘦。

（5）息贲：咳嗽喘息，气从上逆。贲（bēn，音奔）。

（6）三阳：太阳膀胱及小肠经脉。

（7）痿厥：痿，痿弱无力；厥，足冷气逆。

（8）腨痛：（chuàiyuān，踹渊）腨，腿肚；痛，酸痛。

（9）素泽：皮肤粗糙燥裂，无润泽之气，精血枯涸所致。

（10）颓疝：即癞疝。少腹控引睾丸，肿急绞痛，阴囊肿大，叫做癞疝。

（11）一阳：少阳胆及三焦经脉。

（12）心掣：心虚掣动。

（13）隔：隔塞不通，即饮食不下，大便不通之症。

（14）一阴：厥阴肝与心包经脉。

（15）风厥：风木为病，干及胃土所引起的惊骇背痛、善噫善欠的病证，叫做风厥。噫，嗳气；欠，呵欠。

（16）二阴：少阴。肾与心经脉。

（17）三阴：太阴脾与肺经脉。

（18）偏枯痿易：痿，痿弱无力；易，变易。王冰："变易常用而为半身偏废、痿弱无力也。"

〔提要〕

本段叙述了各经发病的症状。

〔原文〕

鼓一阳曰钩，鼓一阴曰毛，鼓阳胜急曰弦，鼓阳至而绝曰石，阴阳相过曰溜(1)。阴争于内，阳扰于外，魄汗(2)未藏，四逆而起，起则熏肺，使人喘鸣(3)。阴之所生，和本曰和(4)。是故刚与刚(5)，阳气破散，阴气乃消亡。淖则刚柔不和(6)，经气乃绝。死阴(7)之属，不过三日而死；生阳(8)之属，不过四日而死。所谓生阳死阴者，肝之心谓之生阳，心之肺谓之死阴，肺之肾谓之重阴(9)，肾之脾谓之辟阴(10)，死不治。

〔注释〕

（1）鼓一阳曰钩……阴阳相过曰溜：这里的阴阳，指脉搏的形态而言，有力为阳，无力为阴；稍有力为一阳，稍无力为一阴。脉来鼓动于指下，来时有力，去时无力，叫做钩脉。稍无力，轻虚而浮叫做毛脉。有力而紧张而不致甚急的叫做弦脉。重按有力，轻按无力，叫做石脉。脉来既非无力，又非有力，流通平顺和缓，叫做滑（溜）脉。上述脉象都是与四时相应的正常脉象。

（2）魄汗：肺内主藏魄，外主皮毛，肺的治节功能失常，则汗外泄，叫做魄汗。

（3）起则熏肺，使人喘鸣：由于汗出太过，内阳衰竭，引起四肢发冷，下厥上逆，孤阳上浮而熏肺，使人气喘有声。

（4）阴之所生，和本曰和：本，指阴阳；和，平衡的意思。阴可以生阳，阳本于阴，阴阳平衡，叫做"和"。

（5）刚与刚：刚，指阳气。刚与刚，阳气太盛之意。

（6）淖则刚柔不和：淖（nào，音闹），指阴气太过。阴气太过，则阴阳不能平衡，刚柔不能相济，这就叫做"淖则刚柔不和"。

（7）死阴：心病传肺，叫做死阴，也就是文中所说的"心之肺谓之死阴"。张隐庵说："五脏相克易传谓之死阴。"可参考。

（8）生阳：肝病传心，叫做生阳，也就是文中所说的"肝之心谓之生阳"。张隐庵说："相生易传谓之生阳。"

（9）重阴：肺、肾都属阴，所以把肺病传肾，叫做重阴。

（10）辟阴：辟，有反克之义。肾病传脾，是肾水反侮脾土，所以叫做辟阴。

〔提要〕

本段叙述了四时的正常脉象和异常脉象及其病证，着重指出出现真脏脉的几种危重病证，例如"生阳"、"死阴"等。

〔原文〕

結陽者，腫四支[(1)]。結陰者，便血一升[(2)]，再結二升，三結三升[(3)]。陰陽結斜[(4)]，多陰少陽曰石水[(5)]，少腹腫。二陽結謂之消[(6)]，三陽結謂之隔[(7)]，三陰結謂之水[(8)]，一陰一陽結謂之喉痹[(9)]。陰搏陽別謂之有子[(10)]。陰陽虛腸辟死[(11)]。陽加於陰謂之汗[(12)]。陰虛陽搏謂之崩[(13)]。三陰俱搏，二十日夜半死。二陰俱搏，十三日夕時死。一陰搏，十日死。三陽俱搏且鼓，三日死。三陰三陽俱搏，心腹滿，發盡不得隱曲[(14)]，五日死。二陽俱搏，其病溫，死不治，不過十日死。

〔注释〕

（1）结阳者，肿四支：结，气血郁结不疏畅的意思。因为四肢为诸阳之本，所以邪气郁结于阳经，则四肢浮肿。

（2）结阴者，便血一升：邪气盛，则大便下血。

（3）再结二升，三结三升：再结、三结，说明邪气郁结更盛的程度，则大便下血增多。

（4）结斜：邪气郁结的意思。结，郁结的意思。斜，同邪。

（5）石水：水肿的一种。《金匮要略》说："石水其脉自沉，外证腹满不喘。"

（6）二阳结谓之消：胃肠邪热郁结，则消谷善饥。

（7）三阳结谓之隔：膀胱小肠邪热郁结，则隔塞而大便结小便不利。

（8）三阴结谓之水：脾肺寒邪郁结，则为水肿臌胀。

（9）一阴一阳结谓之喉痹：厥阴少阳之风火郁结，则为喉肿而闭塞。痹，闭也。

（10）阴搏阳别谓之有子：阴脉搏击于指下，与阳脉有显著的区别，这是怀孕的脉象。阴指尺脉，阳指寸脉。

（11）阴阳虚肠辟死：阴阳虚，指尺寸脉俱虚；肠辟，痢疾。痢疾下利脓血，说明邪热盛，阴血伤，脉阴阳俱虚，更说明正气衰竭，因此主死。

（12）阳加于阴谓之汗：阳脉加倍于阴脉，当有汗出。

（13）阴虚阳搏谓之崩：马莳："尺脉既虚，阴血已损，寸脉搏击，虚火愈炽，谓之三崩，盖火迫而血妄行也。"

（14）发尽不得隐曲：发尽，指阴阳之气发泄已尽。隐曲，此处指大小便。

〔提要〕

本段叙述了阴阳脉不和及其主病和预后。

〔讨论〕

一、关于真脏脉的问题

真脏脉，指没有胃气的脉。这种脉，毫无从容和缓之象。本篇对真脏脉的形态、性质主病和判断预后的意义，都做了具体的论述。例如"凡持真脉之藏脉者，肝至悬绝急，十八日死；心至悬绝，九日死……"就是对真脏脉的形态的描述和对预后的推断。本篇所说的真脏脉和《素问·玉机真藏论》中所说的"真肝脉至，中外急，如循刀刃，责责然如按琴瑟弦……真心脉至，坚而搏，如循薏苡子累累然……"是一致的。人以胃气为本，脉有胃气则生，脉无胃气则死。出现了真脏脉，说明胃气已经衰竭，所以主死。这种认识，一直为后世脉学所推崇，沿用至今，仍然有其诊断意义。至于具体死期，则不应拘泥。

二、关于"二阳之病发心脾"的问题

对"二阳之病发心脾"的理解，注家主要有两种意见：

（1）认为胃先病而后影响心脾。如王冰："夫肠胃发病，心脾受之，心受之则血不流，脾受之则味不化，血不流故女子不月，味不化则男子少精。"

（2）认为是心脾先病而影响及胃。如张景岳："人之情欲，本以伤心。母伤则害及其子，胃与脾，表里也。人之劳倦，本以伤脾，脏伤则病连于腑。故凡内而伤精，外而伤形，皆能病及于胃。此二阳之病，所以发于心脾也。"

从临床上观察，上述两种情况都有可能。主要应根据病人的临床表现加以分析，对于何者先发，并不难确定。何者先发的辨别，对于辨证论治中有关病位的确定，有着一定的指导意义。

三、关于"隐曲"的涵义

本篇见"隐曲"有两处：①"二阳之病发心脾，有不得隐曲，女子不月，其传为风消，其传为息贲，死不治。"②"三阴三阳俱搏，心腹满，发尽，不得隐曲，五日死。"

《内经》还有其他三处见"隐曲"：①《素问·风论》："肾风之状，多汗恶风，面痝然浮肿，脊痛不能正立，其色炲，隐曲不利，诊在肌上，其色黑。"②《素问·至真要大论》有两处："太阳之胜，凝溧且至，非时水冰，羽乃后化，痔疟发，寒厥入胃，则内生心痛，阴中乃疡，隐曲不利，互引阴股，筋肉拘苛，血脉凝泣，络满色变……""太阴在泉，客胜则足痿下重，便溲不时，湿客下焦，发而濡泻，及为肿隐曲之疾；主胜则寒气逆满，食饮不下，甚则为疝。"

本篇"二阳之病发心脾，有不得隐曲"的隐曲，似宜从王冰注，余以指大小便前后阴病证为好。

四、关于以阴阳分析脉象的问题

本篇用阴阳理论分析脉象，大致有如下几种情况：

（1）以胃气分阴阳：有胃气之脉叫阳脉，即"所谓阳者，胃脘之阳也。"无胃气之脉叫做阴脉，即"所谓阴者，真藏也。"

（2）以部位分阴阳：在头的人迎叫做阳脉，即所谓"三阳在头"；在手的寸口脉叫阴脉，即所谓"三阴在手"。

（3）以形态、至数分阴阳：脉去、静、迟为阴；脉来、动、数为阳。上述用阴阳分析脉象的方法，对后世脉学有很大的影响，对临床诊断亦有一定的指导意义。

五、关于死期的问题

本篇所谓"肝至悬绝急，十八日死，心至悬绝，九日死……""死阴之属，不过三日而死；生阳之属，不过四日而死"以及"一阴俱搏，十日死……"等等有关死期的问题，历代注家不外是用五行生克和生成之数做出解释。这种解释，都缺乏临床实践的验证。笔者认为，本篇提出死期的病证，都是病情危重的病证，我们主要是领会这一精神实质，不必要在死期的具体时日上加以深究。

（段荣书）

灵兰秘典论篇第八

灵兰即灵台兰室的简称，是黄帝藏书之所。秘典即秘藏之典籍。该篇所论内容至为重要，应当珍贵地保藏下来，永久地流传下去，故以"灵兰秘典论"为名。

〔原文〕

黄帝問曰：願聞十二藏⁽¹⁾之相使⁽²⁾，貴賤⁽³⁾何如？岐伯對曰：悉⁽⁴⁾乎哉問也，請遂言之。心者，君主之官也，神明⁽⁵⁾出焉。肺者，相傅之官，治節⁽⁶⁾出焉。肝者，將軍之官，謀慮⁽⁷⁾出焉。膽者，中正⁽⁸⁾之官，決斷⁽⁹⁾出焉。膻中者，臣使⁽¹⁰⁾之官，喜樂⁽¹¹⁾出焉。脾胃者，倉廩⁽¹²⁾之官，五味出焉⁽¹³⁾。大腸者，傳道⁽¹⁴⁾之官，變化⁽¹⁵⁾出焉。小腸者，受盛⁽¹⁶⁾之官，化物⁽¹⁷⁾出焉。腎者，作强⁽¹⁸⁾之官，伎巧⁽¹⁹⁾出焉。三焦者，決瀆⁽²⁰⁾之官，水道出焉。膀胱者，州都⁽²¹⁾之官，津液⁽²²⁾藏焉，氣化⁽²³⁾則能出矣。凡此十二官者，不得相失⁽²⁴⁾也。故主明則下安，以此養生則壽，歿世⁽²⁵⁾不殆⁽²⁶⁾，以爲天下則大昌。主不明則十二官危，使道⁽²⁷⁾閉塞而不通，形乃大傷，以此養生則殃⁽²⁸⁾，以爲天下者，其宗大危，戒之戒之！

〔注释〕

（1）十二藏：指心、肝、脾、肺、肾、膻中、胆、胃、大肠、小肠、三焦、膀胱十二脏器。张景岳说："藏，去声。分言之，阳为府，阴为藏；合言之，皆可称藏，犹言库藏之藏，所以藏物者。"

（2）相使：互相之间的关系和使用。张景岳说："辅相臣使之谓。"

（3）贵贱：重要与次要的意思。吴崑说："清者为贵，浊者为贱。"张景岳说："君臣上下之分。"

（4）悉：详细的意思。

（5）神明：精神（包括智慧和思维）活动。张景岳说："聪明智慧，莫不由之。"

（6）治节：张景岳说："节，制也"。即治理、调节意。

（7）谋虑：王冰："潜发未崩，谋虑出焉。"即发挥智谋，筹划策略。

（8）中正：不偏不倚，准确无私。王冰说："刚正果决，故官为中正。"

（9）决断：言胆性正直刚毅，有决定判断之能。王冰说："直而不疑，故决断出焉。"

（10）臣使：内臣。李中梓说："使令之臣，如内侍也。"

（11）喜乐：气和志适，喜乐由生。

（12）仓廩：廩（lǐn，音凛），贮藏粮食的仓库，详见《六节藏象论》注。

（13）脾胃者……五味出焉：五味指酸、辛、苦、咸、甘。脾胃能贮藏消化食物，运化水谷精微和水湿。

（14）传道：转送运输。

（15）变化：指大肠将食物渣滓变为粪便，输送出体外。王冰："变化，变化物之形。"

（16）受盛：承受的意思。

（17）化物：消化食物。高士宗说："受胃之浊，水谷未分，犹之受盛之官，腐化食物，先化后变，故化物由之出焉。"

（18）作强：作能力充实讲。吴崑："作用强力也。"张隐庵："肾藏志，志立则强于作用。"

（19）伎巧：作用精巧。张景岳："伎，技同。"王冰："造化形容，故云伎巧。"

（20）决渎：疏通水道。张景岳："决，通也。渎，水道也。"

（21）州都：张景岳说："膀胱位居最下，三焦水液所归，是同都会之地，故曰州都之官。"又说"州都"古通"洲渚"，是水湿聚集的地方。

（22）津液：人身有用的体液。《灵枢·决气》："腠理发泄，汗出溱溱，是谓津；谷入气满，淖泽注于骨，骨属屈伸，泄泽，补益脑髓，皮肤润泽，是谓液。"

（23）气化：促使活动的能力。张景岳："气为水母，知气化能出之旨，则治水之道，思过半矣。"

（24）相失：相互之间失去协调。马莳："上下相使，彼此相济，不得相失。"

（25）殁世：终身。张隐庵："终身而不致危殆。"

（26）殆：《说文》："危也。"

（27）使道：气血流通的道路。又，王冰："谓神气行使之道也。"

（28）殃：危险、祸害之意。

〔提要〕

本节主要的意旨是以取类比象的方法，用国家的行政机构来比喻人体内脏机能的整体统一性。文中既具体论述了人体内部十二个脏器相互之间的关系和各自详细的生理功能；又明确阐述了心在十二脏中的主宰地位，五脏六腑都是在"心"统一领导下，而行使其各自的职能的，由此对正确理解人体是一个有机整体具有重要意义。

〔原文〕

至道在微，變化無窮，孰知其原⁽¹⁾！窘⁽²⁾乎哉，消者⁽³⁾瞿瞿⁽⁴⁾，孰知其要！閔閔之當⁽⁵⁾，孰者爲良！恍惚⁽⁶⁾之數，生於毫氂⁽⁷⁾，毫氂之數，起於度量⁽⁸⁾，千之萬之，可以益大，推之大之，其形乃制⁽⁹⁾。

黃帝曰：善哉，余聞精光⁽¹⁰⁾之道，大聖⁽¹¹⁾之業，而宣明⁽¹²⁾大道，非齋戒⁽¹³⁾擇吉日，不敢受也。黃帝乃擇吉日良兆，而藏靈蘭之室⁽¹⁴⁾，以傳保⁽¹⁵⁾焉。

〔注释〕

（1）原：本始。

（2）窘：困难的意思。张景岳："穷也。"

（3）消者：消削瘦弱。张景岳："精神日消。"

（4）瞿瞿：惊疑的样子。张景岳："不审貌，莫审其故。"王冰："瞿瞿，勤勤也。"

（5）闵闵之当：闵闵，忧愁貌。高士宗："当切当也。深忧道之切当，而仍不知孰者之为良也。"

（6）恍惚：似有似无。张隐庵说："心神之萌动。"

（7）毫氂：氂同厘，形容极微小。

（8）度量：王冰："毫氂虽小，积而不已，命数乘之，则起至于尺度斗量之绳准。"意即数目起始虽小，但积多以后，就要用尺度斗量了。

（9）其形乃制：张景岳："积而不已，而形制益多也。"

（10）精光：精细而又明白畅晓。张隐庵："精，纯粹也；光，光明也。"

（11）大圣：高士宗："主明下安，犹之大圣之业也。"犹谓圣人治国之大道理。

（12）宣明：通达明白。

（13）斋戒：张景岳说："洗心曰斋，远欲曰戒。"诚心诚意的意思。

（14）灵兰之室：黄帝藏书之所。

（15）传保：高士宗说："以传后世，而保守弗失焉。"即珍藏流传之意。

〔提要〕

本节指医学的道理极为微妙，如不仔细体察就难以知其根源，教导人们心为一身主及十二官之间彼此关系必须审思明辨，同时说明对物的认识（这是指医学理论）为毫厘之数逐步扩大，最后强调本篇所讲的医理至为重要，应当好好学习，珍藏起来，使之流传后世。

〔讨论〕

一、"心者，君主之官，神明出焉"

"心者，君主之官"说明心在人体中处重要的地位。它之所以重要，就是因为它主神志主血脉。所以《灵枢·邪客》说："心者，五藏六府之大主也，精神之所舍也，其藏坚固，邪弗能容也；容之则心伤，心伤则神去，神去则死矣。"五脏六腑只有在心主神志正常、指挥功能健全时，才能各自发挥正常职能，所以本篇又强调指出："主不明则十二官危。"

二、"肺者，相傅之官，治节出焉"

相傅有辅佐、协助君主之意。肺主治理、调节一身气机。因肺主气，与心所主之血脉密切相关。气为血帅，血为气母，气行则血行，气滞则血滞。血行靠宗气推动，而宗气又与肺相关，"宗气者，积于胸中，出于喉咙，以贯心脉而司呼吸焉。"所以心肺关系甚为密切。必须在"心"的统一领导下，才能起到"治节"作用，所以说："肺为相傅之官"。

三、"肝者，将军之官，谋虑出焉"

"勇而能断，故曰将军。"将肝比作将军，说明肝之性刚强、喜动，喜条达舒畅。如肝之气失条达，每多横逆。肝气郁结不舒，则胸胁胀满，疏泄太过，则急躁易怒，头眩耳鸣。可见肝主谋虑说明肝与精神活动有关。故中医常将癫狂躁扰多怒精神失常归之于肝。

四、"脾胃者，仓廪之官，五味出焉"

"脾与胃以膜相连"，二者关系密切，均为后天之本；为气血生化之源，若具体而言，则胃主受纳、腐熟，脾主转输运化；脾主升举清阳，胃主通降浊阴。只有纳化、升降正常则仓廪充盈，后天水谷精微才能化源不绝。所以《玉机真藏论》又说："脾、胃、大肠、小肠、三焦、膀胱者，仓廪之本，营之居也，名曰器，能化糟粕，转味而入出者也。"可见，只有脾胃功能正常，才能成为水谷精微"转味入出"的场所。

五、"肾者，作强之官，伎巧出焉"

作强即动作轻劲多力，动作敏捷，伎巧灵敏，这些与肾有关，实际上是说明了肾藏精、主骨、生髓，并通过髓与脑相通而产生的作用。《素问·六节藏象论》说："肾者主蛰，封藏之本，精之处也，其华在髮，其充在骨，为阴中之少阴，通于冬气。"这也说明肾藏精的基本功能。只有肾精充足，才能筋骨劲强，耳目聪明，身体盛壮，动作敏捷，轻劲多力。肾气通于脑，脑为髓之海，肾精充足则髓海有余，"髓海有余则轻劲多力，自过其度，髓海不足则脑转耳鸣，胫酸眩冒，目无所见，懈怠安卧。"肾的功能如此重要，故有肾为先天之本之说。

六、"膀胱者，州都之官，津液藏焉，气化则能出矣"

膀胱居于人体脏腑下部，系三焦水液会聚处，州都就是都会的意思。人体津液之余化为汗液、尿液，尿液则由膀胱排出体外。《五藏别论》指出："六府者，传化物而不藏"，如何此处提出"津液藏焉"？须知《脉要精微论》又说："水泉不止者，是膀胱不藏也"。《宣明五气》也说："膀胱不利为癃，不约为遗溺。"可见，所谓"膀胱者……津液藏焉。"应理解为膀胱有约束津液（尿液）的作用。

津液藏于膀胱，有赖气化作用，使水道通利，废液排出体外。张景岳说："气为水之母，"即为此义。但气化又不是膀胱所独有的功能。所谓气化，具有水液代谢、新陈代谢的意思，所以它是三焦、肺、脾、胃、心、肾、小肠、膀胱等脏器的综合作用，故气化作用不应独属于膀胱。

（王大鹏）

六节藏象论篇第九

六节，"节"谓一定的度数，以甲子纪天度，六十日甲子一周而为一节，六节为一年，故称六节。藏象，"藏"指内在脏器，"象"为外部象征；脏居于内，形见于外，故曰藏象。本篇前论天度，属于运气学说，后论藏象，以明人与天地相应之理，故以"六节藏象论"名篇。

〔原文〕

黄帝問曰：余聞天以六六之節[1]，以成一歲，人以九九制會[2]，計人亦有三百六十五節[3]以爲天地[4]，久矣。不知其所謂也？岐伯對曰：昭[5]乎哉問也，請遂[6]言之。夫六六之節，九九制會者，所以正天之度、氣之數[7]也。天度者，所以制日月之行也[8]，氣數者，所以紀化生之用也[9]。

〔注释〕

（1）天以六六之节：按下文"天有十日，日六竟而周甲，甲六复而终岁，三百六十日法也。"天，指十天干，古以天干纪日，故曰"天有十日"，六十天甲子一周为一节。六六就是六个甲子，即三百六十日为一年。又"六"源于三阴三阳之六气，天以六六之节，实际就是用三阴三阳六气来分析研究天道。

（2）九九制会：制，正也；会，会通。九，指东、南、西、北及东南、东北、西南、西北、中央等九个方位。九九即任何地方均可以运用此九方来分析研究地道和人道，并和天之六六之节互相配合，以此说明天地人相应。

（3）人亦有三百六十五节：节，指腧穴。《灵枢·九针十二原》云："节之交，三百六十五会。"又"所言节者，神气之所游行出入也"。

（4）以为天地：人与天地相应之意。

（5）昭：明，详。

（6）遂：尽。

（7）天之度、气之数：周天三百六十五度，一年二十四气的常数。

（8）天度者，所以制日月之行也：张隐庵："制，度也。天度者，周天三百六十五度，日日行一度，一岁而一周天，月日行十三度，一月而一周天，盖以天之度数，以纪日月之行也。"也就是说，天度是计算日月运行的。

（9）气数者，所以纪化生之用也：纪，通记，标志的意思。全句意谓：气数是标志万物化生之用的。张隐庵："气数者，生五气三之数也，化者，阴阳之化，在天而成六六，在地在人而成九九，皆阴阳气化之为盛也。"

〔提要〕

从天有六六之节，地和人有九九制会，提出人与天地相应的观点。指出六六之节用以确定天度，即计算日月运行的情况；九九制会，用以说明气数，即标志万物化生之用。从而说明天度和气数密切相关。

〔原文〕

天爲陽，地爲陰；日爲陽，月爲陰；行有分紀[1]，周有道理[2]，日行一度，月行十三度而有奇焉[3]，故大小月三百六十五日而成歲，積氣餘而盈閏[4]矣。立端於始[5]，表正於中[6]，推餘於終，而天度畢矣。

〔注释〕

（1）行有分纪：按照天体所划分的区域和度数来运行。

（2）周有道理：周，环周；道理，轨道。周有道理，言日月的环周运行有一定的轨道。

（3）日行一度，月行十三度而有奇焉：奇（jī，音基），余也。地球绕太阳公转一周（360 度）要 365 天，平均每天运行近似一度，古人认为地不动而日行，故曰日行一度。月亮绕地球一周，要 27.32 天，平均每日运行 13 度有余（$\frac{360°}{27.32}=13.18$），故曰月行十三度而有奇。

（4）积气余而盈闰：气，指节气；闰，谓置闰。古历月份以朔望月计，每月平均 29.5 日；节气以地球绕日 15 度左右计，一年二十四节气，正合周天 365.25 度。一年 12 个月，共得 354 日，因此，月份常不足，节气常有余，余气积满 29 日左右，即置一闰月。每年余 11 日，19 年积累 206 日，恰合 7 个朔望月，所以 19 年中须置 7 个闰月，平均 32 月置一闰月（3 年一闰，5 年再闰），才能使节气与月份复归一致。

（5）立端于始：立，确立；端，岁首。古历确定冬至节为一年之岁首。

（6）表正于中：表，圭表也，为古代天文仪器之一。正，校正或确实。表正于中，即以圭表测量日影的长短变形，计算日月的运度，来校正时令节气。

〔提要〕

单论天度，说明日月运行的规律和成月成岁置闰的道理，指出天度可以运用“立端于始，表正于中，推余于终”的方法测知。

〔原文〕

帝曰：余已聞天度矣，願聞氣數何以合之？岐伯曰：天以六六爲節，地以九九制會，天有十日[1]，日六竟而周甲[2]，甲六復而終歲，三百六十日法也。夫自古通天者，生之本，本於陰陽，其氣九州九竅，皆通乎天氣。故其生五，其氣三[3]，三而成天，三而成地，三而成人[4]，三而三之，合則爲九，九分爲九野[5]，九野爲九藏，故形藏四，神藏五[6]，合爲九藏以應之也。

帝曰：余已聞六六九九之會也，夫子言積氣盈閏，願聞何謂氣？請夫子發蒙解惑焉。

岐伯曰：此上帝所秘，先師傳之也。帝曰：請遂聞之。岐伯曰：五日謂之候，三候謂之氣，六氣謂之時，四時謂之歲⁽⁷⁾，而各從其主治⁽⁸⁾焉。五運相襲，而皆治之⁽⁹⁾，終期⁽¹⁰⁾之日，周而復始，時立氣布⁽¹¹⁾，如環無端，候亦同法⁽¹²⁾。故曰：不知年之所加⁽¹³⁾，氣之盛衰，虛實之所起，不可以爲工矣。

帝曰：五運之始，如環無端，其太過不及何如？岐伯曰：五氣更立⁽¹⁴⁾，各有所勝，盛虛之變，此其常也。帝曰：平氣何如？岐伯曰：無過⁽¹⁵⁾者也。帝曰：太過不及奈何？岐伯曰：在經⁽¹⁶⁾有也。帝曰：何謂所勝？岐伯曰：春勝長夏，長夏勝冬，冬勝夏，夏勝秋，秋勝春，所謂得五行時之勝，各以氣命其藏⁽¹⁷⁾。帝曰：何以知其勝？岐伯曰：求其至也，皆歸始春⁽¹⁸⁾，未至而至，此謂太過⁽¹⁹⁾則薄⁽²⁰⁾所不勝，而乘⁽²¹⁾所勝也，命曰氣淫⁽²²⁾。不分邪僻內生，工不能禁⁽²³⁾。至而不至，此謂不及⁽²⁴⁾，則所勝妄行，而所生受病，所不勝薄之也，命曰氣迫⁽²⁵⁾。所謂求其至者，氣至之時也。謹候其時，氣可與期⁽²⁶⁾，失時反候，五治不分⁽²⁷⁾，邪僻⁽²⁸⁾內生，工不能禁⁽²⁹⁾也。帝曰：有不襲⁽³⁰⁾乎？岐伯曰：蒼天之氣，不得無常也。氣之不襲，是謂非常，非常則變矣。帝曰：非常而變奈何？岐伯曰：變至則病，所勝則微，所不勝則甚⁽³¹⁾，因而重感於邪，則死矣。故非其時則微，當其時則甚⁽³²⁾也。

〔注释〕

（1）天有十日：天，指天干，即甲、乙、丙、丁、戊、己、庚、辛、壬、癸，古以天干纪日，故曰"天有十日"。

（2）日六竟而周甲：即十个天干和十二个地支（子、丑、寅、卯、辰、巳、午、未、申、酉、戌、亥）相合，凡六十日为甲子的一周，甲子经过六周，称为周甲。

（3）其生五，其气三：其，指自然界的生物。即生命的来源是禀受自然界的五行，五行又化生三阴三阳之气。

（4）三而成天，三而成地，三而成人：三，指三阴三阳之气。三加三合而成天之六气（风、寒、暑、湿、燥、火），地之六气（木、君火、相火、土、金、水），人之六气（脏腑三阴三阳之气）。

（5）九野：九州之野。

（6）形藏四，神藏五：人身有藏形质的四脏（即胃、大肠、小肠、膀胱），有藏神气的五脏（即肝藏魂、心藏神、脾藏意、肺藏魄、肾藏志）。又"形藏四"，王冰说："一头角，二耳目，三口齿，四胸中也。"也可借鉴。

（7）五日谓之候，三候谓之气，六气谓之时，四时谓之岁：五日是六十个时辰，成为一甲子，称为一候；三候十五日，成为一节气；六个节气九十日，称为一时；四时是三百六十日，为一年。

（8）各从其主治：主治，当王也，谓四时各有其当令之主气，如春木、夏火之类。《类经》："岁易时更，故各有所主之气，以为时之治令焉。"

（9）五运相袭，而皆治之：五运，五行之气的运行。袭，承袭。《类经》："此承上文而言岁时气候，皆五运相承，各治其时。"

（10）期：期（jī，音姬），一周称期，如一周年称期年。

（11）时立气布：岁立四时，时布节气。

（12）候亦同法：《类经》："不唯周岁之气为然，即五日为候，气亦迭更，故曰候亦同法。"

（13）年之所加：马莳："即《六元正纪大论》加临之加。"年之所加，即指各年主客气加临之期。

（14）五气更立：五运之气，更迭主时。

（15）无过：谓没有太过不及。

（16）经：指古医经。一说指《气交变大论》、《五运行大论》等。

（17）各以气命其藏：命，名也。张隐庵："春木合肝，夏火合心，长夏土合脾，秋金合肺，冬水合肾，各以四时五行之气，以名其脏焉。"

（18）求其至也，皆归始春：《类经》："至，气至也。如春则暖气至，夏则热气至是也。"始春，王冰："谓立春之日也，春谓四时之长，故候气皆从立春前之日也。"《类经》："一曰在春前十五日，当大寒节为初气之始，亦是。"

（19）未至而至，此谓太过：前一"至"指时令，后一"至"指气候，未至而至，就是未到其时令而有其气候，如未到春天而春天的气候已到，这就是气胜，即太过。

（20）薄：同迫，侵犯的意思。

（21）乘：同胜，欺凌的意思。

（22）气淫：淫，过甚或过多。气淫，也就是气胜或太过。

（23）不分邪僻内生，工不能禁：王冰："此十字，文义不伦，应古人错简。"王说为是。

（24）至而不至，此谓不及：时令已至，但所值之气候应至不至，而后期至也，是气不足，故曰不及。

（25）气迫：迫，不及，指主气不及。张隐庵："为主气不及，而所胜所不胜之气，交相逼迫也。"

（26）气可与期：谓春木、夏火、长夏土、秋金、冬水。或者说春时之气，可期而温；夏时之气，可期而热；秋时之气，可期而凉；冬时之气，可期而寒。

（27）失时反候，五治不分：失，失误；反，违背也；五治，即五运之治。全句意谓：四时失误，气候反常，五气分治四时的秩序紊乱，以致不得分别。

（28）邪僻：不正之气。

（29）禁：禁止，制止。

（30）袭：承袭，如木承水而旺于春，火承木而旺于夏，土承火而旺于长夏，金承土而旺于秋，水承金而旺于冬，五运之气，交相沿袭而主治。

（31）所胜则微，所不胜则甚：主气所胜的变气至，病就轻微，主气所不胜的变气至，病就严重。如春水主时，主气为风木，而变气得长夏潮湿的气候，湿属土，因木克土，即所胜，所以病微。如变气得秋天肃杀的气候，因金克木，即所不胜，病就严重。

（32）非其时则微，当其时则甚：反常气候出现引起的疾病，不当克我的时候则病微，正直克我的时候，病就重。

〔提要〕

此三段专论气数。第一段，说明气数从天度而来。天有六六之节，地有九州九野，从天之十干化生地之五行，地之五行又化生三阴三阳之气，三阴三阳之气组成天、地、人之六气。第二段，进一步发挥气数。说明五行之气的运行是相互递承的，其主岁主时都按一定的规律，周而复始循环无端地分治着，指出不知每年主气客气的加临、节气的盛衰、病气的虚实，就不能为良医。第三段，谈气数和人的关系。说明五运之气有正常的平气，也有太过不及的异常变化；五运之气有四时代序的常规，也有不以序承袭的反常情况。指出"失时反候，五治不分"所发生病变的规律："未至而至，此谓太过，则薄所不胜，而乘所胜也，命曰气淫"；"至而不至，此谓不及，则所胜妄行，而所生受病，所不胜薄之也，命曰气迫"。气之不袭的病变规律："变至则病，所胜则微，所不胜则甚，因而重感于邪，则死矣。故非其时则微，当其时则甚也。"

以上三节为前半篇，主论"六节"，属运气学说，其主要精神，在于说明天、地、人的密切关系。

〔原文〕

帝曰：善。余聞氣合而有形，因變以正名[1]。天地之運，陰陽之化，其於萬物，孰少孰多，可得聞乎[2]？岐伯曰：悉哉問也，天至廣不可度，地至大不可量，大神靈問[3]，請陳其方[4]。草生五色，五色之變，不可勝視，草生五味，五味之美，不可勝極，嗜欲不同，各有所通[5]。天食人以五氣[6]，地食人以五味。五氣入鼻，藏於心肺，上使五色修明，音聲能彰。五味入口，藏於腸胃，味有所藏，以養五氣[7]，氣和而生，津液相成，神乃自生。

〔注释〕

（1）气合而有形，因变以正名：变，变异。正名，辨定其名称。吴崑："气合而有形，谓阴阳二气交合，而生万物之有形者也。因变以正名，谓万物化生，各一其形，则各正其名而命之也。"

（2）可得闻乎：林亿等《新校正》云："详从前岐伯曰：昭乎哉问也至此，全元起注本及《太素》并无，疑王氏（按：指王冰）之所补也。"

（3）大神灵问：所提问题变化莫测、微妙难穷。

（4）方：大略的意思。

（5）嗜欲不同，各有所通：五脏对五色五味的嗜欲各有不同，五色五味对五脏也各有所通。如色青味酸入通于肝，色赤味苦入通于心，色黄味甘入通于脾，色白味辛入通于肺，色黑味咸入通于肾。

（6）天食人以五气：食，同饲，以食与人也。王冰："天以五气食人者，臊气凑肝，焦气凑心，香气凑脾，腥气凑肺，腐气凑肾也。"吴崑："五气，非徒臊、焦、香、腥、腐而已，此乃地气，非天气也。盖谓风气入肝，暑气入心，湿气入脾，燥气入肺，寒气入肾，当其不亢不害，则能养人，人在气交之中，以鼻受之，而养五脏，是天食人以五气也。"吴注为是。

（7）以养五气：以养五脏之气。

〔提要〕

本节为联系前后两半篇的桥梁，说明天气地味养人而用。五脏对自然界的五色五味嗜欲不同，各有所通。五气五味经人体吸收滋养人之五脏之气，化生津液以成精，精气充则神自健旺。

〔原文〕

帝曰：藏象何如？岐伯曰：心者，生之本⁽¹⁾，神之變⁽²⁾也，其華在面，其充在血脉，爲陽中之太陽⁽³⁾，通於夏氣。肺者，氣之本，魄⁽⁴⁾之處也，其華在毛，其充在皮，爲陽中之太陰，通於秋氣⁽⁵⁾。腎者，主蟄⁽⁶⁾，封藏之本，精之處也，其華在髮，其充在骨，爲陰中之少陰⁽⁷⁾，通於冬氣。肝者，罷極⁽⁸⁾之本，魂⁽⁹⁾之居也，其華在爪，其充在筋，以生血氣，其味酸，其色蒼，此爲陽中之少陽⁽¹⁰⁾，通於春氣。脾胃大腸小腸三焦膀胱者，倉廩⁽¹¹⁾之本，營⁽¹²⁾之居也，名曰器⁽¹³⁾，能化糟粕，轉味而入出者也，其華在唇四白⁽¹⁴⁾，其充在肌，其味甘，其色黃，此至陰⁽¹⁵⁾之類，通於土氣。凡十一藏，取決於膽也。

〔注释〕

（1）生之本：生谓生命，本谓根本。高士宗："心为身之主，故为生之本。"张景岳："心为君主而属阳，阳主生，万物系之以存亡，故曰生之本。"

（2）神之变：谓主神识的变化。林亿等《新校正》云："详神之变，全元起本并《太素》作'神之处'。"作"处"为是，下云"魄之处"、"精之处"等可证。处，居处也。

（3）阳中之太阳：《灵枢·九针十二原》："阳中之太阳，心也。"前一阳字，指部位，如胸为阳，腹为阴。太阳，是以五脏分阴阳，心处上焦，上为阳，心的功能又以阳气为主，故曰"阳中之太阳。"太，盛大的意思。

（4）魄：人体精神活动之一。《灵枢·本神》："并精而出入者谓之魄。"

（5）阳中之太阴，通于秋气：肺气通于秋，以太阴之气而居阳分，故为阳中之太阴，而通于秋气。林亿等《新校正》云："按太阴，《甲乙经》并《太素》作'少阴'，当作少阴，肺在十二经虽为太阴，然在阳分之中，当为少阴也。"《灵枢·九针十二原》和《灵枢·阴阳系日月》二篇中"太"均作"少"。可作参考。

（6）蟄：蟄（zhé，音哲），藏也，如虫类伏藏于土中，有生机内藏之意。肾藏精，故曰"主蟄"。

（7）阴中之少阴，通于冬气：张隐庵："肾为阴脏而有坎中之阳，故为阴中之少阴，而通于冬气，冬主水也。"林亿等《新校正》云："按全元起本并《甲乙》、《太素》，少阴，作太阴，当作太阴，肾在十二经为少阴，然在阴分之中，当为太阴。"《灵枢·九针十二原》和《灵枢·阴阳系日月》二篇中"少"亦作"太"。可作参考。

（8）罷极：罷，同疲，松弛之意。极，作"紧张"解。肝主筋膜，人体肢体活动与肝有关，故曰："罷极之本"。

（9）魂：人体精神活动之一。《灵枢·本神》："随神往来者谓之魂。"

（10）阳中之少阳：张景岳："木旺于春，阳气未盛，故为阳中之少阳。"林亿等《新校正》云："按全元起本并《甲乙》、《太素》作'阴中之少阳'，当作阴中之少阳。"《灵枢·九针十二原》和《灵枢·阴阳系日月》二篇均作"阴中之少阳"。肝在下焦属阴，却具少阳生发之气，故作阴中之少阳为是。

（11）仓廪：藏谷米的地方。藏谷的叫仓，藏米的叫廪。此处形容受纳、消化、输泄饮食物。

（12）营：饮食物变化的营养物质。

（13）器：吴崑："盛贮水谷，犹夫器物，故名曰器。"器亦指物质体，《易经》："行而上者谓之道，行而下者谓之器。"

（14）唇四白：张景岳："四白，唇之四际白肉也。"

（15）至阴：至，上下往复也。脾在腹，腹为阴，脾居中土而主运化，为阴阳上下之枢，有上下转输往复无穷的作用，故称至阴。至，又作归解，土为万物之所归，故云。

〔提要〕

专论藏象。说明藏象的意义，各脏腑的功能和它们的外在形象表现，以及和自然界、时令的密切关系。提出"凡十一藏，取决于胆"的观点。

〔原文〕

故人迎一盛病在少阳[1]，二盛病在太阳，三盛病在阳明，四盛已[2]上爲格陽[3]。寸口一盛病在厥陰[4]，二盛病在少陰，三盛病在太陰，四盛已上爲關陰[5]。人迎與寸口俱盛四倍已上爲關格[6]，關格之脉羸[7]，不能極於天地之精氣，則死矣！

〔注释〕

（1）人迎一盛病在少阳：盛，指脉大，一盛是大一倍，二盛是大二倍。全句意谓：人迎脉大于寸口脉一倍，病在少阳。

（2）已：与"以"通用。

（3）格阳：阳热盛，阳气格于外，气血盈溢于三阳，与三阴格拒，不相交通。

（4）寸口一盛病在厥阴：寸口脉大于人迎脉一倍，病在厥阴。

（5）关阴：也指阳热证，热郁于内，气血盈溢于三阴，与三阳隔绝，不相交通。

（6）关格：由于阳热极盛，孤阳巨亢，真阴败极，而见阴阳俱极盛之脉，阴关于内，阳格于外，不能交互运行，已成阴阳离决之势。

（7）关格之脉羸：林亿等《新校正》云："详羸当作赢，脉盛四倍已上，非羸也，乃盛极也，古文赢与盈通用。"全句意谓：关格之脉极度充盛。

〔提要〕

以脉象讨论脏腑三阴三阳之六气。从人迎寸口之脉象的异常亢盛，指出疾病所发生的经脉。人迎脉属阳明经，主外而候阳，人迎盛病在三阳经，盛极则格阳于外，与三阴格拒而成格阳证。寸口脉属太阴经，主内而候阴，寸口盛病在三阴经，盛极则关阴于内，与三阳隔绝而成关阴证。人迎寸口脉俱亢极，则阴阳离决，不相荣运，发生关格的危证。

〔讨论〕

一、天地与人相应的整体观

1. 天地人密切相关

天有六六之节，地和人有九九制会。从天之十干化生地之五行，地之五行又化生三阴三阳之气，三阴三阳之气三加三合而成天、地、人之六气。故曰："其生五，其气三，三而成天，三而成地，三而成人。"生命本源于三阴三阳之气，故曰："自古通天者，生之本，本于阴阳。"下文论述藏象中各脏和自然界的相应关系，如"心者……为阳中之太阳，通于夏气。"把心的生理功能和病理变化与夏天阳热的气候联系起来，其余各脏亦然。反复说明天、地、人三者是密切相关的。

2. 自然界气候变化与人体发病的关系

五运之气，更迭主时，各从其主治，无太过不及，则为平气；若节气失时和五运异常变化，则要引起疾病。自然界气候的变化及人体发病都有规律可循，主要按五行的生克乘侮关系来推理："未至而至，此谓太过，则薄所不胜，而乘所胜也，命曰气淫。""至而不至，此谓不及，则所胜妄行，而所生受病，所不胜薄之也，命曰气迫。"气之不袭，"变至则病，所胜则微，所不胜则甚，因而重感于邪，则死矣。故非其时则微，当其时则甚也"，所以必须"谨候其时，气可与期"，若"失时反候，五治不分，邪僻内生，工不能禁"指出："不知年之所加，气之盛衰，虚实之所起，不可以为工矣。"也就是说，一个医生，必须掌握自然界的气候变化及其与人体发病的密切关系，才能提高疗效。这样的实例在临床上屡见不鲜，1955年，石家庄流行乙型脑炎，根据当年气候特点，火气偏旺，按暑温证以白虎汤治疗，取得显效。次年，北京也流行乙脑，有人仍以白虎汤治疗，效果却不好。著名老中医蒲辅周，根据当年北京雨水较多，湿气较重的特点，按照湿温证采用苍术白虎汤加减治疗，收到卓效。

张隐庵指出，本篇为五运六气之提纲。在《素问》中，还有七篇大论专论运气学说，说明气候变化和人体发病的密切关系，这种把人与自然统一的思想是积极的、可取的，古人的经验可作为我们分析研究自然界气候变化和疾病流行情况的重要参考。

3. 天气地味养人而用

指出"天食人以五气，地食人以五味。"五气五味经人体吸收以养五脏之气，"气和而生，津液相成，神乃自生。"也就是说，人的脏腑保持正常功能，在于自然界的给养。同时，五脏对自然界的五色五味"嗜欲不同，各有所通"，指出人体各脏对自然界的五色五味有选择吸收的客观规律，这是食物及药物归经学说的理论基础，对指导临床辨证用药有很大价值，诸如生石膏色白味辛性凉以清肺热，参芪色黄味甘以健脾，肉苁蓉色黑味咸以温肾等，不胜枚举。

整体观是中医学的指导思想，本文以"天地与人相应"的精神，反复强调了这一观点

二、藏象

1. 脏腑的基本性能

本篇是《内经》中论述藏象较完整的一篇，综合所论各脏腑的基本性能，列表如下

（表9-1）。

表9-1　　　　　　　　　　　　脏腑基本性能表

脏腑	基本性能	外在表征	内部充盈	阴阳区分	五行分配
心	生之本，神之变	其华在面	其充在血脉	阳中之太阳	（火）夏气
肺	气之本，魄之处	其华在毛	其充在皮	阳中之太（少）阴	（金）秋气
肾	封藏之本，精之处	其华在发	其充在骨	阴中之少（太）阴	（水）冬气
肝	罢极之本，魂之居	其华在爪	其充在筋	阳（阴）中之少阳	（木）春气
脾	仓廪之本，化糟粕，转味而入出，营之居	其华在唇四白	其充在肌	阴中之至阴	（土）通于土气

2. 藏象的涵义

"帝曰：藏象何如？岐伯曰：心者，生之本，神之变也，其华在面，其充在血脉，为阳中之太阳，通于夏气。"这里指出心的主要生理功能是"生之本"，"神之变"，主血脉。心位于胸中，外部神识的变化，面部的色泽，血脉的运行情况，都是和心的生理功能相适应的表现在外的象征，这些象征的正常与否，就是心脏功能的客观反映。同时，又强调心的功能以阳气为主，为"阳中之太阳"，类通于夏天阳热炽盛的气候，这又把人体的脏腑和自然界联系为统一的整体。心脏如此，余脏皆然。王冰曰："象，谓所见于外，可阅者也。"张景岳曰："脏居于内，形见于外，故曰藏象。"意即五脏六腑在体内，但体表和外界却有与它相互适应的象征，可以验证，即通过各种不同的象征，便能了解各个脏腑不同的生理活动及病理变化。临床上，藏象学说是辨证论治的主要依据，以肾为例，如见腰膝酸软、头晕耳鸣、阳痿遗精、脱发白发、痿软无力等证，则诊断肾虚，治宜补肾，因肾主藏精，上述证候为肾精不足的表现，又因肾"其华在发"，"其充在骨"，所以头发的病证和骨软无力要从肾论治。余脏亦然。以五脏为中心的脏腑辨证是中医学的基本辨证方法之一，其理论基础却是藏象学说。

综合《内经》论述藏象的各篇内容，可见藏象概括了人体的解剖生理功能，指出了脏腑、经络、精气神的生理作用和病理变化以及它们的外在表现，说明人体本身是一个有机的整体。同时，也指出人体和自然界的密切关系，人体和自然界也是统一的整体。藏象学说是中医学的理论核心，贯串了整体观念和脏腑相关的学术思想，反映了辨证论治的精神，体现了中医学的生理、病理有机联系的特点。

3. 凡十一脏，取决于胆

王冰："然胆者，中正刚断无私偏，故十一脏取决于胆也。"

李东垣："胆者，少阳春升之气，春气升则万化安，故胆气春升，则余脏从之。胆气不升，则飧泄肠澼，不一而起矣。"（《脾胃论》）

张景岳："五脏六腑，共为十一，禀赋不同，情志亦异，必资胆气，庶得各成其用，故皆取决于胆也……足少阳为半表半里之经，亦曰中正之官，又曰奇恒之府，所以能通达阴阳，而十一脏皆取决乎此也。"又谓东垣"其说亦通。"（《类经》）

张隐庵："五脏六腑，共为十一脏，胆主甲子，为五运六气之首，胆气升则十一脏腑

之气皆升，故取决于胆也，所谓"求其至也，皆归始春。"（《黄帝内经素问集注》）

秦伯未："五脏六腑的强弱，可从胆的壮怯作为判断。"（《内经知要浅解》）

方药中：胆为中正之官，主决断，肝胆相表里，都属木，主疏泄，胆为阳木，胆的决断主导肝的正常疏泄，肝胆的疏泄，关系气血调达，从而影响五脏六腑。李东垣所说胆主少阳春升之气，也即木气，肝胆正常，"疏其血气"，人体各脏才能如《素问·至真要大论》所说，"令其调达，而致和平。"

历代各家，主要两种意见：①胆为中正之官，无私偏，足少阳为半表半里之经，通达全体之阴阳。②胆主少阳春升之气，胆气升则十一脏之气皆升。秦老指出，胆和精神活动有关。方老所见，指导临床价值较大，近年活血化瘀法得到十分广泛的应用，足资证明。

三、人迎寸口脉象和关格

1. 人迎寸口的脉象

本文以人迎和寸口脉象的异常，讨论疾病所发生的经脉。人迎，为足阳明胃经的一个穴位。《灵枢·经脉》："胃足阳明之脉……其支者，从大迎前下人迎，循喉咙入缺盆。"《灵枢·寒热病》："颈侧之动脉人迎，人迎，足阳明也，在婴筋之前。"指出人迎在结喉旁动脉搏动处。寸口，即气口，为手太阴肺经所过。《素问·五藏别论》："气口亦太阴也。"气口和人迎所以能作为诊脉部位，是由于胃气走注之故。《素问·五藏别论》："气口何以独为五藏主……是以五藏六府之气味，皆出于胃，变见于气口。"《灵枢·动腧》："足之阳明，何因而动……胃气上注于肺，其悍气上冲头者，循咽上走空窍，循眼系，入络脑，出颐，下客主人，循牙车，合阳明，并下人迎，此胃气别走于阳明者也。故阴阳上下，其动也若一。"《类经》注云："此云阴阳上下者，统上文手太阴而言也。盖胃气上注于肺，本出一原，虽胃为阳明，脉上出于人迎；肺为太阴，肺下出于寸口。而其气本相贯，故彼此之动，其应若一也。"指出寸口、人迎的脉动，都是资借着胃气，所以其动一致。《灵枢·四时气》："气口候阴，人迎候阳。"《灵枢·禁服》："寸口主中，人迎主外，两者相应，俱往俱来，若引绳大小齐等，春夏人迎微大，秋冬寸口微大，如是者，名曰平人。"指出正常健康人寸口和人迎的脉象。《灵枢·经脉》提及各阳经病变，盛者，人迎大 1~3 倍于寸口，虚者，人迎反小于寸口；各阴经病变，盛者，寸口大 1~8 倍于人迎，虚者，寸口反小于人迎。《灵枢·终始》和《灵枢·禁服》提出，人迎脉盛且躁，病在手足三阳经；寸口脉盛且躁，病在手足三阴经，并提出针刺治疗的方法。结合本篇所论内容，可认为《内经》中的人迎指结喉旁的颈动脉，寸口指腕部的桡动脉，人迎属足阳明经，主外而候三阳，寸口属手太阴经，主内而候三阴。古人以人迎和寸口脉象对比作为一种诊断方法，人迎盛病在三阳经，寸口盛病在三阴经。晋·王叔和《脉经》提出"左为人迎，右为气口"，人迎和气口均指两腕桡动脉，李东垣宗《脉经》，与《内经》所论有别。

2. 关格

《内经》论及关格者，除本篇外，还有《素问·脉要精微论》、《灵枢·终始》、《灵枢·脉度》、《灵枢·禁服》各篇。综合各篇所论，人迎脉四盛以上为格阳（溢阳、外格、格）；寸口脉四盛以上为关阴（溢阴、内关、关）；人迎与寸口俱盛四倍以上为关格的病机，《灵枢·脉度》："故邪在府，则阳脉不和，阳脉不和则气留之，气留之则阳气盛矣，阳气太盛则阴不利，阴脉不利则血留之，血留之则阴气盛矣。阴气太盛，则阳气不能荣也，故曰关，阳气太盛，则阴气弗能荣也，故曰格，阴阳俱盛，不得相荣，古曰关格，关格者，不得尽期而死也。"说明三者均为阴阳不能交互运行的病理反应，病情都比较危重。可见，《内经》的关格既指脉象，为一种脉诊术语；又指病机，是阴阳盛极而不得相荣的表现。后世关格是指病名，张仲景谓："关则不得小便，格则吐逆。"巢元方："关格者，大小便不通也。大便不通，谓之内关，小便不通，谓之外格；二便俱不通，为关格也。"（《诸病源候论》卷十四）朱丹溪立关格门，指出其："寒在上，热在下，脉两手寸俱盛四倍以上。"戴元礼云："关格者，谓膈中觉有所碍，欲升不升，欲降不降，欲食不食，此谓气之横格也。"（《丹溪心法》）所论关格涵义各别，当注意辨别。

（赵健雄）

五藏生成篇第十

本篇主要从五脏与五体、五味、五色、五脉的关系上阐述了诊色脉以察五脏的问题，以及色脉诊在临床上的具体应用。因为外在的色脉是内在五脏的气血所生成的，故名为"五藏生成"。

〔原文〕

心之合⁽¹⁾脉也，其榮⁽²⁾色也，其主⁽³⁾腎也。肺之合皮也，其榮毛也，其主心也。肝之合筋也，其榮爪也，其主肺也。脾之合肉也，其榮唇也，其主肝也。腎之合骨也，其榮髮也，其主脾也。

〔注释〕

（1）合：即配合。在内的五脏（心肝脾肺肾）都有它与外在相配合的五体（筋脉皮肉骨），也就是内外表里相合，所以称心合脉，肺合皮，肝合筋等。

（2）荣：荣华表现之意，五脏的精华表现于外的色泽。

（3）主：受制约的意思，五脏之间有相互制约的作用。

〔提要〕

本段从生理方面叙述了五脏心、肝、脾、肺、肾与体表组织脉、皮、筋、肉、骨、色、毛、爪、唇、发之间的表里相配合的关系，同时根据五行生克的理论说明五脏之间相互制约、相互联系的关系。

〔原文〕

是故多食鹹，則脉凝泣⁽¹⁾而變色；多食苦，則皮槁而毛拔⁽²⁾；多食辛，則筋急而爪枯；多食酸，則肉胝䐀而唇揭⁽³⁾；多食甘，則骨痛而髮落，此五味之所傷也。故心欲⁽⁴⁾苦，肺欲辛，肝欲酸，脾欲甘，腎欲鹹，此五味之所合也⁽⁵⁾。五藏之氣，故色見青如草兹⁽⁶⁾者死，黃如枳實⁽⁷⁾者死，黑如炲⁽⁸⁾者死，赤如衃血⁽⁹⁾者死，白如枯骨⁽¹⁰⁾者死，此五色之見死也⁽¹¹⁾。青如翠羽者生，赤如鷄冠者生，黃如蟹腹者生，白如豕膏⁽¹²⁾者生，黑如烏羽者生，此五色之見生也⁽¹³⁾。生於心，如以縞⁽¹⁴⁾裹朱；生於肺，如以縞裹紅；生於肝，如以縞裹紺⁽¹⁵⁾；生於脾，如以縞裹栝樓實⁽¹⁶⁾，生於腎，如以縞裹紫，此五藏所生之外榮也⁽¹⁷⁾。

色味當⁽¹⁸⁾五藏：白當肺、辛，赤當心、苦，青當肝、酸，黃當脾、甘，黑當腎、鹹。故白當皮，赤當脉，青當筋，黃當肉，黑當骨。

〔注释〕

（1）脉凝泣：泣为"冱"字之误。冱（hù，音户）同于涩，为闭塞干涸之意。脉凝涩，就是血脉流行不畅通。五脏之间本有互相克制的作用，但克之太过则又有克贼之害，多食咸，咸从水化，水味太过则伤火，心属火，合于脉，故心病而见脉凝涩。以下多食苦、辛、酸、甘皆与此义相同。

（2）毛拔：即毛发脱落之意。

（3）肉胝胗而唇揭：胝（zhī，音知），皮厚为胝；胗（zhòu，音咒），皱缩之意；揭，即掀起之意。肉胝胗而唇揭，即皮肉坚厚皱缩，口唇掀起。过食酸味酸从木化，木克土，脾属土，合于肉，其荣在唇，故见肉胝胗而唇揭。

（4）欲：即喜欢之意。

（5）此五味之所合也：马莳："合者，犹所谓相宜也。"张隐庵："五味入口，藏于肠胃，以养五脏气，故五味为五脏之所欲，无有偏胜，则津液相成，而神自生矣。"也就是五味各有其相宜的五脏。

（6）青如草兹：张隐庵："兹，蓐席也，兹草者，死草之色，青而带白也。"

（7）黄如枳实：枳实，为一种落叶灌木的果实，是中药的一种，其色黄而带青。

（8）黑如炱：炱（tái，音台），烟气凝积而成的尘灰，其色黑而带黄。

（9）赤如衃血：王冰："衃血，谓败恶凝聚之血，色赤黑也。"

（10）白如枯骨：王冰："白而枯槁，如干骨之白也。"

（11）此五色之见死也：张景岳："脏气败于中，则神色夭于外。"《三部九候论》曰："五藏已败，其色必夭，夭必死矣。"张隐庵："五色干枯，而兼有所胜之色，故死。"

（12）豕膏：猪之脂肪，其色白而光润。

（13）此五色之见生也：张景岳："此皆五色之明润光彩者，故见之者生。"

（14）缟：缟（gǎo，音稿），一种极薄而白的丝织品。缟裹朱、缟裹红、缟裹绀等，皆为朦胧含蓄之色，即外皆白净而五色隐然内见。

（15）绀：绀（gàn，音干），微红的黑色。

（16）栝楼实：药名，是一种属于葫芦科多年生的蔓草的果实，其色黄。

（17）此五藏所生之外荣也：张隐庵："五脏所生之荣色见于外也。"

（18）当：作"合"字讲。

〔提要〕

本段大意有两点：第一，叙述了五味与五脏之间的关系，即五味各有所宜之脏，但过食五味也会伤害五脏，引起其所胜之脏所属的病变。第二，阐述了五脏与五色的关系，指出：无论青、黄、赤、白、黑，如色泽枯焦晦暗，表明脏气衰败，是五脏之死色。如光泽明润，表明脏气充沛，为五脏的生色。因为五脏之精气都要上露于面，所以察色可知五脏精气的盛衰。正常的情况下，五脏的脏真之气内充，五色的表现当含而不露，隐然内现。若五脏之色尽露于外，无一点含蓄之色，亦为脏真之气衰竭于内的危象。

〔原文〕

諸脉者皆屬於目[1]，諸髓者皆屬於腦[2]，諸筋者皆屬於節[3]，諸血者皆屬於心，諸氣者皆屬於肺，此四支八溪之朝夕也[4]。故人臥血歸於肝[5]，肝受血而能視，足受血而能步，掌受血而能握，指受血而能攝。臥出而風吹之，血凝於膚者爲痹[6]，凝於脉者爲泣⁽⁷⁾，凝於足者爲厥⁽⁸⁾，此三者，血行而不得反其空，故爲痺厥也⁽⁹⁾。人有大谷十二分⁽¹⁰⁾，小溪三百五十四名⁽¹¹⁾，少十二俞⁽¹²⁾，此皆衛氣之所留止，邪氣之所客也，針石緣而去之⁽¹³⁾。

〔注释〕

（1）诸脉者皆属于目：《灵枢·大惑论》曰："五藏六府之精气，皆上注于目而为之精。"《灵枢·口问》曰："目者，宗脉之所聚也。"故诸脉者皆属于目。

（2）诸髓者皆属于脑：《灵枢·海论》曰："脑为髓之海。"

（3）诸筋者皆属于节：张景岳："筋力坚强，所以连属骨节。如《宣明五气》篇曰：久行伤筋。以诸筋皆属于节故也。"

（4）故四支八溪之朝夕也：两手两足谓四肢，肘膝踝腕为八溪。朝夕，是言人之诸脉、髓、筋、血、气无不由此出入而朝夕运行不离之意。也有人认为，朝夕即潮汐之义，言人身气血往来如海潮之消长，于义亦通。

（5）故人卧血归于肝：张景岳："人寤则动，动则血随气行阳分而运于诸经，人卧则静，静则血随气行于阴分而归于肝，以肝为藏血之脏也。"

（6）卧出而风吹之，血凝于肤者为痺：张景岳："卧出之际，若玄府未闭魄汗未藏者，为风所吹，则血凝于肤，或致麻木或生疼痛而病为痺。"

（7）凝于脉者为泣：泣，与涩同。风寒外袭，血凝于脉，脉道涩而不畅通。

（8）凝于足者为厥：厥者，谓足逆冷也。夫阴阳之气不相顺接则为厥，血凝于足，使阴阳之气不相合，故为厥。

（9）血行不得反其空，故为痺厥也：空，与"孔"同，空穴为气血出入的门户，气血运行不能达到那些溪谷孔穴的地方，风邪得而客之，故发为痺、厥等病。

（10）人有大谷十二分：张景岳："大谷者，言关节之最大者也，节之大者无如四肢，在手者肩、肘、腕，在足者踝、膝、腕，四肢各有三节，是为十二分，分，处也。"马莳："大经所会谓之大谷，十二分者，十二经脉之部分也。"

（11）小溪三百五十四名：王冰："小络所会，谓之小溪也。然以三百六十五小络言之者，除十二俞外，则当三百五十三名，经言三百五十四者，传写行书误以三为四也。"

（12）少十二俞：即除去十二俞穴。有人认为此四字是后人旁注，误入正文。

（13）针石缘而去之：张景岳："邪客于经，治以针石，必缘其所在取而去之。缘，因也。"

〔提要〕

本段主要阐述了脉、髓、筋、血、气在生理上的所属以及血的功能和作用，同时指出人身四肢八溪及大小空穴是气血运行出入的地方，若气血不能正常运行充于溪谷，溪谷就会被邪气所侵，从而发生疾病。

〔原文〕

诊病之始，五决爲纪⁽¹⁾，欲知其始，先建其母。所謂五决者，五脉⁽²⁾也。是以頭痛巔疾⁽³⁾，下虚上實，過在足少陰、巨陽，甚則入腎⁽⁴⁾。徇蒙招尤⁽⁵⁾，目冥耳聾，下實上虚，过在足少阳、厥阴，甚则入肝[6]。腹满䐜胀，支鬲胠胁，下厥上冒，过在足太阴、阳明[7]。咳嗽上气，厥在胸中，过在手阳明、太阴[8]。心烦头痛，病在鬲中，过在手巨阳、少阴[9]。

夫脉之小大滑涩浮沉，可以指别，五藏之象，可以类推[10]；五藏相音，可以意识[11]；五色微诊[12]，可以目察。能合脉色，可以万全。

赤脉之至也，喘而坚，诊曰有积气在中，时害于食，名曰心痹，得之外疾，思虑而心虚，故邪从之[13]。白脉之至也，喘而浮，上虚下实，惊，有积气在胸中，喘而虚，名曰肺痹，寒热，得之醉而使内也[14]。青脉之至也，长而左右弹，有积气在心下支胠，名曰肝痹，得之寒湿，与疝同法，腰痛足清头痛[15]。黄脉之至也，大而虚，有积气在腹中，有厥气，名曰厥疝，女子同法，得之疾使四支汗出当风[16]。黑脉之至也，上坚而大，有积气在小腹与阴，名曰肾痹，得之沐浴清水而卧[17]。

凡相五色之奇脉[18]，面黄目青，面黄目赤，面黄目白，面黄目黑者，皆不死也[19]，面青目赤，面赤目白，面青耳黑，面黑目白，面赤目青，皆死也[20]。

〔注释〕

（1）五决为纪：王冰："谓以五脏之脉为决生死之纲纪也。"

（2）五脉：张景岳："五脉者，五脏之脉，各有其经也。又如肝脉弦，心脉钩，脾脉软，肺脉毛，肾脉石，皆所谓五脉也。"

（3）巅疾：即癫疾。巅，顶也，巅疾是说头部疾患如头痛、目眩等。

（4）下虚上实，过在足少阴、巨阳，甚则入肾：下虚上实，即正气虚于下，邪气实于上。过在足少阴、巨阳。过者，病也；即病根在足少阴肾经和太阳膀胱经上，因为肾与膀胱为表里，肾有络脉与膀胱相连，太阳之脉上额交巅络脑，故有头痛巅疾之病，且经病不已，当入于脏，故甚则入肾。临床上多见肾阴虚于下，阴不敛阳，阳亢于上的头痛、目眩等，治疗常用滋阴潜阳之法。

（5）徇蒙招尤：徇，作胸，古时"胸"与"眩"字通用。蒙，与矇通，即视物昏花不清。招，掉摇，摇晃之义。尤，即摇之义。徇蒙招尤，就是头晕眼花，振摇不定的感觉。

（6）下实上虚，过在足少阳、厥阴，甚则入肝：下实上虚，即下部邪气实，上面正气虚，正气为邪所阻，不能达于上所致，病在足少阳胆经与厥阴肝经。因肝胆之经相为表里，之间有络脉相连，厥阴肝经起于足大指丛毛之际……上入颃颡，连目系，上出额，与督脉会于巅；足少阳胆经起于目锐眦，上抵头角，下耳后……从耳后入耳中，出走耳前，至目锐眦后，故徇蒙招尤，目瞑耳聋，病在足少阳胆经和足厥阴肝经上。经病不已，严重时则入于脏，故甚则入肝。临床上，肝胆之邪气上下俱实之证较多见，单是下实上虚者却较少见，治疗上常以清泄肝胆为主。

（7）腹满䐜胀，支鬲胠胁，下厥上冒，过在足太阴、阳明：支，支撑之意；鬲，隔塞。腋下为胠，胠下为胁，支鬲胠胁，就是胸膈肋胁感到痞塞撑胀不适。下厥，指气血逆上而四肢厥冷。上冒，指浊气不降，而胸腹䐜胀。足太阴脾经，自股内前廉入腹属脾络胃，上膈与足阳明胃经为表里；足阳明胃起于鼻……其支别者，起于胃下口，循腹里至气街中合以下髀，且脾胃皆主四肢，故腹满胅胀，支鬲胠胁，下厥上冒，病是在足太阴、阳明经上。

（8）咳嗽上气，厥在胸中，过在手阳明、太阴：上气者，喘急也厥在胸中，即气逆于胸中。手阳明大肠经……下入缺盆络肺，下鬲属大肠，与太阴肺经相表里。手太阴肺经，起于中焦，下络大肠，还循胃口上膈属肺，从肺系横出腋下，故二经之气皆能逆于胸中。因此，咳嗽上气厥在胸中之证是病在手阳明、太阴经上。

（9）心烦头痛，病在鬲中，过在手巨阳、少阴：鬲中，鬲上也。手巨阳即手太阳小肠也。手太阳之脉，入缺盆络心，其支者，循头上颊，至目锐眦。手少阴心脉起于心中，出属心系，其支者上挟咽、系目系。故病在膈中而为心烦头痛者，过在手太阳、少阴也。

（10）五藏之象，可以类推：五脏之象，即五脏的气象。五脏藏于内，必有形于外，由外表的现象，可以用取类比象的方法来推测。

（11）五藏相音，可以意识：马莳："人之相与音虽见于外，而五脏主于其中，可以意会而识之。"

（12）微诊：微，精微也。微诊，音色诊极精微也。

（13）赤脉之至也，喘而坚，诊曰有积气在中，时害于食，名曰心痹得之外疾，思虑而心虚，故邪从之。喘，脉来如喘促之状，搏动急疾。坚，脉来坚实有力。害，妨碍也。时害于食，常常妨碍饮食。痹，闭塞而气不通达的意思，心痹，即心气郁闭不舒。张景岳："赤者，心之色。脉喘而坚者，谓急盛如喘而坚强也。心脏居高，病则脉为喘状，故于心肺二脏独有之。喘为心气不足，坚为病气有余。心脉起心胸之中，故积气在中，时害于食。积为病气积聚，痹为脏气不行。外疾，外邪也。思虑心虚，故外邪从而居之矣。"

（14）白脉之至也，喘而浮，上虚下实，惊，有积气在胸中，喘而虚名曰肺痹，寒热，得之醉而使内也：张景岳："白者，肺色见也。脉喘而浮者，火乘金而病在肺也。喘为气不足，浮为肺阴虚。肺虚于上，则气不行而积于下，故上虚则为惊，下实则为积。气在胸中，喘而且虚，病为肺痹者，肺气不行而失其治节也。寒热者，金火相争，金胜则寒，火胜则热也。其因醉以入房，则火必更炽，水必更亏，肾虚盗及母气，故肺病若是矣。"

（15）青脉之至也，长而左右弹，有积气在心下支胠，名曰肝痹，得之寒湿，与疝同法，腰痛足清头痛：张景岳："青者，肝色见也。长而左右弹，言两手俱长而弦强也。弹，搏击之义。此以肝邪有余，故气积心下，及于支胠，因成肝痹。然得之寒湿而积于心下支胠者，则为肝痹，积于小腹前阴者，则为疝气。总属厥阴之寒邪，故云与疝同法。肝脉起于足大趾，与督脉会于巅，故病必腰痛足冷头痛也。"

（16）黄脉之至也，大而虚，有积气在腹中，有厥气，名曰厥疝，女子同法，得之疾使四支汗出当风：张景岳："黄者，脾色见也。脉大为邪气盛，虚为中气虚。中虚则脾不能运，故有积气在腹中。脾虚则木乘其弱，水无所畏，而肝肾之气上逆，是为厥气。且脾、肝、肾三经皆结于阴器，故名曰厥疝，而男女无异也。四肢皆禀气于脾，疾使之则劳伤脾气而汗易泄，汗泄则表虚而风邪客之，故为是病。"

（17）黑脉之至也，上坚而大，有积气在小腹与阴，名曰肾痹，得之沐浴清水而卧：张景岳："黑者，肾色是也。上言尺之上，即尺外以候肾也。肾主下焦，脉坚而且大者，肾邪有余，故主积气在小腹与阴处，因成肾痹。其得于沐浴清水而卧者，以寒湿内侵而气归同类，故病在下焦而邪居于肾。"

（18）凡相五色之奇脉：相，视也。奇，异也。奇脉，脉色之异也。王冰："奇脉，谓与色不相偶合也。"

（19）面黄目青，面黄目赤，面黄目白，面黄目黑者，皆不死：王冰："凡色是黄，皆为有胃气，故不死也。"

（20）面青目赤，面赤目白，面青目黑，面黑目白，面赤目青，皆死也：王冰："无黄色而皆死者，以无胃气也，五藏以胃气为本，故无黄色，皆曰死焉。"

〔提要〕

本段叙述了五脏十经的病变和五脏病脉所现时的病证，举例说明了色、脉诊在临床上的具体应用。提出了诊病之始，五决为纪，欲知其始，先建其母的重要思想，同时强调了色、脉合参在诊断上的重要意义，指出了观察面色要注意黄色的有无，即胃气的存在。因为黄色为脾土之色，脾胃为后天之本，有胃气则生，无胃气则死。

〔讨论〕

一、五脏与体表组织的关系，以及五脏之间的正常制约关系

中医学认为人是一个有机的整体，人体的各个部分都是有机地联系在一起的，这种相互联系的关系，是以五脏为中心，通过经脉的作用和气血的运行而实现的。本文中所讲的心之合脉也，其荣色也，其主肾也；肺之合皮也，其荣毛也，其主心也；肝之合筋也，其荣爪也等等，就是这种整体观念的具体反映。

心之合脉，合是配合。心有推动血液在脉管内运行以营养全身的功能，脉是血液运行的道路，血液能正常地运行，是心与脉互相配合共同起作用的结果。心的功能好，脉道通畅，血液充盈，血中的营养物质就能不断供养周身，这种正常的功能反映于体表，就可以见面色红润光泽；若心脏功能不好，脉道也不通畅，则见面色㿠白或暗淡无光。这也就是心其荣在面也。

肺之合皮也，其荣毛也，皮毛是人体体表最外在的组织，也是抵御外邪侵袭的第一道防线。肺有把水谷精微输布于皮毛以滋养周身皮肤、毛发、肌肉的作用，又有宣发卫气到体表，以抵御外邪的功能，所以从皮毛的荣枯和体表抵抗外邪的能力，可以了解内在肺脏的功能盛衰。

肝之合筋也，其荣爪也。筋，即筋膜，是一种联络关节肌肉，主司运动的组织。肝之所以合筋，是因为全身筋膜都要依赖肝血的滋养。肝血充盈，筋脉可以得到充分濡养，人体可以维持正常的运动。爪为筋之余，所以从爪甲的荣枯，关节的活动情况可以推断肝脏的盛衰。

脾之合肉也，其荣唇也。脾有消化、吸收、运输营养物质的功能。脾气健运，营养充足，肌肉可以得到充分营养而丰满，若脾不健运，营养缺乏，则肌肉萎软，瘦弱，脾开窍于口，所以从外在的肌肉丰满与口唇色泽的情况，可以了解脾脏的盛衰。

肾之合骨也，其荣发也。肾有藏精、生髓的功能，髓居于骨中以滋养骨骼，肾精充足，骨髓生化有源，骨骼得到髓的充分滋养而坚固有力，否则，肾精亏少，髓无源以化生，骨失所养，则骨骼脆弱无力。发为血之余，精血可以互生，肾精充足，血液充盈，则毛发可以得到充分濡养而表现为光泽濡润，否则毛发枯槁，脱落。因此，从骨骼之健壮和毛发的润泽，可以了解肾脏的盛衰。

以上这些，就是内在的五脏心、肝、脾、肺、肾与外在的组织脉、筋、肉、皮、骨以及色、爪、唇、毛、发之间的表里相合的关系，它反映了中医学的整体观念，是中医临证上"从内知外，从外知内"的理论根据，也是中医诊断学的重要理论基础。

本文中的"（心）其主肾，（肺）其主心，（肝）其主肺，（脾）其主肝，（肾）其主脾"说明了五脏之间相互制约的关系。古人用木、火、土、金、水五行学说来归纳和说明五脏，认为五脏之间即有相生的联系关系，又有相克的互相制约关系，"亢则害，承乃制"，只有这种生与克同时存在，生克相济，事物才能发展。

"（心）其主肾"是说心必须受到肾的制约，才能发挥其正常功能，因为心属火，肾属水，心火只有在肾水的制约下才不会过于亢盛。"（肝）其主肺"是说肝必须受到肺的制约，因为肝属木，肺属金，肝木必须在肺金的制约下，才不会疏泄太过。"（脾）其主肝"是说脾必须受到肝的制约，因为脾属土，脾土必须在肝木的制约下，才不会壅塞不通。"（肾）其主脾"是说肾水必须受到脾土的制约，才不会随意泛滥，等等，这正说明了五脏之间正常的制约关系。若这种制约超出了正常范围，而克之太过，则亦为害，本文第一段所谈到的过食五味所引起的所胜之脏受伤，则正是这种克之太过的反映，因为五味各有所宜之脏，服之太过，则使一脏偏胜，它所克之脏则被伤，因此五脏之间的这种既互相联系，又互相制约，保持着一定动态平衡的关系，是中医学中朴素的辩证统一观点的又一体现。

二、"能合色脉，可以万全"

"能合色脉，可以万全"，它强调了色脉合参在诊查疾病上的重要意义，是本文中的又一个重要思想。色、脉是中医诊断学中极其重要的两大内容，也是中医诊病的独特方法。《灵枢·邪气藏府病形》说："十二经脉、三百六十五络，其血气皆上于面，而走空窍。"因此，从人体面部的色泽观察，可以了解五脏精气的盛衰。《素问·五藏别论》中又说："五藏六府之气味，皆出于胃，变见于气口。"肺朝百脉，又主一身之气，所以从切脉上，也可以了解五脏六腑的盛衰情况，因为色脉皆为五脏之气血所生成，它们是五脏在体表反映的两个方面。因此，必须合而参之，才能全面详细地了解情况以正确地推断辨别五脏的病变，否则单凭一方是不成的，这正如《灵枢经》中所说："视其外应，以知其内藏。"（《本藏》）"合而察之，切而验之，见而得之，若清水明镜之不失其形也。"（《外揣》）

本文对色脉诊均作了较为详细的论述，不仅说明了色脉诊在临床上的具体应用，而且还强调了色脉应当相符合的思想，指出："凡相五色之奇脉，面黄目青，面黄目赤，面黄目白，面黄目黑者，皆不死也。面青目赤，面赤目白，面青目黑，面黑目白，面赤目青，皆死也。"这里的死与不死，关键就在于一点即有无胃气的存在。中医学认为脾胃为后天之本，有胃气则生，无胃气则死。胃气的有无，反应在面色上，就是有无脾土之黄色的存在，反映在脉上，就是脉搏是否和缓有神，若五脏精气外露，面无黄又无含蓄之色，脉搏已无和缓之象，则说明胃气已绝，脏气已败，故为死证。因此，在色、脉诊中观察胃气的有无，则是判断疾病预后的重要方面，我们在临床上必须注意。

三、"欲知其始，先建其母"

"欲知其始，先建其母"，历代医家其注不一，但大致有以下几种：

1. 王冰："建，立也，母谓应时之王气也。先立应时之王气，而后乃求邪正之气也。"

2. 吴崑："母，应时胃气也，如春脉微弦，夏脉微钩，长夏脉微软，秋脉微石，谓冲和而有胃气，土为万物之母，故谓之母也。若弦甚则知其病始于肝，钩甚则知其病始于心，软甚则知其病始于脾，毛甚则知其病始于肺，石甚则知病始于肾，故曰欲知其始，先建其母。"

3. 张景岳："建，立也，母，病之因也，不得其因，则标本弗辨，故当先建其母，如下文某脏某经之谓。"

4. 高士宗："母，病本也。"

5. 马莳："母者，五脏相乘之母也，此正所谓病之始也。"

"欲知其始，先建其母"，始，是病之开始。要想了解疾病开始的情况，必须先要找出引起疾病的原因，因为病因是发病的根本，是引起各种临床症状表现的本质，中医学讲："治病必求于本"，主要就是指病因而言，不首先确立疾病的原因，就谈不到对疾病本质的认识；对病之本质不能掌握，怎能正确地确立施治的方法。全力以赴，找出发病原因，是诊治疾病的首要一条，也就是《素问·至真要大论》所说："必伏其主，而先其所因。"而诊脉是了解疾病的一种方法，诊脉的目的也是为了进一步了解疾病的本质，它与首先寻求病因并不矛盾。王冰和吴崑所说对应时之王气的认识以及对脉中有无胃气的认识，则是分辨脉之正常与病之轻重的根据，它可以作为诊脉之始而必须首先懂得和了解的一项内容。不懂得四时之正常脉象就不能辨别认识有病的脉象。可见张景岳、高士宗是从偏重于治疗疾病的角度来谈先建其母，而王冰、吴崑则是从偏重于诊断疾病的角度来谈先建其母。至于马莳所谈"五脏相乘之母"则是病之相传的开始之脏，即先病者为母，这与张景岳、高士宗所谈之病因基本一致。因为先病之脏，往往是后病之脏发病的原因。如结合本文来讲张景岳、高士宗的说法似为更合适一些。因为本文讲："诊病之始，五独为纪，欲知其始，先建其母，所谓五决者，五脉也。"这里的始，是诊病之开始。诊脉只是作为一个诊病之手段，若认为其始，只是谈诊脉之始，那么似乎未免有些狭义了。因此说，"先建其母"，似应以先找出病因的解释为妥。

（戚燕如）

五藏别论篇第十一

　　"别"是说五脏、六腑、奇恒之腑的性质、功能特点，各有分别。又因它的讨论方法，与《六节藏象》、《五藏生成》等篇均不同，所以篇名叫做"五藏别论"，正如马莳所说："此乃五脏之另是一论，故名篇"。

〔原文〕

　　黄帝問曰：余聞方士⁽¹⁾，或以腦髓爲藏，或以腸胃爲藏，或以爲府⁽²⁾，敢問更相反，皆自謂是，不知其道，願聞其説。

　　岐伯對曰：腦、髓、骨、脉、膽、女子胞⁽³⁾，此六者地氣之所生也，皆藏於陰而象於地⁽⁴⁾，故藏而不瀉⁽⁵⁾，名曰奇恒之府⁽⁶⁾。夫胃、大腸、小腸、三焦、膀胱，此五者，天氣之所生也，其氣象天⁽⁷⁾，故瀉而不藏⁽⁸⁾，此受五藏濁氣⁽⁹⁾，名曰傳化之府⁽¹⁰⁾，此不能久留輸瀉者也⁽¹¹⁾。魄門亦爲五藏使，水穀不得久藏⁽¹²⁾。

　　所謂五藏者，藏精氣而不瀉也，故滿而不能實。六府者，傳化物而不藏，故實而不能滿也⁽¹³⁾。所以然者，水穀入口，則胃實而腸虚；食下，則腸實而胃虚⁽¹⁴⁾。故曰實而不滿，滿而不實也。

〔注释〕

　　（1）方士：王冰："谓明悟方术之士也。"即懂得方术的人，在本篇中当作"医生"解释。

　　（2）或以脑髓为藏，或以肠胃为藏，或以为府：张景岳："脏腑之称，异同不一，故欲辨证之也。即在本经亦有之矣，如《灵兰秘典论》曰：'愿闻十二脏之相使'，《六节藏象论》曰：'凡十一脏取决于胆也'。是亦此类。"张隐庵："凡藏物者，皆可名脏名腑"。

　　（3）女子胞：张景岳："子宫是也。"

　　（4）此六者地气之所生也，皆藏于阴而象于地：地主藏蓄，属阴。奇恒之腑主藏精，属阴。意思是说奇恒之腑应地气之所生。

　　（5）藏而不泻：即奇恒之腑的功能是贮藏精气而不输泻浊物。

　　（6）奇恒之府：张景岳："奇，异也；恒，常也。"脑、髓、骨、脉、胆、女子胞六者，形体中空，类似六腑；贮藏精气，类似五脏。但既不完全像腑，亦不完全像脏，且除胆与肝相配偶外没有脏腑互相配偶的关系，所以称为"奇恒之府"。

　　（7）此五者，天气之所生也，其气象天：天主变化，属阳。传化之腑主传化，属阳。意思是说传化之腑应天气之所生。

　　（8）泻而不藏：即传化之腑的功能是传化浊物而不贮藏精气。

　　（9）此受五藏浊气：浊气，即水谷精气之浓厚部分，与《经脉别论》篇中的"食气入胃，浊气归心"之"浊气"同义。全句的意思是说，传化之腑必须接受五脏之精气的营养才能行使其正常功能。

（10）传化之府：即六腑。传化，就是输送的意思。因其功能主传化物，故称"传化之腑"。

（11）此不能久留输泻者也：马莳："唯其为传化之腑，所以不能久留诸物，有则输泻者也。"

（12）魄门亦为五藏使，水谷不得久藏：魄门，即肛门。全句的意思是说，肛门为五脏行使排泄功能，使糟粕不能久留体内。

（13）所谓五藏者……故实而不能满也：王冰："精气为满，水谷为实。"张景岳："五脏主藏精气，六腑主传化物。精气质清，藏而不泻，故但有充满而无所积实；水谷质浊，传化不藏，故虽有积实而不能充满"。

（14）水谷入口……则肠实而胃虚：姚止庵："食之所在为实，食之所不在为虚。"

〔提要〕

本段讨论了奇恒之腑与传化之腑在性能上的主要区别，指出奇恒之腑在性能上属阴象地，主藏精气而不泻；传化之腑在性能上属阳象天，主传化物而不藏。同时，又讨论了五脏与六腑在功能上的主要区别，指出五脏藏精气而不泻，故满而不能实，六腑传化物而不藏，故实而不能满。

〔原文〕

帝曰：氣口何以獨爲五藏主[1]？岐伯曰：胃者，水穀之海，六府之大源也[2]。五味[3]入口，藏於胃以養五藏氣，氣口亦太陰也[4]。是以五藏六府之氣味，皆出於胃，而變見於氣口[5]。故五氣入鼻，藏於心肺，心肺有病，而鼻爲之不利也[6]。

〔注释〕

（1）气口何以独为五藏主：气口，张景岳："气口之义，其名有三：手太阴肺经脉也，肺主诸气，气之盛衰见于此，故曰气口，肺朝百脉，脉之大会聚于此，故曰脉口；脉出太渊，其长一寸九分，故曰寸口。是名虽三，而实则一耳。"就是指寸口脉。全句意思是问：单独诊察气口之脉，为什么能够知道五脏的变化？

（2）胃者，水谷之海，六府之大源也：张景岳："人有四海而胃居其一，是为水谷之海。脏腑之属，阳为腑，阴为脏，胃属阳而为六腑之本，故出六腑之大源。然五味入口，藏于胃以养五脏气，故又曰胃为五脏六腑之海。"

（3）五味：即指饮食物。

（4）气口亦太阴也：张景岳："气口本属太阴，而曰亦太阴者何也？盖气口属肺，手太阴也，布行胃气，则在于脾，足太阴也。按《营卫生会》篇曰：'谷入于胃，以传于肺，五脏六腑，皆以受气。'《厥论》曰：'脾主为胃行其津液者也。'《经脉别论》曰：'饮入于胃，游溢精气，上输于脾，脾气精散，上归于肺。'然则胃气必归于脾，脾气必归于肺，而后行于脏腑营卫，所以气口虽为手太阴，而实即足太阴之所归，故曰气曰亦太阴也。"

（5）变见于气口：见（xiàn，音现），即显露的意思。马莳："盖谷入于胃，气传于肺。而肺气行于气口，故云变见于气口也。"

（6）故五气入鼻……而鼻为之不利也：五气，《素问·六节藏象论》曰："天食人以五气，地食人以五味，五气入鼻，藏于心肺。"王冰曰："天以五气食人者，臊气凑肝，焦气凑心，香气凑脾，腥气凑肺，腐气凑肾也。"张景岳："气味之化，在天为气，在地为味。上文言五味入口，藏于胃中，味为阴也；此言五气入鼻，藏于心肺，气为阳也，鼻为肺之窍，故心肺有病而鼻为之不利。观此两节，曰味曰气，皆出于胃而达于肺，亦变见于气口，故气口独为五脏主。"

〔提要〕

本段主要讨论了脉取气口的道理，阐述了气口与肺胃之间密切而特殊的生理关系，从而说明了在临床上用诊取气口脉的方法，可以诊断疾病。

〔原文〕

凡治病必察其下[1]，適其脉[2]，觀其志意[3]與其病[4]也[5]。拘於鬼神者，不可與言至德[6]；惡於針石者，不可與言至巧[7]；病不許治者，病必不治，治之無功矣[8]。

〔注释〕

（1）必察其下：吴崑："下，谓二便也。"马莳："察其下者，察其下窍通否也。"

（2）适其脉：张景岳："适，测也。"张隐庵："调适其太阴气口之脉，以决脏腑之气。"马莳："适其脉者，调其脉之小大滑涩浮沉也。"

（3）观其志意：张景岳："志意者，如《本藏》篇曰：'志意和则精神专直，魂魄不散，悔怒不起，五脏不受邪矣。'是志意关于神气而存亡系之，此志意之不可不察也"。

（4）与其病：张景岳："病有标本，不知求本，则失其要矣；病有真假，不知逆从，则及与祸矣。此病因之不可不察也"。

（5）凡治病必察其下……与其病也：《新校正》："按《太素》作'必察其上下，适其脉候，观其志意，与其病能。'"文理似是。

（6）拘于鬼神者，不可与言至德：张景岳："彼昧理者，不知鬼神不可媚，而崇尚虚无，何益之有？若此者，即与论天人至德，必不见信，又何足与道哉？故曰信巫不信医，一不治也。"

（7）恶于针石者，不可与言至巧：恶（wù，音误），讨厌、憎恨和不信任的意思。张景岳："针石之道，法三才而调阴阳，和气血而通经络……盖言其至精至微也；而或有恶于针石者，诚不可与言至巧矣。"

（8）病不许治者，病必不治，治之无功矣：张景岳："不治已病治未病，圣人之道也。其有已病而尚不许治者，特以偏见不明，信理不笃，如拘于鬼神、恶于针石之类皆是也。既不相信，不无掣肘，强为治之，焉得成功？即有因治而愈者，彼亦犹谓不然，总亦属之无功也。"

〔提要〕

本段强调指出诊断疾病时，必须做到各方面的详细询问及耐心检查，然后综合望闻问切四诊所得的材料，加以分析和鉴别，方能作出正确诊断，而决不能单凭切脉来确定诊断。还说明了医生在治病前，必须掌握病人的心理，然后在病人不同思想要求的基础上，机动灵活地运用治疗方法。

〔讨论〕

一、关于胆为奇恒之腑

胆为六腑之一，为什么又称为奇恒之腑呢？《灵枢·本输》篇说："胆者，中精之府。"因胆藏精汁，与其他腑只传化物而不藏精气者不同。故张景岳说："胆居六府之一，独其藏而不泻，与他府之传化者为异。"所以胆又称奇恒之腑。

二、关于五脏"藏而不泻"

本节所言五脏"藏而不泻"，是相对六腑"泻而不藏"而言的，其实五脏既有"藏"，又有"泻"，如心之主血脉，把心脏所藏之血液推向血脉、运行全身，肺之主气、司呼吸；肝之主藏血、调节血量；脾之主统血、司运化、转输；肾之主藏精主水司开阖等，都说明五脏有"藏"有"泻"。只有这样，才能对人体中的物质进行新陈代谢以维持人体正常的生命活动。所以，对五脏"藏而不泻"应活看，不应绝对化。

三、关于满而不能实、实而不能满

实者满也，满谓盈实，二者字义似无明显区别。但此处"满"是对"精气"而言，"实"是对"水谷"而言。就是说五脏主藏精气，只可充满精气而不容任何水谷有所积实；六腑主传化物，只可容纳水谷之物，但不能满藏精气。其次，本节所言六腑"实而不满"的"满"字是对整个六腑而言的，"实"字是对局部而言的，即如"水谷入口，则胃实而肠虚，食下，则肠实而胃虚"之谓是也。六腑这种"虚""实"交替情况，是人体正常生理活动现象。假若六腑同时而"实"、同时而"虚"，则为病变。如《玉机真藏论》所谓"五实死"中的"腹胀，前后不通"是肠胃同时而实的症状；"五虚死"中的"泄利前后，饮食不入"，则是肠胃同时而虚的征象，这都是六腑反常的病理现象。

四、关于脉取气口的原理及意义

《灵枢·营卫生会》："人受气于谷，谷入于胃，以传于肺，五藏六府皆以受气。"本篇经文指出："五藏六府之气味，皆出于胃，而变见于气口。"说明了肺胃之间的密切关系。由于饮食物入胃以后，经过腐熟消磨和脾气散精，必须上归于肺，再通过肺的气化作用，才能输布全身，濡养五脏六腑，四肢百骸。这是一方面。《玉机真藏论》："五藏者，皆禀气于胃，胃者五藏之本也，藏气者，不能自至于手太阴，必因于胃气，乃至于手太阴也。"这说明了水谷之精气，必须通过胃气的输布，才能由肺通过经脉而输布全身。这是第二方面。本篇经文指出："气口亦太阴也"。《难经·一难》："曰：十二经皆有动脉，独取寸口，以决五藏六府死生吉凶之法，何谓也？然：寸口者，脉之大会，手太阴之脉动也……寸口者，五藏六府之所终始，故取法于寸口也。"这说明气口是手太阴之脉，肺朝百脉、主气，气之盛衰可反映于此。这是第三方面。由此可见，胃肺气口三者之间，以及它们与五脏、六腑、经脉、气血之间，均有着密切的生理关系。人之脏腑、经脉、气血之生理和病理变化均可反映于气口。在临床上，脉取气口可以察知人体内在器官的活动情况和它的病理变化，也可以测知疾病的转归和预后。因此，脉取气口有很重要的诊断价值。但须说明，在临床上不能单从切气口脉而确定诊断，必须四诊合参，方能作出正确的诊断。

五、关于不信鬼神、相信医学的思想

本篇经文指出："拘于鬼神者，不可与言至德；恶于针石者，不可与言至巧"。其反对迷信鬼神和相信医学科学的思想非常鲜明。反对迷信鬼神，可以扫除医学发展的障碍；相信医学科学，可以促进医学事业向前发展。这种"无神论"的萌芽和科学态度是难能可贵的。

（周安方）

异法方宜论篇第十二

　　本篇论述了各个地区不同自然条件对人体生理、体质所造成的影响，以及与疾病发生的密切关系，从而说明不同地区有不同的多发病，需要采取不同的方法治疗。因此，篇名为"异法方宜论"。

〔原文〕

　　黄帝問曰：醫之治病也，一病而治各不同，皆愈，何也？岐伯對曰：地勢使然也。故東方之域，天地之所始生[1]也，魚鹽之地，海濱傍水，其民食魚而嗜鹹，皆安其處，美其食[2]，魚者使人熱中[3]，鹽者勝血[4]，故其民皆黑色疏理，其病皆爲癰瘍[5]，其治宜砭石，故砭石者，亦從東方來。西方者，金玉之域，沙石之處，天地之所收引[6]也，其民陵居[7]而多風，水土剛强，其民不衣而褐薦[8]，其民華食而脂肥[9]，故邪不能傷其形體，其病生於內[10]，其治宜毒藥[11]，故毒藥者，亦從西方來。北方者，天地所閉藏之域[12]也，其地高陵居，風寒冰冽，其民樂野處而乳食，藏寒生滿病[13]，其治宜灸焫[14]，故灸焫者，亦從北方來。南方者，天地所長養，陽之所盛處也，其地下，水土弱，霧露之所聚也，其民嗜酸而食胕[15]，故其民皆緻理[16]而赤色，其病攣痹，其治宜微針[17]，故九針[18]者，亦從南方來。中央者，其地平以濕，天地所以生萬物也衆，其民食雜而不勞[19]，故其病多痿厥寒熱[20]，其治宜導引按蹻[21]，故導引按蹻者，亦從中央出也。

〔注释〕

　　（1）东方之域，天地之所始生：始生，谓开始生发。因东方法春，故生发之气自东开始。

　　（2）美其食：对所食之物满足和喜爱。

　　（3）鱼者使人热中：张隐庵："鱼性属火，故使人热中。"热中即热盛于内。王冰注："多饮数溲，谓之热中。"

　　（4）盐者胜血：《灵枢·五味》中说："咸入于胃，其气上走中焦，注于脉则血气走之。血与咸相得则凝。"胜血，即伤血，令血脉凝涩。

　　（5）其病皆为痈疡：热盛于内，且血脉凝涩不利，则易致热壅营血，逆郁于肉腠而发痈疡之病。皆，应作多发、易发理解。

　　（6）天地之所收引：收，收敛；引，引急。系秋天多燥之气象。张隐庵说："天地降收之气，从西北而及于东南。"

　　（7）陵居：依山陵而居。王冰："居室如陵，故曰陵居。"

　　（8）不衣而褐薦：褐指毛布；薦（jiàn，音荐）指草席。指披毛布铺草的生活习惯。

　　（9）华食而脂肥：张隐庵注："华，浓厚也，谓酥酪膏肉之类，饮食华厚，故人多脂肥。"

（10）邪不能伤其形体，其病生于内：因为人处于水土刚燥多风之域，多食肉类，致腠理密固，肌肤丰厚，身形健壮，故外邪不易侵入。病由饮食七情等内因导致的为多。

（11）毒药：作用于人体，有一定反应的药物。古人泛指用以攻邪的内服药物。张景岳："毒药者，总括药饵而言，凡能除病者，皆可称为毒药。"

（12）天地所闭藏之域：严寒天气以北方为尤甚，常应冬令闭藏之象，故称为闭藏之域。《类经》："天之阴在北，故其气闭藏，在时则应冬。"

（13）乐野处而乳食，藏寒生满病：北方之人喜游牧生活，多食牲畜之乳。乳性甘凉，生饮则凉而且凝。寒凝于内易伤中土之阳，妨碍脾胃的运化功能而致胀满发生。以寒伤中阳故曰脏寒。

（14）其治宜灸焫：焫（ruò，音若），即用艾火治病的灸法。北方气候寒冷，人宜阳气内固。若中阳不振而寒气内乘，治宜灸法以温热助阳。直接收祛寒之效。

（15）嗜酸而食胕：胕（fǔ，音腐），与腐字同。谓经常吃酸味，及发酵制成的食品。这与南方的气候物产有关。

（16）致理：指皮肤腠理密致。

（17）其病挛痹，其治宜微针：南方气候热，地势低而多湿，人处其间且又多食酸，酸味收敛，令腠理致密，使湿热蕴聚而不泄，则易内著筋脉而生挛痹。伤筋则挛，伤脉则痹。治宜针刺以通脉络。微针，为《灵枢》所载九针之一，即毫针，主治痛痹。见《九针十二原》。

（18）九针：九种针具，各不同形，各有不同作用。见《九针十二原》。

（19）其民食杂而不劳：张隐庵注："四方辐辏，万物会聚，故民食纷杂。"中央指四方之中，当地居民受四方之物供给。

（20）故其病多痿厥寒热：地平多湿，人又不劳四体，致体弱阳虚易伤于湿而成痿厥。体弱易感外邪而生寒热。

（21）导引按跷：导引：摇动肢节筋骨。目的是通导血脉，舒引阳气。按跷：按摩皮肉，摇动手足。导引按跷，相当于气功推拿等疗法。

〔提要〕

此段通过对五方的地理、气候、物产等自然条件特点的描述，说明人处于不同的环境中，因不同影响而造成生理上体质强弱的不同，人的生活习惯有异。同时，由不同环境气候条件产生的致病因素不同，产生各具特点的地方病，治法必然也不同。

文内还就饮食偏嗜对脏气影响作了论述。

〔原文〕

故圣人杂合以治⁽¹⁾**，各得其所宜。故治所以异而病皆愈者，得病之情**⁽²⁾**，知治之大体也。**

〔注释〕

（1）杂合以治：掌握所有的治病方法，以用来治疗。

（2）得病之情：张隐庵注："知病之因于天时，或因于地气，或因人之嗜欲，得病之因情也。"就是既要了解病因，也要掌握病机，并全面地了解各方面的因素，综合分析，才能正确地认识病情。

〔提要〕

强调一个好的医生，必须全面掌握各种治疗方法，并了解各种内外致病因素的特点，才能对各种疾病都收到良好的治疗效果。

〔讨论〕

一、气候与人体质和发病的关系

人生存于自然界之中，自然环境对人必然有着各种不同影响，人不能脱离适合其生存的环境而孤立存在。在正常的情况下，人体的生理活动与自然环境是相适应的，但如果自然界气候等条件发生剧烈变化，人体的生理机能也必然产生相应的调节以适应之。如自然界变化超过人体这种适应调节的限度，就会发生疾病。

各种气候对人的影响不一样，人处于不同的气候条件下，机体必然要有不同的反应，以适应各种不同变化。如若长期生活于寒冷环境中，则人体抗御寒邪的功能就会显著增强，而形成腠理致密的体质。长期居于炎热地区，则人体多汗而形成腠理疏松的体质。

所以，北方之人久居寒冷之地，体质多为腠理密，阳气内实，且外感为病在当地多为寒邪所致，而病伤寒，故治疗时可用大剂温燥刚药，以发汗散寒，如麻、桂、羌、辛之类。南方之人久居温热之地，腠理开疏，阳气外浮，而外感多病暑湿，治疗时多用辛凉淡渗芳化之品。这就是环境不同所造成的体质不同所致。

以上是气候寒暑之异对人体质的影响及与发病的关系。由于人体是适应气候而保持正常的生理功能的，所以当气候有寒暑之变时，体内的生理活动也就要有相应变化。如生理调节适应能力不足时，对气候的变迁，人就难以适应。所以，不但外感疾病与气候有关，即内伤杂病，也受着气候条件变化的影响，或加重或减轻。

正由于各地区气候不一，人的体质随之而异，所以治疗时，无论内伤，外感，皆应考虑到地区的气候差异，及体质阳气或阴津的盛衰情况而施治。

二、饮食与人体质和疾病的关系

本篇在论述不同地区不同因素产生不同疾病时，比较重视饮食与发病的关系。如东方之人多食鱼盐，中热伤血，发病以痈疡为多。南方之人嗜酸，酸味多食伤肉，且水土多湿，故病多挛痹。西北之人多食肉类，体盛脂肥，外邪难入，然而中满易滞，故病多生于内等等。由于各地的物产不同，人们常吃的食物不同，生活习惯不同，因此有不同的疾病发生，可见饮食偏嗜对人发病的影响。

五味对人五脏的影响是各归所喜，如酸先入肝，苦先入心，咸先入肾等等。所谓入哪一脏，也就是对哪一脏的脏气有裨益，或是直接使脏腑的功能活动增强，或是具备了协助脏腑功能的作用。这个作用是由五味的特性所决定的，如辛散、酸收、苦坚、咸软、甘缓等等。正因为五味对人体内脏气有影响，所以久食偏嗜，都会造成脏腑间的不平衡活动，从而生病。

其次，本篇又提出了食物性质、种类的不同，对人的影响问题。如：乳性凉，而又多脂，易凝滞气机而伤中阳。鱼性为火，多食易生内热。肉类多食，使人体壮多脂等等。

虽然谷肉果菜皆有五味之分，但大体的区别乃是最重要的。如，果类虽有五味之别，但其皆具酸性，这是果类基本的性质。同时也可以看出，由于各地物产不同，所以五味的偏嗜在不同地区就各具特点，其发病也因之不同。临床诊断、用药之际，都不能不注意这一点。各种疾病的治疗都要考虑到五味与人体质和发病的关系，据此以定治法，药物的气味对人的影响，也与此类似。如《素问·宣明五气》说："辛走气，气病勿多食辛；咸走血，血病勿多食咸；苦走骨，骨病勿多食苦；甘走肉，肉病勿多食甘；酸走筋，筋病勿多食酸。是谓五禁，勿令多食。"这里就根据疾病的病情和五味的特性而制订出了禁忌的范围。

三、从本篇对病情发生的分析，看治疗方法的产生由来

从本篇内容中可以看出，治疗方法的产生基础是大量的医疗实践。是前人在与所患疾病的长期斗争中总结出来的。不但治法如此，就是对疾病的认识，如：对病因的认识，对病情内在变化的掌握等等，也都是建立在大量直接观察的基础上的，即大量实践的结果。

中医学对病因的认识，是以人所接触的各种环境条件为基础的。外感疾病是如此，即内伤之病，七情之变，也都离不开周围环境的各种刺激和影响。对病情内在的变化原因的掌握，也是通过分析各种病因具有的特点，和分析人体所出现的异常反应而推演出来的。

如东方之人多病痈疡，是古人看到东方海滨傍水，多食鱼盐，鱼多食使人出现一系列属于"内热"的证候，盐多食则使人出现"凝泣而色变"等伤津伤血的证候（这里已经利用了已掌握的部分关于生理的知识），从而判定：热中、血凝，就是痈疡病发病的条件和基础，病因为多食鱼盐，病机也就是"热壅营血，逆郁肉腠"，于是排脓泄热的砭石疗法及后世据此病机而定出的药物治则随之产生。盐伤血，鱼性热，"营气不从，逆于肉理，乃生痈肿"等理论知识也就产生并经证实而被确定下来了。

可见，中医学的理论并不是玄而虚的，而是有可靠的实践为基础，是源于实践又被实践所验证了的。古人正是在实践中通过对症状表现的观察、比较、分析，而认识到了各科疾病产生的原因，及疾病的性质，并经过反复大量的试验而发现发明了针对性强的各种疗法，以治疗各种疾病。通过各地区的交流，综合其经验成果，上升成为系统的有指导意义的理论，逐步完善，而成为今天丰富多彩的中医学。

四、全面掌握各种疗法的意义

本篇论述了各地区不同疾病的发生原因，最后提出要"杂合以治，各得其所宜"，才能治好各种疾病。虽然每个地区都有它的多发病，也产生了与之适宜的治疗方法。但是疾病是在发展变化的，一个病在其各个阶段也有不同。而且疾病种类在一个地区内也不是单一固定的，所以，必须要熟知各种疾病的性质和病因，掌握各种治疗方法和原则，既知其常，又达其变，临证时才能做到得心应手，处理好各种疾病。

对本篇所提到的病同而异治的问题，张隐庵云："所谓病同而异治者，如痈疡之热毒盛于外者，治宜针砭；毒未尽出者，治以毒药；阴毒内陷者，又宜灸焫也。"这就是一病

在各个阶段的异治法。又谓："又如湿邪之在四支而病痿厥者，宜于针砭；气血之不能疏通者宜按跷导引，所以治异而病皆愈也。"这里又指的是治病审因。同病异治法。又谓："得病之情者，或因于天时，或因于地气，或因于人之嗜欲，得病之因情也。或因五方之民，而治宜五方之法，或因于人气之生长收藏，而宜乎针砭艾爇，或宜乎毒药按跷，是以治之大体，而又不必胶执于东方之治宜砭石，西方之治宜毒药也。"这一段话就正确地阐发了本篇的原意，反映了治疗疾病的大的法则，即治病求本，审因施治。不如此则必犯刻舟求剑，胶柱鼓瑟之误。若欲如此，又必须全面精通医理，熟知百病之情，掌握多种疗法和治则的应用。所以，本篇名为异法方宜，实际论述的是异法病宜的问题，不过是通过论述地区差异、疾病的差异而明确疾病发生的原因而已，而这个病因又正是施治的依据。所以，不可单纯理解为地区的差异，而忽略病因这个实质问题。

（高铎）

移精变气论篇第十三

移谓移易，变谓改变，移精变气即运用某种方法调节病人精神，改变其气血紊乱的病理状态，从而达到治疗的目的，因篇首有"黄帝问曰：余闻古之治病，唯其移精变气，可祝由而已。"故以引端之词名篇。

〔原文〕

黄帝問曰：余聞古之治病，惟其移精變氣[1]，可祝由[2]而已。今世治病，毒藥治其內，針石治其外，或愈或不愈，何也？岐伯對曰：往古人居禽獸之間，動作以避寒，陰居以避暑，內無眷慕[3]之累，外無伸宦[4]之形，此恬憺之世，邪不能深入也。故毒藥不能治其內，針石不能治其外，故可移精祝由而已。當今之世不然，憂患緣其內，苦形傷其外，又失四時之從，逆寒暑之宜，賊風數至，虛邪朝夕，內至五藏骨髓，外傷空竅肌膚，所以小病必甚，大病必死，故祝由不能已也。帝曰：善。

〔注释〕

（1）移精变气：王冰云："移谓移易，变谓改变，皆使邪不伤正，精神复强而内守也。"《素问·生气通天论》曰："圣人传精神、服天气。"《素问·上古天真论》曰："精神内守，病安从来。"张隐庵云："移精变气者，移益其精，传变其气也。"总之，就是运用某种方法，调节病人的精神，改变其气血紊乱的病理状态。

（2）祝由：祝，音义同咒，祝由者，咒说病之原由也。

（3）眷慕：高士宗云："眷恋思慕也。"

（4）伸宦：伸者伸曲也，宦者任宦也；引申为追求名利。

〔提要〕

本段说明精神上的恬静，和形体上的劳逸适度是保持身体健康，防止疾病的重要措施，否则忧患缘其内，苦形伤其外，耗伤神气，精气内虚，再失四时之从，逆寒暑之宜，不仅易招致疾病，且病后病势也重。

〔原文〕

余欲臨病人，觀死生，決嫌疑[1]，欲知其要，如日月光[2]，可得聞乎？岐伯曰：色脉者，上帝[3]之所貴也，先師[4]之所傳也，上古使僦貸季理色脉而通神明[5]，合之金木水火土四時八風六合，不離其常，變化數移，以觀其妙，以知其要，欲知其要，則色脉是矣。色以應日，脉以應月[6]，常求其要，則其要也。夫色之變化，以應四時之脉，此上帝之所貴，以合於神明也，所以遠死而近生，生道以長，命曰聖王。

〔注释〕

（1）嫌疑：疑似，疑问之意。

（2）如日月光：张景岳云："欲其明显而易见。"即心中明朗如日月之意。

（3）上帝：王冰注："谓上古之帝。"

（4）先师：指岐伯世祖之师，即下文之僦贷季。

（5）理色脉而通神明：吴崑注："理色脉，求助于色脉也，通神明谓色脉之验符合于神明也"。

（6）色以应日，脉以应月：日月者，阴阳内外之意。杨上善云："形色外现为阳，故应日也，脉血内见为阴，故应月也。"

〔提要〕

本段论述了诊察色脉的重要性，以及色脉和自然界五行生克、四时八风、天地四方的地理条件的相应关系，同时也简要地提出色脉相应的问题。

〔原文〕

中古之治病，至而治之，汤液十日，以去八风五痹之病(1)十日不已，治以草苏草荄之枝(2)，本末爲助，标本已得，邪氣乃服(3)。暮世(4)之治病也则不然，治不本四时，不知日月(5)，不审逆从，病形已成，乃欲微针治其外，汤液治其内，粗工凶凶(6)，以爲可攻，故病未已，新病復起。

〔注释〕

（1）八风五痹：王冰注云："八风谓八方之风，五痹谓皮肉筋骨脉之痹也。"

（2）草苏草荄之枝：苏从稣，舒畅貌，引申为叶。荄，《说文》云"根也"，故草苏草荄即草根草叶之意。马莳注云："苏者叶也，荄者根也，枝者茎也。"

（3）标本已得，邪气乃服：工为标，病为本，标本相得，方能制服疾病。《素问·汤液醪醴论》云："病为本，工为标，标本不得，邪气不服。"此之谓也。

（4）暮世：末世也。

（5）不知日月：日有阴晴，月有盈亏，即不知应四时阴阳变化也。

（6）粗工凶凶：医术不高明者为粗工，凶凶，鲁莽貌。

〔提要〕

本段首先告诫医者，治疗疾病必须早期治疗，而"病形已成"方治之则难已。同时又指出诊治疾病必须详细审察四时阴阳之逆从，这样才能做到"标本已得，邪气乃服"，否则粗工凶凶就会招致"故病未去，新病复起"。

〔原文〕

帝曰：愿聞要道。岐伯曰：治之要極，無失色脉，用之不惑，治之大则。逆從倒行，标本不得，亡神失國。去故就新(1)，乃得真人。帝曰：余聞其要於夫子矣，夫子言不離色脉，此余之所知也。岐伯曰：治之極於一。帝曰：何謂一(2)？岐伯曰：一者因得之(3)。帝曰：奈何？岐伯曰：閉户塞牖，繫之病者，數問其情，以從其意，得神者昌，失神者亡。

帝曰：善。

〔注释〕

（1）去故就新：王冰注云："标本不得，工病失宜，则当去故逆理之人，就新明悟之士，乃得至真精晓之人以全己也。"此即远粗工近上工之意。

（2）何谓一：一者神也。张隐庵曰："一者神也，失神者死，得神者生，首篇论上古真人呼吸精气，独立守神，此篇言往古之人能移精变气以通神明，命曰圣王，当世之人，去故就新乃得真人，是精神完固，皆可归于真人。如神气散失，虽有良工，无能为己，临病之人，可不察其色脉神气，而徒以针石为事乎。"

（3）一者因得之：王冰云："因问而得之。"

〔提要〕

本段论述了诊治疾病必须掌握色脉之逆从，同时指出神的得失在疾病预后方面的重要意义，最后强调了问诊的重要性，指出只有"闭户塞牖，系之病者，数问其情，以从其意"，方能得到病人信任，通了病情之根源。

〔讨论〕

一、关于本文的中心思想

全篇的中心是论述养生及色脉问诊的重要性。在养生方面强调要做到恬憺虚无，精神内守，避免眷慕之虑、伸宦之形。在四诊方面指出了色诊、脉诊及问诊的重要性，即"治之要极，无失色脉"，并且强调四诊必须与四时八风六合相参，特别提出了神的存亡在诊断疾病、估计预后方面的重要意义。最后在医疗作风方面要求"数问其情，以从其意"，避免粗工凶凶，这一点正是我们临床医生所应引以为鉴的。

二、对祝由的理解

根据历代多数注家的意见，祝同咒，祝由就是咒说疾病之由来之意，看来这是一种精神治疗法，在古代医药不发达的情况下，应用这种方法可能有一定的效果。所以，在唐代、元代都有此类专科，在唐曰"咒禁"，在元名"祝由"。从现代观点看，向病人说清病之原由，进行精神上的安慰和暗示，也是带有一定的科学的治疗意义的。

当然，我们也应看到，祝由的来源是受到古代神权思想影响的，难免带有迷信的色彩。通过本文也可以看出，用祝由的方法治疗疾病是有很大局限性的，对此应作科学的实事求是的分析。

（孙学东）

汤液醪醴论篇第十四

"汤液"，五谷之液。"醪醴"，酒之属。古人用汤液醪醴治病，今之煎剂、酒剂即由此发展而来。因篇首讨论了汤液醪醴之制法和应用，故篇名"汤液醪醴论"。全篇贯穿了不同病证用不同方法治疗的精神，并例举了治水三法，对水肿病的机制作了阐述。

〔原文〕

黄帝问曰：爲五穀⁽¹⁾湯液及醪醴⁽²⁾奈何？岐伯對曰：必以稻米，炊之稻薪，稻米者完，稻薪者堅⁽³⁾。帝曰：何以然？岐伯曰：此得天地之和，高下之宜，故能至完⁽⁴⁾；伐取得時，故能至堅⁽⁵⁾也。帝曰：上古聖人作湯液醪醴，爲而不用何也？岐伯曰：自古至人之作湯液醪醴者，以爲備耳。夫上古作湯液，故爲而弗服也。中古之世，道德⁽⁶⁾稍衰，邪氣時至，服之萬全。帝曰：今之世不必已何也？岐伯曰：當今之世，必齊⁽⁷⁾毒藥攻其中，鑱石針艾⁽⁸⁾治其外也。

〔注释〕

（1）五谷：《金匮真言论》以麦、黍、稷、稻、豆为五谷。

（2）汤液醪醴：醪（láo，音劳），张景岳说："汤液醪醴皆酒之属。"

（3）稻米者完，稻薪者坚：王冰说："坚，谓资其坚劲。完，谓取其完全。完全则酒清冷，坚劲则气迅疾而效速也。"即以稻米作原料，稻薪作燃料，以制作汤液醪醴。

（4）故能至完：完指完备，此指稻米之性味。张隐庵说："天地有四时之阴阳，五方之异域，稻得春生夏长秋收冬藏之气，具有天地阴阳之和者也，为中央之土，谷得五方高下之宜，故能至完。"

（5）故能至坚：王冰曰："秋气劲切，霜露凝结，稻以冬采，故云伐取得时而能至坚。"指稻至秋而割，即为至坚。

（6）道德：道，这里是指养生规律；德，这里指人应遵循的行为。故张隐庵说："《天真论》曰：夫道者，能却老而全形，所以年度百岁，而动作不衰者，以其德全不危也。"

（7）必齐：孙诒让谓："必字当为火，二字篆文形近，因而致误。"《韩非子·俞老篇》云："扁鹊曰：疾在腠理，汤熨之所及也；在肌肤针石之所及也，在肠胃火齐之所及也。"本文"必齐"与毒药连用，与鑱石针艾相对为文，当改为"火齐"较妥。

（8）鑱石针艾：石针，针刺及艾灸。

〔提要〕

此段说明了不同的病证应采取不同的方法治疗，同时也反映了随着时代的进步人们对疾病的认识开始逐渐深化，因而治疗方法也多种多样。

〔原文〕

帝曰：形弊血盡⁽¹⁾而功不立者何？岐伯曰：神不使⁽²⁾也。帝曰：何謂神不使？岐伯曰：針石，道也。精神不進，志意不治，故病不可愈⁽³⁾。今精壞神去，榮衛不可復收⁽⁴⁾。何者？嗜欲無窮，而憂患不止，精氣弛壞⁽⁵⁾，榮泣衛除⁽⁶⁾，故神去之而病不愈也。

〔注释〕

（1）形弊血尽：形弊是指形体弊坏，血尽是指血气竭尽，说明疾病到了严重的程度。

（2）神不使：使是作用的意思，神不使是谓危重病人的神气，已经不能发挥其作用。张景岳云："凡治病之道，攻邪在乎针药，行药在乎神气，故治施于外，则神应于中，使之升则升，使之降则降，是其神之可使也。若以药剂治其内而脏气不应，针艾治其外而经气不应，此其神气已去，而无可使矣。虽尽力治之，终成虚废已尔，是即所谓不使也。"

（3）精神不进，志意不治，故病不可愈：是指病人精神荣卫已经散越，志意散乱；神气不能内守，故针石药物不能愈病。《太素》云："精神越，志意散，故病不愈。"《甲乙经》无此三"不"字，其义相同。

（4）荣卫不可复收：指荣卫耗散到不可再恢复的程度。

（5）精神弛坏：弛是松弛；坏是毁坏，形容精气衰微到严重程度。

（6）荣泣卫除：指荣血枯涩，卫气作用消失。张隐庵说："嗜欲无穷则坏其精矣，忧患不止则伤其气矣，精气坏弛则荣血凝泣，而卫气除去矣。"

〔提要〕

"神"是对机体脏腑荣卫气血功能活动外在表现的高度概括，来源于先天之精，得后天水谷之精不断补给，因此，"神"的健旺与否是判断疾病预后和取得治疗成败的关键。只有"精神进，志意治"，神气内守，针石药物才能愈病；若"精神不进，志意不治"，荣卫之气散解，精气衰微，甚至"形弊血尽"，疾病也就不容易治疗了。

〔原文〕

帝曰：夫病之始生也，極微極精⁽¹⁾，必先入結於皮膚，今良工皆稱曰病成，名曰逆，則針石不能治，良藥不能及也。今良工皆得其法，守其數⁽²⁾，親戚兄弟遠近音聲日聞於耳，五色日見於目，而病不愈者，亦何暇不早乎？岐伯曰：病爲本，工爲標⁽³⁾，標本不得，邪氣不服⁽⁴⁾，此之謂也。

〔注释〕

（1）极微极精：马莳说："凡病始生，虽极精微，难以测识，然必先入于皮肤。"高士宗说："微，犹轻也，精，犹细也"，说明疾病发生的原因是比较复杂的。

（2）得其法，守其数：法谓法则，数谓度数。得其法，守其数，是说一个好的医生治病要掌握治疗的原则和用药的分寸。

（3）病为本，工为标：病是疾病，工指医生。

（4）标本不得，邪气不服：指医生如不了解疾病的本质从而进行相应治疗，则疾病就无法征服。《素问·移精变气论》云："标本已得，邪气乃服。"同义。

〔提要〕

本段说明疾病应当立足于早期诊断、早期治疗，否则"病成名曰逆"。尤其强调在治疗中，医生必须审证求因辨证论治，否则是不能战胜疾病的。这就是所谓"标本不得，邪气不服"。

〔原文〕

帝曰：其有不從毫毛而生，五藏陽以竭$^{(1)}$也。津液充郭$^{(2)}$，其魄獨居$^{(3)}$，精孤於內，氣耗於外$^{(4)}$，形不可與衣相保，此四極急而動中$^{(5)}$，是氣拒於內，而形施於外$^{(6)}$，治之奈何？岐伯曰：平治於權衡$^{(7)}$，去宛陳莝$^{(8)}$，微動四極$^{(9)}$，溫衣$^{(10)}$，繆刺$^{(11)}$其處，以復其形。開鬼門，潔淨府$^{(12)}$，精以時服$^{(13)}$，五陽已布，疏滌五藏$^{(14)}$，故精自生，形自盛，骨肉相保，巨氣$^{(15)}$乃平。帝曰：善。

〔注释〕

（1）有不从毫毛而生，五藏阳已竭：指病不从毫毛皮肤而入，从内而生，病由五脏阳气衰竭所引起。

（2）津液充郭：津液指水气。郭，皮也；充，满也；津液充郭，是指水气充满于皮肤之内易发生水肿。张景岳说："津液，水也。郭，形体胸腹也。"《灵枢·胀论》："夫胸腹，藏府之廓也。"

（3）其魄独居：魄指阴精，精得阳化，则气化水行，今阳气衰竭而不化，则阴精凝积，水液潴留，所以说"其魄独居"。

（4）孤精于内，气耗于外：阳衰则阴精盛，阴盛则阳愈衰，故曰"孤精于内，气耗于外"。张景岳说："精中无气，则孤精于内。阴内无阳，则气耗于外。"

（5）四极急而动中：四极即四肢。急，胀急。动中犹言变动于中。

（6）形施于外：顾尚之《素问校勘记》云："施即弛之假借"。

（7）平治于权衡：秤锤谓"权"，秤杆谓"衡"，平治权衡是指治疗时要权衡轻重，取舍恰当。

（8）去宛陈莝：宛，同郁、积也。莝（cuò，音锉）斩也。张景岳："谓去其水气之陈积，欲如斩草而渐除之也。"

（9）微动四极：四极即四末，四肢也。王冰曰："微动四肢，令阳气渐以宣行，故又曰温衣也。"

（10）温衣：意即保暖以卫肌表之阳。张隐庵说："温衣，暖肺气也。"张景岳："欲助其肌表之阳，而阴凝易散也。"

（11）缪刺：刺治络脉而不刺经脉，左病刺右，右病刺左，称为缪刺，详见《缪刺论》篇。

（12）开鬼门，洁净府：鬼门，汗孔也。净府，膀胱也。全句是指发汗、利小便的方法。

（13）精以时服：使阴精归于平复，王冰曰："五精之气以时宾服于肾脏也。"

（14）五阳已布，疏涤五藏：五阳，五脏阳气。疏，疏通。涤，涤除。全句精神是指五脏阳气布护，疏通水道，涤除五脏余邪。

（15）巨气：巨气，即指大气，亦即人身正气。

〔提要〕

此段说明水肿病发生的根本原因是五脏阳气衰竭所致，因五脏阳气衰竭，阳衰则阴盛，阳不化气，水液潴留于形体胸腹之间，甚至四肢肿急，影响到中气而喘息，出现阴气格拒于内，而水气驰张于外的病证，并指出治疗水肿病除采用发汗、利小便等法以外，亦可配合多种疗法，如导引四肢，令阳气渐次宣行；温肺气多穿衣以保暖肌表之阳；刺络脉以疏通经脉等，从而使阴精归于平复，五脏阳气宣布，水道得以疏通，五脏余邪得以消除，而人体正气渐可恢复正常。

〔讨论〕

一、水肿病发病机制

人体水液的代谢需赖五脏阳气功能活动正常，尤以肺脾肾三脏功能更为重要，如肺气通调宣发，脾阳散精制水；肾阳蒸腾气化等共同作用，以维持人体体液的正常排泄代谢过程。在病理状态下，五脏阳气衰竭，阳不能化气行水，形成"津液充郭"的病变，从而"精孤于内，气耗于外"，出现种种病状。如《灵枢·水胀》云："水始起也，目窠上微肿，如新卧起之状，时咳，阴股间寒，足胫肿，腹乃大，其水已成矣。以手按其腹，随手而起，如裹水之状，此其候也。"因此，我们认为："五藏阳以竭"是水肿病发生的重要原因。

二、治疗水肿病的方法

"开鬼门，洁净府，去宛陈莝"，后世称为《内经》治水三法。

所谓"开鬼门"，即是指发汗方法。因肺主皮毛，为水之上源，故发汗即寓有宣通肺气之意，使水邪从汗而透，从皮毛而驱。"洁净府"是指利小便方法。膀胱者，津液之府，气化则能出，与肾为表里，故利小便即寓有温通气化之义，使水邪从膀胱而泄，温肾阳以宣通气化。"去宛陈莝"有二义：其一是指排除体内郁积过剩之水液。应当说发汗利小便亦属去宛陈莝范围，后世泻下胸腹脏腑之水液，如用舟车丸等，是扩大了本法的应用。其二是含有去除血脉中陈旧郁积之意，《灵枢·小针解》云："宛陈则除之者，去血脉也。"即针刺放血的疗法，因水和血有密切关系，"水即是血，血即是水"，故水肿病人常在直接利水发汗无效时，根据病情采用活血化瘀药物，往往收到较好效果。近年来应用活血化瘀药物为主，治疗急慢性肾炎，心源性水肿等均有较好效果，其原理亦多遵此。

强调治水三法，还必须结合病型与病位灵活应用，才能更好提高疗效。《金匮要略》指出："诸有水者，腰以下肿当利小便，腰以上肿，当发汗乃愈。"并把水肿分为风水、皮水、正水、石水等类型，为我们使用治水三法提供了很好的借鉴。后世有阴水和阳水之分，指出阳水宜宣宜通，阴水宜温宜补，把治水三法与宣肺、通阳、健脾、温肾等法密切结合，从而提高了治疗水肿病的疗效。更值得提出的是：在运用治水三法时，还必须注意到温阳，以免五阳不布。即是说，莝陈除，陈腐去，要尽快恢复生理功能，以促"五阳宣布"，使水肿很快好转，这对于巩固疗效有密切关系。《景岳全书·肿胀篇》云："温补即所以化气，气化而病愈者，愈出自然，消伐所以逐邪，逐邪而暂愈者，愈出勉强。此其一为真愈，一为假愈，亦岂有假愈而果愈者哉。"说明祛邪和温阳是治疗水肿病的重要原则，其理论即源于本篇。

（程昭寰）

玉版论要篇第十五

论要，即重要的论述。此处是指色脉病变的深浅递从。把这些要论著之玉版，广为传录，故名"玉版论要"。

〔原文〕

黄帝問曰：余聞揆度奇恒[1]，所指不同，用之奈何？岐伯對曰：揆度者，度病之淺深也。奇恒者，言奇病也。請言道之至數[2]，五色脉變，揆度奇恒，道在於一[3]。神轉不回，回則不轉，乃失其機[4]，至數之要，迫近以微[5]，著之玉版，命曰合玉機[6]。

〔注释〕

（1）揆度奇恒：揆（kuí，音奎）度，度量的意思。奇，异也；恒，常也。奇恒，即分辨疾病的意思。

（2）道之至数：张景岳："天人之道，有气则有至，有至则有数。人之五色五脉，无非随气以至，故其太过不及，亦皆有至数存焉。"道之至数，即指天人运动变化的规律。

（3）道在于一：即下文所说之神，亦即正常的变化规律。

（4）神转不回，回而不转，乃失其机：神，徐灏《说文》："……物有主之者曰神。"而能为物之主者，唯有其自身运动变化规律而已。故神即指天人之正常运动变化规律而言。全句的意思是：人体色脉的变化，有其正常的规律，如营卫周身，色脉应时，皆有其常，转运不已，则生机不息；而这种正常规律一旦被破坏，人就会失去生机而或病或死。

（5）迫近以微：迫近于身而微妙至精的意思。

（6）玉机：指《素问·玉机真藏论》篇。

〔提要〕

本段首先指出"揆度奇恒"，即诊察疾病这一基本概念，接着说明诊察人体有病无病、病之深浅的根本，在于掌握人体色脉正常和异常的变化规律。如果人能顺应四时，营卫气血周行不息，即为神转不回，就可以生机不息，倘若失其常态，则疴疾蜂起，乃失生机。

〔原文〕

容色[1]見上下左右，各在其要[2]。其色見淺者，湯液主治，十日已。其見深者，必齊[3]主治，二十一日已。其見大深者，醪酒主治，百日已。色夭面脱，不治，百日盡已[4]。脉短氣絶死，病温虚甚死。色見上下左右[5]，各在其要。上爲逆，下爲從。女子右爲逆，左爲從，男子左爲逆，右爲從。易，重陽死，重陰死[6]。陰陽反他[7]，治在權衡相奪[8]，奇恒事也，揆度事也。

〔注释〕

(1) 容色:《新校正》云:"按全元起本作客。"客色即病色。客对主而言,病非常色,故曰客。

(2) 要:色脉至数之要。张景岳:"人之神机,见于脉色,凡此上下左右,及下文浅涤逆从日数之类,皆色脉至数之要,不可不察也。"

(3) 必齐:齐同剂。即必以药剂治之。

(4) 已:言生命终止。

(5) 上下左右:上下讲病色的进退。《灵枢·五色》:"以色言病之间甚……其色上行者,病益甚;其色下行,如云彻散者,病方已。"左右,指病色所见之部位。

(6) 易,重阳死,重阴死:易,变易。重阳,指男子病色在左。重阴,指女子病色在右。全句即指如果病色反常,出现重阴重阳的变易,预后就不好。

(7) 阴阳反他:他,"作"之误。

(8) 权衡相夺:张景岳:"谓度之轻重而夺之使平,犹权衡也。"

〔提要〕

本段指出,审察病色的深浅,可以判别疾病的轻重。一般说来,病深色深,病浅色浅,视病色所在部位和深浅的变化,可以辨别疾病的逆从。色深者为逆,色浅者为从;男子病色在左为逆,在右为从,女子则反之。同时还指出,色脉证相失为逆,相得为从。并据此以遣方药、料预后、决死生。而这些正是揆度奇恒的基本内容。

〔原文〕

搏脉痹躄[1],寒热之交。脉孤[2]爲消氣,虚泄[3]爲奪血。孤爲逆,虚爲從[4]。行奇恒之法,以太陰始[5]。行所不勝[6]曰逆,逆則死;行所勝曰從,從則活。八風四時[7]之勝,終而復始,逆行一過,不復可數,論要畢矣[8]。

〔注释〕

(1) 搏脉痹躄:搏,搏击。痹,闭塞不通。躄(bì,音壁),跛足。若脉搏击应手,就会出现阴阳乖乱,或生痹证,或足跛不行。

(2) 脉孤:孤,单独的意思。因五脏六腑之气,必因于胃气,才可到达寸口,所以脉孤就是脉少胃气或无胃气的意思。

(3) 虚泄:脉虚而兼泄利。

(4) 孤为逆,虚为从:胃为五脏六腑之海,脉孤无胃气,是化源不足,所以为逆。虚虽为血少,但胃气还存在,化源尚足,易于恢复,故为从。

(5) 以太阴始:始,即根本的意思。指诊脉要以太阴寸口为标准。这是因为肺朝百脉,五脏六腑之气皆变见于气口,所以寸口可以作为行奇恒之法的开始和标准。

(6) 行所不胜:五脏各有主时,在所主之时见所克之脉称为行所不胜。如春得秋脉,夏得冬脉等。

(7) 八风四时:八风,即八方之风。八方即四正(东、南、西、北)四隅(东北、西北、东南、西南)。四时,指春、夏、秋、冬。

（8）逆行一过，不复可数，论要毕矣：过，过失之意。天地八风四时，人之气血阴阳，都有其运动的规律，本文称之为"道之至数"。如果其运动规律受到破坏，就会变化失常（逆行一过），这样，就不能按常法来推演计算（不复可数），这种天人运动规律的常与变，就是这些要论的全部所在。

〔提要〕

本段主要讲诊脉当从手太阴寸口开始，而诊脉的要点，当以查脉之逆从为中心。其中以脉有胃气为从，脉无胃气为逆。脉行所不胜为逆，行所胜为从。并以"八风四时之胜，终而复始"之常，"逆行一过，不可复数"之变，对全篇进行了总结。

〔讨论〕

本文有："色在上下左右，各在其要……女子右为逆，左为从；男子左为逆，右为从。"《素问·阴阳应象大论》中又说："阴阳者，血气之男女也，左右者，阴阳之道路也。"因此，对《内经》关于人体之中左右阴阳的问题，有必要加以讨论。

一、用左右升降说明人体生理功能

《内经》言："肝生于左，肺藏之右。"肝为藏血之脏，肺为主气之官，人体之中，唯气血阴阳而已。然人体气血阴阳，必欲条达通畅，周流不息。肝居人体下焦，为阴中之阳，其气升于左；肺在上焦，为阳中之阴，其气肃降于右，故经言："左右者，阴阳之道路也。"此仅举肝肺以示阴阳升降，而其他脏腑气血阴阳，莫不如此，如是阴升阳降，常营不已，则生化不息。故《素问·六微旨大论》中说："非升降，则无以生长化收藏，是以升降出入，无器不有。"

二、用左右阴阳来判断疾病的预后

因男为阳，女为阴，气为阳，血为阴，左为阳，右为阴。人体神明五色，为气血之华。而男子以阳为用，故气色应面也在左；女子以血为体，故气色应面也在右。然用则易耗，故男子阳虚者居多，女子阴亏者不少；男子病色见于左是重损其阳，女子病色见于右是再伤其阴，故皆为逆，其预后就差。故《灵枢·五色》曰："能别左右，是谓大道。"

但是，病之吉凶绝不可以此为绝对标准，而主要还在于当时的临床所见，故《素问·大奇论》中又说："偏枯，男子发左，女子发右，不瘖舌转，可治。"由此可见，我们学习本篇时，既要掌握逆从之常，又要临证具体分析，以此指导临床，才可做到"合色脉以达万全"的目的。

三、左右阴阳在脉学上的应用

《素问·脉要精微论》谓："中附上，左外以候肝，右外以候胃；上附上，右外以候肺……左外以候心。"如此左右一分，阴阳便自在其中。人体之中，阴阳的升降，正如方药中老师所说："阴阳之间的消长运动规律，一般来说，总是阳趋于阴，阴趋于阳，上为阳而下为阴，阴趋于阳……由下而上，所以叫阴升，阳趋于阴……由上而下，所以叫阳降。"五脏六腑之中，心肝肾主藏精血而为阴，阴者宜升；肺胃命门主阳主气而为阳，阳者宜降。显然，其升其降者，言其功能而已，即指脏气而言，而"藏气者……必因于胃气，乃至于手太阴"，其中心肝肾阴精之气，主升则应于左寸口（升者为阳），肺胃命门之气，宜降则应于右寸口（命门之阳降者，指肾阳宜守之义），此即脉学中之左右阴阳。

　　当然，因脏腑之间互为阴阳，一脏之中又阴阳并居，所以，脏腑阴阳应于左右者，只言其大体而已，不可过于拘泥。

（花金方）

诊要经终论篇第十六

诊，诊察；要，纲要。全篇旨在论述诊察经脉经气生理及十二经脉气绝时的症状，故以"诊要经终论"名篇。

〔原文〕

黄帝問曰：診要⁽¹⁾何如？岐伯對曰：正月二月，天氣始方⁽²⁾，地氣始發，人氣在肝⁽³⁾。三月四月，天氣正方⁽⁴⁾，地氣定發⁽⁴⁾，人氣在脾⁽⁵⁾。五月六月，天氣盛，地氣高⁽⁶⁾，人氣在頭⁽⁷⁾。七月八月，陰氣始殺，人氣在肺⁽⁸⁾。九月十月，陰氣始冰，地氣始閉，人氣在心⁽⁹⁾。十一月十二月，冰復⁽¹⁰⁾，地氣合⁽¹¹⁾，人氣在腎⁽¹²⁾。

〔注释〕

（1）诊要：诊病的主要方法。张隐庵："诊要者，诊度奇恒之要。"意即掌握了生理病理正常和异常的变化，就能掌握诊病的主要方法。

（2）天气始方：方，正在。正月二月，天地阴阳之气萌动正在开始生发万物。王冰："方，正也。言天地气正，发生其万物也。"

（3）人气在肝：在人体内肝主春生之气，与正月二月天地气相应，所以人气在肝。人气，人经脉之气。张景岳："肝属木，气应春，故人气在肝。"

（4）正方，定发：正方、定发，皆指天地阳气更旺，万物生发更盛。王冰："天气正方，以阳气明盛，地气定发，为万物华而欲实也。"姚止庵："由春入夏，天地之气方发者，至此大盛。"

（5）人气在脾：三月四月阳气更旺，而在人体生阳之气在于脾土，所以说人气在脾。

（6）地气高：高，升高。地气随天气上升而升高。王冰："天阳赫盛，地焰高升。"

（7）人气在头：张景岳："盛夏阳升之极，故人气应之在头。"

（8）阴气始杀，人气在肺：七月八月由夏转秋，阴气开始发生肃杀的现象，而在人体肺主清肃之气，所以说人气在肺。

（9）阴气始冰，地气始闭，人气在心：九月十月由秋入冬，阴气渐盛开始冰冻，地气开始闭藏，而在人体心阳常藏最忌阴损，所以说人气在心。

（10）冰复：复，通"腹"。腹，厚也。人体背薄而腹厚，古针灸家言背薄似饼，腹深似井可证，是冰复当释为冰厚。

（11）地气合：地气密闭。吴崑："合，闭而密也。"

（12）人气在肾：十一月十二月严冬寒冽，冰已坚厚，地气密闭，而在人体肾主闭藏，所以说人气在肾。

〔提要〕

叙述了人经脉之气随着一年十二月四季阴阳气的盛衰变化而变化，一月二月在肝，三月四月在脾，五月六月在头，七月八月在肺，九月十月在心，十一月十二月在肾，说明人经脉之气与自然界阴阳盛衰相应，这是认识经脉经气生理之纲要。

〔原文〕

故春刺散俞[1]及與分理[2]血出而止[3]，甚者傳氣[4]間者環也[5]。夏刺絡俞[6]，見血而止[7]，盡氣閉環，痛病必下[8]。秋刺皮膚，循理，上下同法[9]，神變而止[10]。冬刺俞竅於分理[11]，甚者直下，間者散下[12]。春夏秋冬，各有所刺，法其所在。春刺夏分，脉亂氣微，入淫骨髓，病不能愈，令人不嗜食，又且少氣[13]。春刺秋分，筋攣，逆氣環爲咳嗽，病不愈，令人時驚，又且哭[14]。春刺冬分，邪氣著藏，令人脹，病不愈，又且欲言語[15]。夏刺春分，病不愈，令人解墮[16]。夏刺秋分，病不愈，令人心中欲無言[17]，惕惕[18]如人將捕之。夏刺冬分，病不愈，令人少氣，時欲怒[19]。秋刺春分，病不已，令人惕然欲有所爲，起而忘之[20]。秋刺夏分，病不已，令人益嗜臥，又且善夢。秋刺冬分，病不已，令人灑灑時寒[21]。冬刺春分，病不已，令人欲臥不能眠，眠而有見[22]。冬刺夏分，病不愈，氣上發爲諸痹[23]。冬刺秋分，病不已，令人善渴[24]。

凡刺胸腹者，必避五藏[25]。中心者環死[26]，中脾者五日死，中腎者七日死，中肺者五日死，中鬲者，皆爲傷中[27]，其病雖愈，不過一歲必死。刺避五藏者，知逆從也。所謂從者，鬲與脾腎之處，不知者反之[28]。刺胸腹者，必以布憿著之[29]，乃從單布上刺，刺之不愈復刺。刺針必肅[30]，刺腫搖針[31]，經刺勿搖[32]，此刺之道也。

〔注释〕

（1）散俞：指经脉一般的腧穴，即散在各经的一般经穴。《新校正》云："按《四时刺逆从论》云：春气在经脉，此散俞即经脉之俞也。"

（2）分理：分肉腠理。分肉，皮内近骨之肉与骨相分处，在肌肉的内层。腠理，皮肤、肌肉和脏腑的纹理或指皮肤与肌肉交接的地方。分肉与腠理互相贯通，故称分理。分理外可达于皮肤，内可入于筋骨。春刺取分理，是结合时令使气外达于皮肤；冬刺取分理，是结合时令使气内至筋骨。所以春冬都可刺分理。

（3）血出而止：指春天宜浅刺，血出即当止针。张隐庵："春气生升于外，故当于散俞谿谷之间而浅刺之，血出则脉气通而病止矣。"

（4）甚者传气：病重的下针后应久留其针，等到其气传布以后才出针。张景岳："传，布散也。病甚者针宜久留，故必待其传气。"

（5）间者环也：《太素》环也作环已。环，同旋。旋已，即一会儿就好了。这句话意为，病轻的暂留其针，一会儿就好了。

（6）络俞：指各经浮络浅在的经穴。张景岳："络俞，谓诸经浮络之穴，以夏气在孙络也。"

（7）见血而止：夏宜宣泄刺其出血，夏气在外也不宜深刺，所以见血而止。

（8）尽气闭环，痛病必下：邪气尽去，穴孔闭密，气血循环正常，而痛病之气必下去而愈。张景岳："尽气，尽去其邪血、邪气也。"

（9）循理，上下同法：顺着肌肉的分理针刺，无论在上在下都用这个方法。张隐庵：

"《刺逆从论》曰：秋气在皮肤。盖七月八月，人气在肺，而肺主皮毛，是以或上或下，皆宜刺皮肤，循于肉理。"

（10）神变而止：病人神色改变，即当止针。

（11）冬刺俞窍于分理：《甲乙经》作"冬刺俞窍及于分理"。俞窍，指各经深在俞穴。张景岳："孔穴之深者曰窍，冬气在骨髓中，故当深取俞窍于分理间也。"

（12）甚者直下，间者散下：病重的可视邪所在直下其针而深取之，病轻的可或左右上下散布其针，而稍宜缓下。

（13）春刺夏分，脉乱气微，入淫骨髓，病不能愈，令人不嗜食，又且少气：春天误刺夏天的部位，就会伤了心气，心主脉，心气受伤，则脉乱而气微弱，邪气再深入，侵淫于骨髓之间，病就难以治愈，心火微弱，火不生土，脾胃之气失养，使人不思饮食，而且少气。

（14）春刺秋分，筋挛，逆气环为咳嗽，病不愈，令人时惊，又且哭：春天误刺秋天的部位，就会伤了肺气，肺伤则肝失约束而肝盛为病，肝主筋，故筋挛，肝气上逆肺气又伤则为咳嗽，如此，所治之病不愈。肝主惊，肺主悲，肝肺同病，所以使人时惊而且哭。

（15）春刺冬分，邪气著藏，令人胀，病不愈，又且欲言语：春天误刺冬天的部位，就会伤了肾气，邪气就会留著而藏于内，邪闭于内，使人胀满，所治之病不愈。肾病，水不生木，肝失所养，肝主语，所以使人又且欲言语。

（16）解堕：马莳："解，懈同；堕，惰同。"

（17）心中欲无言：吴崑："肺主声，刺秋分而伤肺，故欲无言。"

（18）惕惕：惕（tì，音剔），惊恐貌。吴崑："恐为肾志，肺金受伤，肾失其母，虚而自恐也。"

（19）令人少气，时欲怒：张景岳："夏伤其肾，则精虚不能化气，故令人少气；水亏则木失所养，而肝气强急，故时欲怒也。"

（20）秋刺春分，病不已，令人惕然欲有所为，起而忘之：秋天误刺春天的部位，就会伤了肝气，病就不能好。肝主惊，所以使人惕然如惊。肝伤，木不生火，则心失所养，心气不足所以想有所作，随又忘之。

（21）令人洒洒时寒：洒洒，寒冷貌。使人时时寒栗发冷。张景岳："秋刺冬分，误伤肾阴，则精气耗散，故令人洒洒寒栗也。"

（22）眠而有见：虽然安眠而多有幻见。张景岳："肝藏魂，肝气受伤则神魂散乱，故令人欲卧不能眠，或眠而有见谓怪异等物也。"王冰："肝主目，故眠而如见有物之形状也。"

（23）气上发为诸痹：痹（bì，音闭），闭阻不通。冬刺夏分则心气受伤，心主血脉，心气伤则血流滞涩，气上而不下是气不得流行，所以发为各种痛和麻木不仁的痹病。

（24）令人善渴：王冰："肺气不足，故发渴。"姚止庵："渴非肺病，肺伤则少气而不能化水，故渴也。"

（25）必避五藏：必须避免刺伤五脏。张景岳："此下言刺害也，五脏伤则五神去，神去则死矣。故凡刺胸腹者，必避五脏。"

(26) 中心者环死：环死，旋死。刺中心脏，顷刻间就会死亡。张景岳："此节只言四脏，独不及肝，必脱简耳，按《刺禁论》所言五脏死期，尤为详悉，但与本节稍有不同。"

(27) 中鬲者，皆为伤中：鬲（gé，音膈），即横膈膜。误刺中鬲，膈中脏腑之气皆为所伤，故称伤中。虽不如中脏速死，但由于五脏气乱失其治节，所以后文说病虽暂愈，不出一年的时间也要死亡。

(28) 所谓从者，鬲与脾肾之处，不知者反之：所谓从，就是知道膈和脾肾等处的位置，针刺时应该避开；反之，不知道部位不能避开，就会刺伤五脏，那就是逆了。张景岳："鬲连胸胁四周，脾居于中，肾著于脊，知而避之者为从，不知者为逆，是谓反也。"

(29) 必以布憿著之：憿（jiǎo，音缴），"窍"字通假字。憿著即著憿，意即用布置于孔窍上。

(30) 刺针必肃：刺针必须安静严肃。王冰："肃，谓肃静，所以候气之存亡。"

(31) 刺肿摇针：肿是邪气有余，所以在刺肿时，可用摇针的手法泻其实邪。张景岳："摇大其窍，泻之速也。"

(32) 经刺勿摇：刺经脉的病不能摇针，以免伤其正气。王冰："经气不欲泄故。"

〔提要〕

提出四时刺法，当依春夏秋冬四时，而有刺散俞分理、络俞、皮肤、俞窍分理等不同部位之别，轻重浅深之异，各有所刺，法其所在。指出违反这个规律，四时刺逆，非但不能愈病，反而造成不良后果，致生他病。接着指出凡刺胸腹者，必避五脏，以及避免的方法和误伤五脏的死期，阐述了必肃、摇针、勿摇等正确的针刺方法。凡此种种，亦刺法之纲要。

〔原文〕

帝曰：願聞十二經脉之終奈何(1)？岐伯曰：太陽之脉，其終也，戴眼(2)、反折、瘛瘲(3)，其色白，絶汗(4)乃出，出則死矣(5)。少陽終者，耳聾百節皆縱，目睘(6)絶系(7)，絶系一日半死，其死也色先青白，乃死矣(8)。陽明終者，口目動作，善驚妄言，色黄，其上下經盛(9)，不仁(10)，則終矣(11)。少陰終者，面黑齒長而垢(12)，腹脹閉，上下不通而終矣(13)。太陰終者，腹脹閉不得息，善噫善嘔，嘔則逆，逆則面赤，不逆則上下不通(14)，不通則面黑皮毛焦而終矣(15)。厥陰終者，中熱嗌乾，善溺心煩，甚則舌卷卵(16)上縮(17)而終矣(18)。此十二經之所敗也(19)。

〔注释〕

(1) 愿闻十二经脉之终奈何：想知道十二经脉气绝时，其症状是怎样的。王冰："终，谓尽也。"张景岳："十二经脉，即十二脏之气也。"

(2) 戴眼：目不转睛而上视。

(3) 反折、瘛疭：身背反张，手足抽掣。瘛疭（chìzòng，音炽纵）。瘛，是筋急挛缩；疭，是筋缓纵伸。瘛疭是形容手足抽掣痉挛的症状。

(4) 绝汗：汗出如珠、如油，转出不流，这是临死的证象，所以称为绝汗。王冰：

"绝汗，谓汗暴出如珠而不流，旋复干也。太阳极则汗出，故出则死。"

（5）太阳之脉，其终也戴眼、反折、瘛疭，其色白，绝汗乃出，出则死矣：太阳经气终绝，由于膀胱主筋所生病，则筋脉挛急，目不转睛而仰视，角弓反张，四肢抽搐，手太阳主液，膀胱主藏津液，绝汗是津液外亡，津液外脱则血内亡，色白是为亡血，所以见绝汗出则将要死亡。

（6）目䀮：䀮（qióng，音琼），两目直视如惊状。

（7）绝系：《灵枢·大惑论》："裹撷筋骨血气之精而与脉并为系，上属于脑，后出于项中。"目䀮绝系，即谓目直视而属脑之目系已绝。

（8）少阳终者，耳聋百节皆纵，目䀮绝系，绝系一日半死，其死也色先青白，乃死矣：手足少阳经脉都入于耳中，其经气终绝故耳聋；少阳主骨，诸关节皆与骨相连，少阳经气绝，所以全身关节都弛纵无力；手足少阳之脉都通于目内眦，其经气绝，所以两目直视如惊而不能转动，目系与脑相通之气已绝，一天半就要死亡。色青系肝经之气外脱，色白系三焦之营气内亡，所以其死时面色先显青白，于是就死了。

（9）上下经盛：其经脉上下所至都出现躁动而盛的症状。张景岳："上下经盛，谓头颈手足阳明之脉，皆躁动而盛，是胃气之败也。"

（10）不仁：张景岳："不知疼痛，谓之不仁，是肌肉之败也，此皆阳明气竭之候。"

（11）阳明终者，口目动作，善惊妄言，色黄，其上下经盛，不仁，则终矣：手足阳明经脉皆挟口入目，故其经气终绝时，则口目均抽动而牵引歪斜。阳明为病，闻木音惕然而惊，骂詈不避亲疏，今阳明气绝，故善惊妄言。头项四肢手足皆阳明经脉之循行部位，上下经脉躁盛是胃气绝而无柔和之象，营卫气绝则体肤麻木不仁，色黄是土气外脱，这些症状出现则阳明经气终绝而死亡。

（12）齿长：由于牙龈收削而牙齿似乎增长。张景岳："肾主骨，肾败则骨败，故齿根不固长而垢也。"

（13）少阴终者，面黑齿长而垢，腹胀闭，上下不通而终矣：心主血脉，其华在面，手少阴经气终绝则血败面色晦暗而不华。肾主骨，其色黑，足少阴经气终绝则面色黑，齿为骨之余，肾气绝则骨先死，齿与齿龈附着不固密，所以齿长并满积污垢。手少阴之脉下膈络小肠，足少阴之脉络膀胱而上膈贯肝，少阴经气终绝，则腹胀而便闭，心肾上下不交，乃阴阳离决，因而死亡。

（14）上下不通：少阴终是指心肾上下不交；太阴终是指肺脾升降失常，二者虽然都是上下不通，但所指不同。

（15）太阴终者，腹胀闭不得息，善噫善呕，呕则逆，逆则面赤，不逆则上下不通，不通则面黑皮毛焦而终矣：足太阴经脉入腹属脾，故气绝则腹部胀闭。手太阴经脉下络大肠，上行循胃口贯膈属肺，肺主呼吸，其经气绝则呼吸困难，下为胀闭，因而升降困难，气道阻滞，时时噫气呕逆，呕则气逆于上，故为面赤，不呕逆是为中焦闭塞。脾气绝，先天之本失去温养，肾水无制故面色黑，肺主皮毛，肺气绝则皮毛失于濡养，故皮毛焦枯无泽而死亡。

（16）卵：睾丸。

（17）甚则舌卷卵上缩：张景岳："肝者筋之合也，筋者聚于阴器，而脉络于舌本，故甚则舌卷卵缩，而厥阴之气终矣。"

（18）厥阴终者，中热嗌干，善溺心烦，甚则舌卷卵上缩而终矣：手厥阴心包经起于胸中，出属心包。足厥阴肝经循喉咙之后，上入颃颡而络于舌本，在下则循阴股入毛中，过阴器，是以厥阴之经气终绝则心中热，咽干，心烦，小便频数，甚至舌卷而语言不清，睾丸上缩，这些症状出现则厥阴经气终绝而死亡。

（19）此十二经之所败也：手三阴三阳，足三阴三阳，是为十二经。王冰："败，谓气终尽而败坏也。"

〔提要〕

具体阐述十二经气终绝时的症状，此乃诊经终之纲要。

〔讨论〕

一、关于三月四月人气在脾，九月十月人气在心

这段文字有的注家或从五行生制立说，或从脏腑主时立说，或时依脏腑时依五行，头绪纷繁，但未透彻。

王冰注谓，三月四月"季终土寄而王，土又生于丙，故人气在脾"，九月十月"阴气始凝，地气始闭，随阳而入，故人气在心"。

张隐庵注谓，"三月四月，天地之气正盛，而人气在脾，辰巳二月，足太阴阳明之所主也"。九月十月"收藏之气，从天而降，肺属乾金而主天，为心藏之盖，故秋冬之气，从肺而心，心而肾也，少阴主冬令，故先从手少阴而至于足少阴。"

姚止庵注谓，"三月辰土，四月巳火，火土养脾，脾为元气之母，人气得之以资脏腑而生血气也。"九月十月"秋尽冬初，收敛归藏，天地之气，由阳返阴，人身之火，尽摄合而还于心，故云人气在心也。"

张宛邻曰："按本文言人气所在，与《金匮真言论》、《四时刺逆从论》诸义不同。三月四月之在脾，九月十月之在心，尤难曲解，姑依王义说之，以俟知者。"

我认为这段文字精神，是从阴阳气盛衰将十二月分属头部、五脏，以说明人身经脉气亦随自然界阴阳气之盛衰而有不同生理变化，而针刺有宜忌也。因此不能依五行生制或五季分主五脏来推定，只能从阴阳气的变化来说明。正月二月阳气方升，在人体肝主生发，故人气在肝，而且经脉之气在肝愈可助肝的生发之气，故不可随意伤肝，以免伤生发之气。三月四月阳气更旺，在人体生阳之气在于脾土，脾主四肢为诸阳之本，孤脏以灌四旁，脾气旺则人身阳气皆旺，故人气在脾，而且经脉之气在脾愈可助脾的生阳之气，输布水谷精气，营养四肢百骸周身上下，象征天地的生育万物，故不可随意伤脾，以免伤生阳之气。五月六月阳升之极，在人体头居最上为诸阳之会，故人气在头，而且经脉之气在头愈可旺盛人的精神神气，象征阳气旺极，故不可随意伤头，以免伤阳极之气。七月八月阳降阴生阳气始杀，在人体肺主清肃，故人气在肺，而且经脉之气在肺愈可助肺行清肃之气，故不可随意伤肺，以免伤清肃之气。九月十月阴气渐盛阳气始藏，在人体心阳常下藏

于肾阴，心火常下交于肾水，心为阳中太阳，最忌阴损，阳气闭藏则易伤心气，故人气在心，而且经脉之气在心既可助心阳胜阴，免受阴损，又可助心阳闭藏而顺应天地，故不可随意伤心，以免伤始藏之阳气。十一月十二月阴气极盛阳气深藏，在人体肾主闭藏，故人气在肾，而且经脉之气在肾愈可助肾闭藏之气，故不可随意伤肾，以免伤闭藏之气。掌握了这个精神，我们就可以明了不同时令不同气候，内应于人体不同脏器，这是中医学天地人相应的整体观思想的反映。掌握这个精神，用于指导临床具有重要实际意义。我们在临床上，三月四月，遇见泄泻的病人，往往在治疗中扶其脾阳而忌克伐脾土。九月十月，由秋入冬，季节转换，心脏病人病情往往增重，而治疗时切忌伤心阳之品。明乎此，则可把握经气生理之纲要，则可知针刺药物之宜忌，而知诊断治疗之原则。

二、关于十二经终

十二经脉气终绝的原因，主要由于脏腑精气先行衰竭，不能营养经脉，当某一脏腑有了最严重病变时则和脏腑相关联的经气就终绝，而出现临死的症状。另外经脉与脏腑一表一里密切关联，脏腑病竭影响经脉，经脉病竭也影响脏腑，所以张景岳说："十二经脉，即十二脏之气也。"经终的症状是古代医家在长期实践中的经验总结，对于我们分析疾病的严重程度，及时采取抢救措施，判断病证预后均有重大的积极意义。

十二经经脉相连，一经气绝，则经经气绝，故任一经绝之症见，则死矣。

十二经脉气终绝的证候，是由十二经脉的循行部位以及经脉脏腑功能所决定的。掌握了这一规律，对于十二经终的证候就不难理解。

（江幼李）

脉要精微论篇第十七

本篇重点讨论了诊脉纲要有六：即诊脉时间、部位、五脏脉、四时脉、脉色互参、脉症互参等，其中精微，至细至深，必须深入钻研，才能掌握。其次，对于察色望神观形闻声问梦境审脏腑等亦加以论述阐发，于是四诊精微，要皆在内，故以"脉要精微论"名篇。

〔原文〕

黄帝問曰：診法⁽¹⁾何如？岐伯對曰：診法常以平旦⁽²⁾，陰氣未動，陽氣未散⁽³⁾，飲食未進，經脈未盛，絡脉調匀，氣血未亂，故乃可診有過之脉⁽⁴⁾。切脈動静而視精明⁽⁵⁾，察五色，觀五藏有餘不足，六府强弱，形之盛衰，以此參伍⁽⁶⁾，決死生之分⁽⁷⁾。

〔注释〕

（1）诊法：概指四诊，这里指诊脉的方法。张景岳："诊，视也，察也，候脉也。凡切脉望色、审问病因，皆可言诊，而此节以诊脉为言。"

（2）平旦：平旦，即清晨时候。古人寅时称平旦（《左氏传》昭公五年注）。张景岳："平旦者，阴阳之交也。阳主昼，阴主夜，阳主表，阴主里；凡人身营卫之气，一昼一夜五十周于身，昼则行于阳分，夜则行于阴分，迨至平旦，复皆会于寸口。"《素问·营卫生会》篇曰："平旦阴尽而阳受气矣，日中而阳陇，日西而阳衰，日入阳尽而阴受气矣。"《素问·口问》篇曰："阳气尽阴气盛则目瞑，阴气尽而阳气盛则寤矣。故诊法当于平旦初寤之时。"

（3）阴气未动，阳气未散：平旦为阴阳交会之时，阴气尚未扰动，阳气尚未耗散。滑寿："谓平旦未劳于事，是以阴气未扰动，阳气未耗散。"

（4）有过之脉：即有病之脉。马莳："盖人之有病，如事之有过误，故曰有过之脉。"

（5）精明：精明，指眼睛的神气精光。张景岳："视目之精明，诊神气也。"姚止庵："视精明者，谓视目精之明暗，而知人之精气也。"

（6）参伍：彼此相参，互相印证，反复参合。张景岳："夫参伍之义，以三相较谓之参，以伍相类谓之伍，盖彼此反观，异同互证，而必欲搜其隐微之谓。"姚止庵："参伍谓较其多寡之数，《易》曰'参伍以变'是也。"

（7）切脉动静而视精明，察五色，观五藏有余不足，六府强弱，形之盛衰，以此参伍，决死生之分：按诊脉搏的动静变化，观察审视两眼的精神和面部五色的鲜明晦暗，观察脏腑的强弱虚实，形体的盛衰，相互参合，来决断病的轻重吉凶。张景岳："凡诊病者，必合脉色内外，参伍以求，则阴阳表里、虚实寒热之情无所遁，而先后缓急，真假逆从之治必无差，故可以决死生之分。"

〔提要〕

提出了诊脉时间，常以平旦，说明诊病要在病人气血未乱之时。并总的提出"切脉动静而视精明，察五色，观五藏有余不足，六府强弱，形之盛衰"四诊合参以决死生之分的诊疗方法，为全篇纲领。

〔原文〕

夫脉者，血之府也[1]，長則氣治[2]，短則氣病[3]，數則煩心[4]，大則病進[5]，上盛則氣高，下盛則氣脹[6]，代則氣衰[7]，細則氣少[8]，澀則心痛[9]，渾渾革至如涌泉[10]，病進而色弊[11]，綿綿其去如弦絕[12]，死。夫精明五色[13]者，氣之華[14]也，赤欲如白裹朱[15]，不欲如赭[16]；白欲如鵝羽，不欲如鹽；青欲如蒼璧[17]之澤，不欲如藍；黄欲如羅裹雄黄[18]，不欲如黄土；黑欲如重漆[19]色，不欲如地蒼[20]。五色精微象見矣[21]，其壽不久也。夫精明者，所以視萬物，別白黑，審短長。以長爲短，以白爲黑，如是則精衰矣[22]。

〔注释〕

（1）血之府也：府，藏聚之处。血聚于经脉之中，脉管是血液运行的经络，所以说脉者血之府。王冰："府，聚也；言血之多少皆聚见于经脉之中也。"李中梓："营行脉中，故为血府；然行是血者，实气为之司也。《逆顺》篇云：脉之盛衰者，所以候血气之虚实。则知此举一血，而气在其中，即下文气治、气病，义益见矣。"

（2）长则气治：长，指长脉，长如长竿，过于本位，而不搏指。气治，就是气平，代表健康之象。张景岳："气充和也。"

（3）短则气病：短，指短脉，与长脉相反，短而不及本位。气病，就是气不足。

（4）数则烦心：数，指数脉，一呼一吸脉跳六次以上为数脉。数脉一般主热证，数而有力为实热，数而无力为虚热，无论虚实，皆可出现心烦症状。烦心，是热性病的烦躁症状。所以说数则烦心。

（5）大则病进：大，指大脉，脉象充盈满指为大脉，表示邪气方张，病势正在进展。

（6）上盛则气高，下盛则气胀：上下指脉，上盛寸脉盛，下盛尺脉盛，寸脉盛则邪气在上而气高，尺脉盛则邪气在下而气胀。张景岳："上盛者邪壅于上也，气高者喘满之谓。下盛者邪滞于下，故腹为胀满。"高士宗："上盛，寸口脉盛也，下盛，尺中脉盛也。"

（7）代则气衰：代，指代脉，来数中止，不能自还，为一种有规律的间歇脉，是元气衰弱之象，所以说代则气衰。张景岳："脉多变更不常者曰代，气虚无主也。"

（8）细则气少：细，指细脉，应指脉细如丝，主正气虚少。张景岳："脉来微细，正气不足也。"张隐庵："《辨脉》篇曰：脉萦萦如蜘蛛丝者，阳气衰也，言脉中之荣气宗气不足，是以脉细如丝。"

（9）涩则心痛：涩，指涩脉，搏动涩滞而不滑利，主血少气滞，所以出现心痛症状。

（10）浑浑革至如涌泉：张景岳："浑浑，浊乱不明也。革至，如皮革之坚硬也。涌泉，其来汩汩无序，但出不返也。"浑浑革至如涌泉，即釜沸脉。

（11）色弊：气色的败坏现象。弊（bì，音币），败也，坏也。《国语·郑语》："周其弊乎。"《国策·秦策》："黑貂之裘弊。"张隐庵："夫色出于血，病进于脉，而色亦败恶矣。"

（12）緜緜其去如弦绝：緜（mián，音绵），通绵。王冰："绵绵，言微微似有，而不甚应手也。如弦绝者，言脉卒断，如弦之绝去也。"緜緜其去如弦绝，即《金匮要略》"按之如索不来，或曲如蛇行"者。

（13）精明五色：精明指眼睛的神色。五色，即赤、白、青、黄、黑五种颜色现于面部的色泽。吴崑："精明见于目，五色显于面。"

（14）气之华：指人正气之精华。姚止庵："精明以目言，五色以面言，言目之光采精明，面之五色各正，乃元气充足，故精华发见于外也。"

（15）白裹朱：马莳："白，当作帛。"帛，丝绸织品的总称。朱即朱砂。意即如同帛裹着朱砂那样，隐然红润而不露。

（16）赭：（zhě，音者），色暗红显干枯而无润泽，如代赭石的颜色。

（17）苍璧：苍，青绿色；璧，玉石。苍璧之泽，意即色泽青而明润。

（18）罗裹雄黄：罗是丝织品，轻软而有疏孔，其色有白的和其他颜色的，此处是指白色的罗。雄黄，药名，色黄。这是形容黄色要像白罗裹着雄黄那样黄而明润。

（19）重漆：重是重复，漆而又漆谓之重漆，形容色黑而有光泽。

（20）地苍：张景岳："地之苍黑，枯暗如尘。"形容黑而枯槁。

（21）五色精微象见矣：精微，精华，精粹。象，现象。意即五色的精华之象完全现露在外了。吴崑："真元精微之气，化作色相，毕现于外，更无藏蓄，是真气脱也，故寿不久。"

（22）精衰矣：精气衰竭了。姚止庵："精衰则目不精明。"

〔提要〕

叙述了部分脉象主病和面之五色、目之精明的望诊，说明切脉可以候病和色贵润泽有神，发挥"切脉动静而视精明，察五色"的意义。

〔原文〕

五藏者，中之守也(1)，中盛藏满(2)，氣勝傷恐者(3)，聲如從室中言，是中氣之濕也(4)。言而微，終日乃復言者，此奪氣也(5)。衣被不斂，言語善惡，不避親疏者，此神明之亂也(6)。倉廩不藏者，是門戶不要也(7)。水泉不止(8)者，是膀胱不藏也。得守者生，失守者死。夫五藏者，身之强也(9)，頭者精明之府(10)，頭傾視深(11)，精神將奪矣。背者胸中之府(12)，背曲肩隨，府將壞矣。腰者腎之府(13)，轉搖不能，腎將憊(14)矣。膝者筋之府(15)，屈伸不能，行則僂附(16)，筋將憊矣。骨者髓之府(17)，不能久立，行則振掉(18)，骨將憊矣。得强則生，失强則死(19)。

〔注释〕

（1）五藏者，中之守也：中，即内、里。守，即职守。五脏主藏精气而不泄，在人体内各有一定的职守。守职藏精则藏象正常，人体安和无病，失守则病能百出，生命危险。张景岳："五脏者，各有所藏，藏而勿失则精神完固，故为中之守也。"姚止庵："腑为阳，属表；脏为阴，属里。唯属里故曰中。守者，注云：'五神安守之所'，是矣。"

（2）中盛藏满：胸腹中甚盛，脏气胀满。张景岳："中，胸腹也。脏，脏腑也。盛满，胀急也。"一说中盛是指中焦脾胃之功能旺盛，脾胃为精气生化之源，精气之源充足，则五脏为精气所充满，所以说"中盛藏满"。待考。

（3）气胜伤恐者：气胜，指邪气胜。伤恐即伤肾，因肾在志为恐。

（4）声如从室中言，是中气之湿也：说话的声音好像是从室内发出那样低而重浊，这是中焦的湿气太盛所致。姚止庵："声如从室中言者，谓气闭而声不外达也。"王冰："如在室中者，皆腹中有湿气乃尔也。"

（5）言而微，终日乃复言者，此夺气也：说话声音低微，反复地说着同一内容的话，这是一种"郑声"，是由于正气已经衰夺了。

（6）此神明之乱也：这是神智已经昏乱了的缘故。张景岳："神明将脱，故昏乱若此，心脏之失守也。"

（7）仓廪不藏者，是门户不要也：张景岳："要，约束也。幽门、阑门、魄门，皆仓廪之门户，门户不能固，则肠胃不能藏，所以泄利不禁，脾脏之失守也。"

（8）水泉不止：即小便不禁。王冰："水泉，谓前阴之流注也。"

（9）五藏者，身之强也：五脏之精气充足，身体才能强壮。张景岳："脏气充则形体强，故五脏为身之强。"又《内经》言脏实亦概腑，所以五脏，吴崑作"五腑"，注云："下文所言五腑者，乃人身恃之以强健。"

（10）头者精明之府：头部是精髓神气所聚集的处所。张景岳："五脏六腑之精气，皆上升于头，以成七窍之用，故头为精明之府。"高士宗："人身精气，上会于头，神明上出于目，故头者精明之府。"

（11）头倾视深：头倾是头歪斜不正，视深是目珠凹陷无光。张景岳："头倾者，低垂不能举也。视深者，目陷无光也。脏气失强，故精神之夺如此。"

（12）背者胸中之府：心肺之系，系于肩背，故背为胸中之府。张隐庵："心肺居于胸中，而俞在肩背，故背为胸之府。"

（13）腰者肾之府：张隐庵："两肾在于腰内，故腰为肾之外府。"

（14）惫：惫（bèi，音备），困惫，衰惫。又困病也，病极曰惫。吴崑："惫与败同，坏也。"

（15）膝者筋之府：诸筋汇聚于膝窝，所以称膝为筋之府。张隐庵："筋会阳陵泉，膝乃筋之会府也。"

（16）行则偻附：筋病后，行走不便，行路时背曲扶杖而行。吴崑："偻，曲其身也。附，不能自步，附物而行也。"姚止庵："附，别本作俯，《太素》作跗，俱非，盖身躯偻，不能独行，必倚附于物而行也。"

（17）骨者髓之府：张隐庵："髓藏于骨，故骨为髓之府。"

（18）行则振掉：行走时身体震颤摇晃不稳。振，动也；掉，摇也。

（19）得强则生，失强则死：上述各种病证的转归和预后，皆取决于五脏之精气是否强盛，假如脏腑能得强健，则虽病可生，脏腑不能复强，病难挽回则死。张景岳："脏强则气强故生，失强则气竭故死。"姚止庵："常强则疾病不起，一弱则疾病随之。"

〔提要〕

从得守者生，失守者死，得强则生，失强则死，阐述了望形闻声问诊在诊断中的重要作用，具体发挥"观五藏有余不足，六府强弱，形之盛衰"的意义。

〔原文〕

岐伯曰：反四時者⁽¹⁾，有餘爲精⁽²⁾，不足爲消⁽³⁾。應太過，不足爲精⁽⁴⁾；應不足，有餘爲消⁽⁵⁾。陰陽不相應，病名曰關格⁽⁶⁾。

帝曰：脉其四時動奈何⁽⁷⁾？知病之所在奈何？知病之所變奈何？知病乍在内奈何？知病乍在外奈何？請問此五者，可得聞乎？岐伯曰：請言其與天運轉大⁽⁸⁾也。萬物之外，六合之内，天地之變，陰陽之應，彼春之暖，爲夏之暑，彼秋之忿⁽⁹⁾，爲冬之怒⁽¹⁰⁾，四變之動⁽¹¹⁾，脉與之上下⁽¹²⁾，以春應中規⁽¹³⁾，夏應中矩⁽¹⁴⁾，秋應中衡⁽¹⁵⁾，冬應中權⁽¹⁶⁾。是故冬至四十五日，陽氣微上，陰氣微下；夏至四十五日，陰氣微上，陽氣微下。陰陽有時，與脉爲期，期而相失，知脉所分，分之有期，故知死時⁽¹⁷⁾。微妙在脉，不可不察，察之有紀⁽¹⁸⁾，從陰陽始，始之有經⁽¹⁹⁾，從五行生，生之有度⁽²⁰⁾，四時爲宜⁽²¹⁾，補瀉勿失，與天地如一，得一之情，以知死生。是故聲合五音⁽²²⁾，色合五行⁽²³⁾，脉合陰陽⁽²⁴⁾。是知陰盛則夢涉大水恐懼⁽²⁵⁾，陽盛則夢大火燔灼⁽²⁶⁾，陰陽俱盛則夢相殺毀傷⁽²⁷⁾；上盛則夢飛，下盛則夢墮，甚飽則夢予，甚飢則夢取；肝氣盛則夢怒，肺氣盛則夢哭⁽²⁸⁾；短蟲⁽²⁹⁾多則夢聚衆，長蟲⁽³⁰⁾多則夢相擊毀傷。是故持脉有道，虛靜爲保⁽³¹⁾。春日浮，如魚之游在波⁽³²⁾；夏日在膚⁽³³⁾，泛泛乎⁽³⁴⁾萬物有餘；秋日下膚⁽³⁵⁾，蟄蟲將去⁽³⁶⁾；冬日在骨⁽³⁷⁾，蟄蟲周密⁽³⁸⁾，君子居室。故曰：知内者按而紀之⁽³⁹⁾，知外者終而始之⁽⁴⁰⁾。此六者⁽⁴¹⁾，持脉之大法。

〔注釋〕

（1）反四时者：指脉与四时阴阳相反者。

（2）有余为精：有余指脉大，精谓邪甚。有余，为邪气之有余。

（3）不足为消：不足指脉小，消谓消弱，即正气虚。不足，为正气不足。

（4）应太过，不足为精：应太过反不足，则不足为主，以正虚为主但也有邪甚，所以不足为精。此精为精之不足，强调正虚为主，同时也说明此不足有由邪甚引起的一面。

（5）应不足，有余为消：应不足，反见有余的脉象，则有余之邪气将日日消耗正气，是邪为主，正气亦虚，所以有余为消。

（6）阴阳不相应，病名曰关格：王冰："夫反四时者，诸不足皆为血气消损，诸有余皆为邪气胜精也。阴阳之气不相应合，不得相营，故曰关格也。"意即阴阳之气不能互相应接为用，故病名关格。

（7）脉其四时动奈何：《甲乙经》"其"作"有"字，可从。

（8）天运转大：高士宗："人之阴阳升降，如天运之环转广大，故曰请言其与天运转大也。"姚止庵："天之转运无穷，五者之变化亦若是也。"

（9）忿：《说文》："忿，悁也。"段注："忿以狷急为义。"王冰："忿一为急，言秋气劲急也。"

（10）怒：气势充盈，不可遏抑曰怒。成无己注《伤寒例》云："秋忿为冬怒，从肃而至杀也。"王冰："秋忿而冬怒，言阴少而之壮也。"姚止庵："秋气劲急，有似于忿，冬气肃杀，则似于怒矣。"

（11）四变之动：张景岳："春生夏长，秋收冬藏，是即阴阳四变之动。"

（12）脉与之上下：脉象随着四时气候的变动而升降浮沉。马莳："上下者，浮沉也。"杨上善："春夏之脉，人迎大于寸口，故为上也；寸口小于人迎，故为下也。秋冬之脉，寸口大于人迎，故为上也；人迎小于寸口，故为下也。此乃盛衰为上下也。"

（13）春应中规：中，合乎的意思。形容春脉应合于规之象圆滑流畅。马莳："春时之脉，其应如中乎规。规者，所以为圆之器也。春脉软弱轻虚而滑，如规之象，圆活而动，故曰春应中规也。"

（14）夏应中矩：形容夏脉应合于矩之象洪大方正。马莳："夏时之脉，其应中乎矩。矩者，所以为方之器也。夏脉洪大滑数，如矩之象，方正而盛，故曰夏应中矩也。"

（15）秋应中衡：衡，求平之器，如天平、秤之类衡器。形容秋脉应合于衡之象轻平虚浮。马莳："秋时之脉，其应如中乎衡。秋脉浮毛，轻涩而散，如衡之象，其取在平，故曰秋应中衡也。"

（16）冬应中权：权，计重之器，如砝码、秤砣之类权器。形容冬脉应合于权之象沉伏下垂。马莳："如权之象，其势下垂。"张景岳："冬气闭藏，故应中权，而人脉应之，所以沉石而优于内也。凡兹规矩权衡者，皆发明阴阳升降之理，以合乎四时脉气之变象也。"

（17）期而相失，如脉所分，分之有期，故知死时：失，脉不应四时。脉象与四时时期不一致，就可以从脉象变化知道病属何脏，分析脉象的属藏，当依四时衰旺，能够掌握脏气的盛衰四时的变化，就可以掌握病的死期。张景岳："期而相失者，谓春规夏矩秋衡冬权不合于度也。如脉所分者，谓五脏之脉，各有所属也。分之有期者，谓衰王各有其时也。知此者则知死生之时矣。"

（18）察之有纪：纪，纲纪。即是有一定规律可以认识的。

（19）始之有经：经，经常。吴崑："始之有经常之道。"

（20）从五行生，生之有度：张隐庵："从五行而生，如春木生夏火，火生长夏土，土生秋金，金生冬水，水生春木。生之有度，而四时为五行相生之宜。"

（21）四时为宜：《太素》"宜"作"数"。坚绍云："盖四时为数者，言从五行衰王而为准度者，必就四时为计数。"数可韵度，当从《太素》为是。

（22）声合五音：即呼、笑、歌、哭、呻五声合于角、徵、宫、商、羽五音。

（23）色合五行：五色，即青、黄、赤、白、黑，配合五行，即青合木，黄合土，赤合火，白合金，黑合水。

（24）脉合阴阳：四时阴阳，寒暑休旺皆可见于脉，而切脉又当与阴阳五行相结合，所以说脉合阴阳。王冰："脉彰寒暑之休王，故合阴阳之气也。"

（25）阴盛则梦涉大水恐惧：阴为水，所以阴盛则梦渡大水而恐惧。《素问·阴阳应象大论》："水为阴。"张景岳："以阴胜阳，故梦多阴象。"

（26）阳盛则梦大火燔灼：阳为火，所以阳气盛则梦见大火烧灼。《素问·阴阳应象大论》："火为阳。"张景岳："以阳胜阴，故梦多阳象。"

（27）阴阳俱盛则梦相杀毁伤：阴阳俱盛的因为阴阳交争于内，所以梦见相互残杀毁伤。王冰："亦类交争之气象也。"

（28）梦哭：肺声哀故为哭。肺在志悲，所以肺气盛则梦哭。

（29）短虫：《说文》："蛲，腹中短虫也。"短虫，即蛲虫。

（30）长虫：《说文》："蛕，腹中长虫也。"蛕即蚘，或作蛔。长虫，即蛔虫。

（31）虚静为保：《新校正》云："按《甲乙经》保作宝。"姚止庵："王本作保，颇觉辞费。《甲乙》作宝，于义较通，从之，宝犹贵也。"

（32）如鱼之游在波：形容春脉浮而和缓，如鱼从水底上浮到水面浮游于水波。王冰："虽出，犹未全浮。"姚止庵："亦有和缓之象。"

（33）夏日在肤：形容脉搏已经上透到皮肤，较之在波更为显露。

（34）泛泛乎：众盛貌，形容脉来满而盈指。张志聪："泛泛，充满之象。"

（35）下肤：形容脉搏由浮渐沉，已不是轻举所能触知。

（36）蛰虫将去：蛰，虫藏也。蛰虫，指藏伏土中越冬之虫。形容脉渐沉，犹如秋虫之欲去蛰藏一样。吴崑："秋日阳气下降，故脉来下于肌肤，像蛰虫将去之象也。"去义与藏同。《经典释文》引裴松之云："古人谓藏为去。"

（37）在骨：形容脉沉状，重按至骨乃得。

（38）蛰虫周密：《太素》"周"作"固"。形容脉沉如蛰伏的冬虫一样伏而不见，闭藏不出。

（39）知内者按而纪之：内，指内脏；按，指诊脉。概言在内五脏之虚实，可按脉诊尺而得其真。李念莪："藏象有位，故可按而纪也。"

（40）知外者终而始之：外，指六经六气，在脏腑之外。经脉有终有始，三阴三阳有交有结，从各经之终始交结，我们可以诊知病在何经何脉，是为知外者终而始之。

（41）六者：指春、夏、秋、冬、内、外而言。

〔提要〕

重点阐述了脉与四时的关系，脉合阴阳的道理。脉合四时者，春规夏矩秋衡冬权是为四时常脉；反四时者，为精为消是为病脉。强调指出诊病环境安静，诊四时脉，审在脏腑在经脉乃持脉之大法亦诊脉之纲要。

其次还叙述了问诊的问梦境，总之其要在脉合阴阳、四时为宜，得一知情，可知疾之所在，病之死生。

〔原文〕

心脉搏坚而長⁽¹⁾，當病舌卷不能言；其耎而散⁽²⁾者，當消環自已⁽³⁾。肺脉搏坚而長，當病唾血；其耎而散者，當病灌汗⁽⁴⁾，至令不復散發也⁽⁵⁾。肝脉搏坚而長，色不青，當病墜若搏⁽⁶⁾，因血在脅下，令人喘逆；其耎而散色澤⁽⁷⁾者，當病溢飲⁽⁸⁾，溢飲者渴暴多飲，而易入肌皮腸胃之外也⁽⁹⁾。胃脉搏坚而長，其色赤，當病折髀⁽¹⁰⁾；其耎而散者，當病食痹⁽¹¹⁾。脾脉搏坚而長，其色黄，當病少氣；其耎而散色不澤者，當病足䯒腫⁽¹²⁾，若水狀也⁽¹³⁾。腎脉搏坚而長，其色黄而赤者，當病折腰⁽¹⁴⁾；其耎而散者，當病少血，至令不復也⁽¹⁵⁾。帝曰：診得心脉而急，此爲何病？病形何如？岐伯曰：病名心疝⁽¹⁶⁾，少腹當有形也。帝曰：何以言之？岐伯曰：心爲牡藏⁽¹⁷⁾，小腸爲之使⁽¹⁸⁾，故曰少腹當有形也⁽¹⁹⁾。帝曰：診得胃脉，病形何如？岐伯曰：胃脉實則脹，虛則泄。

〔注释〕

（1）搏坚而长：搏坚，是脉来应指搏击而坚挺；长，指脉体而言，形容脉势弦。凡见搏坚而长之脉，皆主邪盛正虚。

（2）耎而散：耎（ruǎn，音软），同软。脉不弦而耎，不强而散。凡耎而散之脉，皆为不及。

（3）消环自已：消，稍也。环，还也，旋也。意为稍过一会儿即自愈矣。总在形容耎而散者，虽为正虚，病尚轻浅，一补即愈，非如搏坚而长邪实正虚者之难疗也。

（4）灌汗：《脉经》作"漏汗"，因肺脉耎而散是肺虚，肺合皮毛，肺虚则皮毛不固，故自汗或盗汗。证之临床肺虚病人多为漏汗，而如王冰所说"灌洗"者确不多见。姚止庵："汗出于玄府，玄府者肺之合，今肺脉耎散，是肺虚而邪从其合也，故当灌汗。灌汗者，汗出浸淫，有如浇灌。"

（5）至令不复散发也：张景岳："汗多亡阳，故不可更为发散也。"《脉经》无"也"字；《素问识》："六字疑衍。"

（6）病坠若搏：病坠，当病坠伤。若搏，若由搏击而伤。若，或也，和也。

（7）色泽：张隐庵："《金匮要略》云：夫病水人，面目鲜泽。盖水溢于皮肤，故其色润泽也。"

（8）溢饮：病名，水气外溢于皮肤四肢。

（9）而易入肌皮肠胃之外也：《新校正》云："按《甲乙经》容作溢。"当从。这段话的意思是：肝脉搏坚而长，面部不见青色的，当为跌伤或击伤等病，这是因为肝脉太过，其色当青而不青，故知其病非由内生而由外伤。瘀血积在胁下，阻碍肺气，使人喘逆。如果肝脉软而散，面色鲜泽者当病溢饮，溢饮者因口渴暴饮，肝虚脾湿又盛，肝不疏泄，以致水气溢渗于肌肉皮肤之间肠胃之外。

（10）折髀：髀（bì，音壁），股部。折髀是股部疼痛如折。

（11）食痹：病名，即胸膈闭阻闷痛，饮食不下之证。张景岳："食痹者，食入不化，入则闷痛呕汁，必吐出乃已也。"姚止庵："痹注以为痛，误矣。胃主受纳，胃脉奭散，则虚而水谷为之壅闭矣，故云食痹。"

（12）足胻肿：胻（hàng，音杭），即胫骨，位于小腿部的内侧。足胻肿是小腿连及足部浮肿。

（13）其奭而散色泽者，当病溢饮……其奭而散色不泽者，当病足胻肿，若水状也：前一泽乃水泽之泽，水泽之气见，故为溢饮。后一泽为皮肤不润泽之泽，为脾虚肿，故若水状也，营养不良性水肿多见于此。前为水肿之实证，可用越婢加术汤；后为水肿之虚证，可用实脾饮，是当细辨。

（14）其色黄而赤者，当病折腰：肾脉搏坚而长是为太过，邪盛于肾，面部黄而赤是心脾颜色，因肾受病而心脾乘而侮之所致，肾受其伤，故当病腰痛如折。

（15）当病少血，至令不复也：少血指精血虚少。姚止庵："肾脉宜沉实，今反奭散，是精血内亏，真元何由得复。"

（16）心疝：病名。是因寒邪侵犯心经而致的一种急性痛证，症见下腹有形块突起，气上冲胸，心暴痛，脉弦急。《圣济总录》："夫脏病必传于腑。今心不受邪，病传于腑，故小肠受之，为疝而痛，少腹当有形也。"

（17）心为牡藏：牡（mǔ，音亩），五脏中属于阳者为牡脏。张景岳："牡，阳也，心属火，而居于膈上，故曰牡脏。"

（18）小肠为之使：心与小肠相表里，所以称小肠为心之使。

（19）少腹当有形也：形，形征。张景岳："小肠居于少腹，故少腹当有形也。"姚止庵："少腹，脐下，下半腹是也。寒气聚于中，故有形。"

〔提要〕

论述五脏之脉各因太过不及所出现的病证，和脏病传腑腑病传脏的脉证规律，用以说明诊五脏脉对辨证的重要。

〔原文〕

帝曰：病成而變[1]何謂？岐伯曰：風成爲寒熱[2]，癉成爲消中[3]，厥成爲巓疾[4]，久風爲飧泄[5]，脉風成爲癘[6]，病之變化，不可勝數。帝曰：諸癰腫筋攣骨痛[7]，此皆安生？岐伯曰：此寒氣之腫，八風之變也[8]。帝曰：治之奈何？岐伯曰：此四時之病，以其勝治之愈也[9]。

帝曰：有故病五藏發動[10]，因傷脉色，名何以知其久暴至之病乎？岐伯曰：悉乎哉問也！微[11]其脉小色不奪[12]者，新病也；微其脉奪其色奪者，此久病也；微其脉與五色俱奪者，此久病也；微其脉與五色俱不奪者，新病也。肝與腎脉并至，其色蒼赤，當病毁傷不見血，已見血，濕若中水也[13]。

〔注释〕

（1）病成而变：谓病的成因及其变化。张景岳："成言病之本，变言病之标。标本不同，是谓之变。"

（2）风成为寒热：风邪致病，多为恶寒发热的寒热病。张景岳："风，阳邪也，善行而数变。或并于里则阳虚，阳虚则外寒；或并于表则阳实，阳实生外热。故《生气通天论》曰：因于露风，乃生寒热。是风成而变为寒热也。"

（3）瘅成为消中：瘅（dān，音单），热证。因为热邪蕴积于中，则变为善食易饥而瘦的消中病。消中，一指消渴病中的中消证。张景岳："瘅，热邪也。热积于内，当病为消中，善食易饥也。"

（4）厥成为巅疾：厥，气逆也。巅疾含义有二，一为在上部之顶巅疾病，一为癫病。吴崑："巅癫同，古通用。气逆上而不已，则上实而下虚，故令忽然癫仆，今世所谓五痫是也。"张景岳："厥，逆气也。气逆于上，则或为疼痛或为眩仆，而成顶巅之疾也。一曰气逆则神乱，而病为癫狂者亦通。"

（5）久风为飧泄：因为风邪入中久留，而变为飧泄。张景岳："风从木化，久风不已，则脾土受伤，病为飧泄而下利清谷也。"

（6）脉风成为疠：疠（lì，音利，又 lài，音赖），疠风即麻风病。此因风寒客于血脉之中，久而不去，肤肉败坏，变而成疠风。《风论》："风寒客于脉而不去，名曰疠风。"

（7）诸痈肿筋挛骨痛：先病痈肿同时又出现筋挛骨痛。痈肿与筋挛骨痛都是由于经脉涩滞不通所致，彼此联系一起，因此这是一个病而非三个病。张景岳："此言诸病痈肿而有兼筋挛骨痛者也。诸家以痈肿、筋挛、骨痛释为三证，殊失经意。观下文曰，此寒气之肿，则其所问在肿，义可知矣。"

（8）此寒气之肿，八风之变也：这是由于风寒邪气在经脉和流行时疫八风邪气造成的。八风，相当于流行邪气。张景岳："惟风寒之变在经，所以兼筋骨之痛。今有病大项风、虾蟆瘟之属，或为头项咽喉之痛，或为肢节肌肉之肿，正此类也。"

（9）此四时之病，以其胜治之愈也：这是四时之邪所引起的疾病，用五行相胜的法则来治疗，可以痊愈。张志聪："以胜治之者，以五行气味之胜，治之而愈也。如寒淫于内，治以甘热。如东方生风，风生木，木生酸，辛胜酸之类。"

（10）有故病五藏发动：故病，旧有宿病。意为有归病从五脏发动。张隐庵："有故病而因伤五脏之色脉。"

（11）征：吴崑："验也。"即验看，检查的意思。

（12）夺：训失，谓失于正常状态。又张宛邻："色发于五脏，故久病色必夺；脉兼经络，故新病脉即夺。"

（13）肝与肾脉并至，其色苍赤，当病毁伤不见血，已见血，湿若中水也：肝与肾脉并至乃沉而弦之脉，其色苍赤即瘀血斑色，此因毁伤者则损伤筋骨伤及肝肾也。或不见血已见血者，是说无论内出血外出血，皆血气凝滞而肿，若水肿非水肿也。张景岳："凡毁伤筋骨者，无论不见血已见血，其血必凝，其经必滞，气血凝滞，形必肿满，故如湿气在经而同于中水之状。"

〔提要〕

列举由于病因不同，病成而变所出现的杂病色脉问题，说明病之变化不可胜数，以及阐述了色脉合参的诊断意义。

〔原文〕

尺内两傍[1]，则季脅也，尺外[2]以候腎，尺裏以候腹中（中字應下屬。守）。附上[3]左[4]，外以候肝，内以候鬲；右[4]，外以候胃，内以候脾。上附上[3]，右，外以候肺，内以候胸中，左，外以候心，内以候膻中。前以候前，後以候後。上竟上者[5]，胸喉中事也；下竟下者[6]，少腹腰股膝脛足中事也。

〔注释〕

（1）尺内两傍：尺内，指尺泽之内。两傍，指尺之两侧。此以下指诊尺肤部位法。

（2）尺外，尺里：尺部内侧（阴侧）前缘为尺外，后缘为尺里，即小指侧为尺内，拇指侧为尺外。下文凡言内外者仿此。

（3）中附上，上附上：从尺泽至鱼际，分为三段：中即中段，上即上段，上文尺外尺里为下段。中附上，中部附于尺之上。上附上，上部附于中部之上。

（4）左，右：指左右手，下文仿此。

（5）上竟上：竟，尽也。上竟上，指上附上之上，上段之尽端，即鱼际部。

（6）下竟下：下竟下，下部尽头再下之处，下段之尽端，即尺泽之下。

〔提要〕

阐述诊脉部位问题，强调了上以候上，下以候下，前以候前，后以候后的诊脉原则，以诊尺部而分属脏腑是诊法中的宝贵资料。这种按部位分属脏腑，以测知正常脏气和异常变化的方法，后人虽有变更，但其精神乃渊薮于此。

〔原文〕

粗大者，陰不足陽有餘，爲熱中也[1]。來疾去徐[2]，上實下虛，爲厥巓疾；來徐去疾，上虛下實，爲惡風也[3]。故中惡風者，陽氣受也[4]。有脈俱沉細數者，少陰厥也[5]；沉細數散者，寒熱也[6]；浮而散者爲眴仆[7]。諸浮不躁者皆在陽，則爲熱；其有躁者在手[8]。諸細而沉者皆在陰，則爲骨痛，其有静者在足[9]。數動一代者，病在陽之脈也，泄及便膿血[10]。諸過者切之[11]，澀者陽氣有餘也，滑者陰氣有餘也[12]。陽氣有餘爲身熱無汗[13]，陰氣有餘爲多汗身寒[14]，陰陽有餘則無汗而寒[15]。推而外之，内而不外，有心腹積也[16]。推而内之，外而不内，身有熱也[17]。推而上之，上而不下，腰足清也[18]。推而下之，下而不上，頭項痛也[19]。按之至骨，脉氣少者，腰脊痛而身有痹也[20]。

〔注释〕

（1）粗大者，阴不足阳有余，为热中也：脉象粗大为阴虚阳盛，阳盛则热，不但热浮于外，而且热在于内，故为热中。张景岳："阳实阴虚，故为内热。"

（2）来疾去徐：来，是脉搏起应于指。去，是脉如波浪下落。疾，是快。徐，是慢。来疾去徐，就是脉来快而去慢。张景岳："来疾者，其来急也。去徐者，其去缓也。"

（3）来徐去疾，上虚下实，为恶风也：脉来慢去快，为上虚下实之象，为恶风之病。张景岳："来之徐，上之虚者，皆阳不足也。阳受风气，故阳虚者必恶风。"姚止庵："疾，急数也。徐，缓弱也。脉之至曰来，回曰去，来主上，去主下。实者邪气实也，虚者正气虚也。气虚于上，故风邪易入而为恶风之病。然风之得以中人者，非真风之恶也，阳虚不能捍邪故也。"

（4）故中恶风者，阳气受也：风为阳邪，故中恶风者，阳气受之，以风为阳邪的缘故。张隐庵："此复申明外淫之邪，从阳而阴，自表而里也。"

（5）有脉俱沉细数者，少阴厥也：沉细是肾脉，沉细而数则是少阴厥逆现象。姚止庵："沉细而缓，肾之平脉也，数则为火。今沉细兼数，是阴虚水亏而火上逆，名曰少阴厥。厥，逆而上也，所谓阴虚火动是矣。"

（6）沉细数散者，寒热也：姚止庵："沉细为阴，数散为阳，阴阳相杂，故其为病或寒或热也。"

（7）浮而散者为眴仆：眴（xuàn，音炫），与眩通。眴仆，因眩晕而仆倒的症状。张景岳："浮者阴不足，散者神不守，浮而散者阴气脱，故为眴仆也。"

（8）诸浮不躁者皆在阳，则为热，其有躁者在手：躁，躁疾之象，为静之反面。阳，指足三阳经。手，指手三阳经。意为：凡是浮脉而不躁急的其病在表，则为发热，病在足三阳经。如浮而躁的，则病在手三阳经了。张景岳："脉浮为阳，而躁则阳中之阳，故但浮不躁者，皆属阳脉，未免为热。若浮而兼躁，乃为阳极，故当在手，在手者，阳中之阳，谓手三阳经也。"

（9）诸细而沉者皆在阴，则为骨痛，其有静者在足：阴，指手三阴经。足，指足三阴经。凡是细脉而沉的，其病在里，发为骨节疼痛，病在手三阴经。如果细沉而静的则病在足三阴经。马莳："诸脉皆沉细，而沉细中不静，其病当在手三阴经。盖沉细为阴，故属阴经。而不静者为阴中之阳，乃知其在手也。惟沉细为阴脉，病当在里骨痛。若沉细带静，则为阴中之阴，而寒入于下，其病不在手经，而在足经矣。"

（10）数动一代者，病在阳之脉也，泄及便脓血：数脉而有歇止的，其病在阳，见泄泻及大便带脓血。张景岳："数动者阳脉也，数动一代者，阳邪伤其血气也，故为泄及便脓血。"

（11）诸过者切之：过，是有过之脉即病脉。切，是切脉。

（12）涩者阳气有余也，滑者阴气有余也：有余者邪气有余。阳邪有余则耗阴血，血少则脉涩。阴气有余则阳不足，阴寒之气盛，阴血有余故脉滑。

（13）阳气有余为身热无汗：阳有余则阴不足，阳邪耗阴，汗源缺乏，所以为身热无汗。

（14）阴气有余为多汗身寒：阴有余则阳不足，阳虚则寒，阴盛则汗，所以为多汗身寒。张景岳："阳有余者阴不足也，故身热无汗。阴有余者阳不足也，故多汗身寒，以汗本属阴也。"

（15）阴阳有余则无汗而寒：阴有余则身寒，阳有余则无汗，所以阴阳有余则无汗而寒。姚止庵："阳盛无汗，阴盛身寒，治宜温散，仲景之用附子细辛汤是也。"

（16）推而外之，内而不外，有心腹积也：推，推求，总言在疑似病证中，当细细分析，以求病源，是分析病情，判断病证的方法。"推而外之"，看某些症状似乎像是外感病，但有些症状又在内不在外，细细推求确是"内而不外"，这是心腹有积的内伤病。张景岳："凡病若在表而欲求之于外矣。然脉则沉迟不浮，是在内而非外，故知其心腹之有积也。"

（17）推而内之，外而不内，身有热也："推而内之"，看某些症状似乎像是内伤病，但有些症状又在外不在内，细细推求确是"外而不内"，这是身发热的外感病。张景岳："凡病若在里而欲推求于内矣，然脉则浮数不沉，是在外而非内，故知其身之有热也。"

（18）推而上之，上而不下，腰足清也：《新校正》云："按《甲乙经》上而不下作下而不上。"甚是当徒。"推而上之"，看某些症状似乎像是在上部，但有些症状又在下部，从脉的上部推求上部并没有什么变化，变化却在下部，细细推求确实在下而不在上，这是阳虚于下腰足清冷的下虚证。

（19）推而下之，下而不上，头项痛也：《新校正》云："按《甲乙经》下而不上作上焉不下。"甚是当从。"推而下之"，看某些症状似乎像是在下部，但有些症状又在上部，从脉的下部推求下部并没有什么变化，变化却在上部，细细推求确实在上而不在下，这是头项痛的上部病。

（20）按之至骨，脉气少者，腰脊痛而身有痹也：张景岳："按之至骨沉阴胜也，脉气少者，血气衰也，正气衰而阴气盛，故为是病。"

〔提要〕

通过各种脉症关系的探讨，说明了掌握分析的方法脉症互参才能辨证无误是诊脉的又一纲要。其中举例引述的各种脉见于各种病，是脉学中的重要资料。

〔讨论〕

一、平旦诊脉的意义

滑伯仁说："平旦未劳于事，是以阴气未扰动，阳气未耗散"。张隐庵说："夫饮食于胃，淫精于脉，脉气流经，经脉盛则络脉虚，是以饮食未进，则经络调匀，血气未乱。"因为人是一个有机体，在不同的环境中可以引起各种不同的反应。不管平人或病人，遇到了某种因素的刺激，整个机体就会产生异常的反应，于是也影响到脉搏的变异，古人深刻体会到机体与环境的密切关系，因此指出诊脉要在比较清静的平旦。盖平旦诊脉，"阴气未动，阳气未散"，人体气血正处于相对平定的状态，此时脉搏，正可以反映人体气血盛衰和疾病的真实情况。同时"饮食未进，经脉未盛，络脉调匀，气血未乱"，脉搏没有受到进食的影响，加以平旦环境安静，人体不易受到任何内外因素的刺激，诊脉结果易于准确。所以，古人强调平旦诊脉是有其科学性的。在今天我们诊脉虽然不机械地定在平旦，但是仍应本着平旦诊脉的精神，重视切脉环境，对于行路之后及饮食之后的患者，则必须让其休息一会，才给予诊察，对于情绪波动的患者，应当使其情绪平静之后，才进行诊脉，这对于提高诊疗水平，无疑有重要作用，应当予以重视。总之，我们掌握了这一精神，医生除了自己注意调息外，更须注意患者环境的安静，使其尽量减少内外刺激因素，气血不乱，来达到准确切脉，正确辨证的目的。

二、精明的含义和视觉变化在诊断上的意义

对于"精明"的解释，历代注家不一。王冰注："精明，穴名也，在明堂左右两目内眦也，以近于目，故曰精明。"此以精明为睛明穴，不妥。另外一种意见认为精明是目，包括眼睑和眼球，因为古人认为眼睑属脾，内外眦属心，白珠属肺，睛（黑眼）属肝，瞳孔属肾，这种说法，有一定参考价值。还有一种意见，如吴考槃《素问辑粹》竟删"精明"二字不载，此亦不妥。另外还有一种意见，如王一仁说："五藏六府之精，皆上注于目，目之精为瞳子，目视贵明，则辨五色能清晰。"此说近是。我们认为精明为目之精光，形容两目的视力，精明时，能精细明晰地辨别五色、万物。

那么，了解了精明有什么意义呢？这是因为眼睛视觉的精明，是靠五脏精气灌溉营养，所以从观察两眼视觉的变化，便可以测定内脏精气的盛衰。经文说："夫精明者，所以视万物，别白黑，审短长。以长为短，以白为黑，如是则精衰矣。"这就告诉我们从视觉的正常异常可以测定内脏精气充盛衰退的情况，这在诊断学上有很重要的意义。为了说明这个问题，我们可从两个方面来谈。

（1）视觉与内脏精气的关系：《灵枢·大惑论》："五藏六府之精气，皆上注于目。"《素问·五藏生成》："肝受血而能视。"《素问·脉要精微论》："夫精明五色者，气之华也。"这些都说明了精明视觉是内脏精华气血的外候，与五脏六腑的精气和血液有着密切关系。人体在正常情况下，依靠内脏精气的灌养，精气充足，心神灌注，精明视物。反之，神去精衰，则目不精明。

（2）视觉的变化在诊断上的运用：这可以从两个方面来认识。从生理方面来看，《素问·阴阳应象大论》："年五十体重，耳目不聪明矣"，《灵枢·天年》："五十岁肝气始衰，目始不明"。从病理方面来看，《灵枢·大惑论》："精散则视歧，视歧见两物"，《灵枢·决气》："气脱者，目不明"，《素问·藏气法时论》："肝病者……虚则目䀮䀮无所见"，由此可知，以长为短，以白为黑，是视觉错乱之症，是由于内脏精气的衰退和肝血不足所致，所以说："如是则精衰矣"。这些都原则性地说明了视觉变化在诊断上的运用。

我们在临床上，常见病人两目炯炯有神者虽病不危，反之眶陷视深两目无光的病人，精神已夺常多凶证。《医宗金鉴·四诊心法要诀》说："神藏于心，虽不可得而识，然外候在目，视其目光晦暗，此为神短病死之候也。若目睛清莹，了了分明，此为神足不病之候也。目上直视，谓之戴眼，则为阳绝之候。视不见物，谓之目盲，则为阴脱之候也。目眶忽陷，则为气脱之候也。睛定不转，则为神亡之候也。"《伤寒论·阳明篇》第264条说："伤寒六七日，目中不了了，睛不和，无表里证，大便难，身微热者，此为实也，急下之，宜大承气汤。"总之，无论从理论上，还是从临床实际上，都说明了视觉变化在诊断上有着重要的意义。

三、关于各脉主病

脉搏的形成与心脏有极密切的关系，脉搏是依五脏的精气是否充沛，气血的运行是否通畅和邪气的性质，而发生种种不同的变化，所以脉象的变化，既可以反映脏腑的生理病理变化，又可以反映疾病的性质，因而切脉可以诊病。但是脉有常变，一病多脉，一脉亦可主多病，本篇所述各脉与生理病理关系，亦是言其常而已。因此，我们还需结合后世脉法和临床实际，才能帮助我们理解经文含义。现就认识所及，略述如下。

长脉：长为有余，有两个方面含义。一是邪气有余，必兼见长而洪、长而大、长而实等现象，这表示邪实正实，这是病理现象。一是气血充盛、长而缓和，不兼见其他病脉，这是健康现象。当然身体狭长的人，其肢体本长，也可出现长脉。因此一见长脉，不可即许以气治。

短脉：短脉主病，虽然多为气不足，但也有虚实之分。虚证如脱血的气虚血少，实证如痰厥、癫狂，由痰食壅滞气道受阻引起。因此一见短脉，亦不可轻言议补。

数脉：数脉多属于热性病，但其中也有由阴虚生内热而脉有细数者。而烦心仅热病的一个症状。数则烦心，是指数脉多见烦心，而非数脉必见烦心。例如久病之脉，多见虚数（虚劳病），如《金匮要略》中还有数实数虚之分，脉数实，此为肺痈，脉数虚，此为肺痿。因此一见数脉，不可全断为烦心。

大脉：大脉虽主病进，但也有正常异常之分。大而虚，主虚劳病或久病、新产、大出血之证。大而实，可主阳明胃家实之证。然大而缓和，又是气血充盛身体健康的表现。因此，一见大脉，亦不可骤断其病重。

细脉：细脉主气少，临床上细脉亦主血少，因血少实由气虚不能生血所致，所以一投益气生血之剂，则可奏效。但是也有生理性的细脉，虽终身脉细亦不为病。因此，一见细脉，还需辨其在气在血，正常异常，不可就云气少。

涩脉：涩脉虽为血少气滞，但亦有实的一面。虚证涩而无力，多在大病之后，津液大伤，血少气滞。实证涩而有力，为心痛、噎膈等，或由痰食、郁结、气血凝滞。因此，一见涩脉，不可即断为心痛，尚须细审属实属虚。

当然还有许多脉象可资讨论，就上面所举，已可明了本篇所举各脉主病，亦不过是举例而已，总在言其常的一面，我们学习经文，不可泥定。临证者必守其常而知其变，始得脉要之精微。

四、关于五色

五色合五行，内合五脏，诊察五色的关键在于看色的荣枯泽夭和色的含露。五色以润泽含蓄为吉，以晦涩枯槁、精微象见为凶。从五色的善恶，可以诊断疾病的变化，是望诊中的一个重点。

本篇在脉色合参中指出脉小色不夺者新病，脉不夺其色夺者久病，脉与五色俱不夺者新病，脉与五色俱夺者久病。这是因为色为五脏之外华，故脏有病始可见于色；脉是气血之经隧，故人一病即可见于脉。所以病变轻浅脉有反映而色少反映，病变深重脉色均有反映，因此依色决病新久在临床上具有一定意义。总之，有诸内必形诸外，色之外候确可反映内脏情况，我们应当更加重视对色诊的研究。

五、关于尺内候脉

有三种意见。

马莳与张景岳等认为这是气口寸关尺诊脉法。马莳说："此言脏腑之脉，见之于各部者如此。尺内者，左右尺部也，尺内与季胁相近，季胁者，肋骨尽处也，其穴名章门。尺之外侧，所以候肾，尺之内侧，所以候腹中，腹中者，小腹中也。附而上之，乃关脉也，左关之外，所以候肝，左关之内，所以候膈，右关之外，所以候胃，右关之内，所以候脾。又附而上之，即寸部也，右寸之外，所以候肺，右寸之内，所以候胸中，左寸之外，所以候心，左寸之内，所以候膻中。大抵人身之脉，左手为春为夏，为东为南，为前为外；右手为秋为冬，为西为北，为后为内。左寸之口，即人迎也，名曰前，前之所候，皆胸之前膺，及膻中之事；右之寸口即气口也，名曰后，后之所候，皆胸之后背，及气管之事，凡脉推而升之，谓自尺而寸，乃上竟上也，所以候胸与喉中之事，凡脉推而下之，谓自寸而尺，乃下竟下也，所以候少腹腰股胫足中之事，其左右上下之脉，各有所属者如此，后世王叔和之脉，其分部与此大同也欤。"张景岳说："按本篇首言尺内，次言中附上而为关，又次言上附上而为寸。皆自内以及外者，盖以太阴之脉，从胸走手，以尺为根本寸为枝叶也。故凡人之脉，宁可有根而无叶，不可有叶而无根。"

另一种意见，认为是全身诊察法。如时逸人说："《内经》原意，系全身诊察法，所谓尺内两傍则季胁也，臂肘湾为尺泽穴部位，身躯两旁当臂肘湾处，即为季胁，其余则以尺肘部为基准，说明诸脏器邻近之部位，词意非常明显，无庸怀疑，后人误会，硬将全身诊察方法，分配于手腕寸关尺三部。"

第三种意见，如王冰、丹波元简等皆认为是尺肤诊察法。丹波元简说："按王注：尺内，谓尺泽之内也，此即诊尺肤之部位。"

以上三说，我们认为似以王说为是。《内经》论尺，指尺肤而言，如《灵枢》尚有《论疾诊尺》专篇讨论尺肤。《内经》无寸关尺之名，寸口分寸关尺三部始于《难经》，马、张诸家以寸关尺释之与《内经》原意不合，是后世脉法。若依全身诊察法立论，则内脏与躯体部位的配属不好理解，而且内经也没有这种诊法。因此，当以尺肤诊法加以论定。附图于下，以备考校。

（江幼李）

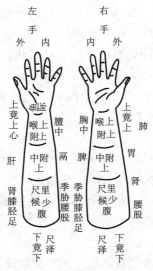

图 17-1　尺肤诊法图

平人气象论篇第十八

　　"平人"，谓气血平和协调无病之人；"气象"，就是脉气搏动的形象。本文为论脉和阐述"胃气"的专篇，主要讨论无病之人的脉气动象，并在此基础上，以胃气的多少存亡为依据，具体论述了四时五脏的平脉、病脉、死脉的脉象，故称为"平人气象论"。

〔原文〕

　　黄帝問曰：平人何如？岐伯對曰：人一呼，脉再動[1]，一吸，脉亦再動，呼吸定息脉五動，閏以太息[2]，命曰平人。平人者，不病也。常以不病調病人，醫不病，故爲病人平息以調之爲法[3]。

　　人一呼脉一動，一吸脉一動，曰少氣。人一呼脉三動，一吸脉三動而躁，尺熱[4]曰病温，尺不熱脉滑曰病風，脉澀曰痹。人一呼脉四動以上曰死，脉絶不至曰死，乍疏乍數曰死[5]。

〔注释〕

　　（1）动：当至讲。

　　（2）呼吸定息脉五动，闰以太息：一呼一吸为一息，正常人一息脉搏四至。定息是指呼吸之间的空隙；呼吸定息脉五动，是说如果呼吸之间有一短暂间歇的话，那么一息脉来可以五至；闰，即盈余；太息指深呼吸；闰以太息，是说间或出现一息超过四至的情况；脉五动，是由于深呼吸一息时间较长的缘故。

　　（3）平息以调之为法：平息，指医者调匀自己的呼吸；平息以调之为法，就是说医生调匀呼吸借以计算病人的脉搏至数，作为脉诊的一个法则。

　　（4）尺热：尺，系指尺肤，即前臂内侧皮肤；尺热，张景岳："言尺中近营之处有热者，必其通身皆热也。"

　　（5）乍疏乍数曰死：高士宗："一呼脉四动以上，则太过之极；脉绝不至则不及之极；乍疏乍数，则错乱之极，故皆曰死。"

〔提要〕

　　本节经文指明人的脉搏与呼吸的密切关系，叙述了利用呼吸来测量脉搏至数的方法。并举例说明了据此诊断疾病推测疾病预后的一般情况。指出一息四至是正常的脉，一息不及四至或五至以上就是异常的脉，这是辨别迟数二脉的根据，同时在脉的形象主病方面，本节还提出脉滑主风、脉涩主痹的理论。

〔原文〕

　　平人之常氣稟於胃，胃者平人之常氣也，人無胃氣曰逆，逆者死。

　　春胃微弦曰平，弦多胃少曰肝病，但弦無胃曰死[1]，胃而有毛曰秋病，毛甚曰今病⁽²⁾。藏真散於肝⁽³⁾，肝藏筋膜之氣也。夏胃微⁽⁴⁾鈎曰平，鈎多胃少曰心病，但鈎無胃曰死，胃而有石曰冬病，石甚曰今病。藏真通於心，心藏血脉之氣也。長夏胃微㬰弱⁽⁵⁾曰平，弱多胃少曰脾病，但代無胃曰死⁽⁶⁾，㬰弱有石曰冬病，弱甚曰今病。藏真濡於脾⁽³⁾，脾藏肌肉之氣也。秋胃微毛⁽⁷⁾曰平，毛多胃少曰肺病，但毛無胃曰死，毛而有弦曰春病，弦甚曰今病。藏真高於肺，以行榮衛陰陽也。冬胃微石⁽⁸⁾，曰平，石多胃少曰腎病，但石無胃曰死，石而有鈎曰夏病，鈎甚曰今病。藏真下於腎，腎藏骨髓之氣也。

胃之大絡，名曰虛里⁽⁹⁾，貫鬲絡肺，出於左乳下，其動應衣，脉宗氣也⁽¹⁰⁾。盛喘數絶⁽¹¹⁾者，則病在中；結而横，有積矣⁽¹²⁾；絶不至曰死⁽¹³⁾。乳之下其動應衣，宗氣泄也⁽¹⁴⁾。

〔注释〕

（1）春胃微弦曰平，弦多胃少曰肝病，但弦无胃曰死：春胃指春季有胃气的脉。春胃微弦曰平是说春季有胃气的脉的形象微似弦，为正常脉象；若是弦象多而冲和的胃气少，就称"弦多胃少"，主肝病；但见弦劲而失去冲和的胃气的脉象称为"但弦无胃"，便是死证。下文类句仿此。

（2）胃而有毛曰秋病，毛甚曰今病：张景岳："毛为秋脉属金，春时得之，是为贼邪，以胃气尚存，故至秋而后病。春脉毛甚，则木被金伤，故不必至秋，今即病矣。"按下文与此相类的几句，皆谈今病与后病，有以五行所胜为说，有以五行所不胜为说，文例不一，正所以示五时脉象变化之复杂，总不外乎五行乘侮的关系。

（3）藏真散于肝，藏真濡于脾：吴崑："肝气喜散，春时肝木用事，故五脏天真之气，皆散于肝；濡，泽也，脾气喜濡泽，长夏之时，脾土用事，故五脏真气，皆濡泽于脾。"

（4）钩：王冰："前曲后居，如操带钩也。"即脉来洪大，有来盛去衰如钩端微曲之象。

（5）㬰弱：同软弱。

（6）但代无胃曰死：张景岳："长夏属土，虽主建未之六月，然实兼辰戌丑未四季之月为言也。代，更代也。脾主四季，脉随时而更，然必欲皆兼和软，方得脾脉之平；若四季相代，而但弦、但钩、但毛、但石，是但代无胃，见真脏也，故曰死。"但是《本经》却自有解说，如本篇后文有"死脾脉来，锐坚如乌之喙，如鸟之距，如屋之漏，如水之流，曰脾死"一句，《素问·玉机真藏论》中更有："真脾脉至，弱而乍数乍疏。"而且根据本节上下文文例来看，"但代无胃"的"代"是说的形象上弱而无神、节律上紊乱无绪的脉象，而不是弦、钩、毛、石的脉象，张说欠妥。

（7）毛：王冰："秋脉也，谓如物之浮，如风吹毛也。"即形容脉来轻虚以浮有如按在毛上之感。

（8）石：王冰："谓为夺索，辟辟如弹石也。"即形容坚而沉的脉象。

（9）虚里：位于左乳下，心尖搏动之处。

（10）其动应衣，脉宗气也：《甲乙经》作"其动应手，脉之宗气也"，当从之。意思是说可以用手触到虚里处的搏动，这是宗气推动血脉的现象，因胃为水谷之海，脏腑经络皆赖以养，所以胃气为脉之宗气。

（11）盛喘数绝：张景岳："若虚里动甚而如喘，或数急而兼断绝者，由中气不守而然，故曰病在中。"

（12）结而横，有积矣：吴崑："脉来迟，时一止，曰结。横，横格于指下也。"言虚里之脉结而横，是胃中有积。丹波元简："横，盖谓其动横及于右边。"

（13）绝不至曰死：张隐庵："胃府之生气绝于内也。"

（14）宗气泄也：吴崑："宗气宜藏不宜泄，乳下虚里之脉，其动应衣，是宗气失藏，而外泄也。"

〔提要〕

本节经文首先说明胃气是人体生命活动之本，胃气的多少有无是区分平脉、病脉和死脉的关键。叙述了春、夏、长夏、秋、冬五时之中何谓五脏的平脉、病脉、死脉以及今病后病的问题，总是以有胃气的脉为平脉，胃气少的脉为病脉，绝无胃的脉为死脉。并且还叙述了可以通过胃之大络虚里处的搏动以候察胃气诊测疾病的情况，指出胃气是脉之宗气。

〔原文〕

欲知寸口太過與不及，寸口之脉中手[1]，短者，曰頭痛。寸口脉中手長者，曰足脛痛。寸口脉中手促上擊者[2]，曰肩背痛。寸口脉沉而堅者，曰病在中。寸口脉浮而盛者，曰病在外。寸口脉沉而弱，曰寒熱及疝瘕少腹痛。寸口脉沉而横，曰脅下有積，腹中有横積痛[3]。寸口脉沉而喘[4]，曰寒熱。脉盛滑堅者，曰病在外。脉小實而堅者，病在内。脉小弱以澀，謂之久病。脉滑浮而疾者，謂之新病。脉急者，曰疝瘕少腹痛。脉滑曰風。脉澀曰痹。緩而滑曰熱中[5]。盛而緊曰脹[6]。

脉從陰陽，病易已；脉逆陰陽，病難已[7]。脉得四時之順，曰病無他[8]；脉反四時[9]及不間藏[10]，曰難已。

臂多青脉，曰脱血[11]。尺脉緩澀，謂之解㑊[12]。安臥脉盛，謂之脱血[13]。尺澀脉滑，謂之多汗[14]。尺寒脉細，謂之後泄[15]。脉尺粗常熱者，謂之熱中[16]。

肝見庚辛死[17]，心見壬癸死，脾見甲乙死，肺見丙丁死，腎見戊己死，是謂真藏見皆死。

頸脉動喘疾咳，曰水[18]。目裏微腫如臥蠶起之狀，曰水[19]。溺黄赤安臥者，黄疸[20]。已食如飢者，胃疸[21]。面腫曰風[22]。足脛腫曰水[23]。目黄者曰黄疸。

婦人手少陰脉動甚者，妊子也[24]。

脉有逆從四時，未有藏形[25]，春夏而脉瘦[26]，秋冬而脉浮大，命曰逆四時也。風熱而脉静，泄而脱血脉實，病在中脉虚，病在外脉澀堅者，皆難治，命曰反四時也[27]。

〔注释〕

（1）中手：即著手、应手之意。

（2）促上击者：高阳生《脉诀》："促者，阳也。指下寻之极数，并居寸口曰促。"杨上善："脉从下向上击人手，如从下有物上击人手。"高士宗："促则内虚，上击则外实，太过于外故肩背痛，内虚外实也。"总之，促上击是形容寸口脉短促浮数，为内虚外实的病理反应。

（3）寸口脉沉而横，曰胁下有积，腹中有横积痛：张隐庵："横，横逆，言脉之形象。"张景岳："沉主在内，横主有积，故胁腹有横积而痛。"

（4）寸口脉沉而喘：形容寸口脉象沉而数急。

（5）缓而滑曰热中：脉象缓主脾病，滑主有热，故曰热中。

（6）盛而紧曰胀：王冰："寒气否满，故脉盛紧也。"

（7）脉从阴阳，病易已；脉逆阴阳，病难已：病与脉相从，阴病见阴脉，阳病见阳脉，为脉从阴阳，病就易愈；反之，病脉相反，阴病而见阳脉，阳病而见阴脉，就是脉逆阴阳，病必难愈。

（8）脉得四时之顺，曰病无他：脉得四时之顺，是说脉象顺应四时的变化而变化，即春脉如弦、夏脉如钩、秋脉如浮、冬脉如营。曰病无他，张景岳："虽有病，无他虞也。"

（9）脉反四时：即脉逆四时。下文有："春夏而脉瘦，秋冬而脉浮大，命曰逆四时也。"又《素问·玉机真藏论》有："所谓逆四时者，春得肺脉，夏得肾脉，秋得心脉，冬得脾脉；其至皆弦绝沉涩者，命曰逆四时。"当为此句解释。

（10）不间藏：《难经·五十三难》："间脏者，传其所生也。"木火土金水五行顺次则相生，隔一则相克，间脏为传其所生，故不间脏为传其所克。

（11）臂多青脉，曰脱血：张隐庵："论诊尺必先视臂之脉色。"王冰："血少脉空，客寒因入，寒凝血汁，故脉色青也。"脱血，是血少的意思。

（12）尺脉缓涩，谓之解㑊：尺，指尺肤；脉，指寸口脉。解㑊（jiěyì，音解亦），四肢急惰懒于行动之状。全句是说尺肤干涩、寸口脉缓弱，是气虚血少的疾病，称为解㑊。

（13）安卧脉盛，谓之脱血：王冰："卧久伤气，气伤则脉诊应微，今脉盛而不微，则血去而气无所主乃尔。盛，谓数急而大鼓也。"

（14）尺涩脉滑，谓之多汗：吴崑：尺部肌肤涩，是皮毛失其津液也，脉来滑，阴火盛也，阳盛阴虚，故为多汗。

（15）尺寒脉细，谓之后泄：谓尺肤寒凉、脉来纤细，必为泄痢之病伤气耗血使然。后泄，即大便泄泻。

（16）脉尺粗常热者，谓之热中：脉尺粗常热，即脉来粗大而尺肤常发热，这是阴不足，阳有余，故热盛于中。

（17）肝见庚辛死：肝见，谓肝之真脏脉见。肝属木，庚辛属金，金为木之所不胜，故肝之真脏脉见，至庚辛日当死。下仿此。张景岳："肝见庚辛死……是谓真脏见皆死"一节当在篇末"辟辟如弹石曰肾死"之下，系误脱在此，观上下文义，张说可从。

（18）颈脉动喘疾咳，曰水：王冰："水气上溢，则肺被热熏，阳气上逆，故颈脉盛鼓而咳喘也。颈脉，谓耳下及结喉傍人迎脉也。"

（19）目裹微肿如卧蚕起之状，曰水：目裹，张景岳认为是目下胞。全句意思是说目胞微肿像卧蚕之状，这是脾土受水邪浸淫的现象。

（20）溺黄赤安卧者，黄疸：谓小便黄赤，身倦怠嗜卧，是脾湿胆热的黄疸病的症状。

（21）已食如饥者，胃疸：谓进食后仍感饥饿，乃是胃腑热盛消谷善饥的胃疸病。

（22）面肿曰风：马莳："水证有兼风者，其面发肿，盖面为诸阳之会，风属阳，上先受之，故感于风者，面必先肿，不可误以为止于水也。"

（23）足胫肿曰水：吴崑："脾胃主湿，肾与胱膀主水，其脉皆行足胫，故足胫肿者为水。"

（24）妇人手少阴动甚者，妊子也：王冰："手少阴脉，谓掌后陷者中，当小指动而应手者也。"张景岳："心脉动甚者，血王而然，王启玄云云，盖指心经之脉，即神门穴也，其说甚善。"按《内经》中三处讲到妊娠脉诊，此其中之一。

（25）未有藏形：马莳："未有正胜之脉相形，而他之胜反见，春夏脉宜浮大，今反沉细而瘦，秋冬脉宜沉细，今反浮大而肥，此即所谓逆四时也。"张隐庵："未有春弦夏钩秋毛冬石之脏形。"

（26）瘦：指脉沉细而小。

（27）命曰反四时也：据《新校正》谓此六字为错简当删去。

〔提要〕

本节经文大致是结合临床病证阐述脉象，内容丰富。

叙述了寸口脉的数种脉象及其主病。其中的长、促上击、浮而盛、盛滑坚、滑浮而疾、滑等脉为太过之脉，属阳脉，其主病则或在上，或在外，或为新病，或为风病、热病，皆为阳证；而短、沉而坚、沉而弱、小实坚、小弱以涩、急、涩等脉为不及之脉，属阴脉，其主病则或在下，或在内，或为久病，或为寒疝痛痹，皆为阴证；另有沉而横、沉而喘、缓而滑、盛而紧等脉，则太过与不及兼而有之，故其主病便为阴阳错杂之证。论脉辨证，十分详细，实为后世脉学发展的嚆矢。

文中还说明了脉与四时阴阳有逆从关系，具体叙述何谓脉逆四时反阴阳。若脉从阴阳顺四时，那么病就易治；反之，若脉逆四时反阴阳，则病必难治。并以脱血、解㑊、安卧、多汗、后泄、热中等病证的诊断为例，介绍了切脉与候尺肤相配合的诊断方法。在杂病方面，还叙述了风水、黄疸、胃疸等病的症状以及妇人妊娠的脉诊。此外还对五脏真脏脉出现时的预后作了估计，指出"真藏见皆死"，一般死于其所不胜之日。

〔原文〕

人以水穀爲本，故人絕水穀則死，脉無胃氣亦死。所謂無胃氣者，但得真藏脉不得胃氣也。所謂脉不得胃氣者，肝不弦腎不石也(1)。

太陽脉至，洪大以長(2)；少陽脉至，乍數乍疏，乍短乍長(3)；陽明脉至，浮大而短(4)。

夫平心脉來，纍纍如連珠，如循琅玕(5)，曰心平，夏以胃氣爲本。病心脉來，喘喘連屬(6)，其中微曲(7)，曰心病。死心脉來，前曲後居(8)，如操帶鈎，曰心死。

平肺脉來，厭厭聶聶(9)，如落榆莢(10)，曰肺平，秋以胃氣爲本。病肺脉來，不上不下，如循鷄羽(11)，曰肺病。死肺脉來，如物之浮，如風吹毛(12)，曰肺死。

平肝脉來，奕弱招招，如揭長竿末梢(13)，曰肝平，春以胃氣爲本。病肝脉來，盈實而滑，如循長竿⁽¹⁴⁾，曰肝病。死肝脈來，急益勁，如新張弓弦⁽¹⁵⁾，曰肝死。

平脾脈來，和柔相離，如雞踐地⁽¹⁶⁾，曰脾平，長夏以胃氣爲本。病脾脈來，實而盈數，如雞舉足⁽¹⁷⁾，曰脾病。死脾脈來，銳堅如烏之喙⁽¹⁸⁾，如鳥之距⁽¹⁹⁾，如屋之漏⁽²⁰⁾，如水之流⁽²¹⁾，曰脾死。

平腎脈來，喘喘纍纍如鈎⁽²²⁾，按之而堅，曰腎平，冬以胃氣爲本。病腎脈來，如引葛⁽²³⁾，按之益堅⁽²⁴⁾，曰腎病。死腎脈來，發如奪索⁽²⁵⁾，辟辟如彈石⁽²⁶⁾，曰腎死。

〔注釋〕

（1）肝不弦腎不石也：高士宗："至春而肝不微弦，至冬而肾不微石也。"

（2）太阳脉至，洪大以长：张景岳："此言人之脉气，必随天地阴阳之化，而为之卷舒也。太阳之气，王于谷雨后六十日，是时阳气太盛，故其脉洪大而长也。"

（3）少阳脉至，乍数乍疏，乍短乍长：张景岳："少阳之气王于冬至后六十日，是时阳气尚微，阴气未退，故长数为阳，疏短为阴，而进退未定也。"

（4）阳明脉至，浮大而短：张景岳："阳明之气，王于雨水后六十日，是时阳气未盛，阴气尚存，故脉虽浮大，而仍兼短也。此论但言三阳，而不及三阴，诸家疑为古文脱简者，是也。"

（5）累累如连珠，如循琅玕：脉来盈盛，像连珠一样均匀。琅玕（lánggān，音郎干），形容脉象滑利。

（6）喘喘连属：张景岳："急促相仍也。形容脉来如喘之急而相连属。"

（7）微曲：张景岳："其中微曲，即钩多胃少之义。"

（8）前曲后居：张景岳："前曲者，谓轻取则坚强而不柔，后居者，谓重取则牢实而不动，如持革带之钩，而全失冲和之气，是但钩无胃也。"

（9）厌厌聂聂：吴崑："翩翩之状，浮薄而流利也。"

（10）如落榆荚：张景岳："轻浮和缓貌，即微毛之义也。"

（11）不上不下，如循鸡毛：不上不下言脉之涩滞不畅，如循鸡毛言脉之轻浮，总之是形容轻虚兼涩的脉象。

（12）如风吹毛：是形容脉来飘浮不定，散乱无绪的样子。

（13）䎃弱招招，如揭长竿末梢：杨上善："揭，高举也，如人高举竹竿之梢；招招，劲而且软，此为平也。"是形容长而劲、韧而和的脉象。

（14）盈实而滑，如循长竿：张景岳："盈实而滑，弦之甚过也；如循长竿，无末梢之和软也，亦弦多胃少之义。"

（15）急益劲，如新张弓弦：《甲乙经》、《脉经》"急"下有"而"字。张景岳云："劲，强急也。如新张弓弦，弦之甚也，亦但弦无胃之义。"

（16）和柔相离，如鸡践地：张景岳："和柔，雍容不迫也。相离，匀净分明也。如鸡践地，从容轻缓也。"

（17）实而盈数，如鸡举足：张景岳："实而盈数，强急不和也。如鸡举足，轻疾不缓也。"

（18）如乌之喙：形容脉象坚薄尖锐。喙（huì，音汇），鸟嘴。

（19）如鸟之距：形容脉象坚锐失神。距，本义为雄鸡爪后突出像脚的部分，此处即指鸟爪。

（20）如屋之漏：张景岳："如屋之漏，点滴无伦次也。"

（21）如水之流：张景岳："如水之流，去而不反也。"

（22）喘喘累累如钩：是形容脉来沉疾而滑利的样子。

（23）引葛：葛，即葛藤。张景岳："脉如引葛，坚搏牵连也。"

（24）按之益坚：较前"按之而坚"更为坚硬，即石多胃少之义。

（25）夺索：是形容坚劲而长的脉象。

（26）辟辟如弹石：高士宗："辟辟，来去不伦也；如弹石，圆硬不软也。"

〔提要〕

本节经文首先阐述了胃气的重要性以及胃气与真脏脉的关系，指明脉无胃气即为真胜脉，此脉出现便为死证。次则用生动形象的比喻着力描述了五时五脏的平脉、病脉、死脉的脉象，鲜明地显示出其间的区别，并反复强调了脉以胃气为本的问题。同时文中还叙述了太阳脉、少阳脉、阳明脉的形象特征。

〔讨论〕

一、古人计算脉搏至数的方法

本篇经文对如何计算脉搏至数的问题，有比较详细的论述，并把计算脉搏次数作为脉诊的重要环节。

古人由于囿于历史条件，缺少方便的计时工具，但却已经发现了正常人的呼吸与脉搏至数有着固定的比例关系，便付诸临床诊断之用，发明了以正常人的呼吸次数作标准来计算脉搏至数的方法，这是有重要意义的。文中指出："常以不病调病人，医不病，故为病人平息以调之为法。"要求医者调匀自己的呼吸以测量病人的脉搏至数，以便确定脉搏的属迟、属数，正常还是异常的范围，从而对疾病的性质作出诊断。这种以常衡变的诊脉方法，不但在当时是行之有效的，直至现在，仍不乏应用。对于文中所叙呼吸与脉次的比例的准确性来讲，也是毋庸置疑的。所述一息四至为平人常脉，就成人而论，按每分钟十八息计算，脉应七十二至，恰与现代公认的脉率基本一致，故后世凡论迟数二脉，无不以此为准。这足以说明古人在脉诊方面确实有丰富的内容和宝贵的经验。

二、关于脉的胃气

本篇经文阐述脉的胃气，颇详。文中指出："平人之常气禀于胃，胃者平人之常气也。人无胃气曰逆，逆者死。"胃气是人体生命的根本，生死攸关，人无胃气，就断绝了生机。由于脉是人体的重要组成部分，为营卫气血出入之场所，自然，胃气的变化势必要反映到脉象上来，所以文中又说："人绝水谷则死，脉无胃气亦死。"

所谓有胃气的脉，并非一种孤立的可以单独出现的脉象，而是从各种具体脉象中抽象出来的共性特征。《玉机真藏论》中说："脉弱以滑，是有胃气。"又《灵枢·终始》篇中说："邪气来也紧而疾，谷气来也徐而和。"张景岳则说："大都脉来时，宜无太过、无不及，自有一种雍容和缓之状，便是有胃气之脉。"据此，我们可以想见，凡脉来至数均匀分明、节律规整，搏动之中带有从容和缓、冲和流畅气象的，就是有胃气的脉了。一般说来，正常人胃气充盈，就都有冲和流畅的脉象，即脉有胃气；有病之人，胃气受伤，这种冲和流畅的气象不够，就是脉少胃气；病情危重，胃气竭绝，脉搏全然失却和缓从容之象，就是无胃气的脉了。

叙述五时五脏的平脉病脉、死脉的定义及脉象，这些也皆以胃气多少有无作为根据和关键。如对肝脉的叙述："春胃微弦曰平，弦多胃少曰肝病，但弦无胃曰死"。"病肝脉来，盈实而滑，如循长竿，曰肝病。死肝脉来，急益劲如新张弓弦，曰肝死。"这是说肝的平脉是有胃气的脉，其形象是微弦；肝的病脉是胃气少的脉，其形象是弦而欠软，如循长竿一样盈实挺劲，冲和气象已少；肝的死脉是无胃气的脉，其形象是但弦，如新张弓弦，全无冲和气象。

综上所述，脉的胃气能正确反映人体总的胃气的盛衰和人的平、病、死情况，因而诊察脉的胃气多少存亡就成为脉诊的首要内容。

后世论脉，有"有神"、"有根"、"有胃"的说法。"有神"言其脉来轻灵活泼；"有根"言其脉之生气源源不竭；"有胃"即指有胃气。其实，三者名异义同，皆指脉有从容和缓的气象而言，只是描述的角度不同罢了。但我们却可从"神"、"根"的含义中得到启发，加深对脉的胃气的理解。

三、学习脉诊的方法和态度

要能熟练准确地掌握脉诊，除了刻苦勤奋之外，学习的方法也十分重要。本篇经文论脉，从正常的脉象，举出异常的脉象作为对比，并将五脏的平脉、病脉、死脉放在一起讨论，这是《内经》的一贯思想方法。我们在学习脉诊的过程中，也要采取这种以常测变，参照对比的方法。首先，要认真仔细地候察病人的脉象，次则要经常注意候察正常人的脉象，以便于对比分析。另外，先以出现的病证揣度该见何脉，然后循切体验，对初学诊脉者亦有帮助。

古人对于脉诊的态度是辩证的。本篇不单讲寸口脉，还注意到虚里处的搏动可以测候胃气，以及切摸尺肤温度和形态再结合寸口脉象来诊断疾病等问题。本篇对切诊的描述，既充分肯定寸口脉诊在诊断中的重要，又不绝对依靠寸口脉，而是与其他脉部和诊法相结合，在《内经》中这方面的内容甚多，十分重视形气色脉合参的问题。这就启示我们，对切脉要有正确的认识，孤立地强调或夸大切脉的神妙或者贸然加以驳斥的态度都是片面的。只有既充分认识切脉在诊断中的重要作用，又坚持四诊合参，这才是我们学习脉诊应有的正确态度。

（周铭心）

玉机真藏论篇第十九

　　"玉机"，含有珍重之意；"真藏"，指脉来没有胃气。本篇主要讨论四时五脏的平脉、太过不及的病脉，以及真脏脉的脉象；并阐述了五脏发病的传变规律、五脏虚实与死生的机转，还说明了五脏之脉必须借胃气始能到达气口的道理。篇中尚有"著之玉版，藏之藏府，每旦读之，名曰玉机"的语句，表示非常珍视这篇文章，故以"玉机真藏论"名篇。

〔原文〕

　　黄帝問曰：春脉如弦，何如而弦？岐伯對曰：春脉者，肝也，東方木也，萬物之所以始生也，故其氣來，耎弱輕虛而滑，端直以長，故曰弦，反此者病。帝曰：何如而反？岐伯曰：其氣來實而强，此謂太過，病在外；其氣來不實而微，此謂不及，病在中。帝曰：春脉太過與不及，其病皆何如？岐伯曰：太過則令人善忘，忽忽眩冒而巔疾[1]，其不及則令人胸痛引背，下則兩脅胠[2]滿。帝曰：善。

　　夏脉如鈎，何如而鈎？岐伯曰：夏脉者心也，南方火也，萬物之所以盛長也，故其氣來盛去衰，故曰鈎，反此者病。帝曰：何如而反？岐伯曰：其氣來盛去亦盛，此謂太過，病在外；其氣來不盛去反盛，此謂不及，病在中。帝曰：夏脉太過與不及，其病皆何如？岐伯曰：太過則令人身熱而膚痛，爲浸淫[3]；其不及則令人煩心，上見咳唾，下爲氣泄[4]。帝曰：善。

　　秋脉如浮，何如而浮？岐伯曰：秋脉者肺也，西方金也，萬物之所以收成也，故其氣來，輕虛以浮，來急去散，故曰浮，反此者病。帝曰：何如而反？岐伯曰：其氣來，毛而中央堅，兩傍虛，此謂太過，病在外；其氣來毛而微[5]，此謂不及，病在中。帝曰：秋脉太過與不及，其病皆何如？岐伯曰：太過則令人逆氣而背痛，愠愠然[6]；其不及則令人喘，呼吸少氣而咳，上氣見血，下聞病音[7]。帝曰：善。

　　冬脉如營[8]，何如而營？岐伯曰：冬脉者腎也，北方水也，萬物之所以合藏也，故其氣來沉以搏，故曰營，反此者病。帝曰：何如而反？岐伯曰：其氣來如彈石者，此謂太過，病在外；其去如數[9]者，此謂不及，病在中。帝曰：冬脉太過與不及，其病皆何如？岐伯曰：太過則令人解㑊[10]，脊脉痛而少氣不欲言[11]，其不及則令人心懸如病飢[12]，䏚中清[13]，脊中痛，少腹滿，小便變[14]。帝曰：善。

　　帝曰：四時之序，逆從之變异也[15]，然脾脉獨何主？岐伯曰：脾脉者土也，孤藏以灌四傍[16]者也。帝曰：然則脾善惡，可得見之乎？岐伯曰：善者不可得見，惡者可見[17]。帝曰：惡者何如可見？岐伯曰：其來如水之流者，此謂太過，病在外，如鳥之喙者，此謂不及，病在中。帝曰：夫子言脾爲孤藏，中央土以灌四傍，其太過與不及，其病皆何如？岐伯曰：太過則令人四支不舉，其不及則令人九竅不通，名曰重强[18]。

帝瞿然而起，再拜而稽首曰：善。吾得脉之大要，天下至数，五色脉變，揆度奇恒，道在於一，神轉不回，回則不轉，乃失其機，至數之要，迫近以微，著之玉版，藏之藏府，每旦讀之，名曰"玉機"。

〔注释〕

（1）善忘，忽忽眩冒而巅疾：忘，王冰："当为怒。"眩冒，头目眩晕冒闷之谓。巅，即巅顶，肝经循行所过处。忽忽眩冒而巅疾，是形容恍恍惚惚，头目眩晕，巅顶疼痛。

（2）胠：胠（qū，音驱），腋下的胁部。

（3）浸淫：皮肤的浸淫疮。高士宗："心脉太过，则火气外浮，故令人身热而肤痛；热伤肤表，故为浸淫而成疮。"

（4）烦心，上见咳唾，下为气泄：吴崑："夏脉不足，则心气虚，虚则不能自安，故令人心烦；虚阳乘于肺则咳，乘于脾则唾；阳虚下陷，则为气泄。"高士宗："气泄，后气下泄也。"

（5）毛而微：张景岳："毛而微，是中央两旁皆虚。"

（6）逆气而背痛，愠愠然，指肺气逆而背痛满闷。愠愠（wēn，音温），郁闷不舒之貌。

（7）上气见血，下闻病音：张景岳："气不归原，所以上气；阴虚内损，所以见血。"杨上善："下闻胸中喘呼气声也。"

（8）营：吴崑："营，营垒之营，兵之守者也。冬至闭藏，脉来沉石，如营兵之守也。"

（9）其去如数：张景岳："动止疾促，营之不及也。盖数本属热，而此真阴亏损之脉，亦必紧数，然愈虚则愈数，原非阳强实热之数，故云如数，则辨析之意深矣。"

（10）令人解㑊：张景岳："冬脉太过阴邪胜也，阴邪盛则肾气伤，真阳虚，故令人四肢懈怠，举动不精，是谓解㑊。"

（11）脊脉痛而少气不欲言：张景岳："脊痛者，肾脉之所至也；肾藏精，精伤则无气，故少气不欲言，皆病之在外也。"

（12）心悬如病饥：张景岳："其不及则真阴虚，虚则心肾不交，故令人悬心而怯如病饥也。"

（13）䏝中清：䏝（miǎo，音秒），是季肋下挟脊两傍的空软处。䏝中清，指此处有清冷的感觉。

（14）脊中痛，少腹满，小便变：张景岳："肾脉贯脊属肾络膀胱，故为脊痛腹满，小便变等证。变者谓或黄或赤，或遗淋或为癃闭之类，由肾水不足而然。是皆病之在中也。"

（15）逆从之变异也：马蒔："循四时之序，谓之曰从，其有过与不及，而为诸病者，谓之曰逆。"吴崑："脉逆其顺，则变异为病。"

（16）孤藏以灌四傍：指脾主运化水谷精微，外而营养四肢百骸，内而营养脏腑，故称之为孤脏以灌四傍。

（17）善者不可得见，恶者可见：杨上善："善为和平不病之脉也。弦钩浮营四脉见时，皆为脾胃之气，滋灌俱见，故四脏脉常得和平。然脾脉以他为善，自更无善也，故曰善者不可见也。恶者，病脉也。脾受邪气，脉见关中，诊之得知，故曰可见也。"

（18）重强：吴崑："其不及则无冲和土气，五脏气争，而令九窍不通，名曰重强。"

〔提要〕

本节经文系统地阐述了五脏之脉在顺应四时的情况下所出现的平脉，太过不及的病脉的脉象，并逐一分析说明了病脉出现时所发生的病变。提出"春脉如弦"、"夏脉如钩"、"秋脉如浮"、"冬脉如营"四季常脉的理论，阐明脾脉的特殊性。然后则从色脉的变化规律领悟人体五脏的生机神气移传的道理，所谓"神转不回，回则不转，乃失其机"的规律，是用以测度人的正常和异常现象的依据。

〔原文〕

五藏受氣於其所生[1]，傳之於其所勝[2]，氣舍於其所生[3]，死於其所不勝[4]。病之且死，必先傳行至其所不勝，病乃死。此言氣之逆行也，故死。肝受氣於心，傳之於脾，氣舍於腎，至肺而死。心受氣於脾，傳之於肺，氣舍於肝，至腎而死。脾受氣於肺，傳之於腎，氣舍於心，至肝而死。肺受氣於腎，傳之於肝，氣舍於脾，至心而死。腎受氣於肝，傳之於心，氣舍於肺，至脾而死。此皆逆死也[5]。一日一夜五分之，此所以占死生之早暮也[6]。

黄帝曰：五藏相通，移皆有次，五藏有病，則各傳其所勝。不治[7]。法三月若六月，若三日若六日[8]，傳五藏而當死，是順傳所勝之次[9]。故曰：別於陽者，知病從來；別於陰者，知死生之期[10]。言知至其所困而死[11]。

是故風者百病之長也，今風寒客於人，使人毫毛畢直，皮膚閉而爲熱，當是之時，可汗而發也，或痹不仁腫痛，當是之時，可湯熨及火灸刺而去之。弗治，病入舍於肺，名曰肺痹[12]，發咳上氣。弗治，病即傳而行之肝，病名曰肝痹[13]，一名曰厥，脅痛出食[14]，當是之時，可按若刺耳[15]。弗治，肝傳之脾，病名曰脾風，發癉[16]，腹中熱，煩心，出黄[17]，當此之時，可按可藥可浴。弗治，脾傳之腎，病名曰疝瘕，少腹冤熱[18]而痛，出白[19]，一名曰蠱[20]，當此之時，可按可藥。弗治，腎傳之心，病筋脉相引而急，病名曰瘛[21]，當此之時，可灸可藥。弗治，滿十日，法當死[22]。腎因傳之心，心即復反傳而行之肺，發寒熱，法當三歲死[23]，此病之次也。

然其卒發者，不必治於傳，或其傳化有不以次，不以次入者，憂恐悲喜怒，令不得以其次，故令人有大病矣。因而喜大虛則腎氣乘矣，怒則肝氣乘矣，悲則肺氣乘矣[24]，恐則脾氣乘矣，憂則心氣乘矣，此其道也。故病有五，五五二十五變，及其傳化[25]。傳，乘之名也。

〔注释〕

（1）五藏受气于其所生：气，指病气而言。五脏受气于其所生，即五脏从它所生的一脏（即其子）感受病气。如下文"肝受气于心"。

（2）传之于其所胜：即五脏将病气传递给它所克制的一脏。如下文肝"传之于脾"。

（3）气舍于其所生：舍，留止之意；所生，指生己者而言，与上文"所生"不同。

气舍于其所生，即五脏将病气留舍给生己之脏。如下文肝"气舍于肾"。

（4）死于其所不胜：所不胜，指克己者而言。死于其所不胜，就是五脏将病气最后传至克己之脏而病人就要死亡。

（5）此皆逆死也：是说以上所讲的死，都是病气逆传而造成的死亡。

（6）一日一夜五分之，此所以占死生之早暮也：五分之，是将一昼夜按五行关系配以天干地支和五脏，以天干配，则朝配甲乙属肝木，昼主丙丁属心火，四季土主戊己属脾，晡主庚辛属肺金，夜主壬癸属肾水；以地支配，则寅卯主平旦属肝木，巳午主日中属心火，申酉主薄暮属肺金，亥子主夜半属肾水，辰戌丑未主平旦、日中、薄暮、夜半之交属脾土。"占"，预测之意。全句是讲，将一昼夜五分配以五脏之后，就可以预计五脏病气逆传至其所不胜而死的相应时间是早晨或是晚上。

（7）不治：谓失于治疗。

（8）法三月若六月，若三日若六日：张景岳："病不早治，必至相传，远则三月六月，近则三日六日，五脏传遍，于法当死。"

（9）是顺传所生之次：此七字据《新校正》云乃王冰之注文，误在此经文之下，《甲乙经》无此七字。

（10）别于阳者，知病从来；别于阴者，知死生之期：此句又见于《阴阳别论》篇："所谓阴者，真藏也，见则为败，败必死也；所谓阳者，胃脘之阳也。别于阳者，知病处也；别于阴者，知死生之期。别于阳者，知病忌时；别于阴者，知生死之期。"据此则阳阴二字，应作胃气与真脏脉解释，谓能分别脉的胃气，则知病所从来；能分别真脏脉，便知死生期日。

（11）至其所困而死：谓传至其被克之日而死。所困，是所不胜、所被克制之意。

（12）肺痹：谓风寒入肺，肺气闭塞的病变。

（13）肝痹：肝受肺克，失于疏泄，而出现两胁疼痛，气逆作呕的病证，称为肝痹。

（14）出食：张隐庵："食气入胃，散精于肝，肝气逆，故食反出也。"张景岳："出食，食入即出，呕吐也。"

（15）可按若刺耳：谓可采用按摩或针刺疗法。

（16）脾风，发瘅：王冰："肝气应风，木胜脾土，土受风气，故曰脾风，盖为风气通肝而为名也。脾之为病，善发黄瘅，故发瘅也。"

（17）出黄：张隐庵："火热下淫则溺黄。"

（18）冤热：马莳云："烦冤作热。"即郁闷烦热。

（19）出白：王冰："溲出白液也。"指小便白浊。

（20）蛊：蛊（gǔ，音古），张景岳："热结不散，亏蚀真阴，如虫之吸血，故亦名曰蛊。"

（21）瘈：瘈（chì，音翅），或作瘛，为筋脉抽搐痉挛之证。吴崑："心主血脉，心病则血燥，血燥则筋脉相引而急，手足拘挛，病名曰瘈。"

（22）满十日，法当死：吴崑："天干一周，五脏生意皆息，故死。"

（23）法当三岁死：滑伯仁："三岁当作三日，夫以肺病而来，各传所胜，至肾传心，法当十日死，及肾传之心，心复传肺，正所谓一岁不复受再伤也，又可延至三岁乎。"

（24）怒则肝气乘矣，悲则肺气乘矣：张隐庵："肝，当作肺，肺，当作肝；悲，当作思。"这样改动之后始合于上下文例。

（25）故病有五，五五二十五变，及其传化：谓病有五种，脏有五脏，在病变相传对，就有五五二十五种变化。

〔提要〕

本节经文主要是介绍五脏疾病的传变问题。将五脏疾病相互传变的一般情况，用五行生克乘侮的关系加以归纳说明，概括为一个系统的规律，即"五藏受气于其所生，传之于其所胜，气舍于其所生，死于其所不胜。"同时，还以风邪致病为例，具体叙述其侵入途径、传变次序，所出现的症状，以及在传变过程中的不同阶段所应当采取的各种治疗方法等情况，并且还对疾病的预后作出估计。文中尤其强调，不予及时治疗，病邪就要传变，病情就会恶化，这就告诉人们，掌握疾病传变规律的目的在于取得防治疾病的主动权，根据病情予以适时恰当的治疗。只掌握了疾病传变的一般规律是不够的，经文随即又举例说明了诸如外伤卒病、情志失调等病证就不一定按一般规律传变，还要联系临床实际作具体分析。

〔原文〕

大骨枯槁，大肉陷下[1]，胸中氣滿，喘息不便，其氣動形[2]，期六月死，真藏脉見，乃予之期日[3]。大骨枯槁，大肉陷下，胸中氣滿，喘息不便，内痛引肩項[4]，期一月死，真藏見，乃予之期曰。大骨枯槁，大肉陷下，胸中氣滿，喘息不便，内痛引肩項，身熱脱肉破䐃[5]，真藏見，十月之内死[6]。大骨枯槁，大肉陷下，肩髓内消，動作益衰[7]，真藏來見，期一歲死[8]，見其真藏，乃予之期日。大骨枯槁，大肉陷下，胸中氣滿，腹内痛，心中不便，肩項身熱，破䐃脱肉，目眶陷，真藏見，目不見人，立死，其見人者，至其所不勝之時則死。急虛身中卒至[9]，五藏絶閉，脉道不通，氣不往來，譬於墮溺，不可爲期。其脉絶不來，若人一息五六至[10]，其形肉不脱，真藏雖不見，猶死也。

〔注释〕

（1）大骨枯槁，大肉陷下：张景岳："大骨大肉，皆以通身而言，如肩脊腰膝，皆大骨也，尺肤臀肉，皆大肉也。肩垂项倾，腰重膝败者，大脏之枯槁也，尺肤既削，臀肉必枯，大肉之陷下也。"

（2）其气动形：谓呼吸喘息牵及肩背胸胁煽动。

（3）真藏脉见，乃予之期日：即如《平人气象论》所云："脾见甲乙死，肺见丙丁死，肾见戊己死"之类。

（4）内痛引肩项：杨上善："内痛谓是心内痛也。心腹手太阳之脉从肩络心，故内痛引肩项也。"

（5）身热脱肉破䐃：王冰："阴气微弱，阳气内燔，故身热也。䐃者肉之标，脾主肉，故肉如脱尽，䐃如破败也。"䐃（jūn，音菌），筋肉结聚之处。

（6）十月之内死：马、吴诸家皆云"十月"当作"十日"。滑伯仁："真脏见，恐当作未见，若见则十月之内当作十日之内。"

（7）肩髓内消，动作益衰：张琦："肩髓当作骨髓。"张隐庵："肩髓者，大椎之骨髓，上会于脑。"按：二说皆可，总谓骨髓内消耗竭，动作日益衰废，是肾气亏败的表现。

（8）真藏来见，期一岁死：《新校正》："来当作未，字之误也。"按：真脏脉既见，焉有一岁之存活！故诸家皆从《新校正》之说，改"来"为"未"甚是。

（9）急虚身中卒至：高士宗："急虚，正气一时暴虚也；身中，外邪陡中于身也；卒至，客邪卒至于脏也。"

（10）若人一息五六至：《新校正》："按人一息脉五六至，何得为死？必息字误。息，当作呼，乃是。"

〔提要〕

本节经文专讲对疾病的预后判断。叙述了久病重病，五脏受伤所引起的病变情况，由于肾为先天之本而主骨，脾为后天之本而主肉，故每叙一病总冠以"大骨枯槁，大肉陷下"一句，作为久病重病的必有之症。凡见到所叙诸证皆为死证，但死的时期各不相同，文中预测了各证距离死亡的日期。随后则叙述了像"堕溺"这样的卒暴突发之病是"不可与期"，不好判断其预后的。另外还指出，如果见到"脉绝不至，若一息（应作呼）五六至"这样的奇脉时，即便"形肉不脱，真藏不见"，也难免于死亡。

〔原文〕

真肝脉至，中外急，如循刀刃责责然[1]，如按琴瑟弦，色青白不泽[2]，毛折[3]，乃死。真心脉至，坚而搏，如循薏苡子[4]累累然，色赤黑不泽[5]，毛折，乃死。真肺脉至，大而虚，如以毛羽中人肤，色白赤不泽[6]，毛折，乃死。真肾脉至，搏而绝，如指弹石辟辟然[7]，色黑黄不泽[8]，毛折，乃死。真脾脉至，弱而乍数乍疏[9]，色黄青不泽[10]，毛折，乃死。诸真藏脉见者，皆死不治也。

黄帝曰：见真藏曰死，何也？岐伯曰：五藏者，皆禀气于胃，胃者，五藏之本也，藏气者，不能自致于手太阴[11]，必因于胃气，乃至于手太阴也，故五藏各以其时，自为而至于手太阴也[12]。故邪气胜者，精气衰也，故病甚者，胃气不能与之俱至于手太阴，故真藏之气独见，独见者，病胜藏也，故曰死。帝曰：善。

〔注释〕

（1）责责然：即弦细硬锐之意。

（2）色青白不泽：张景岳："青本木色，而兼白不泽者，金克木也。"

（3）毛折：吴崑："率以毛折死者，皮毛得卫气而充，毛折则卫气败绝，是为阴阳衰极，故死。"张隐庵："脏腑之气欲绝而毛必折也。"毛为肺所主，肺主一身之气，故毛折为气败之征。毛乃形体之部分，见真脏脉与不泽之色，又见毛折，是必脉色形气合参方知为阴阳气血俱衰的死证，故下文每有"毛折，乃死"云。

（4）如循薏苡子：张景岳："短实坚强，而非微钩之本体。"

（5）色赤黑不泽：张景岳："赤本火色，而兼黑不泽者，水克火也。"

（6）色白赤不泽：张景岳："白本金色，而兼赤不泽者，火克金也。"

（7）辟辟然：硬实之意。

（8）色黑黄不泽：张景岳：“黑本水色，而兼黄不泽者，土克水也。”

（9）弱而乍数乍疏：张景岳：“弱而乍数乍疏，则和缓全无，而非微软弱之本体，脾脉之脏也。”

（10）色黄青不泽：木克土之色。

（11）手太阴：谓寸口脉。胃气至于手太阴，则变见于寸口。吴崑：“诸脏不得胃气，不能自致其气于寸口，得胃气始为冲和之脉，见于寸口。”

（12）五藏各以其时，自为而至于手太阴也：高士宗：“肝、心、脾、肺、肾五脏，各以其时，自为弦、钩、毛、石之脉，而至于手太阴也。”

〔提要〕

本节经文以生动的比喻描述了五脏真脏脉的形象，并叙述了与真脏脉同时出现的形色方面的特征，说明真脏脉是死证的脉象。继而又以胃气的重要性以及胃气与真脏脉的关系为根据，讨论了“见真藏曰死”的原因。正常脉和轻病时的脉是脏真之气与胃气结合至于手太阴寸口而形成的；只有病情危重，邪盛精衰，“胃气不能与之俱至于手太阴”的情况下，脏真之气才独自暴露而为真脏脉，故以真脏脉的出现为死候。

〔原文〕

黄帝曰：凡治病，察其形氣色澤，脉之盛衰，病之新故，乃治之，無後其時。形氣相得⁽¹⁾，謂之可治；色澤以浮⁽²⁾，謂之易已；脉從四時⁽³⁾，謂之可治，脉弱以滑，是有胃氣，命曰易治，取之以時⁽⁴⁾。形氣相失⁽⁵⁾，謂之難治；色夭不澤，謂之難已；脉實以堅，謂之益甚；脉逆四時，爲不可治。必察四難，而明告之⁽⁶⁾。

所謂逆四時者，春得肺脉，夏得腎脉，秋得心脉，冬得脾脉，其至皆弦絶沉澀⁽⁷⁾者，命曰逆四時。未有藏形⁽⁸⁾，於春夏而脉沉澀，秋冬而脉浮大，名曰逆四時也。

病熱脉静，泄而脉大，脱血而脉實，病在中脉實堅，病在外脉不實堅者，皆難治。

〔注释〕

（1）形气相得：王冰：“气盛形盛，气虚形虚，是相得也。”

（2）色泽以浮：张景岳：“泽，润也。浮，明也。颜色明润者，病必易已也。”

（3）脉从四时：王冰：“脉春弦夏钩秋浮冬营，谓顺四时。从，顺也。”

（4）取之以时：谓对形气相得即易治的病治疗时可根据不同时令选用不同治法。

（5）形气相失：王冰：“形盛气虚，气盛形虚，皆相失也。”

（6）必察四难，而明告之：四难，即上文“形气相失”、“色夭不泽”、“脉实以坚”、“脉逆四时”四难，必须仔细诊察。明告之，张景岳：“明告病家，欲其预知吉凶，庶无后怨。”

（7）悬绝沉涩：高士宗：“悬绝无根或沉涩不起者，是无胃气，名曰逆四时也。”

（8）未有藏形：脏形，指五脏的脉形，此处系指上文的“春得肺脉，夏得肾脉，秋得心脉，冬得脾脉”的脉形。言“未有脏形”者，因上文既讲这些有脏形之脉为逆四时之脉，而下文的“春夏而脉沉涩，秋冬而脉浮大”也为逆四时之脉，但却是无脏形之脉，以示区别故耳。

〔提要〕

本节经文的主要精神是阐述在诊疗疾病时，必须全面地观察和检查病人的形体、神气、色泽、脉象等各种征象，进行综合分析、对照衡量，才能保证诊断和治疗的准确无误，并强调要早期治疗。

文中具体举出治疗中的"四易"（形气相得、色泽以浮、脉从四时、脉弱以滑）和"四难"（形气相失、色夭不泽、脉实以坚、脉逆四时）加以说明。同时还告诫医工，对于"四难"病例，要谨慎诊察，还要将病情明确地告诉患者的家属，作好思想工作。

对于什么叫逆四时之脉及其脉象，文中也作了确切的解答。然后，还列举"病热脉静，泄而脉大，脱血而脉实，病在中脉实坚，病在外脉不实坚"等几种难治的病证，以阐明脉证合参在诊断中的重要性。

〔原文〕

黄帝曰：余聞虚實以決死生，願聞其情。岐伯曰：五實死，五虚死。帝曰：願聞五實五虚。岐伯曰：脉盛，皮熱，腹脹，前後不通，悶瞀，此謂五實$^{(1)}$。脉細，皮寒，氣少，泄利前後，飲食不入，此謂五虚$^{(2)}$。帝曰：其時有生者何也？岐伯曰：漿粥入胃，泄注止，則虚者活$^{(3)}$；身汗得後利，則實者活$^{(4)}$。此其候也。

〔注释〕

（1）脉盛，皮热，腹胀，前后不通，闷瞀，此谓五实：张隐庵："心主脉，脉盛，心气实也。肺主皮毛，皮热，肺气实也。脾主腹，腹胀，脾气实也。肾开窍于二阴，前后不通，肾气实也。肝开窍于目，闷瞀，肝气实也。"按：瞀（mào，音茂，亦读 wù，音务），目不明之谓。闷瞀，即胸中窒闷，眼目昏花。

（2）脉细，皮寒，气少，泄利前后，饮食不入，此谓五虚：张隐庵："脉细，心气虚也。皮寒，肺气虚也。肝主春生之气，气少，肝气虚也。泄利前后，肾气虚也。饮食不入，脾气虚也。"

（3）浆粥入胃，泄注止，则虚者活：张隐庵："五脏之气，皆由胃气之所资生；浆粥入胃，泄注止，胃气复也。"

（4）身汗得后利，则实者活：张景岳："得身汗则表邪解，得后利则里邪除，内外通和，故实者活也。"

〔提要〕

本节经文以五实、五虚为例，阐述了实证和虚证的转机问题，从而为虚实两证的治疗奠定了立法基础，治疗实证重在予邪出路，治疗虚证重在恢复胃气。

〔讨论〕

一、关于真脏脉

真脏脉，是五脏真气败露的脉象。通过本篇的学习，我们应当对真脏脉的形象、形成机理、临床意义等问题有比较清楚的认识。

真脏脉的形象和动态，本篇中描述得生动而真切。如"真肝脉至，中外急，如循刀刃责责然，如按琴瑟弦。"肝的真脏脉的形象是像循摸刀刃一样坚硬而锋利可畏，又像按琴瑟之弦，强直绷急而细；"真心脉至，坚而搏，如循薏苡子累累然。"心的真脏脉的形象是如按薏苡子一般坚硬短拙而搏手；"真肺脉至，大而虚，如以毛羽中人肤。"肺的真脏脉的形象是大而空、浮散虚渺，一如毛羽触人；"真肾脉至，搏而绝，如指弹石辟辟然。"肾的真脏脉的形象是搏手若转索欲断或如以指弹石般坚硬死实；"真脾脉至，弱而乍数乍疏。"脾的真脏脉的形象是软弱无力，快慢不匀。与上篇《平人气象论》的描述相参看，便知真脏脉的脉象不是微弦、微钩、微毛、微石的有胃气的脉，也不是少胃气的脉象，而是但弦、但钩、但毛、但石的绝无胃气的脉象。

只要弄清楚真脏脉与胃气的相互关系，就自然会明了真脏脉产生的机理。本篇有云："所谓无胃气者，但得真藏不得胃气也。"这是说无胃气的脉就是真脏脉了；又说："五藏皆禀气于胃，胃者五藏之本也，藏气者，不能自至于手太阴，必因于胃气。"这是以胃与五脏在生理上的关系，印证和说明胃气与五脏脉形成的关系，凡有胃气的脉象，是五脏为脏真之气偕同胃气一起到达手太阴寸口形成的，是正常的或病轻时的脉象。"病甚者胃气不能与之俱至于手太阴，故真藏之气独见，独见者病胜藏也，故曰死。"这里则从病理上说明真脏脉的形成是因为胃气消亡、脏真独露，乃是病邪甚盛、正气大虚的表现，所以是死候。

既然胃气与五脏之气合为一体，经于手太阴气口，就表现为应时的柔和流畅的五脏平脉；病重之人，胃气竭绝，不能伴随五脏真气到达气口，就会出现脏真之气败露的真脏脉，那么，我们就可以说辨别真脏脉与辨别胃气有无是密切联系的，对于辨识真脏脉的临床意义也就不难理解了。

本篇指出："别于阳者，知病从来，别于阴者，知死生之期。"又《阴阳别论》中说："所谓阴者，真藏也，见则为败，败必死也。"可见，临床辨识真脏脉，主要是诊察死证和预测死生之期，这对于判断许多慢性病的预后具有一定的临床意义。"死"字应作病情危重，预后不良解，要之真脏脉的出现是病情危重的象征，应当将它作为我们采取积极抢救措施的一个指征。因此辨识真脏脉的问题值得我们加以重视。

二、关于疾病的传变规律

"五藏受气于其所生，传之其所胜，气舍于其所生，死于其所不胜。病之且死，必先传行，至其所不胜，病乃死。"这是古人用五行生克乘侮关系为指导，总结了大量实践经验而得出的五脏疾病的传变规律。它对分析疾病的发生、病机、症状及预后等，有重要意义。例如，肺病的咳嗽、咯血、潮热、盗汗等症，继见两颧发赤，舌红无苔，这些症状便是火乘金的现象，病必危重，预后亦多不良。当然这只是五脏疾病的一般传变情况，因为各脏器本身有盛衰的不同，致病因素又错综复杂，所以发病的机转、病变的传次也决非一端。在临床诊治疾病的过程中，分析病情与病理机转，就必须灵活地根据具体情况，决不能以这一传变次序作为一成不变的推理工具。对于这一点，本篇已经提出："然其有卒发者，不必治于传。"认为急性病就多不按这一规律传变。就是慢性病，也要根据经络气血、五脏虚实等各方面因素进行综合分析，特别是因情志失调而引起的疾病，往往变化复杂，不是一般规律所能概括的，本篇明确指出："或其传化有不以次，不以次入者，忧恐悲喜怒，令不得以其次，故令人有大病矣。"说明了疾病传变有常有变，必须避免刻舟求剑，将一般规律视之为死的教条，而是要具体掌握，灵活运用。

三、虚证与实证的转机问题

关于虚证与实证的问题，本篇有重要的论述。

文章以五实、五虚为例加以阐述，义理非常明晰。"浆粥入胃，泄注止，则虚者活；身汗得后利，则实者活。"这就是虚实两证的转机。精气夺则虚，虚证的本质是正气不足，故贵在胃气恢复，"浆粥入胃，泄注止"是脾胃复振的表现，所以五虚死证得见"浆粥入胃，泄注止"则反死为活；邪气盛则实，实证的本质是邪气盛实，故喜见邪有去路，"身汗得后利"是邪气自汗而解，从下而泻，所以五实死证得见"身汗得后利"就活而不死。从中也向我们提示了治疗虚证和实证的基本原则和途径，即治虚证莫忘培护胃气，治实证常设汗下之法。

（周铭心）

三部九候论篇第二十

　　三部是指诊脉的部位即头、手、足上中下三部；九候是指每一部中又分为天、地、人三候，三部综合，共为九候。从三部九候的分析，以了解病情和决断生死，所以篇名就叫做"三部九候论"。

〔原文〕

　　黄帝问曰：余闻九针⁽¹⁾於夫子，衆多博大，不可勝數。余願聞要道⁽²⁾，以屬⁽³⁾子孫，傳之後世，著之骨髓，藏之肝肺⁽⁴⁾，歃血而受⁽⁵⁾，不敢妄泄，令合天道⁽⁶⁾，必有始終，上應天光⁽⁷⁾，星辰曆紀⁽⁸⁾，下副四時五行，貴賤更立⁽⁹⁾，冬陰夏陽，以人應之奈何？願聞其方。岐伯對曰：妙乎哉問也！此天地之至數。帝曰：願聞天地之至數，合於人形，血氣通，決死生，爲之奈何？岐伯曰：天地之至數，始於一，終於九⁽¹⁰⁾焉。一者天，二者地，三者人，因而三之，三三者九，以應九野⁽¹¹⁾。故人有三部，部有三候，以決死生，以處百病，以調虛實，而除邪疾。

〔注释〕

　　（1）九针：《灵枢·九针十二原》："九针之名，各不同形。一曰镵针，长一寸六分；二曰员针，长一寸六分；三曰鍉针，长三寸半；四曰锋针，长一寸六分；五曰铍针；长四寸，广二分半；六曰员利针，长一寸六分；七曰毫针，长三寸六分；八曰长针，长七寸；九曰大针，长四寸。"吴崑："黄帝问曰：余闻九针于夫子，以下九十九字，为冗文。"

　　（2）要道：主要的道理。

　　（3）属：马莳："属同嘱。"即嘱咐的意思。

　　（4）著之骨髓，藏之肝肺：张景岳："著，纪也。"是形容深刻记忆不忘的意思。

　　（5）歃血而受：歃（shà，音霎），古时盟誓，以血涂口旁，叫做"歃血"，言慎重遵守誓约，而不违背。

　　（6）令合天道：符合于天地之道，即天人相应之意。

　　（7）天光：王冰："谓日月星也。"即指日月星光。

　　（8）星辰历纪：王冰："谓日月行历于二十八宿，三百六十五度之分纪也。"纪，作标志讲，言一年之中星辰周历于天体，各有标志。

　　（9）贵贱更立：马莳、张隐庵作"贵贱更互"。王冰："以王者为贵，相者为贱也。"即言四时五行之气，当令为贵，失时为贱，交替主令为更互。

　　（10）天地之至数，始于一，终于九：王冰："至数，谓至极之数也；九，奇数也。故天地之数，斯为极矣。"按所谓至数，言天地虽大，万物虽多，都离不开数，所以称为至数。数是开始于一，而终止于九，九加一则为十，十又是一的开端，所以说始于一，终于九。

（11）九野：张志聪："九野者，九洲分野上应二十八宿也。"分野，是划分界限，也就是划分区域的意思。九野乃上应天象列宿所当之区域。所以九野即为九洲的分界。张景岳："即洛书九宫，禹贡九洲之义。"九洲，王冰说："谓冀、兖、青、徐、杨、荆、豫、梁、雍也。"

〔提要〕

本节经文主要指出天地之至数，合于人形血气的天人相应的观点。即一者天，二者地，三者人；因而三之，以应九野，故人亦有三部，部有三候。同时又进一步指出，通过三部九候来诊察脉的变化，可以达到"以决死生，以处百病，以调虚实，而除邪疾"的目的，也就是说明了脉诊的重要性。

〔原文〕

帝曰：何謂三部？岐伯曰：有下部，有中部，有上部；部各有三候，三候者，有天，有地，有人也。必指而導之，乃以爲真(1)。上部天，兩額之動脉(2)；上部地，兩頰之動脉(3)；上部人，耳前之動脉(4)；中部天，手太陰(5)也；中部地，手陽明(6)也；中部人，手少陰(7)也；下部天，足厥陰(8)也；下部地，足少陰(9)也，下部人，足太陰(10)也。故下部之天以候肝，地以候腎，人以候脾胃之氣。

帝曰：中部之候奈何？岐伯曰：亦有天，亦有地，亦有人。天以候肺，地以候胸中之氣，人以候心。帝曰：上部以何候之？岐伯曰：亦有天，亦有地，亦有人。天以候頭角之氣，地以候口齒之氣，人以候耳目之氣。三部者，各有天，各有地，各有人；三而成天，三而成地，三而成人，三而三之，合則爲九。九分爲九野，九野爲九藏；故神藏五，形藏四(11)，合爲九藏。五藏已敗，其色必夭，夭必死矣。

帝曰：以候奈何？岐伯曰：必先度其形之肥瘦，以調其氣之虚實，實則瀉之，虚則補之。必先去其血脉(12)，而後調之，無問其病，以平爲期。

〔注释〕

（1）指而导之，乃以为真：张景岳："必受师之指授，庶得其真也。"盖言必须有老师的当面指授，乃得部候真确之处。

（2）两额之动脉：即两额太阳穴分，为足太阳膀胱经脉。

（3）两颊之动脉：即巨髎穴分，在鼻两旁，为足阳明胃经脉。

（4）耳前之动脉：即耳门穴分，在耳前陷中，为手太阳小肠经脉。

（5）手太阴：即两手气口，经渠穴分，为手太阴肺经脉。

（6）手阳明：大指次指歧骨间动脉，合骨之次分，为手阳明大肠经脉。

（7）手少阴：神门之次，在腕关节小指侧锐骨之端，为手少阴心经脉。

（8）足厥阴：在大腿内侧上端五里穴分，为足厥阴肝经脉。夫人取太冲穴分，在足背部大趾次趾之间，行间后一寸。

（9）足少阴：在足内踝后太溪穴分，为足少阴肾经脉。

（10）足太阴：在大腿内侧之前上方箕门穴分，为足太阴脾经脉。

（11）神藏五，形藏四：王冰："所谓神藏者，肝藏魂，心藏神，脾藏意，肺藏魄，肾藏志也。以其皆神气居之，故云神藏五也。所谓形藏者，皆如器外张，虚而不屈，含藏于物，故云形藏也。所谓形藏四者，一头角，二耳目，三口齿，四胸中也。"张隐庵："神藏者，心藏神，肝藏魂，肺藏魄，脾藏意，肾藏志。形藏者，胃与大肠、小肠、膀胱藏有形之物也。"二家对于"神藏五"的认识相同，对"形藏四"的认识不一致，所谓形藏是藏有形之物；神藏是藏五脏之神，藏有形之物的当是胃与大肠、小肠、膀胱。所以当以张隐庵之说为是。

（12）去其血脉：马莳："去其脉中之结血。"吴崑："谓去其瘀血之在脉者，盖瘀血壅塞脉道，必先去之，而后能调其气之虚实也。"

〔提要〕

本节经文主要详述了三部九候这一脉诊方法的具体部位和具体内容。同时也指出：诊察疾病应四诊合参，不能只重视脉诊，而是应把望诊放在首位，即"必先度其形之肥瘦"；在辨证上要审其虚实，即"以调其气之虚实"；在治则上首要的是"实则泻之，虚则补之"，在具体治疗方法上，无论用补法或泻法，如果血脉有瘀滞的，必先去其血脉的凝滞，即"必先去其血脉"。

〔原文〕

帝曰：决死生奈何？岐伯曰：形盛脉细，少氣不足以息者危；形瘦脉大，胸中多氣者死。形氣相得者生；參伍不調[1]者病；三部九候皆相失者死；上下左右之脉相應如參舂[2]者病甚；上下左右相失不可數者死；中部之候雖獨調，與衆藏相失者死；中部之候相減者死；目內陷者死[3]。

帝曰：何以知病之所在？岐伯曰：察九候獨小者病；獨大者病；獨疾者病；獨遲者病；獨熱者病；獨寒者病；獨陷下者病。

以左手足上，上[4]去踝五寸按之，庶右手足[5]當踝而彈之，其應過五寸以上[6]，蠕蠕然[7]者不病；其應疾，中手渾渾然[8]者病；中手徐徐然[9]者病；其應上不能至五寸，彈之不應者死。

是以脫肉，身不去者死[10]。中部乍疏乍數者死[11]。其脉代而鈎者，病在絡脉[12]，九候之相應也，上下若一，不得相失。一候後則病，二候後則病甚；三候後則病危，所謂後者，應不俱也。察其府藏，以知死生之期，必先知經脉，然後知病脉，真藏脉見者，勝死。足太陽氣絶者，其足不可屈伸，死必戴眼[13]。

帝曰：冬陰夏陽奈何？岐伯曰：九候之脉，皆沉細懸絶[14]者爲陰，主冬，故以夜半死；盛躁喘數[15]者爲陽，主夏，故以日中死；是故寒熱病者，以平旦死[16]；熱中及熱病者，以日中死[17]；病風者，以日夕死[18]；病水者，以夜半死[19]；其脉乍疏乍數、乍遲乍疾者，日乘四季死[20]；形肉已脫，九候雖調，猶死；七診[21]雖見，九候皆從者，不死。所言不死者，風氣之病及經月之病[22]，似七診之病而非也，故言不死，若有七診之病，其脉候亦敗者死矣，必發噦噫。

必審問其所始病，與今之所方病，而後各切循其脉，視其經絡浮沉，以上下逆從循之。其脉疾者，不病；其脉遲者病，脉不往來者死；皮膚著者死[23]。

〔注释〕

（1）参伍不调：王冰："参，谓参校；伍，谓类伍。"参校类伍而有不调，是参差不相协调的意思。

（2）参春：春（chōng，音冲），参春言如春杵，此上彼下，彼上此下，参差不齐。

（3）目内陷者死：是五脏精气俱绝的象征。张景岳："五脏六腑之精气，皆上注于目而为之精。目内陷者，阳精脱矣，故必死。"

（4）以左手足上，上：《甲乙经》"手"下有"于左"二字无一"上"字。吴崑改作"以左手于病者足上上去踝。"

（5）庶右手足：《甲乙经》"庶"字作"以"字，无足字。

（6）其应过五寸以上：张景岳："应，动也。应过五寸以上，脉气充也。"

（7）蠕蠕然：蠕（rú，音儒），虫行貌。张景岳："谓其软滑而匀和也。"

（8）浑浑然：浑，与混通用。王冰："浑浑，乱也。"

（9）徐徐然：是缓慢的意思，为气虚不行。王冰："徐徐，缓也。"

（10）是以脱肉，身不去者死：王冰："谷气外衰，则肉如脱尽。天真内竭，故身不能行。真谷并衰，故死之至矣。去，犹行去也。"张隐庵："言正气虚而肉脱，邪留于身而不去者死也。"张景岳："脾胃竭则肌肉消，肝肾败则筋骨惫，肉脱身重，死期至矣。不去者，不能动摇来去也。"

（11）中部乍疏乍数者死：张景岳："中部，两手脉也。乍疏乍数者，气脉败乱之兆也，故死。"

（12）其脉代而钩者，病在络脉：高士宗："代者，乍疏之象也，代而钩者，乍数之象也。承上文乍疏乍数而言。若其脉代而钩者，乃经络内外不通，故病在络脉，不死也。"张景岳："代而钩者，俱应夏气，而夏气在络也。"王冰："钩为夏脉，又夏气在络，故病在络脉也。络脉受邪，则经脉滞否，故代止也。"

（13）戴眼：即目睛上视而不转动。张景岳："睛上视而目瞪也。"

（14）沉细悬绝：即脉沉细无根之意。王冰："悬，谓如悬物之动也。"

（15）盛躁喘数：即脉来盛大躁疾而数。

（16）平旦死：此是以一日夜来划分四时，平旦象征春。张景岳："平旦者，一日之春，阴阳之半也。故寒热病者，亦于阴阳出入之时而死。"

（17）日中死：此是以一日夜来划分四时，日中象征夏。张隐庵："热中热病者，阳盛之极，故死于日中之午。"张景岳："以阳助阳，真阴竭也。"

（18）日夕死：此是以一日夜来划分四时，日夕象征秋。张景岳："日夕者，一日之秋也。风木同气，遇金而死。"

（19）夜半死：此是以一日夜来划分四时，夜半象征冬。张隐庵："病水者，阴寒之邪，故死于夜半之中。"马莳："凡病水者，必足少阴肾经主之，其死必以夜半，正以夜半属壬癸水也。"

（20）日乘四季死：此是以一日夜来划分四时，脾脏居中，属土，寄旺于四季，日乘四季，指辰、戌、丑、未之时。马莳："凡脉乍疏乍数，乍迟乍疾者，脾气内绝，其时必以日乘四季死，正以四季之时属辰、戌、丑、未、土也"。

（21）七诊：即独小、独大、独疾、独迟、独热、独寒、独陷下。

（22）经月之病：有二说：一指月经病与妊娠，王冰所谓："月经之病，脉小以微。"一指经年累月之病，张景岳所谓："经月者，常期也。"以前者较当。

（23）皮肤著者死：著，同着，张景岳："血液已尽，谓皮肤枯槁着骨也"。即言久病肉脱，皮肤干枯着骨，故死。

〔提要〕

本节经文主要通过三部九候的调与不调、七诊、四诊合参以及脉与证的关系等方面，以诊察疾病的轻重和推断疾病的预后。例如，三部九候的调与不调：一候后则病，二候后则病甚，三候后则病危，三部九候皆相失者死。七诊：察九候独小者病，独大者病，独疾者病，独迟者病，独热者病，独寒者病，独陷下者病。四诊合参：形盛脉细，少气不足以息者危；形瘦脉大，胸中多气者死。脉证关系：形肉已脱，九候虽调，犹死。其他方面：九候之脉，皆沉细悬绝者为阴，主冬，故以夜半死；盛躁喘数者为阳，主夏，故以日中死。

〔原文〕

帝曰：其可治者奈何？岐伯曰：經病者，治其經；孫絡[1]病者，治其孫絡血；血病身有痛者，治其經絡，其病者在奇邪[2]，奇邪之脉，則繆刺之；留瘦不移[3]，節而刺之[4]。上實下虛，切而從之，索其結絡脉[5]，刺其出血，以見通之[6]。瞳子高[7]者，太陽不足；戴眼者，太陽已絕。此決死生之要，不可不察也。手指及手外踝上五指留針[8]。

〔注释〕

（1）孙络：《灵枢·脉度》："支而横者为络，络之别者为孙。"盖即络脉别出的细小分支。

（2）奇邪：吴崑："奇邪，奇经之邪。"张景岳："奇邪者，不入于经而病于络也。邪客大络，则左注右，右注左，其气无常处，故当缪刺之。"张隐庵："奇邪者，邪不入于经，流溢于大络，而生奇病。"马莳："其有奇邪者，不正之邪。"以上各家之注，当以张景岳所注为是。

（3）留瘦不移：是指病邪久留而不移动。张景岳："留，病留滞也；瘦，形消瘦也；不移，不迁动也。"

（4）节而刺之：是指当于四肢八谿之间，骨节交会之处刺之。

（5）索其结络脉：探索其脉络郁结的所在。

（6）以见通之：张景岳："刺其出血，结滞去而通达见矣。"《甲乙经》作"以通其气"。

（7）瞳子高：张景岳："目上视也。"盖即两目微有上视，但不若戴眼之定直不动。

（8）手指及手外踝上五指留针：王冰："错简文也。"

〔提要〕

本节经文主要是论述了对于不同病变，所采取的不同的针刺治疗方法。例如：病在经的刺其经；病在孙络的刺孙络出血；血病而有身痛症状的，则治其经与络，病邪留在大络的，则用缪刺法，病邪久留而形体消瘦的，可刺四肢八谿之间，骨节交会之处等。

〔讨论〕

本篇是论述脉诊问题的重要篇章之一。它通过对脉诊问题的阐述，说明了脉诊的重要意义和诊脉部位即三部九候的重要性；指出了四诊合参全面诊察的诊断方法，也论述了脉象与疾病之间的关系。因此，本篇对后世脉学的发展，是有其一定影响和贡献的。下面仅就本篇中的几个问题，讨论如下：

一、脉诊的意义及其重要性

脉诊在中医诊断学中，占有很重要的地位。它反映了中医学诊断疾病的特点和经验，为历代医家所重视。这是因为脉象是中医辨证的一个重要依据，对分析疾病的原因，推断疾病的变化，识别病情的真假，判断疾病的预后，都具有重要的临床意义。在《内经》中，对脉诊意义和其重要性的论述则是全面而又深刻的。如《素问·阴阳应象大论》说："善诊者，察色按脉，先别阴阳……观权衡规矩而知病所主；按尺寸、观浮沉滑涩而知病所生。"说明了通过诊察四时色脉的正常与否可知病在何脏何腑，诊察尺肤和寸口，从它的浮、沉、滑、涩可了解疾病所生的原因。又如本篇中指出："一候后则病，二候后则病甚，三候后则病危。"说明了通过诊脉可以了解疾病轻重甚危的变化。再如《素问·玉机真藏论》说："病热脉静；泄而脉大；脱血而脉实；病在中，脉实坚；病在外，脉不实坚者；皆难治。"说明了通过脉与证的相反情况，以推断疾病的预后。

本篇对于脉诊的意义及其重要性，也作了具体的论述。如篇中指出："故人有三部，部有九候，以决死生，以处百病，以调虚实而除邪疾。"这就是说，在"决死生"这样重要的预后问题上，在"处百病"的辨证问题上，在"调虚实"而"除邪疾"的治疗问题上，都必须把脉象作为依据之一。这就说明了脉诊的重要性和其在诊断学中所占的重要地位。

二、关于诊脉的部位

关于诊脉的部位，一般有三种，即三部九候诊法，三部诊法和寸口诊法。

三部九候诊法又称"遍诊法"。它主要见于《内经》，现在已多不采用。其具体内容可参本篇。

三部诊法主要见于《伤寒论》。其具体诊脉部位是诊人迎以候胃气；诊寸口以候十二经；诊趺阳以候胃气。

寸口诊法是详于《难经》，而推广于王叔和的《脉经》，就是现在诊脉时普遍采用寸尺关三部的一种方法。其具体内容可参《难经》、《脉经》等有关书籍。

本篇对三部九候这一诊法作了详细的论述，如对每部的候诊脏腑和部位都有确切记载，对各部脉象变化与主病也做了具体阐述。而后世医家在病情危重或两手无脉时，也诊察人迎、趺阳、太溪等处，以确定胃肾（先后天）之气。另外，《内经》中以人迎脉的变化来诊断疾病之处，也有很多。因此，我们对三部九候这一诊法，还应进一步学习和研究，探索其本质和规律，以便进一步指导临床实践。

此外，本篇所提出的三部九候与《难经》中所提出的三部九候不同。如《难经·十八难》说："三部者，寸、关、尺也；九候者，浮、中、沉也。"是把寸口部位分为寸、关、尺三部，是为三部；各部之中又各有浮、中、沉三候，是为九候，所以，它与《内经》中的三部九候是名同而实异的。

三、关于四诊合参

四诊就是望、闻、问、切，它是我们获得辨证资料的主要方法。如果要想对病人的病情进行全面的了解，则四诊是缺一不可的。有些人强调了脉诊和望诊的作用，忽视了问诊和闻诊的作用，把四诊割裂开来，这些作法都是错误的。而在《内经》中却是特别强调了四诊合参的重要性。如本篇中指出："决死生奈何？岐伯曰：形盛脉细，少气不足以息者危；形瘦脉大，胸中多气者死。"在这里"形盛"与"形瘦"是通过望诊而得知的；"脉细"与"脉大"是通过脉诊而得知的；"少气不足以息"和"胸中多气"是通过闻诊而得知的。这就说明了在"决死生"这样重大问题上，是通过望诊、脉诊和闻诊相参之后而作出的。另外，本篇又指出："必审问其所始病，与今之所方病，而后各切循其脉。"这就说明在诊病时，一定要首先详细询问他的起病情况和现在症状，然后再按其部位，切其脉搏以了解病情。强调指出了问诊应在诊病之始、脉诊之前以及它的重要性。

通过以上，我们可以看出，《内经》是非常重视四诊合参的，并指出了其重要性。

四、关于诊脉知常才能知变

诊脉察病，首先要了解正常脉象，然后才能确认病脉，这是诊脉的前提，是非常重要的。如本篇中指出："必先知经脉，然后知病脉。"关于正常脉象，在本篇虽然没有说明，但在其他篇章中却有明确的记载。如对五脏正常脉象的描述，《素问·平人气象论》指出："夫平心脉来，累累如连珠，如循琅玕，曰心平……平肺脉来，厌厌聂聂，如落榆荚，曰肺平……平肝脉来，耎弱招招，如揭长竿末梢，曰肝平……平脾脉来，和柔相离，如鸡践地，曰脾平……平肾脉来，喘喘累累如钩，按之而坚，曰肾平。"在对四时平脉的描述时指出："春胃微弦曰平……夏胃微钩曰平……长夏胃微耎弱曰平……秋胃微毛曰平……冬胃微石曰平。"这里所说的"胃"是指脉有"胃气"即有柔和感。所以，通过以上这些生动形象的描述，我们可以看出，所谓平脉，即脉来和缓有力，节律均匀，三部适中，是为平脉。

五、脉象与主病

关于脉象与主病，在《内经》里的论述是很多的。如《素问·脉要精微论》说："夫脉者，血之府也。长则气治；短则气病；数则烦心；大则病进……代则气衰；细则气少；涩则心痛。"

在本篇中对脉象与主病也有较详细的记载，如"其脉代而钩者，病在络脉"，"中部脉乍疏乍数者死"，"其脉迟者病"，"脉不往来死"等，这些都是通过脉象的变化而得知疾病的所在部位及其轻重和预后的。

六、关于七诊

对于七诊，各家有不同的认识。如：①张隐庵：七诊谓沉细悬绝、盛躁喘数、寒热、热中、病风、病水、土绝于四季也。②熊宗立：七诊者，诊宜平旦一也；阴气未动二也；阳气未散三也，饮食未进四也；经脉未盛五也；络脉调匀六也；气血未乱七也。③王冰和张景岳都认为七诊即：独小者病、独大者病、独疾者病、独迟者病、独热者病、独寒者病、独陷下者病。以上几家说法，以王冰和张景岳的解释较为符合原文精神。

对于七诊具体内容的认识，也有不同的解释。其中认识比较相同的是：独小者病、独大者病、独疾者病、独迟者病、独陷下者病。各家都认为这是指以脉象的变化来诊察疾病。

有争议的是"独热者病"、"独寒者病"。张隐庵认为这是指诊尺肤的寒热，如说"寒热者，三部皮肤之寒热也。"而丹波元简认为是指脉象而言，他说："盖热乃滑之谓，寒乃紧之谓。"即认为"热"是指滑脉而言，"寒"是指紧脉而言。任应秋老师也认为："寒"是指紧脉，"热"是指洪脉。所以，我们认为应以丹波元简之说为是。

（邢洪君）

经脉别论篇第二十一

本篇主要讨论了六经病脉、症状、治法以及饮食物的生化规律。张隐庵说："言经脉病脉之各有分别。"故名"经脉别论"。

〔原文〕

黄帝問曰：人之居處、動靜、勇怯[1]，脉亦爲之變乎？岐伯對曰：凡人之驚恐恚[2]勞動靜，皆爲變也。是以夜行則喘出於腎，淫氣[3]病肺。有所墮恐，喘出於肝，淫氣害脾。有所驚恐，喘出於肺，淫氣傷心。度水跌仆，喘出於腎與骨。當是之時，勇者氣行則已，怯者則着而爲病也。故曰：診病之道，觀人勇怯骨肉皮膚，能知其情，以爲診法也。故飲食飽甚，汗出於胃[4]。驚而奪精[5]，汗出於心。持重遠行，汗出於腎。疾走恐懼，汗出於肝。搖體勞苦[6]，汗出於脾。故春秋冬夏，四時陰陽，生病起於過用，爲此常也。

〔注释〕

（1）居处、动静、勇怯：居处，指居住的环境；动静，指劳动或安逸；勇怯，指个性的勇敢或怯弱。

（2）恚：怨恨。

（3）淫气：张景岳："过用曰淫。"气之有余而为害，称淫气。

（4）汗出于胃：根据本文的意思应理解为：由于饮食饱甚于胃而引起的出汗，所以叫做"汗出于胃"。下文有"汗出于心"等句也同例。

（5）惊而夺精：张隐庵："血乃心之精，汗乃血之液，惊伤心气，汗出于心，故曰夺精。"

（6）摇体劳苦：摇体，形容用力勤作。摇体劳苦，意思是劳力过度。

〔提要〕

叙述环境、情志、勇怯、劳逸等因素都可以影响脉搏的变化，提示医者在临床诊断时，必须结合观察病人的勇怯、骨肉皮肤形态等，才能比较全面地了解病情。举喘、汗病证为例，说明同一病证，由于发生原因不同，病变所在部位也不同，并进一步指出任何疾病的发生都"起于过用。"

〔原文〕

食氣入胃，散精於肝，淫[1]氣於筋。食氣入胃，濁氣[2]歸心，淫精於脉。脉氣流經，經氣歸於肺，肺朝百脉[3]，輸精於皮毛。毛脉合精，行氣於府[4]，府精神明[5]，留於四藏，氣歸於權衡[6]。權衡[6]以平，氣口成寸，以決死生。飲入於胃，游溢精氣，上輸於脾。脾氣散精，上歸於肺，通調水道，下輸膀胱。水精四布，五經并行，合於四時五藏陰陽，揆度[7]以爲常也。

〔注释〕

（1）淫：这里作滋润、浸润解。

（2）浊气：张隐庵："受谷者浊，胃之食气，故曰浊气。"指水谷精微气中稠厚的部分。

（3）肺朝百脉：朝，朝向、会合的意想。肺朝百脉，就是百脉会合于肺，全身血液均须流经于肺，再输送到全身百脉。

（4）府：《脉要精微论》："夫脉者，血之府也。"府指脉。

（5）神明：指内脏功能活动的概括表现。

（6）权衡：权，秤锤；衡，秤杆。比喻衡量。权衡以平，即取得平衡。

（7）揆度：推测的意思。度，度量。

〔提要〕

详细阐述了饮食物消化、吸收、转化、输布的生理过程。具体地说：胃主受纳水谷，脾主吸收、运化水谷精气，肺能敷布精气，朝会百脉、通调水道，将无用的水液下输膀胱，肝将精微注于筋，心气注于血脉，以灌溉全身脏腑、四肢百骸。这一生理过程是在各脏的严格分工，密切合作下进行的，并与四时的阴阳变化相协调。

〔原文〕

太陽藏獨至[1]，厥喘虛氣逆，是陰不足陽有餘也，表裏[2]當俱瀉，取之下俞[3]。陽明藏獨至，是陽氣重并[4]也，當瀉陽補陰，取之下俞。少陽藏獨至，是厥氣也，蹻前卒大[5]，取之下俞。少陽獨至者，一陽之過[6]也。太陰藏搏者，用心省真[7]，五脉氣少，胃氣不平，三陰也，宜治其下俞，補陽瀉陰。一陽獨嘯，少陽厥也[8]，陽并於上[9]，四脉爭張[10]，氣歸於腎，宜治其經絡，瀉陽補陰。一陰至，厥陰之治也，真虛㾬心[11]，厥氣留薄，發爲白汗[12]，調食和藥，治在下俞。

〔注释〕

（1）太阳藏独至：独至，张景岳："言脏气不和而有一脏太过者，气必独至。"太阳经脉偏盛，故独见其脉。

（2）表里：是经脉之表里，这里指太阳和少阴两经。

（3）下俞：指足经之俞穴，这里是指足太阳经的俞穴束骨穴，足少阴经的俞穴太溪穴。其他各经亦以此类推。

（4）重并：张隐庵："两阳合于前，故曰阳明。阳明之独至，是太少重并于阳明，阳盛故阴虚矣。"重并，是指太阳少阳重并于阳明。

（5）蹻前卒大：蹻前，是阳蹻脉前的少阳脉。卒大，指脉（少阳脉）猝然见大脉。

（6）一阳之过：阳，就是少阳。过，过失，这里作病变解。

（7）省真：省，省察，观察思考的意思。真，指真脏脉。省真，仔细省察是否是真脏脉象。

（8）一阳独啸，少阳厥也：《新校正》："一阳，当是二阴之误；少阳，当是少阴之误。"独啸，张景岳："独啸，独炽之谓。"

（9）阳并于上：并，偏胜之意。阳并于上，阳气偏胜于上，根据本文的意思是虚阳浮越于上。

（10）四脉争张：四脉，心肝脾肺四脏脉。张，张扬；争，争夺。四脉争张，指心肝脾肺四脏失去协调，出现互相争夺失调的脉象。

（11）真虚痟心：真虚，真气虚弱。痟（yuān，音渊）是酸痛。真虚痟心，真气虚弱，心为酸痛。

（12）自汗：同魄汗，肺藏魄，其主白色，汗从肺所主的皮毛而出故谓自汗。

〔提要〕

叙述了六经脉偏盛所出现的症状和治法。现根据原文精神列表如下：

表 21-1　　　　　　　　　　　　六经脉偏盛的症状与治疗

六经 \ 症疗	症　状	治　疗
太阳经脉偏盛	厥逆，喘息，气上逆	取足太阳经束骨穴、足少阴经太溪穴，泻法
阳明经脉偏盛	出现太阳、少阳、阳气重并症状	泻足阳明的陷谷穴，补足太阳太白穴
少阳经脉偏盛	从足下开始厥气上逆，猝然见大脉	取足少阳经临泣穴
太阴经脉偏盛	脉象当与真脏脉相鉴别	补足阳明陷谷穴，泻足太阳太白穴
少阴经脉偏盛	热厥，虚阳浮越于上，心肝脾肺四脏脉失调	泻足太阳的经穴昆仑、络穴飞扬，补少阴的经穴多溜、络穴大钟
厥阴经脉偏盛	真气虚弱，心为酸疼，出汗	饮食调养，适服药物，取厥阴经太冲穴

〔原文〕

帝曰：太陽藏何象？岐伯曰：象三陽而浮也⁽¹⁾。帝曰：少陽藏何象？岐伯曰：象一陽⁽²⁾也，一陽藏者，滑而不實也。帝曰：陽明藏何象？岐伯曰：象大浮也，太陰藏搏，言伏鼓⁽³⁾也，二陰搏至，腎沉不浮也⁽⁴⁾。

〔注释〕

（1）象三阳而浮也：张隐庵："三阳，阳盛之气也。言太阳藏脉，象阳盛之气浮也。"

（2）象一阳：象一阳的阳气初生。

（3）伏鼓：指脉象虽伏，而仍鼓击于指下。

（4）肾沉不浮也：句下有明显的文字脱简。《新校正》："详前脱二阴，此无一阴，阙文可知。"

〔提要〕

分述六经的正常脉象：

太阳——浮；少阳——滑而不实；阳明——大浮。

太阴——伏鼓；少阴——沉而不浮；厥阴——缺（系阙文）。

〔讨论〕

一、谈谈饮食物的生化规律

本篇比较详细地阐述了饮食物的受纳、消化、吸收、输布排泄的生理过程，这个过程可以归纳如下图：

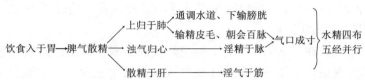

《素问·平人气象论》说："人以水谷为本，人绝水谷则死。"饮食对于人体无疑是十分重要的。但是，当饮食物进入人体后是怎样化生精微，输送到全身各个组织器官中去，供给机体生理活动需要的呢？从上图所示：当饮食物进入胃以后，经过胃的腐熟和初步消化，然后由脾吸收，生化成精华物质，再由脾输送至心肺。肺主气，有敷布水谷精微的功能，其水谷精微的轻清部分由肺输布到皮毛经脉，朝会百脉，归于寸口动脉。其浓浊淳厚的部分行于心，注于血脉。血脉运行周流不息，输注全身灌溉脏腑。其部分精华，散精于肝，以滋养全身筋脉。在生理活动过程中产生的水液，通过肺气的调节，下输膀胱排出体外。这样就达到"水精四布，五经并行"，完成饮食物的生化过程。

从上面描述中我们可以看出，在饮食物生化的生理过程中，五脏六腑既严格分工，又紧密协作，才能完成水谷的纳、化、输、泄。其中脾的运化，肺的输布占有较为重要的地位。体现了中医学藏象学说中的整体观念。《素问·灵兰秘典论》说："凡十二官者，皆不得相失也。"十二官虽各有一定的功能，但是，它们的活动并不是各自为政的，它们之间互为相使，紧密配合，互相为用，不能有丝毫的"相失"。从饮食物变化为精微、输送到全身的整个过程，就是一个整体，需要五脏六腑的有机协作，才能完成这一活动过程。任何一个环节或脏腑发生功能障碍，就会影响这一过程的进行，即会产生病理变化，发生疾病。临床上可以见到轻的为纳化失常，重的则为气血生化之源不足，后天给养匮乏，正元渐见衰惫。

另外，上述水谷生化的过程也是一个"恒动不已"持续不断运动的过程。无论纳、化、输、泄都是一环一环持续地进行着，动而不息。这种活动的存在就意味着生命的存在，这种活动的正常进行就意味着脏腑机能的活跃、机体的健康。反之，这种活动的停止就意味着生机衰竭，生命亦告停止。这里反映了中医学藏象学说中"恒动不已"的观点。正如《素问·六微旨大论》所说："成败倚伏生乎动，动而不已，则变作矣。"人体只有保持"动而不已"的运动状态，才能生生不息，永葆生机。

综上分析，深入了解、研究饮食物的生化规律是十分重要的，本篇内容是中医学认识人体生理的宝贵文献。

二、论"生病起于过用"

本篇提出了发病学上的一个重要问题："春秋冬夏，四时阴阳，生病起于过用，此为常也。"

所谓"过用"，即是超过了常度，违反了事物固有的正常规律。事物总是一分为二的，有正常的一面，必有其反常的一面，按照中医学的理论，其反常的一面中，包括不及、太过两种情况。所谓"过用"就是太过，是反常现象中的一个方面。张景岳说："过用曰淫。"这是就发病的原因而言，即当内在或外界的各种因素，超过了一定的常度，发生了"过用"，就会引起疾病的发生。

从四时阴阳来说，在正常情况下是春温夏热秋凉冬寒，但是，如果冬寒过甚，夏热过甚或冬应寒反热，夏应热反寒等，都属于反常现象。如《素问·六节藏象论》说："未至而至，此谓太过……命曰气淫。"这种反常的气候变化，属于"太过"或者"过用"的现象，称作"非时之气"，会造成"邪僻内生"，成为致病因素。

风、寒、暑、湿、燥、火是自然界六种不同的气候变化，在正常情况下称为"六气"。当气候变化急骤，或者超过了人体的抵抗能力时，就会导致发病。这种情况下的"六气"就称为"六淫"。淫，有太过的意思。六淫即是外感疾病的病因。

喜、怒、忧、思、悲、恐、惊七情，是人体随着外界环境各种刺激而产生的种种反应性活动，一般属于正常生理现象，不会引起疾病，但如果情志波动过于剧烈或持续过久，每易影响机体引起疾病的发生，这时七情就成为致病原因。《素问·阴阳应象大论》说："怒伤肝，喜伤心，思伤脾，忧伤肺，恐伤肾。"皆属于情志过用而内伤五脏。

在饮食方面，大饥大饱或食过寒过热或有所偏嗜，皆足以致病，《素问·痹论》说："饮食自倍，肠胃乃伤。"《素问·生气通天论》说："高粱之变，足生大丁。"又说："味过于酸，肝气以津，脾气乃绝；味过于咸，大骨气劳，短肌，心气抑；味过于甘，心气喘满，色黑，肾气不衡；味过于苦，脾气不濡，胃气乃厚；味过于辛，筋脉沮弛，精神乃殃。"这都说明饮食不节，五味过偏，就会引起某种疾病，甚至可以影响生命，所以《素问·至真要大论》说："久而增气，物化之常也，气增而久，夭之由也。"论述颇为精辟。

劳伤过度，或超过了机体能力所及，亦可以因"过用"而致病，《素问·宣明五气》说："五劳所伤，久视伤血，久卧伤气，久坐伤肉，久立伤骨，久行伤筋。"所谓"久"，即是"过用"，过用则筋骨肌肉气血均受损伤。又《灵枢·邪气脏腑病形》说："有所用力举重，若入房过度，则伤肾。"亦属房劳过度，内伤肾气。

无论从外感或内伤的各种因素来看，都"起于过用"，"过用"就成为致病因素，引起病变的发生。这乃是中医学对病因学认识的一大特点。

认识"生病起于过用"的理论，可以指导我们如何预防疾病的发生，避免外在的和内在的各种致病因素，做到适应四时六气的各种变化，调摄精神情志活动及饮食起居，增加体育锻炼，这样就可以达到"正气存内，邪不可干。"(《素问·刺法论》)

认识"生病起于过用"的理论，也可以提供我们临床用药的准则。如《素问·五常政大论》说："大毒治病，十去其六；常毒治病，十去其七；小毒治病，十去其八；无毒治病，十去其九。谷肉果菜，食养尽之，无使过之，伤其正也。"可见我们在制方给药的过程中，必须根据病情的实际情况，注意用药的限度，达到去邪而不伤正的目的。千万不可以"过用",而致生变证蜂起,贻害无穷。尤其是在使用峻烈药味时宜"衰其大半而止";否则"过者死"(《素问·六元正纪大论》)。诚如《素问·至真要大论》所说的"久而增气,物化之常也,气增而久,夭之由也。"是我们临床用药的准绳。

(王庆其)

藏气法时论篇第二十二

脏气法时即五脏之气，象法于四时。本篇通过系统地论述五脏病的症状、变化、宜忌、预后、治疗、调养，指出脏气、四时与五行生治承制的规律是一致的，因此篇名"藏气法时论"。

〔原文〕

黄帝问曰：合人形以法四时五行而治，何如而從？何如而逆？得失之意，願聞其事。岐伯對曰：五行者，金木水火土也，更貴更賤[1]，以知死生，以決成敗，而定五藏之氣，間甚之時[2]，死生之期也。帝曰：願卒聞之。岐伯曰：肝主春，足厥陰少陽主治，其日甲乙，肝苦急，急食甘以緩之[3]。心主夏，手少陰太陽主治，其日丙丁，心苦緩，急食酸以收之[4]。脾主長夏，足太陰陽明主治，其日戊己，脾苦濕，急食苦以燥之[5]。肺主秋，手太陰陽明主治，其日庚辛，肺苦氣上逆，急食苦以瀉之[6]。腎主冬，足少陰太陽主治，其日壬癸；腎苦燥，急食辛以潤之，開腠理，致津液，通氣也[7]。

〔注释〕

（1）更贵更贱：五行当王当衰轮流更替。张景岳："五行之道，当其王则为贵，当其衰则为贱。"张隐庵："更贵更贱者贵贱异时也。"

（2）间甚之时：张隐庵："间者将愈之时，甚者加甚之时也。"

（3）肝苦急，急食甘以缓之：吴崑："肝为将军之官，志怒而急，急则自伤而苦之矣。宜食甘以缓之，则急者可乎也。"马莳："凡饮食药物皆然。"

（4）心苦缓，急食酸以收之：吴崑："心以长养为令，志喜而缓，缓则心气散逸，自伤其神矣。"

（5）脾苦湿，急食苦以燥之：吴崑："脾以制水为事，喜燥恶湿，湿胜则伤脾土，宜食苦以燥之。"

（6）肺苦气上逆，急食苦以泻之：吴崑："肺为清虚之脏，行降下之令，若气上逆则肺苦之。急宜食苦，以泄肺气。"

（7）肾苦燥，急食辛以润之，开腠理，致津液，通气也：张景岳云："肾为水脏，藏精者也，阴病者苦燥，故宜食辛以润之，盖其能开腠理致津液者，以辛能通气也。水中有真气，惟辛能达之，气至水亦至，故可以润肾之燥。"

〔提要〕

本节经文阐述了如何法四时五行而定五脏之气，并具体地列举了五脏与其所主经脉在五行上的属性，及其用五味调理诸脏诸经的方法。即肝苦急，急食甘以缓之；心苦缓，急食酸以收之；脾苦湿，急食苦以燥之；肺苦气上逆，急食苦以泄之；肾苦燥，急食辛以润之。

〔原文〕

病在肝，愈於夏，夏不愈，甚於秋，秋不死，持於冬，起於春，禁當風。肝病者，愈在丙丁，丙丁不愈，加於庚辛，庚辛不死，持於壬癸，起於甲乙。肝病者，平旦⁽¹⁾慧，下晡⁽²⁾甚，夜半⁽³⁾靜。肝欲散，急食辛以散之⁽⁴⁾，用辛補之，酸瀉之⁽⁵⁾。

病在心，愈在長夏，長夏不愈，甚於冬，冬不死，持於春，起於夏，禁溫食熱衣。心病者，愈在戊己，戊己不愈，加於壬癸，壬癸不死，持於甲乙，起於丙丁。心病者，日中⁽⁶⁾慧，夜半甚，平旦靜。心欲耎，急食鹹以耎之⁽⁷⁾，用鹹補之，甘瀉之。

病在脾，愈在秋，秋不愈，甚於春，春不死，持於夏，起於長夏，禁溫食飽食濕地濡衣。脾病者，愈在庚辛，庚辛不愈，加於甲乙，甲乙不死，持於丙丁，起於戊己。脾病者，日昳⁽⁸⁾慧，日出甚，下晡靜。脾欲緩，急食甘以緩之⁽⁹⁾，用苦瀉之，甘補之。

病在肺，愈在冬，冬不愈，甚於夏，夏不死，持於長夏，起於秋，禁寒飲食寒衣。肺病者，愈在壬癸，壬癸不愈，加於丙丁，丙丁不死，持於戊己，起於庚辛。肺病者，下晡慧，日中甚，夜半靜。肺欲收，急食酸以收之⁽¹⁰⁾，用酸補之，辛瀉之。

病在腎，愈在春，春不愈，甚於長夏，長夏不死，持於秋，起於冬，禁犯焠㶼⁽¹¹⁾熱食溫炙衣。腎病者，愈在甲乙，甲乙不愈，甚於戊己，戊己不死，持於庚辛，起於壬癸。腎病者，夜半慧，四季甚⁽¹²⁾，下晡靜。腎欲堅，急食苦以堅之⁽¹³⁾，用苦補之，鹹瀉之。

夫邪氣之客於身也，以勝相加⁽¹⁴⁾，至其所生而愈⁽¹⁵⁾，至其所不勝而甚⁽¹⁶⁾，至於所盛而持⁽¹⁷⁾，自得其位而起⁽¹⁸⁾。必先定五藏之脉，乃可言間甚之時，死生之期也。

〔注释〕

（1）平旦：寅卯时。与下文日出同，为木旺之时。

（2）下晡：午后申酉两个时辰为晡，下晡为这两时辰之末。为金旺之时。

（3）夜半：子时。为水王之时。

（4）肝欲散，急食辛以散之：吴崑："肝木喜条达而恶抑郁，散之则条达，故食辛散之。"

（5）用辛补之，酸泻之：此处补和泻与一般补泻概念不同，吴崑曰："顺其性为补，反其性为泻，肝木喜辛散而恶酸收，故辛为补，酸为泻也。"

（6）日中：午时。为火旺之时。

（7）心欲耎，急食咸以耎之：耎同软。张景岳："心火太过则为燥越，故急宜食咸以耎之，盖咸从水化，能相济也。"

（8）日昳：昳（dié，音迭），午后未时。为土旺之时。

（9）脾欲缓，急食甘以缓之：张景岳云："脾贵温厚充和，其性欲缓，故宜食甘以缓之。"

（10）肺欲收，急食酸以收之：张景岳云："肺应秋气主收敛，故宜食酸以收之。"

（11）焠㶼：（cuì āi，音翠埃），烧爆之物。

（12）肾病者，夜半慧，四季甚：土旺于四季，水不胜土，故肾病甚于四季。按上下文意，四季当指丑、辰、未、戌四个时辰，以作一日中的四季。

（13）肾欲坚，急食苦以坚之：张景岳云："肾主闭藏，气贵周密，故肾欲坚。"高士宗："肾病则水泛，故肾欲坚，苦为火味，故能坚也。"

（14）以胜相加：以强凌弱，如风胜则脾病，火胜则肺病等等。

（15）至其所生而愈：至其所生之时日而愈。如木生火，故肝病愈于夏，愈于丙丁。

（16）至其所不胜而甚：至被克的时日而疾病加重，如肝病甚于秋，加于庚辛，为金克木。

（17）至于所生而持：至生己的时日而疾病可以呈相持状态，如肝病持于冬，即持于壬癸，为水能生木。

（18）自得其位而起：指到了本脏当旺之时日，如肝病起于春，起于甲乙，甲乙与春均为木旺之时。

〔提要〕

本节经文分六小段，前五段分述五脏病的禁忌，及在一年、一月、一日中的轻重死愈变化规律，和以药味调理五脏病的方法。第六段总结前五段，阐明这些规律与五行的生克承制规律是一致的，故必先定病属某脏，方可推知"间甚之时，死生之期"。

〔原文〕

肝病者，两胁下痛引少腹，令人善怒，虚则目䀮䀮[1]無所見，耳無所聞，善恐如人將捕之，取其經，厥陰與少陽[2]，氣逆則頭痛耳聾不聰頰腫。取血者[3]。

心病者，胸中痛，脅支滿，脅下痛，膺背肩甲間痛，兩臂內痛，虛則胸腹大，脅下與腰相引而痛，取其經，少陰太陽，舌下血者。其變病，刺郄中血者[4]。

脾病者，身重善肌肉痿，足不收行[5]，善瘈脚下痛，虛則腹滿腸鳴，飧泄食不化，取其經，太陰陽明少陰血者[6]。

肺病者，喘咳逆氣，肩背痛，汗出，尻陰股膝髀腨胻足皆痛[7]，虛則少氣不能報息，耳聾嗌乾，取其經，太陰足太陽之外厥陰內血者[8]。

腎病者，腹大脛腫，喘咳身重，寢汗出憎風，虛則胸中痛[9]，大腹小腹痛，清厥[10]，意不樂，取其經，少陰太陽血者。

〔注释〕

（1）䀮䀮：（huāng，音荒），目昏花，视物不清。

（2）取其经，厥阴与少阳：张景岳："取其经者，非络病也。取厥阴以治肝，取少阳以治胆，此承上文虚实二节而言，虚者当补，实者当泻也。下放（仿）此。"

（3）取血者：在其经血盛之处放血。

（4）刺郄中血者：郄同隙。马莳："当取手少阴之郄曰阴郄穴者，在掌后脉中去腕半寸。"

（5）身重善肌肉痿，足不收行：《甲乙经》作"善饥，肌肉痿"。《类经》作"身重，善肌肉痿，足不收，行善瘈，脚下痛"。

（6）取其经，太阴阳明少阴血者：张景岳："脾与胃为表里，故当取足太阴阳明之经，少阴肾脉也，脾主湿，肾主水，水能助湿伤脾，故当取少阴之血，以泄其寒实。"

（7）尻阴股膝髀腨胻足皆痛：尻（kāo，音考），自骶骨以下至尾骶骨部分的通称。

阴，前后二阴。股，股骨。髀（bǐ，音比），股骨外侧最上方，即大转子处。腨（zhuān，音专），俗称小腿肚，即腓肠肌隆起处。胻（hàng 杭），胫骨，指小腿内侧。尻阴骨膝髀腨胻足，皆少阴经所循部位。

（8）太阴足太阳之外厥阴内血者：张景岳："太阴，肺之本经也，故当因其虚实取而刺之，更取足太阳之外，外言前也，足厥阴之内，内言后也，正谓内踝后直上腨之内侧者，乃足少阴脉次也，视左右足脉，凡少阴部分，有血满异于常处者，取而去之，以泻其实。"丹波元简："《甲乙》，内下有少阴二字……增少阴二字，义尤明白。"

（9）虚则胸中痛：张景岳："足少阴脉从肺出络心注胸中，肾虚则心肾不交，故胸中痛。"

（10）清厥：清冷厥逆。

〔提要〕

分述肝、心、脾、肺、肾五脏病虚、病实所见症状，并提出取表里之经的针刺治疗方法。

〔原文〕

肝色青，宜食甘，粳米牛肉枣葵[1]皆甘。心色赤，宜食酸，小豆[2]犬肉李韭皆酸。肺色白，宜食苦，麦羊肉杏薤皆苦。脾色黄，宜食咸，大豆豕肉栗藿[3]皆咸。肾色黑，宜食辛，黄黍[4]鸡肉桃葱皆辛。辛散，酸收，甘缓，苦坚，咸软。毒药[5]攻邪，五谷[6]为养，五果[7]为助，五畜[8]为益，五菜[9]为充，气味合而服之，以补精益气。此五者，有辛酸甘苦咸，各有所利，或散或收，或缓或急，或坚或软，四时五藏，病随五味所宜也。

〔注释〕

（1）葵：《植物名实图考》：冬葵，湖南呼葵菜，亦曰冬寒菜，江西呼蕲菜，蕲、葵一声之转。

（2）小豆：《灵枢·五味》作麻。

（3）藿：豆叶。

（4）黄黍：小米。

（5）毒药：与今之毒药意义不同。药物之性味各有所偏，这种性味的偏胜，古人称之为毒性。

（6）五谷：谓粳米、小豆、麦、大豆、黄黍。

（7）五果：谓桃、李、杏、栗、枣。

（8）五畜：谓牛、羊、豕、犬、鸡。

（9）五菜：葵、藿、薤、葱、韭。

〔提要〕

本节经文根据辛散、酸收、甘缓、苦坚、咸软的原则，阐述了如何运用药物、五谷、五果、五畜、五菜调理五脏之气。

〔讨论〕

一、本篇就如何运用五行学说作了示范

中医学是以整体观为指导思想，以藏象学说为理论基础，以阴阳五行学说为说理工具，来研究人体的生理、病理、防病、诊断、治疗以及它们与自然界变化的关系。本篇内容不但对疾病的轻重死愈的规律做了讨论，更重要的是以此为例，对于临床实践中如何运用整体观和五行学说做出了示范。其推演方法，先掌握五行生克顺序及生治承制的一般规律，明确所推事物的五行属行，用整体观的观念把它们有机地联系起来，找出事物的发展规律。以本篇讨论内容为例，用五行归纳五脏四时如下：肝合胆主春，其日甲乙，其时平旦，属木。心合小肠主夏，其日丙丁，其时日中，属火。脾合胃主长夏，其日戊己，其时日昳，属土。肺合大肠主秋，其日庚辛，其时下晡，属金。肾合膀胱主冬，其日壬癸，其时夜半，属水。根据以上五脏、四时与五行的联系，可用五行生克的规律推知五脏病在一年中、一月中、一日中的"间甚之时"和"死生之期"。所得规律是"至其所生而愈，至其所不胜而甚，至于所生而持，自得其位而起"。例如"病在肝，愈在夏，夏不愈，甚于秋，秋不死，持于冬，起于春。""肝病者，愈于丙丁，丙丁不愈，加于庚辛，庚辛不死，持于壬癸，起于甲乙。""肝病者，平旦慧，下晡甚，夜半静。"以上肝脏病轻重死愈可预知在某季、某日、某时。余脏以此类推。

二、五味与五脏的关系及临床指导意义

运用五味同样是以五行学说推演，首先应明确五味之用，即经文中散、收、坚、耎、缓、燥、润、补、泻的具体意义。

散即疏散、升散。

收即收敛、收涩。

坚即坚固、坚燥。

耎即软坚、柔刚（平息躁动上炎之势）

缓即缓和、充和。润即润燥。

燥即燥湿。

补和泻在本篇经文中与一般补泻概念不同，吴崑："顺其性为补反其性为泻。"因此，本篇中补泻是根据所入脏的喜恶，而有各自不同的意义。

结合五味所入及各自作用（酸收，入肝；苦坚，燥，入心；甘缓，入脾；辛散，润，入肺；咸耎，入肾）运用五行生克规律把它们归纳、联系起来，就是临床上以饮食药物对五脏病进行治疗、调养的根据。也即经文中所概括的"毒药攻邪，五谷为养，五果为助，五畜为益，五菜为充，气味合而服之。"其根据是"气味合"，如"肝苦急，急食甘以缓之……肝欲散，急食辛以散之，用辛补之，酸泻之。"即平时当以甘味养肝，以缓其易亢易急的将军之性；若肝病，因肝主疏泄，喜辛散而恶酸收，故其病实者以辛味疏散顺其性，其病虚者以酸味收敛固其精。只要本着"气味合"的原则，临床上可视具体情况，有时选用毒药，有时只用五谷，或五果、五畜、五菜也可治病。如《五常政大论》曰："大毒治病，十去其六，常毒治病，十去其七，小毒治病，十去其八，无毒治病，十去其九，谷肉果菜，食养尽之，无使过之，伤其正也。"医者应以此为训诫，治病不必偏爱药物而废食养。

三、针刺治疗五脏病

本篇经文中列举了五脏虚实的一般证候，介绍了对于五脏病的针刺疗法。针刺治疗五脏病，当循经取穴，依据所见症，分清五脏之虚实，各取其表里之经，实则放血。《三部九候论》曰："必先度形之肥瘦，以调其气之虚实，实则泻之，虚则补之，必先去其血脉而后调之。"此之谓也。如肝病则应取足厥阴肝经和足少阳胆经。但这是言其常；针刺疗法也要根据具体情况，权宜掌握，经文中脾病者兼取少阴，肺病者不取阳明而取少阴，即为其例。但不管取何经何穴，必须以中医的辨证施治法则为依据，方能取得满意效果。

（魏子孝）

宣明五气篇第二十三

宣明，阐明中张之意；五气，即五脏之气，即包括五脏正常的功能活动，又包括五脏的病理变化（即病气）。本篇阐述了以五脏为中心的生理、病理以及诊断治疗方面的问题，故名"宣明五气"。

〔原文〕

五味所入：酸入肝，辛入肺，苦入心，鹹入腎，甘入脾，是謂五入。

〔提要〕

五味各归所喜而入脏的一般规律。这是饮食治疗和药物治疗的理论依据。

〔原文〕

五氣所病[1]：心爲噫[2]，肺爲咳，肝爲語[3]，脾爲吞[4]，腎爲欠、爲嚏[5]，胃爲氣逆、爲噦、爲恐[6]，大腸小腸爲泄，下焦溢爲水，膀胱不利爲癃，不約爲遺溺，膽爲怒[7]，是謂五病。

〔注释〕

（1）五气所病：张隐庵："五脏气逆而为病。"

（2）心为噫：噫（yì，音意），即嗳气。张隐庵："阴气而上走于阳明，阳明络属。心，故上走心为噫。盖此因胃气上逆于心，故为噫。"张景岳："……是心脾胃三脏皆有是证，盖由火土之郁，而气有不得舒伸，故为此证。"

（3）肝为语：姚止庵："语者，所以畅中之郁也。肝喜畅而恶郁，故为语以宣畅其气之郁。"

（4）脾为吞：张隐庵："脾主为胃行其津液。脾气病而不能灌溉于四脏，则津液反溢于脾窍之口，故为吞咽之证。"丹波元简："吞，即吞酸酢吞之谓。"酢同醋。

（5）肾为欠、为嚏：姚止庵："欠，呵欠也，神气昏惰之所致。盖肾藏精，精虚则神气昏惰而欠焉。嚏，喷嚏也，肺气外达之所致。肾乃寒水，气易冰凝，肾为肺子，上达于母，则发而为嚏，不独外寒风寒为嚏也。"

（6）胃……为恐：张景岳："恐，肾之志也，胃属土，肾属水，土邪伤肾则为恐，故皆涉于胃也。"姚止庵："肾虚则恐，恐非胃病也。然胃本多气多血，其火最盛，火盛则烁水，水虚肾弱，肾不敌胃故为恐。胃病亦恐，不可不知也。"

（7）胆为怒：张景岳："怒为肝志而胆亦然者，肝胆相为表里，其气皆刚，而肝取决于胆也。"

〔提要〕

论述五脏（也涉及六腑）病变的主要临床表现。这些临床表现，或单纯由本脏病变引起（肺为咳、肝为语、脾为吞、肾为欠、胃为气逆为哕、大肠小肠为泄、膀胱不利为癃、不约为遗溺），或由他脏传变而致（心为噫），或传及他脏为病（肾为嚏——肾病及肺；胃为恐——胃病及肾），或与互为表里之脏同病（胆为怒，怒为肝志）。

〔原文〕

五精所并⁽¹⁾：**精氣并於心則喜，并於肝則悲，并於肺則憂，并於脾則畏，并於腎則恐，是謂五并，虚而相并者也。**

〔注释〕

（1）五精所并：五精，五脏之精气。并，张景岳："并，偏胜也。"《素问·调经论》有"气血以并，阴阳相倾"句。五精所并，意指五脏之气的偏胜。

〔提要〕

本节言五脏之气偏胜所出现的病理变化，而出现"五并"的前提是由于脏气本身的虚衰。

〔原文〕

五藏所惡⁽¹⁾：**心惡熱，肺惡寒，肝惡風，脾惡濕，腎惡燥，是謂五惡。**

〔注释〕

（1）五藏所恶：恶（wù，音雾），厌恶。张隐庵："金木水火土，五脏之本气也。风寒热燥湿，五行之所生也。五脏之气，喜于生化。故本气自胜者恶之。"

〔提要〕

由于五脏生理特点各不相同，五脏对于六气的反应也不同。心本属火，过热则病，姚止庵："肺合皮毛，寒气易入，故曰形寒饮寒伤肺也。"张景岳："肝属木，其应风，感风则伤筋，故恶风。"姚止庵："脾本湿土，而性则喜燥，盖湿极则气滞而不能运化（矣）。"张景岳："肾属水而藏精，燥胜则伤精，故恶燥。"

〔原文〕

五藏化液⁽¹⁾：**心爲汗，肺爲涕，肝爲泪，脾爲涎，腎爲唾，是謂五液。**

〔注释〕

（1）五藏化液：张隐庵："水谷入口，其味有五，津液各走其道。五脏受水谷之津，淖注于外窍，而化为五液。"

〔提要〕

五脏有受水谷之津、化液而淖注外窍的生理功能。由于五脏生理各有特点，故其化液有五：心主血，汗乃血之液，故汗为心液，涕出于鼻，鼻为肺窍，故涕为肺液；泪出于目，目为肝窍，故泪为肝液；涎出于口，口为脾窍，故涎为脾液；唾生于舌下，足少阴肾脉循喉咙挟舌本，故唾为肾液。同时，本段也示人在对五液的失常进行诊治时如何进行脏腑定位。如多汗，可定位在心，流涕清浊，可定位在肺，涎唾过多或过少，可定位在脾肾。其中，涎与唾本出一源，故《灵枢·口问》提出"（故）涎下，补足少阴"，将涎与肾相联系。

〔原文〕

五味所禁：辛走氣，氣病無多食辛；鹹走血，血病無多食鹹；苦走骨，骨病無多食苦；甘走肉，肉病無多食甘，酸走筋，筋病無多食酸。是謂五禁，無令多食。

〔提要〕

以五味各归所喜之脏的规律为基础，阐述饮食与药物的禁忌：气病勿多食辛、血病勿多食咸、骨病勿多食苦、肉病勿多食甘、筋病勿多食酸。

〔原文〕

五病所發[1]：陰病發於骨，陽病發於血，陰病發於肉[2]，陽病發於冬，陰病發於夏[3]，是謂五發[4]。

〔注释〕

（1）五病所发：张隐庵："五脏之病，各有所发。"即各有好发部位及时间。

（2）阴病发于骨，阳病发于血，阴病发于肉：王冰："骨肉阴静，故阳气从之。血脉阳动，故阴气乘之。"马莳："阴经之病发之在骨与肉，以骨属足少阴，肉属足太阴也；阳经之病发之于血，以血生于营气，营气属阴经不胜阳，故阳经有病而血随以病焉。"

（3）阳病发于冬，阴病发于夏：张景岳："阴胜则阳病也。阳胜则阴病也。"姚止庵："阳病何以发于冬？冬阴气敛，阳不能安，阳邪恶郁故也。阴病何以发于夏？夏阳气泄，阴乃外达，阴泄必随阳而出故也。"

（4）是谓五发：高士宗："肾为阴，其藏在骨，故肾阴之病发于骨，心为阳，其主在血，故心阳之病发于血，脾为阴，其主在肉，故脾阴之病发于肉，肝为阳，于时为春，冬失其藏，春无以生，故肝阳之病发于冬；肺为阴，于时为秋，夏失其长，秋无以收，故肺阴之病发于夏。"张隐庵："谓五脏皆有所发之处，各有所发之因。"

〔提要〕

根据藏象理论，指出五脏之病各有好发部位及时间，示人根据病变的部位、时间进行脏腑定位：肾病好发于骨，脾好发于肌肉，肝阳病起于二冬，肺阴病起于夏。本段又可看做是示人根据疾病所发的部位、原因、时间对疾病进行阴阳归类，即从阴阳角度论病机。

〔原文〕

五邪所亂：邪入於陽則狂，邪入於陰則痹，搏陽則爲巔疾，搏陰則爲瘖[1]，陽入之陰則静，陰出之陽則怒[2]，是謂五亂[3]。

〔注释〕

（1）搏阳则为巅疾，搏阴则为瘖：张景岳："搏，击也。巅，癫也。邪搏于阳，则阳气受伤，故为癫疾。上文言邪入于阳则狂者，邪助其阳，阳之实也。此言搏阳则为巅疾者，邪伐其阳，阳之虚也。故有为狂为巅之异。《九针论》曰：邪入于阳，转则为癫疾。言转入阴分，故为癫也。邪搏于阴，则阴气受伤，故声为瘖哑。阴者，五脏之阴也。盖心主舌，而手少阴心脉上走喉咙系舌本；手太阴肺脉循喉咙；足太阴脾脉上行结于咽，连舌本，散舌下；足厥阴肝脉循喉咙之后上入颃颡，而筋脉络于舌本；足少阴肾脉循喉咙系舌本，故皆主病瘖也。《九针论》曰：邪入于阴，转则为瘖。言转入阳分则气病，故为瘖也。按：《难经》曰：重阳者狂，重阴者癫。巢元方曰：邪入于阴则为癫。王叔和云：阴附阳则狂，阳附阴则癫。孙思邈曰：邪入于阳则为狂，邪入于阴则为血痹。邪入于阳，传则为癫疾；邪入于阴，传则为痛瘖。此诸家之说虽若不同，而意不相远，皆可参会其义。"

（2）阳入之阴则静，阴出之阳则怒：张隐庵："阳分之邪而入之阴，则病者静，盖阴盛则静也。阴分之邪而出入阳，则病者多怒，盖阳盛则怒也。"

（3）是谓五乱：张隐庵："谓邪气乱于五脏之阴阳。"

〔提要〕

论述正气为邪气所侵扰，因其侵扰阴阳部位不同而临床表现各异，提示人们根据临床表现进行阴阳归类，是对上段从阴阳角度论病机的补充。狂为阳证，痹为阴证，癫为阳虚证，瘖为阴虚，静为阴盛，怒为阳盛。

〔原文〕

五邪所見[1]：**春得秋脉，夏得冬脉，長夏得春脉，秋得夏脉，冬得長夏脉**[2]，**名曰陰出之陽，病善怒不治**[3]，**是謂五邪，皆同命，死不治**[4]。

〔注释〕

（1）五邪所见：马莳："此言五脏之邪有所见之脉也。"

（2）春得秋脉，夏得冬脉，长夏得春脉，秋得夏脉，冬得长夏脉：张隐庵："春弦夏钩秋毛冬石，五脏阴阳之正气也。反得所胜（疑为所不胜之误，引者）之脉者，邪贼盛而见于脉也。"马莳："春得秋脉，金克木也；夏得冬脉，水克火也；长夏得春脉，水克土也；秋得夏脉，火克金也；冬得长夏脉，土克水也。"

（3）名曰阴出之阳，病善怒不治：《新校正》云："阴出之阳病善怒，已见前条，此再言之，文义不伦，必古文错简也。"张景岳："《阴阳别论》曰：所谓阴者，真脏也。所谓阳者，胃脘之阳也。凡此五邪，皆以真脏脉脉见而胃气绝，故曰阴出之阳。阴盛阳衰，土败木贼，故病当善怒，不可治也。"张隐庵："夫内为阴、外为阳，在内五脏为阴，在外皮肉络脉为阳。在内所伤之脏气，而外见于脉，故名曰阴出之阳。邪出于脉，则血有余。经曰：血有余则怒。此正气为邪气所胜，故为不治。"

（4）是谓五邪，皆同命，死不治：《内经释义》："此六字（指皆同命死不治，引者），疑是后人旁注，传抄误入正文者。"马莳："是谓五邪皆同名，曰死不治耳。"张隐庵断句为"是谓五邪皆同，命死不治。"注云："此言上文之所谓不治者，谓五脉皆为邪胜也。如五脏之气，为邪所胜，见四时相克之脉，皆为死不治矣。"姚止庵认为"皆同命"为衍文，注云："此相克之定例，所谓制于其所不胜，鬼贼相刑，未有不死者也。"

〔提要〕

说明五脏为邪所伤在脉象上的种种表现，示人从脉象判别正邪的盛衰：春得秋之毛脉，是金（肺）乘木（肝），夏见冬之石脉，是水（肾）乘火（心），长夏见春之弦脉，是木（肝）乘土（脾），秋见夏之钩脉，是火（心）乘金（肺），冬见长夏之濡脉，是土（脾）乘水（肾），皆为"病胜藏也"，即正不胜邪。

〔原文〕

五藏所藏：心藏神，肺藏魄，肝藏魂，脾藏意，肾藏志，是谓五藏所藏。

〔提要〕

人体的精神活动与五脏生理变化有密切的关系，同时，五神（神、魄、魂、意、志）的变化，均是以五脏之精气作为物质基础的。

〔原文〕

五藏所主[1]：心主脉，肺主皮，肝主筋，脾主肉，肾主骨，是谓五主。

〔注释〕

（1）五藏所主：张隐庵："五脏在内，而各有所主之外合。"

〔提要〕

五脏的生理功能分别与躯体不同部分相关联：心主血，故心与脉相关联；肺主气，其气熏肤、充身、泽毛而抵御诸邪，故肺与皮毛相关；肝联络关节而筋为之用，故肝与筋相关联；脾主运化，通于五脏，五脏元真之气会通肌肉腠理，故脾与肌肉相关联；肾藏精髓而注于骨，故肾与骨相关联。

〔原文〕

五劳[1]所伤：久视伤血，久卧伤气，久坐伤肉，久立伤骨，久行伤筋，是谓五劳所伤。

〔注释〕

（1）劳：张隐庵："劳，谓太过也。"

〔提要〕

各种疲劳过度对人体的损害：久视伤神，《素问·营卫生会》："血者神气也。"故久视伤血；久卧则阳气不伸，故伤气；久坐则血脉滞于四体，故伤肉；久立则伤腰肾膝胫，故伤骨；久行罢极则伤筋。本段指出劳倦过度而导致疾病的病因，是对"五恶"指出的病因（外因）作了补充。

〔原文〕

五脉应象[1]：肝脉弦，心脉钩，脾脉代[2]，肺脉毛，肾脉石，是谓五藏之脉。

〔注释〕

（1）五脉应象：张隐庵："五脏之脉，以应四时五行之象。"

（2）脾脉代：王冰："软而弱也。"张景岳："代，更代也。脾脉和软，分旺四季，如春当和软而兼弦，夏当和软而兼钩，秋当和软而兼毛，冬当和软而兼石，随时相代故曰代，此非中止之谓。"

〔提要〕

五脏以应于四时五行之变在脉象上的表现：肝脉弦其应春；心脉钩其应夏，脾脉和软，分旺四季；肺脉毛其应秋；肾脉石其应冬。

〔讨论〕

本篇叙述了五脏的生理、病理和治疗三个问题。其中属于五脏生理的内容有：五液、五脏所藏、五主、五脉；属于五脏病理的内容有：五病、五并、五恶、五发、五乱、五邪、五劳；属于五脏治疗的内容有：五入、五禁。张隐庵对此作了总结："夫九候之道，必先定五脏五脉（指五脏生理，此其常），审辨其五实五虚（指五脏病理，此其变），而后立五法，调五味以治之（指五脏治疗，引者）。故此篇宣明五脏之气焉。"现根据本篇内容归纳列表如下：

表 23-1　　　　　　　　　五脏的生理、病理和治疗

	五脏	心	肺	肝	脾	肾
生理	五液	汗	涕	泪	涎	唾
	五脏	神	魄	魂	意	志
	五体	脉	皮	筋	肉	骨
	五脉	钩	毛	弦	代	石
病理	五病	噫	咳	语	吞	欠、嚏
	五并	喜	悲	忧	畏	恐
	五恶	热	寒	风	湿	燥
	*五发	阴病发于夏	阳病发于血	阴病发于骨	阴病发于肉	阳病发于冬
	*五乱	邪入阳则狂	邪入阴则痹	搏阳为巅	搏阴发瘖	阳入阴则静 阴出阳则怒
	五邪	夏得冬脉	秋得夏脉	春得秋脉	长夏得春脉	冬得长夏脉
	五劳	久视伤血	久卧伤气	久行伤筋	久坐伤肉	久立伤骨
治疗	五入	苦	辛	酸	甘	咸
	五禁	苦走骨 骨病少食苦	辛走气 气病少食辛	酸走筋 筋病少食酸	甘走肉 肉病少食甘	咸走血 血病少食咸

*注：五发、五乱按阴阳分类，未按五脏归纳，为不使本篇内容有所遗漏，故附列此表。

（张于）

血气形志篇第二十四

形，即形体；志，即精神情志。本篇阐述了六经的气血多少、表里关系、治疗原则及针刺方法，讨论了形志变化所致各种病证及治疗方法，但重点论述经脉气血多少和形志病证，所以命名为"血气形志"。

〔原文〕

夫人之常数[1]，太陽常多血少氣，少陽常少血多氣，陽明常多氣多血，少陰常少血多氣，厥陰常多血少氣，太陰常多氣少血，此天之常數[2]。足太陽與少陰爲表裏[3]，少陽與厥陰爲表裏，陽明與太陰爲表裏，是爲足陰陽[4]也。手太陽與少陰爲表裏，少陽與心主[5]爲表裏，陽明與太陰爲表裏，是爲手之陰陽[6]也。今知手足陰陽所苦[7]，凡治病必先去其血[8]，乃去其所苦，伺之所欲，然後瀉有餘，補不足[9]。

〔注释〕

（1）人之常数：指人体各经脉气血多少正常之数。

（2）天之常数：天，此处指先天禀赋。天之常数，经脉气血多少正常之数是先天禀赋的。张景岳："十二经血气各有多少不同，乃天禀之常数。"

（3）表里：此处指经脉之间的相互关系。阳经为表，阴经为里。

（4）足阴阳：指足三阴经、三阳经。

（5）心主：即手厥阴心包络经。

（6）手之阴阳：指手三阴经、三阳经。

（7）苦：指疾病。

（8）先去其血：张景岳："先去其血，血去则去其所苦矣，非谓凡刺者必先去血也。"

（9）伺之所欲，然后泻有余，补不足：伺（sì，音四），观察。张景岳："然后伺察脏气之所欲，如肝欲散、心欲软、肺欲收、脾欲燥、肾欲坚之类，以泻有余、补不足，而调治之也。"

〔提要〕

本段重点阐明人体各经脉气血多少是不同的：阳明经多气多血，太阳和厥阴经多血少气，少阳、少阴和太阴经多气少血。其次论述了手足三阴三阳经的表里关系：太阳与少阴为表里，少阴与厥阴为表里，阳明与太阴为表里。最后提出治病原则：泻有余，补不足。

〔原文〕

欲知背俞[1]，先度其两乳间，中折之[2]，更以他草度去半已[3]，即以两隅相拄[4]也，乃举以度其背，令其一隅居上，齐脊大椎[5]，两隅在下，当其下隅者，肺之俞也。复下一度⁽⁶⁾，心之俞也。復下一度，左角肝之俞也，右角脾之俞也。復下一度，腎之俞也。是謂五藏之俞，灸刺之度⁽⁷⁾也。

〔注释〕

（1）背俞：背部的五脏俞穴。

（2）先度其两乳间，中折之：度，此处作度量。全句：先用一根草度量病人两乳头间的距离，从中间对折。

（3）更以他草度去半已：再取另一根草，长度与病人两乳头间的距离相等，去掉一半。

（4）即以两隅相拄：隅（yú，音与），两边相交处，也叫角。拄（zhǔ，音主），支撑的意思。全句：意思是把上述从中间对折的草的两头，支撑另一根草的两头，作成一个等边三角形。

（5）齐脊大椎：就是在上面的角，与大椎穴平齐。

（6）一度：这里指等边三角形（每边长等于病人两乳间距离的一半）一个顶角至底边垂线的长度，为一度。

（7）度：此处指法则、法度。

〔提要〕

本段说明五脏俞穴的取穴方法。即用草做一个等边三角形，每边长等于病人两乳间距离的一半。先把三角形的一个角放在大椎穴上，底边与脊柱垂直交叉，这时下边两角所在的部位，就是所取的俞穴。每往下移动"一度"，便取得两个俞穴。（见图24-1、24-2）

〔原文〕

形樂⁽¹⁾志苦⁽¹⁾，病生於脉，治之以灸刺⁽²⁾。形樂志樂，病生於肉，治之以針石⁽³⁾。形苦志樂，病生於筋，治之以熨引⁽⁴⁾。形苦志苦，病生於咽嗌，治之以百藥⁽⁵⁾。形數驚恐，經絡不通，病生於不仁，治之以按摩醪藥⁽⁶⁾。是謂五形志也。

〔注释〕

（1）乐，苦：乐，一方面指形体安逸、精神愉快、情志畅舒，不致病；另一方面指形体过于安逸缺少运动、精神情志过度兴奋，亦可致病。苦，在形体方面指过度劳役或逆形体功能活动而动作；在精神方面指精神忧虑苦闷或情志抑郁不快。

（2）形乐志苦，病生于脉，治之以灸刺：张景岳："形乐者，身无劳也。志苦者，心多虑也。心主脉，深思过虑则脉病矣。脉病者，当治经络，故当随其宜而灸刺之。"

（3）形乐志乐，病生于肉，治之以针石：针，指针刺；石，指砭石。形体过于贪居惰逸，精神情志喜乐过度，饱食终日，无所运动，多伤脾，脾主肌肉，所以肌肉多生病。这种病多是卫气滞留而生痈肿脓血，所以当用针或砭石刺之。

（4）形苦志乐，病生于筋，治之以熨引：熨（yùn，音运），是古代治病方法。熨包括药熨、汤熨、酒熨、葱熨、土熨等。引，指导引。张景岳："形苦者，身多劳。志乐者，心无虑。劳则伤筋，故病生于筋，熨谓药熨，引谓导引。"

（5）形苦志苦，病生于咽嗌，治之以百药：百药，《灵枢·九针论》："治之以甘药。"《新校正》云："按《甲乙经》咽嗌作固竭，百药作甘药。"形苦，形体劳役疲倦，脾主四肢，故形苦伤脾则脾气虚。志苦，精神抑郁忧苦悲伤，则伤肺，肺气虚。脾肺之脉，上循咽嗌，故病生于咽嗌。病生咽嗌，当以甘味药调补脾肺气虚。

（6）形数惊恐，经络不通，病生于不仁，治之以按摩醪药：醪（láo 劳）药，王冰："醪药者，谓酒药也。"张景岳："惊者气乱，恐者气下，数有惊恐，则气血散乱而经络不通，故病不仁。不仁者，顽痹软弱也，故治宜按摩以导气行血，醪药以养正除邪。"

〔提要〕

本段指出形志苦乐不同可造成各种疾病。强调在辨证时要重视形与志的统一整体观，在施治时针对不同疾病采取不同的治疗方法。

〔原文〕

刺陽明出血氣，刺太陽出血惡氣[1]，刺少陽出氣惡血[1]，刺太陰出氣惡血，刺少陰出氣惡血，刺厥陰出血惡氣也[2]。

〔注释〕

（1）恶气，恶血：恶（wù，音务），作不宜解。恶气就是在针刺时不宜泄经气，恶血也就是在针刺时不宜出血。

（2）刺阳明出血气……刺厥阴出血恶气也：《新校正》云："又此刺阳明一节，宜续前泻有余补不足下，不当隔在草度法五行志后。"

〔提要〕

本段叙述临证时应根据经脉气血多少决定针刺出气出血所宜所恶：多气、多血当出气出血；少气、少血则不宜出气出血。

〔讨论〕

一、关于经脉气血多少问题

经脉气血多少是人体的一种生理现象。它不仅指出各经脉的气血有多少不同，更主要的是通过经脉气血的多少反映经脉的表里关系和脏腑的功能特点。

血为阴，气为阳，气血协调则阴阳平衡。从原文中可以看出，每个经脉的气血多少是不同的，不是多气少血，就是多血少气，每个经脉的阴阳平衡关系也是不一样的，不是阳有余阴不足，就是阴有余阳不足，然而，气和血、阴和阳必须相互协调、相互依存、相互弥补保持它们之间的相对平衡关系。所以，虽然单独一经的气血有多少，阴阳有偏颇，但是进一步综合分析各经脉气血多少的状态、阴阳之间的关系，就可以看出，其表里两经一般来说都是彼此保持紧密联系的。也就是说此经少血则彼经多血，彼经多气则此经少气，此经阴不足则彼经阴有余，彼经阳有余则此经阳不足，从而维持表里两经之间的气血阴阳相对平衡，以维持生理活动正常进行。例如，太阳经多血少气、阴有余阳不足，就与少血多气、阴不足阳有余的少阴经紧密相联。这二经的气和血、阴和阳相互协调、相互依存、相互弥补而构成了互为表里关系，余此类推。唯阳明经是气血化生之源，是多气多血之经，阴阳俱盛。太阴经多气少血，为气血运转的枢纽，所以与阳明经相表里，使气血化生有源、运转不息，起到"后天之本"的作用。

人体的脏腑各具有不同的生理功能。心主血脉，肝主藏血，脾主运化，肺主气司呼吸，肾主藏精纳气主水等，而这些生理功能都是本脏腑阴阳作用的反映。例如，脾脏的运化功能决定于脾气。脾气充盛，运化功能正常，脾气虚弱，运化功能失调。脾气充盛，也就是脾阳充盛，用"多气"概称之。在生理情况下，每脏腑的阴阳都是相对平衡的，阳盛则阴弱，脾阳充盛则脾阴不足，把脾阴不足用"少血"概称之。这样"多气少血"也就反映了脾脏阴阳之间的关系和生理特点。在研究脾脏的生理功能和病理变化时，必须全面考虑脾脏多气少血、阳盛阴弱的特点。换句话说既要注意脾脏多气、阳盛的一面，又要注意脾脏少血、阴弱的一面，否则就不能准确地运用脏腑理论。众所周知，李东垣提倡脾胃学说，主要重视脾（胃）阳气的作用，设温补大法，创补中益气、升阳益胃等方，旨在温补脾胃阳气。由于李氏的理法方药体现了脾脏多气、阳盛的特点，他所创制的方剂在治疗脾胃病上取得了较好的效果。但是他重视脾脏多气、阳盛的一面，却忽视了脾脏少血、阴弱的一面，因此在制方用药上偏于"辛燥升补"，这是他对脾胃生理认识不足、处方用药比较偏执的地方。叶天士对李东垣脾胃的论治不足之处作了补充，提出养胃阴治法，创制益胃汤，从此对脾胃病的论治才比较全面。我们在深入理解脾脏多气少血的涵义的基础上，在借鉴前人经验的同时，更要正确运用脾脏多气少血理论去指导实践。在考虑脾脏多气、阳盛的特点时，在预防上就要注意保护脾之阳气，饮食方面要忌饥饱生冷，劳役方面要适度，以保持脾之阳气始终处于旺盛状态；在治疗上针对脾运不健中焦虚寒者，要以温脾阳补脾气为大法，勿妄用苦寒之品伤伐脾气，忌大滋大腻等物困抑脾阳。在考虑到脾脏少血、阴弱的特点时，针对脾阴不足的病证要注意保护脾胃之阴，饮食方面要忌辛辣，在治疗上要以润养脾胃之阴为大法，且勿妄用辛燥升补之品竭伤脾胃之阴。

通过对太阴脾多气少血的分析，使我们不难看出经脉气血多少能反映脏腑的生理特点，从这个意义上讲，本篇提出的经脉气血多少不仅为针刺治疗而且为药物治疗提供了理论依据，对指导理论研究和临床实践都具有重要意义。

此外，应该指出的是，经脉气血多少问题在《内经》里有三种提法。除本篇外，还有《灵枢》的《五音五味》篇和《九针论》。三篇所载经脉气血的多少颇有出入。《五音五味》篇三阳经与本篇三阳经的气血多少数相同，而三阴经与本篇三阴经的气血多少数皆相反。《九针论》诸经与本篇诸经气血多少数皆相同，唯太阳经与本篇太阳经气血多少数相反。历代各家考证，都认为当以本篇为准。如张景岳说："须知《灵枢》多误，当以此篇（指《血气形志》篇）为正。"根据我们对经脉气血多少的理解，认为应当以本篇的记载为准。兹将三篇内容，列表如下，以供参考。

表 24-1   经脉气血多少

经 别	《血气形志》篇		《五音五味》篇		《九针论》	
太　阳	多血	少气	多血	少气	多血	少气
少　阳	少血	多气	少血	多气	少血	多气
阳　明	多血	多气	多血	多气	多血	多气
太　阴	少血	多气	多血	少气	多血	少气
少　阴	少血	多气	多血	少气	少血	多气
厥　阴	多血	少气	多血	少气	多血	少气

二、关于五脏俞穴的取穴方法

五脏俞穴的取穴方法在《内经》里有两种：一是本篇的草度法，如图 24-1；一是《灵枢·背俞》的取穴法，如图 24-2。这两种方法所取的肺俞、心俞是一致的，其他俞穴则有很大出入。如本篇三度两隅下当七椎，七椎之傍乃膈俞之位，而本篇却说左为肝俞右为脾俞。四度两隅下当第九椎，九椎之傍乃肝俞之位，而本篇却说是肾俞。《背俞》篇说脾俞在十一椎傍，肾椎在十四椎傍，与本篇说法是矛盾的。

后世医家及现代针灸学对五脏俞穴的定位，不采用本篇的草度法，均以《灵枢·背俞》和《甲乙经》的取穴法为标准。

三、关于形志苦乐问题

本篇在论述"五形志"问题时，具体指出由于形志苦乐不同而造成的五种病变，并且提出了五种不同的治疗原则。我们体会，原文的旨意不是在单纯地叙述五形志问题，而是强调在分析诊断疾病时要注意运用整体观念，在治疗时不要偏离辨证论治的基本原则。

整体观念是中医学基本特点之一，它反映在中医理论的诸方面，形和神就是一个不可分割的统一整体。为什么这样说呢？因为形和神都是以五脏为基础的，如《素问·宣明五气》说："五藏所主，心主脉，肺主皮，肝主筋，脾主肉，肾主骨，是谓五主。"又如《素问·阴阳应象大论》说："人有五藏，化五气，以生喜怒悲忧恐。"《素问·宣明五气》也说："五藏所藏，心藏神，肺藏魄，肝藏魂，脾藏意，肾藏志，是谓五藏所藏。"脉、皮、筋、肉、骨为五脏所主是形体的重要组成部分。神、魂、魄、意、志，喜、怒、悲、忧、恐为五脏所化生是神志变化的具体表现。形体和神志均以五脏为根本，彼此相联，因此说形与神是一个不可分割的统一整体。如果形与神始终是相互依存、统一协调的，人体的生命活动就能正常运行，身体健康无病。正如《素问·上古天真论》所云："故能形与神俱，而尽终其天年，度百岁乃去。"若劳逸失调，喜乐失宜，形体和神志遭受苦乐等致病因素的损伤，破坏二者的统一协调关系，就会发生各种病变。例如《素问·宣明五气》说："久视伤血，久卧伤气，久坐伤肉，久立伤骨，久行伤筋，是谓五劳所伤。"进一步说明劳苦的形式不一样，损伤形体的部位也不同。精神情志受到损伤，也可以引起形体病变，如本篇所说："形乐志苦，病生于脉……形数惊恐，经脉不通，病生于不仁。"这在临床上也是能遇见的病证。如现代医学所说的脉管炎，发病原因之一就是精神过度紧张。总

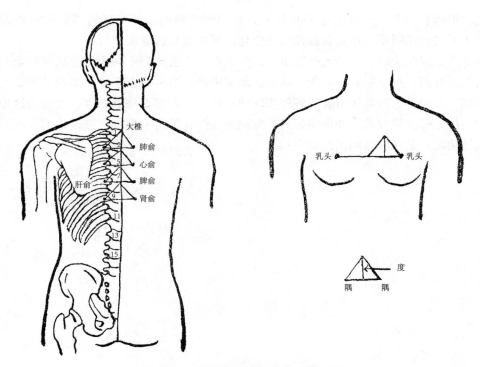

图 24-1 《素问·血气形志》的草度法

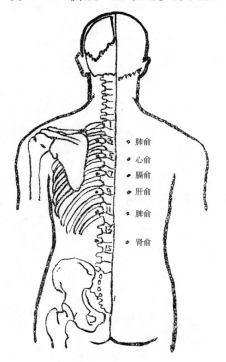

图 24-2 《灵枢·背俞》的取穴法

而言之，形体和神志在病理上是相互影响，在诊断疾病时，要从形与神的统一整体观出发，全面了解致病因素和认真分析其病理变化，就能提高诊断水平。

原文在论述治疗时，只是大略提出根据形志苦乐所造成的不同病变分别治以灸刺、针石、熨引、百药、按摩和醪药。我们认为，原文中的基本精神在于突出强调了辨证论治的基本原则。对于形志苦乐所引起的各种病证的治疗，一方面要祛除病因，改变劳逸形体的环境和条件，解除精神苦乐的束缚，另一方面要抓住五脏这个根本，辨证论治，调节和恢复五脏的功能，是可以收到预期效果的。

（李林）

宝命全形论篇第二十五

宝，即珍惜的意思。全即保全之义。本文通过"人以天地之气生，四时之法成"的论述，具体告诉我们，要想珍惜生命，保全形体，尽终天年，必须要知"治神"，"知养身"，以防病于未然；既病，则要"知藏府之诊"，"知毒药为真"，"砭石大小"，虚实补泄。"法天则地，随应而动"，以保全其形体，使之无损，所以称之为"宝命全形论"。

〔原文〕

黄帝问曰：天復地載，萬物悉備，莫貴於人，人以天地之氣生，四時之法成⁽¹⁾，君王衆庶，盡欲全形，形之疾病，莫知其情⁽²⁾，留淫日深，著於骨髓，心私慮之。余欲針除其疾病，爲之奈何？岐伯對曰：夫鹽之味鹹者，其氣令器津泄⁽³⁾，弦絶者，其音嘶⁽⁴⁾敗，木敷者，其葉發⁽⁵⁾，病深者，其聲噦⁽⁶⁾。人有此三者，是謂壞府，毒藥無治，短針無取，此皆絶皮傷肉，血氣爭黑⁽⁷⁾。帝曰：余念其痛，心爲之亂惑⁽⁸⁾反甚，其病不可更代⁽⁹⁾，百姓聞之，以爲殘賊，爲之奈何？岐伯曰：夫人生於地，懸命於天，天地合氣，命之曰人⁽¹⁰⁾。人能應四時者，天地爲之父母⁽¹¹⁾；知萬物者，謂之天子。天有陰陽，人有十二節⁽¹²⁾；天有寒暑，人有虚實。能經天地陰陽之化者，不失四時，知十二節之理者，聖智不能欺也，能存八動之變，五勝更立；能達虚實之數者，獨出獨入，呿吟至微，秋毫在目⁽¹³⁾。

〔注释〕

（1）人以天地之气生，四时之法成：人的生存，依赖于天之大气和地之饮食五味，其生理变化，与四时气候息息相关。

（2）莫知其情：病浅难以体察的意思。

（3）津泄：浸淫透泄的意思。

（4）嘶：嘶（sī，音司），声破为嘶。

（5）木敷者，其叶发：张景岳："敷，内溃也……"《太素》云："木陈者其叶落，于义尤切。"

（6）哕：哕（yuě，音月），呃逆。

（7）血气争黑：丹波元简云："争黑当作争异。"

（8）惑：迷乱。

（9）其病不可更代：指上文，病"留淫日深"，"毒药无治"，"短针无取"，而又不能代之以更好的其他办法。

（10）夫人生于地，悬命于天，天地合气，命之曰人：张景岳："形以地成，故生于地；命惟天赋，故悬于天。天，阳也；地，阴也；阴精阳气合而成人。"亦即"天食人以五气，地食人以五味"的意思。

（11）人能应四时，天地为之父母：王冰："人能应四时和气而养生者，天地恒畜养之，故为父母。"

（12）十二节：指人体六阴、六阳经。

（13）能存八动之变，五胜更立；能达虚实之数者，独出独入，呿吟至微，秋毫在目：张景岳："八动之变，八风之变动也。五胜更立，五行之衰王也。呿，开口而欠也。凡此者，皆天地阴阳之化，知乎此则无所不知，故虽呿吟之声至微，秋毫之形至细，无不在吾目中矣。"

〔提要〕

本段说明，自然界是人类生命的源泉。如果人能顺应自然界的变化，通天纪，明地理，知人身阴阳十二节的变化，就可以明察人体的细微变化，知病之虚实深浅。相反，如果不知道天时地理与人体脏腑肢节的关系，就会病著于形而"莫知其情"，以至病深日久，达到脏腑败坏，针药不可治的程度。因此，不管养生还是治病，都必须先明了人和自然的关系。

〔原文〕

帝曰：人生有形，不離陰陽，天地合氣，別爲九野，分爲四時，月有小大，日有短長，萬物并至，不可勝量，虛實呿吟，敢問其方？岐伯曰：木得金而伐，火得水而滅，土得木而達，金得火而缺，水得土而絕，萬物盡然，不可勝竭。故針有懸布天下者五，黔首共餘食⁽¹⁾，莫知之也。一曰治神⁽²⁾，二曰知養身⁽³⁾，三曰知毒藥爲真⁽⁴⁾，四曰製砭石小大⁽⁵⁾，五曰知府藏血氣之診⁽⁶⁾。五法俱立，各有所先⁽⁷⁾。今末世之刺也，虛者實之，滿者泄之，此皆衆工所共知也。若夫法天則地，隨應而動⁽⁸⁾，和之者若響，隨之者若影⁽⁹⁾，道無鬼神，獨來獨往⁽¹⁰⁾。

〔注释〕

（1）黔首共余食：黔（qián，音前）首，黎民百姓。张景岳："黔首，黎民也。皆，共也。余食，犹食之弃余，皆不相顾也。"即老百姓都对"悬布于天"的五种方法，如同丢弃剩食一样不予顾及。

（2）一曰治神：张景岳："医必以神，乃见无形，病必以神，血气乃行。故针以治神为首务。"即医者必须精神专一，才能察病于无形之中，患者必须积极配合，才能达到标本相得。

（3）二曰知养身：即知保养身体。张隐庵："当知日之寒温，月之虚盛，四时气之浮沉，而强之于身。"

（4）三曰知毒药为真：即知道药物的功能和用途。马莳："盖毒药攻病，气味异宜，吾当平日皆真知之，然后可用之不谬也。"

（5）四曰制砭石小大：砭（biān，音边），全元起本："砭石者，是古外治之法，有三名，一针石，二砭石，三镵石……工必砥砺锋利，制其小大之形与病相当。"

（6）五曰知藏府血气之诊：诊即诊断分辨的意思。张景岳："不知脏腑，则阴阳表里不明，不知血气，则经络虚实不辨。"所以，必须知道脏腑之表里虚实，经络之气血多少，才可决定如何治疗。

（7）各有所先：五法之用，有先看之宜。

（8）法天则地，随应而动：即针刺治疗，应当因天时而别，因地理而异。如"春取络脉诸荥"，"夏取诸俞孙络"以及"西方者，金石之域……其治宜毒药"，"南方者，阳之所盛处也……其治宜微针"之类，都是法天则地，随应而动的例子。

（9）和之者若响，随之者若影：形容取效的显著，如同响应声，影随形一样快。

（10）道无鬼神，独来独往：医学自有其客观规律，不存在鬼神迷信。

〔提要〕

本段说明，天地阴阳，五行制化，是事物变化的基本规律。强调治神、知养身、知毒药为真、制砭石小大，知脏腑气血的多少，是治病的五种基本法则。如果医者能够熟练掌握阴阳五行的基本规律，正确地运用防病治病的五条原则，"法天则地，随应而动"，那么，就会取得如响应声如影随形的疗效。从而达到"宝命全形"的目的。

〔原文〕

帝曰：願聞其道。岐伯曰：凡刺之真，必先治神，五藏已定，九候已備，後乃存針⁽¹⁾，衆脉不見，衆凶弗聞⁽²⁾，外内相得，無以形先⁽³⁾，可玩往來，乃施於人⁽⁴⁾。人有虚實，五虚勿近，五實勿遠⁽⁵⁾，至其當發⁽⁶⁾，間不容瞚⁽⁷⁾。手動若務⁽⁸⁾，針耀而勻⁽⁹⁾，靜意視義，觀適之變⁽¹⁰⁾，是謂冥冥，莫知其形⁽¹¹⁾，見其烏烏，見其稷稷⁽¹²⁾，從見其飛，不知其誰⁽¹³⁾，伏如横弩，起如發機⁽¹⁴⁾。帝曰：何如而虚？何如而實？岐伯曰：刺虚者須其實，刺實者須其虚，經氣已至，慎守勿失⁽¹⁵⁾，深淺在志，遠近若一⁽¹⁶⁾，如臨深淵，手如握虎⁽¹⁷⁾，神無營於衆物⁽¹⁸⁾。

〔注释〕

（1）五藏已定，九候已备，后乃存针：内审五脏，外察九候，诊断清楚之后，然后再考虑用针。

（2）众脉不见，众凶弗闻：众，多也。弗，不。即不为众证所惑，而要抓住其要点的意思。张景岳："泛求其多，则不得其要……闻众凶者，弗闻凶之本"。姚止庵："心有所存，弗见弗闻，略形迹而专尚神明也。此正所谓治神者，用针者当如是也。"

（3）无以形先：不能单凭外见症为标准。

（4）可玩往来，乃施于人：张景岳："玩，谓精熟。"讲审证求因，内外相得，熟练掌握病机之后，方可施治于病人。

（5）五虚勿近，五实勿远：《素问·玉机真藏论》："脉盛、皮热、腹胀、前后闭瞀，此谓五实。""脉细，皮寒，气少，泄利前后，饮食不入，此谓五虚。"张景岳："虚病不利于针，故五虚勿近，实邪最所当用，故五实勿远。盖针遭难补而易泄耳。"

（6）发：出针。

（7）瞚：同瞬，即一眨眼的意思。

（8）务：专心致志。

（9）针耀而匀：耀，光洁；匀，均匀。王冰："谓针形光净而上下均匀。"

（10）静意视义，观适之变：适，至也。即静心体察疾病的机理和变化。

（11）是谓冥冥，莫知其形：冥冥（míng，音明），幽深貌。张景岳："言血气之变不形于外，惟明者能察有于无，即所谓观于冥冥焉。"

（12）见其乌乌，见其稷稷：乌乌，云集貌；稷稷，疾去貌。即形容气血往来运行或如云彩的聚合，或如茂盛的庄稼那样旺盛。

（13）从见其飞，不知其谁：马莳："但见其气有往来如鸟之飞，并不知谁为之主而然也。"

（14）伏如横弩，起如发机：弩（nǔ，音努），有臂之弓；机，弩上的机括。张景岳："血气未应，针则伏如横弩，欲其强锐也。血气既应，针则退如发机，欲其迅速也。"

（15）慎守勿失：谨守经气的得失。

（16）深浅在志，远近若一：《素问·针解》："深浅在志，知病之内外也。"在内刺深，在外刺浅。"远近若一者，深浅其候等也。"深者得气远，浅者得气近，然必须得气则是一样的。

（17）如临深渊，手如握虎：《素问·针解》："如临深渊者，不敢惰也。"惰则针害至。"手如握虎者，欲其壮也。"壮则取效神。全句比喻在行针时应严肃认真，全神贯注。

（18）神无营于众物：《素问·针解》："神无营于众物者，静志观病人，无左右视也。"言诊治疾病，精神必须专一。

〔提要〕

本段叙述了医者在临证中，既要有严谨的态度，又要有熟练的技术。在针刺治病过程中，首先要从临证所得的大量脉证中，根据天人相应和有诸内必形诸外的道理，抓住主要症状，审证求因，以知脏腑虚实，正气盛衰，然后再定当补当泄，对证治疗。

在治疗中，医者要专心致志，一丝不苟，谨候经气的得失，从而达到治神，即调整人身正气的目的。本节还论述了补泻的刺法和宜忌。

〔讨论〕

一、夫"盐之味咸者……血气争黑"

此段经文，文字错乱，注家众说纷纭，现讨论如下：

据任应秋老师意见，此段经文应改为"夫盐之味咸者，其气令器津泄；弦绝者，其音嘶败；木敷者，其叶发；病深者，其声哕；此皆绝皮伤肉，血气争异。人有此三者，是谓坏府，毒药无治，短针无取。"认为之所以如此者，是因本段是采用取类比象的方法，通过自然界的三种现象，说明人体病到"坏府"程度的三种表现。马莳云："此三者犹《诗经》之所谓兴也。"张隐庵说，此三者以其有诸内而形诸外。所以当把"绝皮伤肉，血气争异"前移至此，才能应"人有此三者"之文。

本节含义是：盐之在内，气津于外，犹人之血气外见于精明五色，经言："夫精明五色者，气之华也。"所以查五色精明，可以知气血之常与变。弦绝声嘶，犹之于病深声哕；木敷叶落，犹之于肺脾内败，绝皮伤肉。此三者，皆说明人病如同自然界的物质一样，凡溃于内者必形于外也。所以，人见到这三种现象，说明脏腑已坏，用针用药，治疗起来都较困难。此正如《素问·汤液醪醴论》中所说："形弊血尽而功不立者，神不使也。"故文中说："毒药无治，短针无取。"

二、关于人和自然的关系

天人相应，人与自然界的统一，是《内经》中最基本的观点之一。因此，要想养生却病，宝命全形，必须要首先了解人与自然的关系。所以本文一开始便说"……天复地载，万物悉备，莫贵于人。人以天地之气生，四时之法成。"同时又说："夫人生于地，悬命于天，天地合气，命之曰人"，"人能应四时者，天地为之父母，知万物者，谓之天子，天有阴阳，人有十二节；天有寒暑，人有虚实。能经天地阴阳变化者，不失四时；知十二节之理者，圣智不能欺也。能存八动之变，五胜更立，能达虚实之数者，独出独入，呿吟至微，秋毫在目。"这说明，人的生成、生理、病理以及疾病的发生、发展、治疗、转归，都是与自然界息息相关的。

在人体的形成上，《素问·六节藏象论》中说："天食人以五气，地食人以五味，气和而生，津液相成，神乃自生。"说明人之所以能生长壮老已，都是由天地之气供养的结果。在人体结构上，诸如五脏六腑十二经脉，四肢百骸，在《内经》的作者看来，也都是天人相应的，尽管这种看法是不妥切的，但却反映了《内经》作者以天例人的思想方法。在生理上，人体内外阴阳，气应天时，脉应四季；病理上的四时病、地方病，以及病之"旦慧、昼安、夕加、夜甚"；养生上的"春夏养阳，秋冬养阴"；治疗上的"用寒远寒"，"用温远温"等这些都属于天人相应的基本内容，这种天人相应的观点，始终贯穿于《内经》中的各个方面。而所有这些论述，归根结底，说明了一个问题，即人体与外在环境的统一性。亦即人体内部的脏腑气血，必须时刻适应变化了的外部条件，否则就要生病，甚至导致死亡。《内经》中这种人和自然相适应的观点，是非常可取的。

我们生活在自然界中，纳天之气，食地之味，风雨寒暑，日月星辰等变化，无不对人发生直接或间接的影响。在人类出现之前，自然界以自己的变化，选择保留着与之相适应的生物，而生物本身，也以自己器官（内在环境）的改变，适应着外界的变化。在人类形成之后，劳动的结果，改变了人的生活环境，当然，人体的内部器官，亦随生活环境的变化而发生了相应的改变。在"穴居以避暑，动作以避寒"的时代，肯定人对寒暑变化的适应性是强的，但是，他们的头脑肯定较近代人类简单，中国山顶洞人额颅的发达，远比不上他们伸长了的下颌，也足以说明当时的外在环境，使他们的器官发生了相应变化……总之，生物的进化，人类的发展，都充分说明，人只要生活在自然界中，只要他还进行新陈代谢，就不可能脱离其生活环境的影响，而且非得保持其内外环境的统一不可。我们现在所有的养生之法，治病之道，莫不宗乎于此。因此，《内经》中提出的人与自然相适应的原则观点，从精神上看是正确的。

（花金方）

八正神明论篇第二十六

八正，指天地八方正位。日月星辰等为天之八正，四方四角为地之八正。本篇重点讨论天地八正等自然界各种变化对人体气血的影响及其与针刺补泻的关系，同时也阐述了形和神的涵义，所以篇名为"八正神明论"。

〔原文〕

黄帝問曰：用針之服[1]，必有法則焉，今何法何則？岐伯對曰：法天則地，合以天光[2]。帝曰：願卒聞之。岐伯曰：凡刺之法，必候日月星辰，四時八正之氣，氣定乃刺之。是故天溫日明，則人血淖液而衛氣浮[3]，故血易瀉，氣易行，天寒日陰，則人血凝泣[4]而衛氣沉。月始生，則血氣始精[5]，衛氣始行；月郭[6]滿，則血氣實，肌肉堅；月郭空，則肌肉減，經絡虛，衛氣去，形獨居。是以因天時而調血氣也。是以天寒無刺，天溫無疑。月生無瀉，月滿無補，月郭空無治，是謂得時而調之。因天之序，盛虛之時，移光定位，正立而待之[7]。故曰月生而瀉，是謂藏虛[8]，月滿而補，血氣揚溢，絡有留血，命曰重實[9]；月郭空而治，是謂亂經[10]。陰陽相錯，真邪不別，沉以留止，外虛內亂，淫邪乃起[11]。

帝曰：星辰八正何候？岐伯曰：星辰者，所以制日月之行也[12]。八正老，所以候八風之虛邪以時至者也[13]。四時者，所以分春秋冬夏之氣所在，以時調之，也（疑"候"）八正之虛邪，而避之勿犯也。以身之虛，而逢天之虛[14]，兩虛相感，其氣至骨，入則傷五藏[15]，工候救之[16]，弗能傷也，故曰：天忌不可不知也[17]。

〔注释〕

（1）服：王冰："服，事也。"

（2）合以天光：天光，指日月星辰。合以天光，如张隐庵说："合天之寒暑，日之寒温，月之盈虚，星辰之行度。"

（3）人血淖液而卫气浮：淖（nào，音闹），滑润的意思。人的血液流行滑润而卫气浮于表。

（4）凝泣：泣，有人认为系冱字之误，冱字作寒冷凝结解。

（5）血气始精：张景岳："精，正也，流利也。"血气始精，人的血气运行开始流利。

（6）郭：指轮廓。

（7）移光定位，正立而待之：指古代天文家用圭表测量日影的长短，以定时序的方法。

（8）月生而泻，是谓藏虚：月始生时，血气开始流行，脏腑血气未充，如用泻法，会使人体脏腑虚弱。

（9）月满而补，血气扬溢，络有留血，命曰重实：张志聪："月满则血气充溢于形身之外，若重补之，则络有留血，是谓重实也。"

（10）月郭空而治，是谓乱经：月郭空，月黑无光，人体气血沉行于里，经脉阴阳血气虚弱，此时妄行针刺，就会使经脉阴阳气血紊乱，所以叫乱经。

（11）阴阳相错，真邪不别，沉以留止，外虚内乱，淫邪乃起：此句是解释乱经的道理。张隐庵："用针之要，在于知调阴阳，月郭空，则阴阳荣卫皆虚，正不胜邪，则邪留不去，而正气反错乱矣。"

（12）星辰者，所以制日月之行也：制，确定的意思；行，这里指运行规律。根据星辰的方位，可以确定出日月运行的规律。

（13）八正者，所以候八风之虚邪以时至者也：八正，指地之八正，即东、南、西、北四方和东北、西北、东南、西南四角。根据八方正位，可以测知八方之虚邪是从什么地方产生的、是从什么时候来的。

（14）天之虚：指八正之虚邪。

（15）其气至骨，入则伤五藏：指八正之虚邪，侵犯到筋骨，如进一步向里传变就能伤害五脏。

（16）工候救之：工，指医生。张景岳："工能知而勿犯，犯而能救。"

（17）天忌不可不知也：天，指自然界，在这里具体指日月星辰、四时八正。忌，包含忌和宜两种意思。指自然界如日月星辰、四时八正变化对人体的影响的道理是不可不知的。

〔提要〕

1. 叙述日之寒温、月之盈亏变化对人体气血的影响；提出"因天时而调血气"的针刺原则。

2. 并指出八正虚邪对人体的危害：乘人体之虚，虚邪侵犯筋骨，进一步传变会伤五脏。

〔原文〕

帝曰：善。其法星辰者，余闻之矣，愿闻法往古者。岐伯曰：法往古者，先知针经(1)也。验於来今者(2)，先知日之寒温，月之虚盛，以候气之浮沉，而调於身，观其立有验也(3)。观於（守）冥冥者(4)，言形气荣卫之不形於外，而工独知之，以日之寒温，月之虚盛，四时气之浮沉，参伍相合而调之，工常先见之，然而不形於外，故曰观於冥冥焉。通於无穷者，可以传於後世也，是故工之所以异也，然而不形见於外，故俱不能见也。视之无形，尝之无味，故谓冥冥，若神髣髴(5)。虚邪者，八正之虚邪气也。正邪者，身形若用力汗出，腠理开，逢虚风，其中人也微，故莫知其情，莫见其形。上工救其萌芽，必先见三部九候之气，尽调不败而救之，故曰上工。下工救其已成，救其已败。救其已成者，言不知三部九候之相失，因病而败之也。知其所在者，知诊三部九候之病脉处而治之，故曰守其门户焉，莫知其情而见邪形也。

帝曰：余闻补泻，未得其意。岐伯曰：泻必用方(6)，方者，以气方盛也，以月方满也，以日方温也，以身方定也，以息方吸而内针(7)，乃复其方吸而转针(8)，乃复候其方呼而徐引針⁽⁹⁾，故曰瀉必用方，其氣乃（守）行焉。補必用員⁽⁶⁾，員者行也，行者移也，刺必中其榮⁽¹⁰⁾，復以吸排針⁽¹¹⁾也。故員與方，非針也。故養神者，必知形之肥瘦，榮衛血氣之盛衰。血氣者，人之神，不可不謹養。

〔注释〕

（1）针经：即《灵枢》。

（2）验于来今者：验，指针刺经验。意思是把针经的针刺方法和经验应用于现在。

（3）观其立有验也：验，这里作有效讲。意思是可以看到古人的针刺方法和经验是有效的。

（4）观于冥冥者：冥冥，隐晦不清的意思。指有些东西虽然仔细观察也看不清楚。

（5）若神髣髴：髣髴（fǎngfú，音仿佛），即仿佛，好像的意思。王冰："言形气荣卫不形于外，以不可见，故视无形，尝无味。伏如横弩，起如发机，窈窈冥冥，莫知元主，谓如神运髣髴焉。"

（6）泻必用方，补必用员：《灵枢·官能》谓："泻必用员，补必用方。"与此相反。彼处是指法而言，此处是指用而言，字同而意义不同。

（7）内针：即进针。

（8）转针：即捻转针。

（9）引针：即拔出针。

（10）荣：即荥，重要的俞穴。

（11）排针：排，去掉的意思。排针，拔出针。

〔提要〕

1. 说明掌握针刺法，既要学习前人的经验，又要钻研针经理论，尤其要了解日之寒温、月之虚盈、四时气候浮沉等变化对人体荣卫气血的影响，这样针刺疗效才会显著。

2. 简述虚邪和正邪的涵义。

3. 提出"上工救其萌芽，下工救其已成"问题，说明早期诊断、早期治疗的重要性，同时指出了三部九候的诊断价值，不但要注意外在的形征，更重要的要分析它的本质。

4. 强调针刺补泻，既要掌握方与圆要领，更要注意病人形体的肥瘦和荣卫气血的盛衰情况。

〔原文〕

帝曰：妙乎哉論也！合人形與陰陽四時，虛實之應，冥冥之期，其非夫子孰能通之。然夫子數言形與神，何謂形？何謂神？願卒聞之。岐伯曰：請言形，形乎形，目冥冥，問其所病，索之於經，慧然在前，按之不得，不知其情，故曰形。帝曰：何謂神？岐伯曰：請言神，神乎神，耳不聞，目明⁽¹⁾心開而志先⁽²⁾，慧然獨悟⁽³⁾，口弗能言⁽⁴⁾，俱視獨見⁽⁵⁾，適若昏，昭然獨明⁽⁶⁾，若風吹雲⁽⁷⁾，故曰神。三部九候爲之原，九針之論不必存也⁽⁸⁾。

〔注释〕

（1）目明：眼睛视觉灵敏，视物清晰明了。

（2）心开而志先：心，指心主神明；志，指情志。心开而志先：意思是说人的精神充沛，情志畅达，意识清晰。

（3）慧然独悟：慧，聪明、智慧；独，唯有；悟，领会、理解。指聪明灵利，思维发达，智慧丰富，对事物较人领会得深、反应也快。

（4）口弗能言：张隐庵："不可以言语形容也。"

（5）俱视独见：大家共同察看，唯有他能看见。张景岳："与众俱视，惟吾独见。"

（6）适若昏，昭然独明：适若昏，就是观于冥冥的意思。昭，明显、显著。全句：对于隐晦不明显的事物，别人看不清，唯有他能看得很清楚。张景岳："观于冥冥，适若昏也。无所见而见之，昭然明也。"

（7）若风吹云：好像风吹云散、日丽天明一样，豁然清晰明了。

（8）三部九候为之原，九针之论不必存也：此句是总结全文，意思是说，自然界如日月星辰、四时八风变化对人体荣卫气血的影响，可以在经脉上反映出来，诊察三部九候的变化就可以了解经脉变化的本原，所以说诊三部九候之脉法如果掌握的很熟练，九针等论述就不必深入研究了。

〔提要〕

本段阐述了形和神的涵义。形，即形体。神，指人体生命活动的外在表现。

〔讨论〕

一、关于针刺补泻应月之盈虚问题

针刺补泻应月之盈虚是古代针刺疗法中的重要内容之一，在《内经》里有很多论述。如《灵枢·岁露论》说："人与天地相参也，与日月相应也。故月满则海水东盛，人血气积，肌肉充，皮肤致，毛发坚，腠理郄……至其月郭空则海水东盛，人气血虚，其卫气去，形独居，肌肉减，皮肤纵，腠理开，毛发残，腠理薄……"本篇也指出："月始生，则血气始精，卫气始行，月郭满，则血气实，肌肉坚；月郭空，则肌肉减，经络虚，卫气去，形独居。"从这些论述中不难看出，古人通过对人体和自然界的长期观察，用取类比象的方法，推论月之盈虚（月生、月满、月郭空）对人体气血是有一定影响的，从而为针刺补泻应月之盈虚提供了理论依据。本篇根据这一理论提出了"月生无泻，月满无补，月郭空无治"针刺补泻原则。在具体施针时《内经》里也有论述。如《素问·缪刺论》提出，"以月死生为痏（即次，读委）数"，"月生一日一痏，二日二痏，渐多之，十五日十五痏，十六日十四痏，渐少之"。针刺疗法是古代主要治疗手段，古人在大量的实践中也总结出一些经验，比如说本篇提到的脏虚、重实、乱经三种情况就是经验之谈，也就是说如果针刺不按月之盈虚妄行补泻，扰乱了气血，就会出现种种不良后果。

综上所述，针刺补泻应月之盈虚既有理论基础，又有实践经验，既有针刺补泻原则，又有具体实施方法。可见针刺补泻应月之盈虚在针刺疗法中占有重要地位，在当时是有一定实用价值的。目前，我们没有充足的理由否定它，也没有确凿的事实证实它。有待于今后进一步探讨。

我们认为，针刺补泻应月之盈虚主要反映了"因天时而调血气"的思想，这就是其可贵之处。针刺疗法主要通过"泻有余、补不足"以"通其经脉，调其血气，营其逆顺"，使人体血气和调、阴阳处于平衡而达到治疗目的。论中认为针刺补泻应月之盈虚的核心问题在于调血气，也就是根据气血虚实变化决定补泻。血气虚实变化是受日月影响的，但是主要还是受日之寒温所左右。正如本篇所云："是故天温日明，则人血淖液而卫气浮，故血易泻，气易行；天寒日阴，则人血凝泣而卫气沉。"一般来讲，月之盈虚是日、月、地球三者在宇宙运行过程中出现的一种自然现象。月之盈虚现象反映了日光对地球气候影响的情况，地球上的寒温变化自然对人体气血变化也会产生相应的影响。月生说明日明，日明则天温，天温则血气始行，血气始行时不能泻，如果妄用泻法则出现脏虚不良后果。月满说明日盛，日盛则天热，天热则血气充实，血气充实时不能补，如果妄用补法会犯重实之诫。月郭空说明日阴，日阴则天寒，天寒则血气凝泣、肌肉减弱、经络虚、卫气沉去，这时不能针刺，如妄行针刺就会扰乱血气，出现乱经病变。因此，月之盈虚这种现象实质是反映日之寒温变化，应月之盈虚决定针刺补泻，实质就是根据日之寒温决定针刺补泻。

二、关于"神"的基本概念

在《内经》里有关神的论述很多。就神的含义而言，有广义和狭义之分。狭义的神是指神志。这段经文简要论述了广义之神的含义。广义之神，是指整个人体生命活动的外在表现。本篇告诉我们，要了解人的神志，着重从精神意识、思维活动和耳目等器官的外在表现去考察。从精神意识思维活动方面说，凡是精神充沛，意识清晰，思维发达，对事物感受得快，对问题领悟得深，分析判断力强的，称为神气聪明。相反，若精神萎靡，思维不活跃，对事物反应迟缓，对问题理解不深，分析判断力差，称为神气不聪。从耳、目、口等器官活动情况来说，凡是耳目聪明，听视觉灵敏，语言清晰，口齿流利者为神气聪明；若耳目不灵，听视觉差，语言不清，口齿不利者为神气不聪。

当然，人体生命活动的外在表现是多方面的，比如形体变化、色脉征象等，也是了解和判断人之神气强弱不可忽视的。从形体方面说，体壮筋强，动作敏捷者为神强；体弱筋弛，动作迟缓笨拙者为神弱。从色泽方面说，凡是色泽鲜明含蓄不露的为有神，凡是色泽晦暗，本色暴露于外的为无神。从脉象方面说，脉来微缓和调、胃气充盛者为有神，凡脉来坚硬薄急、无胃气真脏脉见者为无神。

强调和重视人体的神态，并要求综合观察、全面了解人体生命活动的各种外在表现来分辨人的神态变化，这是中医学的特点之一。掌握这一特点，尤其深入了解广义之神的涵义，对我们认识人体的生理病理，提高诊断、治疗水平都是有所裨益的。

(李林)

离合真邪论篇第二十七

　　真，即真气，正气。邪气入于经脉之中，真气与邪气，有离有合。外邪入于正气，名曰"合"，"合"则正气弱，邪气乘虚而入，病势严重。刺之泻去其邪，名曰"离"，"离"则病势轻浅。本篇围绕着邪气入脉、真邪未合、真邪以（已）合的不同情况，阐述了邪气入脉应尽早祛除，以防真邪相合伤人正气的中心思想，并论及与此有关的针刺宜忌、针刺手法及针刺必须先要有正确的诊断等重要问题，故名篇为"离合真邪论"。

〔原文〕

　　黄帝問曰：余聞九針九篇，夫子乃因而九之，九九八十一篇，余盡通其意矣。經言氣之盛衰，左右傾移，以上調下，以左調右，有餘不足，補瀉於滎輸，余知之矣。此皆營衛之傾移，虛實之所生，非邪氣從外入於經也。余願聞邪氣之在經也[1]，其病人何如？取之奈何？岐伯曰：夫聖人之起度數，必應於天地，故天有宿度，地有經水，人有經脉[2]。天地溫和，則經水安靜；天寒地凍，則經水凝泣，天暑地熱，則經水沸溢，卒風暴起，則經水波涌而隴起[3]。夫邪之入於脉也，寒則血凝泣，暑則氣淖澤，虛邪因而入客，亦如經水之得風也，經之動脉，其至也亦時隴起，其行於脉中循循然[4]，其至寸口中手也，時大時小，大則邪至，小則平，其行無常處[5]，在陰與陽，不可爲度[6]，從而察之，三部九候，卒然逢之，早遏其路[7]。吸則內針，無令氣忤[8]，靜以久留，無令邪布[9]，吸則轉針，以得氣爲故[10]，候呼引針，呼盡乃去，大氣皆出，故命曰瀉[11]。帝曰：不足者補之奈何？岐伯曰：必先捫而循之[12]，切而散之[13]，推而按之[14]，彈而怒之[15]，抓而下之[16]，通而取之[17]，外引其門，以閉其神[18]，呼盡內針，靜以久留，以氣至爲故[19]，如待所貴，不知日暮[20]，其氣以至，適而自護[21]，候吸引針，氣不得出，各在其處，推闔其門，令神氣存，大氣留止，故命曰補[22]。

〔注释〕

　　（1）邪气之在经也：张隐庵："言针经多论正气之虚实，未详言邪气之入经。"朱永年曰："邪气入于血脉之中，真气与邪气，有离有合，故以名篇。"

　　（2）天有宿度，地有经水，人有经脉：张景岳："宿，谓二十八宿。度，谓三百六十五度。经水，谓清、渭、海、湖、汝、渑、淮、漯、江、河、济、漳，以合人之三阴三阳、十二经脉也。"

　　（3）天地温和……则经水波涌而陇起：张隐庵："此言人之经脉，应地之经水，经水之动静，随天气之寒温，所谓地之九州、人之九脏，皆通天气。陇隆同，涌起貌。"

　　（4）夫邪之入于脉也……其行于脉中循循然：张景岳："邪气之自外而入者，或为凝泣，或为淖泽，皆由于寒热之变。其入客于经，亦如经水之得风，即血脉之得气也，故致经脉亦时陇起。盖邪在脉中，无非随正气往来以为之动静耳。循循，随顺貌。"

（5）其至寸口中手也……其行无常处：张景岳："邪气随脉，必至寸口，有邪则陇起而大，无邪则平和而小，随其所在而为形见，故行无常处。"

（6）在阴与阳，不可为度：张隐庵："此即以寸口之脉，而候其邪之在阴在阳也。盖邪在于经，次序循行，无有常处，或在于阴，或在于阳。寸口者，左右之两脉口，概寸尺而言也。如邪在阳分，则两寸大而两尺平，邪在阴分，则两尺大而两寸平。然止可分其在阴与阳，而不可为度数。盖言以寸口分其阴阳，以九候而分其度数也。"

（7）从而察之，三部九候，卒然逢之，早遏其路：张景岳："见邪所在，则当遏之。遏者，制也。早绝其路，庶无深大之害。"

（8）吸则内针，无令气忤：忤（wǔ，音午），逆，不顺从；张景岳："吸则内针，泻其实也。盖吸则气至而盛，迎而夺之，其气可泄，所谓刺实者，刺其来也。去其逆气，故令无忤。"

（9）静以久留，无令邪布：张隐庵："《针解》篇曰：刺实须其虚者，留针，阴气隆至，乃去针也。故当静以久留，以候气至。真阴之气至，则阳邪无能传布矣。"

（10）吸则转针，以得气为故：张景岳："邪气未泄，候病者再吸，乃转其针。转，搓转也，谓之催气。得气为故，以针下得气之故为度也。"

（11）候呼引针……故命曰泻：张景岳："入气曰吸，出气曰呼。引，引退也。去，出针也。候呼引至其门，则气去不能复聚，呼尽乃离其穴，则大邪之气随泄而散，经气以平，故谓之泻。《调经论》曰：泻实者气盛乃内针，针与气俱内，以开其门，如利其户，针与气俱出，精气不伤，邪气乃下，外门不闭，以出其疾，摇大其道，如利其路，是谓大泻，必切而出，大气乃屈。"王冰："按经之旨，先补真气，乃泻其邪也。何以言之？下文补法，呼尽内针，静以久留。此段泻法，吸尽内针，又静以久留。然呼尽则次其吸，吸至则不兼呼，内针之候既同，久留之理复一，则先补之意，昭然可知。"《针经》云："泻曰迎之，迎之意，必持而内之，放而出之，排阳出针，疾气得泄。补曰随之，随之意，若忘之，若行若悔，如蚊虻止，如留如还。则补之必久留也。所以先补者，真气不足，针乃泻之，则经脉不满，邪气无所排遣，故先补真气令足，后乃泻出其邪矣。引，谓引出。去，谓离穴。候呼而引至其门，呼尽而乃离穴户，则经气审以平定，邪气无所勾留，故大邪之气，随针而出也。呼，谓气出。吸，谓气入。转，谓转动也。大气，谓大邪之气，错乱阴阳者也。"

（12）扪而循之：张景岳："先以手扪摸其处，欲令血气温舒也。扪，音门。"张隐庵："先以手扪循其处，欲令血气循行也。盖邪之所凑，其正必虚，故又当补其真气之不足。"

（13）切而散之：张景岳："次以指切捺其穴，欲其气之行散也。"

（14）推而按之：张景岳："再以指揉按其肌肤，欲针道之流利也。"王冰："推而按之，排蹙其皮也。"

（15）弹而怒之：张景岳："以指弹其穴，欲其意有所注则气必随之，故脉络䐜满如怒起也。"

（16）抓而下之：张景岳："用法如前，然后以左手爪甲掐其正穴，而右手方下针也。抓，爪同，又平、去二声。"王冰："抓而下之，置针准也。"

（17）通而取之：张景岳："下针之后，必候气通以取其疾"。张隐庵："下针之后，必令气通，以取其气。"王冰："通而取之，以常法也。"

（18）外引其门，以闭其神：张隐庵："门者，气至之门也。外引其门者，徐往徐来也。以闭其神者，闭其门户，以致其神焉。"

（19）呼尽内针，静以久留，以气至为故：张景岳："此详言用补之法也。呼尽则气出，气出内针，追而济之也，故虚者可实；所谓刺虚者刺其去也。"

（20）如待所贵，不知日暮：张景岳："静以久留，以候气至，如待贵人，毋厌毋忽也。"

（21）其气以至，适而自护：张景岳："以，已同。适，调适也。护，爱护也。"《宝命全形论》曰："经气已至，慎守勿失。即此谓也。"

（22）候吸引针……故命曰补：张隐庵："候吸引针，则气充于内，推阖其门，则气固于外，神存气留，故谓之补。"《九针十二原》篇曰："外门已闭，中气乃实。"

〔提要〕

邪气一旦侵入经脉，立即会使经脉的形态发生改变。要将寸口脉诊法和三部九候诊法结合起来全面了解正邪盛衰情况并及早祛除邪气。祛邪主要用刺法：吸气时进针，吸气时捻转，呼气时出针；而补法则是呼气时进针、吸气时出针。针刺的关键是必须候气——候气之至，气至就是得气。

〔原文〕

帝曰：候氣奈何[1]？岐伯曰：夫邪去絡入於經也，舍於血脈之中，其寒溫來相得，如涌波之起也，時來時去，故不常在[2]。故曰方其來也，必按而止之，止而取之[3]，無逢其衝而瀉之[4]。真氣者，經氣也，經氣太虛，故曰其來不可逢，此之謂也[5]。故曰候邪不審，大氣已過，瀉之則真氣脫，脫則不復，邪氣復至，而病益蓄[6]，故曰其往不可追，此之謂也[7]。不可挂以發者，待邪之至時而發針瀉矣[8]，若先若後者，血氣已盡，其病不可下[9]，故曰知其可取如發機，不知其取如扣椎，故曰知機道者不可挂以發，不知機者扣之不發，此之謂也[10]。帝曰：補瀉奈何[11]？岐伯曰：此攻邪也，疾出以去盛血，而復其真氣[12]，此邪新客，溶溶未有定處也，推之則前，引之則止，逆而刺之，溫血也。刺出其血，其病立已[13]。"

〔注释〕

（1）候气奈何：张景岳："此欲候其邪气也，非针下气至之谓。"

（2）夫邪去络入于经也……故不常在：张隐庵："邪气由浅而深，故自络而后入于经脉。寒温欲相得者，真邪未合也，故邪气波陇而起，来去于经脉之中，而无有常处。徐公迟曰：真邪已合，如真气虚寒，则化而为寒，真气盛热，则化而为热，邪随正气所化，故曰寒温未相得。"

（3）故曰方其来也，必按而止之，止而取之：张景岳："方其来也，邪气尚微，故可按其处而止之，取而泻之，蚤遏其势，则大邪可散，无深害矣。"

（4）无逢其冲而泻之：张景岳："不为蚤治，其邪必甚。邪气虽盛，恐其气未必实，故宜详审，不可因逢其冲辄泻之也。"张隐庵："逢，迎也。冲者，邪盛而隆起之时也。《兵法》曰：无逢迎迎之气，无击堂堂之阵。故曰：方其盛也，勿敢毁伤，刺其已衰，事必大昌。"王冰："冲，谓应水刻数之平气也。《灵枢经》曰：水下一刻，人气在太阳；水下二刻，人气在少阳；水下三刻，人气在阳明；水下四刻，人气在阴分。然气在太阳，则太阳独盛，气在少阳，则少阳独盛。夫见独盛者，便谓邪来，以针泻之，则反伤真气。故下文曰：经气应刻，乃谓为邪，工若泻之，则深误也，故曰其来不可逢。"

（5）真气者……此之谓也：张景岳："真气不实，迎而泻之，邪气虽去，真气必太虚矣，故曰其来不可逢。按：《小针解》曰：其来不可逢者，气盛不可补也。彼言补，此言泻，文若相反，各有深义，当两察之。"

（6）故曰候邪不审……而病益蓄：张景岳："过，往也。不能审察虚实而泻其已去之邪，反伤真气，邪必乘虚复至而益甚矣。"

（7）故曰其往不可追，此之谓也：张景岳："《小针解》曰：其往不可追者，气虚不可泻也。"

（8）不可挂以发者，待邪之至时而发针泻矣：张隐庵："挂，掛同。承上文而言，待邪之至，及时而发针，不可差迟于毫发之间，斯可谓之泻矣。"

（9）若先若后者，血气已尽，其病不可下：张隐庵："若先者，邪气之盛。若后者，邪气之已过也。若差之毫厘，则反伤其血气，真气虚，则邪病益蓄而不可下。"张景岳："下，降服之谓。"

（10）故曰知其可取如发机……此之谓也：张景岳："机，弩机也。椎，木椎也。知而取之，必随拨而应，如发机之易；不知而攻之，则顽钝莫入，如扣椎之难也。"

（11）补泻奈何：张隐庵："夫邪气盛则精气夺，将先固正气而补之乎，抑先攻邪气而泻之耶。"

（12）此攻邪也，疾出以去盛血，而复其真气：张景岳："言既中于邪，即当攻邪，但治宜早，必使疾出其邪以去盛血，则真气自复，此泻中亦有补也。"

（13）此邪新客……其病立已：张景岳："溶溶，流动貌。邪之新客于人者，其浅在络，未有定处，故推之则可前，引之则可止，言取之甚易也。凡取络者，必取其血，刺出温血，邪必随之而去矣，故病可立已。温血，热血也。"

〔提要〕

进一步讨论和强调邪气入脉的诊断、治疗问题。如上段所述，经脉时有隆起为邪初入脉而真邪未合。此时，首先力求做到掌握泻邪的时机，即候得邪气便立即发针泻之，其次要注意辨别"邪盛"的真假以及祛邪切勿伤正。还说明了祛邪以扶正（复其真气）的道理。

〔原文〕

帝曰：善。然真邪以合，波陇不起，候之奈何[1]？岐伯曰：审扪循三部九候之盛虚而調之[2]，察其左右上下相失及相減者，審其病藏以期之[3]。不知三部者，陰陽不別，天地不分[4]。地以候地，天以候天，人以候人，調之中府，以定三部[5]，故曰刺不知三部九候病脈之處，雖有大過[6]且至，工不能禁也。誅罰無過，命曰大惑，反亂大經[7]，真不可復，用實爲虛，以邪爲真，用針無義，反爲氣賊，奪人正氣，以從爲逆，榮衛散亂，真氣已失，邪獨內著，絕人長命，予人天殃，不知三部九候，故不能久長。因不知合之四時五行，因加相勝，釋邪攻正，絕人長命[8]。邪之新客來也，未有定處，推之則前，引之則止，逢而瀉之，其病立已[9]。

〔注释〕

（1）然真邪以合，波陇不起，候之奈何：张隐庵："此言真邪之有离合也。真气者，所受于天，与谷气并而充于经脉者也。虚邪者，虚乡之风邪，贼伤人者也。邪新客于经脉之中，真邪未合，则如波涌之起，时来时去，无有常处；如真邪已合，而波陇不起矣。盖邪正已合，则正气受伤，荣卫内陷，邪随正而入深，是以经脉无波陇之象，而三部九候之脉，相失而相减矣。"

（2）审扪循三部九候之盛虚而调之：张景岳："但审察三部九候之脉，则盛虚可得而调治可施矣。"

（3）相失及相减者，审其病藏以期之：张景岳："相失者，如七诊之类，失其常体，不相应也。相减者，形气虚脱也。察三部九候之左右上下，则知其病之所在，脏之所属，阴阳气候皆可期矣。"

（4）阴阳不别，天地不分：张景岳："阴阳不别，则不知脏腑逆顺。天地不分，则不知升降浮沉。"

（5）三部：张景岳："知三部者，可以候上中下之病。中府，脏气也。凡三部九候脉证皆以脏气为主，气顺则吉，气逆则凶，故调之中府，可以定三部。"吴崐："中府，胃也，土主中宫，故曰中府。调之中府者，言三部九候，皆以冲和胃气调息之。"

（6）大过：张景岳："大过，大邪之过也。"

（7）大经：大经为五脏六腑的经脉。

（8）因不知……绝人长命：张景岳："不知合之四时五行，因加相胜，失天和也。释邪攻正，不当伐而伐也，故绝人长命。"

（9）邪之新客来也……其病立已：马莳："此承上文言察三部九候卒然遇邪，早遏其路，故此节备论三部九候之当知，而丁宁早遏其路之为宜也。"张景岳："此重言之者，深示人以治病宜早也。"

〔提要〕

讨论真邪以（已）合情况下候邪气的问题，再次强调针刺首先必须很好地运用三部九候的诊法，结合四时五行辨证求因，然后施以针刺，否则会"用实为虚，以邪为真"，"夺人正气"，加重病情；并再次指出当邪气侵入经脉时应趁其未定之时，尽早迎而泻之，慎勿使真邪相合。

〔讨论〕

一、关于得气与候气

在本篇第一段中提出了得气与候气的重要概念。文中强调，无论是泻法还是补法，纳针后都要"静以久留"，"以得气（或曰气至，引者）为故"，可见候气与得气是针刺的关键问题。关于其重要性，《灵枢·九针十二原》中也有论述："刺之而气不至，无问其数，刺之而气至，乃去之"，"刺之要，气至而有效，效之信，若风之吹云，明乎若见苍天"。《难经·七十八难》也说："不得气，乃与男外女内，不得气，是谓十死不治也。"可究竟什么叫"得气"，得气的"气"又是指的什么呢？本篇并无深入的论述。然而，在《灵枢·终始》篇中有关于"得气"的论述："男内女外，坚拒勿出，谨守勿内，是谓得气"，这里，"得气"的气可看做是真气、正气、精气一类物质，而《灵枢·热病》中说："热病体重，肠中热，取之以第四针于其腧，及下诸指间，索气于胃胳（络），得气也"，这里"气"又可看做是经络之气，而"得气"又有引经络之气夹邪外出的涵义了。在临床上，确有这样的情况：体质好的人经气足，往往得气快而效果好，而体质差、经气衰的人往往得气慢且差，因而疗效不好。怎么才算得气？它有什么标准？本篇对此问题亦告缺如。金元著名针灸家窦汉卿在《标幽赋》中形象细致地描述了"气至与否"的针下感觉，"轻滑慢而未来，沉涩紧而已至"，"气之至也，如鱼吞钩饵之沉浮；气未至也，如闲处幽堂之深邃"，而在病人方面则有酸、麻、胀、重的感觉或有不同程态的感应扩散、传导。

所谓候气即是根据病情及病人的具体情况（如病证虚实、体质强弱）采用某些方法来促使针刺得气，从本篇来看，这些方法主要是：①静待片刻；②捻转；③施以辅助手法，如张景岳所说："虚则推内进搓以补其气，实在循扪弹怒以引其气。气未至则以手循摄，以爪切掐，以针摇动，进拈搓弹，其气必至。"本篇认为，补法"必先扪而循之……弹而怒之"，但也有将"循扪弹怒"作为进针之后的一种补法手技。王冰在此篇的注解中将"静以久留"的候气方法看做是补法（"补之必久留也"）。他在解释泻法中运用候气时说："按经之旨，先补真气，乃泻其邪也。何以言之？下文补法，呼尽内针，静以久留。此段泻法，吸则内针，又静以久留。然呼尽则次其吸，吸至则不兼呼，内针之候既同，久留之理复一，则先补之义，昭然可知……则补之必久留也。所以先补者，真气不足，针乃泻之，则经脉不满，邪气无所排遣，故先补真气令足，后乃泻出其邪矣。"他的看法是有道理的。

有一点必须强调说明，本篇第二、三段中"候气奈何"、"候之奈何"是指候邪气而言，而不是指欲使之得气，对此我们认为张景岳的注释甚为恰当。

二、关于呼吸补泻

本篇说明了呼吸补泻的手法。关于其原理，本篇只作了简要的说明，认为"呼尽内针"、"候呼引针"的补法可使人体内"大气留止"，而"吸进内针"、"候呼引针"的泻法，可使人体内"大气皆出"。

后世医家也有对其基本持否定态度的。如《难经·七十八难》就提出这样的观点："针有补泻，何谓也？然补泻之法，非必呼吸出内针也。然知为针者信其左，不知为针者信其右，当刺之时，必先以左手压按所针荣俞之处，弹而努之，爪而下之，其气之来，如动脉之状，顺针而刺之，得气因推而内之，是谓补，动而伸之，是谓泻。"就不强调呼吸对补泻的作用而强调用针操作、进针后候气方法对补泻的作用。元·窦汉卿的《标幽赋》也指出："原夫补泻之法，非呼吸而在手指。"这种方法在临床上已很少应用，而且究竟肺部的吸气、呼气与进针、出针之间是否有什么内部联系，通过这样的操作是否真能起到推动或牵制气血运行的作用，都是有待进一步证实的。

三、关于"逢而泻之"和"无逢其冲而泻之"

本篇说，对邪气要"卒然逢之，早遏其路"，"逢而泻之"，又说对邪气"无逢其冲而泻之"。对"无逢其冲而泻之"一句，注家们的解释差异很大，但都是尽量使此句与对邪气要"卒然逢之"、"早遏其路"、"逢而泻之"一致起来，如王冰认为，"逢其冲"乃经气应刻，"经气应刻，乃谓为邪，工若泻之，则深误也，故曰其来不可逢"，是说莫将应刻之人气盛错当邪气盛而泻之；张景岳在首先肯定"不为蚤治，其邪必甚"这个观点的前提下说："邪气虽盛，恐其气未必实，故宜详审，不可因逢其冲辄泻之也。"也认为这是对邪气虽盛而不实的假实真虚而言；而张隐庵却认为这是实实在在的"邪气盛而隆起之时"，并且引用《灵枢·逆顺》篇中的观点："《兵法》曰：无迎逢逢之气，无击堂堂之阵。故曰：方盛也，勿敢毁伤，刺其已衰，事必大昌"，他这种观点，如果从祛邪要时时注意正气，以防邪气未除、正气反伤的角度来理解，尚有意义，但在邪气过盛、病势凶险，不及时祛邪就危及病人生命时，则应该采取积极措施，迎头痛击，祛除病邪，及时截断或扭转疾病的发展。

（张宇）

通评虚实论篇第二十八

　　本篇不仅提出了虚实的概念，而且还论述了脏腑、经络、气血、脉症等虚实问题，所涉甚广，故篇名"通评虚实论"。高士宗所谓"犹言统论虚实也"。

〔原文〕

黄帝問曰：何謂虛實？岐伯對曰：邪氣盛則實，精氣奪[1]則虛。帝曰：虛實何如？岐伯曰：氣虛者，肺虛也，氣逆者，足寒也，非其時則生，當其時則死[2]。餘藏皆如此。

〔注释〕

（1）夺：王冰："夺，谓精气减少，如夺去也。"

（2）非其时则生，当其时则死：张景岳："以肺虚而遇秋冬，非相贼之时，故生，若当春，则金木不和，病必甚，当夏则金虚受克，病必死也。"即《素问·藏气法时论》中"自得其位而起"，"至其所不胜而甚"之义。马莳："非相克之时则生，遇相克之时则死。"

〔提要〕

　　本节经文指出虚实的定义，即"邪气盛则实，精气夺则虚"，这是全篇的主要精神。并以肺病为例，说明了病变当非相克之时则生，遇相克之时则死的变化规律。

〔原文〕

帝曰：何謂重實？岐伯曰：所謂重實者，言大熱病，氣熱脉滿，是謂重實。帝曰：經絡俱實何如？何以治之？岐伯曰：經絡皆實，是寸脉急而尺緩也[1]，皆當治之，故曰滑則從，澀則逆也[2]。夫虛實者，皆從其物類始，故五藏骨肉滑利，可以長久也[3]。

帝曰：絡氣不足，經氣有餘，何如？岐伯曰：絡氣不足，經氣有餘者，脉口熱而尺寒也，秋冬爲逆，春夏爲從，治主病者[4]。

帝曰：經虛絡滿何如？岐伯曰：經虛絡滿者，尺熱滿，脉口寒澀也，此春夏死，秋冬生也[5]。

帝曰：治此者奈何？岐伯曰：絡滿經虛，灸陰刺陽，經滿絡虛，刺陰灸陽[6]。帝曰：何謂重虛？岐伯曰：脉氣上虛尺虛[7]，是謂重虛。帝曰：何以治之？岐伯曰：所謂氣虛者，言無常也[8]。尺虛者，行步恇然。脉虛者不象陰也[9]。如此者，滑則生，澀則死也。

〔注释〕

（1）寸口急而尺缓也：盖脉分寸、关、尺的诊法，自《难经》始，观《内经》诊法中没有"关"的记载，故此处寸指寸口，尺指尺肤而言。丹波元简："此节以脉口诊经，以尺肤诊络。盖经为阴为里，乃脉道也，故以脉口诊之；络为阳为浮而浅，故以尺肤诊之。"下文"脉口热而尺寒"，"尺热满，脉口寒涩"等义并同此。

（2）滑则从，涩则逆也：张景岳："滑，阳脉也，涩，阴脉也，实而兼滑，阳气胜也，故为从，若见涩，则阴邪盛而阳气去也，故为逆。"

（3）夫虚实者，皆从其物类始，故五藏骨肉滑利，可以长久也：张景岳："物之生则滑利，死则枯涩，皆由阳气之存亡耳，脉之逆顺亦犹是也。"丹波元简疑"故曰……可以长久也"三十一字为错简，当移至后文"滑则生，涩则死也"之下，文理更顺，其说可从。

（4）秋冬为逆，春夏为从，治主病者：张隐庵："秋冬之气降沉，不能使邪外散，故为逆，春夏之气升浮，故为从也。病邪在经，当从其经而取之。此论外因之虚实也。"

（5）此春夏死，秋冬生也：张隐庵："春夏之气生长于外，气惟外弛而根本虚脱，故死；秋冬之气收藏于内，故生。盖外因之病宜神机外运，内因之病宜根本实坚。"

（6）络满经虚，灸阴刺阳，经满络虚，刺阴灸阳：张景岳："此正以络主阳，经主阴，灸所以补，刺所以泻也。"

（7）脉气上虚尺虚：《甲乙经》作脉虚气虚尺虚。

（8）言无常也：张景岳："气虚于上，故言乱无常，如《脉要精微论》曰：言而微，终日乃复言者，此夺气也。"

（9）不象阴也：吴崑："脉者血之府，脉虚者，亡血可知，故云不象阴也。"

〔提要〕

本节经文通过对于重实、重虚、经满络虚、络满经虚多种疾病虚实的讨论，示人寸口诊经，尺肤察络的诊断方法。并对络满经虚和经满络虚提出了针治法。

〔原文〕

帝曰：寒氣暴上[1]，脉滿而實何如？岐伯曰：實而滑則生，實而逆則死。帝曰：脉實滿，手足寒，頭熱[2]，何如？岐伯曰：春秋則生，冬夏則死[3]。脉浮而澀，澀而身有熱者死[4]。帝曰：其形[5]盡滿何如？岐伯曰：其形盡滿者，脉急大堅，尺澀而不應也，如是者，故從則生，逆則死。帝曰：何謂從則生，逆則死？岐伯曰：所謂從者，手足溫也。所謂逆者，手足也寒。

〔注释〕

（1）寒气暴上：张景岳："此指伤寒之属也。"

（2）脉实满，手足寒，头热：张景岳："脉之实满，邪有余也，手足寒者，阴逆在下，头热者，阳邪在上。故为上实下虚之证。"

（3）春秋则生，冬夏则死：张景岳："春秋为阴阳和平之候，得其和气，故可以生，冬夏乃阴阳偏胜之时，阳剧于夏，阴剧于冬，故死。"

（4）脉浮而涩，涩而身有热者死：张景岳："浮而身热，阳邪盛也，涩为气血虚，阴不足也，外实内虚则孤阳不守，故死。"

（5）形：张隐庵："形谓皮肤肌腠。"

〔提要〕

本节经文讨论了三种脉实满疾病的预后。外感寒邪者，脉滑则生，脉涩则死；阴阳逆乱，上实下虚证，春秋生，冬夏死；身热脉浮而涩者死，其形尽满之实证，脉急大坚而尺肤反涩者，手足寒者死，手足温者也。

〔原文〕

帝曰：乳子⁽¹⁾而病热，脉悬小者⁽²⁾何如？岐伯曰：手足温则生，寒则死⁽³⁾。帝曰：乳子中風熱，喘鳴肩息者，脉何如？岐伯曰：喘鳴肩息者，脉實大也，緩則生，急則死⁽⁴⁾。

〔注释〕

（1）乳子：指哺乳期妇女。张璐："乳子言产后以乳哺子之时，非婴儿也。"

（2）脉悬小者：张璐："其脉只宜悬小，不宜实大者，以产后新虚故也。"

（3）手足温则生，寒则死：张璐："手足逆冷又为脾气衰绝，阴气暴逆之候，亦主死也。"

（4）脉实大也，缓则生，急则死：张隐庵："风热盛而内干肺气、宗气，故脉实大也，夫脉之所以和缓者，得阳明之胃气也，急则胃气经绝，故死。"

〔提要〕

哺乳期妇人病热，脉悬小，手足温者生，寒则死。产妇外感风热，喘息者，脉当实大，缓则生，急则死。

〔原文〕

帝曰：腸澼⁽¹⁾便血何如？岐伯曰：身熱則死，寒則生⁽²⁾。帝曰：腸澼下白沫何如？岐伯曰：脉沉則生，脉浮則死⁽³⁾。帝曰：腸澼下膿血何如？岐伯曰：脉懸絕則死，滑大則生⁽⁴⁾。帝曰：腸澼之屬，身不熱，脉不懸絕何如？岐伯曰：滑大者曰生，懸澀者曰死，以藏期之⁽⁵⁾。

〔注释〕

（1）肠澼：即今之痢疾。便血为赤利，下白沫为白利，下脓血为赤白利。

（2）身热则死，寒则生：张景岳："身热者，阳盛阴败，故死，寒则营气未伤，故生。"

（3）脉浮则死：王冰："阴病而见阳脉，与证相反，故死。"

（4）脉悬绝则死，滑大则生：张景岳："悬绝者，太过则坚而搏，不足则微而脱，皆胃气去而真脏见也，邪实正虚势相悬绝，故死。滑以血盛，大以气充，血气未伤，故生。"

（5）以藏期之：以真脏脉的出现来推断死期，如肝之脏真之气外泄，则死于庚辛。其他各种真脏脉见，以此类推。

〔提要〕

本节经文对痢疾的预后作了介绍：赤利，身热则死，寒则生；白利，脉沉则生，脉浮则死；赤白相兼，滑大者生。凡真脏脉见，死于所不胜之时。

〔原文〕

帝曰：癲疾⁽¹⁾何如？岐伯曰：脉搏大滑，久自已，脉小堅急，死不治⁽²⁾。帝曰：癲疾之脉，虚實何如？岐伯曰：虚則可治，實則死⁽³⁾。

〔注释〕

（1）癫疾：指癫痫。

（2）脉搏大滑，久自已，脉小坚急，死不治：张景岳：“搏大而滑为阳脉，阳盛气亦盛，故久将自已，若小坚而急，则肝之真脏脉也，全失中和而无胃气，故死不治。”王冰：“阳病而见阴脉，故死不治。”

（3）虚则可治，实则死：张景岳：“虚则柔缓，邪气微也，故生，实则弦急，邪气盛也，故死。”

〔提要〕

本节经文介绍癫痫的预后：脉搏大而滑为向愈；脉小坚而急，死不治；脉虚而柔缓可治；脉实而弦急则死。

〔原文〕

帝曰：消癉⁽¹⁾虚實何如？岐伯曰：脉實大，病久可治；脉懸小堅，病久不可治⁽²⁾。帝曰：形度骨度脉度筋度，何以知其度也⁽³⁾？

〔注释〕

（1）消癉：即消渴，吴崑：“消癉，消中而热，善饮善食。”

（2）脉悬小坚，病久不可治：张景岳：“邪热在内，脉当实大者为顺，故病虽久，犹可治。若脉悬小则阳实阴虚，脉证之逆也，故不可治。”

（3）帝曰：形度骨度脉度筋度，何以知其度也：此句有问无答，并与上下文不关联，当是错简。

〔提要〕

消癉脉实大，病久可治，脉悬小坚，病久不可治。

〔原文〕

帝曰：春亟治經絡，夏亟治經俞，秋亟治六府，冬則閉塞，閉塞者，用藥而少針石也⁽¹⁾。所謂少針石者，非癰疽之謂也，癰疽不得頃時回。癰不知所，按之不應手⁽²⁾，乍來乍已，刺手太陰旁三痏與纓脉各二⁽³⁾。掖⁽⁴⁾癰大熱，刺足少陽五，刺而熱不止，刺手心主三，刺手太陰經絡者大骨之會⁽⁵⁾各三。暴癰筋緛⁽⁶⁾，隨分而痛，魄汗不盡，胞⁽⁷⁾氣不足，治在經俞。腹暴滿，按之不下，取手太陽經絡者，胃之募也，少陰俞去脊椎三寸傍五，用員利針⁽⁸⁾。霍亂，刺俞傍五，足陽明及上傍三。刺癇驚脉五，針手太陰各五，刺經⁽⁹⁾太陽五，刺手少陰經絡傍者一，足陽明一，上踝五寸刺三針。

〔注释〕

（1）春亟治经络，夏亟治经俞，秋亟治六府，冬则闭塞，闭塞者，用药而少针石也：张隐庵：“伯言五脏之气，合于四时而刺度之，各有浅深也。亟，急也……冬时之气，闭藏于内，故宜用药而少针石，盖针石治外，毒药治内者也。”

（2）痈不知所，按之不应手：指痈毒初起，摸不出痈在何处。

（3）刺手太阴傍三痏与缨脉各二：痏（wěi，音伟）。王冰：手太阴傍，足阳明脉，谓胃部气户等六穴之分也。缨脉亦足阳明脉也，近缨之脉，故曰缨脉。缨谓冠带也。以有左右，故云各二。

（4）掖：同腋。

（5）大骨之会：王冰："大骨会，肩也。"

（6）筋缓：指筋脉拘急挛缩。

（7）胞：丹波元简："胞，脬同，所谓阴胞，盖指膀胱。"

（8）员利针：为九针之一，针尖微大而圆利。参见《灵枢·九针十二原》。

（9）刺经：吴崑："凡言其经而不及其穴者，本经皆可取，不必拘其穴也。"

〔提要〕

本节首先介绍了四时针刺的深浅原则，即春治络，夏治经，秋治腑，冬应用药而少针石。然后对痈疽、腹暴满、霍乱、痫惊等疾病，提出了具体的针刺治疗方法。

〔原文〕

凡治消瘅仆击⁽¹⁾，偏枯⁽²⁾痿厥⁽³⁾，氣滿發逆，甘肥貴人，則高梁⁽⁴⁾之疾也。隔塞閉絕，上下不通，則暴憂之病也⁽⁵⁾。暴厥而聾，偏塞閉不通，內氣暴薄⁽⁶⁾也。不從內，外中風之病，故瘦留著⁽⁷⁾也。蹠跛⁽⁸⁾，寒風濕之病也。黃帝曰：黃疸，暴痛，癲疾，厥狂，久逆之所生⁽⁹⁾也。五藏不平，六府閉塞之所生⁽¹⁰⁾也。頭痛耳鳴，九竅不利，腸胃之所生⁽¹¹⁾也。

〔注释〕

（1）仆击：指突然仆倒的中风证。

（2）偏枯：半身不遂。

（3）痿厥：痿，痿弱无力；厥，四肢厥逆。

（4）高梁：膏粱。

（5）隔塞闭绝，上下不通，则暴忧之病也：张景岳："愁忧者，气闭塞而不行，故或上或下，致为否隔而水谷有不通也。"

（6）薄：侵迫之意。

（7）不从内，外中风之病，故瘦留著：张景岳："有病不从内，而外中风寒，藏畜不去，则伏而为热，故致燔烁消瘦。"

（8）蹠跛：指行步偏跛，吴崑："足前点步谓之蹠，一足偏引谓之跛。"

（9）久逆之所生：王冰："足之三阳，从头走足，然久厥逆而不下行，则气怫积于上焦，故为黄疸、暴痛、癫狂、气逆矣。"

（10）六府闭塞之所生：王冰："食饮失宜，吐利过节，故六腑闭塞，而令五脏之气不和平也。"

（11）肠胃之所生：王冰："肠胃否塞则气不顺序，气不顺序，则上下中外，互相胜负，故头痛耳鸣，九窍不利也。"

〔提要〕

本节讨论了多种疾病的发病原因。消瘅、仆击、偏枯、痿厥、气满发逆由肥甘膏粱之所生；隔塞由暴忧所生，暴厥而聋由内气侵迫所生；瘦留著由外中风寒所生；蹠跛由风寒湿所生；黄疸、暴痛、癫疾、厥狂由阳气久逆所生；五脏之气不和由六腑闭塞所生；头痛、耳鸣、九窍不利由肠胃否塞不降所生。

〔讨论〕

一、关于虚实的定义及临床应用

虚与实是体现人体正气与病邪消长形势的病理现象。虚证和实证虽然表现的是正邪两方面的消长形势，但在临床上，我们应抓住主要方面进行治疗。对于实证，治疗的着眼点应侧重在祛邪；而对于虚证，治疗的着眼点应侧重于扶正。

但临床所见，邪实、正虚往往同时并存，此时，施补则邪更盛，投泻则正益虚，使医者不好掌握。所以张景岳认为，"邪气盛则实，精气夺则虚"此二句为治病之大纲，然临床不能详辨者，当补当泻，茫无确见，则至精之训反酿莫大之害。他对这两句经文，在临床运用上的发挥，值得我们借鉴，故录于此："余请析为四，曰孰缓、孰急，其有、其无也。所谓缓急者，察虚实之缓急也，无虚者急在邪气，去之不速，则留生他变，多虚者急在正气，培之不早，临期无济也。微虚微实者，亦治其实，可一扫而除也。甚虚甚实者，所畏在虚，但固守根本以先为己之不可胜，则邪无不退也。二虚一实者，兼其实，开其一面也。二实一虚者，兼其虚，防生不测也，总之，实而误补，固必增邪，犹可解救，其祸小；虚而误攻，真气忽去，莫可挽回，其祸大。此虚实之缓急不可不察也。所谓有无者，察邪气之有无也，凡风寒暑湿火燥，皆能为邪，邪之在表，在里，在府，在脏必有所居，求得其本则直取之，此所谓有，有则邪之实也。若无六气之邪，而病出三阴，则惟情欲以伤内，劳倦以伤外，非邪似邪，非实似实，此所谓无，无则病在元气也。不明虚实有无之义，必致以逆为从，以标作本，绝人长命，损德多矣，可不惧且慎哉！"这些透彻的发挥，确为经验之谈。

二、诊尺肤与脉口的临床意义

本篇经文介绍了尺肤与脉口对比的诊断方法。经文中通过列举对重虚、重实、络气不足经气有余，和经气不足络气有余的诊断，示人以尺肤诊气分虚实，寸口察血分虚实的重要方法。可以下表作为理解本节经文的参考。

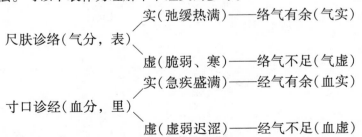

关于诊尺肤，不但现在临床上很少运用，而且近代医著亦很少提及，但在临床上，皮

肤（并不一定局限于尺肤，如小儿臀部）的表面状态及触觉，对于气分虚实的诊断是有一定参考价值的，因此我们通过临床资料的积累，应该对尺肤的诊断意义加以进一步的研究，诸如，尺肤的分部诊断内容是否确有价值？尺肤与其他处皮肤比较，有无特殊诊断意义等等。

三、关于四时针刺法则

本篇说："春亟治经络，夏亟治经俞，秋亟治六府，冬则闭塞，闭塞者用药而少针石也。"指出了春、夏、秋、冬四时针刺的深浅法则，《四气调神大论》曰："夫四时阴阳者，万物之根本也。"人体的生理活动外应于四时阴阳的变化，与自然界生、长、收、藏的规律相适应。因此，无论在养生、防病、治疗等方面，都应顺从这个规律，才能做到"治而不乱"。具体在针刺方面，就要顺应四时而掌握入针的深浅度，使之祛邪而不伤正。张隐庵曰："春气生升，故亟取络脉，夏取分腠，故宜治经俞，盖经俞隐于肌腠也。治六府者，取之于合也……秋气降收，渐入于内，故宜取其合，以治六府也。冬时之气闭藏于内，故宜用药而少针石。盖针石治外，毒药治内者也。"这就是本节所论，四时针刺的具体方法。但特殊情况也应采取特殊的方法，经文以痈疽为例，说明"不得顷时回"的疾病，因其过时不泻则生变患，故不必拘泥于"冬少针石"之说。

（魏子孝）

太阴阳明论篇第二十九

太阴、阳明两经系表里相合，两者在生理病理变化中不可分割。本篇内容着重讨论其生理功能和发病特点，因其表里相从，故合而论之，乃名篇为"太阴阳明论"。

〔原文〕

黄帝问曰：太陰陽明爲表裏，脾胃脉也，生病而异者何也？岐伯對曰：陰陽异位，更虚更實，更逆更從[1]，或從内，或從外，所從不同，故病异名也。帝曰：願聞其异狀也。岐伯曰：陽者，天氣也，主外；陰者，地氣也，主内。故陽道實，陰道虚[2]。故犯賊風虚邪者，陽受之，飲食不節起居不時者，陰受之。陽受之則入六府，陰受之則入五藏[3]。入六府則身熱不時卧[4]，上爲喘呼；入五藏則䐜滿閉塞，下爲飱泄[5]，久爲腸澼[6]。故喉主天氣，咽主地氣。故陽受風氣，陰受濕氣。故陰氣從足上行至頭，而下行循臂至指端；陽氣從手上行至頭，而下行至足。故曰陽病者上行極而下[7]，陰病者下行極而上[8]。故傷於風者，上先受之；傷於濕者，下先受之[9]。

〔注释〕

（1）阴阳异位，更虚更实，更逆更从：阳明属表居阳位，太阴属里居阴位。春夏阳气偏盛，阴气偏衰，故阳明为实为从，太阴为虚为逆；秋冬阴气偏盛，阳气偏衰，故太阴为实为从，阳明为虚为逆。虚实逆从随四时阴阳之气变化而更换，所以称作"阴阳异位，更虚更实，更逆更从。"

（2）阳道实，阴道虚：张景岳："阳刚阴柔也。又外邪多有余，故阳道实；内伤多不足，故阴道虚。"

（3）阳受之则入六府，阴受之则入五藏：虚邪贼风易袭阳分而传入六腑，饮食劳伤易损阴分而传入五脏。言病邪不同，侵犯传播的途径不一样，所造成的病变也各异。

（4）不时卧：张景岳："不能以时卧也。"即不得安卧。

（5）飱泄：飱（sūn，音孙）。飱泄，大便泄泻清稀伴有不消化的食物残渣。

（6）肠澼：形容肠内有积滞，排便时澼澼有声，现称痢疾。

（7）阳病者上行极而下：手足三阳经脉之气从手上行到头，再下行至足，所以阳经有病，随经气先上行，久而随气下行。

（8）阴病者下行极而上：手足三阴经脉之气从足上行到头，所以阴经有病，随经气先下行，久而随气上行。

（9）伤于风者，上先受之；伤于湿者，下先受之：风为阳邪，其性轻浮，故风邪易侵入体的上部；湿为阴邪，其性沉滞，故湿邪易犯人体的下部。

〔提要〕

足太阴脾经和足阳明胃经互为表里，因其脏腑部位，经脉走向不同，因此对外界气候变化的反应，以及外邪入侵途径、病变表现也各不相同。如足阳明胃，居表，属阳；足太阴脾，居里，属阴，故相对地说，春夏阳明实而太阴虚，秋冬太阴实而阳明虚。进而推至三阴三阳的发病规律：六腑属阳，主表，虚邪贼风易犯之，出现有余之证，见如身热不时卧，上为喘呼等症状；五脏属阴，主里，饮食起居失常易内伤五脏，出现不足之证，可见腹满、闭塞、飧泄、肠澼等症状。

〔原文〕

帝曰：脾病而四支不用何也？岐伯曰：四支皆禀[1]氣於胃，而不得至經，必因於脾[2]，乃得禀也。今脾病不能爲胃行其津液，四支不得禀水穀氣，氣日以衰，脉道不利，筋骨肌肉，皆無氣以生，故不用[3]焉。

〔注释〕

（1）禀：承受的意思。

（2）不得至经，必因于脾：不得至经，指胃的津液不能直接到达四肢经脉。必因于脾，必须经过脾的转输才能布达于四肢。

（3）不用：即指四肢失去正常功能。

〔提要〕

说明了脾气有病会影响及四肢失去正常功用的道理。四肢必须接受水谷之精气的滋养才能保持其正常功能，而脾气能把胃的津液输送到四肢百骸，所以脾气有病，便失去了正常的运化能力，四肢就无从得到水谷精气，精气日衰，筋骨肌肉失养，故废而不用。

〔原文〕

帝曰：脾不主時何也？岐伯曰：脾者土也，治中央[1]，常以四時長[2]四藏，各十八日寄治[3]，不得獨主於時也。脾藏者常著[4]胃土之精也，土者生萬物而法天地，故上下至頭足[5]，不得主時也。

〔注释〕

（1）治中央：治，王冰："主也。"中央，脾在五行中属土，位居中央。

（2）长：马莳："长，掌同，主也。"

（3）各十八日寄治：寄，寄托、依附，四脏各有主时，脾主四时故称寄。治，主的意思。这句话一般解释为寄旺于每季末各十八日，即于立春、立夏、立秋、立冬之前各十八日。

（4）著：通着，有派遣意，此指脾之转输功能。

（5）上下至头足：张景岳："脾为脏腑之本，故上至头，下至足，无所不及，又岂独主一时而已哉。"

〔提要〕

论述了脾不主时。脾属土，居中央，生万物而法天地，四时之气皆赖其养，故脾不单独主一时，而寄旺于四时之末各十八日。

〔原文〕

帝曰：脾與胃以膜相連耳，而能爲之行其津液何也？岐伯曰：足太陰者三陰也[1]，其脉貫胃屬脾絡嗌[2]，故太陰爲之行氣於三陰。陽明者表也，五藏六府之海也，亦爲之行氣於三陽[3]。藏府各因其經而受氣於陽明，故爲行其津液。四支不得稟水穀氣，日以益衰，陰道不利，筋骨肌肉無氣以生，故不用焉。

〔注释〕

（1）足太阴者，三阴也：三阴，即指太阴。厥阴为一阴，少阴为二阴，太阴为三阴。

（2）嗌：食管的上口，又称咽嗌。

（3）太阴为之行气于三阴……亦为之行气于三阳：任应秋："胃中水谷之气，必须依赖脾气的转输，才能运行于三阴三阳。也即脾不仅为胃行气于三阴，也为胃行气于三阳。"

〔提要〕

五脏六腑均通过脾的转输而接受来自胃之水谷精微，所以说，脾能为胃行其津液。此外，足太阴脾，其脉贯胃属脾络嗌，能为胃行气于三阴，足阳明胃，为五脏六腑之海，能为脾行气于三阳。两者不仅在组织上"以膜相连"表里相属，而且在生理活动中，互相为用，互相配合。

〔讨论〕

足太阴脾和足阳明胃在生理病理上的关系

本篇重点论述了太阴阳明两经及其所属脏腑脾胃，在生理病理上的特点及两者之间的相互关系，现就以下几个方面予以分述：

1. 在组织结构方面的关系

本篇一开始就指出："太阴、阳明为表里，脾胃脉也。"还说："脾与胃以膜相连。"又说足太阴脾"其脉贯胃属脾络嗌"。足太阴脾属阴，居阴位；足阳明胃属阳，居阳位。两者在组织结构方面是经脉贯属，脏腑相连，表里相合，阴阳相从，密切相关。

2. 在生理功能方面的关系

《灵枢·本输》篇说："脾合胃，胃者五谷之府。""合"，是配合、合作的意思。是说脾胃两者的功能活动不是彼此孤立的，而是相互联系，彼此合作，以共同进行其生理功能活动。

《素问·刺禁论》说："脾为之使，胃为之市。"胃的主要功能是受纳、腐熟水谷；脾的主要功能是运化、输布精微。它们既各司其职，又互相协作。脾能助胃化谷，"胃为脾之府"（《难经·三十五难》），但纳不化或但化不纳，皆属病态。本篇也指出："足太阴者，三阴也，其脉贯胃属脾络嗌，故太阴为之行气于三阴。阳明者表也，五藏六府之海也，亦为之行气于三阳。"

又如胃主降，脾主升，胃降脾升是脾胃机能的集中概括，"脾宜升则健，胃宜降则和"

（《临证指南医案》）。脾气升则精气四布，灌溉脏腑，胃浊降则纳化正常，谷道通畅。两者相辅而行，完成饮食物的消化、吸收、输布的过程，有升无降或但降不升，皆属病态。所以李东垣说："脾者阴土也，至阴之气，主静而不动；胃者阳土也，主动而不息。"说明了脾胃二者功能特点相反相成。

脾胃的生理功能是多方面的，此外还有统摄血液，主四肢肌肉等，两者在功能活动上是相互制约、相互为用的。所以《沈氏尊生书》云："脾内而胃外，以脏腑言之也；脾阴而胃阳，以表里言之也；脾主运，胃主化，以气化言之也。"可见两者功能同中有异，互相关联，可谓要言不烦。

3. 在病理方面的关系

从发病角度讲，本篇说："黄帝问曰：太阴、阳明为表里，脾胃脉也，生病而异者何也？……岐伯曰……故犯贼风虚邪者，阳受之；食饮不节起居不时者，阴受之。"李东垣说："饮食则伤胃，劳倦则伤脾。"脾胃各有不同的致病特点，既病之后，其病理过程又是相互影响的。如本篇所说："帝曰：脾病而四肢不用何也？岐伯曰：四肢皆禀气于胃，而不得至经，必因于脾，乃得禀也。今脾病不能为胃行其津液，四肢不得禀水谷气，气日以衰……故不用也。"又如，在伤寒的病变过程中，在一定条件下，太阴证可以转化为阳明证，阳明证也可以转化为太阴证，所谓实则阳明，虚则太阴等等。都足以说明胃病可影响及脾，脾病也必然关系到胃，这类事例在临床实践中是不胜枚举的。

综上所述，足太阴脾和足阳明胃在生理、病理方面，既是各司其属，又是互相联系的。言脾势必涉及胃，论胃也必联系脾，所以在实质上常将脾胃合而论之。如"脾胃者，仓廪之官，五味出焉"。脾胃为气血生化之源，二者同属土，为万物之母，后天之本等。在发病学上有"内伤脾胃，百病由生"的说法。（《脾胃论》）可见脾胃在人体中居于重要的地位。后世在《内经》的基础上有了极大的发展，最为人们所推崇的是李东垣的"脾胃论"。近代中西医结合对"脾"实质的研究，也出现了新的局面。可见认真学习研究脾胃在生理上功能特点和病理上致病规律及其相互关系，具有重要的实际价值。

（王庆其）

阳明脉解篇第三十

本篇主要内容是解释阳明经脉的病变、临床表现及预后问题，所以命名为"阳明脉解"。

〔原文〕

黄帝問曰：足陽明之脉病，惡人⁽¹⁾與火，聞木音則惕然而驚，鐘鼓不爲動，聞木音而驚何也？願聞其故。岐伯對曰：陽明者胃脉也，胃者土也，故聞木音而驚者，土惡木也。帝曰：善。其惡火何也？岐伯曰：陽明主肉，其脉血氣盛，邪客之則熱，熱甚則惡火⁽²⁾。帝曰：其惡人何也？岐伯曰：陽明厥則喘而悗⁽³⁾，悗則惡人。帝曰：或喘而死者，或喘而生者，何也？岐伯曰：厥逆連藏則死，連經則生⁽⁴⁾。帝曰：善。病甚則棄衣而走，登高而歌，或至不食數日⁽⁵⁾，踰垣⁽⁶⁾上屋，所上之處，皆非其素所能也，病反能者何也？岐伯曰：四支者諸陽之本也⁽⁷⁾，陽盛則四支實，實則能登高也。帝曰：其棄衣而走者何也？岐伯曰：熱盛於身，故棄衣欲走也。帝曰：其妄言罵詈⁽⁸⁾不避親疏而歌者何也？岐伯曰：陽盛則使人妄言罵詈不避親疏而不欲食，不欲食故妄走也⁽⁹⁾。

〔注释〕

（1）恶人：恶，（wù，音务），厌恶、讨厌。恶人，即厌烦和别人接触的意思。

（2）阳明主肉，其脉血气盛，邪客之则热，热甚则恶火：阳明是胃之脉，为后天濡养肌肉的主要经脉，其经脉多气多血，受邪后极易化火化热，热邪内燔使病人厌恶火热。《甲乙经》此处的脉为肌字。

（3）阳明厥则喘而悗：厥，阳独盛而阴不入，阴阳失调。悗（wǎn，音晚），心有所积郁而不舒畅。阳明经脉厥就会影响心肺的功能（肺金为土之子，心火为土之母），造成喘逆，心有积郁不舒畅。

（4）厥逆连藏则死，连经则生：阳明经厥逆造成的喘息，如果严重影响到五脏则病深而比较严重，预后不好。如果仅停于经脉的病变，病较轻，预后也好。

（5）不食数日：即数日不食。

（6）踰垣：踰（yú，音鱼），跳越；垣（yuán，音圆），墙。踰垣即跳过墙。

（7）四支者诸阳之本也：四肢赖阳气温煦，才能保持正常功能，所以说四肢以阳气为根本。

（8）骂詈：詈（lì，音力）。恶言正斥曰骂，旁及诽谤咒诅曰詈。骂詈即骂人的意思。

（9）阳盛则使人妄言骂詈不避亲疏而不欲食……故妄走也：张景岳："阳盛者，阳邪盛也。阳明为多气多血之经，而阳邪实之，阳之极也，阳气者静则养神，躁则消亡，故神明乱而病如是。"

〔提要〕

阳明经是多气多血的经脉,受邪极易化热化火,所以实热证的临床表现为烦躁发热,恶热而喘,热甚则不欲食,发狂,登高而歌,弃衣而走,妄言骂詈不避亲疏。阳明厥则喘而抑郁烦躁,如累及五脏则预后不佳,若仅涉于经脉的病变则预后较好。

〔讨论〕

一、本篇提出了阳明热甚可致发狂的问题

反映了阳明胃经和少阴心经的密切联系。以神志改变为主的狂证,定位于阳明胃,除本篇外,在《内经》中曾有几处提到,如"阳明之厥,则癫疾欲走乎,腹满不得卧,面赤而热,妄见而妄言。"(《素问·厥论》)"胃足阳明之脉……是动则……心欲动,独闭户塞牖而处,甚则欲上高而歌,弃衣而走。"(《灵枢·经脉》)神明虽为心之所主,但由于足阳明胃经和心经的关系十分密切,通过胃的大络和心经联系,即"胃之大络,名曰虚里,贯鬲络肺,出于左乳下,其动应衣,脉宗气也。"(《素问·平人气象论》)所以阳明经热,特别是热甚而兼腑实证者,往往可以导致精神失常而发狂。这对临床辨证论治有着重要的指导意义,如狂躁而便秘,腹胀满,苔黄燥,脉实大,用大承气汤加减治疗,以泻其阳明热,每每可以取得比较好的效果。目前,"泻阳明热"仍是临床治疗狂躁证的重要方法之一。

二、关于"闻木音则惕然而惊,钟鼓不为动"的问题

本文强调阳明经脉的热证多见烦躁症状,病人对外界的干扰感到格外厌烦,因而恶人与火,闻声而惊。这比较符合临床实际情况。但又提到"闻木音则惕然而惊,钟鼓不为动",并用五行生克的关系解释这种现象,这种解释是勉强的,未免失之机械,并不符合临床客观实际情况。

(沙凤桐)

热论篇第三十一

本篇对热病的成因、证候分类、传变规律、治疗大法以及预后、禁忌等，作了较系统的论述，是一篇讨论热病的宝贵文献，所以称"热论"。

〔原文〕

黄帝問曰：今夫热病者，皆傷寒之類也[1]，或愈或死，其死皆以六七日之間，其愈皆以十日以上者何也？不知其解，願聞其故。岐伯對曰：巨陽者，諸陽之屬也[2]，其脉連於風府[3]，故爲諸陽主氣也。人之傷於寒也，則爲病热，热雖甚不死[4]，其兩感於寒[5]而病者，必不免於死。

〔注释〕

（1）今夫热病者，皆伤寒之类也：杨上善："寒极为热，三阴三阳之脉，五脏六腑受热为病，名曰热病。斯之热病，本因受寒，伤多亦为寒气所伤，得之热病。以本为名，故称此热病伤寒类也。"

（2）巨阳者，诸阳之属也：李念莪："巨阳者，太阳也，太阳为六阳之长，统摄诸阳。"

（3）风府：穴名，在项后入发际一寸，属督脉。

（4）人之伤于寒也，则为病热，热虽甚不死：张景岳："人伤于寒，而传为热者，寒盛则生热也。寒散则热退，故虽甚不死。"

（5）两感于寒：一脏一腑，阴阳两经，表里俱受寒邪，谓之两感。

〔提要〕

此段概述了热病是属于伤寒一类的疾病，其成因为伤于寒。指出寒伤太阳，预后良好，两感于寒，预后不良。

〔原文〕

帝曰：願聞其狀。岐伯曰：傷寒一日，巨陽受之[1]，故頭項痛腰脊强[2]。二日陽明受之，陽明主肉，其脉俠鼻絡於目，故身热目疼而鼻乾，不得臥也[3]。三日少陽受之，少陽主膽[4]，其脉循脅絡於耳，故胸脅痛而耳聾。三陽經絡皆受其病，而未入於藏者，故可汗而已[5]。四日太陰受之[6]，太陰脉布胃中絡於嗌，故腹滿而嗌乾。五日少陰受之，少陰脉貫腎絡於肺，繫舌本，故口燥舌乾而渴[7]。六日厥陰受之，厥陰脉循陰器而絡於肝，故煩滿而囊縮[8]。三陰三陽，五藏六府皆受病，榮衛不行，五藏不通，則死矣。其不兩感於寒者，七日巨陽病衰，頭痛少愈[9]；八日陽明病衰，身热少愈；九日少陽病衰，耳聾微聞；十日太陰病衰，腹減如故，則思飲食，十一日少陰病衰，渴止不滿，舌乾已而嚏；十二日

厥陰病衰，囊縱少腹微下，大氣⁽¹⁰⁾**皆去。病日已矣。**

〔注释〕

（1）伤寒一日，巨阳受之：张景岳："人身经络，三阳为表，三阴为里，三阳之序，则太阳为三阳，阳中之阳也；阳明为二阳，居太阳之次；少阳为一阳，居阳明之次；此三阳为表也。三阴之序，则太阴为三阴，居少阳之次；少阴为二阴，居太阴之次；厥阴为一阴，居少阴之次；此三阴为里也。其次序之数，则自内而外，故各有一、二、三之先后者如此。又如邪之中人，必自外而内。"又如《皮部论》篇曰："邪客于皮，则腠理开，开则邪入客于络脉，络脉满，注于经脉，经脉满，则入舍于府藏。此所以邪必先于皮毛，经必始于太阳，而后三阴三阳五藏六府皆受病，如下文之谓也。"

（2）故头项痛腰脊强：太阳经脉，从头项下肩，挟背抵腰，故则头项腰脊强痛。

（3）不得卧也：李念莪："胃不和，则卧不安是也。"

（4）少阳主胆：《新校正》："按全元起本'胆'作骨。"《太素》、《甲乙》并作"骨"。丹波元简："盖太阳主皮肤，阳明主肉，少阳主骨，从外而内，始是半表半里之部分，故改胆作骨，于义为长。"

（5）三阳经脉皆受其病，其未入于藏者，故可汗而已：李念莪："三阳为表属腑，故可汗而愈也。未入于脏者，深明入脏则不可轻汗也。"

（6）四日太阴受之：张景岳："邪在三阳，失于汗解，则入三阴，自太阴始也。"

（7）故口燥舌干而渴：李念莪："肾本属水，而热邪耗之，故燥渴也。"

（8）故烦满而囊缩：满，同懑，烦闷的意思；囊，指阴囊。李念莪："传至厥阴而六经偏矣，邪热已极，故为烦满。"

（9）七日巨阳病衰，头痛少愈：王冰："邪气渐退，经气渐和，故少愈。"

（10）大气：指邪气。王冰："大气，谓大邪之气。"

〔提要〕

此段论述了热病的传变规律是循太阳、阳明、少阳、太阴、少阴、厥阴六经之序，由表及里，自外而内，并列举了各经病的症状，回答了篇首"或愈或死"的问题。

〔原文〕

帝曰：治之奈何？岐伯曰：治之各通其藏脉⁽¹⁾**，病日衰已矣。其未满三日者，可汗**⁽²⁾**而已，其满三日者，可泄**⁽²⁾**而已。**

〔注释〕

（1）治之各通其藏脉：其意思为当随经分治。

（2）汗，泄：汗，指汗法；泄，指泄法。程郊倩云："汗泄二字，俱是刺法。"可参考。

〔提要〕

此段指出了热病的治疗原则是：随经分治。

〔原文〕

帝曰：熱病已愈，時有所遺[1]者何也？岐伯曰：諸遺者，熱甚而强食之，故有所遺也。若此者，皆病已衰而熱有所藏，因其穀氣相薄[2]，兩熱相合[3]，故有所遺也。帝曰：善。治遺奈何？岐伯曰：視其虛實，調其逆從[4]，可使必已矣。帝曰：熱病當何禁之？岐伯曰：病熱少愈，食肉則復[5]，多食則遺，此其禁也。

〔注释〕

（1）遗：杨上善："遗，余也。大气虽去，犹有残热在脏腑之内外，因多食以谷气热与故热相薄，重发热病，名曰余热病也。"

（2）相薄：薄同搏。互相冲突搏结的意思。

（3）两热相合：谓所藏之热与谷气之热相侵薄。

（4）调其逆从：根据病情而予以适当的治疗，或逆治，或从治。

（5）病热少愈，食肉则复：张景岳："复者，病复作。遗则延久也。"

〔提要〕

此段论述了"热病已愈，时有所遗"的成因和治法，并指出了"热病少愈，食肉则复，多食则遗"的禁忌。

〔原文〕

帝曰：其病兩感於寒者，其脉是與其病形何如？岐伯曰：兩感於寒者，病一日則巨陽與少陰俱病，則頭痛口乾而煩滿[1]；二日則陽明與太陰俱病，則腹滿身熱，不欲食譫言[2]；三日則少陽與厥陰俱病，則耳聾囊縮而厥，水漿不入，不知人，六日死。帝曰：五藏已傷，六府不通，榮衛不行，如是之後，三日乃死何也？岐伯曰：陽明者，十二經脉之長也，其血氣盛，故不知人，三日，其氣乃盡，故死矣[3]。

〔注释〕

（1）病一日则巨阳与少阴俱病，则头痛口干而烦满：太阳与少阴为表里，病在太阳则头痛，在少阴则口干而烦满。下文与此类同。

（2）谵言：谵，多言也。王冰："谵言，谓妄谬而不次也。"

（3）阳明者……故死矣：张景岳："阳明为水谷气血之海，胃气之所出也，故为十二经脉之长，且为多气多血之经，若感于邪，其邪必甚，故不知人。凡两感于邪者，三月之后，胃气乃尽，故当死也。"

〔提要〕

此段论述了两感伤寒的病证和预后。

〔原文〕

凡病傷寒而成溫[1]者，先夏至日者爲病溫[2]，後夏至日者爲病暑[2]，暑當與汗皆出，勿止[3]。

〔注释〕

（1）温：指温热病。

（2）病温、病暑：丹波元简："温病、暑病，皆是热病，以时异其名耳。"

（3）暑当与汗皆出，勿止：张景岳："暑气侵人，当令有汗，则暑随汗出，故曰勿止。"

〔提要〕

此段指出温病暑病以夏至前后来区分，并指出暑病不可止汗的原则。

〔讨论〕

一、关于伤寒的涵义

伤寒有广狭二义之分。广义的"伤寒"是外感病的总称。狭义的伤寒是一种具体的外感病，即外受寒邪，感而即发的伤寒。本篇"热病者，皆伤寒之类也。"是指广义的"伤寒"。《难经》："伤寒有五，有中风、有伤寒、有湿温、有热病、有温病，其所苦各不同。"前者指广义的伤寒，后者指狭义的伤寒。《伤寒论》以伤寒命名，是从广义"伤寒"立论，但论中第3条"太阳病，或已发热，或未发热，必恶寒，体痛呕逆，脉阴阳俱紧者，名为伤寒。"则是指狭义的伤寒。广狭概念不同，应予分辨清楚。

二、关于六经传变

本篇六经涵义是热病发展过程中由表入里，由阳转阴，由腑传脏的六个阶段。各经证候与该经循行部位及络属脏腑的病理特点相一致，皆是热证。《伤寒论》发展了本篇的理论，其六经涵义与本篇有同有异。合而言之，都反映了热病由表入里之传次，正邪抗争之机理。分而言之，《伤寒论》六经证候有热证也有寒证，各经证候与本篇都不同，也就是说名同实异。《伤寒论》抗病力强而病势亢奋的称为三阳证，抗病力弱而病势虚衰的，称为三阴证，揭示了外感热病的发展规律，成为辨证纲领，奠定了中医学辨证论治的基础。

三、关于热病的治则与禁忌

本篇提出的"治之各通其藏脉，病日衰已矣。其未满三日者可汗而已；其已满三日者，可泄而已"的治疗原则，至今仍有指导意义。但是，随着时代的发展，热病学的内容不断丰富，治法不断完备，疗效不断提高，所以治热病者不可仅限于汗泄两法。又篇中提出"病热少愈，食肉则复，多食则遗，此其禁也。"诚为热病护理中必须注意的事项。

四、关于篇中"一日"、"二日"、"三日"等数字的涵义

传变时日仅作病情传变的概括理解，在临床上，病满三日而仍在表者，亦可汗，未满三日而已入里者，仍当泄。"其死皆以六七日之间，其愈皆以十日以上者"之句，揭示了外感热病从其总的病变过程看，可以分为两个阶段。第一阶段为发展阶段，在这个阶段，如果邪胜正竭则死，如果正可抗邪，则发展到第二阶段，即恢复阶段，随正复邪却而病渐愈。

五、关于"两感"的问题

两感，是表里同病。初读本篇，似皆指外邪致病，实寓有内伤的涵义，内外俱伤，便是两感。《类经》引钱祯曰："少阴先溃于内，而太阳继之于外者，即纵情肆欲之两感也。太阴受伤于里，而阳明重感于表者，即劳倦竭力，饮食失调之两感也。厥阴气逆于脏，少阳复病于腑者，必七情不慎，疲筋败血之两感也。人知两感为伤寒，而不知伤寒之两感，内外俱困，病斯剧矣。"此段论述发挥了两感之真义，符合临床实际。

（赵戬谷）

刺热篇第三十二

本篇论述了五脏热证的临床症状，针刺取穴方法，热病预后与时间的关系，热病的面部望诊等。尤以讨论五脏热病的刺法为主，故曰"刺热"。

〔原文〕

肝熱病者，小便先黃，腹痛多臥身熱[1]，熱爭[2]則狂言及驚，脅滿痛，手足躁，不得安臥[3]，庚辛甚，甲乙大汗，氣逆則庚辛死[4]，刺足厥陰少陽[5]，其逆則頭痛員員，脉引衝頭也[6]。心熱病者，先不樂，數日乃熱[7]，熱爭則卒心痛，煩悶善嘔，頭痛面赤無汗[8]，壬癸甚，丙丁大汗，氣逆則壬癸死[9]，刺手少陰太陽[10]。脾熱病者，先頭重頰痛，煩心顏青，欲嘔身熱[11]，熱爭則腰痛不可用俯仰，腹滿泄，兩頷痛[12]，甲乙甚，戊己大汗，氣逆則甲乙死[13]，刺足太陰陽明[14]。肺熱病者，先淅然厥，起毫毛，惡風寒，舌上黃，身熱[15]。熱爭則喘咳，痛走胸膺背，不得大息，頭痛不堪，汗出而寒[16]，丙丁甚，庚辛大汗，氣逆則丙丁死[17]刺手太陰陽明，出血如大豆立已[18]。腎熱病者，先腰痛骱酸，苦渴數飲，身熱[19]，熱爭則項痛而強，骱寒且酸，足下熱，不欲言[20]，其逆則項痛爲員員淡淡然[21]，戊己甚，壬癸大汗，氣逆則戊己死[22]，刺足少陰太陽[23]，諸汗者，至其所勝日[24]汗出也。

〔注释〕

（1）肝热病者，小便先黄，腹痛多卧身热：王冰："肝之脉循阴器，抵少腹而上，故小便不通先黄，腹痛多卧也。"身热是由正邪交争引起。

（2）热争：即正邪交争。

（3）狂言及惊，胁满痛，手足躁，不得安卧：肝主惊主风，故肝热时出现手足躁扰惊骇等症状，肝脉循胁肋，故胁满痛，肝魂不藏故不得卧。

（4）庚辛甚，甲乙大汗，气逆则庚辛死：庚辛为金日，金克木故病甚，甲乙日为木之气，正气来复而胜邪故大汗，若热淫内逆，则于金日死亡。

（5）刺厥阴少阳：刺肝胆二经穴位。

（6）其逆则头痛员员，脉引冲头也：员员，为眩晕之意。肝热逆于上引起的头痛眩晕，是由于肝经脉气上冲的缘故。

（7）心热病者，先不乐，数日乃热：心志为喜，心病故先不乐，数日以后才发热。

（8）热争则卒心痛，烦闷善呕，头痛面赤无汗：正邪交争则突然心痛，火性上炎邪热上冲，故烦闷善呕，头痛面赤，邪气盛表实则无汗。

（9）壬癸甚，丙丁大汗，气逆则壬癸死：壬癸为水日，水克火故病甚，丙丁为火日，正气胜邪故大汗，热淫逆于内则逢水日而死。

（10）刺手少阴太阳：刺心与小肠经的俞穴。

（11）先头重颊痛，烦心颜青，欲呕身热：脾热则胃亦受影响，胃脉循颊车上耳前至额颅，所以头重颊痛。脾脉上注于心故烦心，脾病木乘之故色青，胃气上逆故欲呕，正邪交争则身热。

（12）热争则腰痛不可用俯仰，腹满泄，两颔痛：正邪交复，热甚内灼肾阴，肾伤则腰痛，脾失健运则腹满泄，胃脉循大迎颊车故两颔痛。两颔：相当于下颌骨颊车部位。

（13）甲乙甚，戊己大汗，气逆则甲乙死：甲乙为木日，木克土故加重，戊己为土日，正胜邪故大汗，热邪逆于内故甲乙木日死。

（14）刺足太阴阳明：刺脾胃二经俞穴。

（15）肺热病者，先淅然厥，起毫毛，恶风寒，舌上黄，身热：肺主皮毛，故肺病者，开始有淅淅恶寒恶风，毫毛竖起。肺与大肠相表里，热初入里故苔黄，邪正交争则发热。

（16）热争则喘咳，痛走胸膺背，不得大息，头痛不堪，汗出而寒：正邪交争则胸部疼痛，热壅于肺故胸痛不得大息，热上冲则头痛，热伤肺，皮毛不固则汗出而恶寒。

（17）丙丁甚，庚辛大汗，气逆则丙丁死：丙丁为火日，火克金故病重，庚辛金日，正气胜邪故大汗，热淫逆于内则丙丁日死。

（18）刺手太阴阳明，出血如大豆立已：刺肺与大肠经，刺其血络盛处，热随血泄。

（19）肾热病者，先腰痛䯒酸，苦渴数饮，身热：腰为肾之府，故肾热腰痛，肾脉循内踝之后上腨内，其直者上循喉咙挟舌本，故病则䯒骨部酸痛，口渴引饮身热。

（20）热争则项痛而强，䯒寒且酸，足下热，不欲言：正邪交争伤及太阳经，故项痛而强，少阴经病则䯒寒而酸足下热，肾伤精疲故不欲言。

（21）淡淡然：张景岳云："精神短少貌。"

（22）戊己甚，壬癸大汗，气逆则戊己死：戊己土日克水故病甚，壬癸水日，正气胜邪故大汗，热淫逆于内则土日死。

（23）刺足少阴太阳：刺肾膀胱二经俞穴。

（24）所胜日：气旺之日为所胜之日，如戊己是土胜之日。

〔提要〕

本节论述了五脏热证的临床表现，包括先兆症状、邪正交争时的症状和热逆于内的症状。论述了五脏热证的治疗方法，即取相应的表里两经进行针刺，并论述了五脏热证的预后与时间的关系。

〔原文〕

肝熱病者左頰先赤[1]，心熱病者顏先赤[2]，脾熱病者鼻先赤[3]，肺熱病者右頰先赤[4]，腎熱病者頤先赤[5]，病雖未發，見赤色者刺之，名曰治未病。熱病從部所起者，至期而已[6]，其刺之反者，三周而已，重逆則死[7]。諸當汗者，至其所勝日，汗大出也。

〔注释〕

（1）肝熱病者左頰先赤：肝气升于左，应于东方，故左颊先赤。

（2）心熱病者顏先赤：颜，额也。应于南方火，为心所主，故心热病者颜先赤。

（3）脾熱病者鼻先赤：鼻为面王，居中属土，为脾所主之部，故脾热病者鼻先赤。

（4）肺热病者右颊先赤：肺藏于右，右应西方金，右颊为肺所属之部，故肺热病者右颊先赤。

（5）肾热病者颐先赤：颐为下颌，属北方水，为肾所主之部，故肾热病者颐先赤。

（6）热病从部所起者，至期而已：热病从面部所属部位发病，到本脏气胜时就好了。如肝热病甲乙大汗而愈。

（7）重逆则死：反复逆治则死。

〔提要〕

本节论述了面部分部望色，早期诊断五脏热证，从而用针刺法早期治疗的重要意义。指出了错误的针刺治疗会使疾病延误，而重复地误治会贻误性命。

〔原文〕

諸治熱病，以飲之寒水乃刺之，必寒衣之，居止寒處，身寒而止也[1]。熱病先胸脅痛，手足躁，刺足少陽，補足太陰[2]，病甚者爲五十九刺[3]。熱病始手臂痛者，刺手陽明太陰而汗出止[4]。熱病始於頭首者，刺項太陽而汗出止[5]。熱病始於足脛者，刺足陽明而汗出止[6]。熱病先身重骨痛，耳聾好瞑，刺足少陰[7]，病甚爲五十九刺。熱病先眩冒而熱。胸脅滿，刺足少陰少陽[8]。

〔注释〕

（1）身寒而止也：身寒热退则停止治疗。

（2）刺足少阳，补足太阴：即泻足少阳胆经，补足太阴脾经。

（3）五十九刺：即五十九个穴位都具有泻热的作用。督脉有上星、囟会、前顶、百会、后顶。足太阳左右共十穴：承光、通天、络却、五处、玉枕。足少阳左右十穴：临泣、目窗、正营、承灵、脑空。背部左右八穴：大杼、膺俞、缺盆、背俞。下部左右八穴：气街、三里、上巨虚、下巨虚。四肢八穴：云门、髃骨、委中、髓空。五脏俞穴左右十六：魂户、神堂、魂门、意舍、志室。

（4）刺手阳明太阴而汗出止：可取手阳明经商阳穴，手太阴之列缺穴汗出则愈。

（5）刺项太阳而汗出止：可取足太阳天柱穴、大杼穴，汗出可愈。

（6）刺足阳明而汗出止：可取足阳明经三里穴，汗出而愈。

（7）刺足少阴：取肾经井荥穴刺之。

（8）刺足少阴少阳：刺足少阴肾经及足少阳胆经之井荥穴。

〔提要〕

本节指明，针刺热病患者，应加强护理，如冷饮、寒衣、居在寒处，根据疼痛部位循经取穴。如胸胁痛手足躁可泻胆补脾，扶土抑木。并提出治疗热病的五十九个穴位，临床中可以选用。

〔原文〕

太陽之脉，色榮顴骨，熱病也，榮未交[1]，曰今且得汗，待時而已[2]。與厥陰脈爭見者，死期不過三日[3]。其熱病內連腎，少陽之脉色也[4]。少陽之脉，色榮頰前，熱病也⁽⁵⁾，榮未交，曰今且得汗，待時而已，與少陰脉争見者，死期不過三日⁽⁶⁾。

〔注释〕

（1）荣未交：热邪未入于营分。

（2）今且得汗，待时而已：可汗出而解，待时如肝待甲乙之时等。

（3）与厥阴脉争见者，死期不过三日：与厥阴经热证同时并见的属病危。

（4）其热病内连肾，少阳之脉色也：《新校正》云："旧本（守）无少阳之脉色也六字，乃王氏所添，王注非，当从上善之义。"其热内连肾即热伤肾阴之意。

（5）色荣颊前：颊前，在颧骨下近鼻两旁。

（6）与少阴脉争见者，死期不过三日：热病外见少阳胆经证，兼见足少阴肾经之证，为阴阳俱病，故病危。

〔提要〕

本节指出，热病在气分的则病轻，可待时汗出而已。若两经同时俱病的则病势危重，重申面部望色诊，颊部为少阳，颧部为太阳。

〔原文〕

熱病氣穴：三椎下間主胸中熱，四椎下間主鬲中熱，五椎下間主肝熱，六椎下間主脾熱，七椎下間主腎熱，榮在骶也⁽¹⁾。項上三椎，陷中者也⁽²⁾。頰下逆顴爲大瘕⁽³⁾，下牙車爲腹滿⁽⁴⁾，顴後爲脅痛，頰上者鬲上也⁽⁵⁾。

〔注释〕

（1）荣在骶也：骶（dǐ，音抵），脊骨之尽处。治荣分热应取骶部穴位。

（2）项上三椎，陷中者也：若取项上三椎之下穴，椎骨下的陷凹中即是。

（3）颊下逆颧为大瘕：大瘕，即大瘕泄，里急后重而茎中痛，为五泄之一。病色从颊下上逆于颧的为痢疾病。

（4）下牙车为腹满：病色见于下牙车的为腹满病。

（5）颧后为胁痛，颊上者鬲上也：病色见于颧骨的为胁痛，病色见于颊上的是鬲上的病。

〔提要〕

本节提出胸中、鬲中、肝、脾、肾、荣血热病的针刺泻热法的选穴及面部分部望色诊法，用以诊断痢疾、腹满、胁痛、鬲上等病。

〔讨论〕

一、关于五脏热病的证治

肝热病的先兆症状是"小便先黄，腹痛，多卧身热"，"左颧先赤"。因此，临床上可根据这些症状作为肝热病的早期诊断，进而可以遵照"上工治未病"的原则，早期治疗。可取肝经大敦或行间穴，胆经的窍阴或侠溪穴，以泻邪热。当正邪剧烈交争，而出现"狂言及惊，胁满痛，手足躁，不得安卧"时，已有肝热动风之象，可结合具体症情，投以平肝息风之剂，如羚角钩藤汤、紫雪散等。亦可配合针刺肝胆二经之井荥穴。

　　心热病的早期症状是"先不乐，数日乃热"，"颜先赤"，根据这些症状，可对心热病早期诊断治疗。可刺心与小肠经的井荥之穴，以泻邪热。当正邪交争时，又可出现"卒心痛，烦闷善呕，头痛，面赤无汗"等症状，根据这些症状，可采用泻心火之法，可灵活运用大黄黄连泻心汤与栀子豉汤合方治疗，另外可配合针刺心与小肠经井荥穴。

　　脾热病的早期症状是"先头重颊痛，烦心颜青，欲呕身热"，"鼻先赤"，可根据以上症状，对脾热病作出早期诊断和治疗。《素问·生气通天论》云："因于湿，首如裹。"本条中，身热欲呕，烦心，头重等症状，均属湿热之证，因胃经过颊部故颊痛，颜青为土虚木乘。本条应从湿热论治，可投泻黄散（生石膏、藿香、栀子、甘草、防风）较为对证。邪正交争之时，出现"腰痛不可俯仰，腹满泄，两颔痛"，此乃脾热已极，伤及肾阴，似可投以黄连、黄芩、黄柏等泻火坚阴之剂，以除邪热。亦可针刺脾胃二经井荥之穴。

　　肺热病的早期症状是"先淅然厥，起毫毛，恶风寒，舌上黄身热"，"右颊先赤"，根据以上症状，可早期诊断治疗。此证应属于风温初起，邪在卫分，可投桑菊饮辛凉疏解在表之邪。当邪气深入于肺，正邪交争时，则见咳嗽、胸痛、喘息、头痛等症。如本文云"喘咳，痛走胸膺背，不得太息，头痛不堪，汗出而寒"，此证系属热壅于肺，肺失宣降。此时当以辛凉宣肺配合清热解毒之品进行治疗，可投以麻杏石甘汤加金银花、连翘、鱼腥草等药治疗，亦可采用针刺肺与大肠经的络穴，刺出血，使热随血泄。

　　肾热病的早期症状是"先腰痛胻酸，苦渴数饮身热"，"颐先赤"，可据早期诊断治疗，当结合临床具体病情，妥善处理，可用滋阴退热法，诸如增液汤之类可投。若邪正交争，热甚时则见"项痛而强，胻寒且酸，足下热不欲言"，此时肾精已伤，可用益气滋阴之法进行治疗，如加减复脉汤等可投。

　　总之，五脏热证应根据临床所见，进行辨证求因，审因论治。此处仅为举例而言，不可拘执。本文对热病，按五脏进行辨证定位，并指出先兆症状及面部望色诊的方法，具有临床指导意义。

　　二、关于"热争"的解释

　　张隐庵注云："热争者，寒与热争也。"马莳注云："邪气与正气相争。"高士宗注云："邪正相搏则为热争。"根据五脏热病的临床症状，似乎都有外邪，如"肺热病者，先淅然厥，起毫毛，恶风寒，舌上黄身热"，这明显是风温袭卫之证。所以当以正邪交争为妥。

　　三、关于疾病预后与时间的关系

　　本文云"肝热病者……庚辛甚，甲乙大汗，气逆则庚辛死"，是指肝热病的患者逢庚辛之日，疾病就要加重，逢甲乙之日正气来复，正能胜邪故大汗而向愈，若热邪淫逆于内，病势加重又逢庚辛之日，则病势危重容易死亡。本文五脏热证各均有此类条文。对于用日甲子推测疾病的预后，必须结合临床实践进一步研究。

　　另外，《内经》中关于一日之内，从时辰来预测疾病预后的记载甚详细，如《素问·玉机真藏论》云："一日一夜五分之，此所以占死生之早暮也。"王冰注云："然朝主甲乙，昼主丙丁，四季上主戊己，晡主庚辛，夜主壬癸，由此则死生之早暮可知也。"《灵枢·

顺气一日分为四时》云："夫百病者,多以旦慧,昼安,夕加,夜甚。"因人体一日之内,
阳气有盛有衰,人体抵抗力及各组织器官的功能,也随时间有强弱的变化,所以一日之内
不同的时辰,疾病的预后不同,这是有一定的科学道理的。《素问·生气通天论》云:
"阳气者,一日而主外,平旦人气生,日中而阳气隆,日西而阳气乃虚,气门乃闭。"正说
明了这个道理。人之疾病,也随一日之内的时间变化而有轻重,不同的疾病变化不同。如
《素问·藏气法时论》云"肝病者,下晡甚,夜半静","心病者,日中慧,夜半甚","脾
病者,日昳慧,日出甚,下晡静","肺病者,下晡慧,日中甚,夜半静","肾病者,夜
半慧,四季甚,下晡静"。在临床中,发现心肌梗死病人,大多数死于夜半时。肝炎病人
的腹胀大多数在下午加重,而肺心病、肺性脑病多在中午加重。对于肺性脑病,可能是因
为中午人体基础代谢增高,全身耗氧量增加,因肺气肿引起的血氧饱和度低下从而进一步
降低,使其昏迷症状加甚。正与中医记载的时辰相吻合。关于这方面的文献记载,应加以
整理研究,将对于判断疾病的预后,加强临床护理,具有指导意义。

(纪晓平)

评热病论篇第三十三

评，评述的意思。本篇对四种热性病的病理变化和预后吉凶进行了评述。一论阴阳交，二论风厥，三论劳风，四论肾风。并从这四种热病的病理过程，着重阐明"邪""正"相争的变化规律。故篇名曰"评热病论"。

〔原文〕

黄帝問曰：有病温者，汗出輒⁽¹⁾復熱，而脉躁疾不爲汗衰，狂言不能食，病名爲何？岐伯對曰：病名陰陽交⁽²⁾，交者，死也。帝曰：願聞其説。岐伯曰：人所以汗出者，皆生於穀，穀生於精⁽³⁾，今邪氣交争於骨肉而得汗者，是邪却而精勝也⁽⁴⁾，精勝則當能食而不復熱。復熱者，邪氣也。汗者，精氣也。今汗出而輒復熱者，是邪勝也，不能食者，精無俾也⁽⁵⁾，病而留者，其壽可立而傾也⁽⁶⁾。且夫《熱論》曰：汗出而脉尚躁盛者死⁽⁷⁾。今脉不與汗相應，此不勝其病也，其死明矣。狂言者失志，失志者死⁽⁸⁾。今見三死，不見一生⁽⁹⁾，雖愈必死⁽¹⁰⁾也。

〔注释〕

（1）輒：（zhé，音哲）当"即"或"就"字讲。

（2）阴阳交：阳邪入于阴分而交结不解的病证。

（3）人所以汗出者，皆生于谷，谷生于精：王冰："言谷气化为精，精气胜乃为汗。"人体的汗液来源于水谷，而水谷之所以能被消化吸收以营养周身是依赖精气对胃气的支援。水谷的精气，泄于皮表而为汗。

（4）邪却而精胜也：就是指当邪气伏于骨肉之间与精气交争之时，若精胜则能使邪气从汗外出，则不再发热，并可以运化水谷而进饮食。

（5）精无俾也：俾（bǐ，音比），当"使"讲，无俾，言无可使为也。因为邪盛精衰则不能运化水谷，故不能食，不能食则精气的资源断绝。汗源缺乏，所以无可使为汗。

（6）病而留者，其寿可立而倾也：王冰："如是者，若汗出疾速留著而不去，则其人寿命立至倾危也。"

（7）且夫《热论》曰：汗出而脉尚躁盛者死：王冰："《热论》，谓上古《热论》也。凡汗后脉当迟静，而反躁急以盛满者，是真气竭而邪盛，故知必死也。"

（8）狂言者失志，失志者死：王冰："志舍于精，今精无可使，是志无所居，志不留居则失志也。"

（9）今见三死，不见一生：三死，汗出而热不去，死有三候：一不能食，二脉躁盛，三狂言失志。今见三死，不见一生是指见以上三种死证，而不见一种能生的征象。

（10）虽愈必死：是说病虽稍愈，但因其精气已竭，也必然要死亡的意思。

〔提要〕

本段论述汗出复热脉躁，反见狂言失志不能食的症状是阴阳交病。其发病是阴阳错乱，阴气不守，邪气更形深入，正气更形衰退引起。指出汗来源于水谷之精气。热病有汗出而愈，有汗出不愈者，皆为精胜邪衰或邪胜精却所致。并告诫医者应从汗出脉静与汗出脉躁中鉴别病的吉凶。

〔原文〕

帝曰：有病身热汗出煩滿，煩滿不爲汗解，此爲何病？岐伯曰：汗出而身熱者風也，汗出而煩滿不解者厥也，病名曰風厥[1]。帝曰：願卒聞之。岐伯曰：巨陽主氣，故先受邪，少陰與其爲表裏也，得熱則上從之，從之則厥也[2]。帝曰：治之奈何？岐伯曰：表裏刺之[3]，飲之服湯[4]。

〔注释〕

（1）风厥：马莳："以其太阳感风，少阴气厥，名谓风厥之证。"厥者，逆的意思。汗出而身热的是感受风邪，汗出而烦满不解的是肾气上逆，病名叫风厥。

（2）巨阳主气，故先受邪，少阴与其为表里也，得热则上从之，从之则厥也：是说太阳主表先受邪，太阳与少阴相表里。太阳受邪后化为热，少阴肾水之气从之而上逆，逆于心则烦，逆于脾则中满，故汗出而烦满不解。

（3）表里刺之：是说刺法应表里两经俱刺。泻足太阳，补足少阴。

（4）饮之服汤：《太素》无"服"字。杨上善："饮之汤液，以疗其内。"马莳："又当饮之以汤剂，以止逆上之肾气，则可以治斯疾也。"张景岳："饮之服汤，即《脉度》篇所谓虚者饮药以补之之意。"就是服汤药以和营卫的意思。

〔提要〕

论述了风厥病的病证是汗出而身热，汗出而烦满不解；病机是太阳经受邪化热，其表里之少阴经气从下逆上之故；治应泻太阳经，补少阴经并服汤药以调荣卫。

〔原文〕

帝曰：勞風[1]爲病何如？岐伯曰：勞風法在肺下[2]，其爲病也，使人强上冥視[3]，唾出若涕，惡風而振寒，此爲勞風之病。帝曰：治之奈何？岐伯曰：以救俯仰[4]。巨陽引精者三日，中年者五日，不精者七日[5]，咳出青黃涕，其狀如膿[6]，大如彈丸，從口中若鼻中出，不出則傷肺，傷肺則死也[7]。

〔注释〕

（1）劳风：张隐庵："劳汗当风，而伤其肾也。"张景岳："因劳伤风也。"劳风就是烦劳引起内虚，受风而生病。

（2）法在肺下：尤在泾《医学读书记》云："劳则火起于下，而风又乘之，风火相搏，气凑于上，故云法在肺下。"吴崑云："其受邪由于肺下，盖四椎、五椎、六椎之间。"王冰云："从劳生风，故曰劳风，劳为肾劳也。肾脉者，从肾上贯肝膈，入肺中，故肾劳生风，上居肺下也。"张志聪云："伯言风动寒水之气，法当肺下，《水热穴论》曰：

肾者，至阴也，至阴者盛水也。肺者太阴也，少阴者冬脉也。故其本在肾，其末在肺。皆积水也。"高士宗云："肺下，心也。烦劳则伤心，故劳风之病，法在肺下，心肺从心系，上挟咽，系目系，病则不能挟咽系目，故为病也。"上述各家之说，都不甚确切。肺下似应作"肺中"理解，即肺中蕴热不解。

（3）强上冥视：王冰："膀胱气不能上荣，故使人头强项强而视不明也。"《新校正》云："按杨上善云：'强上，好仰也。冥视，谓合眼视不明也。'又《千金方》冥视作目眩。"强上冥视就是指咳嗽剧烈而呈现耸肩，目如脱的现象。

（4）以救俯仰：尤在泾云："肺主气而司呼吸，风热在肺，其液必结，其气必壅，是以俯仰皆不顺利，故曰当救俯仰也。救俯仰者，即利肺气散邪之谓乎。"高士宗："治之之法，当调和经脉，以救俯仰。经脉调和则俯仰自如，强上可愈。"俯仰，就是形容腰背屈伸以喘息的样子。以救俯仰，就是治其喘促之急、俯仰以息之证。

（5）巨阳引精者三日，中年者五日，不精者七日：吴崑云："巨阳与少阴肾相表里，肾者精之府，精阴体也，不能自行，必巨阳之气引之，乃能施泄，故曰巨阳引精是谓少壮之人也，水足以济火，故三日可愈。中年者，精虽未竭，比之少壮则弱点，故五日可愈。年老之人，天癸竭矣，故云不精，不精者，真阴衰败，水不足以济火，故治之七日始愈。"所以，巨阳引精者是指少壮之人而言；不精者是指精气衰的老人言。三日、五日、七日指愈期的长短，不能机械地理解为三天、五天、七天。

（6）其状如脓：《太素》"脓"上有"稠"字。

（7）不出则伤肺，伤肺则死也：若元气不足，不能将痰排出则痰积肺中，影响呼吸，最后致窒息而死。

〔提要〕

论述了劳风的病位、病证、病机及其治法。并指出入的体质强弱的不同，直接影响愈期的长短、预后的好坏。

〔原文〕

帝曰：有病肾风者，面胕痝然壅[1]，害于言[2]，可刺不？岐伯曰：虚不当刺，不当刺而刺，后五日其气必至[3]。帝曰：其至何如？岐伯曰：至必少气时热[4]，时热从胸背上至头，汗出手热，口乾苦渴，小便黄，目下腫，腹中鳴，身重难以行，月事不來，煩而不能食，不能正偃[5]，正偃则咳甚，病名曰风水[6]，論在《刺法》[7]中。帝曰：願聞其說。岐伯曰：邪之所凑，其氣必虛，陰虛者陽必凑之，故少氣時熱而汗出也。小便黃者，少腹中有熱也。不能正偃者，胃中不和也。正偃則咳甚，上迫肺[8]也。諸有水氣者，微腫先見於目下也[9]。帝曰：何以言？岐伯曰：水者陰也，目下亦陰也，腹者至陰之所居[10]，故水在腹者，必使目下腫也。真氣[11]上逆，故口苦舌乾，臥不得正偃，正偃則咳出清水也。諸水病者，故不得臥，臥則驚，驚則咳甚也。腹中鳴者，病本於胃也。薄[12]脾則煩不能食，食不下者，胃脘隔也。身重難以行者，胃脈在足也。月事不來者，胞脈閉也[13]，胞脈者屬心而絡於胞中，今氣上迫肺，心氣不得下通，故月事不來也。帝曰：善。

〔注释〕

（1）面胕疣然壅：张景岳云："胕，浮肿也。"杨上善云："疣然者，肿起貌。"《甲乙经》"然"下有"肿"字。壅，谓目下垂，如卧蚕状。面胕疣然壅就是指面部浮肿、眼胞如卧蚕状。

（2）害于言：少阴之脉，贯肾系舌本，水邪上逆故害于言。害于言，就是妨碍语言的意思。

（3）后五日其气必至：至，谓病气来至。因风邪伤肾，精气已虚，不可刺；若刺，则正气益虚，五日脏气循一周，循行至肾，故邪气乘虚而至。

（4）至必少气时热：张景岳："风邪伤肾，精气必虚，阴虚则阳往乘之，故时时发热；肾为生气之源故少气也。"因风邪入里，内迫化热，所以出现一系列热象。如，少气时热，时热从胸背上至头，汗出手热，口干苦渴，小便黄，烦而不能食等。

（5）正偃：偃（yǎn，音眼），仰面倒下。《说文》谓仰卧曰偃。正偃即正卧。

（6）风水：由肾风误治而变成水病。

（7）《刺法》：王冰云："《刺法》，篇名，今经亡。"

（8）迫肺：是指正偃则水邪上迫于肺。

（9）诸有水气者，微肿先见于目下也：凡水气病先见于目下肿的，就是脾土不能制水，反被水乘，故目下肿。水属阴，目下也属阴，腹的所在属至阴，同类相求，故腹中蓄水，必先目下微肿。

（10）腹者，至阴之所居：张景岳云："太阴者，至阴也，水邪上乘于腹，始伤胃而渐及于脾，故微肿先见于目下，脾主约束也。"

（11）真气：即脏真之气也。

（12）薄：与"迫"义同。

（13）月事不来者，胞脉闭也：胞即子宫，胞脉即子宫的络脉。心主血，肺主气，胞脉属心而络于胞中，胞得心血而成天癸。气行则血行，今水气上迫肺，阴寒之气阻塞阳道，心气不得借肺气以下通，胞脉闭，胞血失其资源，所以月事不来。

〔提要〕

本段详述了肾风的病因、病症、病机以及治法和预后。对各种病症的产生作了分析，并提出了"邪之所凑，其气必虚"的重要观点。

〔讨论〕

一、关于四种热性病的病证特点、病机及治法

1. 阴阳交

病证特点：病温，汗出辄复热，不能食，脉躁疾不为汗衰，狂言者失志。

病机："人之所以汗出者，皆生于谷，谷生于精。"汗，源于水谷之精气。"阴阳交"，寒邪侵于人体"交争于骨肉而得汗"是邪却而精胜。精胜当能食而不能食，汗出复发热，乃是因正邪交争，邪气胜而留滞不去之故。不能食乃因胃气不足，胃气不足致精乏后继之

源，正气与邪交争之力不支，发展到严重阶段寿可立倾。汗出而脉尚躁盛者是正不胜邪，邪气内迫于里所致。狂言者失志是邪热入里，热扰心包，神明失常出现的神昏谵语的表现。总之，阴阳交一病的病机就是寒邪侵入人体后郁而化热，引起汗出而热不退，反复高热。进而邪入于阴，扰及营血，陷入心包，引起狂言失志，神昏谵语；邪胜正却，胃气虚弱不能食。此是气血两燔，邪陷心包之证。证情极为危笃，所以，经云："病名阴阳交，交者死。"

治法：采用气血两清，清热开窍之法治之。临证可考虑用化斑汤、清宫汤、安宫牛黄丸等。

2. 风厥

证候特点：有病身热，头痛口干，汗出烦满，烦满不为汗解。

病机：太阳经主表，今汗出仍发热，说明风邪尚在表也。少阴与太阳互为表里，太阳经病不解，引起少阴肾之经气上逆，肾经上连心肺，邪气由表入里，郁热扰于胸膈，故烦满。

治法："表里刺之"，"饮之服汤"。表里刺之就是取足太阳膀胱经、足少阴肾经表里两经之荥穴或五十九穴刺之；饮之服汤，汤当为"汤液醪醴"之汤，即指五谷之液。就是于针刺之后，配合服用汤液。基于对"风厥"是属于温热病类的认识，现在若治疗应该采取除清热外，还应顾及津液。"存得一分津液，便有一分生机"，当以清胸膈之郁热，佐以辛凉发散之品以解太阳之邪，少佐以顾阴之品为治。方剂当予栀子豉汤加金银花、连翘，少加麦冬、生地之类。

按：关于"风厥"，《内经》中有几处涉及。如：《素问·阴阳别论》："二阳一阴发病，主惊骇，背痛、善噫、善欠，名曰风厥。"《灵枢·五变》："人之善病风厥漉汗者，肉不坚，腠理疏，故善病风。"等等。其他篇中的"风厥"病机与本篇不同。《素问·阴阳别论》中"风厥"是因伤于风而使肝胃发痛，出现惊骇、背痛、善噫、善欠等气逆症状。与本篇"风厥"病机截然不同，临证时要详加鉴别。

3. 劳风

证候特点：法在肺下，其病使人强上冥视，唾出若涕，恶风而振寒……咳出清黄涕，其状如脓，大如弹丸，从口中若鼻中出，不出则伤肺，伤肺则死也。

病机：劳，烦劳。肺下，即在肺中。"邪之所凑，其气必虚"，"两虚相得，乃客其形"，烦劳内虚生风病。劳风是由于素有体虚，又感受外邪，浸淫入里，肺之蕴热不解。此劳风相当于"肺痈"一病的前期表现。即受风寒所袭，邪伤卫分出现表证，多见恶风而振寒，强上冥视；进而卫分不解，内舍于肺，化热内壅，致肺气不利，气不布津，痰涎内生，见唾出若涕，咳喘胸满等证。如果进一步发展到肺蕴热，肉腐生脓，出现咳出青黄涕，其状如脓，大如弹丸，从口中或鼻中出，不出则伤肺，伤肺则死也。

另外，《金匮要略》中关于肺痈的论述对我们加深理解劳风病是有很大帮助的。如《金匮要略》中说："肺痈，喘不得卧，葶苈大枣泻肺汤主之。""咳而胸满，振寒脉数，咽干不渴，时出唾浊，腥臭，久久吐脓如米粥者，为肺痈，桔梗汤主之。"又说"肺痈胸满胀，一身面目浮肿，鼻塞清涕出，不闻香臭酸辛，咳逆上气，喘鸣迫塞，葶苈大枣泻肺汤主之。""风舍于肺，其人则咳，口干喘满，咽燥不渴，多唾浊沫，时时振寒，热之所过血为之凝滞，蓄注痈脓，吐出米粥，始萌可救，脓成则死。"从《金匮要略》中对肺痈一病的描述，不难看出，《内经》在本篇中对劳风一病的论述，与肺痈病的前驱期或初期的表现是极为相似的。

治法：经云："帝曰：治之奈何？岐伯曰：以救俯仰。"本篇中并未出方。根据证候分析，治疗可考虑给予银翘散加鱼腥草或千金苇茎汤加减。另外，当效法《金匮要略》中桔梗汤、葶苈大枣泻肺汤以治其危重。

4. 肾风

证候特点："面胕痝然壅，害于言"，"少气时热，时热从胸背至头，汗出身热，口干苦渴，小便黄，目下肿，腹中鸣，身重难以行，月事不来，烦而不能食，不能正偃，正偃则咳甚。"另外，除本篇外，《奇病论》中"肾风而不能食，善惊，惊已，心气痿者死。"的描述可参考。

病机：肾风就是肾虚受风所致。因肾主一身之阳，肾虚则卫阳虚，表虚受风，引起面浮肿。阳明经布于面，肾虚致脾土亦虚，风夹水上扰于面，故面浮肿。水者阴也，目下者亦阴，故目窠肿，如卧蚕之状，妨害于言。如不当刺而刺，引起风邪入里。肾风误治成"水病"。风邪伤肾，精气必虚，阴虚则阳往乘之，故时发热，肾为生气之源，肾病则少气也，水邪上迫于肺，故正偃则咳甚。太阴者至阴也，水邪上乘于腹，始伤胃渐及于脾，致腹中鸣，身重难以行，胃脘隔塞则不能食。胞脉者属心而络于胞中，今气上迫肺，心气不得下通，故月事不来也。

治法：根据证候分析，应予宣肺散风行水。方剂以越婢汤加减；重者可以济生肾气丸（汤）加减主治。

二、关于"邪之所凑，其气必虚"的问题

"邪之所凑，其气必虚"是一个关于发病学的重要问题。

《素问·通评虚实论》中说："邪气盛则实，精气夺则虚。"这里"精气"、"正气"、"真气"是异名同类的，都是指人体御外抗邪的能力而言。"其气必虚"是指人体正气的虚弱不足。"邪之所凑，其气必虚"就是说邪气之所以能侵犯人体而致病，必须以正气虚弱为前提。究竟什么是"正"，什么是"邪"？两者在疾病的发生、发展、转归过程中作用如何？关系怎样？有必要予以讨论。

疾病的发生发展和变化是错综复杂的，但总其大要不外乎本身的条件和致病的因素两方面。《内经》中把这两方面概括为"正"和"邪"。正气，是人体各种机能活动和抵抗外邪能力的集中概括。中医学十分重视正气在发病学上的作用。《灵枢·百病始生》："风雨寒热不得虚，邪不能独伤人，卒然逢疾风暴雨而不病者，盖无虚，故邪不能独伤人。此必因虚邪之风，与其身形，两虚相得，乃客其形。"但是，并不否定外邪致病的重要性。既强调"正气存内，邪不可干"，也强调对"虚邪贼风"必须"避之有时"。如《素问·刺法论》："黄帝曰：余闻五疫之至，皆相染易，无问大小，病状相似，不施救疗，如何可得不相移易者？岐伯曰：不相染者，正气存内，邪不可干，避其毒气。"阐明了正气虚弱是疾病发生的根本原因，邪气的侵入则是疾病发生的条件。这是"邪之所凑，其气必虚"所包含的基本精神。

邪正的消长决定着疾病的发展变化和转归，决定疾病的表里出入、寒热虚实、阴阳盛衰等多种机转。拿表里而言，表里互传的机转，主要取决于邪正双方势力的对比。正不胜邪，邪可以入里内陷；反之，正胜邪却，则里病可以出表。寒热虚实的机转也是如此，在正邪相搏中，凡属邪盛而正不衰，抗邪积极有力的，则多表现为热证、实证；反之，邪盛而正衰，抗邪无力的，则多表现为寒证、虚证以及正虚邪实的错杂证候。正虚邪实则病进，正盛邪衰则病退；邪衰正复者，预后多良；邪盛正衰者，预后多危。很显然，正气强弱不仅是疾病发生的根本原因，而且在疾病的发展变化及预后转归过程中仍是起主导作用。

总之，"邪之所凑，其气必虚"它非常清楚地说明了疾病的发生、发展、变化与机体的体质，致病因素的强弱性质，以及外界环境的影响等各方面因素的关系。但是，唯物辩证法的观点认为疾病的发生、发展与变化的根本原因不在患者机体的外部，而在于机体内部的矛盾性，即体内的阴阳失调，升降失常，气血津液，脏腑经络功能活动紊乱；在于病邪与人体正气的斗争。正气不足是疾病发生的内在因素，外邪是构成疾病的重要条件。"外因是变化的条件，内因是变化的根据，外因通过内因而起作用。"在应用于临床治疗时，除了注意致病之邪以外，用药处方主要着重在调整机体的功能，以增强抗病力量，就是从这理论出发的。

（胡荫奇）

逆调论篇第三十四

本篇内容讨论了人身之营卫气血失于调和而产生的各种病理变化，故名"逆调论"。

〔原文〕

黄帝问曰：人身非常温⁽¹⁾也，非常热也，爲之热而烦满者何也？岐伯对曰：阴气少而阳气胜，故热而烦满也。帝曰：人身非衣寒⁽²⁾也，中非有寒气⁽³⁾也，寒从中生者何？岐伯曰：是人多痹气⁽⁴⁾也，阳气少，阴气多，故身寒如从水中出⁽⁵⁾。

〔注释〕

（1）非常温：王冰："异于常候，故曰非常。"谓人身体温，异于正常。

（2）非衣寒：非因衣服单薄而寒。

（3）中非有寒气：寒气，指外来寒冷。全句谓非有寒冷侵入体内。

（4）痹气：吴崑："痹气者，气不流畅而痹著也。"张景岳："痹者正气不行也。"《圣济总录》："夫阳虚生外寒，阴盛生内寒，人身阴阳偏胜，则自生寒热，不必外伤于邪气也。痹气内寒者，以气痹而血不能运，阳虚而阴自胜也；故血凝泣而脉不通，其证身寒如从水中出。"

（5）身寒如从水中出：王冰："言自由形气阴阳之为是，非衣寒而中有寒也。"全句谓身沐寒冷好像刚从水中出来一样。

〔提要〕

本段叙述了由于阴阳逆调而出现的阴虚阳亢，水不济火的虚热证和阳虚阴盛，阳不制阴的虚寒证的病理机制。

〔原文〕

帝曰：人有四支热，逢风寒如炙如火⁽¹⁾者何也？岐伯曰：是人阴气虚，阳气盛，四支者阳也，两阳相得⁽²⁾而阴气虚少，少水⁽³⁾不能灭盛火⁽⁴⁾，而阳独治⁽⁵⁾，独治者不能生长也，独胜而止耳，逢风而如炙如火者，是人当肉烁⁽⁶⁾也。

〔注释〕

（1）如炙如火：吴崑："如炙，自苦其热如火熏也。如火，人探其热为探火也。"形容热得厉害，如同炙于火上一般。

（2）两阳相得：张景岳："四肢者，诸阳之本也，风者阳气也，以四肢之热而逢风于外，是谓两阳相得。"马莳："四肢者属阳，风亦属阳，一逢风寒两阳相得。"

（3）少水：是指阴气衰少。

（4）盛火：是指阳气亢盛。

（5）阳独治：张景岳："治言王也。"王同旺，阳气独旺之意。

（6）肉烁：烁（shuò，音硕）。王冰："烁，言消也，言久久此人当肉削也。"指肌肉消削如以火烘之，肌肉消瘦干枯。

〔提要〕

本段叙述了四肢发热若再逢风寒则如火如炙的病理机制。指出此为阴虚而阳盛，"少水不能灭盛火"，形成阳气独治的局面，久则必成肉烁之证。

〔原文〕

帝曰：人有身寒，湯火不能熱，厚衣不能溫，然不凍栗⁽¹⁾，是爲何病？岐伯曰：是人者素腎氣勝，以水爲事⁽²⁾，太陽氣衰，腎脂枯不長，一水不能勝兩火⁽³⁾，腎者水也，而生於骨，腎不生則髓不能滿，故寒甚至骨也。所以不能凍栗者，肝一陽也，心二陽也，腎孤藏也，一水不能勝二火⁽⁴⁾，故不能凍栗，病名曰骨痹⁽⁵⁾，是人當攣節⁽⁶⁾也。

〔注释〕

（1）冻栗：寒冷而战栗。

（2）以水为事：张景岳："素肾气胜者，必持胜而多欲，故以水为事。"张隐庵："以水为事者，膀胱之水胜也。谓其人水寒之气偏胜。"全句谓肾气素来偏胜。

（3）一水不能胜两火：高士宗："七字在下，误重于此，衍文也。"

（4）肝一阳也，心二阳也，肾孤藏也，一水不能胜二火：高士宗："肾水生肝木，肝为阴中之阳，故肝一阳也。少阴合心火，心为阳中之阳，故心二阳也。肾为阴中之阴故肾孤脏也。一阳二阳火也，孤脏水也，今一水不能胜二火，故虽寒甚至骨而不能冻栗也。"

（5）骨痹：高士宗："寒在于骨，病名曰骨痹。"

（6）挛节：骨节拘挛。

〔提要〕

本段论述了骨痹症状、原因及其病理机制。

〔原文〕

帝曰：人之肉苛⁽¹⁾者，雖近衣絮，猶尚苛也，是謂何疾？岐伯曰：榮氣虛，衛氣實⁽²⁾也，榮氣虛則不仁⁽³⁾，衛氣虛則不用⁽⁴⁾，榮衛俱虛，則不仁且不用，肉如故也，人身與志不相有⁽⁵⁾，曰死。

〔注释〕

（1）肉苛：丹波元简："《说文》，苛，小草也。盖麻痹者，病在皮上，尤细琐者，取义于苛细。"张景岳："苛者，顽木沉重之谓。"即指肌肉顽麻沉重，感觉不灵。

（2）荣气虚，卫气实：丹波元简："营气虚则不仁，卫气虚则不用，营卫俱虚则不仁不用。则此七字不相冒，恐是衍文。"《黄帝内经素问白话解》："原文卫气实之实字，疑是虚字之误，在下文中只说到卫气虚，并未提及卫气实。"但是否可认为：荣气属阴主守内，"阴道虚"故荣气虚，卫气主外，"阳道实"故卫气实也，是言正常生理情况。

（3）不仁：张景岳："不知痛痒寒热也。"

（4）不用：张景岳："不用，不能举动也。"

（5）人身与志不相有：张景岳："人之身体在外，五志在内，虽肌肉如故而神气失守，则外虽有形而中已无主，若此不相有也，故曰死。"《内经讲义》："人，身形也。志，意志也。来自身形的刺激意志不能感觉，而意志也不能使身形活动，是谓人与志不相有。"

〔提要〕

本段讨论了"肉苛"的症状、病理机制及预后。

〔原文〕

帝曰：人有逆氣不得卧而息⁽¹⁾有音者，有不得卧而息無音者，有起居爲故而息有音者，有得卧行而喘者，有不得卧不能行而喘者，有不得卧，卧而喘者，皆何藏使然？願聞其故。岐伯曰：不得卧而息有音者，是陽明之逆也，足三陽者下行，今逆而上行，故息有音也。陽明者胃脉也，胃者六府之海⁽²⁾，其氣亦下行，陽明逆不得從其道，故不得卧也。《下經》⁽³⁾曰：胃不和則卧不安⁽⁴⁾。此之謂也。夫起居如故而息有音者，此肺之絡脉逆也，絡脉不得隨經上下⁽⁵⁾，故留經而不行⁽⁶⁾，絡脉之病人也微，故起居如故而息有音也。夫不得卧，卧則喘者，是水氣之客也，夫水者循津液而流也，腎者水藏，主津液，主卧與喘⁽⁷⁾也。帝曰：善。

〔注释〕

（1）息：一呼一吸谓之一息。

（2）胃者六府之海：王冰："水谷之海也。"六腑传化水谷均取源于胃，故云。

（3）《下经》：张景岳："《下经》，古经也。"据任应秋老师考证，《下经》为病证学或病理学方面的古代医籍。

（4）胃不和则卧不安：张景岳："反复不宁之谓，今人有过于饱食或病胀满者，卧必不安，此皆胃气不和之故。"

（5）络脉不得随经上下：指因肺的络脉不顺，络脉之气不能随经之气上下贯通。

（6）留经而不行：张隐庵："络脉逆则气留于经，而不行于络矣。"马蒔："故留于本经而不行于别经。"

（7）主卧与喘：张景岳："水病者，其本在肾，其末在肺，故为不得卧，卧则喘者，标本俱病也。"

〔提要〕

本段论述了逆气的症状及病机。指出逆气的发生主要关系到胃、肺、肾三脏。在上为肺络之逆；在中为胃气不能下行；在下为肾水之邪上迫于肺。

〔讨论〕

在本文中列举了寒热、肉烁、骨痹、肉苛、逆气等数种病证，以说明人体阴阳水火、营卫气血、脏腑经络失调后的病理机转。现就文中所涉及的问题加以讨论。

一、关于阴阳逆调的问题

阴阳学说，是中医学用以认识和概括说明人体生理现象和病机变化的理论。在人体的生理活动中，阴阳保持着对立统一，相互协调的动态平衡。《素问·生气通天论》说："阴者，藏精而起亟也；阳者，卫外而为固也。"《素问·阴阳应象大论》也说："阴在内，阳之守也；阳在外，阴之使也。"就是说明了阴阳之间相互协调、相互为用，从而保持人体正常的生理活动。假若由于某种原因使阴阳各有偏胜，其对立统一遭到破坏，阴阳失于调和，则人体正常生理活动势必发生障碍而产生疾病。《素问·生气通天论》说："阳强不能密，阴气乃绝，阴平阳秘，精神乃治，阴阳离决，精气乃绝。"指出了疾病的发生及其病理过程正是阴阳平衡失于协调所致。而阴阳失调必然要表现出或为阳盛，或为阴盛，或为阳虚，或为阴虚。《素问·阴阳应象大论》说："阴胜则阳病，阳盛则阴病，阳胜则热，阴盛则寒。"概括地论述了阴阳盛衰所产生病变的病理机制。

本文中所讨论的"热而烦满"、"寒从中生"、"四肢热"、"肉烁"、"骨痹"等证，我们依据《素问·至真要大论》所说的"谨守病机，各司其属，有者求之，无者求之，盛者责之，虚者责之"的理论，确定其病位，分析其病机，探讨其根本，这对我们认识和加深理解这几种病证是有益的。尽管这五种病证的临床表现不尽相同，但它们的病位基本上都可以定在肾而亦涉及其他脏腑。肾精属阴，肾气属阳，肾阴肾阳共居于肾中，二者概括了肾脏生理功能的两个方面。肾阴对人体起着濡润滋养作用，肾阳对人体各脏腑起着温煦生化作用。二者维持着相对的动态平衡，形成"阴平阳秘"的协调状态。当这一平衡状态遭到破坏，也就是说阴阳的偏盛偏衰代替了正常的阴阳消长，出现了各种不同的病理变化。"热而烦满"、"四肢热"、"肉烁"等证就是因肾阴虚损导致阴虚水少，火无由制，相火亢盛的虚热证。究其病因，多见于伤精、失血、耗液而成，或由急性热病耗伤肾阴，或其他脏腑阴虚累及于肾，或过用温燥劫阴之药所致。本文虽未列举病因，但却指出"阴气少而阳气盛，故热而烦满"，"阴气虚少，少水不能灭盛火而阳独治"，这就说明肾阴亏损、相火独旺是此等证候的根本。对于这种阴虚发热的治疗原则应是"壮水之主以制阳光"，运用甘寒或咸寒之品滋补肾精，育阴含阳，俾水充而虚热自除。"寒从中生"、"骨痹"等证就是因肾阳不足、命门火衰而导致"阳气少，阴气多"，寒从中生的虚寒证。由于肾阳衰微形成"无阳则阴无以生"，"孤阴不长"的局面，导致肾精不足，不能生髓主骨，骨失其所养，形成寒深入至骨的骨痹证。故临床出现虽用汤火厚衣亦不能使之温暖的表现。对于这种阳虚内寒病证，其临床治疗原则当是"益火之源以消阴翳"，以甘温之品温补肾阳，俾离照当空则阴霾自散。

二、关于营卫逆调的问题

营气是运行于脉中的精气，出于中焦，有生化血液营养周身的作用。故《素问·痹论》指出："营者，水谷之精气也，和调于五藏，洒陈于六府乃能入于脉也。故循脉上下，贯五藏络六府也。"《灵枢·邪客》也说："营气者，泌其津液注之于脉，化以为血，以荣四末，内注五藏六府。"由此可见营气为水谷之清灵之精气，正是由于它在脉中环流不息，周而复始地运行，才能使人体五脏六腑得以充分地灌溉滋润，获得足够的营养，向外则能润泽筋骨肌肉，使筋健骨强，肌肤柔润，感觉敏锐。

卫气亦生于水谷，源于脾胃而出自上焦。其性慓悍滑利，善于游走窜透，故不受脉道的约束，行于脉外。《素问·痹论》说："卫者，水谷之悍气也，其气慓疾滑利，不能入于脉也，故循皮肤之中，分肉之间。熏于肓膜，散于胸腹。"在人体起着内则温煦五脏六腑，外则温养肌肉皮肤，具有保卫机体，抗拒外邪的功能。故《灵枢·本藏》说："卫气者，所以温分肉、充皮肤、肥腠理、司开阖者也。卫气和则分肉解利，皮肤调柔，腠理致密矣。"

营卫功能既如上所述，故当其功能失调后，便出现一系列的病变。本文所讨论的"肉苛"病证，就是因为荣卫气虚，致使肌肉不得濡润温养，产生麻木不仁、活动障碍的病变。文中明确指出"荣气虚则不仁，卫气虚则不用，荣卫俱虚则不仁不用"，寥寥数语道出其病机，可谓"知其要者一言而终"。

三、关于脏腑逆调问题

在本文中讨论了因脏腑气机逆调而发生的"不得卧而息有音者"，"起居如故而息有音者"，"不得卧卧则喘者"等病证与肺、胃、肾三脏关系极为密切。

肺，主人体一身之气。自然界的空气由肺吸入与由脾输送至肺的水谷精气结合在膻中成为"宗气"，出喉咙以行呼吸，贯心脉以布散全身。肺气正常保持着肃降功能，才使人体气机调顺，如果肺气肃降失常则气机逆乱，上逆而成喘咳之证。《素问·至真要大论》说："诸气膹郁皆属于肺。"本文所论述的"起居如故而息有音者"，其病位在于肺之络脉。因病情较为轻微，虽则肺气逆乱，但因属"肺之络脉逆也，络脉不得随经上下，故留经而不行，络脉之病人也微，故起居如故而息有音也。"

胃与脾同居中焦，为"斡旋之州"。脾性主升，胃性主降，一升一降，相反相成，以完成运化水谷的整个过程。胃属腑，以通降为顺，若脾胃升降失调，胃气不降则气机上逆。张琦云："阳明逆则诸阳皆逆，不得入于阴，故不得卧。"上逆之胃气迫于肺，使肺气失于肃降故呼吸有音，形成"不得卧而息有音"之病证。

"肾者水藏，主津液，主卧与喘"。在人体水液代谢过程中，肾起着极为重要的作用。全身之水液在肾阳的蒸腾下运行不息，代谢后的废物由于肾的气化作用经膀胱排出。倘若肾气不足，气化无力则水液代谢失去平衡，造成人体的病理状态。而作为病理产物的水湿，则停积于体内，形成水湿痰饮。下焦停聚的寒水随上逆的肾气迫于肺，影响肺气的肃降，水寒射肺则喘咳、呼吸不利。又且肾为生气之源，主纳气，如果肾阳衰微，肾气不充，摄纳无权，上逆而为喘促。文中指出的"不得卧，卧则喘者，是水气之客也。"正说明了肾、肺两脏与本证的关系，病本在肾，其标在肺。

总之，肺、胃、肾三脏的气逆都可以引起呼吸功能的改变，造成喘咳而影响睡眠，三者之间活动协调则呼吸自然通畅，若三者关系失调即可产生呼吸不利而影响睡眠的病证。而因各脏的病变程度不同，所表现出的病证自然有轻重之差异。

（安效先）

疟论篇第三十五

本篇对疟病的病因、病机、临床证候表现、诊断和治疗原则等，皆有较详细的论述，所以称为"疟论"。

〔原文〕

黄帝问曰：夫痎瘧⁽¹⁾皆生於風，其蓄作⁽²⁾有時者何也？岐伯對曰：瘧之始發也，先起於毫毛，伸欠⁽³⁾乃作，寒栗鼓頷⁽⁴⁾，腰脊俱痛，寒去則內外皆熱，頭痛如破，渴欲冷飲。

〔注释〕

（1）痎疟：马莳："痎，音皆。"后世从痎，误也。痎疟者，疟之总称也。王注以为老疟，不必然。痎疟皆生于风，则皆之一字，凡寒疟、温疟、瘅疟，不分每日、间日、三日，皆可称为痎疟也。

（2）蓄作：赵府本，畜，作蓄。《灵枢·岁露》作稸。马莳："盖稸，即积之义，故其旁皆从禾，不发之谓畜，发时之谓作。"

（3）伸欠：张景岳："伸者，伸其四体，邪动于经也。欠，呵欠也，阴阳争引而然。"

（4）寒栗鼓颔：颔（hàn，音汗）。寒栗，指恶寒时发抖。鼓颔，指发抖时颔部振动。王冰："栗，谓战栗。鼓，谓振动。"张隐庵："阳明之气主肌肉，而经脉交于颔下，是以寒栗鼓颔。"

〔提要〕

本节首先提出了"夫痎疟皆生于风，其蓄作有时者何也"的问题。接着具体描述了疟疾的典型临床表现。

〔原文〕

帝曰：何氣使然？願聞其道。岐伯曰：陰陽上下交爭，虛實更作，陰陽相移也。陽并於陰，則陰實而陽虛，陽明虛則寒栗鼓頷也；巨陽虛則腰背頭項痛；三陽俱虛則陰氣勝，陰氣勝則骨寒而痛；寒生於肉，故中外皆寒，陽盛則外熱，陰虛則內熱，外內皆熱則喘而渴，故欲冷飲也。此皆得之夏傷於暑，熱氣盛，藏於皮膚之內，腸胃之外，此榮氣之所舍也⁽¹⁾。此令人汗空疏⁽²⁾，腠理開，因得秋氣，汗出遇風，及得之以浴，水氣舍於皮膚之內，與衛氣并居⁽³⁾。衛氣者，晝日行於陽，夜行於陰，此氣得陽而外出，得陰而內薄⁽⁴⁾，內外相薄，是以日作。

〔注释〕

（1）此荣气之所舍也：张景岳："皮肤之内，肠胃之外，盖即经脉间耳。营行脉中，故曰此营气之所舍也。"

（2）此令人汗空疏：吴崑："此字，指暑气言，盖阳气主疏泄万物故也。"卢氏云：

"暑令人汗空疏，腠理开者，以暑性暄发，致腠理但开，不能旋阖也。不即病者，时值夏出之，从内而外，卫气仗此，犹可捍御。"高士宗："暑热伤荣，则肌表不和，此令人汗空疏，而腠理开也。空，孔同。"

（3）水气舍于皮肤之内，与卫气并居：吴崑："夏伤于暑，阳邪也。秋气，水气，阴邪也。阴阳相薄，寒热相移，是疟作。"张景岳："新邪与卫气并居，则内合伏暑，故阴阳相搏，而疟作矣。"高士宗："风水之气，舍于皮肤之内，则与卫气并居也。"

（4）此气得阳而外出，得阴而内薄：滑伯仁："此气指疟。"马莳："卫气者，昼行于足、手六阳经二十五度，此邪气者，得阳而外出，疟之所以发也。夜行于足、手六阴经二十五度，此邪气者，得阴而内入，疟之所以蓄也。内外相薄，随卫而行，是以一日一作也。病之始末，至是而备也。"

〔提要〕

本节主要阐述疟病的发病机理。认为疟疾的发作，是人体感受外邪后，阴阳上下交争、相并相移的结果。疟疾的寒热发作就是疟邪或并于阴，或并于阳而造成的。文中还指出，疟疾之病多得之于"夏伤于暑，热气盛，藏于皮肤之内，肠胃之外，此荣气之所舍也"，伏而不发，《素问·生气通天论》曰："夏伤于暑，秋必痎疟"。感邪虽不即病，但形成了易受诱发因素的条件。到了秋天"因得秋气，汗出遇风，及得之以浴，水气舍于皮肤之内，与卫气并居"，疟病由此而发作。说明伏邪必待秋季新感外邪诱发后，才会发病。

〔原文〕

帝曰：其间日而作者何也？岐伯曰：其气之舍深，内薄於陰，陽氣獨發，陰邪内著，陰與陽爭不得出，是以間日而作也。帝曰：善。其作日晏[1]與其日早者，何氣使然？岐伯曰：邪氣客於風府[2]，循膂而下[3]，衛氣一日一夜大會於風府，其明日日下一節，故其作也晏，此先客於脊背也，每至於風府則腠理開，腠理開則邪氣入，邪氣入則病作，以此日作稍益晏也。其出於風府，日下一節，二十五日下至骶骨[4]，二十六日入於脊内，注於伏膂之脉[5]，其氣上行，九日出於缺盆之中[6]，其氣高，故作日益早也[7]。其間日發者，由邪氣内薄於五臟，横連募原[8]也，其道遠，其氣深，其行遲，不能與衛氣俱行，不得皆出，故間日乃作也。

〔注释〕

（1）日晏：晏（yàn，音宴），晚也。"日晏"与"日早"相反，言疟作之时逐日推迟。

（2）风府：穴名。在颈项中央入发际一寸，属于督脉。

（3）循膂而下：膂（lǚ，音旅）。张景岳："膂，吕同，脊骨曰吕，象形也。一曰：夹脊两旁之肉曰膂。下者，下行至尾骶也。"丹波元简："据循膂而下语，其为脊骨者，于义为当。"

（4）二十五日下至骶骨：《灵枢》、《甲乙》、《太素》及全元起作二十一日，二十六日作二十二日。马莳："此曰二十五日者，连风府之项骨三椎而言。彼曰二十一者，除项骨言，自大椎而始也。故二十六日与二十二日亦不同。"丹波元简："按志（张隐庵）、高

（高士宗），二十五日作二十一，二十六日作二十二，据《灵枢》等也。自风府始，则不除顶骨者，似为有理，而考诸书，作二十五日、二十六日者，王所改正，今从志、高。"

（5）伏膂之脉：《甲乙》作"太冲"，《灵枢》作"伏冲"。丹波元简："太冲、伏冲、伏膂，皆一脉耳。"

（6）其气上行，九日出于缺盆之中：吴崑："气上行无关节之窒，故九日出于缺盆。"丹波元简："缺盆非阳明胃经之缺盆。"《骨空论》云："治其喉中央，在缺盆中者。"《本输》云："缺盆之中，任脉也，名天突。俱非胃经之缺盆，乃指天突穴而言耳。"

（7）故作日益早也：指发病时间日益提早的意思。

（8）募原：王冰："谓鬲募之原系。"林亿校云："按全元起本'募'作'膜'。"《素问·举痛论》亦作"膜原"。张景岳："膜，筋膜也。原，肓之原也。""肓者，凡腔腹肉理之间，上下空隙之处，皆谓之肓。膜，犹幕也，凡肉理脏腑之间，其成片联络之薄筋，皆谓之膜，所以屏障血气者也。"

〔提要〕

本节主要是进一步阐述疟疾的病机。首先说明了疟疾间日发作的原因是由于邪气中人较深，在阴之邪与阳气交争，则不得与卫气俱出故间日而作。正如文中所说："其间日发者，由邪气内薄于五脏，横连募原也，其道远，其气深，其行迟，不能与卫气俱行，不得皆出，故间日乃作也。"

同时，文中还说明了疟病的发作时间日迟一日或日早一日的原因。认为这是因为卫气行于阴阳五十度而大会于风府，卫气行于风府，循脊骨日下一节，为其定律。邪气客于风府，循脊而下，与卫气相搏，病随发作。所以疟疾的发作时间也就日迟一日。卫气运行至风府，每日要下移一节，经过二十五日下至骶骨，二十六日再入脊内，流注于伏冲之脉，循脉上行，因无关节之阻，故走得较快，九日出缺盆中，因其气上行日高一日，故疟病的发作亦日早一日。

〔原文〕

帝曰：夫子言卫气每至于风府，腠理乃发，发则邪气入，入则病作。今卫气日下一节，其气之发也不当风府，其日作者奈何？岐伯曰：此邪气客于头项循脊而下者也，故虚实不同，邪中异所，则不得当其风府也。故邪中于头项者，气至头项而病；中于背者，气至背而病；中于腰脊者，气至腰脊而病；中于手足者，气至手足而病。卫气之所在，与邪气相合，则病作。故风无常府，卫气之所发，必开其腠理，邪气之所合，则其府也。帝曰：善。夫风之与疟也，相似同类，而风独常在，疟得有时而休者何也？岐伯曰：风气留其处，故在常，疟气随经络沉以内薄(1)，故卫气应乃作。

帝曰：疟先寒而后热者何也？岐伯曰：夏伤于大暑，其汗大出，腠理开发，因遇夏气凄沧之水寒(2)，藏于腠理皮肤之中，秋伤于风，则病成矣。夫寒者阴气也，风者阳气也，先伤于寒而后伤于风，故先寒而后热也，病以时作，名曰寒疟(3)。帝曰：先热而后寒者何也？岐伯曰：此先伤于风而后伤于寒，故先热而后寒也，亦以时作，名曰温疟(4)。其但热而不寒者，阴气先绝，阳气独发，则少气烦冤(5)，手足热而欲呕，名曰瘅疟(6)。

〔注释〕

（1）沉以内薄：《甲乙》作"次以内传"。

（2）凄沧之水寒：张景岳："凄沧之水寒，谓浴水乘凉之类也。因暑受寒，则腠理闭，汗不出，寒邪先伏于皮肤之中，得清秋之气，而风袭于外，则病发矣。"

（3）寒疟：张景岳："先受阴邪，后受阳邪，故先寒后热，人之患疟者，多属此证。"丹波元简："按上文云，疟之始发也，先起于毫毛，伸欠乃作，寒栗鼓颔，腰脊俱痛，寒去则内外皆热，此乃疟之正证也。"李念莪："温疟、瘅疟，皆非真疟也。知是寒疟，特真疟耳。"

（4）温疟：马莳："据后第十三节，以冬中于风，而发于春者为温疟，则温疟非夏感于暑而发于秋者比也。故今秋时之疟，惟先寒而后热者最多，要知温疟原非秋时有也。"

（5）烦冤：《备急千金要方》作烦闷。

（6）瘅疟：张隐庵："瘅，单也。谓单发于阳，而病热也。"丹波元简："瘅为单阳之义，在瘅疟则可，至脾瘅、胆瘅、消瘅，及瘅成为消中等则不通焉。王注为热，最为明确。盖瘅乃燀之从病者。"燀，《说文》："炊也。"《广韵》："火起貌。"《国语》、《周语》："火无炎燀。瘅之为热，其在于此耶。"王冰："瘅，热也，极热为之也。"

〔提要〕

本节主要内容是结合疟邪中人之部位以及病因等问题，进一步阐述疟病的病机。关于疟邪中人之部位，文中强调："卫气之所在，与邪气相合，则病作。故风无常府，卫气之所发，必开其腠理，邪气之所合，则其府也。"也就是说，疟邪必须与卫气相合之后，才能发病，它侵犯了某一部分，只要卫气行至处与其相合，就可发病。所以说，疟邪中人没有一定的部位。

文中还结合病因对疟病的发病机理作了讨论。认为疟病虽然"皆生于风"，但此风（疟邪）又不同于一般的六淫风邪，二者"相似同类"，但有区别。"风独常在"，这是六淫风邪的特点。而疟邪则是"有时而休者"，即有时发作，有时不发作，其原因是疟邪随经络循引逐渐深入于内则病不发作；疟邪随卫气出外互相作用则病发作。在本节的最后还讨论了"疟先寒而后热"、"先热而后寒"、"但热而不寒"等三种不同的疟病，就其病因、病机、证候、病名分别加以说明。

〔原文〕

帝曰：夫经言有餘者瀉之，不足者補之。今熱爲有餘，寒爲不足。夫瘧者之寒，湯火不能溫也，及其熱，冰水不能寒也，此皆有餘不足之類。當此之時，良工不能止，必須其自衰乃刺之，其故何也？願聞其後。岐伯曰：經言無刺熇熇⁽¹⁾之熱，無刺渾渾之脉⁽²⁾，無刺漉漉⁽³⁾之汗，故爲其病逆未可治也⁽⁴⁾。夫瘧之始發也，陽氣并於陰，當是之時，陽虛而陰盛，外無氣，故先寒栗也。陰氣逆極，則復出之陽，陽與陰復并於外，則陰虛而陽實，故先熱而渴。夫瘧氣者，并於陽則陽勝，并於陰則陰勝，陰勝則寒，陽勝則熱。瘧者，風寒之氣不常也，病極則復。至病之發也，如火之熱，如風雨不可當也。故經言曰：方其盛時必毀，因其衰也，事必大昌。此之謂也。夫瘧之未發也，陰未并陽，陽未并陰，因而調之，真氣得安，邪氣乃亡，故工不能治其已發，爲其氣逆也⁽⁵⁾。帝曰：善。攻之奈何？早晏何如？岐伯曰：瘧之且發也⁽⁶⁾，陰陽之且移也，必從四末始也，陽已傷，陰從之，故先其時堅束其處⁽⁷⁾，令邪氣不得入，陰氣不得出，審候見之在孫絡盛堅而血者皆取之，此真往⁽⁸⁾而未得并者也。

〔注释〕

（1）熇熇：熇（hè，音赫），熇熇，热盛貌。

（2）浑浑之脉：马莳："脉以邪盛而乱也。"丹波元简："浑浑，与《脉要精微论》浑浑同义。谓脉盛也。"

（3）漉漉：漉（lù，音鹿），漉漉，水流貌，形容汗多。

（4）故为其病逆未可治也：若在此邪盛气逆的时候刺治，反足以助其邪气，所以说不可治。

（5）为其气逆也：马莳："按后人用药，必当在疟气未发之前，方为有效。不但用针为然，若疟发而用药，则寒药助寒，热药助热，反无益，而增其病势矣。此义当与《灵枢·逆顺》篇参看。"丹波元简："上文云病逆，此云气逆，其义则一也。"《视茹穷心医》集云："疟疾每日如期而至，名曰疟信。此当原疟发散，未可直攻，未可截也。或前或后，此正气渐旺，邪将不容，名曰邪衰，方可截之，正本节之理也。"

（6）疟之且发也：张志聪："且者，未定之辞。言疟之将发，阴阳之将移，必从四末始。"

（7）坚束其处：张志职："坚束其四末，令邪在此经者，不得入于彼经，彼经之经气，不得出而并于此经。"

（8）真往：《甲乙》作"其往"。

〔提要〕

本节主要讨论疟病的治疗原则和刺法。指出治疗疟疾"不能治其已发"，而要在不发作的时候进行治疗。认为疟病发作时，其势甚猛，治疗很难取得疗效。必须在发作停止的时候，进行治疗，才能取得疗效。故文中说："方其盛时必毁，因其衰也，事必大昌。"在具体治疗方法上还介绍了一些针刺治疟的方法。如在疟未发以前，坚缚其四肢，使邪气不得入内，阴气亦不得出而与之相并，此时以针刺四肢充血的小血管，使之出血，以散疟邪。

〔原文〕

帝曰：瘧不發，其應何如？岐伯曰：瘧氣者，必更盛更虛，當氣之所在也，病在陽，則熱而脉躁；在陰，則寒而脉静，極則陰陽俱衰，衛氣相離，故病得休，衛氣集，則復病也。帝曰：時有間二日或至數日發，或渴或不渴，其故何也？岐伯曰：其間日者，邪氣與衛氣客於六府⁽¹⁾，而有時相失，不能相得，故休數日乃作也。瘧者，陰陽更勝也。或甚或不甚，故或渴或不渴。

〔注释〕

（1）客于六府：张景岳："客，犹言会也。"李念莪："客，犹会也。邪在六腑，则气远会希，故间二日，或休数日也。"

〔提要〕

本节补充说明疟病的发病机理不外阴阳相移、相并、相离。并解释了疟疾间二日至数日发，或渴或不渴的原因。指出由于邪客于六腑，不能与卫气经常相合而发病，所以疟病间二日或数日而发作。正因为阴阳相移，更盛更虚，所以当阳胜于阴时，则热甚而渴，当阴胜于阳时，则寒甚而不渴。

〔原文〕

帝曰：論言夏傷於暑，秋必病瘧，令瘧不必應者何也？岐伯曰：此應四時者也[1]。其病異形者，反四時也[2]。其以秋病者寒甚[3]，以冬病者寒不甚，以春病者惡風，以夏病者多汗。

〔注释〕

（1）应四时者也：吴崑："应，当也。"张景岳："夏伤于暑，秋必病疟，此应四时者也。"

（2）反四时也：吴崑："谓春时应暖，而反大凉；夏时应热，而反大寒；秋时应凉，而反大温；冬时应寒，而反大热，疟病异形，职由此也。"张隐庵："非留蓄之邪，乃感四时之气而为病也。"

（3）以秋病者寒甚：张景岳："秋以盛热之后，而新凉束之，阴阳相激，故病为寒甚。"高士宗："秋伤于湿，人气始收，故寒甚。"

〔提要〕

本篇主要说明疟病的发病季节。指出"夏伤于暑，秋必病疟"，说明疟病于夏秋季发病较多。但也有不是这样的，即在春冬亦有发病的。各个季节的发病情况在证候特点上有轻有重的区别，即所谓"病异形"。

〔原文〕

帝曰：夫病温瘧與寒瘧而皆安舍？舍於何藏？岐伯曰：温瘧者，得之冬中於風，寒氣藏於骨髓之中，至春則陽氣大發，邪氣不能自出，因遇大暑，腦髓爍，肌肉消，腠理發泄，或有所用力，邪氣與汗皆出，此病藏於腎，其氣先從內出之於外也。如是者，陰虛而陽盛，陽盛則熱矣，衰則氣復反入[1]，入則陽虛，陽虛則寒矣，故先熱而後寒，名曰温瘧[2]。帝曰：癉瘧何如？岐伯曰：癉瘧者，肺素有熱氣盛於身，厥逆上衝，中氣實而不外泄，因有所用力，腠理開，風寒舍於皮膚之內、分肉之間而發，發則陽氣盛，陽氣盛而不衰則病矣。其氣不及於陰[3]，故但熱而不寒，氣內藏於心，而外舍於分肉之間，令人消爍脫肉，故命曰癉瘧[4]。帝曰：善。

〔注释〕

（1）气复反入：张景岳："阳极而衰，故复入于阴分。"

（2）故先热而后寒，名曰温疟：张景岳："按此以冬中于寒，而发为温疟，即伤寒之属。故《伤寒论》有温疟一证，盖本诸。"张兆璜云："故先热而后寒者，名曰温疟，其但热而不寒者，名曰瘅疟矣，故字宜著眼。"高士宗："上文因寒疟而及温疟，故寒疟详而温疟略。此问温疟而兼寒疟，故下文但论温疟而不复言寒疟也。"

（3）不及于阴：高士宗："据全本、《太素》'及'作'反'，注云：上文温疟，气复反入，故先热后寒。瘅疟，其气不反于阴，故但热而不寒。"

（4）命曰瘅疟：马莳："此热气者，内藏于心肺，而外舍于分肉，令人消烁肌肉，病命曰瘅疟。由此观之，则瘅疟之所舍者，肺与心耳。"李念莪："肺素有热，气藏于心，即此二语，火来乘金，阴虚阳亢，明是不足之症，挟外邪而然，故温疟、瘅疟，皆非真疟也。"

〔提要〕

本节主要讨论温疟、瘅疟的病因、病机和证候。指出温疟的病因是"得之冬中于风，寒气藏于骨髓之中，至春则阳气大发，邪气不能自出"，病机是"其气从内出之于外也。如是者，阴虚而阳盛，阳盛则热矣"，"衰则气复反入，入则阳虚，阳虚则寒矣，故先热而后寒"。病证是脑髓烁，"肌肉消"，"汗皆出"，"先热而后寒"等。瘅疟的病因是："肺素有热气盛于身"，"腠理开，风寒舍于皮肤之内、分肉之间而发"。病机是"阳气盛而不衰"，"其气不及于阴，故但热而不寒，气内藏于心，而外舍于分肉之间"。病证是"但热不寒"，"消烁脱肉"。

〔讨论〕

一、关于《内经》中的疟病与现代医学真性疟疾的关系

本篇所讨论的疟病一证是广义的概念。认为凡是具有寒战、壮热、出汗、定期发作等特征的外感疾病都称之为"疟"。所以其中还包括一些假性疟疾在内，故其不能与现代医学所称之真性疟疾等同。笔者认为，应将本篇所讨论的"疟"称作"疟病"或"疟证"，这样可以使人明了中医学所论述的疟病是广义的，其中既包括了现代医学所称之真性疟疾在内，而且也包括了一部分具有疟疾症状而非真性疟疾的假性疟疾在内。

在古代由于历史条件所限，在未发现疟原虫的情况下，运用中医传统的理论来分析、认识疟病的病因、病机以及分类等等是不奇怪的。需要指出的是，文中所论的许多辨证论治的思想方法及治疗原则，今天，仍然有效地运用于临床实际，不仅用于治疗真性疟疾有效，而且对某些症似疟而又非疟的病证亦能取得很好的疗效，这是值得进一步研究探讨的。

二、探讨有关疟病治则的重要意义

本篇对于疟病一证的治疗原则，论之甚详。强调"无刺熇熇之热，无刺浑浑之脉，无刺漉漉之汗"，"必须其自衰乃刺之"，"方其盛时必毁，因其衰也，事必大昌"，"不能治其已发，为其气逆也"，必须"调之"于"疟之未发"之时。

这些论述告诉我们，在疟病发作的时候，出现发热盛，汗大出，脉象盛大等一系列邪盛的证候。在这种情况下，不要急于进行治疗，因为邪气方盛，来势甚猛，如进行治疗，不仅不能克服邪气，相反还会助长邪气而损伤正气。所以必须在疾病发作之前服药或进行

针刺，才能取得预防发作的效果。目前中医治疗疟病，仍然强调应在寒热发作之前服药为宜。其根据亦由此而来。例如"截疟宝饮"（《杨氏家藏方》）为治疗疟病的有效方剂，其用法，即用水酌加酒煎，于疟发作前两小时服，此即所谓截疟之法。

这些治疗原则不仅是用于疟病一证，对于其他一些病证，亦有临床指导意义。《阴阳应象大论》中说："病之始起也，可刺而已，其盛可待衰而已。"说明在病势正盛的时候，须待其稍衰，然后刺之，其中寓有深刻的科学道理，这好比与敌人打仗一样，必须避其锐气，而攻其薄弱环节，出奇制胜。所有这些论述，在今天对于临床治疗仍有其指导意义。

（白兆芝）

刺疟篇第三十六

　　本篇讨论了六经疟、五脏疟、胃疟的症状表现和治疗方法。由于诸疟治法以针刺为主，所以篇名就叫做"刺疟"。

〔原文〕

　　足太陽之瘧，令人腰痛頭重，寒從背起⁽¹⁾，先寒後熱，熇熇暍暍然⁽²⁾，熱止汗出，難已，刺郄中⁽³⁾出血。

　　足少陽之瘧，令人身體解㑊⁽⁴⁾，寒不甚，熱不甚，惡見人⁽⁵⁾，見人心惕惕然⁽⁶⁾，熱多汗出甚，刺足少陽⁽⁷⁾。

　　足陽明之瘧，令人先寒灑淅，灑淅寒甚⁽⁸⁾，久乃熱，熱去汗出，喜見日月光火氣乃快然⁽⁹⁾，刺足陽明跗上⁽¹⁰⁾。

　　足太陰之瘧，令人不樂，好大息⁽¹¹⁾，不嗜食，多寒熱汗出，病至⁽¹²⁾則善嘔，嘔已乃衰⁽¹³⁾，即取之⁽¹⁴⁾。

　　足少陰之瘧，令人嘔吐甚，多寒熱，熱多寒少⁽¹⁵⁾，欲閉戶牖而處，其病難已⁽¹⁶⁾。

　　足厥陰之瘧，令人腰痛，少腹滿，小便不利如癃狀，非癃也⁽¹⁷⁾，數便，意恐懼，氣不足，腹中悒悒⁽¹⁸⁾，刺足厥陰⁽¹⁹⁾。

〔注释〕

　　（1）腰痛头重，寒从背起：这些部位是足太阳膀胱经脉所过之处，故足太阳疟以"腰痛头重，寒从背起"为特征。

　　（2）熇熇暍暍然：暍（yè，音页）。熇熇暍暍，形容热势很盛。马莳："仲景以暑证为暍，而此云暍暍然者，其热似暑证之热也。"

　　（3）郄中：即委中。《甲乙经》作腘中，亦指委中穴。

　　（4）解㑊：不耐烦劳，形体困倦之谓。

　　（5）恶见人：害怕见人。

　　（6）惕惕然：恐惧状。

　　（7）刺足少阳：谓刺本经。王冰："侠溪主之。"

　　（8）令人先寒洒淅，洒淅寒热：此句从张景岳《类经》点句。

　　（9）喜见日月光火气乃快然：阳明病恶人与火，今反喜见，说明是阳明之虚寒。月字疑衍文。

　　（10）刺足阳明跗上：王冰："冲阳穴也。"

　　（11）大息：深而长的呼吸，俗谓出长气。即太息，古代"太""大"二字通用。

　　（12）至：指疟疾发作。

　　（13）衰：指病势减轻。

（14）即取之：丹波元简："《甲乙经》此下有足太阴三字。"王冰注："待病衰去，即而取之，言其衰即取之井俞及公孙也。"

（15）热多寒少：《新校正》："《甲乙经》作'呕吐甚，多寒少热'。"

（16）其病难已：此句后面未说针刺治法，《甲乙经》作"其病难已，取太溪"，从之。

（17）如癃状，非癃也：小便点滴俱无名癃，这里说如癃状而非癃病，所以下文又接着说"数便"（《巢氏病源》作"数小便"）。

（18）悒悒：不畅快。

（19）刺足厥阴：王冰："太冲主之。"

〔提要〕
本段详细讨论了六经疟的症状表现和按经取穴的针刺治疗方法。

〔原文〕
肺疟者，令人心寒，寒甚热，热间善惊，如有所见者(1)，刺手太阴、阳明(2)。

心疟者，令人烦心甚，欲得清水，反寒多(3)，不甚热，刺手少阴(4)。

肝疟者，令人色苍苍然(5)，太息，其状若死者，刺足厥阴见血(6)。

脾疟者，令人寒，腹中痛，热则肠中鸣，鸣已汗出，刺足太阴(7)。

肾疟者，令人洒洒然(8)，腰脊痛宛转(9)，大便难，目眴眴然(10)，手足寒，刺足太阳、少阴(11)。

胃疟者，令人且病也(12)，善饥而不能食，食而支满腹大(13)，刺足阳明、太阴横脉出血(14)。

〔注释〕
（1）如有所见者：好像看到了什么可怕的东西，这是形容患者因"热间善惊"，邪热扰乱心神的病状。

（2）刺手太阴、阳明：王冰："手太阴列缺主之，阳明穴合谷主之。"

（3）反寒多：张景岳："疟邪在心……心本阳脏，为邪所居，则阳虚阴盛，故反寒多而不甚热。"

（4）刺手少阴：王冰："神门主之。"

（5）色苍苍然：苍苍，深青色；肝属木，故色苍苍然。

（6）刺足厥阴见血：王冰："中封主之。"

（7）刺足太阴：王冰："商丘主之。"

（8）洒洒然：因寒冷而颤慄。

（9）腰脊痛宛转：足少阴肾脉贯脊属肾，腰为肾之府，故腰脊疼痛，俯仰转动不能。

（10）目眴眴然：目视不明且视物有动摇感。

（11）刺足太阳少阴：王冰："太钟主之"。

（12）且病也：《新校正》："《太素》且病作疸病。"

（13）支满腹大：胀满腹大，如有物支撑其间之谓。

（14）横脉：王冰："谓足内踝前斜过大脉，则太阴之经脉也。"张景岳："太阴之经，皆即商丘也。"

〔提要〕

本段叙述五脏疟及胃疟的症状表现和针刺治疗的方法。

〔原文〕

疟發身方熱，刺跗上動脉，開其空[1]，出其血，立寒。疟方欲寒，刺手陽明太陰、足陽明太陰[2]。

疟脉滿大急[3]，刺背俞，用中針傍伍胠俞[4]各一，適肥瘦出其血[5]也。疟脉小實急，灸脛少陰[6]，刺指井[7]。疟脉滿大急，刺背俞，用五胠俞背俞各一，適行至於血也。疟脉緩大虛，便宜用藥，不宜用針。凡治疟，先發如食頃[8]乃可以治，過之則失時也。諸疟而脉不見[9]，刺十指間出血，血去必已，先視身之赤如小豆者[10]盡取之。

十二疟者，其發各不同時，察其病形，以知其何脉之病也。先其發時如食頃而刺之，一刺則衰，二刺則知，三刺則已，不已，刺舌下兩脉[11]出血，不已，刺郄中盛經[12]出血，又刺項已下俠脊者[13]必已。舌下兩脉者，廉泉也。刺疟者，必先問其病之所先發者，先刺之。先頭痛及重者，先刺頭上及兩額兩眉間[14]出血。先項背痛者，先刺之。先腰脊痛喜，先刺郄中出血。先手臂痛者，先刺手少陰陽明十指間[15]。先足脛酸痛者，先刺足陽明十指間[16]出血。

風疟，疟發則汗出惡風，刺三陽經背俞之血[17]者。骺[18]酸痛甚，按之不可，名曰胕髓病[19]，以镵針針絶骨出血，立已。身體小痛，刺至陰。諸陰之井[20]，無出血，間日一刺。疟不渴，間日而作，刺足太陽。渴而間日作，刺足少陽。温疟汗不出，爲五十九刺[21]。

〔注釋〕

（1）刺跗上动脉，开其空：跗，足背；空，孔，穴位。即指冲阳穴，针时摇针扩大其穴孔，使之出血泄热。

（2）刺手阳明太阴、足阳明太阴：指手阳明太阴与足阳明太阴的井俞穴。

（3）疟脉满大急：脉象满大而急，是为阳邪之实。

（4）伍胠俞：伍应作五。张景岳说："胠者胁也，五脏俞傍之穴，以其傍开近胁，故曰五胠俞。"即魄户、神堂、魂门、意舍、志室。

（5）适肥瘦出其血也：根据病人的肥瘦决定针刺的深浅，出血的多少。

（6）灸胫少阴：灸足少阴在胫部的经穴，如复溜、太溪。

（7）井：经脉在四肢最远端的孔穴，谓之井穴。

（8）如食顷：约一餐饭的时间。

（9）诸疟而脉不见：诸疟，指各种类型的疟疾，因邪盛迫使脉伏而不见。

（10）先视身之赤如小豆者：由于病邪盛，逼入血络，在皮肤上发出如赤小豆般的红点。

（11）舌下两脉：即廉泉。

（12）郄中盛经：委中穴处血气俱盛，故称盛经。

（13）项已下侠脊者：指大杼、风门二穴。

（14）头上及两额两眉间：头上如取上星、百会；两额如取悬颅、太阳；两眉如取印堂、攒竹等穴。

（15）手少阴阳明十指间：指少冲、商阳等穴。

（16）足阳明十指间：指厉兑穴。

（17）刺三阳经背俞之血者：三阳即太阳，太阳的背俞穴为大杼，刺之使出血。

（18）骱：即胫骨。

（19）胕髓病：张景岳："其邪深伏，故曰胕髓病。"

（20）诸阴之井：各阴经的井穴。

（21）五十九刺：即热病五十九俞，参看《水热穴论》。

〔讨论〕

一、关于十二疟的分型方法及其意义

本篇从脏腑经络体系把疟疾分作十二种，即六经疟、五脏疟、胃疟，这与《疟论》以寒疟、温疟、瘅疟以及一日发、二日发等症状表现来分型的方法是不同的。

从十二疟症状的描述看，大都表现为不足之证，笔者认为，这是因为病疟日久，气血阴阳俱伤，由此而引起脏腑经络正常生理功能的紊乱，十二疟之名，便是这样确定的。这就提示我们在临床上，一般可从寒疟、温疟、瘅疟来分型证治，而对于久疟，则要考虑到不同的脏腑经络在疾病过程中出现的病变，相应地采取不同的治疗方法。这种分型方法，正体现了中医学辨证论治的思想。可惜后世治疟，很少注意及此，拘泥于"疟属少阳"之说，治之者亦往往徒恃小柴胡汤等一二方，这显然是违背《内经》精神的。

二、关于"疟脉缓大虚，便宜用药，不宜用针"的讨论

王冰注谓"缓者中风，大为气实，虚则血虚。"谬甚。须知"缓大虚"三字在此不可割裂，盖病疟日久，正气必伤，脉亦应之，"缓大虚"合之，便是脉微弱无力之象；何况大并非皆为气实，大而无力则为虚。再从文法上看，"缓大虚"正与前面"满大急"、"小实急"等为对举之词，此理甚明。

针刺并非万能，《内经》论针法甚详，所占篇幅亦多，但是，从其基本精神看，《内经》的作者是主张"针药并重"的，此处提出"疟脉缓大虚，便宜用药，不宜用针"，足以说明。病久正虚，宜扶正为主，后世之何人饮、四兽饮等，对久疟体虚邪恋者是颇有效的。

三、治疟方法讨论

本文较详细地介绍了治疟大法，可概括为以下几条：

1. 循经取穴：如足太阳疟"刺郄中出血"，心疟"刺手少阴"等等。

2. 先问其病之所发先者，先刺之：如："先头痛及重者，先刺头上及两额、眉间出血。"

3. 疟疾身方热、方寒者，急刺之。

4. 疟脉缓大虚，便宜用药，不宜用针。

5. 治疟须先发如食顷乃可以治，过之则失时，延误战机。

这些都是古人治疟的宝贵经验，第 5 条尤为众所周知，谓之"截疟"。究其道理，盖未发如食顷前，卫气尚未与邪气合，此时治之，邪去而不伤正，过时则邪与卫合，攻之不唯不效，反伤其正。如此认识，不知是否有当？至于截疟之法，除针刺外，四川民间有以野棉花（即打破碗花花）之根，捣碎，在疟发前两小时许敷于寸口，外以棉布线扎之，确实有效，又，四川万县周氏 1955 年曾献一方，川芎、白芷、桂枝、苍术等分为末，在疟发前两小时许，以棉花裹药粉塞鼻孔中，屡见报告，证实确有截疟之功，附志于此，仅供参考。

四、关于足阳明疟与足少阴疟两段是否应予互易的问题

经文原文为"足阳明之疟，令人先寒洒淅，洒淅寒甚，久乃热，热去汗出，喜见日月光火气乃快然"，"足少阴之疟，令人呕吐甚，多寒热，热多寒少，欲闭户牖而处，其病难已"。有人认为可能古文错简，应互易。个人反复学习，认为十二疟症状表现多为不足之象，由于疟久正虚，故阳明虽多气多血之经，也可能出现虚寒症状。阳明病恶人与火，是指的热证而言，今为虚寒，当然可能一反常态，洒淅恶寒，喜见日光火气了。前者为实热，为常，后者为虚寒，是变。而足少阴肾与手少阴心，分别为水火之脏，患病后可能热化，也可能寒化，即表现为虚寒或虚热，本篇叙述的是以虚热为主的正虚症状，也正因如此，所以特别又注明"其病难已"四字。

（何绍奇）

气厥论篇第三十七

气是指寒热之气，厥是指逆乱，气厥是指寒热之气的逆乱。本篇内容是讨论寒热之气，在脏腑之间相移传化，因而发生许多病变，所以篇名叫做"气厥论"。

〔原文〕

黄帝问曰：五藏六府，寒热相移[1]者何？岐伯曰：腎移寒於脾[2]，癰腫少氣[3]。脾移寒於肝，癰腫筋攣[4]。肝移寒於心，狂隔中[5]。心移寒於肺，肺消[6]，肺消者飲一溲二，死不治。肺移寒於腎，爲涌水[7]，涌水者，按腹不堅，水氣客於大腸，疾行則鳴濯濯[8]如囊裹漿，水之病也。

脾移熱於肝，則爲驚衄[9]。肝移熱於心，則死[10]。心移熱於肺，傳爲鬲消[11]。肺移熱於腎，傳爲柔痓[12]。腎移熱於脾，傳爲虛，腸澼死，不可治[13]。胞移熱於膀胱，則癃溺血[14]。膀胱移熱於小腸，鬲腸不便，上爲口糜[15]。小腸移熱於大腸，爲虙瘕，爲沉[16]。大腸移熱於胃，善食而瘦人[17]，謂之食亦[18]。胃移熱於膽，亦曰食亦。膽移熱於腦，則辛頞[19]鼻淵，鼻淵者，濁涕下不止也，傳爲衄衊瞑目[20]，故得之氣厥也[21]。

〔注释〕

（1）相移：相互传变之意。"移"，作传变，转移解。张景岳："相移者，以此病而移于彼也。"

（2）脾：王冰作"肝"字，误。应从《新校正》改正为"脾"，《甲乙经》也作"脾"。

（3）痈肿少气：痈肿之病，寒热皆能引起，热者为阳毒，寒者为阴毒，此处是指阴性之痈肿。张景岳："痈者，壅也，肾以寒水之气，反传所胜，侵侮脾土，故壅为浮肿……少气者，寒盛则阳虚于下，阳虚则无以化气也。"

（4）脾移寒于肝，痈肿筋挛：张景岳："脾中寒胜，则反传于肝，脾寒则内寒，故为痈肿，肝寒则筋寒故为拘挛。"

（5）肝移寒于心，狂隔中：王冰："心为阳脏，神处其中，寒薄之则神乱离，故狂也。阳气与寒相薄，故隔塞而中不通也。"

（6）心移寒于肺，肺消，肺消者饮一溲二，死不治：肺消一证，有属燥热伤津者，也有虚寒不能化水上腾者，这里所指的肺消，是属于虚寒性的消渴证。张景岳："心火不足则不能温养肺金，肺气不温，则不能行化津液，故饮虽一溲则倍之。夫肺者，水之母也，水去多，则肺气从而索矣，故曰肺消。门户失守，本元日竭，故死不能治。"

（7）涌水：涌与湧同。涌水是指水自下而上，如泉之涌。张景岳："水者，阴气也，其本在肾，其末在肺，肺移寒于肾，则阳气不化于下，阳气不化，则水泛为邪而客于大肠，以大肠为肺之合也。"

（8）鸣濯濯：濯（zhuó，音浊）。鸣濯濯：水激荡的声音。按腹不坚而肠中有水激荡的声音，这是涌水的症状表现。

（9）脾移热于肝，则为惊衄：张景岳："脾移热于肝者，反传所胜，热之甚也，肝藏血，病主惊骇，邪热薄之则风火交作，故为惊为鼻中出血也。"

（10）肝移热于心，则死：张景岳："心本属火，而肝以风热移之，木火相燔，犯及君主。故当死也。"

（11）心移热于肺，传为鬲消：张景岳："肺属金，其化本燥，心复以热移之，则燥愈甚而传为鬲消。鬲消者，鬲上焦烦，饮水多而喜消也。"鬲消与上面所说之肺消，均为消渴证，但肺消属寒而鬲消属热，不可不辨。

（12）柔痓：痓（chì，音翅），痓当作痉，传写之误。柔痉是痉病之一种。柔是筋软无力，痉是骨强直。因肺肾皆热，则真阴日消，故传为柔痉。《金匮要略》曰："太阳病，发热汗出而不恶寒者，名曰柔痉。"可以互参。

（13）肾移热于脾，传为虚，肠澼死，不可治：脾土本能制水，肾反移热于脾，是脾土不能制水受病，邪热在下，真阴必损，故传为虚损，邪热侵侮脾土，故为肠澼，下利脓血。脾肾俱败，故死不治。

（14）胞移热于膀胱，则癃溺血：张景岳："胞，子宫也，在男子则为精室，在女子则为血室。膀胱，津液之府也，俗名谓之溲胞，命门火盛则胞宫移热于膀胱，故小便不利为癃，甚则为溺血，常见相火妄动，逆而不通，多患此者，即其证也。"

（15）膀胱移热于小肠，鬲肠不便，上为口糜：王冰："小肠脉络心，循咽下膈抵胃属小肠，故受热已，下令肠鬲塞而不便，上则口生疮而糜烂也。糜，谓烂也。"

（16）为虙瘕，为沉：虙（fú，音伏）同伏。虙瘕，腹中积块，沉伏在里。为沉，张志聪："沉，痔也。"高士宗本，"沉"字下有"痔"字。因小肠之热下行，结于大肠，留聚于曲折之处之故。

（17）人：《甲乙经》作"又"。

（18）食亦：病名，亦，作怠惰解，虽善食，但身体反消瘦而倦怠无力，叫做食亦。因胃热与胆热相合，故善食而瘦。

（19）辛頞：辛，辛辣味；頞（è，音饿），指鼻梁。张景岳："胆经之脉，起于目锐眦上抵头角，下耳后，曲折布于脑后，故胆移热于脑，则为辛頞鼻渊之病。"

（20）衄蔑瞑目：蔑（miè，音灭）。衄蔑：指鼻出血，甚则为衄，微者为蔑；瞑目：目不明。因热伤阴血之故。衄蔑瞑目均因脑热不已，所传而致。

（21）故得之气厥也：张景岳："厥者气逆也，此总结一篇之义，皆由气逆所致。"

〔提要〕

叙述寒热之气在脏腑之间相移传化，因而发生的十九种病的病机、症状、病名。这是由于五脏六腑是密切联系的整体，所以寒热之气的逆乱，可以为患多端，一脏有病可以影响到另一脏。

〔讨论〕

一、《内经》对厥的论述

"厥"是《内经》中论述极多的一个病证,除有专篇论述之外,还散在许多篇章中,其内容不同,含义各别,总的说来,或是指病名,或是指证候,或是指病机。现略分述如下:

1. "厥"的种类

《内经》把"厥"作为病名而论述的总共有三十多种,如大厥、暴厥、尸厥、煎厥、薄厥、阳厥、痿厥、风厥、厥逆、厥腰痛、寒厥、热厥、气厥、厥心痛、厥头痛,还有六经之厥和六经之厥逆等等。它们总的病机是"厥者逆也"的意思,凡阴阳气血逆乱而产生的种种疾病或症状,均可称之为厥。

2. "厥"的症状

《灵枢·癫狂》说:"厥逆为病也,足暴清,胸若将裂,肠若将以刀切之,烦而不能食,脉大小皆涩。"十分形象地描述了厥逆的脉症,明确指出足暴清(即足暴冷),胸腹部的痛苦症状以及脉大小皆涩,为一般厥逆所共有。病情虽然急迫,但往往容易恢复,发作后稍加休息、治疗就会好转。

《素问·调经论》说:"血之与气,并走于上,则为大厥,厥者暴死,气复反则生,不反则死。"《素问·大奇论》说:"脉至如喘,名曰暴厥,暴厥者不知与人言。"《素问·缪刺论》说:"五络俱竭,今人身脉皆动而形无知也,其状若尸,或曰尸厥。"这一类厥证在临床也是比较常见的,病人突然昏厥意识丧失,苏醒后并无后遗症。

《素问·生气通天论》说:"阳气者大怒则形气绝而血菀于上,使人薄厥。"《素问·病能》篇说:"阳气者,因暴折而难决,故善怒也,病名曰阳厥。"由此看来"厥"证还有神志或精神异常的表现。

另外,从"厥则目无所见","厥则寒矣","气厥者,足寒矣"以及厥腰痛,厥逆头痛,厥心痛,五有余二不足之厥,六经之厥,六经厥逆之症状来看也都称之为厥,表现也各不相同,这里的"厥",是指出现的症状的病理机制,是因"厥逆"而致。《内经》所说的"厥",大致有以上四种类型。

3. "厥"的病因病机

厥的病因病机主要有以下几个方面:

(1)肝肾亏损、精血内夺、阴阳之气衰于下:《素问·脉解》篇说:"内夺而厥,则为瘖俳,此肾虚也,少阴不至者厥也"。《灵枢·本神》说:"肾虚则厥。"《素问·调经论》说:"志不足则厥。"《素问·生气通天论》说:"阳气者,烦劳则张,精绝辟积于夏,使人煎厥。"《素问·厥论》说:"阳气衰于下则为寒厥,阴气衰于下则为热厥。"都说明了由于"精血内夺,肾阴亏损"而致厥。

(2)精神情志因素:《素问·生气通天论》说:"阳气者大怒则形气绝而血菀于上,使人薄厥。"《素问·脉解》篇说:"肝气当治而未得,故善怒,善怒者名曰煎厥。"说明精神情志因素可以致厥。

（3）风寒湿之邪的侵袭：《灵枢·五色》说："厥逆者，寒湿之起也。"《素问·五藏生成》篇说："卧出而风吹之，血凝于肤者为痹，凝于脉者为泣，凝于足者为厥，此三者血行不得反其空，故为痹厥也。"《素问·奇病论》说："帝曰：人有病头痛，以数岁不已，此安得之，名为何病！岐伯曰：当有所犯大寒，内至骨髓，髓者以脑为主，脑逆故令头痛齿亦痛，病名曰厥逆。"说明风寒湿邪的侵袭可导致气血逆乱而致厥。

以上列举的三种原因，也是互为因果的，真气精血的虚损是其根本，是造成气血逆乱的内因，情志的过激及外邪侵袭往往是厥的诱因。

4. "厥"的预后及治疗

厥的预后当以厥之出入转归及厥逆的程度而定。如厥由阴出阳，由脏出腑，气血得以复返，则预后良好。反之，则难以挽回。如《素问·阳明脉解》篇说："厥逆连藏则死，连府则生"。《素问·调经论》说："气复返则生，不返则死。"至于由于不同程度的气机逆乱而出现之厥，调其气血和其阴阳是可以治疗的，但对于那些气血严重逆乱造成大虚大实之证者，也难以挽回，如"五有余二不足者死不治"，即是指此。

在《内经》中对厥的治疗，主要采取针刺的办法是值得我们发扬的，尤其在《灵枢》中论述非常丰富。《史记·扁鹊传》中，扁鹊治虢太子之尸厥，是治尸厥的一份完整的病历，另外，《内经》上还有"夺其食及服生铁洛饮"治阳厥的记载也是可取的。

5. 体会

"厥"是逆乱之意。厥的病机主要在肝，因肝藏血，为将军之官，主筋，藏魂，属木，主疏泄，故精血内损，肝失所养，筋失所柔，横逆上越，气血逆乱，神魂失守，风动木摇而成厥证，所以厥证表现虽多，而其病机总不离乎肝。《内经》所论之厥，精气内夺是内因之虚，情志过度，外邪入侵是外因之实，所以治疗厥证除补虚的一面，还应有祛邪和镇潜的一面。

后世伤寒、温病学派在厥证上有所发展。如《伤寒论·厥阴》篇："凡厥者，阴阳气不相顺接便为厥，厥者手足逆冷者是也。"明确提出厥之病机在于阴阳气不相顺接，厥的主症是手足逆冷，并将厥主要分成寒厥、热厥两大类。寒厥属虚用四逆汤、白通汤、回阳救逆；热厥属实证，因热在里而格阳于外，"厥深者，热亦深"，"厥微者、热亦微"，因此用白虎汤之清法，承气汤之下法，清泄里热，热平而逆回。还有阳气内郁不得通达而成的四逆，则用四逆散通达内外之阴阳而除四逆。此外还有蛔厥、脏厥、水邪乘心之厥、痰涎壅塞之厥等。对后世临床治疗的贡献很大。

二、关于疾病的传变形式

疾病的传变形式是多种多样的，既有一定的规律，但也不能拘泥。本篇指出了由于脏腑之间的密切联系和寒热之气的逆乱，一脏有病可以影响另一脏，这也是疾病传变的一种形式。我们应从疾病的传变的常与变中，把握疾病的发展变化。现将《内经》的有关论述略述于下：

1. 疾病传变的一般规律

（1）病邪由表入里的传变过程；如《素问·皮部论》曰："凡十二经脉者，皮之部也，是故百病之始生也，必先于皮毛，邪中之则腠理开，开则入客于络脉，留而不去，传入于经，留而不去，传入于府，廪于肠胃。"

（2）通过脏腑之间表里关系相互传变：如《素问·咳论》曰："五藏之久咳，乃移于六府，脾咳不已，则胃受之……"

（3）循着六经的阴阳次序而传：如：《素问·热论》有："伤寒一日巨阳受之，二日阳明受之，三日少阳受之，四日太阴受之，五日少阴受之，六日厥阴受之"之说。

（4）按五行的生克规律而传：如：《素问·玉机真藏论》曰："五藏受气于其所生，传之于其所胜，气舍于其所生，死于其所不胜。"又曰："五藏相通，移皆有次，五藏有病，则各传其所胜。"

（5）按运气的太过不及传变：如：《素问·五运行大论》曰："气有余，则制己所胜而侮所不胜；其不及，则己所不胜，侮而乘之，己所胜轻而侮之。侮反受邪，侮而受耶，寡于畏也。"

2. 不按固定的规律而传变的

（1）五脏六腑，寒热相移，相互传变，无一定的次序。即如本篇所述的传变特点。

（2）卒发者可不按次相传，七情致病也可以不依次相传。如：《素问·玉机真藏论》曰："然其卒发者，不必治于传，或其传化有不以次，不以次入者，忧恐悲喜怒，令人不得以其次，故令人有大病矣。"

从以上内容中，我们可以看出《内经》里有许多有关疾病传变的论述，这种"变中有常，常中有变"的传变理论，既指出了疾病传变的规律性，又指出了传变的特殊性，因此是十分宝贵的。后世医学，特别是伤寒论和温病学，在内经传变理论的指导下，创立了六经传变学说和卫气营血、三焦传变学说，阐明了外感热病的传变规律，创立了循经传、越经传、直中、顺传、逆传、传与不传等理论，这对于治疗和预防疾病都有深刻的指导意义。

（俞景茂）

咳论篇第三十八

本篇讨论了各种咳嗽的成因、症状、转归、治疗等问题；特别是说明了咳嗽固然为肺病，而五脏六腑之病，又皆能令人作咳。由于咳嗽症状出现的不同，本篇用五脏六腑的体系来加以分析归纳、辨证论治，所以篇名"咳论"。

〔原文〕

黄帝問曰：肺之令人咳何也？岐伯對曰：五藏六府皆令人咳，非獨肺也。帝曰：願問其狀。岐伯曰：皮毛者，肺之舍也，皮毛先受邪氣，邪氣以從其合也[1]。其寒飲食入胃，從肺脉上至於肺[2]則肺寒，肺寒則外内合邪，因而客之，則爲肺咳。五藏各以其時受病[3]，非其時各傳以與之。人與天地相參[4]，故五藏各以治時[5]感於寒則受病，微則爲咳，甚則爲泄爲痛[6]。乘秋則肺氣先受邪，乘春則肝先受之，乘夏則心先受之，乘至陰則脾先受之，乘冬則腎先受之。

〔注释〕

（1）邪气以从其合也：皮毛先感受邪气，然后影响到与其相合的肺脏。

（2）其寒饮食入胃，从肺脉上至于肺：肺脉起于中焦，循胃口，上膈属肺。寒冷饮食入胃，寒气循肺脉上行于肺，肺亦因此而受寒。

（3）五藏各以其时受病：五脏各有所主的时令，而五脏在其所主的时令易于感受外邪而受病。如春病在肝、夏病在心、长夏病在脾、秋病在肺、冬病在肾。

（4）人与天地相参：人与自然界是相合、相应的。

（5）治时：指五脏所主的时令，也叫王时。

（6）微则为咳，甚则为泄为痛：微、甚，指寒邪的强弱。人体感受寒邪较微时，则只伤皮毛，影响到与其相合的肺脏而出现咳嗽，人体感受寒邪较甚时，则由于肺与大肠相表里而寒邪移于大肠，除咳嗽外，还会出现泄泻和腹痛等症状。

〔提要〕

本段主要讨论了咳嗽的病因及其发病机制，并说明了咳嗽固属于肺的病变所造成，而五脏六腑的病变都可影响于肺，使之出现咳嗽。最后又指出了咳嗽的发病与四时气候有密切的关系，五脏当其所主的时令感受寒邪，便能发病。若轻微的，则为咳嗽，严重的，寒气入里，可以传于其他脏腑，反之其他脏腑有病也可以影响到肺而发生咳嗽。所以，当秋天的时候，肺先受邪，发生咳嗽；当春天的时候，肝先受邪；当夏天的时候，心先受邪；当长夏的时候，脾先受邪；当冬天的时候，肾先受邪而传变到肺发生咳嗽。

〔原文〕

帝曰：何以异之？岐伯曰：肺咳之状，咳而喘息有音，甚则唾血⁽¹⁾。心咳之状，咳则心痛，喉中介介⁽²⁾如梗状，甚则咽腫喉痹⁽³⁾。肝咳之状，咳则两胁下痛，甚则不可以轉⁽⁴⁾，轉则两胠下满。脾咳之状，咳则右胁下痛，陰陰引肩背⁽⁵⁾，甚则不可以動，動则咳劇。肾咳之状，咳则腰背相引而痛，甚则咳涎。

〔注释〕

（1）甚则唾血：咳甚则伤肺络，故可出现唾血的症状。

（2）介介：吴崑："坚硬而有妨碍之意。"

（3）咽肿喉痹：心手少阴之脉，起于心中，出属心系。其支者，从心系上挟咽。故心咳之状有心痛、咽肿喉痹等。

（4）不可以转：《外台秘要》作"不可以转侧"。足厥阴脉，上贯膈，布胁肋，所以肝咳可出现胁痛，甚则不可转侧的症状。

（5）阴阴引肩背：阴阴，即隐隐。《巢氏病源》作"痛痛引肩髆"。

〔提要〕

本段主要讨论了五脏之咳的临床表现。五脏之咳是古人把咳嗽与其兼见症状，按脏腑经络和脏腑功能进行归类，用以分析综合各种证候，指导临床辨证施治。

〔原文〕

帝曰：六府之咳奈何？安所受病？岐伯曰：五藏之久咳，乃移於六府。脾咳不已，则胃受之，胃咳之状，咳而嘔，嘔甚则長蟲⁽¹⁾出。肝咳不已，则膽受之，膽咳之状，咳嘔膽汁。肺咳不已，则大腸受之，大腸咳状，咳而遺失⁽²⁾。心咳不已，则小腸受之，小腸咳状，咳而失氣，氣與咳俱失⁽³⁾。腎咳不已，则膀胱受之，膀胱咳状，咳而遺溺。久咳不已，则三焦受之⁽⁴⁾，三焦咳状，咳而腹满，不欲食飲，此皆聚於胃，關於肺⁽⁵⁾，使人多涕唾而面浮腫氣逆也⁽⁶⁾。帝曰：治之奈何？岐伯曰：治藏者治其俞⁽⁷⁾，治府者治其合⁽⁸⁾，浮腫者治其經⁽⁹⁾。帝曰：善。

〔注释〕

（1）长虫：杨上善："长虫，蛕虫也"。张景岳："长虫，蚘虫也"。蛕、蚘与蛔同意。

（2）遗失：《太素》、《甲乙经》作"矢"。矢，与屎同意。遗失，是大便不禁而自遗。

（3）气与咳俱失：指小肠之咳，咳嗽与矢气同时出现。

（4）久咳不已，则三焦受之：久咳者，乃泛指诸咳而言。三焦总司人体上下内外之气化功能，故久咳不已，皆可传入三焦。

（5）此皆聚于胃，关于肺：胃为五脏六腑之海，五脏六腑各因其经而受气于阳明，胃气与五脏六腑相通，引起五脏六腑之咳的邪气都集聚于胃，而后沿肺脉上至于肺，肺受邪，则为咳，肺为咳之机关也。

（6）多涕唾而浮肿气逆也：张隐庵："水聚于胃，则关于肺而为咳，咳则肺举，肺举则液上溢，故使人涕唾，水气上乘，故面浮肿而气逆也。"

（7）治藏者治其俞：治五脏之咳，应取其脏之俞穴针刺之。吴崑："诸脏俞者，皆脉之所注，由四末数起，阴经第三穴是也。"

(8) 治府者治其合：治六腑之咳，应取其腑之合穴针刺之。吴崑："诸腑合者，皆脉之所入，由四末数起，阳经第六穴是也。"

(9) 浮肿者治其经：凡有浮肿的咳嗽病人，可取脏腑的经穴而分治之。吴崑："诸经者，皆脉之所起第五穴，若阴经则在第四穴也。盖一为井，二为荥，三为俞，四为原，五为经，六为合。阴经无原，以俞为原，故在第四。"

〔提要〕

本段主要讨论了脏腑之咳的临床表现、五脏六腑之咳的转移及其治疗原则。五脏之咳日久不愈，就要传于六腑，其转移的规律是脏腑依表里关系相传。六腑之咳的临床表现都与六腑功能发生障碍有关。凡咳嗽不论由于哪一脏腑的病变，其邪必聚于胃，并循肺脉而影响于肺，这是五脏六腑之咳共同的转归特点。治疗五脏之咳，应取其俞穴；治疗六腑之咳，应取其合穴，凡有浮肿者，可取脏腑之经穴而分治之。

〔讨论〕

一、咳嗽的原因及病理机转

本篇所论咳的病因有内、外两个方面，外因是指外感风寒，内因是指寒冷饮食入胃而产生的内寒。

风寒袭人，必先由皮毛而后入于肺，因皮毛为肺之合，皮毛先受邪气，然后从其合而内伤肺脏。

肺脉起于中焦，循胃口上膈属肺，寒冷饮食入胃，其寒从肺脉上至于肺则肺寒，内外之寒合并而客于肺，则肺伤而致咳嗽。《灵枢·邪气藏府病形》说："形寒寒饮则伤肺，以其两寒相感，中外皆伤，故气逆而上行。"也是说明这个道理。

二、咳嗽与四时气候的关系

人生存于大自然中，和自然界关系非常密切，可以说是息息相通的。《素问·阴阳应象大论》说："天有四时五行，以生长收藏，以生寒暑燥湿风，人有五藏，化五气，以生喜怒悲忧恐。"人之五脏是和四时相应的，五脏各有其所主的时令，在其所主的时令，五脏易于感受邪气而受病。如《素问·金匮真言论》说："东风生于春，病在肝；南风生于夏，病在心；西风生于秋，病在肺；北风生于冬，病在肾。"所以，本论指出："五藏各以其时受病，非其时各传以与之。人与天地相参，故五藏各以治时，感于寒则受病。"五脏各在其所主时令感受寒邪以后，可以间接影响肺脏而出现咳嗽。可见，咳嗽的发病是和四时气候有着密切的关系的。

三、咳嗽的临床表现及其分类方法

人体是一个统一的有机的整体，咳嗽的发病常常兼有复杂的症状，把这些复杂症状加以分析归类，按脏腑施治，对于临床诊断和治疗工作有很重要的指导意义。

古人在临床实践中，分析了咳嗽的兼见症状和脏腑功能及脏腑经络通路的关系，确立了以五脏六腑为主的归类方法。《内经》中的很多病证都是用这一方法进行分类的。

本篇所论五脏六腑之咳的临床表现特点可以从以下三个方面来分析：

1. 脏腑之咳的表现和其感受病邪的轻重有关。如论中说："微则为咳，甚则为泄为痛。"说明人体感受寒邪较微的时候，则寒邪只伤皮毛，影响其所合之肺脏，而出现单纯的咳嗽。假如寒邪较甚，则由于肺与大肠相表里，而致寒邪移于大肠，故出现泄泻。若肺乘肝，肝失疏泄，气血凝滞不通，则为痛。《素问·举痛论》说："寒气入经而稽迟，泣而不行，客于脉外则血少，客于脉中则气不通，故卒然而痛。"寒甚在表则为身痛，在里则为腹痛。

2. 脏腑之咳的临床表现与该脏受邪后引起的功能活动障碍有关。如论中所述："肺咳之状，咳而喘息有音，甚则唾血。"这是由于肺主气，司呼吸，咳则影响呼吸；寒邪客肺也同时使肺的呼吸功能发生障碍，所以出现喘息有声的症状。咳甚则伤肺络，从而有时也出现唾血的症状。

3. 五脏之咳的临床表现与寒邪客与该脏所引起其经脉气血运行障碍有关。所以，五脏之咳状可以通过其经脉循行的路线来分析和认识。如少阴之脉，起于心中，出属心系，其支别者，从心系上挟咽。故本篇说："心咳之状，咳则心痛，喉中介介如梗状，甚则咽肿喉痹。"余脏可以类推。

四、咳嗽的传变

人体内脏之间，在正常的情况下是互相联系的，在发生病变的情况下，也是相互影响的。五脏六腑之咳毫不例外，以下分三个方面进行讨论：

1. 其他脏腑影响肺而咳。本篇首先指出"五藏六府皆令人咳"，说明其他脏腑受邪，皆可影响到肺而出现咳嗽。肺脏是咳嗽的发生器官。高士宗说："咳，肺病也。"汪昂也说："肺主气，又属金，主声，故咳必由于肺也。"说明咳嗽的症状出现都和肺的病变有关，但其他脏腑的病变又皆可传之于肺而令其咳。

2. "五藏久咳，乃移于六府。"五脏久咳，可按其表里关系分别传于六腑。如："脾咳不已，则胃受之……肝咳不已，则胆受之……"

但需要指出：咳嗽由脏传腑与急性热病的传变是不同的。热病的由脏传腑乃是由里出表、由虚转实的病理变化；本篇咳的由脏传腑乃是病邪久留而由脏波及于腑，其性质有根本区别。

3. "久咳不已，则三焦受之"。久咳不已，上、中、下三焦俱病，概言脏腑之久咳，可以由表里相合关系相传，也可传之于整个人体。《灵枢·本输》说："三焦者……是孤之府也，是六府之所与合者。"五脏六腑中，以三焦独大。三焦总司上下内外之气化功能，故久咳不已，皆可传入三焦也。《难经》说：三焦为"原气之别使，主持诸气"，为"水谷之道路，气之所终始"。三焦俱病，人体整个气化功能失调，出纳升降皆失其和，故论中说，"三焦咳状，咳而腹满，不欲食饮"。

王冰注本句时说："三焦者，正谓上焦中焦耳。"而马莳注"三焦"为"手少阳经脉"，恐皆非原文本意。

五、关于"此皆聚于胃，关于肺"

"此皆聚于胃，关于肺"，乃是咳嗽的病理机制的总的概括。五脏皆能令人咳，而五脏之咳又各有其不同的表现；且五脏久咳可移于六腑，久咳不已，则又移于三焦。然而，其五脏六腑之咳的共同的病理机转，则皆为"聚于胃，关于肺"。

胃为水谷之海，为五脏六腑之本，五脏六腑各因其经而受气于阳明，胃气与五脏六腑相通；五脏六腑受邪必因于胃而复聚于胃。《素问·评热病论》说："邪之所凑，其气必虚。"胃气不足，则邪来乘之。正如本篇所述："其寒饮食入胃，从肺脉上至于肺，则肺寒，肺寒则内外合邪，因而客之，则为肺咳。"从而使我们清楚地认识到，胃是咳的病变之源，而肺为咳的表现器官。五脏六腑之咳也皆是由于五脏六腑的病变通过胃传之于肺而表现出来。

马莳注为："关之于肺，以肺先受邪，而后传之于别脏别腑也。"似为本末倒置。王冰注为："此所受气者，泌糟粕，蒸津液，化其精微，上注于肺脉，乃化而为血，故言聚于胃，关于肺也。"乃欲以上焦和中焦之生理功能来解释，似亦不能反映其本来含意。

（傅景华）

举痛论篇第三十九

举，列举；痛，疼痛。马莳："首节悉举诸痛以为问，故名篇。"本篇列举疼痛的临床表现，论述其病因与病机，并以疼痛为例，具体说明了问诊、望诊和切诊的临证运用。此外，还讨论了九气致病的临床表现和病理。

另据《新校正》云："所以名举痛之义未详，按本篇乃黄帝问五脏卒痛之疾，疑举乃卒字之误也。"

〔原文〕

黄帝问曰：余闻善言天者，必有验於人[1]，善言古者，必有合於今[2]，善言人者，必有厌於己[3]。如此，则道不惑而要数极，所谓明也[4]。今余问於夫子，令言而可知[5]，视而可见[6]，扪而可得[7]，令验於己而发蒙解惑，可得而闻乎？岐伯再拜稽首对曰：何道之问也？帝曰：愿闻人之五藏卒痛[8]，何气使然？岐伯对曰：经脉流行不止，环周不休，寒气入经而稽遲[9]，泣[10]而不行，客[11]於脉外则血少，客於脉中则气不通，故卒然而痛。帝曰：其痛或卒然而止者，或痛甚不休者，或痛甚不可按者，或按之而痛止者，或按之无益者，或喘动应手[12]者，或心与背相引而痛者，或脅肋与少腹相引而痛者，或腹痛引阴股[13]者，或痛宿昔[14]而成积[15]者，或卒然痛死不知人，有少間复生者，或痛而嘔者，或腹痛而後泄者，或痛而閉不通者，凡此诸痛，各不同形，别之奈何？岐伯曰：寒气客於脉外则脉寒，脉寒则縮蜷，縮蜷则脉絀急[16]，絀急则外引小络，故卒然而痛，得炅[17]则痛立止，因重中於寒，则痛久矣。寒气客於经脉之中，与炅气相薄则脉满，满则痛而不可按也，寒气稽留，炅气從上，则脉充大而血气乱，故痛甚不可按也。寒气客於肠胃之間，膜原[18]之下，血不得散，小络急引故痛，按之则血气散，故按之痛止。寒气客於侠脊之脉[19]，则深按之不能及，故按之无益也。寒气客於冲脉[20]，冲脉起於關元[21]，随腹直上，寒气客则脉不通，脉不通则气因之，故喘动应手矣。寒气客於背俞之脉[22]则脉泣，脉泣则血虚，血虚则痛，其俞注於心，故相引而痛，按之则热气至，热气止则痛止矣。寒气客於厥阴之脉，厥阴之脉者，络阴器繫於肝，寒气客於脉中，则血泣脉急，故脅肋与少腹相引痛矣。厥气[23]客於阴股，寒气上及少腹，血泣在下相引，故腹痛引阴股。寒气客於小肠膜原之間，络血之中，血泣不得注於大经[24]，血气稽留不得行，故宿昔而成积矣。寒气客於五藏，厥逆上泄[25]，阴气竭，阳气未入，故卒然痛死不知人，气复反则生矣。寒气客於肠胃，厥逆上出，故痛而嘔也。寒气客於小肠，小肠不得成聚[26]，故後泄腹痛矣。热气留於小肠，肠中痛，瘅热[27]焦渴则坚乾不得出，故痛而閉不通矣。帝曰：所谓言而可知者也，视而可见奈何？岐伯曰：五藏六府固尽有部[28]，视其五色，黄赤爲热，白爲寒，青黑爲痛，此所谓视而可见者也。帝曰：扪而可得。奈何？岐伯曰：视其主病之脉[29]，坚而血及陷下者[30]，皆可扪而得也。

〔注释〕

（1）善言天者，必有验于人：张景岳："天与人一理，其阴阳气数，无不相合，故善言天者，必有验于人。"本句大意是：善于解释自然界变化规律的人，必定要参验人体形气五脏相应的变化来加以说明，因为天人是相应的。

（2）善言古者，必有合于今：张景岳："古者今之鉴，欲察将来，须观既往，故善言古者，必有合于今。"本句大意是：善于讲解古人养生防病道理的人，必定要结合今人的实际情况来加以比较分析，指导今人。

（3）善言人者，必有厌于己：张景岳："彼之有善，可以为法，彼人有不善，可以为戒，故善言人者，必有厌于己。"厌，即餍（yàn，音厌）字，饱足。引申为满足、足够的意思。本句大意是：善于研究讨论人体生理和病变的人，必定在自己身上有足够的体验、认识。

（4）道不惑而要数极，所谓明也：道，道理，法则。此处指医学理论。对医学理论能明白而无疑惑，对最重要的法则能够精通，这样就能达到深明至理的水平了。

（5）言而可知：指问诊，即通过询问病人而知病情。

（6）视而可见：指望诊，即通过望色而知病情。

（7）扪而可得：指切诊，即通过触按而知病情。

（8）卒痛：卒，突然；卒痛，突然发作的疼痛。

（9）稽迟：迁延，滞留。

（10）泣：涩的意思。泣，同沍（hù，音护）；沍，闭塞之意。

（11）客：侵犯的意思。

（12）喘动应手：搏动应手。丹波元简："盖此指腹中筑动而言。"《灵枢·百病始生》篇："其著于伏冲之脉者，揣之应手而动。"

（13）阴股：指大腿内侧。

（14）宿昔：经久。

（15）成积：血为寒气所凝结，日久而成积块。

（16）绌急：绌（chù，音处），屈曲；急，拘急。

（17）炅：（jiǒng，音窘）热。

（18）膜原：王冰："膜，谓鬲间之膜。原，谓鬲肓之原。"指胸膜与膈肌之间的部位。丹波元简："膜本取义于帷幕之幕，膜间薄皮，遮隔浊气者，犹幕之在上，故谓之幕，因从肉作膜；其作募者，幕之讹尔。《太阴阳明论》：'脾与胃以膜相连尔。'《太素》膜作募。知此募、幕互误。"

（19）侠脊之脉：张景岳："侠脊者，足太阳经也。其最深者，则伏冲、伏膂之脉，故按之不能及其处。"

（20）冲脉：奇经八脉之一。《素问·骨空论》："冲脉者，起于气街，并少阴之经，侠脐上行，至胸中而散。""冲脉为病，逆气里急。"

（21）关元：穴名，在脐下三寸。

（22）背俞之脉：指足太阳之脉。

（23）厥气：此指寒逆之气。

（24）大经：指较大的血脉。

（25）上泄：泄，发越。上泄，指厥逆之气上越。

（26）小肠不得成聚：《素问·灵兰秘典论》："小肠者，受盛之官，化物出焉。"今小肠为寒邪侵犯，寒邪伤阳，阳气不能化物，水谷不得停留，传入大肠，而为下泄腹痛。

（27）瘅热：盛热。

（28）固尽有部：指五脏六腑在面部本有其一定的分部。

（29）主病之脉：病邪所在之经脉。

（30）坚而血及陷下者：张景岳："脉坚者，邪之聚也；血留者，络必盛而起也；陷下者，血气不足，多阴候也。"

〔提要〕

以五脏卒痛为例，说明问诊、望诊和切诊的具体运用。详细列举了各种卒痛的临床表现，讨论了疼痛的病因病机，指出寒邪侵犯经脉，引起血气运行的障碍，就会发生卒痛。

〔原文〕

帝曰：善。余知百病生於氣也⁽¹⁾，怒則氣上，喜則氣緩，悲則氣消，恐則氣下，寒則氣收，炅則氣泄，驚則氣亂，勞則氣耗，思則氣結，九氣不同，何病之生？岐伯曰：怒則氣逆，甚則嘔血及飧泄，故氣上矣⁽²⁾。喜則氣和志達，榮衛通利，故氣緩矣⁽³⁾。悲則心系急，肺布葉舉，而上焦不通，榮衛不散，熱氣在中，故氣消矣⁽⁴⁾。恐則精却，却則上焦閉，閉則氣還，還則下焦脹，故氣不行矣⁽⁵⁾。寒則腠理閉，氣不行，故氣收矣。炅則腠理開，榮衛通，汗大泄，故氣泄。驚則心無所倚，神無所歸，慮無所定，故氣亂矣⁽⁶⁾。勞則喘息汗出，外內皆越⁽⁷⁾，故氣耗矣。思則心有所存，神有所歸，正氣留而不行，故氣結⁽⁸⁾矣。

〔注释〕

（1）百病生于气：张景岳："气之在人，和则为正气，不和则为邪气。凡表里虚实，逆顺缓急，无不因气而至，故百病皆生于气。"

（2）怒则气逆，甚则呕血及飧泄，故气上矣：张景岳："怒，肝志也。怒动于肝，则气逆而上，气逼血升，故甚则呕血。肝木乘脾，故为飧泄。肝为阴中之阳，气发于下，故气上矣。"

（3）喜则气和志达，荣卫通利，故气缓矣：喜为心志，气脉和调，志意畅达，荣卫通利，气徐缓而和顺为正常。然喜乐过度则气过于缓，而渐至神气消耗涣散不能藏蓄则为不正常。《灵枢·本神》篇："喜乐者，神惮散而不藏。"《素问·藏气法时论》："心苦缓，急食酸以收之。"

（4）悲则心系急，肺布叶举，而上焦不通，荣卫不散，热气在中，故气消矣：悲为肺志，然心为五脏六腑之大主，凡情志之伤，虽五脏各有所主，但无不自心而发，由心统之。《灵枢·口问》："悲哀愁忧则心动，心动则五藏六府皆摇。"故悲生于心而应于肺。生于心则心系急，应于肺则肺布叶举。肺布叶举，张隐庵："肺脏布大，而肺叶上举。"张景岳："心肺俱居鬲上，故为上焦不通。肺主气而行表里，故为营卫不散，悲哀伤气，故气消矣。"

（5）恐则精却，却则上焦闭，闭则气还，还则下焦胀，故气不行矣：张景岳："恐惧伤肾则伤精，故致精却。却者退也。精却则升降不交，故上焦闭。上焦闭则气归于下，病为胀满，而气不行，故曰恐则气下也。"

（6）惊则心无所倚，神无所归，虑无所定，故气乱矣：张景岳："大惊卒恐则神志散失，血气分离，阴阳破散，故气乱矣。"

（7）外内皆越：马莳："人有劳役，则气动而喘息，其汗必出于外。夫喘则内气越，汗出则外气越，故气从之而耗散也。"

（8）气结：张景岳："思之无已，则系恋不释，神留不散，故气结也。"

〔提要〕

列举怒、喜、悲、恐、寒、炅、惊、劳、思九气致病的症状和病理，说明情志过度、外邪侵袭和劳伤均能引起人体气机的失调而致病，从而提出"百病生于气"的病机学说。

〔讨论〕

关于卒痛

疼痛是临床上常见的一种症状，又是多种疾病的主症。本篇以卒然发作的疼痛为主，对疼痛进行了临床分类（表39-1），并讨论了疼痛的病因病机，奠定了中医疼痛病机的理论基础，对中医临床和中西医结合都具有重要的指导意义。

表 39-1　　　　　　　　　　　　　卒痛的临床分类

疼痛时间	阵发性：痛或卒然而止者 持续性：痛甚不休者 　　　　　痛宿昔而成积者
疼痛程度	卒然痛死不知人有少间复生者 痛宿昔而成积者
按触反应	拒按：痛甚不可按者 喜按：按之而痛止者 按之无益者 喘动应手者
放射部位	心与背相引而痛者 胁肋与少腹相引而痛者 腹痛引阴股者
合 并 证	痛而呕者 腹痛而后泄者 痛而闭不通者

1. 病因

卒痛的病因归于感受外邪。外邪之中，以寒邪为主。本篇所列举的十四种卒痛中，有十三种属寒邪侵犯人体，属热邪的只有一种。《素问·痹论》曰："痛者，寒气多也，有寒故痛也。"

2. 病位

卒痛的部位非常广泛，可在经在络，在脏在腑，亦可在膜原。邪之所客，即痛之所在。（表39-2）

表39-2   卒痛的部位及病变

部位	脉和血气的变化	临 床 表 现
脉 外	脉寒、缩蜷、绌急则外引小络	卒痛
脉 中	寒热相搏则脉满，脉充大而血气乱	痛不可按
肠胃之间	血不得散，小络急引	痛，按之痛止
侠脊之脉		痛，按之不及
冲 脉	脉不通，气因之	喘动应手
背俞之脉	脉泣则血虚	心背相引而痛，按之病止
厥阴之脉	血泣脉急	胁肋与少腹相引而痛
阴 股	血泣在下相引	腹痛引阴股
小肠膜原	血气泣留不得行	痛宿昔而成积
五 脏	厥逆上泄，阴气竭，阳气未入	卒然痛死不知人，气复反则生
肠 胃	厥逆上出	痛而呕
小肠（寒）	不得成聚	后泄腹痛
小肠（热）		肠中痛，痛而闭不通

3. 病机

寒邪侵犯人体造成的疼痛，尽管部位可表可里，可浅可深，可上可下，但是，其病机可归结为一点，即："寒气入经而稽迟，泣而不行，客于脉外则血少，客于脉中则气不通，故卒然而痛。"就是说，人体在寒邪的作用下，经脉出现拘急收引，而使血气的运行受阻，就会发生卒然疼痛。篇中列举寒邪所致的不同部位的疼痛，其病变均在于脉和血气。在脉的变化有：脉寒、脉绌急、脉泣、脉不通等。在血气的变化有：血泣、血气稽留不得行、血不得散、脉泣则血虚、血气乱等（表39-2）。至于为什么寒邪会引起血气运行的障碍呢？《灵枢·痈疽》曰："寒邪客于经络之中，则血泣，血泣则不通。"《素问·调经论》曰："血气者，喜温而恶寒，寒则泣而不流，温则消而去之。"总之，卒痛的病机就在于寒邪造成了血气运行的障碍而痛。

4. 治疗

对卒痛的治疗，本篇虽未明确论及，但是从阐述病机中已提示了治疗法则。后世曾把其病机与治法归纳为"痛则不通，通则不痛"。"痛则不通"，指出了痛的病机在于气血不通畅，"通则不痛"，说明了痛的治法在于通畅气血。但是，如果把"通"简单理解为活血化瘀或通里攻下之法，是不够全面的。"治病必求于本"，如果血气运行的障碍是由于寒邪所致，那么，驱逐了寒邪，血气也就归复于调条和平了。如麻黄汤、桂枝汤是治疗风寒表证的方剂，由于它通过发汗、解肌等，振奋和恢复了体表的卫外功能，战胜了寒邪，则寒邪侵袭人体造成体表气血阻滞而出现的头痛、恶寒等症状也就消失了。所以，对疼痛的治疗，必须根据治病求本，辨证论治的精神，审其疼痛部位之表里上下，辨其疼痛性质之寒热虚实、或汗或下、或温或清，或补或消，不可拘执于一法。

（许家松）

腹中论篇第四十

本篇讨论了一些腹中疾病病证的病机和治法，高士宗云："腹中之气，不能从脐腹而行于胸膈，达于四肢，则为鼓胀、肿痛；腹中之血不能从脐腹而内通于胞中，外通于经络，则为血枯、脓血为病。前节论腹中气血不和，则有腹中之病；后节论土气不和而厥逆。经血不和而热甚，亦有腹中之病，故曰'腹中论'也。"

〔原文〕

黄帝問曰：有病心腹滿，旦食則不能暮食，此爲何病？岐伯對曰：名爲鼓脹$^{(1)}$。帝曰：治之奈何？岐伯曰：治之以鷄矢醴$^{(2)}$，一劑知$^{(3)}$，二劑已$^{(4)}$。帝曰：其時有復發者何也？岐伯曰：此飲食不節，故時有病也。雖然其病且已，時故當病，氣聚於腹也。

〔注释〕

（1）鼓胀：病名。王冰注曰："心腹胀满，不能再食，形如鼓胀，故名鼓胀也。"

（2）鸡矢醴：用鸡屎制备的醴剂，类似后世的药酒。

（3）一剂知：知，是见效的意思。

（4）二剂已：已，此处作病愈解。

〔提要〕

论述了鼓胀病证的临床表现和治疗方剂，并指出易复发也是鼓胀特点之一。该病经过治疗，"虽病且已"，然饮食不节，病气就会聚于腹中而复发了。

〔原文〕

帝曰：有病胸脅支滿者，妨於食，病至則先聞腥臊臭，出清液$^{(1)}$，先唾血，四支清$^{(2)}$，目眩，時時前後血$^{(3)}$，病名爲何？何以得之？岐伯曰：病名血枯$^{(4)}$，此得之年少時，有所大脫血，若醉入房中，氣竭肝傷，故月事衰少不來也。帝曰：治之奈何？復以何術？岐伯曰：以四烏鰂骨$^{(5)}$一藘茹$^{(6)}$二物并合之，丸以雀卵$^{(7)}$，大如小豆，以五丸爲後飯$^{(8)}$，飲以鮑魚汁$^{(9)}$，利腸中及傷肝也。

〔注释〕

（1）出清液：口泛清水。

（2）四支清：四肢清冷。

（3）前后血：前阴后阴出血。

（4）血枯：病名。张景岳："血枯者，月水断绝也。"

（5）乌鰂骨：即乌贼骨，又名海螵蛸。

（6）藘茹：即茜草。

（7）雀卵：张景岳："雀，即麻雀也。雀卵气味甘温，能补益精血，主男子阳痿不起，故可使多精有子，及女子带下，便溺不利。"

（8）五丸为后饭：服五丸药以后再吃饭。后饭，王冰注云："饭后药先，谓之后饭。"

（9）鲍鱼汁：鲍鱼，有两种说法，均合于此。《本草纲目》所言之鲍鱼即鳆鱼之俗称，但实非鱼类，故列介部石决明下，其功效："治女子血枯病伤肝，利肠。"另一说法，即张景岳所言："鲍鱼，即今之淡干鱼也，诸鱼皆可为之，唯石首鲫鱼者为胜，其气味辛温无毒，鱼本水中之物，故其性能入水脏，通血脉，益阴气，煮之服之，能同诸药通女子血闭也。"此种说法与《说文》桂注同。

〔提要〕

论述了血枯病证的临床表现、发病原因和治疗方剂，还较详细地介绍了四乌鲗骨一藘茹丸的制备和服法，并说明此方能治疗血枯的功效在于"利肠中及伤肝也。"

〔原文〕

帝曰：病有少腹盛，上下左右皆有根，此為何病？可治不？岐伯曰：病名曰伏梁⁽¹⁾。帝曰：伏梁何因而得之？岐伯曰：裹大膿血，居腸胃之外，不可治，治之每切按之致死。帝曰：何以然？岐伯曰：此下則因陰⁽²⁾，必下膿血，上則迫胃脘，生鬲⁽³⁾，俠胃脘內癰，此久病也，難治。居臍上爲逆，居齊⁽⁴⁾下爲從，勿動亟奪⁽⁵⁾。論在《刺法》中。

帝曰：人有身體髀股䯒皆腫，環臍而痛，是爲何病？岐伯曰：病名伏梁，此風根⁽⁶⁾也。其氣溢於大腸而著於肓⁽⁷⁾，肓之原在臍下，故環臍而痛也。不可動之，動之爲水溺⁽⁸⁾澀之病。

〔注释〕

（1）伏梁：病名。诸注家都认为是根据体征的形象而命名，如王冰注曰："以其上下坚盛，如有潜梁，故曰病名伏梁。"张景岳注云："伏，藏伏也。梁，强梁坚硬之谓。"

（2）下则因阴：伏梁病连居三阴冲带之间，冲脉下行者络阴，故此病下行则阴器下脓血。如王冰所注："下则因薄于阴器也。若因薄于阴，则便下血。"

（3）生鬲：王冰注云："病气上出于鬲。"

（4）齐：同脐。

（5）勿动亟夺：都是不可妄动之意，但各注家解释微异。王冰注文："亟，数也；夺，去也。言不可移动，但数数去之则可矣。"张景岳曰："动，动大便也。夺，夺土郁也。皆下之之谓。言勿得妄攻而数夺其胃气，不及于病，徒伤无益也。"高士宗云："勿动亟夺，犹言勿用急切按摩以夺之。不当急夺而妄夺，必真气受伤而致死。"

（6）风根：张景岳注："风根，即寒气也，如《百病始生》篇曰：积之始生，得寒乃生，厥乃成积。即此谓也。"

（7）肓：吴崑："脐下气海也，一名脖胦。"

（8）水溺：吴崑："水溺，小便也。"

〔提要〕

分别叙述两种伏梁病证的症状、病机、预后，及治疗时应注意的问题。裹大脓血的伏梁病证，在诊治时不宜重按，每因重按而致死。因向下会造成便下脓血；向上病气出于膈，复侠胃脘而发生内痈。居脐下之伏梁虽比脐上者略好，但也不宜妄动。由风根而造成的伏梁病证，表现为髀股䯒部位发肿，并且环脐疼痛。治疗时注意不要用攻下法，如误用攻下法，会造成小便涩滞之病。

〔原文〕
帝曰：夫子數言熱中⁽¹⁾消中⁽²⁾，不可服高粱⁽³⁾芳草石藥，石藥發瘨⁽⁴⁾，芳草發狂⁽⁵⁾。夫熱中消中者，皆富貴人也，今禁高粱，是不合其心，禁芳草石藥，是病不愈，願聞其説。岐伯曰：夫芳草之氣美，石藥之氣悍，二者其氣急疾堅勁，故非緩心和人，不可以服此二者。帝曰：不可以服此二者，何以然？岐伯曰：夫熱氣慓悍⁽⁶⁾，藥氣亦然，二者相遇，恐內傷脾，脾者土也而惡木，服此藥者，至甲乙日更論。

〔注释〕
（1）热中：病名。王冰注曰："多饮数溲，谓之热中。"
（2）消中：病名。王冰注曰："多食数溲，谓之消中。"
（3）高粱：《甲乙经》作"膏粱"。张景岳："高粱，厚味也。"
（4）石药发瘨：久服金石药物能使人发癫。石药：王冰："石药，英乳也。"张景岳："石药，煅炼金石之类也。"瘨：王冰："多喜曰瘨。"张景岳也从王冰。根据文义和多数注家之见，以瘨同癫合宜。
（5）芳草发狂：多用芳香类药物能令人发狂。王冰："多怒曰狂。芳，美味也。""草，浓美也。"张景岳注曰："芳草，辛香之品也。"
（6）慓悍：轻急猛峻的意思。

〔提要〕
指出热中、消中的病人，不可以吃肥甘厚味，不可以用芳草和金石类的助热消阴之品，石药发瘨，芳草发狂，故当禁。否则像热中、消中这类内热病人，再逢药气之热，二热合气，病就更加严重了。

〔原文〕
帝曰：善。有病膺腫頸痛胸滿腹脹⁽¹⁾，此爲何病？何以得之？岐伯曰：名厥逆⁽²⁾。帝曰：治之奈何？岐伯曰：灸之則瘖⁽³⁾，石之則狂，須其氣并⁽⁴⁾，乃可治也。帝曰：何以然？岐伯曰：陽氣重上，有餘於上，灸之則陽氣入陰，入則瘖⁽⁵⁾，石之則陽氣虛，虛則狂⁽⁶⁾，須其氣并而治之，可使全也。帝曰：善。

〔注释〕
（1）膺肿颈痛胸满腹胀：王冰："膺，胸傍也。颈，项前也。胸，膺间也。"马莳注："膺颈胸腹，皆在上中二焦也。今膺肿颈痛，胸满腹胀，则下气上逆，病名曰厥逆。"
（2）厥逆：病名。王冰："气逆所生，故名厥逆。"张景岳："此以阴并于阳，下逆于上，故病名厥逆。"
（3）瘖：失音。

（4）并：王冰："并，谓合也。"

（5）入则瘖：张景岳："阳气有余于上而复灸之，是以火济火也。阳极乘阴，则阴不能支，故失声为瘖。"

（6）虚则狂：张景岳："阳并于上，其下必虚，以石泄之，则阳气随刺而去，气去则上下俱虚，而神失其守，故为狂也。"

〔提要〕

论述厥逆病的临床表现，及如用灸法治疗便会失音，用砭石治疗就会发狂的特点及原因。为此，治疗厥逆必须其气并而治之，方能使病痊愈。

〔原文〕

何以知懷子之且生也？岐伯曰：身有病[1]而無邪脉[2]也。

〔注释〕

（1）身有病：王冰："病谓经闭也。"张景岳："身有病，谓经断恶阻之类也。"此处"身有病"并非真病，乃是妊娠反应，王注为妥。

（2）无邪脉：王冰："今病经闭脉反如常者，妇人妊娠之证，故云身有病而无邪脉。"张景岳对邪脉注云："身病者，脉亦当病，或断续不调，或弦涩细数，是皆邪脉，则真病也。"

〔提要〕

妇人妊娠和疾病的主要鉴别点是诊其"病"征的同时，有无邪脉。

〔原文〕

帝曰：病熱而有所痛者何也？岐伯曰：病熱者，陽脉也，以三陽之動[1]也，人迎一盛少陽，二盛太陽，三盛陽明[2]，入陰也。夫陽入於陰，故病在頭與腹，乃䐜脹而頭痛也。帝曰：善。

〔注释〕

（1）三阳之动：张景岳："阳脉者，火邪也。凡病热者，必因于阳，故三阳之脉其动甚也。"

（2）一盛少阳，二盛太阳，三盛阳明：据《六节藏象论》"人迎一盛病在少阳，二盛病在太阳，三盛病在阳明"可知，此处指如果人迎之脉比原来大一倍，病在少阳；大两倍，病在太阳；大三倍，病在阳明。据此也可推测正邪情况：一盛二盛，正气盛；三盛指正邪俱盛。《灵枢·终始》、《灵枢·禁服》等篇均有此论。

〔讨论〕

本篇论述了腹中疾病如鼓胀、血枯、伏梁、热中、消中、厥逆等病证。现在仅就鼓胀、血枯、伏梁等病重点讨论之。

一、鼓胀

《内经》鼓胀这一病名，一直沿用至今。它属于胀满一类疾病。《内经》中除本篇外，在《灵枢·水胀》也有论述："鼓胀何如？岐伯曰：腹胀，身皆大，大与肤胀等也；色苍黄，腹筋起，此其候也。"综合本篇与《水胀》二篇，可知鼓胀的临床表现：心腹满，且食不能暮食，腹胀身皆大，色苍黄，腹筋起，时有复发而难愈。关于鼓胀的病因病机，张景岳概括为"内伤脾肾，滞留于中，则心腹胀满，不能再食，其胀如鼓，故名鼓胀。"对于此病的治法，论中提出了鸡矢醴一方。此方现已少用，历代各家对其功效和用法，也略有不同。王冰："按古《本草》，鸡矢醴并不治鼓胀，唯利大小便，微寒，今方治法，当取用处汤渍服之。"《增补内经拾遗方论》："矢，古屎字；矢，箭也，直也。酒味厚曰醴。鸡矢醴者，用鸡屎酒调也。"张景岳："鸡矢之性，能消积下气，通利大小二便，盖攻伐实邪之剂也。"高士宗综合上述各家之论，说："以鸡矢和醴酒同服也……使水从大便出也。"从《内经》所记述鸡矢醴这一方可知，当时对鼓胀一证，以实证论，以攻为主。

后世如巢元方、朱丹溪、张景岳、何梦瑶等人对鼓胀病因和治法不断补充。认为其病机是由于肝脾肾三脏受病，气血瘀水积于腹内，而成鼓胀。辨证一般分实胀与虚胀二类，但往往又虚实互见。据此而提出攻补兼施、先攻后补、先补后攻等基本原则。其具体治法则以主证不同而有疏肝理气、除湿散满、温中化湿、清热利湿、攻下逐水、活血化瘀、温肾补脾、滋阴养血诸法，较之《内经》有了很大的发展。

二、血枯

根据本篇所论，此属于血枯经闭，与少时大脱血和气竭肝伤有关。主要表现为胸胁满，妨于食，闻腥臊而泛清水，先唾血，四肢清冷，目眩，时时前后血，闭经等。其治疗除本篇提出四乌鲗骨一藘茹丸外，《增补内经拾遗方论》提出调经养荣汤等。后世医家治血枯经闭方剂甚多，但亦以养血活血为大法，正如《增补内经拾遗方论》所言："经，月经也；荣，阴血也。血枯经闭，故调经者必养荣耳。"

三、伏梁

伏梁一证，属积聚病类。后世医家列入为"五积"之一，张景岳也说："伏梁一证，即今日所谓痞块也。"《内经》中除此处外，尚有两处：①《灵枢·邪气藏府病形》："微缓，为伏梁，在心下，上下行，时唾血。"②《灵枢·经筋》："其成伏梁唾血脓者，死不治。"

《难经·五十六难》也有伏梁："心之积，名曰伏梁，起脐上，大如臂，上之心下。久不愈，令人烦心，以秋庚日得之。"此则较《内经》所论之伏梁为局限矣。而本篇所论之伏梁范围甚广，又有因于气分和因于血分之区别，现比较如下（表40-1）：

从上述比较可见，伏梁因于气分者乃成积，如张景岳说"即今之所谓痞块也"，医于血分者，以裹大脓血为特点，如秦伯未等编《内经类证》认为："酷似限局性化脓性腹膜炎"，此说可供参考。

关于伏梁证的治疗，本篇首先强调要慎重，因为血分者"勿动亟夺"，因于气分者"不可动之"。在具体治疗时，本篇提到"论在《刺法》中"，可惜《刺法论》在王冰次注《素问》时已亡佚。但此句也为后世留下了伏梁证宜以针灸治之的印迹。张景岳《类经》亦谓："欲治之莫妙于灸。"并在其《类经图翼》第十一卷中有较详细的介绍。

表 40-1　　　　　　　　　　　伏梁因于血分与气分

	伏梁因于血分	伏梁因于气分
原论	帝曰：伏梁何因而得之？岐伯曰：裹大脓血，居肠胃之外，不可治，治之每切按之致死。帝曰：何以然？岐伯曰：此下则因阴，必下脓血，上则迫胃脘，生鬲，侠胃脘内痈	帝曰：人有身体髀股䯒皆肿，环脐而痛，是为何病？岐伯曰：病名伏梁，此风根也。其气溢于大肠，而著于肓，肓之原在脐下，故环脐而痛也。不可动之，动之为水溺涩之病
注文	《素问集注》："此病在血分，有脉络之连络于上下四傍。伏梁如梁之横伏于内也。"	《类经》："风根，即风寒气也。如《百病始生》篇曰：积之始生，得寒乃生，厥乃成积，即此之谓也。"

四、热中、消中

即后世所谓之三消证。本病在《素问》的《通评虚实论》、《气厥论》、《奇病论》、《脉要精微论》和《灵枢》的《邪气藏府病形》、《师传》等篇，均有讨论。值得注意的是，本篇强调热中、消中病禁膏粱，禁石药芳草，指出其理由在于："夫热气慓悍，药气亦然，二者相遇，恐内伤脾。"这也是后世用滋阴药治三消立论的依据。

（孟庆云）

刺腰痛篇第四十一

本篇专章讨论各经腰痛及其刺法，故名"刺腰痛"。

〔原文〕

足太陽脉令人腰痛⁽¹⁾，引項脊尻背如重狀⁽²⁾，刺其郄中⁽³⁾。太陽正經出血⁽⁴⁾，春無見血⁽⁵⁾。少陽令人腰痛，如以針刺其皮中⁽⁶⁾，循循然⁽⁷⁾不可以俯仰，不可以顧⁽⁸⁾，刺少陽成骨之端⁽⁹⁾出血，成骨在膝外之廉骨獨起者⁽¹⁰⁾，夏無見血⁽¹¹⁾。陽明令人腰痛，不可以顧，顧如有見者⁽¹²⁾，善悲⁽¹³⁾，刺陽明於䯒前⁽¹⁴⁾三痏⁽¹⁵⁾，上下和之出血⁽¹⁶⁾，秋無見血⁽¹⁷⁾。足少陰令人腰痛，痛引脊內廉⁽¹⁸⁾，刺少陰於內踝上⁽¹⁹⁾二痏，春無見血，出血太多，不可復也⁽²⁰⁾。厥陰之脉令人腰痛，腰中如張弓弩弦⁽²¹⁾，刺厥陰之脉，在腨踵魚腹之外⁽²²⁾，循之累累然⁽²³⁾，乃刺之，其病令人善言默默不慧⁽²⁴⁾，刺之三痏。

〔注释〕

（1）足太阳脉令人腰痛：足太阳经发生病变，使人腰痛。古文简略，省去了"病变"二字之意，只介绍部位和症状。以下各经同。

（2）引项脊尻背如重状：《广雅》："尻，臀也。"腰痛牵引项脊尻背如负重物。王冰："足太阳脉，别下项，循肩膊内，侠脊抵腰中，别下贯臀。故令人腰痛，引项脊尻背如重状也。"

（3）郄中：足太阳委中穴。

（4）太阳正经出血：张景岳："太阳正经，昆仑也。"

（5）春无见血：王冰："太阳合肾，肾王于冬，水衰于春，故春无见血。"即春天刺时不要出血。（下同）

（6）如以针刺其皮中：张景岳："少阳之气应风木，阳分受之，故如以针刺其皮中。"

（7）循循然：张景岳："迟滞貌，谓举动不便也。"

（8）不可以俯仰，不可以顾：张景岳："足少阳之脉起于目锐眦，上抵头角，下耳后，循颈下胸中，循胁里下行身足之侧，故身不可俯仰，头不可以回顾。"

（9）刺少阳成骨之端：刺足少阳经所过成骨的起点，即今之腓骨小头前下方阳陵泉穴。

（10）成骨在膝外廉之骨独起者：成骨在膝外侧骨突起处。张景岳："膝外侧之高骨独起者，乃胻骨之上端，所以成立其身，故曰成骨。"

（11）夏无见血：王冰："少阳合肝，肝王于春，木衰于夏，故无见血也。"夏天刺少阳经时不能见血。

（12）阳明令人腰痛，不可以顾，顾如有见者：阳明经脉病变使人腰痛，痛则头不可回顾，若回顾则眼花如有所见。

（13）善悲：王冰："阳虚，故悲也。"张景岳："善悲者，神不足则悲也。阳明气衰而阴邪侮之，故证见如此。"善悲是阳明腰痛兼证之一。

（14）䯏前：䯏，胫端也。䯏前即足三里穴。

（15）痏：作次数解。三痏即针刺三次。

（16）上下和之出血：张景岳："上下和之，兼上下巨虚而言也。"即在足阳明经胫骨前廉三里上下刺血三次使经气调和。

（17）秋无见血：王冰："阳明合脾，脾王长夏，土衰于秋，故秋无见血。"秋天刺阳明经时不能出血。

（18）足少阴令人腰痛，痛引脊内廉：张景岳："足少阴之脉，贯脊内属肾也。"足少阴经腰痛，痛引脊骨内缘。

（19）内踝上：即复溜穴。王冰："复溜，在内踝后上同身之二寸。"

（20）春无见血，出血太多，不可复也：张景岳："春时木旺水衰，故刺足少阴者，春无见血。若出血太多，则肾气不可复也。"

（21）厥阴之脉令人腰痛，腰中如张弓弩弦：厥阴经腰痛，腰部强硬如开张的弓弦那样劲急。张景岳："肝主筋，肝病则筋急，故会腰中如张弓弩弦。"

（22）腨踵鱼腹之外：腨（zhuān，音专），踵（zhǒng，音肿）。张景岳："腨，腿肚也。踵，足跟也。鱼腹，腨之形如鱼腹也。腨踵之间，鱼腹之外，循之累累然者，即足厥阴之络，蠡沟穴也。"

（23）循之累累然：摸上去如串珠状。

（24）其病令人善言默默然不慧：《新校正》："按经云善言默默然不慧，详善言与默默二病难相兼，全元起本无善字，于义为允。"王冰："厥阴之脉，循喉咙之后，上入颃颡，络于舌本。故病则善言。风盛则昏冒，故不爽慧也。"厥阴腰痛使人不欲言语而不愉快。

〔提要〕

叙述足太阳、少阳、阳明，足少阴、厥阴经脉腰痛的症状及其刺法。指出针刺必须注意四时，及在诊治腰痛过程中必须根据经络循行路线，和络属脏腑的生理病理反应综合考虑。

〔原文〕

解脉[1]令人腰痛，痛引肩，目䀮䀮然，时遗溲[2]，刺解脉，在膝筋肉分间郄外廉之横脉出血[3]，血变而止[4]。解脉令人腰痛如引带，常如折腰状[5]，善恐[6]，刺解脉，在郄中结络如黍米[7]，刺之血射以黑，见赤血而已[8]。同阴之脉[9]，令人腰痛，痛如小锤居其中[10]，怫然肿[11]，刺同阴之脉，在外踝上绝骨之端[12]，为三痏。阳维之脉[13]令人腰痛，痛上怫然肿，刺阳维之脉，脉与太阳合腨下间，去地一尺所[14]。衡络之脉[15]令人腰痛，不可以俯仰，仰则恐仆[16]，得之举重伤腰，衡络绝，恶血归之[17]，刺之郄阳、筋之间[18]，上郄数寸衡居[19]，为二痏出血。会阴之脉[20]令人腰痛，痛上漯漯然汗出[21]，汗乾令人欲饮，饮已欲走[22]，刺直阳之脉[23]上三痏，在蹻上郄下五寸横居[24]，视其盛者出血⁽²⁵⁾。飛陽之脉⁽²⁶⁾令人腰痛，痛上拂拂然⁽²⁷⁾，甚則悲以恐⁽²⁸⁾，刺飛陽之脉，在内踝上五寸，少陰之前，與陰維之會⁽²⁹⁾。昌陽之脉⁽³⁰⁾令人腰痛，痛引膺，目䀮䀮然，甚則反折，舌卷不能言，刺内筋⁽³¹⁾爲二痏，在内踝上大筋前太陰後，上踝二寸所⁽³²⁾。散脉⁽³³⁾令人腰痛而熱，熱甚生煩，腰下如有横木居其中，甚則遺溲，刺散脉，在膝前，骨肉分間，絡外廉，束脉爲三痏⁽³⁴⁾。肉裏之脉⁽³⁵⁾令人腰痛，不可以咳，咳則筋縮急⁽³⁶⁾，刺肉裏之脉爲二痏，在太陽之外，少陽絶骨之後⁽³⁷⁾。

〔注释〕

（1）解脉：张景岳："解脉，足太阳经之散行脉也。"

（2）痛引肩，目䀮䀮然，时遗溲：张景岳："其脉循肩膊，故痛而引肩。其起在目内眦，故目䀮䀮然。其属膀胱，故遗溲。"䀮（huāng，音荒），目不明。

（3）刺解脉，在膝筋肉分间郄外廉之横脉出血：针刺解脉，在膝后筋肉相分处，即委中穴外侧之横脉处，刺之出血。

（4）血变而止：放血使紫黑色变赤方止。

（5）解脉令人腰痛如引带，常如折腰状：张景岳："复言解脉者，谓太阳之脉，从腰中下挟脊，贯臀入腘中者也。"腰痛时如带牵引，甚痛如腰部折断。

（6）善恐：张景岳："太阳之脉络肾，肾志恐，故善恐。"

（7）在郄中结络如黍米：郄中即委中。在委中处有络脉结如黍米状可刺之。

（8）刺之血射以黑，见赤血而已：刺中其处血直射而色黑，要使血变红而止。

（9）同阴之脉：张景岳："足少阳之别，终于厥阴，并经下络足跗，故曰同阴之脉。即足少阳经的别络。"

（10）痛如小锤居其中：腰痛时如有小锤在敲击，形容痛势重。

（11）怫然肿：怫（fú，音弗），怒张貌。张景岳："怫然，怒意，言肿突如怒也。"

（12）外踝上绝骨之端：足少阳经阳辅穴。

（13）阳维之脉：张景岳："阳维，奇经之一也。阳脉相维交会之脉，故曰阳维。"

（14）刺阳维之脉，脉与太阳合腨下间，去地一尺所：张景岳："阳维脉气所发，别于金门而下行，故与足太阳合于腨下间。去地一尺所，即承山穴也。"

（15）衡络之脉：张隐庵："衡，横也。带脉横络于腰间，故曰横络之脉。夫足之三阳，循腰而下，足之三阴及奇经之脉，皆循腰而上；病则上下不通，阴阳间阻，而为腰痛之证。"

（16）不可以俯仰，仰则恐仆：腰痛不可俯仰，仰则恐怕跌倒。

（17）得之举重伤腰，衡络绝，恶血归之：这是由于举负重物伤腰部，横络阻绝，瘀血留滞不通所致。

（18）刺之在郄阳、筋之间：王冰："郄阳，谓浮郄穴上侧委阳穴也。筋之间，膝后腘上两筋之间，殷门穴也。"（委阳当在浮郄下）。

（19）上郄数寸衡居：这两个穴位都在郄中上而数寸，而取其横络放血。

（20）会阴之脉：张景岳："会阴，任脉穴也，在大便前，小便后，任、冲、督三脉所会，故曰会阴。"张隐庵："此论任脉为病而令人腰痛也。任脉起于至阴，与督脉交会，分而上行，故名曰会阴。"

（21）痛上漯漯然汗出：漯（luò，音洛），漯漯然系如流水之状。腰痛则汗出多如流水。

（22）汗干令人欲饮，饮已欲走：汗多伤津液，故汗干欲饮水，饮多水溢故欲走以散之。

（23）直阳之脉：王冰："直阳之脉，则太阳之脉，侠脊下行贯臀，下至腘中，下循腨过外踝之后，条直而行者，故曰直阳之脉也。"

（24）在跻上郄下五寸横居：张景岳："跻为阳跻，即申脉也。郄，即委中也。此脉上之穴，在跻之上，郄之下，相去约五寸而横居其中，则承筋穴也。"

（25）视其盛者出血：看它血络盛满的刺之放血。

（26）飞阳之脉：《灵枢·经脉》："足太阳之别，名曰飞阳，去踝七寸，别走少阴。"足太阳经之别络。

（27）痛上怫怫然：张隐庵："怫怫，郁怒貌。"腰痛时有郁怒状的情志变化。

（28）甚则悲以恐：甚至悲恐万状。张景岳："足太阳之脉络肾，其别者当心入散，故甚则悲以恐，悲生于心，恐生于肾也。"

（29）在内踝上五寸，少阴之前，与阴维之会：张景岳："在内踝上五寸，少阴之前者，即阴维之会，筑宾穴也。亦同治飞阳之腰痛者。"即飞阳之脉腰痛取筑宾穴。

（30）昌阳之脉：张景岳："昌阳，即足少阴之复溜也。少阴属阴故为腰痛。"昌阳之脉为足少阴之别络。

（31）内筋：筋之内，即复溜穴。

（32）在内踝上大筋前太阴后，上踝二寸所：其穴在内踝上，大筋的前面，太阴经的后面，踝上二寸处。

（33）散脉：王冰："散脉，足太阴之别也，散行而上，故以名焉。"足太阴经的别络。

（34）刺散脉，在膝前，骨肉分间，络外廉，束脉为三：张景岳："膝前，膝内侧之前也。骨肉分间，谓膝内辅骨之下廉，腨肉之两间也。络外廉者，太阴之络，色青而见者也。"而此络脉横连胫的外边如束骨状，可刺三次。即地机穴。

（35）肉里之脉：王冰："肉里之脉，少阳所生，则阳维之脉气所发也。"张景岳："肉里，谓分肉之里，足少阳脉之所行，阳辅穴也，又名分肉。"

（36）不可以咳，咳则筋缩急：张景岳："少阳者筋其应，咳则相引而痛，故不可以咳，咳则筋缩急也。"

（37）刺肉里之脉为二痏，在太阳之外，少阳绝骨之后：即阳辅穴，在太阳经之外，少阳绝骨穴之后。

〔提要〕

叙述奇经和散脉，别络的腰痛症状和针刺穴位和手法。分别讨论了足太阳散脉（解脉）、足少阳别络（同阴）、足太阳散脉（飞阳）、足少阴别络（昌阳）、足太阴别络（散脉）、足少阳之脉（肉里），以及任脉（会阴之脉）、阳维、带脉（衡络之脉）所病腰痛的问题。

〔原文〕

腰痛侠脊而痛至头几几然[1]，目䀮䀮欲僵仆[2]，刺足太阳郄中出血。腰痛上寒，刺足太阳、阳明；上热，刺足厥阴；不可以俯仰；刺足少阳；中热而喘[3]，刺足少阴，刺郄中出血。腰痛，上寒不可顾，刺足阳明；上热，刺足太阴，中热而喘，刺足少阴。大便难，刺足少阴。少腹满，刺足厥阴。如折不可以俯仰，不可举，刺足太阳。引脊内廉，刺足少阴。腰痛引少腹控䏚[4]，不可以仰，刺腰尻交者[5]，两髁胂[6]上，以月生死为痏数[7]，发针立已，左取右，右取左。

〔注释〕

（1）几几然：几（shū，音殊）形容项背牵强不舒的样子。

（2）目䀮䀮欲僵仆：眼目不明而似欲跌倒。

（3）中热而喘：内热而喘。张景岳："少阴主水，水病无以制火，故中热。少阴之脉贯肝膈入肺中故喘。"

（4）腰痛引少腹控䏚：腰痛引及少腹，牵引季胁之下。控，牵引；䏚（miǎo，音秒），季胁之下空软处。

（5）腰尻交者：王冰："即下髎穴也。足太阴厥阴少阳三脉左右交结于中，故曰腰尻交者也。"

（6）两髁胂：髁（kē，音颗），骨头上的突起；胂（shēn，音申），坚起的肉。张景岳："腰髁骨下坚肉也。"

（7）以月生死为痏数：王冰："月初向圆为月生，月半向空为月死，死月刺少，生月刺多。《缪刺论》曰：月生一日一痏，二日二痏，渐多之，十五日十五痏。十六日十四痏，渐少之。其痏数多少，如此即知也。"

〔提要〕

总结上述各经腰痛的针刺治疗。对腰痛针刺足三阳三阴的个别症状，和下窌穴缪刺法以月生死为痏数的问题加以论述。《新校正》云：按全元起本及《甲乙经》并《太素》皆无腰痛上寒至"中热而喘，刺足少阴"句，疑王氏所增附者。

〔讨论〕

一、腰痛和十二经脉、奇经八脉的生理病理关系

《素问·脉要精微论》："腰者肾之府，转摇不能，肾将惫矣。"《素问·六元正纪大论》："太阳所至为腰痛。"《灵枢·经脉》："膀胱足太阳之脉，挟脊抵腰，是动则病脊痛，腰似折。"说明腰痛主要是足少阴肾和足太阳膀胱的经络脏腑病。

本文指出：腰痛不仅与上述少阴太阳有关，而且和十二经脉、奇经八脉皆相关。文中所述的腰痛有足太阳、足少阳、足阳明、足少阴、足厥阴经及其别络、散脉病变所致者，还有阳维、衡络之脉（带脉）、会阴之脉（任脉）的腰痛。说明腰痛与全身经脉的生理病

理关系是相当广泛的。

《灵枢·阴阳系日月》谓："腰以上为阳，腰以下者为阴。"张隐庵："所谓经脉者，足之三阴三阳，及奇经八脉，皆循腰而上……腰以上为天，腰以下为地，而带脉横束于其间，是以无病则天地交而经脉调，病则经气阻滞于其间而为痛，故诸脉皆令人腰痛也。"都说明了腰部是经脉阴阳气血流注之所，气血留滞则病腰痛，非独太阳少阴所主的道理。

二、针治腰痛的循经取穴问题

腰痛是腰部一侧或两侧的疼痛，是临床常见病证。本文讨论了腰痛的经络分证和循经治疗问题，对临床治疗有指导意义。

由于各经脉的循行部位和气血流注不同，故腰痛症状也各不相同。文中对各经腰痛的轻重程度，相兼症状作了详细鉴别。如少阳为枢，枢机不利，痛如"以针刺皮中，不可以俯仰，不可以顾"，太阳经脉别下项挟脊抵腰中下贯臀，故腰痛"引项脊尻背如重状"。治疗上必须执循经取穴。本篇对各经针刺穴位，也作了介绍，如太阳腰痛刺委中，阳明腰痛刺足三里，少阴腰痛刺复溜等等。

（陆寿康）

风论篇第四十二

本篇讨论了二十一种风病的临床表现和病理变化，从而阐明"风为百病之长"，风性善行而数变的特点，所以称为"风论"。

〔原文〕

黄帝問曰：風之傷人也，或爲寒熱，或爲熱中，或爲寒中，或爲癘風，或爲偏枯[1]，或爲風也，其病各异，其名不同，或内至五藏六府，不知其解，願聞其説。

岐伯對曰：風氣藏於皮膚之間，内不得通，外不得泄，風者善行而數變，腠理開則灑然寒，閉則熱而悶，其寒也則衰食飲[2]，其熱也則消肌肉[3]，故使人怢栗[4]而不能食，名曰寒熱[5]。

風氣與陽明入胃，循脉而上至目内眦，其人肥[6]則風氣不得外泄，則爲熱中而目黄[7]；人瘦[6]則外泄而寒，則爲寒中而泣出[8]。

風氣與太陽俱入，行諸脉俞，散於分肉之間，與衛氣相干，其道不利，故使肌肉憤䐜而有瘍[9]，衛氣有所凝而不行，故其肉有不仁也[10]。癘者，有榮氣熱胕[11]，其氣不清，故使其鼻柱壞而色敗，皮膚瘍潰，風寒客於脉而不去，名曰癘風[12]，或名曰寒熱。

以春甲乙[13]傷於風者爲肝風，以夏丙丁傷於風者爲心風，以季夏戊己傷於邪者爲脾風，以秋庚辛中於邪者爲肺風，以冬壬癸中於邪者爲腎風。

風中五藏六府之俞，亦爲藏府之風，各入其門户[14]所中，則爲偏風[15]。風氣循風府[16]而上，則爲腦風[17]。風入系頭，則爲目風眼寒[18]。飲酒中風，則爲漏風[19]。入房汗出中風，則爲内風[20]。新沐中風則爲首風[21]。久風入中，則爲腸風飧泄[22]，外在腠理，則爲泄風[23]。故風者百病之長也，至其變化乃爲他病也，無常方，然致有風氣也。

〔注释〕

（1）偏枯：滑伯仁认为偏枯是偏风之误。偏枯是半身不遂的病证，篇首仅举"偏枯"病名，而下文没有对它进行论述；但下文对偏风（即脏腑之风）用了很大的篇幅来讨论，可见偏枯系偏风之误有一定道理。

（2）其寒也则衰食饮：吴崑："寒则胃气凝滞，故衰少食饮。"

（3）其热也则消肌肉：吴崑："热则津液燥涸，故消瘦肌肉。"

（4）怢栗：怢（tū，音突）。王冰说："卒振寒貌。"战栗的样子。

（5）寒热：风邪首先侵入皮毛，毛窍为了自卫而闭塞，于是风被稽留在肌腠之间，由于风善动和多变，当风气流动、腠理开张的时候，卫气也随之而外越，人就感到洒然寒冷；倘风邪壅滞，腠理闭塞，阳气不得外泄，便又感到热而烦闷。寒则使人饮食衰减，热则可以使人津液消耗，肌肉消瘦，这种发热恶寒、饮食减少的病，即称之为寒热病。

（6）人肥，人瘦：指体质而言。

（7）热中而目黄：腠理致密的人风邪比较不易外出，壅而化热，循着足阳明胃经上蒸于两目而出现目黄，这是热中的病机，属于实热等阳性病证。

（8）寒中而泣出：腠理疏松的人，卫气就容易随着风邪外泄，外泄过甚，卫阳不固而致目流泪，乃是寒中的病机，属于虚寒等阴性病证。

（9）肌肉愤䐜而有疡：愤䐜，愤然高起肿胀。风邪侵入太阳经，沿着经脉俞穴散布到肌腠分理之间，与人身的卫气相搏，使经脉不能很好地通利，于是往往郁结而成肌肉肿胀、疮疡诸症。

（10）其肉有不仁也：风邪侵入太阳经，沿着经脉腧穴散布到肌腠分理之间，如果卫气凝滞不能敷布透达，则致肌肤麻痹、不知痛痒。

（11）胕：肤同腐。

（12）疠风：疠风即今称麻风病，系由恶疠的风邪侵入血脉荣气所致。这种疠风之邪，日久化而为热，热甚则营气腐败污浊，使人鼻柱、颜面损坏，皮肤溃疡，且多缠绵难治。

（13）春甲乙：张景岳："本节以四时十干之气分属五脏，非谓春必甲乙而伤肝，夏必丙丁而伤心也。凡一日之中亦有四时之气，十二时之中亦有十干之分，故得春之气则入肝，得甲乙之气亦入肝，当以类求，不可拘泥。诸气皆然也。"

（14）门户：指五脏六腑之背俞穴，即肺俞、心俞、肝俞、脾俞、胃俞、肾俞等。

（15）偏风：五脏六腑之风，是由于风邪侵入不同的脏腑所形成。风邪大多是由各脏腑在足太阳经的背部俞穴而传至相应脏腑的。王冰说："随俞左右而偏中之，则为偏风。"

（16）风府：穴名，在入后发际上一寸处，属督脉经穴。

（17）脑风：吴崑："脑痛也。"风邪由风府上入于脑而成脑风。脑风可见剧烈头痛，甚至有发热及神昏抽搐等症状。

（18）目风眼寒：风邪侵入目系，则为目风。目风的症状，目痛而有冷的感觉，畏风羞涩。

（19）漏风：酒后为风邪所中成为漏风。其症状是时或多汗，进食的时候汗出，甚至全身大汗、喘息、口渴、不能操劳等。

（20）内风：房事后汗出，为风邪所伤，而汗出恶风，称为内风。

（21）新沐中风则为首风：沐（mù，音目），即洗头。洗头的时候感受风邪，成为首风。它的症状为头面多汗恶风，当风气将发的前一日，常先见剧烈的头痛。甚至不敢出室外；等到风胜之日，头面多汗恶风、头痛等症状就稍见减轻。

（22）肠风飧泄：风邪久久留连于胃肠之间，从热化则为大便下血的肠风证，从寒化则为完谷不化的飧泄证。

（23）泄风：风邪久留于腠理，成为泄风。其症状为多汗，上半身汗更多，不耐劳动，一身尽痛而寒冷。

〔提要〕

风邪侵入人体后，由于体质、部位、诱因等不同，可以引起许多风病，如寒热，热中与寒中、疮疡与肌肉不仁、疠风、肝风、心风、脾风、肺风、肾风、偏风、脑风、目风、漏风、内风、首风、肠风飧泄、泄风等，说明风邪具有善行数变的特性，所以说"风为百病之长"。

〔原文〕

帝曰：五藏风之形状不同者何？愿闻其诊及其病能[1]。岐伯曰：肺风[2]之状，多汗恶风，色䴽然白[3]，时咳短气，昼日则差，暮则甚，诊在眉上，其色白。

心风[4]之状，多汗恶风，焦绝[5]善怒嚇，赤色，病甚则言不可快[6]，诊在口，其色赤。

肝风[7]之状，多汗恶风，善悲，色微苍，嗌乾善怒，时憎女子，诊在目下，其色青。

脾风[8]之状，多汗恶风，身体怠惰，四支不欲动，色薄微黄，不嗜食，诊在鼻上，其色黄。

肾风[9]之状，多汗恶风，面痝然[10]浮肿，脊痛不能正立，其色炲[11]，隐曲不利[12]，诊在肌上[13]，其色黑。

胃风[14]之状，颈多汗恶风，食饮不下，鬲塞不通，腹善满，失衣[15]则䐜胀，食寒则泄，诊形瘦而腹大。

首风之状，头面多汗恶风，当先风一日[16]则病甚，头痛不可以出内[17]，至其风日则病少愈[18]。

漏风[19]之状，或多汗，常不可单衣[20]，食则汗出，甚则身汗，喘息恶风，衣常濡[21]，口乾善渴，不能劳事。

泄风[22]之状，多汗，汗出泄衣上，口中乾，上渍[23]，其风不能劳事，身体尽痛则寒。帝曰：善。

〔注释〕

（1）病能：能，同态。病能，指病的形态。

（2）肺风：风从肺俞而入者为肺风。肺风的主要症状是多汗恶风，面色薄白，时时咳嗽，短气，日轻夜重。它的特征是两眉之上略呈䴽白色。张景岳："多汗者阳受风气开泄腠理也。恶风者，伤风恶风也。下文诸脏皆同。䴽然，浅白貌，金色白也。肺主气，在变动为咳，风邪迫之，故时咳短气也。昼则卫气在表，风亦随之，故觉其痝；暮则卫气入阴，邪应于内，故为甚也。眉上乃阙庭之间，肺之候也，故肺病则白色见于此也。"

（3）䴽然白：䴽（pēng，音烹），浅白色。

（4）心风：风邪由心俞侵迫于心而成心风。其症状多汗恶风，唇焦善怒；病甚时因舌本强硬而言语不流利。其特征是口唇色红。张景岳："多汗恶风义如前。焦绝者，唇舌焦燥津液干绝也。风化木，心属火，风薄于心，则木火合邪，神志溃乱，故或为善怒，或为惊吓。心主舌，病甚则舌本强，故言不可快。心和则舌能知味，故诊当在口。口者，兼唇而言，色当赤也。"

（5）焦绝：火炽焦急，津液不足，可见唇舌焦燥。

（6）言不可快：舌强而言语不爽利。

（7）肝风：风邪由肝俞侵迫于肝而成肝风。其症状为多汗恶风，善悲，面色微青，咽嗌干，善怒，对平素爱好的也感到厌恶。其特征是目下色青。张景岳："气并于肺则悲。

肝病而肺气乘之故善悲。色微苍，肝之色也。足厥阴脉，循喉咙之后，上入颃颡，故嗌干也。善怒，肝之志也。肝为阴中之阳，其脉环阴器，强则好色，病则妒阴，故时憎女子也。肝气通于目，故诊在目下，色当青也。"

（8）脾风：风邪由脾俞侵迫于脾而成脾风。其症状为多汗恶风，身体倦怠无力，四肢沉重而运动不便，面色微黄，食欲不振。其特征是鼻上色黄。张景岳："身体怠惰四支不用者，脾主肌肉四支也。色薄微黄，土之色也。不嗜食，脾病不能化也。鼻为面王，主应脾胃，故色诊当见于鼻上。"

（9）肾风：风邪由肾俞侵迫于肾而成肾风。其症状为多汗恶风，颜面浮肿，背脊疼痛，不能正立，面色黑，大小便不利。其特征是两颧略呈污黑色。张景岳："风邪入肾，则挟水气上升，故面为浮肿。肾脉贯脊属肾，故令脊痛不能正立。隐曲，阴道也。肾主水，故色黑如炲。肾开窍于二阴，故为隐曲不利。肌肉本主于脾，今其风水合邪，反侮乎土，故诊在肌上，色当黑也。"

（10）痝然：痝（máng 芒）。痝然，指浮肿的形状。

（11）炲：炲（tái，音台），黑色。

（12）隐曲不利：大小便不利。

（13）肌上：高士宗："肌上，颧也，肾所主也。"

（14）胃风：风邪由胃俞侵迫于胃而成胃风。其症状为颈部多汗恶风，饮食不下，胸脘痞塞，腹胀满，感寒则胀甚，进冷食则泄泻。其特征是，形体消瘦，腹部膨大。张景岳："胃脉从大迎前，下人迎，循喉咙，入缺盆，故胃风之状，颈必多汗恶风。胃主受纳水谷，而风邪居之，故食饮不下，鬲塞不通。胃脉循腹里，故善满。失衣则阳明受寒于外，故为䐜胀。食寒则胃气受伤于内，故为泄泻。胃者肉其应，胃病故形瘦。腹者胃所居，邪实故腹大。"

（15）失衣：指衣着不慎而受寒。

（16）当先风一日：发风病的前一天。

（17）头痛不可以出内：头痛不敢出室外。王冰："不可以出室屋之内者，以头痛甚而不喜外风故也。"

（18）至其风日则病少愈：到其发风病之日，头面多汗则风邪得以外泄，所以头痛减轻而稍愈。张隐庵："诸阳之气，上出于头，故先一日则病甚，头痛不可以出户内，盖风将发而气先病也。至其风发之日，气随风散，故其病少愈。"

（19）漏风：酒后为风邪所中成漏风。张景岳："风邪挟酒，则阳气散越，故多汗。阳胜则身热恶寒，故不可以单衣。食入于阴，长气于阳，故食则汗出；甚则阳浮于上，故喘息。汗出不止，故衣濡。阳盛阴虚，津亡于内，所以口干善渴，身不能劳也。"

（20）常不可单衣：穿单衣亦觉汗出。

（21）衣常濡：因汗多而衣湿。

（22）泄风：《新校正》认为泄风为内风之误。《新校正》云："孙思邈云：'新房室意取风为内风，其状恶风，流汗沾衣。'疑此泄风，乃内风也。本论前文先云漏风、内风、首风，次言人中为肠风，在外为泄风。今有泄风而无内风，孙思邈载内风。乃此泄风之状，故疑此泄风乃内字之误也。"

（23）上渍：渍（zì，音恣）。上渍，上半身多汗。吴崑："上渍，半身以上如浸的也。"

〔提要〕

叙述肺风、心风、肝风、脾风、肾风、胃风、首风、漏风、泄风的临床表现和症状特征。是前节的补充。

〔讨论〕

一、风的概念

风的涵义有二：一指外来六淫之风邪，一指内脏功能失调而产生有类似风气的病理变化。后世把前者称为"外风"，把后者称为"内风"。本篇《风论》除偏枯属于内风外，其他各种风病都是由于外风所引起的，所以在内风和外风的概念中，本篇重点在于外风方面。

二、风的特性

本篇提出了"风者善行而数变"和"风者百病之长也"这两个基本论点。这两个论点具有因果的关系，正因为"风者善行而数变"，所以"风者百病之长也"。由于风邪具有善行数变的特性，故感受风邪之后，其症状变化多端。由于受邪部位和患者体质以及受病时令等其他条件的不同，故其症状也各有所异，如寒中、热中、寒热、疮疡、肌肤不仁、疠风以及五脏风、脑风、目风等各种风病。然而这些风病都有一个共同症状，即多汗恶风。另一方面，六淫之邪都是夹风而至，风在一年四季中无时不有，四季中的寒热暑湿燥火都借风气的流动来侵犯机体而发生疾病，如风湿、风温、风寒等，这些疾病都冠以"风"字。风为六淫之首，故《素问·骨空论》说"风者百病之始也"，就是讲风的动而不居、变化不定的特性能成为百病的先导。所以本篇经文说："故风者百病之长也，至其变化，乃为他病也，无常方，然致有风气也。"中医学对风不同于其他病因的突出认识，就是根据风的特性而来的。

三、风病的临床分类

本篇对风病的分类，是从四个方面来概括的：

（1）按感邪季节来分：如春甲乙感风为"肝风"，夏丙丁感风为"心风"，季夏戊己感风为"脾风"，秋庚辛感风为"肺风"，冬壬癸感风为"肾风"。

（2）按发病诱因来分：如饮酒感风为"漏风"，入房感风为"内风"，新沐感风为"首风"。

（3）按风中部位来分：如风在头脑为"脑风"，风在眼为"目风"，风在腠理为"泄风"，风在五脏六腑为"脏腑之风"，如肺风、心风、肝风、脾风、肾风、胃风、肠风。

（4）按临床症状特点来分，如怯栗、热而闷为"寒热"，目黄为"热中"，泣出为"寒中"，肌肉愤䐜而有疡为"疮疡"，肉有不仁为"肌肉不仁"，鼻柱坏而色败皮肤疡溃为"疠风"，多汗、汗出泄衣上、口中干、上渍为"泄风"，而五脏六腑功能失常的不同表现则为各"脏腑之风"。

四、关于风病分类的讨论

虽然本篇对风病分类是从上述四个方面来概括的，但是可以看出《内经》作者的重点还是以邪在部位和临床特点为主的。这种分类方法对后世疾病分类影响很大，特别是脏腑分类一直指导着中医临床对疾病的辨证论治，如《咳论》的五脏六腑咳，《痿论》的五脏痿，《痹论》的五脏痹，《胀论》的五脏六腑胀，都是贯穿着中医学以藏象学说为中心的这一指导思想。对于这一指导思想，秦伯未云："五脏六腑十二经在当时便是一种提纲挈领的分类法，所以可以看作为人体的纲领，也可当它是生理的系统。故在每一种病，根根内脏性质、经络部位等，靠直觉的症状观察来作分类的标准……分类是科学的第一步基础工作，我们不可否认《内经》在很早以前已有卓越的思想，我们正应该在临床上善于运用这些方法来加强整体观点。"风病的分类之所以比其他疾病更为复杂，即因为风邪的特性是善行而数变。从本篇精神来看，虽然列举了21种风病，但是并未包括风病的全部，本篇意在通过这些举例，说明风邪的特性和"风为百病之长"，这才是本篇的精神所在。

五、病能在中医学中的意义

病能，指病的形态。《素问·阴阳应象大论》："病之形能也。"《素问·厥论》："愿闻六经脉之厥状病能也。"《素问·病能论》以"病能"为篇名，讨论七种疾病的诊断病理等。本篇也说："愿闻其诊及其病能"。可见这个词在《内经》里多次出现，而且后世往往把病能列为篇目之首。为什么这样重视它呢？病能的范围是比较广泛的，如病因、病理、症状、传变等都包括在内。其实对病能的认识就包含对疾病的辨证论治的内容。中医的辨证论治是在《内经》对病能认识的基础上发展而来的。一个病因由于侵犯部位和病人体质不同，可以出现不同的病理和不同的症状，随之诊断治疗也不同。如果同一个症状出现，病因病位可以不同，随之诊断治疗也会不同。如果不同的症状同时出现，有时往往是由于同一病因、同一病位所造成的。古人能在两千多年前就认识到疾病的内在联系和外在表现的辨证关系，提示我们要达到准确的治疗目的，必须辨析证候、探求病因，明确病理机转，而这些内容都属于病能范围。因此我们掌握了病能，就了解了疾病的本质，就能正确地对疾病进行诊断和治疗，从而提高疗效。可见病能在中医学中是相当重要的。中医学对病能的重视也正是它的一个重要特点，从而逐渐形成了一套独特的辨证论治体系。所以薛生白说："人之有病，犹树之有蠹也，病之有能，犹蠹之所在也。不知蠹之所在，遍树而斫之，蠹未必除，而树先槁矣。不知病之所在，广络而治之，病未必去，而命先尽矣。"

六、有关"隐曲不利"的认识

"隐曲不利"，注家大致有三种观点：

（1）王冰："隐曲者，谓隐蔽委曲之处也。肾脏精，外应交接，今脏被风薄，精气内微，故隐蔽委曲之事，不通利所为也。"指性机能不足。张隐庵、姚止庵同此说。

（2）杨上善："谓大小便不得利。"指大小便不畅利。张景岳同此说。

（3）山东省中医研究所："隐曲，当俯仰讲。"

上述三种意见，我们认为以杨上善、张景岳之说为正确。"隐曲"，顾名思义，是不便与人讲的意思，可见决非指俯仰而言。肾风为风邪中于肾俞而侵入肾，其症有多汗恶风等，可见不是长期的慢性病变，而以性机能不足作为重要指症的，往往是积损成颓的慢性内伤病变。根据上述两个理由，又从经文所列症状有"多汗恶风，面疣然浮肿，脊痛不能正立，其色炲"，可见其主要病机是风水为患，肾主二便和肾主水的功能失常，因而水气上泛，当有大小便不利，所以才会"面疣然浮肿"。由此可见"隐曲不利"，应以大小便不利为妥。

查《内经》对隐曲的记载还有四：《素问·阴阳别论》："二阳之病发心脾，有不得隐曲，女子不月……"又说："三阴三阳俱搏，心腹满，发尽，不得隐曲，五日死。"《素问·至真要大论》："太阳之胜……寒厥入胃，则内生心痛，阴中乃疡，隐曲不利，互引阴股。"又说："太阴在泉，客胜则足痿下重，便溲不时，湿客下焦，发为濡泻及肿、隐曲之疾。"从上下文义来看，"隐曲"都是指大小便而言。"不得隐曲"或"隐曲不利"是指大小便不通利。"隐曲之疾"是指腹泻和尿频数。

七、风病的治法

本篇原文没有叙述风病的治法，因经文原意是说明风的特性为主的。兹把宋·骆龙吉撰的《内经拾遗方论》有关风病的治法摘录如下，作为临床参考：

（1）寒热：主风脏。选用小续命汤（防风、防己、麻黄、杏仁、桂枝、甘草、黄芩、赤芍、川芎、人参、附子、姜），其他还有麻黄续命汤、桂枝续命汤、白虎续命汤、葛根续命汤、附子续命汤、羌活连翘续命汤。

（2）风成寒中：主风气外泄。选用助阳和血补气汤专治眼目迎风流泪（黄芪、蔓荆、甘草、防风、当归、白芷、升麻、柴胡）。

（3）风成热中：主风气内郁。选用犀角散治目黄（犀角、黄芩、山栀子、升麻、茵陈、朴硝、竹叶）。

（4）不仁：主风中肌肉。选用蠲痹汤（黄芪、姜黄、当归、赤芍、羌活、甘草、姜、枣），还有黄芪酒。

（5）疠风：主风伤荣卫。选用换容散（蝉蜕、广胶、铅、皮硝）和一带五参散（白花蛇、人参、玄参、沙参、丹参、苦参、酒），还有一品花蛇酒。

（6）脑风：主脑痛。选用三五七散治脑风头痛（附子、山萸干、山药）。

（7）目风眼寒：主迎风流泪。选用石膏散（石膏、川芎、甘草、葱、茶）。

（8）漏风：主酒风。用泽泻散（泽泻、白术、麋衔）。

（9）内风：主房劳中风。用大补黄芪汤（黄芪、防风、人参、当归、川芎、白术、熟地、白茯苓、甘草、五味子、肉桂、山萸肉、苁蓉）。

（10）首风：主头痛因风。用羌活散（羌活、苍术、川芎、白茯苓、防风、枳壳、桔梗、甘草、姜、葱）。

（11）泄风：主风中腠理。用玉屏风散（防风、黄芪、白术）。

（12）肺风：主风中肺脏。用五味子汤（五味子、杏仁、桂心、防风、甘草、川芎、赤芍、川椒）。

（13）肝风：主风中肝脏。用射干汤（射干、白芍、薏苡仁、桂心、石膏）。

（14）脾风：主风中脾脏。用白术汤（白术、厚朴、防风、附子、白鲜皮、五加皮、橘皮）。

（15）胃风：主形瘦腹大。用胃风汤（人参、白术、白茯苓、当归、川芎、白芍、官桂）。

（16）肾风：主风中肾脏。用萆薢饮（萆薢、狗脊、杜仲、白茯苓、首乌、天雄、泽泻）。

（17）心风：主风中心脏。用远志汤（远志、人参、羌活、细辛、麻黄、赤芍、白术、石菖蒲）。

（陈克正）

痹论篇第四十三

痹者，闭也。气血闭塞不通之义。痹病为因风寒湿三气痹阻体内而产生的疾病，本篇为讨论痹病的专篇，故名"痹论"。

〔原文〕

黄帝問曰：痹之安生⁽¹⁾？岐伯對曰：風寒濕三氣雜至，合而爲痹也。其風氣勝者爲行痹⁽²⁾，寒氣勝者爲痛痹⁽³⁾，濕氣勝者爲著痹⁽⁴⁾也。

帝曰：其有五者何也？岐伯曰：以冬遇此者爲骨痹⁽⁵⁾，以春遇此者爲筋痹⁽⁶⁾，以夏遇此者爲脉痹，以至陰遇此者爲肌痹⁽⁷⁾，以秋遇此者爲皮痹。

帝曰：内舍五藏六府，何氣使然？岐伯曰：五藏皆有合，病久而不去者，内舍於其舍也⁽⁸⁾。故骨痹不已，復感於邪，内舍於腎。筋痹不已，復感於邪，内舍於肝。脉痹不已，復感於邪，内舍於心。肌痹不已，復感於邪，内舍於脾。皮痹不已，復感於邪，内舍於肺。所謂痹者，各以其時重感於風寒濕之氣也。

〔注释〕

（1）痹之安生：《太素》无"之"字。《甲乙》"之"作"将"。

（2）行痹：又称风痹。临床以肢体酸痛，游走不定为主症。此病因风邪偏胜所致，而风之特性善动不居，多行善变，故见是症。

（3）痛痹：又称寒痹。临床以较剧烈的肢体疼痛为主症，且得暖则缓，遇冷痛剧。此因寒邪偏胜所致，寒则收引，故见是症。

（4）著痹：又称湿痹。临床以肌肤麻木，酸楚重着，疼痛不移为主症。此因湿邪偏胜所致，湿为阴邪，其性重浊腻滞，故见是症。

（5）骨痹：汪切庵注曰："肾主骨，此指风寒湿也。《灵枢·长刺节论》：骨重不可举，骨髓酸痛，名骨痹。"

（6）筋痹：汪切庵曰："肝主筋，《长刺节论》：筋挛节痛，不可以行，名筋痹。"

（7）肌痹：汪切庵曰："脾主肌肉，《长刺节论》：肌肤尽痛，名曰肌痹。"

（8）病久而不去者，内舍于其合也：《说文》："市居曰舍。"张景岳："舍者，邪入而居之也。"合谓五脏之所合，如肝合筋，心合脉之类。即言病久而不去者，遂自皮脉筋骨肉而入于所合之脏。张景岳："时谓气旺之时（指后文'各以其时'），五脏各有所应也，病久不去，而复感于邪，气必更深，故内舍其合而入于脏。"

〔提要〕

本节指出痹病的病因是风、寒、湿三邪，行、痛、著三痹即因三气之偏盛不同而名。其痹之发病与季节气候有关者，又可根据当时季节气候特点而分为五痹。同时也阐明了因为五脏与筋脉肉皮骨相合，病久而不去者，可随其合而深入脏腑。

〔原文〕

凡痹之客五藏者⁽¹⁾，肺痹者，煩滿喘而嘔。心痹者，脉不通，煩則心下鼓⁽²⁾，暴上氣而喘，嗌乾善噫，厥氣上則恐。肝痹者，夜卧則驚，多飲數小便，上爲引如懷⁽³⁾。腎痹者，善脹，尻以代踵，脊以代頭。脾痹者，四支解墮⁽⁴⁾，發咳嘔汁，上爲大塞⁽⁵⁾。腸痹者，數飲而出不得，中氣喘争⁽⁶⁾，時發飱泄。胞痹者，少腹膀胱按之内痛，若沃以湯⁽⁷⁾，澀於小便，上爲清涕⁽⁸⁾。

〔注释〕

（1）凡痹之客五藏者：客，凡自外至者皆曰客。指外邪侵入人体，病久不去则随其合而入于五脏。

（2）烦则心下鼓：心下鼓，心下搏动甚急之状。汪切庵："火扰故烦，血不足，则心下鼓动。"

（3）上为引如怀：马莳曰："上引少腹而痛，如怀妊之状也。"

（4）解墮：同"懈惰"，指四肢困倦无力。

（5）大塞：诸家意见不一，有两种解释：①作痞塞不通讲，如张隐庵："肺气不能通调，故上为大塞。"张景岳："上焦否隔，为大塞不通也。"②认为系传书所误，塞，应做"寒"，如杨上善注曰："胃寒，呕冷水也。"根据上下文义，此处系因脾气闭塞不通，故有咳、呕、胸膈痞塞不通等症状，故从前解，则前后文义相符。

（6）中气喘争：指肠鸣。王冰注："肠胃中阳气与邪气奔喘交争。"

（7）若沃以汤：沃，《说文》："灌溉也。"汤，《说文》："热水也。"形容好像灌了热水的样子。

（8）上为清涕：汪切庵："精室与髓海相通，小便既涩，太阳经气不得下行，故上烁其脑，而为清涕。"

〔提要〕

本节具体提出了五脏之痹的临床表现。同时又提出肠痹和胞痹，以肠（大小肠）、胞二痹而概括了六腑之痹。

〔原文〕

陰氣⁽¹⁾者，静則神藏，躁則消亡⁽²⁾，飲食自倍，腸胃乃傷⁽³⁾。淫氣⁽⁴⁾喘息，痹聚在肺；淫氣憂思，痹聚在心；淫氣遺溺，痹聚在腎，淫氣乏竭⁽⁵⁾，痹聚在肝，淫氣肌絶，痹聚在脾。諸痹不已，亦益内也⁽⁶⁾。其風氣勝者，其人易已也。

〔注释〕

（1）阴气：指五脏之气。从脏腑阴阳属性来看，脏属阴而腑属阳，此处和下文"肠胃"相对而言，故为五脏之气。

（2）静则神藏，躁则消亡：张景岳："五脏者，所以藏精、神、魂、魄、志、意者也。人能安静，则邪不能干，故精神完固而内藏；若躁扰妄动，则精气耗散，神志消忘，故外邪得以乘之。五脏之痹，因而生矣。"

（3）饮食自倍，肠胃乃伤：张景岳："六腑者，所以受水谷而化物者也。若过用不节，致伤肠胃，则六腑之痹，因而生矣。"

（4）淫气：汪切庵："气妄行而过者。"指病邪之气。

（5）乏竭：乏竭指气血衰竭，马莳注曰："邪气侵淫，阴血乏竭。"

（6）亦益内也：益，《广韵》："增也，进也。"此处指日益深入之意。王冰注曰："从外不去则益深重于身内。"

〔提要〕

本节指出脏腑之痹的一个重要原因是脏腑之间的阴阳失调、脏器过用，并列举了五脏因邪气过盛而造成的种种表现。文中明确指出，对痹证应及时加以治疗，否则病邪将日益深入。同时，又指出了凡痹证风邪偏胜者，预后较良；因风为阳邪，其性善行，可从皮腠而散，所以比较容易治疗。

〔原文〕

帝曰：痹，其時有死者，或疼久者，或易已者，其故何也？岐伯曰：其入藏者死，其留連筋骨間者疼久，其留皮膚間者易已。帝曰：其客於六府者何也？岐伯曰：此亦其食飲居處，爲其病本也[1]**。六府亦各有俞，風寒濕氣中其俞，而食飲應之，循俞而入，各舍其府也。**

〔注释〕

（1）此亦其食饮居处，为其病本也：张景岳："水谷之寒热，感则害及六腑；居处之邪气，感则伤在六阳，故食饮居处为六腑致病之本。"

〔提要〕

本节叙述痹之预后，认为痹证在肌表者易愈，留连筋骨者疼久，深入于脏腑之中者预后不良。同时对六腑之痹的病因具体地进行了讨论：认为病因往往非单纯外邪为患，而是由于内因饮食有伤肠胃，正气已虚；外则风寒湿气自俞穴而入，表里相应，故着于大小肠，膀胱而为痹。

〔原文〕

帝曰：以針治之奈何？岐伯曰：五藏有俞，六府有合，循脉之分，各有所發，各隨其過，則病瘳也[1]**。**

〔注释〕

（1）五藏有俞，六府有合，循脉之分，各有所发，各随其过，则病瘳也：此段诸注家有不同见解：①张隐庵："夫营俞治经，故痹在脏者，当取之于俞；合治内府，故痹在腑者，取之于合也，又当循形身经脉之分，皮肉筋骨，各有所发，各随其有过之处而取之，则其病自瘳矣。"②张景岳："五脏有俞，六腑有合，乃兼脏腑而互言也，各有所发，即所出为井也，各随其过，即所过为原也。五脏五俞，六腑六俞，皆可随病所在而利之也。"二说皆通。然以临床角度而言，前者示人着眼较广，故以前说较妥。瘳，病愈。

〔提要〕

本节言针刺原则，即随病之所在而刺之。这个原则仍然适用于药物治疗，它是中医治则中的一个重要方面。

〔原文〕

帝曰：榮衛之氣亦令人痺乎？岐伯曰：榮者[(1)]，水穀之精氣也，和調於五藏，灑陳[(2)]於六府，乃能入於脉也，故循脉上下，貫五藏，絡六府也。衛者，水穀之悍氣[(3)]也，其氣慓疾滑利[(4)]，不能入於脉也，故循皮膚之中，分肉[(5)]之間，熏於肓膜[(6)]，散於胸腹。逆其氣則病，從其氣則愈，不與風寒濕氣合，故不爲痺。帝曰：善。

〔注释〕

（1）荣者：指荣气，亦称营气，荣，有荣养的意思。

（2）洒陈：洒，指洒落；陈，指陈布。洒陈即散布的意思。

（3）悍气：强悍之气。

（4）慓疾滑利：慓（piāo，音漂），形容卫气刚悍而循行迅速流利。

（5）分肉：肌肉与肌肉之间。

（6）肓膜：肓（huāng，音荒），张景岳："肓者，凡腔腹肉理之间，上下空隙之处，皆谓之肓。""膜，筋膜也。"

〔提要〕

本节讨论了营卫之气的来源和功用，同时又阐述了营气、卫气和风寒湿痹的关系。

〔原文〕

痺或痛或不痛，或不仁，或寒，或熱，或燥，或濕，其故何也？岐伯曰：痛者，寒氣多也，有寒故痛也。其不痛不仁者，病久入深，榮衛之行澀，經絡時疏，故不通[(1)]，皮膚不營，故爲不仁[(2)]。其寒者，陽氣少，陰氣多，與病相益，故寒也。其熱者，陽氣多，陰氣少，病氣勝陽遭陰[(3)]，故爲痺熱。其多汗而濡者，此其逢濕甚也，陽氣少，陰氣盛，兩氣相感[(4)]，故汗出而濡也。帝曰：夫痺之爲病，不痛何也？岐伯曰：痺在於骨則重，在於脉則血凝而不流，在於筋則屈不伸，在於肉則不仁，在於皮則寒，故具此五者，則不痛也。凡痺之類，逢寒則蟲[(5)]，逢熱則縱。帝曰：善。

〔注释〕

（1）经络时疏，故不通：疏，空虚之意。通，《甲乙》作"痛"。张景岳注曰："疏，空虚也。荣卫之行涩而经络时疏，则血气衰少，血气衰少则滞逆亦少，故为不痛。"

（2）皮肤不营，故为不仁：张隐庵曰："荣卫行涩，则不能营养于皮肤，故为不仁。"

（3）病气胜阳遭阴：遭，遇也。指阳气多而阴气少，阴阳气相遇，则阴不胜阳故为痹热。

（4）两气相感：湿属阴，言阴气与湿气相并为患。

（5）逢寒则虫：《新校正》谓据《甲乙经》"虫"当作"急"，即逢寒则痉挛而痛急之意。又据孙诒让《札迻》及段玉裁《说文》注均谓"虫"当作"疸"之借字。"疸"即痛字。《诸病源候论》注曰："凡痹之类，逢热则痒，逢寒则痛，'痛'与'疼'义相近。王注训为虫行，皇甫谧作'急'，顾校从之，并非也。"此说当供参考。

〔提要〕

本节提出痹证各种不同的临床表现，并对其病机进行了探讨。在文中又提出了热痹的概念。

〔讨论〕

一、痹病的含义及分类

关于"痹"，罗东逸曾解释说："痹者闭也，三气杂至，壅闭经络，血气不行，故名为痹。"《内经》中的痹病，有以下几方面的含义：

（1）病在于阴："邪入于阴则痹。"（《素问·宣明五气》）"病在于阴者，名曰痹。"（《灵枢·寿夭刚柔》）

（2）人之气血、经络、营卫之气闭塞不通："痹在于骨则重，在于脉则血凝而不流。"（《素问·痹论》）

（3）麻痹之痹："寒痹之为病也，留而不去，时痛而皮不仁。"（《灵枢·寿夭刚柔》）

（4）痛风历节类疾病："骨痹举节不用而痛。"（《灵枢·寒热病》）"病在筋，筋挛节痛，不可以行，名曰筋痹。病在肌肤，肌肤尽痛，名曰肌痹，伤于寒湿。"（《素问·长刺节论》）

本篇所论之痹病，包括这四个方面。例如肝痹、心痹之病在于阴；"皮肤不荣，故为不仁"、"在于肉则不仁"之痹属麻痹之痹；"病久入深，荣卫之行涩"、"心痹者，脉不通"之痹属闭塞不通之类。故痹证包括范围是相当广泛的，不能只当做风湿类疾病而言。

痹病的分类，以风、寒、湿三气之偏胜不同，而分为行、痛、着三痹；因四时受邪部位不同，又可分为皮、脉、肉、筋、骨五痹，若邪深入脏腑则为肝、心、脾、肺、肾、大小肠、胞痹。有以病邪之偏胜而分类者，有以病位不同而分类者。它们的分类和命名尽管是从不同的角度出发，但他们之间的关系是互相补充，以使概念更加完整。

二、痹病的病因

本篇认为痹病的病因有以下两方面：①外邪；②气血失调，脏器过劳。

在外邪致病方面，认为痹病与六淫之风、寒、湿有十分密切的关系。随风、寒、湿三气之偏胜，而名为行、痛、着三痹。后人又根据"其热者，阳气多，阴气少，病气胜，阳遭阴，故为痹热"的记载，对热痹的临床表现和治则进行了补充和发展。这种从风、寒、湿、热之偏胜而命名的分类方法至今仍广泛地得到应用。

本篇提出脏器过劳是发病的一个重要因素。"饮食自倍，肠胃乃伤"，"此亦其食饮居处为其病本也。"五脏过用，气血失调，则痹病内生，如"淫气喘息，痹聚在肺，淫气忧思，痹聚在心"之类。

"诸痹不已，亦益内也。"病痹而未及时医治，可导致外邪进一步深入，而此种情况又非单纯外邪为患，与脏器本身虚损有直接关系，文中明确提到："风寒湿气中其俞，而食饮应之，循俞而入，各舍其府也。""五藏皆有合，病之而不去者，内舍于其合也。"

（赵川荣）

痿论篇第四十四

"痿"同"萎",四肢枯萎不用也。本篇以五脏五体之所合,分别论述了痿
躄、脉痿、筋痿、肉痿、骨痿的病因、病理、辨证和治疗,故称"痿论"。

〔原文〕

黄帝問曰:五藏使人痿⁽¹⁾何也?岐伯對曰:肺主身之皮毛,心主身之血脉,肝主身之
筋膜⁽²⁾,脾主身之肌肉,腎主身之骨髓,故肺熱葉焦,則皮毛虚弱急薄著⁽³⁾,則生痿躄⁽⁴⁾
也。心氣熱,則下脉厥而上,上則下脉虚,虚則生脉痿,樞折挈⁽⁵⁾,脛縱而不任地⁽⁶⁾也。
肝氣熱,則膽泄口苦筋膜乾,筋膜乾則筋急而攣,發爲筋痿。脾氣熱,則胃乾而渴,肌肉
不仁,發爲肉痿。腎氣熱,則腰脊不舉,骨枯而髓減,發爲骨痿。

〔注釋〕

(1)痿:音义同萎。王冰:"痿,谓痿弱无力以运动。"

(2)筋膜:张景岳:"膜,犹幕也。凡肉里脏腑之间,其成片联络薄筋,皆谓之膜。"

(3)急薄著:诸注家,皆在薄字断句,"著"字连下读。

(4)痿躄:手足痿废的通称。王冰:"躄,谓挛躄,足不得伸以行也。肺热则肾受热
气故尔。"

(5)枢折挈:挈,提挈也。四肢失养,关节运动不灵,不能提挈,如枢纽之折,故曰
"枢折挈"。王冰:"阴气厥逆,火复内燔,阴上隔阳,下不守位,心气通脉,故生脉痿。
肾气主足,故膝腕枢纽如折去而不相提挈。"

(6)胫纵而不任地:胫纵,足胫弛纵。不任地,不能着地行走。张景岳:"足胫纵
缓,而不能任地也。"

〔提要〕

本节首先论述五脏各有所属,如肺主皮毛、心主血脉、脾主肌肉、肾主骨髓、肝主筋
膜。指出肺热叶焦是发生痿躄的主要原因。并具体论述了心气热则生脉痿;肝气热则生筋
痿;脾气热则生肉痿;肾气热则生骨痿。五脏所成之痿,皆因热而成。

〔原文〕

帝曰:何以得之?岐伯曰:肺者,藏之長也⁽¹⁾,爲心之蓋也,有所失亡⁽²⁾,所求不
得,則發肺鳴⁽³⁾,則肺熱葉焦。故曰:五藏因肺熱葉焦,發爲痿躄,此之謂也。悲哀太
甚,則胞絡⁽⁴⁾絶,胞絡絶則陽氣内動,發則心下崩⁽⁵⁾,數⁽⁶⁾溲血也。故《本病》⁽⁷⁾曰:大
經空虚,發爲肌痹,傳爲脉痿。思想無窮,所願不得,意淫於外,入房太甚,宗筋⁽⁸⁾弛
縱,發爲筋痿,及爲白淫⁽⁹⁾。故《下經》曰:筋痿者,生於肝使内⁽¹⁰⁾也。有漸於濕⁽¹¹⁾,

以水爲事，若有所留，居處相濕⁽¹²⁾，肌肉濡漬⁽¹³⁾，痺而不仁，發爲肉痿⁽¹⁴⁾。故《下經》⁽¹⁵⁾曰：肉痿者，得之濕地⁽¹⁶⁾也。有所遠行勞倦⁽¹⁷⁾，逢大熱而渴，渴則陽氣內伐⁽¹⁸⁾，內伐則熱舍於腎。腎者水臟也，今水不勝火，則骨枯而髓虛，故足不任身，發爲骨痿。故《下經》曰：骨痿者，生於大熱也。

〔注释〕

（1）肺者，藏之长也：长（zhǎng，音掌）。张隐庵："脏真高于肺，朝百脉而行气于脏腑，故为脏之长。"王冰："位高而布叶于胸中，是故为脏之长。"

（2）失亡：指情志变化中，不如意之事。

（3）肺鸣：肺属金，金不静则鸣，这是古人以"肺鸣"来说明肺脏有病变。张隐庵："金受火刑，即发喘鸣。"

（4）胞络：即心包之络脉，或称心包络。胞，即包。杨上善："胞络者，心上胞络之脉。"胞络绝，即心包络脉阻绝不通。

（5）心下崩：王冰："心下崩，谓心包内崩而下血也。溲，谓溺也。"张隐庵："阳气，心气也。悲哀太甚，则志俱悲，而上下之气不交矣，是以胞络绝而阳气内动，心气动则心下崩而数溲血也。"

（6）数：数（shuò，音硕），屡次、反复之意。

（7）《本病》：王冰："《本病》，古经论篇名也"。

（8）宗筋：许多筋的集合之处，称宗筋。又男子前阴，亦称为宗筋。张隐庵："前阴者，宗筋之所聚。宗筋，即总筋之意。"详见讨论。

（9）白淫：男子为滑精、白浊，女子为带下。张隐庵："欲火盛而淫精自出也，即今之所谓带浊。"马莳："在男子为精滑，在女子为白带。"王冰："思想所愿，为所欲也，施泻劳损，故为筋痿及白淫也。白淫，谓白物淫衍，如精之状，男子因溲而下，女子阴器中绵绵而下也。"

（10）使内：杨上善："使内者，亦入房也。"

（11）渐于湿：渐（jiān，音煎）。渐于湿，即逐渐感受湿邪，张景岳："渐，有由来也。"

（12）居处相湿：相，《甲乙经》作伤。今依《甲乙经》。

（13）肌肉濡渍：浸润之意。王冰："业惟近湿，居处泽下，皆水为事也，平者久而犹怠，感之者尤甚矣。肉属于脾，脾气恶湿，湿著于内，则卫气不荣，故肉为痿也。"

（14）发为肉痿：由痹而不仁，湿邪浸渍，而成肌肉枯痿不用。

（15）《下经》：古代医经之名，今失传。

（16）肉痿者，得之湿地：王冰："《阴阳应象大论》曰：地之湿气感则害人皮肉筋脉。此之谓害肉也。"

（17）有所远行劳倦：《素问·经脉别论》："持重远行，汗出于肾，"此远行劳倦，亦伤及肾精之意。

（18）伐：攻伐伤害之意。《说文》："伐，击也，从人，从戈。"

〔提要〕

本节在五脏因热可发为痿之后，进一步提出五脏因肺热叶焦，发为痿躄，在痿的成因上，着重于肺，不仅五脏因热可成痿，而且内伤情志、房事太过，及外感水湿，远行劳倦皆可致痿。五脏各有所伤，可成为痿躄、脉痿、筋痿、肉痿、骨痿。

〔原文〕

帝曰：何以别之？岐伯曰：肺熱者，色白而毛敗，心熱者色赤而絡脉溢，肝熱者色蒼而爪枯，脾熱者色黃而肉蠕⁽¹⁾動，腎熱者色黑而齒槁⁽²⁾。

〔注释〕

（1）蠕：张景岳："音软，微动貌，又曰虫行貌"。

（2）槁：干枯貌。

〔提要〕

本节叙述如何从人体外在的形色，来鉴别诊断痿证。肺于五色属白，主皮毛，故肺痿则面色白而毛发败坏，心于五色属赤，主血脉，故心热者，面色赤而络脉充满，肝于五色属青而其华在爪，故肝热者色苍而爪枯，脾于五色属黄，主肌肉，故脾热者色黄而肉蠕动；肾于五色属黑，主骨，故肾热者，色黑而齿槁。

〔原文〕

帝曰：如夫子言可矣。論言⁽¹⁾治痿者，獨取陽明⁽²⁾何也？岐伯曰：陽明者，五藏六府之海，主閏⁽³⁾宗筋，宗筋主束骨而利機關⁽⁴⁾也。衝脉者，經脉之海也，主滲灌⁽⁵⁾溪谷，與陽明合於宗筋⁽⁶⁾，陰陽揔宗筋之會⁽⁷⁾，會於氣街⁽⁸⁾，而陽明爲之長，皆屬於帶脉，而絡於督脉⁽⁹⁾。故陽明虛則宗筋縱，帶脉不引，故足痿不用也⁽¹⁰⁾。帝曰：治之奈何？岐伯曰：各補其榮，而通其俞⁽¹¹⁾，調其虛實，和其逆順，筋脉骨肉，各以其時受月⁽¹²⁾，則病已矣。帝曰：善。

〔注释〕

（1）论言：指古代论述疾病的某种书籍所言。后世注家因《灵枢·根结》有"痿疾者取之阳明"的记载，故认为"论"指《根结》篇，可供参考。

（2）治痿者，独取阳明：详见本篇讨论。

（3）闰：《太素》作"润"。吴崑："闰，润同。"

（4）机关：统指关节而言。诸筋者，皆属于节，束络机关，随神而运。《素问·骨空论》："侠髋为机，胭上为关。"

（5）渗灌：渗透灌溉。

（6）与阳明合于宗筋：王冰："寻此横骨上下脐两傍竖筋，正宗筋也。冲脉循腹挟脐旁各同身寸之五分而上，阳明脉亦挟脐旁各同身寸之一寸五分而上，宗筋脉于中，故云与阳明合于宗筋也。以为十二经脉海，故主渗灌溪谷也。肉之大会为谷，小会为谿。"

（7）阴阳揔宗筋之会：揔，同总。张景岳："宗筋聚于前阴。前阴者，足三阴、阳明、少阳及冲、任、督、跷九脉之所会也。九者之中，则阳明为五脏六腑之海，冲脉为经脉之海，此一阴一阳，总乎其间，故曰阴阳总宗筋之会也"。

（8）气街：有两种含义，其一为：穴名，又名气冲，在横骨两端，鼠蹊上一寸。其二为微细孙络之总称。

（9）皆属带脉，而络督脉：王冰："宗筋聚会，会于横骨之中，从上而下，故云阴阳揔宗筋之会也。宗筋侠脐下合于横骨，阳明辅其外，冲脉居其中，故云会于气街而阳明为之长也。气街，则阴毛两旁动脉处也。带脉者，起于季肋，回身一周，而络于督脉也。督脉者，起于关元，上下循腹。故云皆属于带脉而络于督脉也。督脉、任脉、冲脉三脉者，同起而异行，故经文或参差而引之。"

（10）故阳明虚……故足痿不用也：王冰："阳明之脉，从缺盆下乳内廉，下挟脐至气街中，其支别者，起胃下口，循腹里下至气街中而合，以下髀抵伏兔，下入膝膑中，下循胻外廉，下足跗，入中指内间；其支别者，下膝三寸而别，以下入中指外间。故阳明虚则宗筋纵缓，带脉不引，而足痿弱不可用也。引，谓牵引"。

（11）各补其荥，而通其俞：荥、俞指五脏所主的穴道。诸经之所留为荥，所注为俞。吴崑："十二经有荥有俞，所溜为荥，所注为俞。补，致其气也。通，行其气也。"张景岳："上文云独取阳明，此复云各补其荥而通其俞。盖治痿者，当取阳明，又必察其所受之经，而兼治之也。如筋痿者，取阳明厥阴之荥俞，脉痿者，取阳明少阴之荥俞，肉痿、骨痿，其治皆然。"

（12）各以其时受月：王冰："时受月，谓受气时月也。如肝王甲乙，心王丙丁……皆王气法也"。《太素》"月"作"日"。张志聪："《诊要经终论》：正月二月，人气在肝；三月四月，人气在脾；五月六月，人气在头；七月八月，人气在肺；九月十月，人气在心；十一月十二月，人气在肾。"此即子午流注按时取穴之针法也。

〔提要〕

提出了"治痿独取阳明"的大法。虽然痿证的成因以"肺热叶焦"为主，但治疗之时，却应该独取阳明。因为阳明胃是五脏六腑营养的大源，能滋润营养宗筋；冲脉为经脉之海，可以渗灌肌腠，与阳明复合于宗筋，阴阳经总会宗筋，再复合于气街，阳明为其统领，属连于带、系络于督。故阳明经脉不足则宗筋弛纵，带脉不收引，足痿不用。其治疗则仍当独取阳明之外，要用补益荥气，通行俞气的办法来调整虚实，和其逆顺；对筋脉骨肉，各以其四时当旺时，进行治疗，前节提出了病因、病机、形色、诊断，本节提出了治疗。

〔讨论〕

外感、内伤皆可致痿，而五脏之热，尤以肺热为痿证主因。痿的主症是痿废不用，但兼证很多。下面讨论五个问题：

一、关于痿证的认识和治疗

肺为诸脏腑之华盖，朝会百脉而为水之上源。只有上焦开发，方能宣五谷味而熏肤充身泽毛，若雾露之溉。五脏六腑，四肢百骸，皆受其益。其次，肺为相傅之官，主皮毛而出治节。只有肺之本身气化和畅，才能"藏真高于肺，以行荣卫阴阳"。若肺气失职，如文中所述有所失亡，所求不得，则发肺鸣，鸣则肺热叶焦。又，肺胃相连，"手太阴肺，起于中焦，下络大肠，还行胃口"，"胃之大络，命曰虚里，贯膈络肺"。因此肺热叶焦，水谷精微，不得布散，则"大经空虚，发为肌痹，传为脉痿"。

结合临床五脏之痿，从病机来看，主要以虚热为主。确有某些热病，开始为实热，后转为虚热，最后成为痿证。如乙脑、小儿麻痹，即属此类。

亦有久痹不愈，转而成痿者。即文中所述"痹而不仁，发为肉痿……发为肌痹，传为脉痿。"在治疗中，除独取阳明之处，尚要照顾肺、肾之间的金水相生关系。肾为水脏，主骨、生髓、藏精，为先天之本，肺主气，朝会百脉为水之上源。《素问·水热穴论》提出"其本在肾，其末在肺"，从病机上讲，不仅适用于水病，对于痿证，亦有参考价值，前人制大补阴丸、健步虎潜丸等，都是"调其虚实，和其顺逆"的好方剂。

二、关于"宗筋"

宗筋，即总筋。全身筋所会之处为宗筋。筋为五脏中肝所主。宗筋主持人体各个关节的活动。本篇指出"阳明者，五藏六府之海，主润宗筋。宗筋主束骨而利机关也。"前人亦有"诸筋者，皆属于节，束络机关，随神而运"的说法。

另外，宗筋尚指前阴所聚而言，如《厥论》："前阴者，宗筋之所聚，太阴阳明之所合也。"又《灵枢·五音五味》："宦者，去其宗筋，伤其冲脉，血泻不复，皮肤内结，唇口不荣，故须不生。"由此可知。

冲脉为血海，阳明为水谷之海，共汇于宗筋。带脉、督脉与阳明络属关联，血气和平，而宗筋得润。

对于前阴亦为宗筋之聚的意义，后面将再予专题讨论。

三、关于"气街"

本篇提出"冲脉者，经脉之海也，主渗灌溪谷，与阳明合于宗筋，阴阳摠宗筋之会，会于气街而阳明为之长"。气街含义有二。其一，为气冲穴名，在横骨两端，鼠蹊上一寸。如《灵枢·经脉》："胃足阳明之脉……下挟脐入气街中……""……其支者起于胃口，下循腹里下至气街中……"此处可以说明，气街指穴位而言。

除此之外，《灵枢·卫气》还提出"知六府之气街者，能知解结，契绍于门户"，又"请言气街，胸气有街，腹气有街，头气有街，胫气有街。故气在头者，止之于脑；气在胸者，止之膺与背俞；气在腹者，止之背俞与冲脉于脐左右动脉者；气在胫者，止之于气街"。

可见气街不仅指气冲穴，十二经络终始于四肢之端，阴阳相会，气所通行谓之"大络"，以上头胫胸腹为气之"径路"。"大络"受阻则络绝，但四街的"径路"仍通。四肢邪去则"大络"通利，气又回四肢。大络与四街的径路互相输转，如环无端。

若大络被阻，气仍往还。《灵枢·动输》所谓"荣卫之行也，上下相贯，如环无端。今有其卒然遇邪气，及逢大寒，手足懈惰，其脉阴阳之道，相输之会，行相失也。气何由还？岐伯曰：夫四末阴阳之会者，此气之大络也。四街者，气之径路也。故络绝则径通，四末解则气从合，相输如环。"

综上所述，气街不仅为气冲穴，而且为气血运行之微小径路。络达四肢之末，分散后又重新聚合，类似近代西医微循环学说中的短路开放、侧支循环代偿部分。尽管古人没有现代科学仪器，但通过实际的观察与推想相结合，能在两千多年有如此深刻认识，十分可贵。

四、关于"治痿独取阳明"

痿病之源在于津气两虚。津不濡养，气不温煦。阳明胃为水谷之海，后天精微化生之源。只有后天化源不竭，方能奉养周身。

津气来源于谷气，临证治痿，多以益气补津为首。痿之始于肺，而其治从于胃。胃肺二者经络相通（前文已述），而冲脉隶属肝肾，循胃之经上行。冲为血海，且"冲脉为经脉之海，主渗灌溪谷，与阳明合于宗筋，阴阳揔宗筋之会，会于气街，而阳明为之长"，因此阳明虚则宗筋弛纵。

临证当滋其化源。胃为肺之津气化源，津气足则肺气有所敷布，可使"精自生，神自盛，骨肉相保，巨气乃平"。故可选用人参、黄芪、天麦冬、石斛、沙参之属补养气津，而不用大辛大热。胃气充盛，水谷精微化源不息，经脉通达，气街和畅则痿废自当渐渐痊愈。

五、"宗筋"与肝的关系及对治疗阳痿的意义

本篇提出"阳明者，五藏六府之海，主润宗筋"，又"阳明虚则宗筋纵"、"筋痿者，生于肝，使内也"。在《厥论》中提出"前阴者，宗筋之所聚，太阴、阳明之所合也。"以上几段经文提示我们，前阴不仅与阳明有关，与肝的关系亦不可忽视。临证之时，阳痿之人，非皆因肾虚而成；肝胃有热，亦可成阳痿，为数不少，每被忽视。

肝主疏泄而喜条达，若肝郁疏泄失职，每多生热。肝郁一久，其阳每多上亢，肾水不足以涵木，宗筋无阴以济，而成阳痿。

治疗阳痿，不能仅限于填精补髓、温肾壮阳，而在于"各补其荥而通其俞，调其虚实，和其逆顺。筋脉骨肉，各以其时受月，则病已矣"，《素问·至真要大论》亦明确提出"疏其血气，令其条达，而致和平。"提示我们，治疗阳痿之时，不能止于温补。当以其气血和畅调达、阴平阳秘为贵。

曾见宋孝志老师治一阳痿两年之人，仅以脉洪大有力而余证不明显，诸医多以参茸之品不效，宋老师以大柴胡汤三剂愈之。读《痿论》、《厥论》而豁然开朗。录之以供参考。

（李博鉴）

厥论篇第四十五

本篇对厥证的病因、病机、症状和治疗等都作了详尽的论述，所以篇名叫做"厥论"。

〔原文〕

黄帝問曰：厥⁽¹⁾之寒熱者何也？岐伯對曰：陽⁽²⁾氣衰於下⁽²⁾，則爲寒厥，陰⁽²⁾氣衰於下⁽²⁾，則爲熱厥。帝曰：熱厥之爲熱也，必起於足下者何也？岐伯曰：陽氣起於足五指之表，陰脉者集於足下而聚於足心，故陽氣勝則足下熱也。帝曰：寒厥之爲寒也，必從五指而上於膝者何也？岐伯曰：陰氣起於五指之裏，集於膝下而聚於膝上，故陰氣勝則從五指至膝上寒，其寒也，不從外，皆從內也⁽³⁾。

〔注释〕

（1）厥：作为病证名有以下几种含义：①指手足厥冷；②指突然昏仆不省人事，移时苏醒或厥而不醒；③卒发暴急之病气血逆乱。

（2）阳、阴、下：王冰："阳，谓足之三阳脉。阴，谓足之三阴脉。下，谓足也。"

（3）皆从内也：张景岳："其寒非从外入，皆由内生也。故凡病阳虚者，必手足多寒，皆从指端始。"

〔提要〕

本节主要说明了厥有寒热之分，指出了寒厥和热厥都是虚证，即阳气衰于下则为寒厥，阴气衰于下则为热厥。同时对其病机也作了具体论述。

〔原文〕

帝曰：寒厥何失而然也？岐伯曰：前陰者，宗筋之所聚，太陰陽明之所合也。春夏則陽氣多而陰氣少，秋冬則陰氣盛而陽氣衰。此人者質壯，以秋冬奪於所用⁽¹⁾，下氣上爭，不能復⁽²⁾，精氣溢下⁽³⁾，邪氣因從之而上也⁽⁴⁾，氣因於中⁽⁵⁾，陽氣衰⁽⁶⁾，不能滲營⁽⁷⁾其經絡，陽氣日損，陰氣獨在，故手足爲之寒也。

〔注释〕

（1）以秋冬夺于所用：张景岳："质壮者有所恃，当秋冬阴胜之时，必多情欲之用，以夺肾中之精气。盖夺于所用，当是指强力过劳，房室过度等。"

（2）下气上争，不能复：马莳："是在下之肾气，乃因强力，遂与上焦之气相争，不能复如其旧。"张隐庵："此寒厥人者，因恃其质壮，过于作劳，则下气上争，不复藏于下矣。"二家所注都认为"下气上争"是指下焦肾之虚阳上扰而言。

（3）精气溢下：张隐庵："阳气上出，则阴脏之精气亦溢于下矣。"丹波元简："按《上古天真论》：二八肾气盛，天癸至，精气溢泻，知是亦言精气漏泄。然彼由肾气有余，此因上盛下虚，义递异。"以上二家均认为"精气溢下"是肾阳虚，精关不固而精遗于下。

（4）邪气因从之而上也：邪，是指阴寒之气。张景岳："精溢则气去，气去则阳虚，阳虚则阴胜为邪，故寒气因而上逆矣。"盖此即指由于阳虚阴盛而为寒厥。

（5）气因于中：张隐庵："此言气因于中焦之所生。"即脾胃为气血生化之源。

（6）阳气衰：是指中焦脾胃阳气虚。张景岳："阳气者，即阳明胃气也。四肢皆禀气于胃，故阳虚于中，则不能渗营经络而手足寒也。"

（7）渗营：张兆璜："渗者，渗于脉外；营者，营于脉中。"

〔提要〕

本节详述了寒厥的病因、病机和临床表现。其病因为"秋冬夺于所用"，即强力过劳和房室过度等损伤脾肾；其病机为脾肾阳虚，失于温煦，阴寒独盛，故手足不温而为寒厥。

〔原文〕

帝曰：热厥何如而然也？岐伯曰：酒入於胃，則絡脉滿而經脉虛[1]，脾主爲胃行其津液者也，陰氣虛則陽氣入[2]，陽氣入則胃不和，胃不和則精氣竭[3]，精氣竭則不營其四支也。此人必數醉若飽以入房，氣聚於脾中不得散[4]，酒氣與穀氣相薄，熱盛於中，故熱遍於身內熱而溺赤也。夫酒氣盛而慓悍，腎氣有衰[5]，陽氣獨勝，故手足爲之熱也。

〔注释〕

（1）络脉满而经脉虚：《灵枢·经脉》："饮酒者，卫气先行皮肤，先充络脉，络脉先盛。"张隐庵："夫卫气者，谷之悍气也，酒亦水谷悍热之液，故从卫气先行于皮肤，从皮肤而充于络脉；是不从脾气而行于经脉，故络脉满而经脉虚也。"

（2）阴气虚则阳气入：饮酒过多，脾无所输而阴气虚。阴气虚则阳气偏亢是谓"阳气入"。

（3）胃不和则精气竭：脾胃为后天之本，阳扰于内则胃气不和，胃不和则影响其受纳运化功能，化源不足，故精气竭。张景岳："脾阴虚，阳独亢，而不和矣。脾胃俱病则精气竭。"

（4）气聚于脾中不得散：是指酒食湿热之气，内蕴于中，影响脾胃的受纳腐熟和运化水谷精微。

（5）肾气有衰：是指肾阴虚而言。张景岳："数醉若饱入房者，既伤其脾，复伤其肾，皆阴虚也，故手足为热。"

〔提要〕

本节详述了热厥的病因、病机和临床表现。其病因为"数醉若饱以入房"，即嗜酒无度又伤于房室。其病机为酒食湿热内伤脾胃，致使脾胃不能化生精津，房室过度又耗伤肾之阴精，而致阴虚阳亢，故手足为之热而为热厥。

〔原文〕

帝曰：厥或令人腹满，或令人暴不知人[1]，或至半日远至一日乃知人者何也？岐伯曰：阴气盛于上则下虚，下虚则腹胀满[2]，阳气盛于上则下气重[3]上而邪气[4]逆，逆则阳气乱，阳气乱则不知人也[5]。帝曰：善。

〔注释〕

（1）暴不知人：王冰："暴，犹卒也，言卒然冒闷不醒觉也。不知人，谓闷甚不知识人也，或谓尸厥。"

（2）下虚则腹胀满：高士宗："阴寒之气盛于上，则上下皆阴，而阳气虚于下，下虚则腹胀满。"

（3）重：张景岳："重，并也。"

（4）邪气：是指失常上逆之气。张景岳："邪气，气失常也。"

（5）阳气乱则不知人也：张景岳："阳气盛于上，则下气并而上行，并则逆，逆则乱，阳气乱则神明失守，故暴不知人也。"

〔提要〕

本节指出厥证有腹满或暴不知人的临床表现。腹满的产生是因阳气虚于下，而阴寒之气盛于内，即"阴气盛于上则下虚，下虚则腹胀满。"昏不知人是因阳气逆于上，扰于神明，即"阳气盛于上则下气重上而邪气逆，逆则阳气乱，阳气乱则不知人也。"

〔原文〕

愿闻六经脉之厥状病能也。岐伯曰：巨阳[1]之厥，则肿首头重，足不能行，发为眴仆[2]。阳明之厥，则癫疾欲走呼，腹满不得卧，面赤而热，妄见而妄言。少阳之厥，则暴聋，颊肿而热，胁痛，胻[3]不可以运。太阴之厥，则腹满膜胀[4]，后不利[5]，不欲食，食则呕，不得卧。少阴之厥，则口乾溺赤，腹满心痛。厥阴之厥，则少腹肿痛，腹胀，泾溲不利，好卧屈膝，阴缩肿，胻内热。

〔注释〕

（1）巨阳：即指太阳。

（2）眴仆：即头晕眼花而忽然昏倒。张景岳："眴，目眩乱也。仆，卒倒也。"

（3）胻：又称"骭（gān 干）骨"，即解剖学上的胫骨。

（4）膜胀：即胸腹胀满。张景岳："膜，音嗔，胸膈满也。"

（5）后不利：即大便不爽快。张景岳："厥则腹满膜胀，逆气在脾，故后便不利。"

〔提要〕

本节论述了六经厥证的症状。对于这些症状产生的机理，则是从经脉的走行部位，所属脏腑的功能和经气的逆乱等方面来加以阐述的。

〔原文〕

盛则泻之，虚则补之，不盛不虚，以经取之[1]。太阴厥逆，胻急挛，心痛引腹，治主病者[2]。少阴厥逆，虚满呕变，下泄清，治主病者。厥阴厥逆，挛腰痛，虚满前阴[3]谵言，治主病者。三陰俱逆，不得前後⁽⁴⁾，使人手足寒，三日死。太陽厥逆，僵仆⁽⁵⁾嘔血善
衄，治主病者。少陽厥逆，機關不利，機關不利⁽⁶⁾者，腰不可以行，項不可以顧⁽⁷⁾，發腸
癰不可治，驚者死。陽明厥逆，喘咳身熱，善驚衄嘔血。手太陰厥逆，虛滿而咳，善嘔
沫，治主病者。手心主少陰厥逆，心痛引喉，身熱。死不可治。手太陽厥逆，耳聾泣出，
項不可以顧，腰不可以俯仰，治主病者。手陽明少陽厥逆，發喉痹⁽⁸⁾，嗌⁽⁹⁾腫，痓⁽¹⁰⁾，
治主病者。

〔注釋〕

（1）以经取之：即刺病的本经主穴。马莳："不盛不虚，则在胆取胆，而不取之肝；
在肝取肝，而不取之胆，所谓自取其经也。即名曰经治。"

（2）治主病者：即当刺其主病之经，与"以经取之"之意同。张景岳："治主病者，
谓如本经之左右上下及原俞等穴，各有宜用，当审其所主而刺之也。"

（3）前闭：即小便不通。张景岳："肝经之脉环阴器，故为前闭不通。"

（4）不得前后：即大小便不通。

（5）僵仆：即身体僵直仆倒。

（6）机关不利：即筋骨关节不利。张景岳："机关者，筋骨要会之所也。胆者筋其
应，少阳厥逆则筋不利，故为此机关腰项之病。"

（7）项不可以顾：即项强不能向后回顾。

（8）喉痹：痹，闭塞不通之意。喉痹，是咽喉局部气血瘀滞痹阻的病理变化。凡咽喉
肿痛诸病，感到阻塞不利、吞咽不爽甚至吞咽难下的，均属喉痹范围。

（9）嗌：①食管的上口；②指咽喉部。

（10）痓：《金匮要略译释》："凡是背强反张，口噤不开的，皆称为痓。"此处是指颈
项强直。全元起本"痓"作"痉"。

〔提要〕

本节指出了十二经厥证的治疗原则，即"盛则泻之，虚则补之，不盛不虚，以经取
之"和"治主病者"；此外，对十二经厥证的症状也作了详尽的记述。

〔讨论〕

本篇是《内经》论述厥证的主要篇章，对厥证的病因、病机、症状和治则等都作了详
尽的论述，明确指出：厥证的病因或为过用伤精，或为醉饱伤中；病机为阴阳之气的偏盛
偏衰，而致阴阳气不相顺接。其分类又有寒厥、热厥以及六经厥证之分，在症状方面有手
足厥冷或猝然昏仆、不省人事等轻重的不同，其治法又有调乎阴阳和治主病之经的区别
等。下面仅就与厥证有关的几个问题，作以粗浅讨论。应当指出，本篇所说的"寒厥"和
"热厥"，是手足寒者为"寒厥"，手足热者为"热厥"。与后世所说的寒厥和热厥，并不
完全相同。

一、关于厥证的病因和病机

关于厥证的病因，本篇着重于从内因方面来论述的。指出："其寒也，不从外，皆从

内也。"说明导致寒厥的病因，不是从外侵入的寒气，而是由于内里的阳虚所致。

关于厥证的病机，是以阴阳之气偏衰于下而立论的。如说："阳气衰于下则为寒厥，阴气衰于下则为热厥。"阴阳在人体是保持相对的动态平衡的，一气的偏衰必然会导致另一气的相对偏盛，阳盛则热，阴盛则寒，故有寒厥和热厥的出现。

关于寒厥和热厥起于足下的问题，文中也作了具体论述。如说："阳气起于足五指之表，阴脉者，集于足下而聚于足心，故阳气胜则足下热也……阴气起于五指之里，集于膝下而聚于膝上，故阴气胜，则从五指至膝上寒。"这就说明了阳气始于足指的表面，而阴气是集于足底，聚于足心。因此阴阳的偏盛偏衰首先反映于足。阴虚则阳必乘之，阳盛则热，故热厥起于足心，阳虚则阴必乘之，阴盛则寒，故厥冷起于足指而上至膝部。

二、关于寒厥

寒厥的主要症状是手足厥冷。寒厥的出现，在临床上可概括为三个方面：

1. 因久病、饮食劳倦或房室过度，损伤脾肾阳气，致使内脏虚寒而为寒厥。

2. 由于寒凝血脉，气血运行不畅，四肢手足失于气血的温煦和濡养而为寒厥。

3. 在热性病过程中，由于热毒极重，大量耗伤人体正气，致使阳衰而为寒厥。

本篇所论寒厥，是属于第一种内伤久病，脾肾阳衰，内脏虚寒所致的寒厥。本篇认为春夏则阳气多而阴气少，秋冬则阴气盛而阳气衰。秋主收敛，冬主闭藏，应使阳气固藏于内。如"秋冬夺于所用"，即强力过劳或房事过度等。因为肾为作强之官，伎巧出焉，强力过劳则伤肾，肾失闭藏，阳气耗伤，即"下气上争不能复"，而致肾阳虚衰。又肾主藏精，房事过度，精气耗伤，亦可致肾阳不足。另外，饮食劳倦过度，久则亦可损伤脾胃之阳，即文中所提到的"气因于中"。脾主四肢，肾阳主温煦，脾肾阳虚四肢失于温煦，故四肢手足厥冷而为寒厥。

本病的治疗，根据其病因、病机，应以温补脾肾为主。其方剂可采用金匮肾气丸和附子理中丸等加减。

三、关于热厥

热厥的病因、病机，本篇中也作了具体的阐述。指出："此人必数醉饱以入房，气聚于脾中不得散，酒气与谷气相薄，热盛于中，故热遍于身，内热而溺赤也。夫酒气盛而慓悍，肾气有衰，阳气独胜，故手足为之热也。"肾主藏精，若房室不节，恣情纵欲，醉以入房，势必导致"以欲竭其精，以耗散其真"而使肾阴不足，即文中所说的"肾气有衰"。肾阴不足则肾阳偏亢，阳盛则热，故手足发热。这是损伤真阴的一方面。另一方面是嗜酒狂饮，即文中提到的"酒与谷气相薄，热盛于中，故热遍于身，内热而溺赤也。"因为嗜酒狂饮，致使湿热内蕴，亦可损伤脾胃，使气血精津的化源不足，而使真阴日亏；此外，湿热内蕴又可伤阴。这样亦可导致阴虚阳亢而形成热厥。

综上可知，导致热厥的病因主要是"数醉若饱以入房"，其病机是阴虚阳亢，病位是在脾肾二脏，而湿热内蕴在热厥的形成过程中，亦起了一定的作用。此外本篇所论述的热厥与在热性病过程中由于邪热过盛，津液受伤，影响阳气正常流通，不能透达四肢而见手足厥冷的热厥证，是名同而实异的。

四、关于厥证的几个症状

1. 手足或寒或热

张景岳说："厥证之起于足者，厥之始发也，甚至猝倒暴厥，忽不知人，轻则渐苏，重则即死，最为危候。"本篇也指出"或令人暴不知人"，这就说明厥证的临床表现是有轻重之分的。轻者仅有手足的或寒或热，重者昏倒不知人。所以，厥证的临床表现，是有一个由轻而渐重的过程的。而手足或寒或热，这是厥证开始之症。

2. 腹满

腹满也是厥证在发展过程中所出现的一个症状。本篇指出："厥者令人腹满。"关于腹满出现的机理，本篇指出："阴气盛于上则下虚，下虚则腹胀满。"这就说明腹满是由于下虚，即下焦肾阳虚所致。因下焦肾阳虚，不能上温脾土而致脾阳不足，使其运化功能失常而为腹满。从厥证的病因、病机来看，脾肾阳虚可导致寒厥的形成，因此，腹满应为寒厥的临床表现之一。所以马莳说："夫曰阴气盛于上则腹满者，乃上文之寒厥。"高士宗也说："阴寒之气盛于上，则上下皆阴，而阳气虚于下，下虚则腹胀满。以明腹满而为寒厥之意。"

3. 暴不知人

暴不知人也是厥证在发展过程中所出现的一个症状，其机理，本篇认为："阳气盛于上则下气重上而邪气逆，逆则阳气乱，阳气乱则不知人也。"系阴虚阳亢，气血上逆，扰乱神明所致。

关于形成阴虚阳亢的原因，除本篇中所提到的"数醉若饱以入房"所导致的肾阴耗伤，精血不足以外，烦劳过度，耗伤精血，也会使精血亏耗而形成阴虚阳亢。正如《素问·生气通天论》说："阳气者，烦劳则张，精绝，辟积于夏，使人煎厥。"

而气血上逆的原因，主要是因为烦劳过度或恼怒气逆。如《素问·生气通天论》说："阳气者，大怒则形气绝，而血菀于上，使人薄厥。"由于恼怒，则使气机逆乱，气为血帅，血随气行，气逆于上则也迫血上行，气血上逆，扰于神明而导致暴不知人。

暴不知人之后，有半日或一日方醒的，这是因为上逆之气血能够下降，如不下降就会导致死亡。正如《素问·调经论》所说："血之与气，并走于上，则为大厥，厥则暴死，气复反则生，不反则死。"

从热厥的病因、病机来看，真阴不足，精血亏耗，阴虚阳亢可导致热厥的形成。因此，暴不知人应为热厥的发展结果。所以，马莳说："乃上文之热厥耳。"高士宗也说："阳热之气盛于上，则下气重上，而邪气逆，逆则阳气乱，乱则心神不宁，故暴不知人。以明暴不知人，而为热厥之意。"

五、关于十二经厥证

关于十二经厥证的症状和病机的论述，本篇是从经脉的循行部位、所属脏腑的功能和经气的逆乱等几方面加以阐发的。它和上述寒厥和热厥产生的机理是不相同的。

（邢洪君）

病能论篇第四十六

病，疾病也；能，状也、态也。本篇论述疾病的形态、症状，故名为"病能论"。

〔原文〕

黄帝問曰：人病胃脘癰者，診當何如？岐伯對曰：診此者當候[1]胃脉，其脉當沉細，沉細者氣逆[2]，逆者人迎甚盛，甚盛則熱[3]。人迎者，胃脉也[4]，逆而盛，則熱聚於胃口而不行，故胃脘爲癰[5]也。帝曰：善。

〔注释〕

（1）候：审候、检查。

（2）沉细者气逆：王冰："胃者水谷之海，其血盛气壮，今反脉沉细者，是逆常平也。"

（3）甚盛则热：王冰："沉细为寒，寒气格阳，故人迎脉盛。人迎者，阳明之脉，故盛则热也。人迎，谓结喉旁脉动应手者。"

（4）人迎者，胃脉也：胃脉循喉咙而入缺盆，故云人迎者胃脉也。

（5）胃脘为痈：王冰："血气盛壮，而热内薄之，两气合热，故结为痈也。"

〔提要〕

本节叙述胃脘痈的脉象。先诊其胃脉沉细，表示胃气上逆，故人迎脉躁盛。人迎属胃脉，由此可知热邪结于胃口而不得散，则发胃脘痈。

〔原文〕

人有臥而有所不安者何也？岐伯曰：藏有所傷及，精有所之寄，則安[1]，故人不能懸[2]其病也。

〔注释〕

（1）精有所之寄，则安：《甲乙经》作："情有所倚则卧不安。"《太素》作："精有所倚则不安。"马莳："五脏为阴，各藏其精，脏有所伤，及精有所之，则脏伤而精耗者，卧不安也。"吴崑："精有所倚，则卧不安。"吴注曰："脏，阴也，主静，故脏有损伤则有不足之患；阴精有所偏倚，则有亢甚之害，均之令人夜不安也。"

（2）悬：悬：远离之意。引申为杜绝、避免、抵抗之意。"人不能悬其病"，即人不能抵抗疾病，不能远离之意。也是必不免于疾病的意思。

〔提要〕

本节叙述五脏因受七情劳倦等原因而伤其所藏之精，则能使人不能安静入睡。五脏所藏阴精有所偏倚，人不免要生病。

〔原文〕

帝曰：人之不得偃卧[1]者何也？岐伯曰：肺者藏之蓋[2]也，肺氣盛則脉大，脉大則不得偃卧[3]，論在《奇恒陰陽》[4]中。

〔注释〕

（1）不得偃卧：不能仰卧或不能平躺正卧之意。

（2）肺者藏之盖也：王冰："居高布叶，四脏下之，故言肺者，脏之盖也。"

（3）脉大则不得偃卧：王冰："肺气盛满，偃卧则气促喘奔，故不得偃卧也。"

（4）《奇恒阴阳》：王冰："《奇恒阴阳》，上古经篇名，世本阙。"

〔提要〕

本节论述人之所以能平躺正卧，是因为肺在人体中，位居最高，其气下行为顺。若肺内邪气充盛，肺气不降，则使人不能平卧。

〔原文〕

帝曰：有病厥者，診右脉沉而緊，左脉浮而遲，不然[1]，病主安在？岐伯曰：冬診之，右脉固當沉緊，此應四時[2]，左脉浮而遲，此逆四時[3]，在左當主病在腎，頗關在肺[4]，當腰痛也。帝曰：何以言之？岐伯曰：少陰脉貫腎絡肺，今得肺脉，腎爲之病[5]，故腎爲腰痛之病也。帝曰：善。

〔注释〕

（1）不然：《甲乙经》作不知。王冰："不然，言不沉也。"

（2）右脉固当沉紧，此应四时：冬日阳气当闭藏于内，脉亦应之。如《素问·玉机真脏论》："冬脉者，肾也，北方水也，万物之所以合藏也，故其气来沉以搏，故曰营。"今冬日诊右脉沉紧，与冬日相应，故曰此当四时。

（3）左脉浮而迟，此逆四时：冬日脉当沉，今左脉浮迟，与冬日不相应，故曰此逆四时。

（4）颇关在肺：王冰："以冬左脉浮而迟，浮为肺脉，故言颇关在肺也。"

（5）今得肺脉，肾为之病：王冰："左脉浮迟，非肺来见，以左肾不足，而脉不能沉，故得肺脉，肾为病也。"

〔提要〕

本节叙述因肾气不足，冬日诊得右手脉沉紧，左手脉浮迟，这与四时相逆。当为肾气不足，但与肺脏亦有关系。少阴脉贯肾络肺，故腰痛。

〔原文〕

有病頸癰者，或石治之，或針灸治之，而皆已，其真安在[1]？岐伯曰：此同名異等[2]者也。夫癰氣之息[3]者，宜以針開除去之；夫氣盛血聚者，宜石[4]而瀉之。此所謂同病異治也。

〔注释〕

（1）其真安在：王冰："言所攻则异，所愈则同，欲闻真法何所在也。"

（2）同名异等：张隐庵："等，类也。"高士宗："颈痈之名虽同，而在气在血则异类也。"王冰："言虽同曰颈痈，然其皮中别异，不一等也。"

（3）息：张景岳："息，止也。痈有气结而留止不散者。"

（4）石：王冰："石，砭石也，可以破大痈出脓。"

〔提要〕

本节叙述患颈痈的病人，用砭石或针灸皆可痊愈，其原因在于病名虽同，而病的程度不同。因气郁停滞而成的痈，宜用针刺开导除去之；若因气盛血聚而成痈者，当用砭石以泻其血。故称为同病异治。

〔原文〕

帝曰：有病怒狂[1]者，此病安生？岐伯曰：生於陽也。帝曰：陽何以使人狂？岐伯曰：陽氣者，因暴折[2]而難决，故善怒也，病名曰陽厥[3]。帝曰：何以知之？岐伯曰：陽明者常動[4]，巨陽少陽不動[5]，不動而動大疾[6]，此其候也。帝曰：治之奈何？岐伯曰：奪其食即已。夫食入於陰，長氣於陽[7]，故奪其食即已[8]。使之服以生鐵洛[9]爲飲，夫生鐵洛者，下氣疾也。帝曰：善。

〔注释〕

（1）怒狂：狂为阳证，即骂詈不避亲疏之谓。张景岳："多怒而狂也。"

（2）暴折：卒然受到难以忍受的刺激或屈辱。马莳："因猝暴之顷有所挫折，而事有难决，志不得伸。"

（3）阳厥：阳气冲逆于上而不下谓阳厥。王冰："言阳气被折郁不散也。此人多怒，亦曾因暴折而心不疏畅之故尔。如是者，皆阳逆躁极所生，故病名阳厥。"

（4）阳明者常动：阳明经多气多血，其经脉之搏动较甚，可以用手扪及为诊，如人迎、气冲、跗阳等穴即是。

（5）巨阳少阳不动：太阳、少阳经脉，在正常情况下搏动不明显，不能用手扪及或很少能用手扪及。如太阳经之委中、昆仑；少阳经之听会、悬钟等穴即是。

（6）不动而动大疾：太阳、少阳经脉本应不动，而今因阳邪充斥反动；阳明经脉本应常动，如今因阳邪充斥而动大疾。此皆是阳邪充斥于三阳经的表现。

（7）食入于阴，长气于阳：张景岳："五味入口，而化于脾，食入于阴也；藏于胃以养五脏气，长气于阳也。"

（8）夺其食即已：王冰："食少则气衰，故节去其食，即病自止。"

（9）生铁洛：张景岳："即炉冶间锤落之铁屑，用水研浸，可以为饮。其性寒而重，最能坠热开结。"王冰："铁洛味辛微温平，主治下气，方俗或呼为铁浆，非是生铁液也。"

〔提要〕

本节叙述因阳气暴逆于上，而成为怒狂。可以从三阳经脉搏动过甚来诊断。治疗时，除可以暂禁食之外，尚可以用生铁落为饮，配方服药为治疗方法。

〔原文〕

有病身熱解㑊，汗出如浴，惡風少氣，此爲何病？岐伯曰：病名曰酒風[1]。帝曰：治之奈何？岐伯曰：以澤瀉、術各十分[2]，麋銜五分[3]，合以三指撮爲後飯[4]。

〔注释〕

（1）酒风：王冰："饮酒中风者也。《风论》曰：饮酒中风则为漏风。是亦名漏风也。夫极饮者，阳气盛而腠理疏，玄府开发，阳盛则筋肉痿弱，故身体懈堕也。腠理疏则风内攻，玄府发则气外泄，故汗出如浴也。风气外迫，肤腠复开，汗多内虚，瘅热熏肺，故恶风少气也。因酒而病，故曰酒风。"

（2）泽泻、术各十分：泽泻，中药名。术，中药名，即白术。王冰："术，味苦温平，主治大风，止汗。泽泻味甘寒平，主治风湿，益气。"泽泻、白术相伍，可有渗利湿热，健脾止汗之功。十分，指配药时所取的比例，非指重量单位。如本方中，泽泻、白术各十等分，麋衔取五等分。

（3）麋衔：麋（mí，音迷）；衔，同啣。麋衔，中药名。一名鹿啣草，又名无心草、薇啣。味苦平，微寒，主治风温。张景岳："一名无心草，南人呼为吴风草。"

（4）三指撮为后饭：张景岳："用三指撮合，以约其数。"即用三个指头撮药末，以计药量。为后饭，先服药，后吃饭。

〔提要〕

本节叙述酒风病的症状是周身发热，四肢倦怠，汗出如浴。可以选用泽泻、白术、麋衔配成药末，饭前服用，可治本病。

〔原文〕

所謂深之細者[1]，其中手如針也，摩之切之，聚者堅[2]也，博者大[3]也。《上經》[4]者，言氣之通天也。《下經》[4]者，言病之變化也。《金匱》[4]者，決死生也。《揆度》[4]者，切度之也。《奇恒》[4]者，言奇病也。所謂奇者，使奇病不得以四時死也。恒者，得以四時死也。所謂揆者，方切求之也，言切求其脉理也。度者，得其病處，以四時度之也。

〔注释〕

（1）深之细者：指沉取脉细。

（2）坚：指坚脉。

（3）大：指大脉。

（4）《上经》、《下经》、《金匮》、《揆度》、《奇恒》：这些都是古代医书的名称，今皆失传。

〔提要〕

本节所叙文意上下不相连属，各家注释大都认为古文错简，似当存疑待考，兹不复述。

〔讨论〕

本篇共举出胃脘痈、卧不安、不得偃卧、腰痛、颈痈、怒狂、酒风等病证的病因、症状、诊断、治法，示人以临床分析疾病的方法。兹讨论如下七个问题：

一、关于"胃脘痈"

"胃脘痈"为古代病名，今已不用。其意在于：阳明胃为多气多血之脏，胃为水谷之海，六腑传化物而不藏，藏即为病，其病多实。胃脘因热邪阻滞，所以见于人迎脉盛大。胃气壅阻不得散，热邪聚于胃，进而成痈。临床似可于早期用清下法，以去阳明之实热。

二、关于"卧不安"

五脏主藏精气而不泻，泻即为虚，故脏病多虚。脏气伤，其精亦伤，《上古天真论》云："肾者主水，受五藏六府之精而藏之"，若五脏受损，肾精亦不充足。肾精不足，则不能上济心火，心肾不交，则卧不安。

此其虚者，可选用黄连阿胶汤、酸枣仁汤、加减复脉汤；至于肝火上亢而卧不安，可选用龙胆泻肝汤；痰湿阻滞中焦而卧不安，可选用温胆汤、半夏秫米汤之类治疗。

三、关于"不得偃卧"

常人坎水温升，则肝木遂其条达畅茂之性，赖脾气运载，上奉于心，离火清降，则肺金行其收敛肃杀之职，依胃土而降，下济于肾。脏腑升降，以气不以质。五脏六腑，肺为华盖，行荣卫阴阳而朝会百脉。肺气既能宣发，又可肃降，升中有降，降中有升。若肺气徒降无升，何以肺开窍于鼻？何以五脏六腑之精皆上注于目而为之精？知肺气当降中有升。

今邪气逆于肺，气不得肃降，使人不得平卧。若因水寒射肺而致，可选用小青龙汤；支饮胸满所致可选用厚朴大黄汤；肾不纳气可选用人参胡桃汤或黑锡丹之类。但从原文所述之意，本证多因肺气实邪所成，临证中当仔细审别。

四、关于"腰痛"

本文所述腰痛，以肾阳虚为主，腰为肾之府，转摇不能，肾将惫矣。尽管本文提出"少阴脉贯肾络肺"，但仍当以肾为根本。故其治疗多从温肾助阳入手。

五、关于"颈痈"

本文中提出虽同一颈痈，但所成原因不同。因气滞而成者，气积在气分，当"以针开除去之"；若因血聚而成者，则"石宜而泻之"。同一颈痈，因其病机不同，治法各异，故本文中提出"此所谓同病异治也"。

六、关于"怒狂"

《宣明五气》篇曰："阳入之阴则静，阳出之阴则怒"，《生气通天论》亦提出"阴不胜其阳，脉流薄疾并乃狂"，故狂证多因火热而致。

三阳经之气过亢，气有余便是火，尤以阳明经为甚。《阳明脉解》篇："阳盛使人妄言，骂詈不避亲疏。"三阴属脏，其病多虚；三阳属腑其病多实，阳道实而阴道虚。本文提出"夺其食即已。夫食入于阴，长气于阳，故夺其食即已"的饥饿疗法，以及生铁落饮，至今尚有参考价值。根据这里提出的治则精神，治疗癫狂使用泻下亦为临床常用。

七、关于"酒风"

此病因皮毛汗孔松懈，卫气失其外固之职而汗出如浴。内有酒性之湿热，故治疗当以清理内在湿热，同时亦应增强其卫外功能。盖"邪之所凑，其气必虚"也。本文提出的药物，可供临床参考。

（李博鉴）

奇病论第四十七

奇，指异于寻常，奇病论即对一些少见疾病进行讨论。

〔原文〕

黄帝問曰：人有重身⁽¹⁾，九月而瘖⁽²⁾，此爲何也？岐伯對曰：胞之絡脉絶⁽³⁾也。帝曰：何以言之？岐伯：胞絡者，繫於腎，少陰之脉，貫腎繫舌本，故不能言。帝曰：治之奈何？岐伯曰：無治也，當十月復。《刺法》曰：無損不足，益有餘，以成其疹⁽⁴⁾，然後調之。所謂無損不足者，身羸瘦，無用鑱石⁽⁵⁾也，無益其有餘者，腹中有形而泄之，泄之則精出，而病獨擅中，故曰疹成也。

〔注释〕

（1）重身：妇人怀孕谓之重身。张景岳："妇人怀孕则身中有身，故曰重身。"

（2）瘖：瘖（yīn，音因），音哑而声不出。

（3）绝：断绝。王冰："绝谓断脉，绝而不流，通则不能言，非天真之气断绝也。"

（4）疹：指病。

（5）鑱石：鑱（chǎn，音产），《说文》："锐器也。"《史记·索隐注》："鑱，谓石针也；石者，砭石。"

〔提要〕

叙述了孕妇九月而瘖的病理，强调无需治疗，待儿产则病自愈。同时还指出，在诊治疾病时，不要损其不足而益其有余，否则将导致不良后果。

〔原文〕

帝曰：病脅下滿，氣逆，二三歲不已，是爲何病？岐伯曰：病名曰息積⁽¹⁾。此不妨於食，不可灸刺，積爲導引⁽²⁾服藥，藥不能獨治也。

〔注释〕

（1）息积：息指气息、呼吸；积指此病因久积所致。张景岳："初起微小，久而致大，则胁满气逆，喘促息难，故名息积。"

（2）导引：古人用以保健与治疗疾病的一种方法。其内容包括：气功、自我按摩、体育疗法等。

〔提要〕

本节叙述了息积的症状及治疗。息积为在气分的痞积，因气分往往兼热，故不用灸法，恐其助火气。患者多因病程迁延而体质较差故不宜针，而采用导引诸法以强壮体质，配合药物调治，方可收到疗效。

〔原文〕

帝曰：人有身體髀股⁽¹⁾胻皆腫，環齊⁽²⁾而痛，是爲何病？岐伯曰：病名曰伏梁，此風根⁽³⁾也。其氣溢於大腸，而著於肓，肓之原⁽⁴⁾在齊下，故環齊而痛也。不可動之⁽⁵⁾，動之，爲水溺濇之病也。

〔注释〕

（1）髀股：髀（bì，音比），股上方；股，大腿部。

（2）齐：同脐。

（3）风根：根指病根，根源。

（4）肓之原：肓之原指气海穴。《灵枢·九针十二原》："肓之原出于脖胦"。脖胦指肚脐，此处指气海穴，在脐下一寸五分。

（5）不可动之：指不要妄攻及切按。

〔提要〕

伏梁之病因是风寒内居，气血瘀滞。其症状有：下腹部坚硬胀满，有包块在腹腔肠胃之外，推之不移，内有脓血瘀积，脐周围疼，身肿，下肢浮肿。禁忌妄攻，及粗暴切按，否则每致小便淋涩，甚者致死。此节文字与《腹中论》相重出，可互参。

〔原文〕

帝曰：人有尺脉數甚，筋急而見，此爲何病？岐伯曰：此所謂疹筋⁽¹⁾，是人腹必急，白色，黑色見，則病甚⁽²⁾。

〔注释〕

（1）疹筋：疹即指病，疹筋为筋病。高士宗曰："疹，犹病也。筋急而见，其病在筋，此所谓疹筋。"

（2）是人腹必急，白色，黑色见，则病甚：言其人腹胀急，腹壁可见到白色；假若白色变为黑色，则疾病向严重程度发展。

〔提要〕

叙述筋病的症状及预后。

〔原文〕

帝曰：人有病頭痛，以數歲不已，此安得之？名爲何病？岐伯曰：當有所犯大寒，内至骨髓，髓者以腦爲主，腦逆，故令頭痛，齒亦痛，病名曰厥逆⁽¹⁾。帝曰：善。

〔注释〕

（1）厥逆：张景岳曰："髓以脑为主，诸髓皆属于脑也，故大寒至髓，则上入头脑而为病，其邪深，故数岁不已，髓为骨之充，故头痛齿亦痛，是因邪逆于上，故名曰厥逆。"

〔提要〕

叙述顽固性头痛的病因、病机及症状。

〔原文〕

帝曰：有病口甘者，病名爲何？何以得之？岐伯曰：此五氣之溢也，名曰脾癉⁽¹⁾。夫五味入口，藏於胃，脾爲之行其精氣，津液在脾，故令人口甘也。此肥美之所發也。此人必數食甘美而多肥也，肥者令人内熱，甘者令人中滿，故其氣上溢，轉爲消渴⁽²⁾。治之以蘭，除陳氣也⁽³⁾。

〔注释〕

（1）脾瘅：指脾热。

（2）消渴：病名，以多饮、多食、多尿为主症。病机为脏腑燥热、阴虚火旺，临床又分为上消、中消、下消。

（3）治之以兰，除陈气也：兰，注家多认为系指兰草，近时常以佩兰代。王冰注曰："兰，谓兰草也……除，谓去也。陈，谓久也。言兰除陈久甘肥不化之气者，以辛能发散故也。"

〔提要〕

叙述脾瘅的症状和病机，同时对饮食与疾病的关系进行了论述。

〔原文〕

帝曰：有病口苦，取陽陵泉，口苦者，病名爲何？何以得之？岐伯曰：病名曰膽瘅⁽¹⁾。夫肝者，中之將也，取決於膽，咽爲之使⁽²⁾。此人者，數謀慮不決，故膽虛，氣上溢，而口爲之苦。治之以膽募俞⁽³⁾，治在《陰陽十二官相使》⁽⁴⁾中。

〔注释〕

（1）胆瘅：胆热症。马莳："此病乃胆气之热也。"

（2）肝者，中之将也，取决于胆，咽为之使：张景岳："夫谋虑在肝，无胆不断，故肝为中之将，而取决于胆也……是肝胆之脉皆会于咽，故咽为之使。"

（3）胆募俞：胸腹曰募，脊背曰俞。胆募为日月穴，即期门穴下五分。胆俞在十椎下旁开一寸半处。

（4）《阴阳十二官相使》：此处阴指脏，阳指腑，十二官指脏腑所主诸窍。《阴阳十二官相使》为古医经名，今已佚。

〔提要〕

叙述胆瘅的症状及病机。

〔原文〕

帝曰：有癃⁽¹⁾者，一日數十溲，此不足也，身熱如炭，頸膺如格⁽²⁾，人迎躁盛，喘息氣逆，此有餘也，太陰脉微細如髮者，此不足也⁽³⁾。其病安在？名爲何病？岐伯曰：病在太陰，其盛在胃，頗在肺，病名曰厥，死不治。此所謂得五有餘二不足⁽⁴⁾也。帝曰：何謂五有餘二不足？岐伯曰：所謂五有餘者，五病之氣有餘也，二不足者，亦病氣之不足也。今外得五有餘，内得二不足，此其身不表不裏，亦正死明矣。

〔注释〕

（1）癃：病名，指小便淋沥不通畅。

（2）颈膺如格：颈指颈部，膺指胸部，即指上下不通，如物相格。

（3）人迎躁盛，喘息气逆，此有余也，太阴脉细微如发者，此不足也：张景岳注曰：

"人迎躁盛者，足阳明动脉在结喉两旁，所以候阳也；喘息者，呼吸急促也；气逆者，治节不行也；太阴脉微细者，即两手寸口之脉，所以候阴也。"

（4）五有余，二不足：王冰："外五有余者，一身热如炭，二颈膺如格，三人迎躁盛，四喘复，五气逆也。内二不足者，一病癃一日数十溲，二太阴脉微如发。"

〔提要〕

叙述五有余二不足之厥，认为外而五有余，里则二不足，不表不里，故死不治。

〔原文〕

帝曰：人生而有病巓疾[1]者，病名曰何？安所得之？岐伯曰：病名爲胎病，此得之在母腹中時，其母有所大驚，氣上而不下，精氣并居，故令子發爲巓疾也。

帝曰：有病痝然如有水狀，切其脉大緊，身無痛者，形不瘦，不能食，食少，名爲何病？岐伯曰：病生在腎，名爲腎風。腎風而不能食，善驚，驚已，心氣痿者死。帝曰：善。

〔注释〕

（1）巓疾：巓，头顶部。巓疾，本意为泛指头部疾患，此处巓同癫，指癫痫。

〔提要〕

本节前段叙述了先天性癫疾的病因；后段叙述了肾风的症状和表现。

〔讨论〕

一、关于本篇之篇名

对于《奇病论》的解释，多数注家认为奇者，异于寻常之谓，但也有一些注家提出不同意见。张隐庵认为奇病应解释为奇恒之府病。他说："此论奇恒之府，而为奇恒之病也，《五脏别论》曰：'脑、髓、骨、脉、胆、女子胞此六者，名为奇恒之府。'是以本篇之所论，有犯大寒，内至骨髓，上逆于脑之脑髓骨病，《脉解》篇之脉病，口苦之胆病，九月而喑，及母腹中受惊之女子胞病，皆奇恒之府而为病也。盖此六者，地气之所生，皆藏于阴而象于地，与气之通于天，病之变化者不同，故所谓奇病也。"姚止庵认为："奇者非常之称，言不可以经脉诊治也。"按张隐庵说，比较偏执，因文中之息积、伏梁、疹筋、脾瘅、五有余二不足之厥病，肾风等病均非奇恒之府而发病。姚说亦不足凭，因文中多处提到诊脉，如："切其脉大紧"，"太阴脉微细如发者"、"人有尺脉数甚"等，显非奇病与脉无涉之谓。故仍以"较为少见疾病的讨论"为当。然文中所讨论者亦有常见病，如口甘、口苦者，即为临床常见症状。

二、关于息积

文中提到"病名曰息积，此不妨于食，不可灸刺，积为导引服药，药不能独治也。"说明对于息积之病，除服药外还应采取气功等多种方式配合治疗，方可收到良效。息积一病，指呼吸受阻，胁下满而气逆，而饮食如常的一种慢性疾病。治疗上难获速效，而配合体育疗法、气功等可以明显增强疗效。

三、关于癫痫的病因病机

文章认为妇女在妊娠期间倘受大惊刺激，则人体精神调节功能会处于紊乱状态。"惊则心无所依，神无所归，虑无所定，故气乱矣。"胎儿之正常发育有赖于母体精血的濡养。若因受惊，"气上而不下，精气并居"，影响了胎儿正常气血精微的供应，故生后发癫痫。说明了我国劳动人民在两千多年前就已注意到妇女的孕期卫生，其中包括安静的环境，避免精神刺激等，以保护胎儿的正常发育。

四、关于饮食与疾病的关系

从中医学角度来看，肥美之食可以助人湿热，热久又可伤阴，可以导致消渴病。《素问·生气通天论》又认为："高粱之变，足生大丁。"已经认识到过食肥甘之物可致皮肤疮疖，这说明古人很早就已把过食肥甘与患消渴病，皮肤疮痈相联系，并把这些宝贵的观察结果记载下来。

五、关于五有余二不足

此段文中似有错简。癃者，为小便不畅，点滴而出；在《内经》中，凡提到癃者俱为此意，如"酸走筋，多食之，令人癃"，"约而不通，水道不行，故癃"（《灵枢·五味论》），"癃取之阴跻及三毛上，及血络出血"（《素问·热病》），"实则闭癃，虚则遗溺"（《灵枢·本输》）等等。本节所述之癃与下文"一日数十溲"前后矛盾。

本病根据临床表现，为胃气盛，脾气不足，肺气不降之病，内虚而外实，病情诚然比较复杂，但并未见有必死之症。若因"不表不里"而断为"亦正死明矣"和临床观察是不符合的。所以本节存在一些前后矛盾，文理不通之处，当存疑待考。

（赵川荣）

大奇论篇第四十八

本篇"大奇论"是承上篇"奇病论"而来。大，扩大，指扩大"奇病论"的内容而言。上篇仅言奇病的病证，本篇重点讨论奇病的脉象和脏腑经气不足时所见的种种奇脉，所以称"大奇论"。

〔原文〕

肝满、肾满、肺满皆實，即爲腫[1]。肺之雍，喘而兩胠滿[2]。肝雍，兩胠滿，臥則驚，不得小便[3]。腎雍，腳下至少腹滿，脛有大小，髀骱大跛，易偏枯[4]。

心脉滿大，癇瘈筋攣[5]。肝脉小急，癇瘈筋攣[6]。肝脉鶩暴，有所驚駭，脉不至若瘖，不治自已[7]。腎脉小急，肝脉小急，心脉小急，不鼓皆爲瘕[8]。腎肝并沉爲石水，并浮爲風水，并虛爲死，并小弦欲驚[9]。

腎脉大急沉，肝脉大急沉，皆爲疝[10]。心脉搏滑急爲心疝，肺脉沉搏爲肺疝[11]。三陽急爲瘕，三陰急爲疝，二陰急爲癇厥，二陽急爲驚[12]。

脾脉外鼓，沉爲腸澼，久自已[13]。肝脉小緩爲腸澼，易治[14]。腎脉小搏沉，爲腸澼下血，血溫身熱者死[15]。心肝澼亦下血，二藏同病者可治[16]，其脉小沉澀爲腸澼，其身熱者死，熱見七日死[17]。

胃脉沉鼓澀，胃外鼓大，心脉小堅急，皆鬲偏枯[18]，男子發左，女子發右，不瘖舌轉，可治，三十日起，其從者瘖，三歲起[19]年不滿二十者，三歲死[20]。

脉至而搏，血衄身熱者死，脉來懸鉤浮爲常脉[21]。脉至爲喘，名曰暴厥，暴厥者不知與人言[22]。脉至如數，使人暴驚，三四日自已[23]。

〔注释〕

（1）肝满、肾满、肺满皆实，即为肿：肝脉、肾脉、肺脉为邪气壅滞，而脉现满实，就发生壅肿，是实证。张景岳："满，邪气壅滞而为胀满也。此言肝肾肺经，皆能为满，若其脉实，当为浮肿。"

（2）肺之雍，喘而两胠满：雍，同壅，壅塞；胠（qū，音区），指腋下、胁上空软部分。肺脉壅塞，发为喘息和两胁胀满。张景岳："肺居膈上，其系横出腋下，故肺壅则喘而胠满。"

（3）肝雍，两胠满，卧则惊，不得小便：肝脉壅塞则两胠胀满，睡眠则惊骇不宁，小便不通。张景岳："肝经之脉环阴器、布胁肋，故肝壅则两胠满而不得小便。肝主骇，卧则气愈壅，故多惊也。"

（4）肾雍，脚下至少腹满，胫有小大，髀骱大跛，易偏枯：原文断句为"髀骱大跛，易偏枯。"应为"髀骱大，跛易，偏枯。"《新校正》云："按《甲乙经》脚下作胻下，脚当作胻，不得言脚下至少腹也。"肾脉壅塞，从胻下至少腹胀满，下肢或肿而跛，或萎缩而偏枯。张景岳："肾脉循内踝之后，上腨，出腘内廉，上股内属肾络膀胱而上行，故肾经壅则肤下至少腹胀满也。足胫或肿或消，是谓大小。自髀至胻或为大，或为跛，或掉易无力，或偏枯不用，是皆肾经壅滞不能运行所致。"

（5）心脉满大，痫瘛筋挛：痫，即癫痫。瘛（chì，音斥），即抽风；挛（luán，音乱），即拘挛。张景岳："心脉满大，火有余也。心主血脉，火盛则血涸，故痫瘛而筋挛。"

（6）肝脉小急，痫瘛筋挛：张景岳："肝藏血，小为血不足，急为邪有余，故为是病。夫痫瘛筋挛，病一也，而心肝一经皆有之。一以内热，一以寒风。寒热不同，血衰一也，故同有是病。"

（7）肝脉鹜暴，有所惊骇，脉不至若喑，不治自已：鹜（wù，音务）暴，迅速奔驰之意。肝脉如有急速奔驰之状，或肝脉脉伏不见，突然失音是受了惊恐气逆而造成的，不需治疗，气平就会自愈。张景岳："惊骇者肝之病，故肝脉急乱者，因惊骇而然。甚有脉不至而声喑者，以猝惊则气逆，逆则脉不通，而肝经之脉循喉咙，故声喑而不出也。然此特一时之气逆耳，气通则愈，故不治自已。"

（8）肾脉小急，肝脉小急，心脉小急，不鼓皆为瘕：张景岳："三脉细小而急，阴邪聚于阴分也。故当随三经之位而为瘕。"小，为气血两虚；急，是有寒；不鼓，指脉来不滑而涩，为气血虚寒，凝滞不行，所以为瘕病。

（9）肾肝并沉为石水，并浮为风水，并虚为死，并小弦欲惊：石水，小腹肿的水肿病。风水，头面四肢，甚则身体都发生浮肿的水肿病。欲惊，将要发生惊病。姚止庵："肾，少阴也。肝，厥阴也。二脏俱阴，而其脉并沉，则为阴寒不化、水气凝结之病，是名石水也。肾本主水而肝则主风，若其脉并浮，则病起于外感而为虚浮肿胀也。肾为五脏之主，肝为发生之主，二者不足，是生主俱微，故死。小为虚，弦为邪，虚而有邪，病恐欲惊。欲惊者，未即惊也。"

（10）肾脉大急沉，肝脉大急沉，皆为疝：疝，指寒疝腹痛。姚止庵："肾急沉则水寒气滞，肝急沉则筋急血凝，聚而成形，痛不可忍，是为疝也。"

（11）心脉搏滑急为心疝，肺脉沉搏为肺疝：心疝，指寒邪侵犯心经而致的一种急性痛证，症见下腹有形块突起，气上冲胸，心暴痛。肺疝，指邪气侵犯肺经而致肺气不化，症见少腹与睾丸胀痛，小便不通。张景岳："病疝而心脉搏滑急者，寒挟肝邪乘心也。肺脉沉搏者，寒挟肝邪乘肺也。"

（12）三阳急为瘕，三阴急为疝，二阴急为痫厥，二阳急为惊：急，指脉来紧急。痫厥，昏厥不知人事。三阳，即太阳，指膀胱和小肠。三阴，即太阴，指脾和肺。二阴，即少阴，指心和肾。二阳，即阳明，指胃和大肠。姚止庵："太阳受寒，血凝为瘕。太阴受寒，气聚为疝。"张景岳："脉急小为风寒，邪乘心肾，故为痫为厥。木邪乘胃，故发为惊。"

（13）脾脉外鼓，沉为肠澼，久自已：外鼓，指脉向外鼓动。肠澼（pì，音辟），即痢疾，是形容肠内有积滞，排便时澼澼有声。脾脉沉兼外鼓，痛在里而有向外之势，脾阳来复，久当自愈。

(14) 肝脉小缓为肠澼，易治：土忌木乘，今肝脉小缓，木不克土，邪气已轻，这种肠澼容易治。张景岳："肝脉急大，则邪盛难愈。今脉小缓，为邪轻易治也。"

(15) 肾脉小搏沉，为肠澼下血，血温身热者死：张景岳："肾居下部，其脉本沉，若小而搏，为阴气不足而阳邪乘之，故为肠澼下血。若其血温身热者，邪火有余，真阴丧败也，故当死。"

(16) 心肝澼亦下血，二藏同病者可治：张景岳："心生血，肝藏血，故二脏之澼亦下血，而不独肾也。然心肝二脏，木火同气，故同病者为顺而可治也，若肝脾同病，是为土败木贼，其难治也明矣。"

(17) 其脉小沉涩为肠澼，其身热者死，热见七日死：张景岳："心肝之脉，小沉而涩，以阴不足而血伤也，故为肠澼，然脉细沉者不当热，今脉小身热是为逆，故当死。而死于热见七日者，六阴败尽也。"肠澼又见脉小沉涩，是阴血不足的虚证，如果再出现身热，表示阴虚阳亢，阴液将亡，故曰死。

(18) 胃脉沉鼓涩，胃外鼓大，心脉小坚急，皆鬲偏枯：鬲，指阻隔不通；偏枯，指半身不遂。胃脉沉取搏动中带涩象，浮取搏动中带有虚大；心脉小而坚急，都是阴阳气血不足，阴邪有余，所以上下阻隔，半身不遂。张景岳："沉鼓涩，阳不足也。外鼓大，阴受伤也。小坚而急，阴邪胜也。胃为水谷之海，心为血脉之主，胃气既伤，血脉又病，故致上下否鬲，半身偏枯也。"

(19) 男子发左，女子发右，不瘖舌转，可治，三十日起，其从者瘖，三岁起：张景岳："男子左为逆，右为从；女子右为逆，左为从。今以偏枯而男子发左，女子发右，是逆证也。若声不瘖，舌可转，则虽逆于经未甚于脏，乃为可治，而一月当起。若男发于右而不发于左，女发于左而不发于右，皆谓之从。从，顺也。然证虽从而声则瘖，是外轻而内重也，故必三岁而后起。"可见发于左右，是经脉病；瘖与不瘖，是内脏病。内脏病表示肾气的强弱，此尤为重要。如果肾气衰而失音，则其病深，如果能言语，说明肾气尚未衰，则其病浅，正易胜邪，恢复较快。

(20) 年不满二十者，三岁起：青年人正值血气旺盛，不应该有偏枯之病；如果出现此病是说明先天不足，预后不良。张景岳："以气血方刚之年，辄见偏枯废疾，此禀赋不足，早凋之兆也，不出三年死矣。"

(21) 脉至而搏，血衄身热者死，脉来悬钩浮为常脉：衄是出血，鼻出血称鼻衄，舌体渗血称舌衄，齿龈出血称齿衄，眼耳口鼻二阴同时出血称大衄。张景岳："搏脉弦强，阴虚者最忌之。凡诸失血鼻衄之疾，其脉搏而身热，其阴脱败也，故当死。然失血之证多阴虚，阴虚之脉多浮大，故悬钩而浮，乃其常脉，无足虑也。悬者，不高不下，不浮不沉，如物悬空之义，谓脉虽沉钩，而未失中和之气也。"

(22) 脉至如喘，名曰暴厥，暴厥者不知与人言：喘，指脉滑急而促。暴厥，突然发生昏厥不知人事。张隐庵："此痰水上壅，故脉来急滑，名曰暴厥。暴厥者，一时昏厥而不能与人言。"

(23) 脉至如数，使人暴惊，三四日自已：突然受到惊恐，可使脉数，此非病脉，所以待惊定气平，脉就复常。张景岳："数脉主热，而如数者实非真数之脉，盖以猝动肝心之火，故令人暴惊，然脉非真数，故俟三四日而气衰自愈矣。"

〔提要〕

叙述了壅肿、痫瘛筋挛、瘕、水病、疝病、肠澼、偏枯、失血、惊厥等九种奇病的脉象和症状。从脉象的变化中，来认识疾病的机理，并对可治与不可治的病证作了分析。

〔原文〕

脉至浮合，浮合如數，一息十至以上，是經氣予不足也。微見九、十日死⁽¹⁾。脉至如火薪然，是心精之予奪也，草乾而死⁽²⁾。脉至如散葉，是肝氣予虛也，木葉落而死⁽³⁾。脉至如省客，省客者脉塞而鼓，是腎氣予不足也，懸去棗華而死⁽⁴⁾。脉至如丸泥，是胃精予不足也，榆莢落而死⁽⁵⁾。脉至如橫格，是膽氣予不足也，禾熟而死⁽⁶⁾。脉至如弦縷，是胞精予不足也，病善言，下霜而死，不言，可治⁽⁷⁾。脉至如交漆，交漆者左右傍至也，微見三十日死⁽⁸⁾。脉至如涌泉，浮鼓肌中，太陽氣予不足也，少氣味，韭英而死⁽⁹⁾。脉至如頹土之狀，按之不得，是肌氣予不足也，五色先見黑白，壘發死⁽¹⁰⁾。脉至如懸雍，懸雍者浮揣切之益大，是十二俞之予不足也，水凝而死⁽¹¹⁾。脉至如偃刀，偃刀者浮之小急，按之堅大急，五藏菀熟，寒熱獨并於腎也，如此其人不得坐，立春而死⁽¹²⁾。脉至如丸滑不直手，不直手者按之不可得也，是大腸氣予不足也，棗葉生而死⁽¹³⁾。脉至如華者，令人善怒，不欲坐卧，行立常聽，是小腸氣予不足也，季秋而死⁽¹⁴⁾。

〔注释〕

（1）脉至浮合，浮合为数，一息十至以上，是经气予不足也，微见九、十日死：浮合，形容脉象如水的波浪，忽浮忽合，泛泛无根之象。浮合如数，就是脉数无根。予，同与。张景岳："浮合，如浮波之合，后以催前，泛泛无常也，一息十至以上，其状如数，而实非数热之脉，是经气之衰极也。微见，始见也。言初见此脉，便可期九、十日死。若见之已久，则不必九、十日矣。"

（2）脉至如火薪然，是心精之予夺也，草干而死：火薪然，形容脉象如火燃的焰势，很快浮见于指下，立即就消失而绝。草干，指草干枯的秋尽初冬时间。张景岳："如火薪然者，来如焰之锐，去如灭之速，此火脏无根之脉，而心经之精气与夺也。夏令火旺，犹为可支；草干而死，阳尽时也。"

（3）脉至如散叶，是肝气予虚也，木叶落而死：散叶，形容脉象如落叶那样随风飘散，浮泛无根。木叶落，指落叶的秋天时间。张景岳："如散叶者，浮泛无根也，此以肝气大虚，全无收敛。木叶落者，金胜木败，肝死时也。"

（4）脉至如省客，省客者，脉塞而鼓，是肾气予不足也，悬去枣华而死：省客，形容脉象如客人的时来时去，来时闭塞欲绝，去时应指有力。悬去枣华，指枣树花开花落之间的初夏时间。张景岳："省客，如省问之客，或去或来也。塞者或无而止。鼓者或有而搏，是肾原不固，而无所主持也。枣华之候，初夏时也。悬者华之开，去者华之落，言于枣华开落之时，火王而水败，肾虚者死也。"

（5）脉至如丸泥，是胃精予不足也，榆荚落而死：丸泥，形容脉如泥丸，虽有圆象，但不滑利有力。榆荚落，指榆荚脱落的农历三月时间。张景岳："丸泥者，泥弹之状，坚

· 315 ·

强短涩之谓，此胃精中气之不足也。榆荚，榆钱也，春深而落，木王之时，土败者死。"

（6）脉至如横格，是胆气予不足也，禾熟而死：横格，形容脉长而坚硬，如有物横格在中。禾熟，指稻谷成熟的深秋季节。张景岳："横格，如横木之格于指下，长而且坚，是为木之真脏，而胆气之不足也。禾熟于秋，金令王也，故木败而死。"

（7）脉至如弦缕，是胞精予不足也，病善言，下霜而死，不言可治：弦缕（lǚ，音吕），形容脉象弦细而小。善言，多言语。下霜，指下霜的农历九月时间。张景岳："弦缕者，如弦之急，如缕之细，真元亏损之脉也。胞，子宫也，命门元阳之所聚。胞之脉系于肾，肾之脉系舌本，胞气不足，当静而无言；今反善言，是阴气不藏而虚阳外见，时及下霜，虚阳消败而死矣。故与其善言者，不若无言者为肾气犹静，而尚可治也。"

（8）脉至如交漆，交漆者，左右傍至也，微见三十日死：交漆形容脉如绞滤漆汁，四面流散无根。张景岳："交漆者，如泻漆之交，左右傍至，缠绵不清也。微见，初见也。三十日为月建之易，而阴阳偏败者，不过一月之期也。"

（9）脉至如涌泉，浮鼓肌中，太阳气予不足也，少气，味韭英而死：原文为："少气味，韭英而死。"应断句为"少气，味韭英而死。"涌泉，形容脉如喷泉，浮而有力，沉取则无。味韭英，指吃新韭菜的初春时间。张景岳："涌泉者，如泉之涌，有升无降，而浮鼓于肌肉之中，是足太阳膀胱之气不足也。膀胱为三阳而主外，今其外实内虚，阴精不足，故为少气，当至味韭英之时而死者，以冬尽春初，水渐衰也。"

（10）脉至如颓土之状，按之不得，是肌气予不足也，五色先见黑，白垒发死：原文为"五色先见黑白，垒发死。"应断句为"五色先见黑，白垒发死。"颓土，形容脉如倒塌的朽土，虚大无力。白垒发，指藤葛开白花的春季时间。垒，张景岳："颓土之状，虚大无力，而按之即不可得，肌气即脾气，脾主肌肉也。黑为水之色，土败极而水反乘之，故当死。垒，过蓬藟之属，藟有五种而白者发于春，木王之时，土当败也。"

（11）脉至如悬雍，悬雍者浮揣切之益大，是十二俞之予不足也，水凝而死：悬雍，即悬雍垂，形容脉如悬雍垂的上大下小形状，浮取大而沉取小。揣，揣摩。水凝，指结冰的冬天时间。张景岳："如悬雍浮揣切之益大者，浮短孤悬，有上无下也。俞皆在背，为十二经脏气之所系。水凝而死，阴气盛而孤阳绝也。"

（12）脉至如偃刀，偃刀者浮之小急，按之坚大急，五藏菀热寒热，独并于肾也，如此其人不得坐，立春而死：偃（yǎn，音演）刀，形容脉如仰起的刀，浮取小急如刀口的锐利，沉取坚大而急如刀背的坚厚硬实。菀同郁。张景岳："浮之小急，如刀口也；按之坚大急，如刀背也。此以五脏菀热而发为寒热，阳旺则阴消，故独并于肾也。腰者肾之府，肾阴既亏，则不能起坐，立春阳盛，阴日以衰，所以当死。"

（13）脉至如丸，滑不直手，不直手者，按之不可得也，是大肠予不足也，枣叶生而死：丸，即弹丸，形容脉滑小无根。不直手，形容脉无根而不胜指按。枣叶生，指枣树生叶的初夏时节。张景岳："如丸，短而小也。直，当也，言滑小无根而不胜按也。大肠应庚金，枣叶生初夏，火王则金衰，故死。"

（14）脉至如华者，令人善恐，不欲坐卧，行立常听，是小肠气予不足也，季秋而死：华，即花，形容脉来如花之轻浮软弱。行立常听，指易生疑惑，常窃听别人的言语。季秋，秋季第三个月。张景岳："小肠属丙火，与心为表里，小肠不足则气通于心。善恐不欲坐卧者，心气怯而不宁也。行立常听者，恐惧多而生疑也。丙火墓于戌，故当季秋死。"

〔提要〕

论述各脏腑经脉精气不足时所见到的十四种奇脉，也就是各脏腑经脉精气不足的死脉，并指出了各个死期。

〔讨论〕

一、诊病要通过脉象来辨病因和病位

本篇前半部分例举了痈肿、痫瘛筋挛、瘕病、水病、疝病、肠澼、偏枯、失血、惊厥等九种奇病的脉象。指出同是一种疾病，它们的病因、病位是不相同的，要通过脉象和脉象出现的部位，以及兼证表现，来分辨属何脏何因为病。例如同为"痫瘛筋挛"，如果心脉满大，就是由于心火盛致血涸引起；如果肝脉小急，就是由于肝经虚寒引起。这是指病因病位都不同，要通过诊脉来分辨。又如瘕病脉都为小急不鼓，病因是阴邪聚于阴分，但有肾脉、肝脉、心脉出现的不同，这就可分辨是阴邪聚于何脏何经了。这说明病因虽同而病位不同，也要通过诊脉来分辨。这些虽为举例说明，即在目前临床上也是常见的情况。至于心脉、肝脉、肾脉等，可能就是指三部九候的脉法，如果引申到《难经》寸关尺的三部九候也有一定参考价值。

脉诊是中医的独特诊法之一，在辨证论治中有着重要的地位。诊断必须要认识脉与证的关系，通过脉证认识疾病，确定治法。所以后世有二十八脉主病的舍症从脉、舍脉从症的经验介绍。临床实践中，特别是死脉对疾病的预后有更为实际的意义，本篇后半部分所反复论述的都属于死脉，后世又发展为败脉、七怪脉等。应该指出，本篇的凭脉辨证与后世某些故弄玄虚以脉诊代替四诊是有区别的。本篇的精神是指导人们要通过脉诊为主，并结合其他兼证来辨析造成疾病的机理，认清疾病的本质，作出对疾病的预后。在《内经》中以脉为主来讨论疾病，本篇是比较突出的一篇。

二、诊脉时要在不受外界刺激情况下进行

本篇多次提到外界刺激会引起暂时的脉象变化，医者不可误认为病脉而妄与施治。这个思想与《素问·脉要精微论》："诊法常以平旦，阴气未动，阳气未散，饮食未进，经脉未盛，络脉调匀，气血未乱，故乃可诊有过之脉"的精神是相一致的。

三、脉无根为死脉，可预测死期

本篇后半部分用一定篇幅描述了各脏腑经脉的种种死脉形象。其中有一个共同之点，即脉象出现劲硬无情（无神）或浮细无根（无根）之象。这种脉象都表示脏腑经气已夺，正气大虚，也就是《素问·平人气象论》所说的"无胃气"和后世脉学所说的"无根脉"和"无神脉"。考后世所谓"平脉"，主要指胃、神、根三个方面。这三个方面既有不同，又有密切联系。后世认为"胃"指胃气，"神"指心神之气，"根"指肾气。有胃脉，《玉机真藏论》说："脉弱以滑，是有胃气。"有神脉，就是脉来柔和。有根脉，就是沉取应指有力。可见后世的"胃、神、根"脉法理论是渊源于《玉机真藏论》、《平人气象论》

和本篇。本篇指出脏腑经气已夺会出现死脉，在其所主旺时尚可支持，至其相克旺时就要衰竭而死，可以说是为《素问·藏气法时论》："夫邪气之客于身也，以胜相加，至其所生而愈，至其所不胜而甚，至于所生而持，自得其位而起。必先定五脏之脉，乃可言间甚之时，死生之期也。"这段经文的论点，提供了具体的论据和临床资料。我们还应认识到，《内经》在当时历史条件下，所讲的死脉确是正气大虚，预后不佳。但在今天并非绝对如此。

四、肠澼脉象讨论

本篇对肠澼的脉象叙述尤为详细，肠澼即痢疾。如果下痢而肝脉小缓，脾脉外鼓，表示木不侮土，脾阳来复，其病易愈。如果下痢脉来涩小搏，又见发热不退，表示阴液大虚而邪热尚炽，多预后不良。我们在临床上曾见到不少痢疾，如果脉象滑数，下痢虽甚，易于向愈；如果脉象涩小弱，下痢不甚而又高热不退，其病危重，预后往往较差。《素问·通评虚实论》也说："肠澼便血何如？岐伯曰：身热则死，寒则生。帝曰：肠澼下白沫何如？岐伯曰：脉沉则生，脉浮则死。帝曰：肠澼下脓血何如？岐伯曰：脉悬绝则死，滑大则生。帝曰：肠澼之属，身不热，脉不悬绝何如？岐伯曰：滑大者曰生，悬者曰死，以藏期之。"所以通过脉象可认识下痢的邪正盛衰关系，使医者心中有数，权衡二者轻重比例，或扶正，或祛邪，或补泻同用，或补多泻少，或泻少补多，及早给予正确治疗。治肠澼如此，治其他病也是同一道理。对痢疾的虚实夹杂治疗，蒲辅周曾说过："久痢伤及阴血，而湿热未尽，引起午后潮热，腹痛绵绵，舌红少苔，脉细数，用连理汤加当归、白芍、阿胶，阴阳并调，肝脾共滋。若寒热错杂，虚实互见，消渴，呕吐不能食，烦躁，久利者，亦可选用乌梅丸或椒梅汤。"这一经验可作为"脉小搏沉为肠澼下血，血温身热者死"的治疗方法，我们在临床上使用亦证实有效，录之以供参考。

（陈克正）

脉解篇第四十九

本篇主要从四时六气的阴阳盛衰变化，来解释《灵枢·经脉》三阴三阳病证，故名"脉解"。

〔原文〕

太陽所謂腫腰脽痛者[1]，正月太陽寅[2]，寅太陽也，正月陽氣出在上而陰氣盛，陽未得其次也[3]，故腫腰脽痛也。病偏虛爲跛者[4]，正月陽氣凍解地氣而出也[5]，所謂偏虛者，冬寒頗有不足者[6]，故偏虛爲跛也。所謂强上引背者[7]，陽氣大上而争，故强上也[8]。所謂耳鳴者，陽氣萬物盛上而躍[9]，故耳鳴也。所謂甚則狂顛疾者，陽盡在上而陰氣從下，下虛上實[10]，故狂顛疾也。所謂浮爲聾者，皆在氣也[11]。所謂人中爲瘖者[12]，陽盛已衰，故爲瘖也[13]。内奪而厥[14]，則爲瘖俳[15]，此腎虛也，少陰不至者，厥也[16]。

〔注释〕

（1）太阳所谓肿腰脽痛者：太阳经有所谓腰臀部肿胀疼痛的病证。张景岳："所谓者，引古经语也。脽，音谁，尻臀也。"王冰："以其脉抵腰中，入贯臀，过髀枢，故尔。"

（2）正月太阳寅：王冰："正月三阳生，主建寅。三阳谓之太阳，故曰：寅，太阳也。"按正月为一年之首，正月三阳生为阳气生发之时。太阳为三阳主气，故三阳以太阳为首，所以正月属太阳。寅，演也，也是阳气生发的意思。正月月建在寅，所以又称正月太阳寅。

（3）正月阳气出在上而阴气盛，阳未得其次也：正月阳气初生而上出，但阴寒之气尚盛，以致阳气未能依正常次序而旺盛。

（4）病偏虚为跛者：阳气偏虚而病跛足的。

（5）正月阳气冻解地气而出也：正月阳气生发，冰冻已解，地气随之而出。

（6）所谓偏虚者，冬寒颇有不足者：由于寒冬的影响，太阳之气尚不足，这就是阳气偏虚于一侧而跛足的原因。

（7）所谓强上引背者：强上，头项强。引背，牵引及背。强上引背，就是头项强硬痛引背部。

（8）阳气大上而争，故强上也：太阳之气循经而争扰于上故颈项部强。张景岳："太阳之脉下项侠背，若阳气大上而争，则与三阳之气上升者同，故为强上引背。"

（9）所谓耳鸣者，阳气万物盛上而跃，故耳鸣也：张景岳："太阳支者，从巅至耳上角，阳邪上盛，故为耳鸣也。"正月阳气生发，万物生长活跃，在人则阳气盛于上，所以发生太阳经的耳鸣。

（10）所谓甚则狂颠疾者，阳尽在上而阴气从下，下虚上实，故狂颠疾也：张景岳：

"颠，癫同。所谓甚者，言阳邪盛也，阴邪盛于阳经，则阳尽在上，阴气在下，上实下虚，故当为狂癫之病。"所谓阳气亢盛而癫狂精神失常的，是由于阳气尽集上部，阴气却在下面，下虚而上实，阴阳不和所造成。

（11）所谓浮为聋者，皆在气也：气逆上浮耳聋，也是由于阳气亢盛于上的关系。

（12）所谓入中为瘖者：音哑不能言语。入中，指阳气进入内部。

（13）阳盛已衰，故为瘖也：张景岳："声由气发，气者阳也，阳盛则声大，阳虚则声微，若阳盛已衰，故瘖哑不能言也。"王冰："阳气盛，入中而薄于胞肾，则胞络肾络气不通，故瘖也。胞之脉系于肾，肾之脉侠舌本，故瘖不能言也。"说明阳气过亢迫及肾，使肾气不足而致音哑。

（14）内夺而厥：吴崑："内，谓房劳也；夺，耗其阴也。"内夺而厥，即房劳过度耗散精气而致厥逆。

（15）瘖俳：俳与痱字通。张景岳："俳，废也。"即四肢瘫痪不能运动。瘖痱即既不能说话又四肢瘫痪的病证，这都是由于肾虚所致。

（16）少阴不至者，厥也：张景岳："此释上文内夺而厥之义也。少阴者肾脉也，与太阳为表里。若肾气内夺，则少阴不至，少阴不至者，以阴虚无气，无气则阳衰，致厥之由也。"

〔提要〕

本段从正月阳气初生，阴寒尚盛，在月建主寅，在人体主太阳经脉的情况出发，分析了太阳经脉病腰脽肿痛、跛、耳鸣、耳聋、癫狂、瘖痱等病证。

〔原文〕

少陽所謂心脅痛者，言少陽盛也[1]，盛者心之所表也[2]，九月陽氣盡而陰氣盛，故心脅痛也[3]。所謂不可反側[4]者，陰氣藏物也，物藏則不動，故不可反側也[5]。所謂甚則躍者，九月萬物盡衰，草木畢落而墮，則氣去陽而之陰[6]，氣盛而陽之下長，故爲躍[7]。

〔注释〕

（1）言少阳盛也：《新校正》："据《太素》卷八《经脉病解》当作戌，次'盛'字同，盖涉下'阴气盛'而误，王注误解。"根据本篇太阳寅、阳明午、太阴子、厥阴辰等文字，六经下均配月建，此当为少阳戌，少阳主九月，九月月建戌，故从《新校正》而不从王冰等。

（2）盛者心之所表也：当为戌者心之所表也。张景岳："少阳属木，木以生火，故邪之盛者，其本在胆，其表在心，表者，标也。"张志聪："按少阳之气，当主七月、八月为首，九月少阴心藏主气，少阳为君火之相，故至九月而为心之表。"说明少阳、少阴君相之火相互影响。在经脉病变也同见心胁痛。

（3）九月阳气尽而阴气盛，故心胁痛也：张景岳："胆有相火，心有君火，火墓在戌，阳不胜阴，则心胁为痛，故应九月之气。"

（4）不可反侧：不可转身侧屈。《灵枢·经脉》："胆足少阳之脉……是动则病……心胁痛，不能转侧。"

（5）阴气藏物也，物藏则不动，故不可反侧也：张隐庵："九月之时，万物之气，俱收藏于阴，物藏则不动。是以少阳之气，亦不能枢转，故不可反侧也。"

（6）气去阳而之阴：张景岳："是天地之气去阳而之阴也，人身之气亦然。"九月万物俱衰，草木堕落，阳气去而阴气至。

（7）气盛而阳之下长，故谓跃：张隐庵："但少阳之气正盛，阳气入之于下，而仍欲上长，故病多跳跃也。"张景岳："其有病为跳跃者，以足少阳脉，下出足之外侧，阴覆于上阳鼓于下也。"

〔提要〕

本段从九月阳气尽阴气盛，万物尽衰，草木皆堕，而月建戌，在人体为少阳经脉所主出发，分析了心胁痛，不可反侧，甚则跃的病理情况。

〔原文〕

陽明所謂灑灑振寒⁽¹⁾者，陽明者午也⁽²⁾，五月盛陽之陰⁽³⁾也，陽盛而陰氣加之，故灑灑振寒也⁽⁴⁾。所謂脛腫而股不收者⁽⁵⁾，是五月盛陽之陰也，陽者衰於五月，而一陰氣上，與陽始爭，故脛腫而股不收也⁽⁶⁾。所謂上喘而爲水者⁽⁷⁾，陰氣下而復上，上則邪客於藏府間，故爲水也⁽⁸⁾。所謂胸痛少氣者，水氣在藏府也，水者陰氣也，陰氣在中，故胸痛少氣也⁽⁹⁾。所謂甚則厥，惡人與火，聞木音則惕然而驚者⁽¹⁰⁾，陽氣與陰氣相薄，水火相惡，故惕然而驚也⁽¹¹⁾。所謂獨閉戶牖而處者，陰陽相薄也，陽盡而陰盛⁽¹²⁾，故欲獨閉戶牖而居。所謂病至則登高而歌，棄衣而走者，陰陽復爭，而外并於陽，故使之棄衣而走也⁽¹³⁾。所謂客孫脉則頭痛鼻鼽腹腫者⁽¹⁴⁾，陽明并於上，上者則其孫絡太陰也⁽¹⁵⁾，故頭痛鼻鼽腹腫也。

〔注釋〕

（1）洒洒振寒：洒洒，寒栗貌。洒洒振寒，怕冷颤栗状。

（2）阳明者午也：张景岳："五月阳气明盛，故曰阳明。"王冰："阳盛以明，故云午也。"五月月建午，为阳明经所至。

（3）五月盛阳之阴：王冰："五月夏至，一阴气上，阳气降下，故云盛阳之阴也。"五月阳盛极而阴始生。

（4）阳盛而阴气加之，故洒洒振寒也：阴气渐加于盛极之阳，而发生洒洒寒颤的病证。

（5）所谓胫肿而股不收者：足胫肿而两腿不能活动。

（6）阳者衰于五月，而一阴气上，与阳始争，故胫肿而股不收也：五月阳盛极而转衰，阴气上升，阴阳相争，而引起足胫肿，下肢活动不利。张景岳："足阳明脉下髀关，抵伏兔，下膝胫足跗，入中指内间。若阴生于下，上与阳争，则为胫肿而股不收，亦应五月一阴之气。"

（7）所谓上喘为水者：气逆喘息而又水肿。

（8）阴气下而复上，上则客于藏府间，故为水也：张景岳："阳明土病则不能制水，故阴邪自下而上，客于脏腑之间，乃化为水。水之本在肾，末在肺，标本俱病，故为上喘也。"

（9）所谓胸痛少气者，水气在藏府也，水者阴气也，阴气在中，故胸痛少气也：张景岳："邪水之阴，非真阴也。阴邪在中，故为胸痛，阴盛则阳衰，故为少气，少气则气短而喘矣。"

（10）所谓甚则厥，恶人与火，闻木音则惕然而惊者：所谓甚则厥逆，怕见到人和火，听到木击声响就惊恐。

（11）阳气与阴气相薄，水火相恶，故惕然而惊也：张景岳："薄，气相迫也。阴阳之气，正则相和，邪则相恶，阴邪薄于阳明，故惕然而惊也。"说明上述病证是由于阴阳之气相争于阳明而造成的。

（12）所谓欲闭户塞牖而处者，阴阳相薄也，阳尽而阴盛：牖（yōu，音由），窗。关闭门窗而独身居处，是阳尽阴盛即阳虚阴盛之意。

（13）阴阳复争，而外并于阳，故使之弃衣而走也：张隐庵："阴阳复争者，谓阴阳之气，上下相薄，而复交争于外内也。阴阳之气，外并于阳，则阳盛而为病矣。阳盛，故使之登高而歌，弃衣而走也。"阴阳交争，阳邪亢盛则出现病人不欲穿衣，登高而歌，到处乱走的神志失常病态。

（14）所谓客孙脉则头痛鼻衄腹肿者：衄，流涕。张景岳："寒邪客于阳明，则在头为痛，在鼻为衄，在腹为肿。"

（15）阳明并于上，上者则其孙络太阴也：张景岳："以阴气上行而并于本经之孙络，故为是病。太阴者，言阴邪之盛，非阴经之谓也。"

〔提要〕

本段从五月阳盛已极而将衰，一阴之气始生的气候特点，月建午，为阳明经所主出发，分析了阳明经脉的洒洒振寒、胫肿股不收、上喘为水、胸痛少气、甚则厥、恶人与火闻木音惕然而惊、闭户塞牖独居、弃衣而走登高而歌、头痛鼻衄腹肿等病证的机理。

〔原文〕

太陰所謂病脹者，太陰子也，十一月萬物氣皆藏於中，故曰病脹[1]。所謂上走心爲噫者，陰盛而上走於陽明[2]，陽明絡屬心[3]，故曰上走心爲噫也[4]。所謂食則嘔者，物盛滿而上溢，故嘔也[5]。所謂得後與氣則快然如衰[6]者，十二月陰氣下衰，而陽氣且出[7]，故曰得後與氣則快然如衰也。

〔注释〕

（1）太阴子也，十一月万物气藏于中，故曰病胀：十一月月建子，为太阴所主，万物俱藏于中，是时阴气大盛，邪入太阴腹部故病腹胀。王冰："阴气大盛，太阴始于子，故云子也。以其脉入腹属脾络胃，故病胀也。"

（2）阴盛而上走于阳明：张景岳："脾脉络胃，故阴邪盛则上走于阳明。"

（3）阳明络属心：《灵枢·经别》："足阳明之正，上至髀，入于腹里，属胃，散之脾，上通于心。"

（4）上走心为噫也：噫，嗳气也。张景岳："按《九针论》、《宣明五气》篇，俱曰心为噫。《口问》篇曰寒气客于胃，厥逆从下上散，复出于胃故为噫。此篇则兼而言之，盖寒气犯于心、脾、胃三经，俱能为噫也。"

（5）物盛满而上溢，故呕也：张景岳："脾胃相为表里，胃受水谷，脾不能运，则物盛满而溢，故为呕。"

（6）得后与气则快然如衰：后谓大便，气谓转矢气。大便通利或放屁后人觉得很舒服，腹胀也好像消了。

（7）十二月阴气下衰，而阳气且出：张隐庵："十一月一阳初生，至十二月阳气且出，阴气从下而衰。所谓脏中之气，得以下行，故快然如衰也。"十二月阴气衰阳气渐出，在人则发生上述症状。

〔提要〕

本段从十一月阴气大盛，万物皆藏，月建子，在人为太阴所主出发，分析了太阴经脉病胀、食则呕、噫、得后与气快然如衰等病证。

〔原文〕

少陰所謂腰痛者[1]，少陰者腎也，十月[2]萬物陽氣皆傷，故腰痛也。所謂嘔咳上氣喘者，陰氣在下，陽氣在上，諸陽氣浮，無所依從，故嘔咳上氣喘也[3]。所謂色色[4]不能久立，久坐起則目䀮䀮無所見者[5]，萬物陰陽不定未有主也[6]，秋氣始至，微霜始下，而方殺萬物，陰陽內奪，故目䀮䀮無所見也。所謂少氣善怒者，陽氣不治，陽氣不治，則陽氣不得出，肝氣當治而未得，故善怒[7]，善怒者名曰煎厥[8]。所謂恐如人將捕之者，秋氣萬物未有畢去[9]，陰氣少，陽氣入，陰陽相薄，故恐也[10]。所謂惡聞食臭[11]者，胃無氣，故惡聞食臭也[12]。所謂面黑如地色者[13]，秋氣內奪，故變於色也[14]。所謂咳則有血者，陽脈傷[15]也，陽氣未盛於上而脈滿，滿則咳，故血見於鼻也[16]。

〔注释〕

（1）少阴所谓腰痛者：王冰："少阴者，肾脉也。腰为肾府，故腰痛也。"

（2）十月：马莳："少阴者，初阴也，十月为孟冬，是亦少阴也。"按少阴为阴之首，十月为冬之首，少阴经脉当旺在十月份。张志聪："少阴之气主九月十月为首，十月寒水用事，故主足少阴肾；少阴之上，君火主之，故九月主手少阴心。"

（3）阴气在下，阳气在上，诸阳气浮，无所依从，故呕咳上气喘也：阴气盛于下，阳气浮越于上而无所依附，所以气逆于上而不降，出现呕吐、咳嗽、气喘症状。张景岳："阳根于阴，阴根于阳，互相倚也。若阴中无阳，沉而不升，则孤阳在上，浮而不降无所依从，故为呕咳上气喘也。"

（4）色色：《甲乙经》作"邑邑"，邑与悒通。邑邑，心神不安。

（5）目䀮䀮无所见者：眼睛昏眩看不清东西。

（6）万物阴阳不定未有主也：张景岳："秋气至，微霜下，万物俱衰，阴阳未定，故内无所主而坐起不安，目则䀮䀮无所见。"十月孟冬，阴阳交替尚未定，故产生目眩坐起不安等证。

（7）阳气不治，则阳气不得出，肝气当治而未得，故善怒：张隐庵："《灵枢经》曰：

少阳主气。秋时阳气下降而不治于外，则少阳之气亦不得出，故少气也。厥阴肝气，与少阳标本相合，少阳之气不得出，则肝气当治而亦未得矣，肝气内郁故善怒。"这儿的阳气指少阳之气。

（8）煎厥：《素问·生气通天论》："阳气者，烦劳则张，精绝，辟积于夏，使人煎厥。目盲不可以视，耳闭不可以听，溃溃乎若坏都，汩汩乎不可止。"是一种耳鸣目盲突然昏厥的急性病证。张景岳："按煎厥一证，在本篇言阳虚阴盛，在《生气通天论》言阴虚阳盛。可见煎厥有阴阳二证。"于临床当详辨。

（9）秋气万物未有毕去：秋天肃杀之气初降，万物阳气尚未尽去。

（10）阴气少，阳气入，阴阳相薄，故恐也：张景岳："阴气言肾气也，阳气言邪气也，阴气将藏未藏而阳邪入之，阴阳相薄，则伤肾而为恐，故亦应秋气。"

（11）恶闻食臭：厌恶闻到食物的气味。

（12）胃无气，故恶闻食臭也：张景岳："胃无气，胃气败也，胃气所以败者，肾为胃关，肾中真火不足，不能温养化源，故胃气虚而恶闻食臭也。"

（13）面黑如地色者：面色变黑如泥土之色。

（14）秋气内夺，故变于色也：张隐庵："秋时阴气正出，则内夺其所藏之阴，阴气上乘，故面黑如地色也。"

（15）阳脉伤：张景岳："阳脉伤者，上焦之脉伤也。"

（16）阳气未盛于上而脉满，满则咳，故血见于鼻也：张景岳："气未盛于上而脉满，则所满者，皆寒邪也。盖肾脉上贯肝膈，入肺中故咳则血见于口，衄则血见于鼻也。"

〔提要〕

本段从十月秋气如至，微霜始下，万物皆伤，阴阳之气相争而不定的气候特点出发，分析了足少阴肾经腰痛、呕咳上气喘、目𥆨𥆨无所见、少气善怒、恐、恶闻食臭、面黑、咳则见血等病证机理。

〔原文〕

厥陰所謂㿉疝(1)，婦人少腹腫者，厥陰者辰也(2)，三月陽中之陰，邪在中，故曰㿉疝少腹腫也(3)。所謂腰脊痛不可以俯仰者，三月一振榮華(4)，萬物一俯而不仰(5)也。所謂㿉癃疝膚脹(6)者，曰陰亦盛而脉脹不通(7)，故曰㿉癃疝也。所謂甚則嗌乾熱中者，陰陽相薄而熱，故嗌乾也(8)。

〔注释〕

（1）㿉疝：㿉（tuí，音颓）。㿉疝，疝气的一种，睾丸肿大坚硬，重坠胀痛或麻木不知痛痒。这里还包括妇人少腹肿的病证。

（2）厥阴者辰也：张景岳："辰，季春也。"三月月建辰，为厥阴所主。

（3）三月阳中之阴，邪在中，故曰㿉疝少腹肿也：三月阳气方盛，阴气将尽，阳中有阴，阴邪积聚于厥阴经中，出现睾丸肿痛、少腹肿痛的病证。

（4）三月一振荣华：张隐庵："三月阳气振发，万物荣华，草木繁茂。"

（5）一俯而不仰：张景岳："然余寒尚在，若阴气或胜则阳屈，俯而不仰，故病为腰脊痛，亦应三月之气。"

（6）癫癃疝肤胀：张隐庵："癃癃疝者，阴器肿而不得小便也。"即前阴肿痛，不得小便而肌肤肿胀。

（7）阴亦盛而脉胀不通：张景岳："此复明癃疝肿胀之由，在阴邪盛也，阴盛则阳气不行，故为此诸证。"阴邪盛于厥阴经脉，经气阻滞不通故见上述病证。

（8）所谓甚则嗌干热中者，阴阳相薄而热，故嗌干也：张隐庵："所谓甚者，谓阳气甚盛也。厥阴之气，与甚阳相薄，则阴亦为热矣，热甚故嗌干而热中也。"

〔提要〕

本段从三月季春，阳气方盛而阴气将尽，阳中有阴，月建辰，为厥阴所主出发，分析了足厥阴经脉癃疝少腹肿、腰痛不可俯仰、嗌干等病证的发病机理。

〔讨论〕

一、月建问题

本文从月建配经脉来说明病理，所以首先要搞清月建问题。古人以十二辰分配地平方位，观斗纲所指方位以定时令，正月斗纲指寅，二月指卯，三月指辰，四月指巳，五月指午，六月指未，七月指申，八月指酉，九月指戌，十月指亥，十一月指子，十二月指丑，称为月建，也称为斗建。北斗星由七星组成，第一名魁、第五名衡、第七名杓，魁、衡、杓三星就是所谓斗纲。因正月里黄昏时候，杓星指寅位，夜半衡星指向寅位，平旦魁星指向寅位，其余月份仿此。所谓月建，就是古人用北斗星的方位来定时令的一种方法。文中正月寅、五月午、十一月子等就由此而来。

二、六经配月份与诸篇殊异

本篇对六经配合月份，与前后经文皆不同。王冰："此一篇殊与前后经文不相连接，别释经脉发病之源，与《灵枢经》流注略同，所指殊异。"《新校正》："详此篇所解，多《甲乙经》是动所生之病，虽复少有异处，大概则不殊矣。"说明本文的六经病解配月建与《素问》各篇不同，可能别有出处，从而说明《黄帝内经》非一时一人一家之言，而是不同时期医家的学术论文集。

诸篇以厥阴为初之气，主春分前六十日有奇，从丑中至卯中，而以正月寅时为中心；少阴二之气，主春分后六十日有奇，从卯中至巳中，以三月辰时为中心；少阳三之气，主夏至前后六十日有奇，从巳中至未中，以五月午为中心；太阴四之气，主秋分前六十日有奇，从未中至酉中，以七月申为中心；阳明五之气，主秋分后六十日有奇，从酉中至亥中，以九月戌为中心；太阳终之气，主冬至前后各三十日有奇，从亥中至丑中，以十一月子为中心。这是《素问·六微旨大论》六步主气在一年中所主的时令月建情况。

而本篇主要是以四时六气阴阳盛衰的气候变化，来说明六经发生的经脉病变。在论述中首于太阳，因太阳为三阳之首配合正月寅；阳明为阳之极，配五月午；少阳为阳之终，配九月戌；太阴为阴中之至阴，配十一月子；少阴为初阴，配七月申；厥阴配三月辰。诸如此类，都是值得注意的地方。

张隐庵对此是这样理解的："此篇论奇恒之势，乃六十首。盖以三阴三阳之气，各主六十日为首，六六三百六十日，以终一岁之周。阴阳六气，各自盛衰，而能为经脉作病，故名之曰脉解篇。然此篇之论，与诸经之论阴阳，各不相同，乃解奇病之脉也。"似有一定道理，录之以供研讨。

三、六经病解与《灵枢·经脉》的关系

本篇名曰《脉解》篇，主要是解释《灵枢·经脉》篇所述经脉病证的内容，故二篇必须同参。兹简录相同或相类病证以便讨论。

《灵枢·经脉》篇有"胃足阳明之脉……是动则病，洒洒振寒……病至则恶人与火，闻木声则惕然而惊，心欲动，独闭户塞牖而处，甚则欲上高而歌，弃衣而走"，"脾足太阴之脉……是动则病……食则呕……腹胀善噫，得后与气则快然如衰"，"膀胱足太阳之脉……是动则病……脊痛腰似折……是主筋所生病者……狂癫疾"，"肾足少阴之脉……是动则病饥不能食，面如漆柴，咳唾则有血，喝喝而喘，坐而欲起，目肮肮如无所见……气不足则善恐，心惕惕如人将捕之"，"胆足少阳之脉……是动则病……心胁痛，不能转侧"，"肝足厥阴之脉……是动则病腰痛不可以俛仰，丈夫癞疝，妇人少腹肿，甚则嗌干……是肝所生病者……闭癃。"

对照本篇，有关文字基本相同，说明本篇所解经脉病证，主要是足三阴三阳经病，且大部分是各经的"是动病"，对手经病证及其他"所生病"基本无涉及，这和《热论》等均是后世《伤寒论》六经辨证施治的学术渊源。也说明六经分证不仅是热病的辨证方法，杂病也可六经分证，这些精神在《内经》、《伤寒论》中都有所体现。同时从本篇六经病解和《灵枢·经脉》篇的文字记载对比，可以看出六经与脏腑经络的密切关系。

四、六经与四时阴阳盛衰变化的关系

本篇以四时六气阴阳盛衰变化来分析六经病证，特别是一年中阴阳气化盛衰对人体生理病理的影响论之尤详。

正月月建寅，太阳所主。阳气初生在上，而阴寒之气尚盛，阳气还未得尽盛。在地则冰冻始解，地气始出，万物盛上。在人则亦见相应病证，太阳经气阻滞而腰痛，阳虚偏于一侧不足运养全身而足跛，阳气盛上而耳鸣，气逆上浮则耳聋，阳气尽在上阴气在下出现上实下虚而狂癫，阳盛入中薄于少阴肾，再加上房劳过度而肾虚瘖痱，四肢厥逆。

五月夏之中月建午，阳明所主。阳盛之时，盛极则衰，一阴之气始生，夏至一阴生也，故曰"五月盛阳之阴"。在人则见阴阳相薄而致"恶人与火，闻木音则惕然而惊"，"病至则欲登高而歌弃衣而走"，然时又因阳尽而阴盛则发生"独闭户塞牖而居"等神志失常病证。又因阴气始生而洒洒振寒、胸痛少气、胫肿股不收、上喘为水。

九月秋之中月建戌，少阳所主。阳气尽而阴气盛，万物尽衰，阴气藏物，在人则见心胁痛、不可反侧病证。

十月为孟冬月建亥，少阴所主。少阴者初阴也，十月为冬之始，是时秋气尚至，微霜始下，万物肃杀，阴阳之气交争不定。在人则少阴阳气不足而腰痛，阴气在上，阳气浮越而呕咳上气，阴阳交争故目眩，秋气内夺肾精而面黑。

十一月季冬月建子，太阴所主。是时阴气最盛，万物皆藏，故在人出现阴寒之气凝滞于腹而病胀，阴寒盛犯及阳明而噫，胃气不降脾气不运而呕，至十二月阴气下衰阳气将出，故诸证始"得后与气快然如衰"。

三月春之中月建辰，厥阴所主。三月阳中有阴，春虽温而尚有阴寒之气，所谓五阳一阴，阳中之阴。在人则阴邪阻于厥阴而癞疝少腹肿，腰痛不可俯仰。阴阳之气相迫而见嗌干，说明厥阴病既有寒证，又有热证之错杂情况。

综上所述，说明六经与四时阴阳气化盛衰变化关系至切，论六经病变，既要结合脏腑配经，经络循行，气血流注，也不能忽略四时六气阴阳气化的关系，必须综合考虑各种因素对人体生理病理的影响。六气为本，六经为标，用阴阳气化盛衰分析六经病证。

五、瘖痱及其治疗

瘖痱为中风证候之一。瘖，语言不利或不能讲话。痱，即四肢痿废瘫痪而不能运动。后世治疗瘖痱，一般以虚实分之。实者多为风痰壅滞经络，宜祛风豁痰，宣通窍络，方如神仙解语丹（《医学心悟》方：白附子、石菖蒲、远志、天麻、全蝎、羌活、南星、木香、甘草）；虚者多属肾虚精气不能上承，宜滋肾养阴佐以引火归原，方如河间地黄饮子，以熟地、麦冬、山茱萸、五味子以养五脏之阴，而主以补肾，肉桂、附子、苁蓉、巴戟天引虚阳归肾，远志、菖蒲以开窍，俾阴平阳秘，而瘖痱自已。

（陆寿康）

刺要论篇第五十

刺是针刺，要是要领。本篇首先提出针刺须明确疾病之深浅与表里，进而论及针刺当深浅适宜乃是针法要领，故名篇为"刺要论"。

〔原文〕

黄帝問曰：願聞刺要。岐伯對曰：病有浮沉[1]，刺有淺深，各至其理，無過其道[2]。過之則內傷，不及則生外壅，壅則邪從之。淺深不得，反爲大賊[3]，內動五藏，後生大病。故曰：病有在毫毛腠理者，有在皮膚者，有在肌肉者，有在脉者，有在筋者，有在骨者，有在髓者。是故刺毫毛腠理無傷皮[4]，皮傷則內動肺[5]，肺動則秋病溫瘧[6]，泝泝然[7]寒栗。刺皮無傷肉，肉傷則內動脾，脾動則七十二日四季之月[8]，病腹脹煩不嗜食。刺肉無傷脉，脉傷則內動心，心動則夏病心痛。刺脉無傷筋，筋傷則內動肝，肝動則春病熱而筋弛[9]。刺筋無傷骨，骨傷則內動腎，腎動則冬病脹腰痛。刺骨無傷髓，髓傷則銷鑠胻酸[10]，體解㑊[11]然不去[12]矣。

〔注释〕

（1）病有浮沉：此处浮沉作表里解。在表为浮，在里为沉。

（2）各至其理，无过其道：深刺浅刺的各种刺法，要达到能中病的所在，此正是与发病和治疗有关的"气"所通行之道，要恰到此处，即不应过于深，也不应过于浅。道，王冰："道，谓气所行之道也。"过其道，张景岳："应浅不浅，应深不深，皆过其道也。"

（3）大贼：喻极大的危害之意。张隐庵："不得其深浅之法，反为大害矣。"

（4）刺毫毛腠理无伤皮：张景岳："刺毫毛腠理者，最浅也，皮则稍深矣。"

（5）皮伤则内动肺：张景岳云"动，伤动也"，"皮为肺之合，皮伤则内动于肺"。下文言动脾、动心、动肝、动肾皆类比，总言之，即前文所说的"内动五脏"。

（6）肺动则秋病温疟：王冰："肺之合皮，王于秋气，故肺动则秋病温疟。"

（7）泝泝然：泝（sù，音素）。《甲乙经》作淅然。形容怕冷的样子。

（8）脾动则七十二日四季之月：根据《素问·太阴阳明论》："脾者土也，治中央，常以四时长四藏，各十八日寄治。"脾旺于四季，主每季最后十八天，一年四季共七十二天。如（5）所注，"动"作"伤"字解，故脾动之后，在这七十二天中就会发生后文所说的腹胀、烦不嗜食等证。

（9）筋弛：即筋纵缓。王冰："弛，犹纵缓也。"

（10）销铄胻酸：销即消。铄，消损，消毁之意。销铄即消损。王冰："销铄，谓脑髓销铄。"胻酸，胻即胫骨。由于脑髓消损，以致胫胻发酸，这是髓海不足的表现。

（11）解㑊：王冰："解㑊，谓强不强，弱不弱，热不热，寒不寒，解解㑊㑊然，不可名之也。"张景岳："解㑊者，懈怠困弱之名，阴之虚也。"张隐庵："懈惰也。"㑊

（yì，音亦）。

（12）不去：张景岳："气虚则不能举动，是谓不去也。"

〔提要〕

运用针刺治疗的要点是首先要明确疾病的深浅表里，与此相应地施以深浅之刺。若盲目误刺，非但不会减轻病势，并且会影响五脏对气候的适应能力，以致在一定季节会发生与受伤脏气有关的种种病证。也有筋骨受伤，不能行动的。

〔讨论〕

本篇提出了针刺应该掌握的重要法则即"各至其理，无过其道"。就是刺入的深浅，须恰好到气所行之道处，这样才能达到《素问·离合真邪论》篇所说的"气至为故"，以发挥《素问·八正神明论》所说的"行者移也"的作用。此即《灵枢·终始》等篇言之"得气"之意。《内经》中，除本篇外，在其他篇中对刺之深浅也各有论述。如《灵枢·官针》篇也指出刺法有浅深之异，并以深浅不同程度的刺法而有所谓三刺、五刺、十二节刺等。可见《内经》对针刺深浅这一问题是十分重视的。论中还就不按此法针刺而带来的极大危害进一步指出："过之则内伤，不及则生外壅，壅则邪从之。浅深不得反为大贼，内动五藏，后生大病。"《灵枢·官针》也指出："疾浅针深，内伤良肉，皮肤为痈；病深针浅，病气不泻，支为大脓。"应该指出的是，在某些重要部位和穴位，由于针刺深浅不宜，甚至会发生生命危险，这是应当引起注意的。

关于针刺深浅的分寸，论中指出了一些标准，如"刺毫毛腠理无伤皮"、"刺皮无伤肉"、"刺肉无伤脉"、"刺脉无伤筋"、"刺筋无伤骨"、"刺骨无伤髓"等。这些都是古人用针精确之处，可从如下三方面理解：一是当浅刺的，一定不要刺到深层；二是不要伤及不当刺的组织器官；三是说进针时针是通过皮肤而不是伤害皮肤，如"刺毫毛腠理无伤皮"，尽管毫毛腠理为皮肤的最浅层，但进针总要破皮而入，然而这是通过而不是伤害，可见其手法之精细。现根据文意将各部浅深之刺及内动五脏情况列表于下，以供参考：

表 50-1 　　　　　　　　　　欲刺之部与内动五脏情况

欲刺之部	当无伤之部	内动五脏	后生大病
刺毫毛腠理	无 伤 皮	皮伤则内动肺	肺动则秋病温疟，沂沂然寒栗
刺　　皮	无 伤 肉	肉伤则内动脾	脾动则七十二日四季之月，病腹胀，烦不嗜食
刺　　肉	无 伤 脉	脉伤则内动心	心动则夏病心痛
刺　　脉	无 伤 筋	筋伤则内动肝	肝动则春病热而筋弛
刺　　筋	无 伤 骨	骨伤则内动肾	肾动则冬病胀腹痛
刺　　骨	无 伤 髓	髓伤则销铄精气	胻酸，体解㑊然不去

（孟庆云）

刺齐论篇第五十一

齐，同剂。剂限、分部的意思。本篇说明针刺的浅深，必须合于限度和分部，故名"刺齐论"。

〔原文〕

黄帝問曰：願聞刺淺深之分。岐伯對曰：刺骨者無傷筋，刺筋者無傷肉，刺肉者無傷脉，刺脉者無傷皮，刺皮者無傷肉，刺肉者無傷筋，刺筋者無傷骨。帝曰：余未知其所謂，願聞其解。岐伯曰：刺骨無傷筋者，針至筋而去，不及骨也。刺筋無傷肉者，至肉而去，不及筋也。刺肉無傷脉者，至脉而去，不及肉也。刺脉無傷皮者，至皮而去，不及脉也。所謂刺皮無傷肉者，病在皮中，針入皮中，無傷肉也。刺肉無傷筋者，過肉中筋也。刺筋無傷骨者，過筋中骨也。此之謂反也。

〔提要〕

本篇具体说明了针刺的浅深必须合于限度和分部，不及或太过都会损伤其他部位而造成不良后果。

〔讨论〕

关于针刺的浅深度问题

本篇与《刺要论》都是讨论关于针刺浅深度的专篇。《刺要论》着重说明针刺浅深度不当带来的危害和出现的病变，本篇则具体说明掌握浅深度的标准。如"刺骨者无伤筋，刺筋者无伤肉，刺肉者无伤脉，刺脉者无伤皮"，说明应当深刺的，不要刺之不及；"刺皮者无伤肉，刺肉者无伤筋，刺筋者无伤骨"，说明应当浅刺的，不要刺之太过。不及或太过，不但起不到治疗作用，而且会损伤其他部分的气血，这是违反刺法的，称之为"反"。必须浅深适度，合于齐限和分部。在《内经》中，对自然界和人体，非常强调保持阴阳和调，"以平为期"，如太过或不及，都会带来灾害和疾病。体现在治疗上，无论施针用药，都强调中病即止，过则伤正。如《素问·至真要大论》说："气有高下，病有远近，证有中外，治有轻重，适其至所为故也。"《素问·刺要论》说："病有浮沉，刺有浅深，各至其理，无过其道。过之则内伤，不及则生外壅，壅则邪从之。浅深不得，反为大贼，内动五藏，后生大病。"本篇关于针刺浅深度的讨论，即体现了这一思想。

（许家松）

刺禁论篇第五十二

针刺必须避开人体要害的地方，否则会造成不良的后果。本篇重点讨论了针刺禁忌要点，所以篇名"刺禁论"。

〔原文〕

黄帝问曰：愿闻禁数[1]。岐伯对曰：藏有要害，不可不察，肝生于左[2]，肺藏于右[3]，心部于表[4]，肾治于裏[5]，脾爲之使[6]，胃爲之市[7]。鬲肓[8]之上，中有父母[9]，七節之傍，中有小心[10]，從之有福，逆之有咎[11]。

〔注释〕

(1) 禁数：张隐庵："数，几也，言所当禁刺之处有几也。"

(2) 肝生于左：肝属木，主生发，旺于春，应于东方，东方为左，故曰："肝生于左"。

(3) 肺藏于右：肺属金，主收藏，旺于秋，应于西方，西方为右，故曰："肺藏于右"。

(4) 心部于表：心属火，旺于夏，为阳中之太阳，阳气主外，故曰："心部于表"。

(5) 肾治于里：肾属水，旺于冬，为阴中之太阴，阴气主内，故曰："肾治于里"。

(6) 脾为之使：脾属土，季旺四时，主运化，为水谷精微之使。

(7) 胃为之市：胃为水谷之海，纳化食物，犹如市场。

(8) 鬲肓：鬲，胸膈。肓，膈上心下之空隙。

(9) 父母：心为阳，肺为阴，阴阳二脏各主气血而营卫于身，故为父母。

(10) 小心：有三说：一指心包络，如马莳："心为君主，为大心；包络为臣，为小心。"二指命门，如吴崑："下部之第七节也，其傍乃两肾所系，左为肾，右为命门，命门者，相火也，相火代君行事，故曰小心。"三指膈俞穴，如张隐庵："七节之傍，膈俞之间也，中有小心者，谓心气之出于其间，极微极细。"我们认为应指膻中，详见后"讨论"。

(11) 咎：此指灾祸的意思。

〔提要〕

本段通过对五脏功能的概括性论述，说明了脏腑在人体生命活动中所处的重要位置，从而进一步指出了针刺治疗时，应该避开五脏的要害之处，否则就会发生危险。

〔原文〕

刺中心，一日死，其動爲噫[1]。刺中肝，五日死，其動爲語。刺中腎，六日死，其動爲嚏。刺中肺，三日死，其動爲咳。刺中脾，十日死，其動爲吞。刺中膽，一日半死，其動爲嘔。刺跗上[2]中大脉，血出不止死。刺面中溜脉[3]，不幸爲盲。刺頭中腦户[4]，入腦立死。刺舌下⁽⁵⁾中脉太過，血出不止爲瘖。刺足下布絡⁽⁶⁾中脉，血不出爲腫。刺郄中⁽⁷⁾大脉，令人仆脱色⁽⁸⁾。刺氣街⁽⁹⁾中脉，血不出，爲腫鼠仆⁽¹⁰⁾。刺脊間中髓，爲傴⁽¹¹⁾。刺乳上⁽¹²⁾，中乳房，爲腫根蝕⁽¹³⁾。刺缺盆⁽¹⁴⁾中内陷⁽¹⁵⁾，氣泄，令人喘咳逆。刺手魚腹⁽¹⁶⁾内陷，爲腫。

〔注释〕

（1）噫：指嗳气。

（2）跗上：足背。

（3）溜脉：张景岳："溜，流也，凡血脉之通于目者，皆为溜脉。"

（4）脑户：王冰："穴名，在枕骨上，通于脑中。然脑为髓之海，真气之所聚，针入脑则真气泄，故立死。"

（5）舌下：马莳："廉泉穴也，属任脉。"

（6）布络：马莳：布络者，凡足之六经皆有络脉也。意谓散布的经络。

（7）郄中：委中穴，属足太阳膀胱经。

（8）脱色：王冰："面色如脱去也。"即脸色泛白。

（9）气街：穴名，在鼠蹊窝之中央。仰卧，从耻骨缝际上边外开二寸，归来下一寸曲骨旁取之。又名气冲，足阳明胃经穴。

（10）鼠仆：即鼠蹊。

（11）傴：即伛偻曲背。

（12）乳上：即乳中穴，在乳头中央。

（13）蚀：腐蚀，溃脓。

（14）缺盆：肩前锁骨上陷中，即锁骨上窝。

（15）内陷：指刺得太深。

（16）手鱼腹：指手鱼之中央，为手太阴经之鱼际穴。

〔提要〕

本段主要指出了若干禁刺、禁深刺、禁刺出血的要害部位，如果误伤了这些部位就会造成重则死亡，轻则为盲、为聋、为瘖、为跛、为肿、为伛、为喘咳逆等严重的后果。

〔原文〕

無刺大醉，令人氣亂。無刺大怒，令人氣逆。無刺大勞人，無刺新飽人，無刺大飢人，無刺大渴人，無刺大驚人。刺陰股中大脉，血出不止死。刺客主人⁽¹⁾内陷中脉，爲内漏⁽²⁾，爲聾。刺膝臏⁽³⁾出液，爲跛。刺臂太陰脉，出血多立死。刺足少陰脉，重虚⁽⁴⁾出血，爲舌難以言。刺膺中陷中肺，爲喘逆仰息。刺肘中内陷，氣歸之，爲不屈伸。刺陰股下三寸内陷，令人遺溺。刺掖下⁽⁵⁾脅間内陷，令人咳。刺少腹中膀胱溺出，令人少腹滿。刺腨腸内陷，爲腫。刺匡上⁽⁶⁾陷骨中脉，爲漏爲盲⁽⁷⁾。刺關節中液出，不得屈伸。

〔注释〕

（1）客主人：上关穴，属足少阳经。

（2）内漏：张景岳："脓生耳底，是为内漏。"

（3）膝髌：即膝盖骨也。

（4）重虚：马莳："肾既虚而刺之出血。"

（5）掖下：同腋下。

（6）匡上：即目眶，俗名眼眶。

（7）为漏为盲：张景岳："流泪不止而为漏，视无所见而为盲也。"

〔提要〕

本段指出了在针刺时还要注意在暴饮暴食、大饥大渴、过度疲劳、情绪剧烈波动等情况下避免下针，应予休息，平静后方可施术。此外，还进一步强调了误针的危害性，指出了一些禁深刺和禁刺出血的部位，以及误刺这些部位所造成的严重后果。

〔讨论〕

一、关于"七节之傍，中有小心"

本篇开始，为了说明"藏有要害，不可不察"，先对五脏的功能作了概括性的阐述。其中"七节之傍，中有小心"一句，历代注家颇有争论，主要可分为三种观点：

其一为门，如吴崑："下部之第七节也，其傍乃两肾所系，左为肾，右为命门，命门者，相火也，相火代君行事，故曰小心。"汪昂："傍者，两肾也，中者，命门也。按心者性之郛；肾者，命之根；两肾中间，一点真阳，乃生身之根蒂。义取命门，盖以此也。中有相火，能代心君行事，故曰小心。"张景岳等亦从之。然大凡脊椎之节，皆从上至下而数，未有从下或中数者。且《内经》本无右肾或肾间为命门说，乃《难经》以后才出现右肾为命门之说，显见此论不妥。

其二为心包络，如马莳："心为君主，为大心；包络为臣，为小心。"《灵枢·邪客》："故诸邪之在于心者，皆在于心包络。包络者，心主之脉也。"心包络为心的外围组织，有保护心脏的作用，它是附属于心的。从它的功能来说，不应该称为"小心"，且据《灵枢·背俞》："心腧在五焦之间（五焦应作五椎）。"经文中亦无心包俞，如释为心包络似亦欠妥。

其三为膈俞穴，如张隐庵："七节之傍，膈俞之间也，中有小心者，谓心气之出于其间，极微极细。"高士宗亦从之。此说把"小心"释为微细之心气，显为臆度。

丹波元简说："云七节之傍，既非心包，又非肾，必有别所指也。"经言七节之傍，应视为七节之内傍，此处正值膈上胸中，为膻中之所在。《灵枢·海论》："膻中者，为气之海。"为宗气所积之处，以其位近心肺，为宗气之发源地，能为心肺输转气血，协调阴阳，其作用非常重要。《素问·灵兰秘典论》把膻中作为十二官之一，并说"膻中者，臣使之官，喜乐出焉。"它是君主的内臣，负责传达君主的喜乐意志。正如李中梓说："贴近君主，故称臣使。脏腑之官，莫非王臣，此独泛言臣，又言使者，使令之臣，如内侍也。"

综上所述，膻中之位置和功能如此重要，且和心肺密切相关，则称其为"小心"应当之无愧。五脏各有其要害，膻中亦有其要害。如《灵枢·海论》说："其输上在柱骨之上下，前在于人迎。"柱骨的上下部分，当为督脉的哑门、大椎二穴，如果刺中或深刺哑门、大椎、人迎这些要害部位，就会出现严重的不良后果，所以论中说"从之有福，逆之有咎"。

二、禁刺要点

本篇所论之禁刺要点可归纳为以下四方面：

1. 人体有一些要害部位，必须禁刺。如五脏的要害，针刺时必需避开，否则就会导致死亡。论中说"刺中心，一日死；刺中肝，五日死"等，应引为借鉴。此外，还有一些特殊部位，如头、面、乳房等处；也有一些穴位禁刺。如论中说："刺头，中脑户，入脑立死；刺乳上，中乳房，为肿根蚀。"

2. 刺伤血脉导致出血，也会引起不良后果。如："刺跗上，中大脉，血出不止，死；刺舌下，中脉太过，血出不止为喑。"

3. 某些部位不可深刺。如"刺脊间，中髓为伛，刺缺盆中内陷，气泄，令人喘咳逆；刺手鱼腹内陷，为肿。"

4. 患者在暴饮暴食、大饥大渴、过度疲劳和情绪剧烈波动的情况下不可施针。如论中所说："无刺大醉，令人气乱。无刺大怒，令人气逆。无刺大劳人，无刺新饱人，无刺大饥人，无刺大渴人，无刺大惊人。"见到这种情况，必须令其安静休息，待其恢复常态，乃可进行针刺治疗，否则也会造成不良后果。正如《灵枢·终始》指出："凡此十二禁者，其脉乱气散，逆其营卫，经气不次，因而刺之，则阳病入于阴，阴病出为阳，则邪气复生。粗工勿察，是谓伐身，形体淫泆，乃消脑髓，津液不化，脱其五味，是谓失气也。"这些来自实践的经验总结，对我们今天针灸临床仍然具有指导意义。

（傅景华）

刺志论篇第五十三

刺，针刺志，铭记之意。刺志是说针刺疗法的辩证法则，必须铭记。

马莳说："志者记也，篇内言虚实之要及泻实补虚之法，当记之不忘，故名篇。"

〔原文〕

黄帝问曰：愿闻虚实之要？岐伯对曰：氣實形實，氣虚形虚⁽¹⁾，此其常也，反此者病。穀盛氣盛，穀虚氣虚⁽²⁾，此其常也，反此者病。脉實血實，脉虚血虚⁽³⁾，此常也，反此者病。

帝曰：如何而反？岐伯曰：氣虚身熱⁽⁴⁾，此謂反也。穀入多而氣少，此謂反也，穀不入而氣多，此謂反也。脉盛血少⁽⁵⁾，此謂反也，脉少血多⁽⁵⁾，此謂反也。

氣盛身寒，得之傷寒，氣虚身熱，得之傷暑⁽⁶⁾。穀入多而氣少者，得之有所脱血，濕居下⁽⁷⁾也。穀入少而氣多者，邪在胃及與肺也⁽⁸⁾。脉小血多者，飲中熱⁽⁹⁾也。脉大血少者，脉有風氣，水漿不入⁽¹⁰⁾，此之謂也。

夫實者氣入也，虚者氣出也⁽¹¹⁾。氣實者，熱也。氣虚者，寒也。入實⁽¹²⁾者，左手開針空⁽¹³⁾也，入虚⁽¹²⁾者，左手閉針空⁽¹³⁾也。

〔注释〕

（1）气实形实，气虚形虚：马莳："气者，人身之气也，形者，人之形体也，气实则形实，气虚则形虚，此其相称者为常，而相反则为病矣。"

（2）谷盛气盛，谷虚气虚：张景岳："人受气于谷，谷入于胃以传于肺，五脏六腑皆以受气，此气生于谷也，是谓谷气，故谷气盛衰，候当相应，不应则为病矣。"

（3）脉实血实，脉虚血虚：言脉之虚实应与血之虚实相一致，脉为血之府，脉实则血实，脉虚则血虚。

（4）气虚身热：王冰："气虚为阳气不足，阳气不足当身寒，反身热者，脉气当盛，脉不盛而身热，证不相符，故谓反也。"《新校正》云："按《甲乙经》云：气盛身寒，气虚身热，此谓反也。当补此四字。"

（5）血少，血多：丹波元简："血之多少，盖察面色而知之。"血少则面色㿠白，血多则面色红赤。张景岳："脉盛血少者，阳实阴虚也，脉少血多者，阳虚阴实也。"

（6）气盛身寒，得之伤寒，气虚身热，得之伤暑：王冰："寒伤形，故气盛身寒，暑伤气，故气虚身热。"

（7）湿居下：脾病不能为胃行津液，则水谷不能化精微，而湿邪聚居下部。

（8）谷入少而气多者，邪在胃与肺也：张景岳："邪在胃则不能多食，故谷入少；邪在肺则息喘满，故气多。"

（9）饮中热：高士宗："饮酒中热之病。"王冰："饮，留饮也，饮留脾胃之中，则脾气溢，脾气溢则发热中。"当从高解为妥。

（10）脉大血少者，脉有风气，水浆不入：脉有风气，谓脉中客有风邪。张景岳："风为阳邪，居于脉中，故脉大，水浆不入，则中焦无以生化故血少。"

（11）实者气入也，虚者气出也：吴崑："言实者是邪气入而实，虚者是正气出而虚。"

（12）入实，入虚：即刺实证刺虚证。

（13）开针空，闭针空：王冰："言用针之补泻也，右手持针，左手捻穴，故实者左手开针空以泻之，虚者左手闭针空以补之也。""空"通"孔"。

〔提要〕

以形与气，血与脉，饮食与气的寒热等虚实对比，说明何者为正常，何者为反常，进一步分析造成这些反常现象的原因，指出虚补实泻的针刺治疗大法。

〔讨论〕

一、关于本篇内容的扼要归纳

本篇主要指出了虚实之要，其内容可归纳为两个方面：

1. 形气、谷气、血脉相合者为常

气实形实，气虚形虚——形气相合
谷盛气盛，谷虚气虚——谷气相合　}为常
脉实血实，脉虚血虚——血脉相合

2. 形气、谷气、血脉相反者为病，及其病因

形气相反 { 气盛身寒——得之伤寒
气虚身热——得之伤暑

谷气相反 { 谷入多而气少者——得之有所脱血，湿居下
谷入少而气多者——邪在胃与肺也 　}为病

血脉相反 { 脉盛血少——脉有风气，水浆不入
脉少血多——饮中热也

二、关于"气盛身寒，得之伤寒，气虚身热，得之伤暑"

《素问·热论》曰："人之伤于寒也，则为病热。"而本篇又说，气盛身寒者为伤寒，气虚身热者为伤暑，是否相互矛盾呢？不是的。这里所说的伤寒身寒，并非是说身上不发热，正如王士雄所说："虽发热而仍恶寒，不似伤暑之恶热，故曰身寒。"伤寒恶寒重、发热轻，伤暑发热重、恶寒轻，伤寒四时皆有，伤暑只有在夏至之后的夏季才有。如果伤寒

发生在夏季，又怎样与伤暑鉴别呢？张景岳说："阴邪中人，则寒集于表，气聚于里，故邪气盛实而身本因寒也，暑邪中人，则热触于外，气伤于中，故正气疲困而热无寒也，此夏月寒暑之明辨。"可见，寒为阴邪，暑为阳邪，寒伤形，暑伤气，二者的性质是不同的。

（俞景茂）

针解篇第五十四

本篇旨在解释《素问·宝命全形论》和《灵枢·九针十二原》提出的有关针刺的道理和方法，所以篇名就叫做"针解"。

〔原文〕

黄帝問曰：願聞九針之解⁽¹⁾，虛實之道。岐伯對曰：刺虛則實之者，針下熱也，氣實乃熱也。滿而泄之者，針下寒也，氣虛乃寒也。菀陳⁽²⁾則除之者，出惡血也。邪勝則虛之者，出針勿按。徐而疾⁽³⁾則實者，徐出針而疾按之⁽⁴⁾。疾而徐則虛者，疾出針而徐按之。言實與虛者，寒溫氣多少也⁽⁵⁾。若無若有者，疾不可知也⁽⁶⁾。察後與先者，知病先後⁽⁷⁾也。爲虛與實者，工勿失其法⁽⁸⁾。若得若失⁽⁹⁾者，離其法也。虛實之要，九針最妙者，爲其各有所宜也。補瀉之時者，與氣開闔相合也⁽¹⁰⁾。九針之名，各不同形者，針窮其所當補瀉也。

〔注释〕

（1）九针之解：指对《灵枢·九针十二原》一文的解释。

（2）菀陈：王冰说："菀，积也；陈，久也。"

（3）徐而疾：徐和疾指针刺手法的快慢。徐而疾是指慢出针，快按闭针孔，疾而徐是指快出针，慢按闭针孔。

（4）疾按之：很快按闭针孔。

（5）言实与虚者，寒温气多少也：以针下凉感或热感多少来判断虚实。

（6）若无若有者，疾不可知也：针刺时，经气之来，若有若无，十分微妙。高明的医者观察到气至而正确施针，粗庸的医生却茫然无知，所以说"若无若有，疾不可知"。疾，指经气的往来迅速。

（7）知病先后：吴崑说："先后有标本之辨，故察之。"

（8）工勿失其法：王冰说："经气已至，慎守勿失。"

（9）若得若失：王冰说："妄为补泻，离乱大经，误补实者，转令若得；误泻虚者，转令若失，故曰若得若失也。"

（10）与气开阖相合也：马莳说："其针入之后，若当其气来谓之开，可以迎而泻之；气过谓之阖，可以随而补之，针与气开阖相合也。"

〔提要〕

本段文字全是解释《灵枢·九针十二原》有关的针法：如刺虚证用补法，针下须有热感；刺实证用泻法，针下须有凉感，并对进针、出针的快慢，出针后要否按闭针孔，如何候气等问题都作了讨论。

〔原文〕

刺實須其虛[1]者，留針，陰氣隆至[2]，乃去針也。刺虛須其實[3]者，陽氣隆至，針下熱乃去針也。經氣已至，慎守勿失[4]者，勿變更也。深淺在志[5]者，知病之內外也。近遠如一[6]者，深淺其候等也。如臨深淵者，不敢墮也。手如握虎者，欲其壯也。神無營於衆物[7]者，静志觀病人，無左右視也。義無邪下[8]者，欲端以正也。必正其神者，欲瞻病人目，制其神[9]，令氣易行也。

〔注释〕

（1）刺实须其虚：针刺实邪所致之病，须用泄法使邪气外出，病邪去谓之虚，这里虚、实都是指的病邪。

（2）隆至：隆，隆盛；至，到。指阴气阳气到了而且隆盛。

（3）刺虚须其实：刺虚病须用补法，使正气得到充实。本文虚实的概念和内经其他地方通常使用的虚实概念不同，应予注意。

（4）慎守勿失：指针刺时小心谨慎"候气"，勿失时机。

（5）深浅在志：深浅是针刺的深或浅，病在内宜深，病在外宜浅，宜深宜浅，医者要依据病情施针。

（6）近远如一：浅刺为近，深刺为远，但无论深扎浅扎，都以候气得气为同一取效标准。

（7）神无营于众物：指针刺时要精神集中，不要让其他事物分散注意力。

（8）义无邪下：马莳："邪，斜同。"王冰："正指直刺，针无左右。"丹波元简《素问识》作"无邪下"。

（9）制其神：马莳："制其神气，使之专一。"

〔提要〕

本段解释《素问·宝命全形论》篇提出的一些关于施针时要注意的问题。如指出医生施针时要严肃、慎重，注意力集中等等；对补泻手法，宜深宜浅等技术问题也同时作了讨论。

〔原文〕

所謂三里者，下膝三寸[1]也。所謂跗[2]之者，舉膝分易見也。巨虛者，蹻足胻獨陷者[3]。下廉者，陷下者也[4]。

〔注释〕

（1）下膝三寸：足三里穴在犊鼻（膝眼）下三寸。

（2）跗：吴崑说："跗为拊之误。"拊，是重按的意思。

（3）蹻足胻独陷者：王冰说："蹻，谓举也。"此指巨虚上廉穴当举足取之。

（4）下廉者，陷下者也：王冰："欲知下廉穴者，胻外两筋之间独陷下者，则其处也。"

〔提要〕

本段介绍足三里、巨虚两穴等穴位的取法。张景岳谓此段与上下文义不合，疑脱误。

〔原文〕

帝曰：余聞九針上應天地四時陰陽，願聞其方，令可傳於後世以爲常也。岐伯曰：夫一天、二地、三人、四時、五音、六律、七星、八風、九野，身形亦應之，針各有所宜，故曰九針。

人皮應天，人肉應地，人脉應人，人筋應時，人聲應音，人陰陽合氣應律，人齒面目應星，人出入氣應風，人九竅三百六十五絡應野。故一針皮，二針肉，三針脉，四針筋，五針骨，六針調陰陽，七針益精，八針除風，九針通九竅，除三百六十五節氣，此之謂各有所主也。

人心意應八風，人氣應天，人髮齒耳目五聲，應五音六律，人陰陽脉血氣應天地。人肝目應之九。九竅三百六十五。人一以觀動靜天二以候五色七星應之以候發毋澤五音一以候宮商角徵羽六律有餘不足應之二地一以候高下有餘九野一節俞應之以候閉節三人變一分人候齒泄多血少十分角之變五分以候緩急六分不足三分寒關節第九分四時人寒溫燥濕四時一應之以候相反一四方各作解。

〔提要〕

九针形状不同，各有所宜，《灵枢·九针十二原》言之甚详。本段以天人相应的观点解释九针。段末未能点句的百余字无法读，当为错简无疑。

〔讨论〕

一、关于针刺手法等问题

本篇提出的针刺手法、针感和候气等问题，应与《内经》其他有关篇章互参，古人予此十分重视，而现在扎针一般都不考虑手法和候气了。个人认为，应该对古人这些理论和实践的机理进一步研究，不能轻易抛弃。

二、关于九针与天地人相应的问题

针刺与季节气候、地理环境等确有关系，但本篇提出的如"人皮应天"，"人肉应地"，"人齿面目应星"等观点，则显属牵强附会，也缺乏临床意义。

（何绍奇）

长刺节论篇第五十五

本篇为补充说明《灵枢·官针》"刺有十二节"及《灵枢·刺节真邪》"刺有五节"的道理。长，扩大、推广之义；刺，针刺；节，方法，指针刺的不同手法。"长刺节"就是把《灵枢》所论的一些针刺的手法扩大推广，不仅仅限于这五种或十二种。所以篇名为"长刺节论"。

〔原文〕

刺家不診，聽病者言[1]，在頭頭疾痛，爲藏針之[2]，刺至骨病已[3]，上無傷骨肉及皮[4]，皮者道也[5]。

〔注释〕

（1）刺家不诊，听病者言：张景岳："善刺者，不必待诊，但听病者之言，则发无不中，此以得针之神者为言，非谓刺家概不必诊也。《十二原》篇又曰：凡将用针，必先诊脉，视气之剧易，乃可以治，其义为可知矣。"

（2）藏针之：张景岳："藏，言里也，即深入其针之谓。"

（3）病已：病愈。

（4）无伤骨肉及皮：吴崑："上，作止，连上句，是。"

（5）皮者道也：马莳："皮乃经脉往来之路，不可伤也。"王冰："皮者针之道，故刺骨无伤骨肉及皮也。"丹波元简按："王注是。"

〔提要〕

本篇主要说明头痛的针刺方法及注意事项。指出深刺至骨不要伤害浅层的皮肉，皮肉是针刺出入的道路，要注意勿使受伤。强调要很好地掌握针刺的手法，如不掌握，就会损害浅层皮肉。

〔原文〕

陰刺，入一傍四處[1]。治寒熱深專者，刺大藏[2]，迫藏刺背，背俞也[3]，刺之迫藏，藏會[4]，腹中寒熱去而止，與刺之要，發針而淺出血[5]。

〔注释〕

（1）阴刺，入一傍四处：阴刺应为扬刺。《灵枢·官针》云"扬刺者，正内一，傍内四，而浮之，以治寒气之博大者也"，"阴刺者，左右率刺之，以治寒厥，中寒厥，足踝后少阴也"，入一，中间取一正穴，即正内一也。傍四处，在正穴周围取四个副穴，即傍内四之义。

（2）治寒热深专者，刺大藏：王冰："寒热病气深专攻中者，当刺五脏以拒之。"

（3）迫藏刺背，背俞也：王冰："迫，近也，渐近于脏，则刺背五脏之俞也。"

（4）刺之迫藏，藏会：王冰："言刺近于脏者，何也？是以脏气之会发也。"

（5）与刺之要，发针而浅出血：凡刺五脏俞穴的关键是起针时不要伤害脏器，避免出血或少量出血，如出血多了就伤害了脏器。

〔提要〕

本节主要说明如何应用扬刺的针法治疗寒热深入于五脏的病证及注意事项。

〔原文〕

治腐腫者刺腐上[1]，**視癰小大深淺刺，刺大者多血，小者深之**[2]，**必端內針爲故止**[3]。

〔注释〕

（1）治腐肿者刺腐上：腐肿，疮疡痈肿已成脓血者为腐肿。腐在内，而肿在外，即脓肿之类。全句意为：刺腐肿应刺到脓肿的部位上。

（2）刺大者多血，小者深之：痈虽大而病在阳分，病根浅而容易治，救浅刺出其脓血即愈。小者往往病在阴分，如阴疽之类，病根深在而难疗，故刺之宜深。

（3）必端内针为故止：刺时必须端端正正地准确地把针刺入，一定要恰到好处才为止。

〔提要〕

本节主要说明腐肿的刺法及注意事项。指出，痈虽大而病根浅，故浅刺出其脓血即愈。小者往往病根深，故刺之宜深。

〔原文〕

病在少腹有積，刺皮髓以下[1]，**至少腹而止，刺俠脊兩傍四椎間**[2]，**刺兩髂髎**[3]，**季脅肋間**[4]，**導腹中氣熱下已**[5]。

〔注释〕

（1）皮髓以下：髓，即骷（kuò，音括）。张景岳："当作皮骷。骷，骨端也。盖谓足厥阴之章门、期门二穴，皆在横皮肋骨之端也。及下至小腹而止者，如足阳明之天枢、归来，足太阴之府舍、冲门，足少阴之气穴、四满，皆主奔豚积聚等病。"

（2）侠脊两傍四椎间：吴崑："当是膏肓之穴处。"

（3）髂髎：王冰："髂为腰骨，髎为髀字，形相近之误也。髎谓居髎，腰侧穴也。"

（4）季胁肋间：王冰："当是刺季肋之间京门穴也。"

（5）导腹中气热下已：引导腹中经气输转，使邪热从针下排出，则病可愈。

〔提要〕

本节主要说明少腹部位有积聚的针刺方法和取穴方法，以及针刺时的注意事项。

〔原文〕

病在少腹，腹痛不得大小便，病名曰疝，得之寒，刺少腹兩股間[1]，**刺腰踝骨間**[2]，刺而多之，尽炅病已⁽³⁾。

〔注释〕

（1）刺少腹两股间：张景岳："小腹间痛，而二便不行者为疝病，乃寒气之所致。当刺少腹者，去肝肾之寒也。刺两股间者，去阳明、太阴之邪也。"

（2）刺腰踝骨间：张景岳："刺腰踝间者，凡腰中在后在侧之成片大骨，皆曰踝骨。在后者，足太阳之所行。在侧者，足少阳之所行。"

（3）刺而多之，尽炅病已：炅（jiǒng，音窘）。张景岳："但察邪之所在者，多取其穴而刺之，俟其少腹尽热，则病已矣。"

〔提要〕

本节主要说明寒疝的证候特点、针刺方法和取穴方法。

〔原文〕

病在筋，筋挛节痛，不可以行，名曰筋痹，刺筋上爲故，刺分肉間，不可中骨也⁽¹⁾，病起筋炅病已止⁽²⁾。

〔注释〕

（1）刺筋上为故，刺分肉间，不可中骨也：刺在筋上要刺得恰当，筋在肉间，所以要刺分肉间，但不可刺中其骨。

（2）病起筋炅病已止：高士宗："刺之得宜，则病起筋热，病已而止刺也。"

〔提要〕

本节主要说明筋痹的证候特点、针刺方法及针刺时的注意事项。

〔原文〕

病在肌膚，肌膚盡痛，名曰肌痹，傷於寒濕，刺大分小分⁽¹⁾，多發針⁽²⁾而深之，以熱爲故⁽³⁾，無傷筋骨，傷筋骨，癰發若變⁽⁴⁾，諸分盡熱，病已止。

〔注释〕

（1）大分小分：《中医名词术语选释》："指肌肉的纹理而言。股肱间肌肉界限分明，叫"大分"，肌肉之间的纹理叫"小分"。"

（2）多发针：多行针的意思。

（3）以热为故：通过针刺把人身的卫气阳气发动起来，使肌肉发热为度。

（4）伤筋骨，痛发若变：指针刺肉分时，如伤了筋骨则可导致痛发，或演变为其他病变。

〔提要〕

本节主要说明肌痹的证候特点、针刺方法及针刺时的注意事项。

〔原文〕

病在骨，骨重不可舉，骨髓酸痛，寒氣至，名曰骨痹，深者刺無傷脉肉爲故，其道大分小分⁽¹⁾，骨熱病已止。

〔注释〕

（1）其道大分小分：要刺至骨，就要取道于大小分肉之间，注意不要伤害它们。

〔提要〕

本节主要说明骨痹的证候特点、针刺方法及针刺时的注意事项。

〔原文〕

病在諸陽脉，且寒且熱⁽¹⁾，諸分且寒且熱，名曰狂⁽²⁾，刺之虛脉⁽³⁾，視分盡熱，病已止⁽⁴⁾。

〔注释〕

（1）病在诸阳脉，且寒且热：病邪在诸阳经，扰乱营卫，故见且寒且热的症状。

（2）诸分且寒且热，名曰狂：寒热之邪在阳分在阳经，此为实证。邪并于阳则狂，故其病名为狂。

（3）刺之虚脉：这里的虚字是动词，即"实者虚之"。意为：针刺使在阳经的邪气排除出去。

（4）视分尽热，病已止：针刺要刺到阳分的邪热都除尽了，病痊愈了，就不可再刺了。

〔提要〕

本节主要说明狂病的针刺方法，并说明了其证候特点。

〔原文〕

病初發，歲一發，不治，月一發，不治，月四五發⁽¹⁾，名曰癲病，刺諸分諸脉⁽²⁾，其無寒者，以針調之⁽³⁾，病已止。

〔注释〕

（1）病初发，岁一发，不治，月一发，不治，月四五发：张景岳："阴胜则为癫病。岁一发，月一发者，气深道远，有宿本也，故不易治。月四五发者，暴疾耳。其来速，其去亦速，此为可治也。"

（2）刺诸分诸脉：诸分，阴分也；诸脉，阴脉也。即刺阴分和阴经经脉。

（3）其无寒者，以针调之：虽为阴证，但无特殊的寒象，则用针调理其气血即可痊愈。《甲乙》的"刺诸分，其脉尤寒，以针补之"亦通。

〔提要〕

本节主要说明癫病的针刺方法和针刺时的注意事项，并介绍了癫病的证候特点。

〔原文〕

病風且寒且熱⁽¹⁾，炅汗出，一日數過，先刺諸分理絡脉，汗出且寒且熱，三日一刺，百日而已。

〔注释〕

（1）病风且寒且热：马莳："此即风论之所谓寒热证也。"吴崑："炅汗出者，寒去独热，而汗出也。数过，数次也。刺诸分理络脉者，贵乎多刺也。汗既出，而扰寒热，则邪盛而患深，非可以旦夕除者，必三日一刺，百日始已。"

〔提要〕

本节主要说明风病的针刺治法和注意事项及其证候特点。

〔原文〕

病大风，骨節重，須眉墮，名曰大風[1]**，刺肌肉**[2]**爲故，汗出百日，刺骨髓**[3]**，汗出百日，凡二百日，須眉生而止針**[4]**。**

〔注释〕

（1）大风：亦称疠风。《素问·风论》："疠者，有荣气热胕，其气不清，故使其鼻柱坏而色败，皮肤疡溃，风寒客于脉而不去，名曰疠风。"本病主要为风邪侵入经脉，血气污浊不清，以致鼻柱损坏，皮肤生疡溃烂，骨节重而须眉堕落。它的症状相当于现代所称的麻风病。

（2）刺肌肉：张景岳："所以泄阳分之毒，风从汗散也。"

（3）刺骨髓：张景岳："所以泄阴分之风毒也。"

（4）须眉生而止针：吴崑："风毒去尽，营卫皆复，须眉重生，而止针矣。"

〔提要〕

本节主要说明大风（疠风）病的针刺方法、针刺部位和疗程问题。并介绍了大风病的证候特点。

〔讨论〕

一、关于针刺的部位和深浅问题

本文反复强调病变部位深在的疾病，针刺时宜深刺而不宜浅刺，病变部位浅在的宜浅刺而不宜深刺。如文中所说，骨痹要深刺至骨，而不要伤害脉肉，寒热邪气深入于五脏的，则要刺靠近五脏的背部的俞穴；病在肌肉，则刺大小肉分，而不要伤害筋骨；痈属阳分，其病浅在，故浅刺出其脓血即愈；疽虽小而属阴分，其病深在，故刺之宜深。所有这些，都贯穿着辨证论治的精神。

同时文中还指出，要掌握针刺的准确部位和深浅度，必须很好地掌握针刺的手法。只有熟练地掌握了针刺的手法，才能在针刺时做到深浅适宜，部位准确，恰到好处，运用自如。反之，势必刺浅伤深，刺深伤浅，遗患无穷。

这些精神，无论是在针灸治疗上还是药物治疗上，都具有很重要的意义。

二、关于针刺的方法

根据病情的寒热虚实的不同性质而采用温凉补泻的不同刺法，是本篇的又一基本精神。例如疝病得之于寒，在针刺时要"刺而多之，尽炅病已"，就是针刺时要多次得气，使针下有了热感，则寒邪可去，疝病可愈。同样，肌痹之病亦伤于寒湿，故在针刺时要"多发针而深之，以热为故"，"诸分尽热，病已止"，也就是要多行针而深刺之，把人体的卫气阳气发动起来，使针的肌肉中都有了热感，则寒湿邪气可散，而肌痹可愈。相反，狂病邪在阳分阳经，阳邪盛而病狂是实证，故在治疗上就要采用"实则虚之"的方法，即文中所说"刺之虚脉，视分尽热病已止"，也就是要通过针刺把在阳经的实邪排出去，针刺时要达到使阳分的热邪都去除尽了，才可止针。

由此可以看出，病变的性质，是决定针刺手法的主要依据。

（白兆芝）

皮部论篇第五十六

皮部是指十二经脉在体表循行之部位。吴崑云："皮外诸经之分部也。"高士宗云："皮之十二部也。手足三阳三阴十二经络之脉皆在于皮各有分部。"本篇主要讨论十二经脉在人身体表各有一定的循行部位，故名"皮部论"。

〔原文〕

黄帝問曰：余聞皮有分部⁽¹⁾，脉有經紀⁽²⁾，筋有結絡⁽³⁾，骨有度量⁽⁴⁾，其所生病各异，別其分部，左右上下，陰陽所在⁽⁵⁾，病之始終，願聞其道。岐伯對曰：欲知皮部以經脉爲紀⁽⁶⁾者，諸經皆然。

〔注释〕

（1）皮有分部：张景岳："皮有分部，言人身皮肤之外，上下前后，各有其位，而经络筋骨亦各有其次。"马莳云："人身之皮，分为各部，为背之中行为督脉，督脉两旁四行属足太阳经，筋后背旁属足少阳经，肋属足厥阴经等义是也。"

（2）脉有经纪：张隐庵："经，径也；纪，维也。言脉络有径之经，横之维也。"故凡脉络直行者称作经，横行者称作纪。

（3）筋有结络：张隐庵云："结，系结也；络，连络也。言筋之系于分肉，连于骨节也。"

（4）骨有度量：张隐庵："度量，大小长短也。"

（5）左右上下，阴阳所在：张隐庵："别其络脉所分之上下左右，十二经脉之阴，阳所在。"

（6）经脉为纪：张隐庵云："夫径而深者经，浮而见于皮肤者为络。纪，记也。欲知皮之分部，当以所见之络脉分之，然又当以经脉为纪。"就是说皮肤上的分区，是以经脉循行的部位来经纪的。

〔提要〕

本段从总的方面叙述十二经脉在体表各有其一定的循行分部，而这些分部是"以经脉为纪"的。

〔原文〕

陽明之陽，名曰害蜚⁽¹⁾，上下同法⁽²⁾，視其部中有浮絡⁽³⁾者，皆陽明之絡也，其色多青則痛，多黑則痹，黃赤則熱，多白則寒，五色皆見，則寒熱也，絡盛則入客於經，陽主外，陰主內。少陽之陽，名曰樞持⁽⁴⁾，上下同法，視其部中有浮絡者，皆少陽之絡也，絡盛則入客於經，故在陽者主內，在陰者主出⁽⁵⁾，以滲於內，諸經皆然。太陽之陽，名曰關樞⁽⁶⁾，上下同法，視其部中有浮絡者，皆太陽之絡也，絡盛則入客於經。少陰之陰，名曰樞儒⁽⁷⁾，上下同法，視其部中有浮絡者，皆少陰之絡也，絡盛則入客於經，其入經也，從陽部注於經，其出者，從陰内注於骨⁽⁸⁾。心主之陰，名曰害肩⁽⁹⁾，上下同法，視其部中有浮絡者，皆心主之絡也，絡盛則入客於經。太陰之陰，名曰關蟄⁽¹⁰⁾，上下同法，視其部中有浮絡者，皆太陰之絡也，絡盛則入客於經。凡十二經絡脉者，皮之部也。

〔注释〕

（1）害蜚：蜚（fēi，音飞）。王冰云：“蜚，生化也；害，杀气也。杀气行则生化弭，故曰害蜚。”张景岳云：“害，损也；蜚，古飞字……此云蜚者，飞扬也，言阳盛而浮也。凡盛极者必损，故阳之盛也，在阳明，阳之损也，亦在阳明，是以阳明之阳名曰害蜚。”高士宗云：“阳明之阳行身之前，而主阖，阖则不开，有害于飞故名曰害蜚，蜚，犹开也。”丹波元简云：“盖害、盍、阖古通用，《尔雅·释宫》阖谓之扉。疏，阖扇也。”《说文》曰：“阖门扇也，一曰闭也。蜚音扉，害蜚即是阖扉，门扇之谓，《离合真邪论》云阳明为阖，义相通。”诸注以丹波为优。

（2）上下同法：张景岳：“上者言于阳明大肠经也，下者言足阳明胃经也。二经皆属阳明，故视察之法相同。”以下相同，均是上指手经，下指足经，不另释。

（3）浮络：是指浅在的络脉。

（4）枢持：张景岳云：“枢，枢机也；持，主持也。少阳居三阳表里之间，为枢之运，而持其出入之机，故曰枢持。”

（5）在阳者主内，在阴者主出：张景岳：“邪必由络入经，故其有阳者主内，言自阳分而入于内也。在阴者主出，以渗于内，言出于经而渗于脏也。此邪气之序，诸经皆然者。”

（6）关枢：吴崑云：“关，固卫也，少阳为枢，转布阳气，太阳则约束而固卫其转布之阳，故曰关枢。”高士宗云：“太阳之阳行身之背而主开，故曰关枢。关犹系也，枢转始开，开之系于枢也。”张景岳云：“关，卫固也。少阳为三阳之枢，展布阳气于中，太阳则卫固其气而约束于外，故曰关枢。”《素问·阴阳离合论》曰：“太阳为开，辞异而义同也。”

（7）枢儒：吴崑云：“儒当作臑。手少阴之脉，下循臑内后廉。足少阴之脉，上股内后廉，皆柔软肉胜之处，故曰臑。枢臑者，枢机运于臑内也，所谓三阴离合，少阴为枢是也。”张景岳：“儒，《说文》柔也。”王冰云：“顺也，少阴为三阴开阖之枢，而阴气柔顺，故名曰枢儒。”

（8）其出者，从阴内注于骨：张景岳：“其出者，从阴内注于骨，谓出于经而入于骨，即前少阳经云，在阴者主出以渗于内之义。”

（9）害肩：吴崑云：“厥阴脉，上抵腋下，故曰害肩。害阖同。盖言阖聚阴气于肩腋之分，所谓厥阴为阖是也。”张景岳云：“肩，任也，载也。阳主乎运，阴主乎载，阴盛之极，其气必伤。是阴之盛也在厥阴，阴之伤也，亦在厥阴，故曰害肩。”

（10）关蛰：高士宗云：“太阴之阴，循足胫交出厥阴之前而主开故曰关蛰。蛰犹藏也。藏而后开，开之关于蛰也。”张景岳云：“关者固于外，蛰者伏于中，阴主藏而太阴卫之，故曰关蛰。此亦太阴为开之义。”

〔提要〕

本段具体叙述了十二经脉都是分属于皮肤各个部分的。

〔原文〕

是故百病之始生也，必先於皮毛，邪中之則腠理開，開則入客於絡脉，留而不去，傳入於經，留而不去，傳入於府，廪於腸胃。邪之始入於皮也，泝然起毫毛，開腠理；其入於絡也，則絡脉盛色變$^{(1)}$；其客於經也，則感虛乃陷下$^{(2)}$，其留於筋骨之間，寒多則筋攣$^{(3)}$骨痛，熱多則筋弛骨消$^{(4)}$，肉爍䐃破$^{(5)}$，毛直而敗$^{(6)}$。帝曰：夫子曰皮之十二部，其生病皆何如？岐伯曰：皮者脉之部$^{(7)}$也，邪客於皮則腠理開，開則邪入客於絡脉，絡脉滿則注於經脉，經脉滿則入舍於府藏也，故皮者有分部，不與$^{(8)}$而生大病也。帝曰：善。

〔注释〕

（1）络脉盛色变：王冰云："盛，谓盛满；变，谓易其常也。"

（2）感虚乃陷下：王冰云："经虚邪入，故曰感虚，脉虚气少，故陷下也。"张景岳："感虚乃陷下，言邪所客者，必因虚乃深也。"

（3）筋挛：王冰云："挛，急也。"即筋拘急痉挛之意。

（4）筋弛骨消：王冰云："弛，缓也；消，烁也。"即筋弛缓而骨消烁也。

（5）肉烁䐃破：王冰云："烁，言消也。"张景岳："烁，销烁也。"䐃（jūn，音君），吴崑云："䐃者肩、肘、髀、厌皮肉也。"张景岳云："䐃破者反侧多而热溃肌肉也。"全句谓肉被热灼而消瘦，肩肘膝等处肌肉败坏。

（6）毛直而败：张景岳："液不足而皮毛枯槁也。"即毛因失去津液的营养而焦枯。

（7）皮者脉之部：张景岳："十二经脉各有其部，察之于皮，其脉可知，故曰皮者脉之部。"

（8）不与：《甲乙经》作不愈。张景岳："若不予为之治，则邪将日深而变生大病也。与，予同。"

〔提要〕

本段指出外邪侵入人体后，由皮入里的途径，并且说明邪在浅表时应及早治疗。否则邪气内传脏腑，就会发生严重的大病。

〔讨论〕

一、关于经络及其在临床诊治上的意义

本篇文章重点讨论了十二经脉在人体体表各有其分部，指出各经脉分部区域络脉色泽的变化，可以反映出受邪后病变的性质。并根据经脉与脏腑的内在关系，进而说明机体感邪后，病邪可由外入内、由络传至经、由经传至腑、脏。这对临床诊断和治疗疾病都有一定的指导意义。

经络是人体内气血运行的通路。所谓"经"者，有路径之意，是指纵行的干线。"络"有网络的意思，是"经的分支，如罗网维络无处不至"。故《灵枢·脉度》说："经脉为里，支而横者为络，络之别者为孙。"《灵枢·海论》说："十二经脉者，内属于藏府，外络于肢节。"由此可知，经络具有沟通表里上下，联系脏腑器官的作用。

经络在人体内及体表的循行是有其一定的规律和部位的。在《灵枢·逆顺肥瘦》中指出"手之三阴，从藏走手；手之三阳，从手走头；足之三阳，从头走足；足之三阴，从足走腹。"从总的方面概括了十二经脉在人体的循行规律，而每条经络具体的循行部位，则在《灵枢·经脉》中有详细而明确的记载。本文亦指出"皮有分部，脉有经纪。"由于每一条经脉与其相应的脏腑发生联系，左右对称，循行于头面、躯干和四肢，纵贯全身上下，使体表和内脏形成一个完整的有机的联络网。

从生理上来说，经络有联系内外上下，流通气血的功用。机体五脏六腑、四肢百骸、五官九窍、皮肉筋脉骨主要是依靠经络的联系而使之共同进行着有机的整体活动，从而保持着统一协调。脏腑器官进行正常的生理活动，也正是由于气血通过经络循环运行而使之得到充分的濡养和灌溉的结果。故《灵枢·本藏》说："经脉者，所以行血气而营阴阳，濡筋骨利关节者也。"

在病理情况下，疾病的发生和传变与经络有着密切的关系。正如本篇所指出的，"故百病之始生也，必先于皮肤，邪中之则腠理开，开则入客于络脉，留而不去，传之于经，留而不去，传入于府，廪于肠胃。"《素问·缪刺论》也指出："邪之客于形也，必先舍于皮毛，留而不去，入舍于孙脉，留而不去，入舍于络脉，留而不去，入舍于经脉，内连五藏，散于肠胃，阴阳俱感，五藏乃伤……"具体地说明了经络可以成为外邪由表及里的传变途径。同样，如果内在的脏腑发生病变，也会循着经络的通路反映于体表所循行之部位上来。如《素问·藏气法时论》说："肝病者，两胁下痛引少腹……心病者，胸中痛，胁支满……两臂内痛；脾病者……足不收引，善瘈脚下痛……"这些临床症状的出现，正是内在脏腑的病变，反映在其所属经络的循行部位，因此经络系统能够有规律地反映出若干病候。在临床上可以根据这些病候，去推断疾病发生的部位是何经、何脏、何腑，再结合其他症征进一步确定疾病的性质及其发展趋势，给临床辨证施治提供了充分的依据。人体感邪发病可因邪气侵入的途径，和经脉脏腑的虚实不同，而出现各种不同的症状，所以在治疗时也就不能千篇一律，必须随证施治。

二、关于络脉色泽的望诊问题

色泽的变化作为临床诊断疾病的一种手段，体现了中医学的整体观念。它运用了取类比象的五行学说理论，将人体五脏分属五色。如《素问·阴阳应象大论》说："在藏为肝，在色为苍……在藏为心，在色为赤……在藏为脾。在色为黄……在藏为肺，在色为白……在藏为肾，在色为黑。"临床上根据色泽的变化，对内在脏腑病变的性质进行推敲诊断，构成了中医一种重要诊疗手段。脏腑在内而其各有经络所合，由于经络沟通人体表里上下，故内在脏腑的病变可以从外在皮肤络脉色泽反映出来；反之，从外在皮肤络脉色泽的变化，也可以测知内在脏腑的病变。《灵枢·论疾诊尺》中指出："诊血脉者，多赤多热，多青多痛，多黑为久痹，多赤多黑多青皆见者寒热。"本文也指出："视其部中有浮络者，皆阳明之络也，其色多青则痛，多黑则痹，黄赤则热，多白则寒，五色皆见，则寒热也。"后世医家用小儿指纹观察络脉色泽的变化来判断寒热虚实等情况，也是根据上述记载而提出的一种诊断方法。

（安效先）

经络论篇第五十七

本篇讨论经络所见之色，并通过经络色诊推论经脉脏腑的病情。篇名为"经络论"，实际上仅讲了经络色诊的问题，所以吴崑说应为"经络色诊论"。

〔原文〕

黄帝問曰：夫絡脉之見也，其五色各異，青黄赤白黑不同，其故何也？岐伯對曰：經有常色，而絡無常變也⁽¹⁾。帝曰：經之常色何如？岐伯曰：心赤，肺白，肝青，脾黄，腎黑，皆亦應其經脉之色也。帝曰：絡之陰陽⁽²⁾，亦應其經乎？岐伯曰：陰絡之色應其經，陽絡之色變無常⁽³⁾，隨四時而行也⁽⁴⁾。寒多則凝泣，凝泣則青黑，熱多則淖澤，淖澤則黄赤，此皆常色，謂之無病⁽⁵⁾。五色具見者，謂之寒熱。帝曰：善。

〔注释〕

（1）经有常色，而络无常变也：王冰云："经行气，故色常应于时。络主血，故受邪则变而不一矣。"是说十二经通于五脏六腑，所以与五脏之色相合而有常色。但络脉的色却是随四时气候而变化，所以没有常色。

（2）络之阴阳：指络脉中的阴络、阳络而言。深在的络为阴络，浅在的络为阳络。

（3）阴络之色应于经，阳络之色变无常：阴络深入内层与经相近，故其色与经相应。阳络浅在外层，与经相远，且接触外界气候刺激比较多，故其色不与经相应，变化无常。

（4）随四时而行也：王冰曰："顺四时气化之行止。"就是指阳络随四时推移络色有所变化。

（5）此皆常色，谓之无病：是说天气多寒的时候，则血液容易凝涩；多热的时候，则比较润泽。凝涩了就微现青黑色，润泽了就微现黄赤色，这都是正常的颜色，是无病的现象。

〔提要〕

首先阐述了经脉与络脉的正常颜色，指出十二经脉之色内应五脏之色。然后又说明络脉中阴络之色应经脉而成五色，阳络之色随四时寒暑推移而变化。因而，通过观察其色泽之变化，可以推断经脉脏腑的病情。

〔讨论〕

谈谈经络色诊

中医学通过长期地对人体各部进行观察，证明了人体外部与五脏六腑有着极其密切的关系，外部的神、色、形、态的变化，可以反映出人体内部的各种病变，并且总结出了一套较为完整的望诊理论。经络色诊就是其内容之一。它和其他方法一样，既能帮助诊断整体病变，又能起到推断疾病转归、预后的作用，历来被人们所重视。

经络布满周身，内连脏腑，外系肌肤，如网如络，维系人体。经是指伏行于身肉之间，深而不见者；络是指经脉之分支，浮而常见者。对此，明·张介宾论述最详，他说："故合经络而言，则经在里为阴，络在外为阳，若单以络脉而言，则又有大络孙络，在里在外之别，深而在内者，为阴络……浅而在外者，是为阳络。"进一步指出，有人认为"六阴经为阴络，六阳经为阳络，阳经之络必无常，阴经之络必无变，皆误也。"由此可见，经络色诊一般是指观察浅而浮现于外的阳络的颜色变化，以判断病情。《灵枢·百病始生》篇中所述："阳络伤则血外溢，阴络伤则血内溢"，其义更明。

运用经络色诊于临床，了解正常生理范围内经络颜色的变化情况是尤为重要的，只有知其常，然后才能达其变。色分五种，五脏合五行，五脏配五色，心赤、肺白、肝青、脾黄、肾黑。正常人红黄隐隐，明润含蓄，表示气血和平，精气内含，容光外发，乃有胃、有神、无病之色。"五脏之色，随五形之人而见，百岁不变。"（《医宗金鉴·四诊心法要诀》）三阴三阳十二经脉也有五行之分，经脉之色与所通脏腑相应，是谓经之常色。络脉之中，阴络在内，与经相近，所以与经色相应；阳络浮显在外，其色不与经相应，且易受外界影响，随四时之气以为进退，其色变化无常。正如本篇所云："寒多则凝泣，凝泣则青黑，热多则淖泽，淖泽则黄赤，此皆常色，谓之无病。"至于因情绪波动，激烈运动，饮酒，或职业工作关系，或少见阳光或久经日晒，以及风土种族等原因，使经络颜色有所变化，都不可误认为是病态，而妄加推断，贻误病情。

在疾病情况下，虽然经络颜色变化较为复杂，难以辨认，不易掌握，但就其诊断意义来说，是和面色望诊大同小异的。通过经络所在部位，以及络脉的颜色类别，色泽的润、枯，脏腑经脉的五行所属等进行分析。从而找出病因、病位、病机，再参合脉、证等，做出诊断。《内经》中关于经络色诊内容论述不多，但很精辟。例如本篇中说："五色具见者，谓之寒热。"《灵枢·经脉》篇中说"凡诊络脉，脉色青则寒且痛，赤则有热。胃中寒，手鱼之络多青矣，胃中有热，鱼际络赤，其暴黑者，留久痹也；其有赤，有黑，有青者，寒热气也"等，皆列举了一些经络类色主病的范例，足以启发后人，举一隅三。后世唐代王超《水镜图诀》的小儿指纹诊法，就是由经络色诊发展而来。通过观察浮露于食指内侧络脉变化，对三岁以内小儿的疾病诊断上有重要意义（浮露于食指内侧的络脉是由手太阴肺脉的分支而来的）。不难看出，后世小儿指纹诊法与经络色诊乃是同出一辙。

此外，色的善恶与预后有密切关系。《素问·五藏生成》篇中具体描写道："青如草兹者死，青如翠羽者生。黄如枳实者死，黄如蟹腹者生。赤如衃血者死，赤如鸡冠者生。白如枯骨者死，白如豕膏者生。黑如炲者死，黑如乌羽者生。"以取类比象的方法辨色是润泽含蓄，抑或枯槁暴露，判断预后吉凶。前人还有"气至色不至者生，色至气不至者死"的说法，都很有临床意义。在运用经络色诊时，不可不知此也。

　　疾病是复杂多变的，色、脉、证都是疾病的反映。在一般疾病中，色、脉、证往往相应出现。临证时，切不要囿于一色、一脉、一证，误断病情。色、脉、证三者合参，才是诊断的关键。

（胡荫奇）

气穴论篇第五十八

气穴即经穴，俗称穴位，简称穴。本篇是专门讨论人体经穴的，故名"气穴论"。马莳曰："详论用身气穴，故名篇。"

〔原文〕

黄帝問曰：余聞氣穴三百六十五以應一歲，未知其所，願卒聞之。岐伯稽首再拜對曰：窘乎哉問也！其非聖帝，孰能窮其道焉，因請溢意盡言[1]其處。帝捧手逡巡[2]而却曰：夫子之開余道也，目未見其處，耳未聞其數，而目以明，耳以聰矣。岐伯曰：此所謂聖人易語，良馬易御[3]也。帝曰：余非聖人之易語也，世言真數開人意，今余所訪問者真數，發蒙解惑，未足以論也。然余願聞夫子溢志盡言其處，令解其意，請藏之金匱，不敢復出。岐伯再拜而起曰：臣請言之，背與心相控而痛[4]，所治天突與十椎及上紀（當依《太素》卷十一《氣穴》補"下紀"，與下文合），上紀者胃脘也[5]，下紀者關元也。背胸邪繫陰陽左右，如此其病前後痛澀，胸脅痛而不得息，不得臥，上氣短氣偏痛[6]，脉滿起斜出尻脉，絡胸脅，支心貫鬲，上肩加天突，斜下肩交十椎下[7]。藏俞五十六穴[8]，府俞七十二穴[9]，熱俞五十九穴[10]，水俞五十七穴[11]，頭上五行行五，五五二十五穴[12]，中膂兩傍各五，凡十穴[13]，大椎上兩傍各一，凡二穴[14]，目瞳子浮白二穴[15]，兩髀厭分中二穴[16]，犢鼻二穴[17]，耳中多所聞二穴[18]，眉本二穴[19]，完骨二穴[20]，項（原作"頂"，據《太素》卷十一《氣穴》改，與《氣府論》督脉氣所發"項中央二"合）中央一穴[21]，枕骨二穴[22]，上關二穴，大迎二穴，下關二穴，天柱二穴，巨虛上下廉四穴[23]，曲牙二穴[24]，天突一穴，天府二穴[25]，天牖二穴[26]，扶突二穴[27]，天窗二穴[28]，肩解二穴[29]，關元一穴，委陽二穴，肩貞二穴，瘖門一穴，臍一穴，胸俞十二穴[30]，背俞二穴[31]，膺俞十二穴[32]，分肉二穴[33]，踝上橫二穴[34]，陰陽蹻四穴[35]，水俞在諸分[36]，熱俞在氣穴[37]，寒熱俞在兩骸厭中二穴[38]，大禁二十五，在天府下五寸[39]，凡三百六十五穴，針之所由行也。

〔注释〕

（1）溢意尽言：详细地介绍。

（2）逡巡：谦虚退让之意。

（3）圣人易语，良马易御：聪明而有道德的人容易说明道理，好马容易驾驭。

（4）相控而痛：相引而痛。

（5）胃脘也：中脘穴。胃经之募穴。

（6）上气短气偏痛：《新校正》云：按别本"偏"作"满"。

（7）脉满起斜出尻脉，络胸胁，支心贯鬲，上肩加天突，斜下肩交十椎下：此言督脉之络，自尾骶出上行至心膈，上至天突，斜行肩而下交于十椎之下。

（8）藏俞五十六穴：心、肝、脾、肺、肾，五脏之经各有井、荥、输、经、合五输穴，五五二十五穴，双侧则为五十穴。

（9）府俞七十二穴：胆、胃、大肠、小肠、膀胱、三焦，六经各有井、荥、俞、原、经、合六穴。六六三十六穴，双侧为七十二穴。

（10）热俞五十九穴：即《刺热论》篇中的五十九刺，可参前篇之注解。

（11）水俞五十七穴：督脉五穴：脊中、悬枢、命门、腰俞、长强。足太阳双侧十穴：大肠俞、小肠俞、膀胱俞、中脊俞、白环俞。足太阳经外侧线左右十穴：胃仓、肓门、志室、胞肓、秩边。足少阳左右十穴：中注、四满、气穴、大赫、横骨。足少阴十穴：外陵、大巨、水道、归来、气冲。足少阴阴跷十二穴：太冲、复溜、阴谷、照海、交信、筑宾。

（12）头上五行行五，五五二十五穴：即热刺五十九穴中的头部二十五穴。

（13）中䏩两傍各五，凡十穴：谓五脏之背俞，肺俞在三椎下两旁，心俞在五椎下两傍，肝俞在九椎下两傍，脾俞在十一椎下两傍，肾俞在十四椎下两傍，各距中线一寸半处，双侧为十穴。

（14）大椎上两傍各一，凡二穴：即大杼穴双侧为二穴。

（15）目瞳子浮白二穴：瞳子髎在目外眦，外侧五分处。浮白在耳后入发际同身寸一寸处，共四穴。

（16）两髀厌分中二穴：即环跳穴。

（17）犊鼻二穴：膝膑下骭上大筋间。

（18）耳中多闻二穴：听宫。

（19）眉本二穴：攒竹。

（20）完骨二穴：耳后入发际同身寸之四分处。

（21）项中央一穴：风府。

（22）枕骨二穴：窍阴穴，在完骨上枕骨下搏动应手处。

（23）巨虚上下廉四穴：上巨虚、下巨虚各二穴。

（24）曲牙二穴：颊车穴。

（25）天府二穴：在腋下同身寸之下三寸臂臑内廉动脉处。

（26）天牖：在缺盆上，天容后天柱前，完骨下，发际上。

（27）扶突二穴：在人迎后一寸。

（28）天窗二穴：在曲颊下扶突后，动脉应手陷者中。

（29）肩解二穴：谓肩井穴，在肩上陷中，缺盆上大骨前。

（30）胸俞十二穴：谓俞府、或中、神藏、灵墟、神封、步廊左右共十二穴。

（31）背俞二穴：大杼。

（32）膺俞十二穴：云门、中府、周荣、胸乡、天溪、食窦左右共十二穴。

（33）分肉二穴：绝骨之端，外踝上筋肉分间。张隐庵："分肉一名阳辅穴。"

（34）踝上横二穴：高士宗："踝上横后之解谿穴。"

（35）阴阳跷四穴：阴跷穴即照海，阳跷穴即申脉。左右共四穴。

（36）水俞在诸分：分谓在肉之分理间。

（37）热俞在气穴：即五十九刺的穴位。

（38）两骸厌中二穴：即阳关穴。骸（hài，音孩），今之胫骨，厌即关节之凹陷处。吴崑、张隐庵作阳陵泉穴，高士宗作环跳穴，录之供参考。

（40）大禁二十五，在天府下五寸：谓手阳明五里穴，为禁穴。《针经》曰："迎之五里，中道而止，五至而已，五注而藏之气尽矣，故五五二十五而竭其俞矣。"

〔提要〕

本节说明了人体有三百六十五个气穴以应一年之三百六十五日。介绍了人体三百六十五个气穴的名称和大体部位。并指出背与心相控而痛，可取十椎下、胃脘（即中脘）、关元、天突穴进行治疗。并指出心胸与背牵引而痛，是因为背胸部位的邪气联系于阴阳左右，其具体症状是前后部位都痛而涩，不敢呼吸、不能卧，上气短气或一侧偏痛。还指出若经脉邪气盛就会溢于络脉，天突和十椎（张介宾云：十椎是督脉的中枢穴）是督脉大络通会之处，所以取此二穴进行治疗。

〔原文〕

帝曰：余已知氣穴之處，游針之居⁽¹⁾，願聞孫絡溪谷⁽²⁾，亦有所應乎？岐伯曰：孫絡三百六十五穴會，亦以應一歲，以溢奇邪，以通榮衛⁽³⁾，榮衛稽留，衛散榮溢，氣竭血著，外爲發熱，內爲少氣⁽⁴⁾，疾瀉無怠，以通榮衛，見而瀉之，無問所會⁽⁵⁾。帝曰：善。願聞溪谷之會也。岐伯曰：肉之大會爲谷，肉之小會爲溪⁽⁶⁾，肉分之間，溪谷之會，以行榮衛，以會大氣⁽⁷⁾。邪溢氣壅，脉熱肉敗，榮衛不行，必將爲膿，內銷骨髓，外破大䐃⁽⁸⁾，留於節湊⁽⁹⁾，必將爲敗。積寒留舍，榮衛不居，卷肉縮筋⁽¹⁰⁾，肋肘不得伸，內爲骨痹，外爲不仁，命曰不足，大寒留於溪谷也。溪谷三百六十五穴會，亦應一歲。其小痹淫溢⁽¹¹⁾，循脉往來，微針所及，與法相同。帝乃辟左右而起，再拜曰：今日發蒙解惑，藏之金匱，不敢復出。乃藏之金蘭之室，署曰氣穴所在。岐伯曰：孫絡之脉別經者⁽¹²⁾，其血盛而當瀉者，亦三百六十五脉，并注於絡，傳注十二絡脉⁽¹³⁾，非獨十四絡脉也，內瀉於中者十脉⁽¹⁴⁾。

〔注释〕

（1）游针之居：针刺的部位。

（2）孙络、溪谷：络脉的细小分支为孙络，肉理之小会为溪，肉之大会为谷。

（3）以溢奇邪，以通荣卫：邪气盛满于孙络而溢于络脉，孙络是荣卫通行的道路。

（4）荣卫稽留，卫散荣溢，气竭血著，外为发热，内为少气：荣卫运行滞迟，卫气散解，荣血外溢，气衰竭，血凝涩，邪正交争则发热，正气内虚则少气。

（5）无问所会：急泄除邪，不管是否穴会之处。

（6）肉之大会为谷，肉之小会为溪：马蒔注云："肉之大会为谷，故有合谷、阳谷、阴谷、通谷之类，肉之小会为溪，故有解溪、后溪、天溪、侠溪之类。凡溪谷者，所以行荣卫而会大气也。"

（7）大气：即宗气。

（8）大腘：张隐庵："足之股肉也。"

（9）节凑：即骨节之间。

（10）荣卫不居，卷肉缩筋：营卫不能正常循行，使肌肉和筋络卷缩。

（11）其小痹淫溢：邪初客于皮肤尚未侵犯肌肉筋骨之时。

（12）孙络之脉别经者：凡孙络的脉是属于十二经脉别支的。

（13）并注于络，传注十二络脉：邪气侵入孙络日久，就会传注于络脉，再进一步就传注于十二络脉。

（14）非独十四络脉也，内泻于中者十脉：十四络：谓十二经的络脉加任督二经的络脉，肝之大络起于脾，故未言。本句谓再进一步邪气就要侵犯到全身的络脉了，不限于十四经的络脉，此时可用针刺泻五脏之十脉（即五脏之脉，左右共十脉），使邪气从中消散。

〔提要〕

本节论述了孙络、溪谷的概念。指出了孙络和溪谷共有三百六十五穴，与一年之天数相应。孙络和溪谷都是荣卫运行的交通要道，若人体感受邪气，邪气循着由表入里的方向传播，先孙络，后络脉，再及全身的络脉，最后至经脉脏腑。当邪气侵及孙络之时，由于荣卫滞留，正气衰虚可发为发热少气之症；当邪气侵犯溪谷之时，由于荣卫运行失常，邪壅肉腐，化为脓肿溃烂；当寒邪循溪谷侵入，久留不去可使荣卫失去濡养的正常功能，而发生骨痹不仁等症。最后指出当邪气侵犯尚在肌表，循血脉欲内传之时，可用微针如常法治疗，以泄邪气。

〔讨论〕

一、关于三百六十五个气穴

本篇云"凡三百六十五穴，针之所由行也。"然文中所载穴位只有三百六十三穴（包括天突、十椎、上纪、下纪及文中重复的头部二十五穴，大杼二穴在内）。《新校正》云："详自藏俞五十至此，并重复共得三百六十穴，通前天突十椎上纪下纪，共三百六十五穴，除重复实有三百一十三穴。"据统计《针灸学讲义》十四经共载三百六十一穴。都与三百六十五穴有所出入。

二、关于"大禁二十五在天府下五寸"

《灵枢·玉版》云："迎之五里，中道而止，五至而已，五往而藏之气尽矣，故五五二十五而竭其俞矣。"其意是手阳明的五里穴为经隧的要害，若迎而夺之，必致脏气败绝，中道应止。一脏之气，大约五至而已，任施行五次迎而夺之的方法，则一脏的真气泻尽，若反复针刺二十五次，则五脏的俞气乏竭，乃杀生人。王冰注云："所以谓之大禁者，谓其禁不可刺也。"一说足厥阴肝之五里穴为禁刺穴，一说是手阳明大肠经的五里穴。从人体解剖学来看，手五里穴正对肱动脉，足五里穴正对股动脉，所以都应列为禁刺穴，即使要刺，亦应避开大动脉。

三、关于溪谷、孙络

本篇云："肉之大会为谷，肉之小会为溪，肉分之间，溪谷之会，以行营卫，以会大气。"马莳注云："肉之大会为谷，故有合谷、阳谷、阴谷、通谷之类，肉之小会为溪，故有解溪、后溪、天溪、侠溪之类。凡溪谷者，所以行营卫而会大气也。"张隐庵注云："夫肉有大分小分，大分者如股肱之肉，各有界畔，小分者，肌肉之内，皆有文理，然理络虽分，而交相会合，是大分处即是大会处，小分处既是小会处也。"又说："溪谷之气与脉相通。"孙络是络脉的细小分支。关于络脉，《灵枢·经脉》云："诸脉之浮而常见者，皆络脉也。"《灵枢·脉度》云："经脉为里，支而横者为络，络之别者为孙"。据现代对经络学说实质的探讨似应包括现代医学的神经、血管等组织。络脉应包括小血管、神经的分支，而孙络则应包括微血管、神经末梢。又从"浮而常见者，皆络脉也"可联想到孙脉、络脉一般似应指静脉而言。古人看到自然界中山中有小溪和深谷，用以援物比类，描述了人体肌肉从经脉络脉中获得荣卫濡养时的情况，从人体解剖学宏观来看，也就相当于人体的每个肌群、每块肌肉，以及肌肉纤维之间都有神经血管通过，以维持其正常的新陈代谢。总之，可认为溪谷是肌肉与络脉交通，荣卫运行的道路，与人体经脉系统有着密不可分的关系。至于孙络溪谷均为三百六十五穴会，应理解为孙络、溪谷广泛地存在于全身，不可拘执于数字。

四、本篇对"心绞痛"的针刺法的讨论

本篇云："背与心相控而痛，所治天突与十椎及上纪，上纪者胃脘也，下纪者关元也。背胸邪系阴阳左右，如此其病前后痛涩，胸胁痛而不得息，不得卧，上气短气偏痛，脉满起斜出尻脉，络胸胁支心贯鬲，上肩加天突，斜下肩交十椎下。"从这里可以看到，所述病情是：心痛放射到后背，胸胁痛，痛而不得呼吸，胸闷气短，不得卧，这些症状与现代医学的心绞痛病非常相似。治疗的方法，应该取天突穴、中脘穴、关元穴、十椎下的中枢穴。因为督脉的大络起于长强连于心膈胸胁部，与任脉会于天突和天枢穴。此四穴可以调理任督二脉所主的一身阴阳二气，故可取效。无论在理论上临床上都具有指导意义。

（纪晓平）

气府论篇第五十九

气府含义有二：第一，篇中所述手足三阳经和督、任、冲脉的脉气所发穴位在各经脉气交会之处，称做气府；第二，三阳经脉属六腑，脉气所发穴位亦称气府。本篇重点介绍上述腧穴数及分布情况，故以"气府论"名篇。

〔原文〕
足太陽脉氣所發[1]者七十八穴[2]：兩眉頭各一[3]，入髮至項三寸半，傍五，相去三寸[4]，其浮氣[5]在皮中者凡五行，行五，五五二十五，項中大筋兩傍各一[6]，風府兩傍各一[7]，俠脊以下至尻尾二十一節十五間各一[8]，五藏之俞各五，六府之俞各六，委中以下至足小指傍各六俞[9]。

〔注释〕
（1）所发：指与其经密切相关之穴，不一定全属本经。

（2）七十八穴：本穴数字，诸家说法不一，杨上善作七十三穴，王冰作九十三穴，吴崑作九十一穴。张景岳云："详考本经下文，共得九十三穴，内除督脉、少阳二经，其浮气相通于本经，而重见者凡十五穴，则本经止七十八穴。近世经络相传，足太阳左右共一百二十六穴，即下文各经之数，亦多与今时者不同。"

（3）两眉头各一：二攒竹穴。

（4）入发至项三寸半，傍五，相去三寸：项，当作顶。自攒竹入发际至前顶，中有神庭、上星、囟会，长三寸半。头上自中及旁，有五行脉，中行至外行相去三寸，每行五穴，五五二十五穴，如下文。

（5）浮气：浮于巅顶的脉气。

（6）项中大筋两傍各一：二天柱穴。

（7）风府两傍各一：风池穴。

（8）十五间各一：二十一节中，内有十五椎间，左右各有一穴，是指附分、魄户、膏肓、神堂、谚谚、膈关、魂门、阳纲、意舍、胃仓、肓门、志室、胞肓、秩边、承扶，左右共三十六。

（9）委中以下至足小指傍各六俞：指委中、昆仑、京骨、束骨、通谷、至阴六穴，左右共十二穴。

〔提要〕
此段叙述了足太阳经脉气所发的穴位。

〔原文〕

足少陽脉氣所發者六十二穴：兩角上各二[(1)]，直目上髮際内各五[(2)]，耳前角上各一[(3)]，耳前角下各一[(4)]，銳髮下各一[(5)]，客主人各一，耳後陷中各一[(6)]，下關各一，耳下牙車之後各一[(7)]，缺盆各一，掖下三寸，脅下至胠，八間各一[(8)]，髀樞中，傍各一[(9)]，膝以下至足小指次指各六俞[(10)]。

〔注释〕

（1）两角上各二：指天冲、曲鬓左右各二穴。

（2）直目上发际内各五：指临泣、目窗、正营、承灵、脑空左右各五穴。

（3）耳前角上各一：二颔厌穴。

（4）耳前角下各一：二悬厘穴。

（5）锐发下各一：二和髎穴。

（6）耳后陷中各一：二翳风穴。

（7）耳下牙车之后各一：二颊车穴。

（8）掖下三寸，胁下至胠，八间各一：掖下，是渊腋、辄筋、天池三穴，胁下至胠，是日月、章门、带脉、五枢、维道、居髎六穴。间，指肋骨与肋骨之间。

（9）髀枢中，傍各一：二环跳穴。

（10）膝以下至足小指次指各六俞：即阳陵泉、阳辅、丘墟、临泣、侠溪、窍阴左右各六穴。

〔提要〕

此段叙述了足少阳经脉气所发的穴位。

〔原文〕

足陽明脉氣所發者六十八穴：額顱髮際傍各三[(1)]，面鼽骨空各一[(2)]，大迎之骨空各一，人迎各一，缺盆外骨空各一[(3)]，膺中骨間各一[(4)]，俠鳩尾之外，當乳下三寸，俠胃脘各五[(5)]，俠臍廣三寸各三[(6)]，下臍二寸俠之各三[(7)]，氣街動脉各一，伏菟上各一[(8)]，三里以下至足中指各八俞[(9)]，分之所在穴空。

〔注释〕

（1）额颅发际傍各三：王冰、张景岳注指悬颅、阳白、头维左右各三穴。

（2）面鼽骨空各一：二四白穴。面鼽即颧骨。鼽与顺，古字通用。

（3）缺盆外骨空各一：二天髎穴。

（4）膺中骨间各一：谓气户、库房、屋翳、膺窗、乳中、乳根，左右共十二穴。

（5）侠胃脘各五：王冰："谓不容、承满、梁门、关门、太乙左右各五穴。"

（6）侠脐广三寸各三：谓滑肉门、天枢、外陵左右各三穴。

（7）下脐二寸侠之各三：张景岳："谓大巨、水道、归来左右共六穴。"

（8）伏菟上各一：二髀关穴。

（9）三里以下至足中指各八俞：指足三里、上廉、下廉、解溪、冲阳、陷谷、内庭、厉兑左右各八。

〔提要〕

此段叙述了足阳明经脉气所发的穴位。

〔原文〕

手太陽脉氣所發者三十六穴：目内眦各一⁽¹⁾，目外各一⁽²⁾，颧骨下各一⁽³⁾，耳郭上各一⁽⁴⁾，耳中各一⁽⁵⁾，巨骨穴各一，曲掖上骨穴各一⁽⁶⁾，柱骨上陷者各一⁽⁷⁾，上天窗四寸各一⁽⁸⁾，肩解各一⁽⁹⁾，肩解下三寸各一⁽¹⁰⁾，肘以下至手小指本各六俞⁽¹¹⁾。

〔注释〕

（1）目内眦各一：二睛明穴。

（2）目外各一：二瞳子髎穴。

（3）颧骨下各一：二颧髎穴。

（4）耳郭上各一：二角孙穴。

（5）耳中各一：二听宫穴。

（6）曲掖上骨穴各一：二膈俞穴。

（7）柱骨上陷者各一：二肩井穴。

（8）上天窗四寸各一：王冰、张景岳注作天窗、窍阴二穴。今从其注。

（9）肩解各一：二秉风穴。

（10）肩解下三寸各一：二天宗穴。

（11）肘以下至手小指本各六俞：张景岳：“脉起于指端，故曰本。六俞指小海、阳谷、腕骨、后溪、前谷、少泽，左右共十二俞也。”

〔提要〕

此段叙述了手太阳经脉气所发的穴位。

〔原文〕

手陽明脉氣所發者二十二穴：鼻空外廉項上各二⁽¹⁾，大迎骨空各一⁽²⁾，柱骨之會各一⁽³⁾，髃骨之會各一⁽⁴⁾，肘以下至手大指次指本各六俞⁽⁵⁾。

〔注释〕

（1）鼻空外廉項上各二：鼻孔外廉，指迎香穴；项上，指扶突穴，左右各二穴。

（2）大迎骨空各一：即二大迎穴。

（3）柱骨之会各一：二天鼎穴。高士宗：“柱骨，项骨也。”

（4）髃骨之会各一：二肩髃穴。

（5）肘以下至手大指次指本各六俞：指手三里、阳溪、合谷、三间、二间、商阳，左右各六穴。

〔提要〕

此段叙述了手阳明经脉气所发的穴位。

〔原文〕

手少陽脉氣所發者三十二穴：鈧骨下各一，眉後各一⁽¹⁾，角上各一⁽²⁾，下完骨後各一⁽³⁾，項中足太陽之前各一⁽⁴⁾，俠扶突各一⁽⁵⁾，肩貞各一，肩貞下三寸分間各一⁽⁶⁾，肘以下至手小指次指本各六俞⁽⁷⁾。

〔注释〕

（1）眉后各一：二丝竹空穴。

（2）角上各一：张景岳、吴崑注作二颔厌穴，今从其注。

（3）下完骨后各一：二天牖穴。

（4）项中足太阳之前各一：王冰、张景岳作二风池穴，今从其注。

（5）俠扶突各一：二天窗穴。

（6）肩贞下三寸分间各一：指肩髎、臑会、消泺，左右各三穴。

（7）肘以下至手小指次指本各六俞：指天井、支沟、阳池、中渚、液门、关冲左右各六穴。

〔提要〕

此段叙述了手少阳经脉气所发的穴位。

〔原文〕

督脉氣所發者二十八穴：項中央二⁽¹⁾，髮際後中八⁽²⁾，面中三⁽³⁾，大椎以下至尻尾及傍十五穴⁽⁴⁾，至骶下凡二十一節，脊椎法也⁽⁵⁾。

〔注释〕

（1）项中央二：指风府、哑门二穴。

（2）发际后中八：指神庭、上星、囟会、前顶、百会、后顶、强间、脑户八穴。

（3）面中三：指素髎、水沟、兑端三穴。

（4）大椎以下至尻尾及傍十五穴：张景岳："谓大椎、陶道、身柱、神道、灵台、至阳、筋缩、中枢、脊中、悬枢、命门、阳关、腰俞、长强、会阳也。内会阳二穴，属足太阳经，在尻尾两傍，故曰及傍，共十六穴。"

（5）至骶下凡二十一节，脊椎法也：胸椎十二节，腰椎五节，骶椎四节，共二十一节。

〔提要〕

此段叙述了督脉脉气所发的穴位。

〔原文〕

任脉之氣所發者二十八穴：喉中央二⁽¹⁾，膺中骨陷中各一⁽²⁾，鳩尾下三寸，胃脘五寸，胃脘以下至橫骨六寸半一⁽³⁾，腹脉法也⁽⁴⁾。下陰別一⁽⁵⁾，目下各一⁽⁶⁾，下唇一⁽⁷⁾，齗交一。

〔注释〕

（1）喉中央二：即廉泉、天突二穴。

（2）膺中骨陷中各一：高士宗："膺中，胸中之行也；骨陷中有璇玑、华盖、紫宫、玉堂、膻中、中庭各一，共六穴。"

（3）鸠尾下三寸，胃脘五寸，胃脘以下至横骨六寸半一："一"字是衍文。鸠尾骨以下至胃之上脘，计三寸，有鸠尾、巨阙二穴。自上脘至脐中神阙五寸间有上脘、中脘、建里、下脘、水分五穴。自神阙穴至横骨毛际计六寸半，有阴交、气海、石门、关元、中极、曲骨六穴，共十四穴，每穴相距一寸。

（4）腹脉法也：指取腹部经脉穴位的方法。

（5）下阴别一：会阴穴。因别络两阴之间，为冲督之会，故曰阴别。

（6）目下各一：二承泣穴。

（7）下唇一：承浆穴。

〔提要〕

此段叙述了任脉之气所发的穴位。

〔原文〕

衝脈氣所發者二十二穴：俠鳩尾外各半寸至臍寸一[1]，俠臍下傍各五分至橫骨寸一[2]，腹脈法也。

〔注释〕

（1）侠鸠尾外各半寸至脐寸一：腹正中线左右旁开半寸线上，每寸一穴。指幽门、通谷、阴都、石关、商曲、肓俞，左右各六穴。

（2）侠脐下傍各五分至横骨寸一：高士宗："并脐下两傍，各开五分，下至横骨，有中注、四满、气穴、大赫、横骨，其穴相去亦一寸也。"

〔提要〕

此段叙述了冲脉之气所发的穴位。

〔原文〕

足少陰舌下[1]，厥陰毛中急脉各一[2]，手少陰各一[3]，陰陽蹻各一[4]，手足諸魚際脈氣所發者[5]，凡三百六十五穴也。

〔注释〕

（1）足少阴舌下：指廉泉穴。《灵枢·根结》篇云："少阴根于涌泉，结于廉泉。"

（2）厥阴毛中急脉各一：足厥阴经阴毛之中的急脉穴，左右各一。

（3）手少阴各一：王冰、吴崑、马莳均指阴郄穴，高士宗作少冲穴，今从王、吴、马注。

（4）阴阳跻各一：阴跻指二交信穴，阳跻指二附阳穴。

（5）手足诸鱼际脉气所发者：言手足鱼际皆为脉气所发之处。

〔提要〕

此段叙述了足少阴、足厥阴、手少阴、阴阳跻脉气所发穴位，指出手足鱼际为脉气所发之处，全身气府共三百六十五穴。

〔讨论〕

1. 本篇所述经脉之气交会的穴位，有两个特点，一是多为三阳经脉气所发；二是同一穴位，既属于本经的，又属于他经与今之针灸孔穴不尽相同，这说明了经络机制是复杂的，各经脉之间是有密切联系的。

2. 本篇所讲三百六十五穴，前后计算，不相符合，可能为传抄遗漏，当存疑待考。

（赵戬谷）

骨空论篇第六十

空即孔。骨孔是经气出入的地方。本文在论述几种疾病的针灸治疗方法的同时，特别提出了人的周身骨节均有孔，俞穴位于骨孔之中，故以"骨空论"名篇。

〔原文〕

黄帝問曰：余聞風者百病之始也$^{(1)}$，以針治之奈何？岐伯對曰：風從外入$^{(2)}$，令人振寒，汗出頭痛，身重惡寒，治在風府$^{(3)}$，調其陰陽，不足則補，有餘則瀉。大風頸項痛，刺風府，風府在上椎$^{(4)}$。大風汗出，灸譩譆$^{(5)}$，譩譆在背下俠脊傍三寸所，厭之令病者呼譩譆，譩譆應手$^{(6)}$。從風憎風$^{(7)}$，刺眉頭$^{(8)}$。失枕，在肩上橫骨間，折使揄臂齊肘正，灸脊中$^{(9)}$。䏚絡季脅$^{(10)}$引少腹而痛脹，刺譩譆。腰痛不可以轉搖，急引陰卵，刺八髎與痛上，八髎在腰尻分間。鼠瘻寒熱$^{(11)}$，還刺寒府$^{(12)}$，寒府在附膝外解營。取膝上外者使之拜$^{(13)}$，取足心者使之跪$^{(14)}$。

〔注释〕

（1）风者百病之始也：风邪是引起多种疾病发生的起始之因。

（2）风从外入：即风邪从外侵入人体。

（3）风府：穴名，在项后发际一寸，枕骨下凹陷中。

（4）上椎：王冰："谓大椎上入发际同身寸之一寸。"

（5）譩譆：穴名，足太阳膀胱经之穴，在第六椎下，左右各旁开三寸处。

（6）厌之令病者呼譩譆，譩譆应手：医生用手指压住譩譆穴，让病人长呼"譩譆"之音，医生指下可有轻微的振颤之感。

（7）从风憎风：从即迎。憎，恶也。即迎风恶风的意思。

（8）刺眉头：即针刺攒竹穴。

（9）折使揄臂齐肘正，灸脊中：王冰："揄读为摇，摇谓摇动也。然失枕非独取肩上横骨间，乃当正形灸脊中也。欲而验之，则使摇动其臂，屈折其肘，自项之下，横齐肘端，当其中间，则其处也，是曰阳关，在第十六椎节下间，督脉气所发，刺可入同身寸之五分，若灸者可灸三壮。"就是失枕项痛如折，可以使病人屈臂肘尖下垂，在平肘尖的脊中处施予灸法的意思。

（10）䏚络季胁：䏚即肋梢，䏚络指肋梢之络，季胁是浮肋之尽处。总指肋下两胁的部位。

（11）鼠瘻寒热：因瘰疬而引起的恶寒发热。瘰病发于颈部，上下连贯，所以也称鼠瘘。

（12）寒府：指膝关节膑骨下外侧间隙处的犊鼻穴。又王冰："膝外骨间也，屈伸之处，寒气喜中，故名寒府。"

（13）拜：是一种取穴的体位。患者的膝关节伸直，使膝部的一些穴位易取。

（14）跪：是一种取穴的体位。患者的膝关节曲屈，使足心部的穴位易取。

〔提要〕

风邪侵犯太阳经束于表，则可引起汗出头痛身重恶寒，治刺风府，调其阴阳，不足则补，有余则泻。风邪深入筋骨，就会引起颈项痛，汗出，憎风，胁肋引少腹而痛胀，腰疼，睾丸牵引而痛，以及鼠瘘寒热等症。在治法上，分别不同的情况可施灸谵谵、刺眉头、刺缺盆、灸脊中、刺八髎与痛上、刺寒府等具体方法。

〔原文〕

任脉者，起於中極之下[1]，以上毛際，循[2]腹裏上關元，至咽喉，上頤[3]循面入目[4]。衝脉者，起於氣街[5]，并少陰之經[6]，俠臍上行，至胸中而散。任脉爲病，男子内結七疝[7]，女子帶下瘕聚。衝脉爲病，逆氣裏急。督脉爲病，脊強反折[8]。督脉者，起[9]於少腹以下骨中央，女子入[10]繫廷孔[11]，其孔，溺孔之端也，其絡循陰器合篡[12]間，繞篡後，別繞臀，至少陰與巨陽中絡者，合少陰上股内後廉，貫脊屬腎，與太陽起於目内眥，上額交巔上，入絡腦，還出別下項，循肩髆内，俠脊抵腰中，入循膂絡腎；其男子循莖下至篡，與女子等，其少腹直上者[13]，貫臍中央，上貫心入喉，上頤環唇，上繫兩目之下中央。此生病，從少腹上衝心而痛[14]，不得前後，爲衝疝。其女子不孕，癃痔遺溺嗌乾[15]。督脉生病治督脉，治在骨上[16]，甚者在臍下營[17]。其上氣有音者[18]治其喉中央[19]，在缺盆中者。其病上衝喉者治其漸[20]，漸者上俠頤也[21]。

〔注释〕

（1）起于中极之下：张景岳："中极之下即胞宫之所，任、冲、督三脉皆起于胞宫，而出于会阴之间。"即指任脉起于少腹。

（2）循：沿着。

（3）颐：即面颊部。

（4）上颐循面入目：《新校正》云："按《难经》、《甲乙经》无上颐循面入目六字。"附此供参考。

（5）起于气街：指冲脉起于少腹后，其浮行于浅表的部分经脉，由会阴至气街后与少阴经相并沿腹部上行。并不是冲脉起源于气街。气街是古代穴名，在阴毛际两旁鼠蹊上一寸。即气冲穴的部位。

（6）并少阴之经：冲脉与少阴经合并而行。自横骨穴之后，有大赫、气穴、四满等十一穴相合。

（7）内结七疝：腹内结为七疝。七疝一般指寒疝、筋疝、水疝、气疝、血疝、狐疝、癫疝。

（8）督脉为病，脊强反折：强（jiàng，音酱）。督脉发生病变可致腰强痛反如折。王冰："督脉，亦奇经也。然任脉冲脉督脉者，一源而三歧也，故经或谓冲脉为督脉也。何以明之？今《甲乙》及古《经脉流注图经》以任脉循背者谓之督脉，自少腹直上者谓之任脉，亦谓之督脉，是则以背腹阴阳别为名目尔。以任脉自胞上过带脉，贯脐而上，故男子为病内结七疝，女子为病则带下瘕聚也。以冲脉侠脐而上，并少阴之经上至胸中，故冲脉为病则逆气里急也。以督脉上循脊里，故督脉为病则脊强反折也。"

（9）起：王冰："起，非初起，亦犹任脉冲脉起于胞中也，其实乃起于肾下，至于少腹，则下行于腰横骨围之中央也。"

（10）入：经脉循行由外到内谓之入。

（11）廷孔：前阴正中之孔，指溺孔。

（12）篡：前后二阴之间，即"会阴"部位。

（13）其少腹直上者：指督脉的一个分支。王冰："自其少腹直上，至两目之下中央，并任脉之行，而云是督脉所系，由此言之，则任脉冲脉督脉，名异而同体也。"

（14）从少腹上冲心而痛，不得前后，为冲疝：王冰："寻此生病正是任脉，经云为冲疝者，正明督脉以别主而异目也。何者？若一脉一气而无阴阳之异主，则此生病者当心背俱痛，岂独冲心而为疝乎。"张景岳："此督脉自脐上贯于心，故其为病如此，名为冲疝，益兼冲任为病者。"分析以上观点，王氏认为本病是任脉为病，因而正说明了督、冲、任脉是名异而同体。张氏从督脉的循行部位和冲脉的特性来解释本病。他们的共同点是都强调了任、督、冲三脉的密切联系。

（15）其女子不孕，癃痔遗溺嗌干：这里指的是督脉及冲脉、任脉的病变。督脉循阴器绕篡后而绕臀，冲为血海，任脉以任养胞胎，如果发生病变，就会引起癃、痔、遗溺、嗌干等病。

（16）治在骨上：（病轻者）治取横骨上的曲骨穴。

（17）甚者在脐下营：病重的，治取脐下一寸的阴交穴。

（18）其上气有音者：气喘上逆而呼吸有音。

（19）喉中央：指天突穴。

（20）渐：同巓，高也。

（21）渐者上侠颐也：病位高的可以取侠颐的穴，即大迎穴。

〔提要〕

本段论述了任、冲、督脉的循行部位，三脉均起于少腹，出于会阴，上行于腹正中、腹两侧及背正中，一源而三歧，在生理、病理上有着密切的联系。并指出风伤太阳，通过骨空传至任、冲、督脉而引起的种种病变以及治疗方法。

〔原文〕

蹇膝[1]伸不屈治其楗[2]。坐而膝痛治其机[3]。立而暑解[4]，治其骸关[5]。膝痛，痛及拇指[6]治其腘[7]。坐而膝痛如物隐者，治其关[8]。膝痛不可屈伸，治其背内[9]。连骺若折[10]，治阳明中俞髎[11]。若别，治巨阳少阴荥[12]。淫泺胫酸[13]，不能久立，治少阳之维，在外上五寸[14]。辅骨上横骨下为楗，侠髋为机，膝解为骸关，侠膝之骨为连骸，骸下为辅，辅上为腘，腘上为关，头横骨为枕[15]。

水俞五十七穴者，尻上五行，行五，伏菟上两行，行五，左右各一行，行五，踝上各一行，行六穴⁽¹⁶⁾。

〔注释〕

（1）骞膝：骞（jiǎn，音尖），跛也。骞膝即膝关节屈伸活动不利。

（2）治其楗：楗（jiàn，音建）指股骨上端，大腿前侧的部位。治其楗即治疗取这一部位的髀关等穴。

（3）治其机：机指侠臀两旁，骨缝之动处，治其机即治疗取这一部位的环跳等穴。

（4）立而暑解：暑，热也。解指膝关节的骨缝。站立时，感到膝关节骨缝中热痛。

（5）治其骸关：王冰："骸关谓膝解也。"治其骸关即治疗取膝关节骨缝的穴位。

（6）拇指：这里指足大趾而言，古代指、趾同。

（7）腘：指委中穴。

（8）坐而膝痛如物隐者，治其关：坐而不动时膝关节仍痛，而且像有物隐于内，当治其关。关，指臀下部位，治其关即治疗取臀下部位的穴。王冰："关在腘上，当楗之后，背立按之，以动摇筋应手。"马莳："当治其关，疑是承扶穴也，系足太阳膀胱经·尻臀下阴纹中。"可供参考。

（9）背内：指足太阳膀胱经的背俞一类。

（10）连骭若折：（膝痛）连及胫骨，疼痛如折。

（11）阳明中俞髎：指阳明经之足三里穴。

（12）若别，治巨阳少阴荥：（膝痛）如别离，可以治取足太阳、足少阴经的荥穴，即通谷、然谷二穴。

（13）淫泺胫酸：即膝、胫部酸痛无力。

（14）治少阳之维，在外上五寸：治取足少阳胆经之维，在外踝上五寸，即光明穴。此句在文献中有以下几种不同的提法和解释，附此供参考：《太素·骨空》："治少阳之维，在外踝上四寸。"王冰："五寸一云四寸，《中诰图经》外踝上四寸无穴，五寸是光明穴也。"张景岳《类经·卷二十二·刺四肢病》："维，络也。足少阳之络穴光明。在外踝上五寸。"

（15）辅骨上横骨下为楗，侠髋为机……头横骨为枕：这一句是说明下肢及头部一些部位的名称。膝横骨（即髌骨）以上，腰横骨（髋骨）以下称为楗。侠髋即指环跳部位，称为机。膝关节骨缝称为骸关。膝关节两侧的高骨即胫骨上端的部位称为连骸。连骸之下（内外踝）称辅骨。辅骨后上，称为腘，相当于委中穴的部位。腘上为关，关相当于臀下承扶穴的部位。头后的横骨称为枕骨。

（16）水俞五十七者……踝上各一行，行六穴：治水的五十七个俞穴，尻上行于背部有五行，每行五穴，共二十五穴。伏兔上有两行，左右共四行，共二十穴。左右踝上各一行，每行六穴，共十二穴，总为五十七穴。

〔提要〕

本段详尽地叙述了膝关节不利及疼痛的九种不同病证、治法和取穴部位。并指出水俞五十七穴在全身的部位。

〔原文〕

髓空⁽¹⁾在腦後三分，在顱際銳骨之下⁽²⁾，一在齗基下⁽³⁾，一在項後中，復骨下⁽⁴⁾，一在脊骨上空在風府上。脊骨下空，在尻骨下空。數髓空在面俠鼻⁽⁵⁾，或骨空在口下當兩肩⁽⁶⁾。兩髆骨空，在髆中之陽⁽⁷⁾。臂骨空在臂陽⁽⁸⁾，去踝四寸兩骨空之間⁽⁹⁾。股骨上空在股陽⁽¹⁰⁾，出上膝四寸⁽¹¹⁾。䯒骨空在輔骨之上端⁽¹²⁾。股際骨空在毛中動下⁽¹³⁾。尻骨空在髀骨之後，相去四寸⁽¹⁴⁾。扁骨有滲理湊，無髓孔，易髓無空⁽¹⁵⁾。

灸寒熱之法，先灸項大椎，以年爲壯數⁽¹⁶⁾，次灸橛骨⁽¹⁷⁾，以年爲壯數，視背俞陷者灸之⁽¹⁸⁾，舉臂肩上陷者⁽¹⁹⁾灸之，兩季脅之間⁽²⁰⁾灸之，外踝上絕骨之端⁽²¹⁾灸之，足小指次指間⁽²²⁾灸之，腨下陷脉⁽²³⁾灸之，外踝後⁽²⁴⁾灸之，缺盆骨上切之堅痛如筋者灸之⁽²⁵⁾，膺中陷骨間⁽²⁶⁾灸之，掌束骨下⁽²⁷⁾灸之，臍下關元三寸灸之，毛際動脉⁽²⁸⁾灸之，膝下三寸分間⁽²⁹⁾灸之，足陽明跗上動脉⁽³⁰⁾灸之，巓上一灸之⁽³¹⁾，犬所齧之處，灸之三壯，即以犬傷病法灸之，凡當灸二十九處。傷食灸之⁽³²⁾，不已者，必視其經之過於陽者，數刺其俞而藥之⁽³³⁾。

〔注釋〕

（1）髓空：头颅及脊椎的骨空称为髓空，空与孔同。骨孔和髓孔都是骨内精气与骨外气血的通道。

（2）锐骨之下：即枕骨之下，指风府穴。

（3）齗基下：上龈缝中为齗交，下龈缝中为齗基，齗基下即下颌骨正中骨缝。

（4）一在项后中复骨下：复同伏，谓其伏而不显。即髓孔在项后正中，大椎之上，风府之下的凹陷中，相当于哑门穴部位。

（5）数髓空在面俠鼻：许多髓空在面及俠鼻部位。如承泣、巨髎、睛明、丝竹空、瞳子髎、听会、听宫、迎香等穴都在面部较小的髓骨部位。

（6）口下当两肩：王冰："谓大迎穴也，所在刺灸分壮，与前挟颐同法。"张景岳："足阳明大迎，分也，亦名髓孔。"

（7）两髆骨空，在髆中之阳：肩髆骨的骨孔，在肩外侧。王冰："近肩髆穴，经无名。"

（8）臂阳：指臂外侧。

（9）去踝四寸两骨空之间：踝指手踝（腕），去腕四寸即手少阳经通间穴的部位。

（10）股骨上空在股阳：股骨的骨空在阳面（正前）。

（11）出上膝四寸：膝上四寸，指伏兔穴（膝上六寸）和阴市穴（膝上三寸）之间的部位。

（12）䯒骨空在辅骨之上端：胫骨的骨空在辅骨的上端，即犊鼻的部位。

（13）股际骨空在毛中动下：张景岳："毛中动下，谓曲骨两旁股际，足太阴冲门动脉之下也。"

（14）尻骨空在髀骨之后，相去四寸：尻骨（尾间骨）的骨孔在尻上两旁，即八髎穴的部位。

（15）扁骨有渗理湊，无髓孔，易髓无空：扁骨，是与圆骨相对而言，指肋骨之类的扁形骨。血脉可以渗透扁骨之内，骨无孔，髓也无孔。易者，亦也。

（16）以年为壮数：以年龄数定可灸的壮数。如十岁灸十壮，二十岁灸二十壮等。

（17）橛骨：橛与髋通，指尾骶骨。

（18）视背俞陷者灸之：足太阳膀胱经背部俞穴下陷者，应该施予灸法。

（19）举臂肩上陷者：指肩髃穴。

（20）两季胁之间：指京门穴部位。

（21）外踝上绝骨之端：指辅阳穴。

（22）足小指次指间：古代指与趾通。指侠溪穴。

（23）腨下陷脉：指承山穴。

（24）外踝后：指昆仑穴。

（25）缺盆骨上切之坚痛如筋者灸之：缺盆骨上压切坚硬而痛如筋的部位可施予灸法。

（26）膺中陷骨间：指天突穴。

（27）掌束骨下：指阳池穴。

（28）毛际动脉：阴毛边缘的两旁有动脉的部位，指气冲穴。

（29）膝下三寸分间：膝下三寸，胫骨外缘两筋肉分间，即足三里穴的部位。

（30）足阳明跗上动脉：指冲阳穴。

（31）巅上一灸之：百会穴施用灸法。

（32）伤食灸之：因伤食而致寒热者，可施用上述灸法。

（33）不已者，必视其经之过于阳者，数刺其俞而药之：（因伤食而发寒热）施用以上灸法而不愈，就应当考虑阳邪过盛，而用刺法并配合药物治疗。数刺其俞即多次刺泻其俞穴。

〔提要〕

本段介绍了头部、脊椎、四肢骨骼的骨孔（髓穴）位置以及寒热病灸法的具体部位。

〔讨论〕

关于风伤太阳引起少阴经及任、冲、督脉的病证的讨论

其病理机制可以从太阳经、少阴经、冲脉、任脉、督脉五经生理、病理的密切关系来分析。足太阳膀胱经的循行是"膀胱足太阳之脉，起于目内眦，上额交巅，（会督脉）……还出别下项，循肩髆内，挟脊抵腰中，入循膂，络肾（与少阴经联系），属膀胱。"（《灵枢·经脉》）足少阴肾经的循行是"肾足少阴之脉……上腹内后廉，贯脊（于长强穴处联系督脉）属肾，络膀胱（与足太阳膀胱经联系）……"（《灵枢·经脉》）督脉起于小腹内，下出会阴，向后行于脊柱内部，上达项后风府入脑，上行巅顶（与足太阳膀胱经联系），沿前额下鼻柱。任脉起于小腹内，下出会阴，向前进入毛部，沿胸腹之中至咽喉，上行环绕口唇（与冲脉联系）经面入眶下。冲脉起于小腹内，下出会阴，其支者，沿脊柱上行（与督脉联系），其支者，经过气冲与足少阴肾经交会相并，沿腹两侧上达咽喉，环唇（与任脉联系）。从以上经脉的循行可以看出，足太阳与足少阴两经相互络脏，足太阳

络肾，足少阴络膀胱。太阳膀胱主一身之表，少阴属肾主骨为里。两者一表一里，在生理上是密切相关的。太阳经的卫外功能在某些意义上是离不开少阴肾的物质基础的，即所谓"卫出下焦"，"太阳之阳来源于少阴之阴"。而督、任、冲脉一源而三歧，均起于小腹内，下出会阴。督、任二脉一行于阳（背）一行于阴（腹）。在巅顶部，足太阳经上额交巅，督脉上行巅顶与太阳经相会后沿前额下鼻柱；在脊背部位，足太阳经夹脊而行，足少阴经贯脊而行，督脉行于脊内，冲脉的一支沿脊柱上行，在口唇部位，任脉和冲脉均环绕口唇而行；在腹部，冲脉浮行于浅表的部分出气街后从横骨穴后和少阴经脉两经交会相并而行，贯穿十一穴（横骨、大赫、气穴、四满、中注、肓俞、商曲、石关、阴都、通谷、幽门）。所以足太阳、足少阴、督脉、任脉、冲脉的联系是十分密切的，气血的流注是相互贯通的，因而在病理上也必然是相互影响的，风伤太阳，除可见恶风、汗出而寒热等一般表证外，由于邪气可循行而入少阴，故可见"腰痛不可以扭转急引阴卵"等少阴经的症状，同样道理，风伤太阳也可以引起"男子内结七疝，女子带下瘕聚"的任脉病证和"逆气里急"的冲脉病证以及"脊强反折"、"从少阴上冲心而痛，不得前后，为冲疝。其女子不孕，癃痔遗溺嗌干"等督脉病证。本篇从统一整体观出发，提示了风伤太阳可以引起多种疾病的机制，对临床分析疾病和审证求因是很有指导意义的。在临床中常常可以见到一些病例，由于感受外邪，不仅可以引起表证，往往也可以引起一系列的里证及内伤疾病发作。如汉代张仲景在《金匮要略》中根据《内经》的提示，提出"发汗后，烧针令其汗，针处被寒，核起而赤者，必发奔豚，气从少腹上至心……"也就是说，表证，烧针令其汗出，针处复感寒邪，由于太阳经与少阴经有密切联系，以致表邪引动肾中之阴气而向上冲逆，造成奔豚。在《伤寒论》中也提到："妇人中风，发热恶寒，经水适来，得之七八日，热除而脉迟身凉，胸胁下满，如结胸状，谵语者，此为热入血室也。"妇人外感，正值行经，冲、任脉虚，邪气从太阳经通过少阴及督脉，乘虚而入冲任之脉，"冲为血海，任主胞宫"，以致病邪入于血室。又如：在妇科临床上经常可以见到一些病人由于受寒、冒雨、涉水、冷水洗浴等原因而导致月经不调、痛经或经闭、癥瘕、积聚、不孕以及一些胎前产后的疾病，其机制也往往是外邪从太阳经通过少阴经及督脉而传入冲、任之脉，引起冲任气血运行失常。这些机制对临床辨证施治有很现实的指导意义。

（沙凤桐）

水热穴论篇第六十一

本篇介绍治水病五十七穴和治热病五十九穴，并论述其所以能治疗水病、热病的机理。篇内治水治热俞穴合并讨论，故以"水热穴论"名篇。

〔原文〕

黄帝问曰：少陰何以主腎？腎何以主水？岐伯對曰：腎者至陰也，至陰者盛水也⁽¹⁾，肺者太陰也，少陰者冬脉也，故其本在腎，其末在肺，皆積水也⁽²⁾。帝曰，腎何以能聚水而生病？岐伯曰：腎者胃之關也⁽³⁾；關閉（原作"門"，據《太素》卷十一《氣穴》及楊注改從別本，與本篇及《宣明五氣論》篇王注均合）不利，故聚水而從其類也⁽⁴⁾，上下溢於皮膚，故爲胕腫⁽⁵⁾，胕腫者，聚水而生病也。

〔注释〕

（1）肾者至阴也，至阴者盛水也：肾为阴脏，居人体下部，为阴中之阴，故曰至阴，至阴属水，水也属阴，故肾为主水脏器，马莳说："肾居下焦，为阴中之阴，乃至阴也，水为阴，肾亦为阴，今肾为至阴，则水病乃盛水也。"

（2）其本在肾，其末在肺，皆积水也：肺居上焦，主全身气化，肾水之气，须借肺之气化乃能遍及全身；少阴经脉属肾，从肾上贯肝膈入肺中，故其本在肾，其末在肺。若肾气上逆，则水气客于肺中，因此，在病理上肺与肾同为积水的脏器。张景岳说："故凡病水者，其本在肾，其末在肺，亦以金水相生，母子同气，故皆能积水也。"

（3）肾者胃之关也：马莳："关者，有出入所司之义也。"肾主下焦，膀胱为府，开窍于二阴，职司大小便。故肾气化则二便通畅；肾病则二便不利，二便不利则胃胀满，故曰肾为胃之关。

（4）关闭不利，故聚水而从其类也：王冰说："关闭则水积，水积则气伫，气伫则水生，水生则气溢，气水同类，故曰：关闭不利聚水而从其类也。"《灵枢经》曰："下焦溢为水，此之谓也。"

（5）胕肿：肘，同肤，全身皮肤浮肿之谓。吴崑说："肌肤浮肿曰胕肿"。

〔提要〕

水肿病的发生"本在肾，末在肺"。肾为水脏，肾阳为人身水液代谢的动力，如肾阳充足则水津排泄于皮肤而为汗，气化膀胱而为溺，肾阳不足则关门不利，聚水而从其类，是以病水本在肾。因肺为水之上源，水之行依赖肺气宣化，即行水在肺，故水病其末在肺。说明肺肾两脏对水液代谢调节有重要意义，也是病水不病水的关键。

〔原文〕

帝曰，諸水皆生於腎乎？岐伯曰：腎者牝藏⁽¹⁾也，地氣上者屬於腎，而生水液也，故曰至陰⁽²⁾，勇而勞甚則腎汗出⁽³⁾，腎汗出逢於風，內不得入於藏府，外不得越於皮膚⁽⁴⁾，客於玄府，行於皮裏，傳於腑腫，本之於腎，名曰風水。所謂玄府者，汗空也⁽⁵⁾。

〔注释〕

（1）牝藏：牝为雌性，即是指阴性的脏器。张景岳："牝，阴也。"

（2）地气上者属于肾，而生水液也，故曰至阴：人身凡由下部上升的水气均由肾气所化生，如地气上为云一样。地为阴，肾亦为阴，故曰至阴。

（3）勇而劳甚则肾汗出：勇而过劳，汗出于肾，腠理空虚，外邪易入。

（4）内不得入于藏府，外不得越于皮肤：因劳汗以后，腠理空虚，逢风寒侵袭，汗孔亦为之闭塞，使应该排出于体外的水气阻遏于肤表，水气既不能外泄，又不得内还于脏腑。

（5）玄府者，汗空也：张景岳说："汗属水，水色玄，汗之所居，故曰玄府，从孔而出，故曰汗空，然汗由气化，出于玄微，是亦玄府之义。"

〔提要〕

此段进一步说明风水的成因，其本在肾的道理。因勇而过劳伤肾，肾阳不足而卫亦虚，风邪乘虚而入，诱发浮肿。王冰说："劳勇汗出则玄府开，汗出逢风则玄府复闭，玄府闭已则余汗未出，内伏皮肤，传化为水，从风而水，故名风水。"

〔原文〕

帝曰：水俞五十七處者，是何主也？岐伯曰：腎俞五十七穴，積陰之所聚也⁽¹⁾，水所從出入也。尻上五行行五者⁽²⁾，此腎俞，故水病下爲腑腫大腹，上爲喘呼，不得臥者，標本俱病⁽³⁾，故肺爲喘呼，腎爲水腫，肺爲逆不得臥，分爲相輸⁽⁴⁾，俱受者水氣之所留也。伏菟上各二行行五者⁽⁵⁾，此腎之街也⁽⁶⁾。三陰之所交結於脚也⁽⁷⁾。踝上各一行行六者⁽⁸⁾，此腎脉之下行也，名曰太衝。凡五十七穴者，皆藏之陰絡，水之所客也⁽⁹⁾。

〔注释〕

（1）积阴之所聚也：指治水五十七穴都是阴气积聚的地方。

（2）尻上五行行五者：从尻骨向上，共分五行，即脊椎当中行，督脉两旁各一行，又次外侠两旁各一行。以上每行五穴，共廿五穴。具体的穴名是，正中共五穴：脊中、悬枢、命门、腰俞、长强；督脉两旁二行共十穴：大肠俞（双）、小肠俞（双）、膀胱俞（双）、中胪内俞（双）、白环俞（双），又次外侠两旁共十穴：胃仓（双）、肓门（双）、志室（双）、胞肓（双）、秩边（双）。

（3）标本俱病：这里标是指肺，本是指肾，标本俱病是指肺肾都有病变。

（4）分为相输：指因肺肾标本俱病，以致水气不能上下输送运行。张景岳说："言水能分行诸气，相为输应，而俱受病者，正以水气同类。水病则气应，气病则水应，留而不去则俱为病。"

（5）伏菟上各二行行五者：伏兔以上左右各两行，各行五穴。夹中行在任脉两旁的有：中注、四满、气穴、大赫、横骨各二穴，夹外两旁的有外陵、大巨、水道、归来、气冲各二穴，共二十穴。

（6）此肾之街也：即指肾脉所通行的道路。

（7）三阴之所交结于脚也：指足之三阴经相交于脚上的经络。

（8）踝上各一行行六者：足踝上左右各一行，每行六穴，其穴名是太冲、复溜、阴谷、照海、交信、筑宾各二，共十二穴。

（9）水之所客也：张隐庵说："凡此五十七穴，皆水脏之阴络，水之所客也。客者，谓留舍于脉络之间，非入于脉中也。"即水液逗留的地方。

〔提要〕

治水五十七穴，均为肾脏所主，为肾经经脉所通过的道路。因其穴为阴气所积聚，水液所出入的地方，若水气稽留则病水，通过针刺其俞穴可以泄邪气而行水，是以五十七俞穴均能治水。

〔原文〕

帝曰：春取絡脉分肉⁽¹⁾何也？岐伯曰：春者木始治，肝氣始生，肝氣急，其風疾，經脉常深，其氣少⁽²⁾，不能深入，故取絡脉分肉間。帝曰：夏取盛經分腠何也？岐伯曰：夏者火始治，心氣始長，脉瘦氣弱⁽³⁾，陽氣留溢，熱熏分腠，內至於經，故取盛經分腠，絕膚⁽⁴⁾，而病去者，邪居淺也。所謂盛經者，陽脉也。帝曰：秋取經俞⁽⁵⁾何也？岐伯曰：秋者金始治，肺將收殺，金將勝火⁽⁶⁾，陽氣在合，陰氣初勝，濕氣及體⁽⁷⁾，陰氣未盛，未能深入，故取俞以瀉陰邪，取合以虛陽邪⁽⁸⁾，陽氣始衰，故取於合。帝曰：冬取井滎何也？岐伯曰：冬者水始治，腎方閉，陽氣衰少，陰氣堅盛，巨陽伏沉⁽⁹⁾，陽脉乃去，故取井以下陰逆⁽¹⁰⁾，取滎以實陽氣。故曰：冬取井滎，春不鼽衄，此之謂也。

〔注释〕

（1）春取络脉分肉：是指用针须浅，刺及络脉分肉即可。

（2）经脉常深，其气少：经脉深藏，应春之时，风气刚发生，故其经气发于外者尚少。

（3）脉瘦气弱：马莳说："脏气始长，其脉尚瘦，其气尚弱，因为心气始长，所以脉气未盛。"这里理解为脉气未盛。

（4）绝肤：绝肤是指针刺通过皮肤，不宜过深。《灵枢·官针》云："先浅刺绝肤以出阳邪……少益深，绝皮至肌肉。"

（5）经俞：张景岳："诸经之经穴，俞穴也，俞应夏，经应长夏，皆阳分之穴。"

（6）金将胜火：火气渐衰，金气渐盛，马莳说："金气旺，反欲胜火，正以金旺火衰故也。"

（7）湿气及体：初秋湿土主气，虽将侵犯人体，亦不能深入。

（8）取合以虚阳邪：取合穴以泻随阳内入之阳邪。

（9）巨阳伏沉：太阳之气潜藏于里，冬气阴气盛，阳气衰，故脉亦沉伏。

（10）取井以下阴逆：刺井穴以降上逆之阴气。

〔提要〕

四时春生夏长秋收冬藏的变化，人体脏腑肝心脾肺肾亦顺应，并分属四时所主。针刺治水治热俞穴，要提高疗效，针刺方法亦必须顺应四时阴阳变化的规律，故春取络脉分肉，夏取盛经分腠，秋取经俞，冬取井荥。故曰："治必本四时"。

〔原文〕

帝曰：夫子言治熱病五十九俞，余論其意，未能領別其處，願聞其處，因聞其意。岐伯曰：頭上五行行五者[1]，以越諸陽之熱逆也。大杼、膺俞、缺盆、背俞[2]，此八者，以寫胸中之熱也。氣街、三里、巨虛上下廉[3]，此八者，以瀉胃中之熱也。雲門、髃骨、委中、髓空[4]，此八者，以瀉四肢之熱也。五藏俞傍五[5]，此十者，以寫五藏之熱也。凡此五十九穴者，皆熱之左右也[6]。帝曰：人傷於寒而傳爲熱，何也？岐伯曰：夫寒盛則生熱也。

〔注释〕

（1）头上五行行五：头上有五行，每行各五穴，共为廿五穴。其中：中行是督脉，上星、囟会、前顶、百会、后顶五穴；旁二行是足太阳之五处、承光、通天、络却、玉枕五穴，左右共十穴；次旁二行是足少阳经临泣、目窗、正营、承灵、脑空左右各十穴，共为廿五穴，其作用是泻诸阳上逆之热气。

（2）大杼、膺俞（中府）、缺盆、背俞（风门）：左右各一，共八穴，均在胸背部以泻胸中之热。

（3）气街、三里、巨虚上下廉：左右共八穴，都属阳明胃经，故刺之可泻胃中之热，巨虚上下廉指巨虚上廉与巨虚下廉。

（4）云门、髃骨、委中、髓空（即横骨）：以上左右各一，共八穴，所属之经皆行于四肢，所以刺之能泻四肢之热。

（5）五藏俞傍五，此十者：每一脏俞之旁，各有一个穴道，左右两侧，共十穴，即肺俞、心俞、肝俞、脾俞、肾俞，都属足太阳经，刺之可泻五脏之热。

（6）热之左右也：马蒔曰："皆治热之左右穴也。"

〔提要〕

分别论述不同部位治热俞穴的作用。

〔讨论〕

一、关于"其本在肾，其末在肺"的讨论

《内经》说："饮入于胃，游溢精气，上输于脾，脾气散精，上归于肺……"又说："食气入胃，散精于肝，淫气于筋……"指出了人体水液的代谢系肺、脾、肾、三焦、膀胱等脏器共同作用的结果，其中肺肾关系至为重要。其理由是：一方面因水液上输于肺，肺气宣发敷布，并在肺气通调水道作用下，下输到膀胱，故有"肺为水之上源"之说；另一方面膀胱中的水液必须在肾阳命火的温养下，进行气化作用。肾与膀胱相表里，膀胱为津液之府，气化则能出焉，故肾为水之根，在病理状态下，无论是外感风邪水湿，或是内伤饮食劳倦，都可影响肺的通调水道和肾的气化功能，从而使水液在人体内"出入升降"的代谢失调而形成水肿，故篇内云："其本在肾，其末在肺，皆积水也。"

应当指出：强调"其本在肾，其末在肺"的同时，还必须了解"其制在脾"。《素问·阴阳别论》有："三阴结谓之水。"指出手足太阴脾肺二脏对水液代谢的作用，且脾具有"转味入出"、"散精"的功能，从而能够"制水"，正如《景岳全书》所说："凡水肿等证，乃肺脾肾相干之病。盖水为至阴，故其本在肾，水化于气，故其标在肺；水惟畏土，敦其制在脾。"临床上只要抓住这些病理环节，并结合病因、病状、病性、病位进行辨证论治，是可以大大提高疗效的。

二、关于"肾为胃之关"的讨论

肾为水火之脏，元阴元阳之宅；从气化而论，肾主一身的元气。胃为水谷之海，五脏六腑之大源，胃的纳降需赖命门之火以温养。肾主下焦，开窍于二阴，水谷入胃，清者由前阴而出，浊者由后阴而出；肾气化则二阴通，肾气不化则二阴闭，肾气虚则二阴不禁，故曰：肾为胃之关。《医门法律·水肿门》指出："肾者，胃之关也。肾司开阖，肾气从阳则开，阳太盛则关门大开，水直下而为消，肾气从阴则阖，阴太盛则关门常阖，水不通而为肿……"后世许叔微"补脾不如补肾"的理论即在这一精神启发下提出的。可见，肾为胃之关，具有指导实践的意义。

三、关于风水

风水病名，始见本篇，后世对本病，约有三种意见：①病本在肾，诱因是"风"：本篇云："勇而劳甚则肾汗出，肾汗出逢于风，内不得入于脏腑，外不得越于皮肤，客于玄府，行于皮里，传为胕肿，本之于肾，名曰风水。"指出努力劳作，过于疲劳或持重远行，汗出于肾。汗出腠理开，逢风寒袭击，离位之汗则内不得入于脏腑，外为风寒所束，不得越出于皮肤。客居于玄府，游行皮肤之下，而为胕肿。②风邪与内湿相合：张仲景认为："太阳病脉浮紧，法当骨节疼痛，反不疼，身体反重而酸，其人不渴，汗出则愈，此为风水。"（《金匮要略》）③病本在脾，外邪诱发脾湿：《金匮要略》说："风水脉浮，身重，汗出恶风，防己黄芪汤主之。"自汗由于表虚，身重由于水气内盛，此与风水相搏，内热壅盛，而与"风水恶风，一身悉肿，脉浮不渴，续自汗出，无大热者"之越婢汤证自是不同。近年来屡有用治风水方法治疗急性肾炎的报道，对临床颇有指导意义，如蒲辅周老大夫说："急性肾炎初起，为外邪与内湿互结，太阳经腑并病，营卫不利，导致气化和水液运行失常。"总之不外肺、脾、肾三脏功能失调，而"风"、"湿"都是诱发原因。

（程昭寰）

调经论篇第六十二

　　调，调治；经，经脉。经脉在人体内属脏腑，外络肢节，沟通内外上下表里，行血气而营阴阳，至为重要。本篇从虚实病理的产生机制及针刺补泻手法，全面论述了经脉在生理、病理方面的重要作用，以及调治经脉在治疗疾病上的意义，故名"调经论"。

〔原文〕

　　黄帝问曰：余聞刺法言，有餘瀉之，不足補之，何謂有餘？何謂不足？岐伯對曰。有餘有五，不足亦有五，帝欲何問？帝曰：願盡聞之。岐伯曰：神有餘有不足，氣有餘有不足，血有餘有不足，形有餘有不足，志有餘有不足，凡此十者，其氣不等也⁽¹⁾。帝曰：人有精氣津液，四支九竅，五藏十六部⁽²⁾，三百六十五節，乃生百病，百病之生皆有虛實。今夫子乃言有餘有五，不足亦有五，何以生之乎？岐伯曰：皆生於五藏也。夫心藏神，肺藏氣，肝藏血，脾藏肉，腎藏志，而此成形⁽³⁾。志意通，內連骨髓，而成身形五藏。五藏之道皆出於經隧，以行血氣，血氣不和，百病乃變化而生，是故守經隧焉⁽⁴⁾。

〔注释〕

　　(1) 凡此十者，其气不等也：王冰注云："神属心、气属肺、血属肝、形属脾、志属肾，以各有所宗故不等也。"是谓神气血形志功能不同，虚实各异。

　　(2) 十六部：张隐庵注云："十六部者，十六部之经脉也。手足经脉十二，跻脉二，督脉、任脉，一十六部。"

　　(3) 而此成形：张景岳："正以见形成于外，神藏于内，惟此五者而已。"就是说五脏内藏神志，外主形体；通过神志把内在之五脏与外表之形体连成为统一的整体，即下句"志意通，内连骨髓，而成身形五脏"的意思。

　　(4) 守经隧焉：守，把握，认识；隧，通道。是说人之经脉犹如气血之通道。王冰注云："隧，潜道也，经脉伏行而不见故谓之经隧也。血气者人之神，邪侵之则血气不正，血气不正故变化而百病乃生矣。然经脉者，所以决死生，处百病，调虚实，故守经隧焉。"

〔提要〕

　　本段为全文之概论。"人有精气津液，四肢九窍，五藏十六部，三百六十五节，乃生百病。"但归根结底百病皆生于五脏。这就突出说明了五脏是人体的核心。所以认识人体，首先要认识五脏。但"五脏之道皆出于经隧"。因经脉能运行血气，以沟通表里上下五脏六腑。因此，我们必须认识经脉在人体内的重要作用，和精通调治经脉的方法。这就是本文所强调的"守经隧"的道理。

〔原文〕

帝曰：神有餘不足何如？岐伯曰：神有餘則笑不休，神不足則悲。血氣未并[1]，五藏安定，邪客於形，灑淅起於毫毛，未入於經絡也，故命曰神之微[2]。帝曰：補瀉奈何？岐伯曰：神有餘，則瀉其小絡之血，出血勿之深斥[3]，無中其大經，神氣乃平。神不足者，視其虛絡，按而致之，刺而利之，無出其血，無泄其氣，以通其經，神氣乃平。帝曰：刺微奈何？岐伯曰：按摩勿釋，著針勿斥，移氣於不足，神氣乃得復。帝曰：善。有餘不足奈何？岐伯曰：氣有餘則喘咳上氣，不足則息利少氣。血氣未并，五藏安定，皮膚微病，命曰白氣微泄[4]。帝曰：補瀉奈何？岐伯曰：氣有餘，則泄其經隧，無傷其經，無出其血，無泄其氣。不足則補其經隧；無出其氣。帝曰：刺微奈何？岐伯曰：按摩勿釋，出針視之，曰我將深之，適人必革[5]，精氣自伏[6]，邪氣散亂，無所休息，氣泄腠理，真氣乃相得。帝曰：善。血有餘不足奈何？岐伯曰：血有餘則怒，不足則恐。血氣未并，五藏安定，孫絡外溢，則經有留血。帝曰：補瀉奈何？岐伯曰：血有餘，則瀉其盛經出其血，不足，則視其虛經內針其脉中，久留而視，脉大，疾出其針，無令血泄。帝曰：刺留血奈何？岐伯曰：視其血絡，刺出其血，無令惡血得入於經，以成其疾。帝曰：善。形有餘不足奈何？岐伯曰：形有餘則腹脹涇溲不利，不足則四肢不用。血氣未并，五藏安定，肌肉蠕動，命曰微風。帝曰：補瀉奈何？岐伯曰：形有餘則瀉其陽經，不足則補其陽絡。帝曰：刺微奈何？岐伯曰：取分肉間，無中其經，無傷其絡，衛氣得復，邪氣乃索[7]。帝曰：善，志有餘不足奈何？岐伯曰：志有餘則腹脹飧泄，不足則厥。血氣未并，五藏安定，骨節有動。帝曰：補瀉奈何？岐伯曰：志有餘則瀉然筋[8]血者，不足則補其復溜。帝曰：刺未并奈何？岐伯曰：即取之，無中其經，邪所乃能立虛[9]。

〔注釋〕

（1）血气未并：并者相并而偏胜也。血气未并谓气血未能相并吞而出现偏胜衰的现象。张景岳："并，偏聚也。邪之中人，久而不散，则或并于气，或并于血，病乃甚矣。"

（2）神之微：神病之轻微，邪在表故也。

（3）勿之深斥：王冰："勿深推针也"。

（4）白气：犹言肺气。

（5）我将深之，适人必革：就是佯告病人说："我准备深刺。"但是在针刺时还是适中病处即止。

（6）精气自伏：精气贯注于内，而致邪气散乱，使之无所留止。

（7）索：张景岳："索者，散也。"

（8）然筋：王冰："然谓然谷，足少阴荥穴。"高士宗："然筋即然谷，在足心斜上内侧两筋之间，故曰然筋。"

（9）即取之，无中其经，邪所乃能立虚：王冰："不求穴俞而直取邪居之处，故云即取之，邪所者邪之所居处也，虚谓邪气虚，是谓邪去也。"就是不必取俞穴，就在骨节有动处刺治，不要中其经脉，邪气自然就去了。

〔提要〕

本段叙述了神、气、血、形、志五个方面的虚实病变，即五脏的虚实病变，并就五脏虚实的证候列举了针刺补泻的方法，总的原则是有余泻之，不足补之；不过补泻的具体方法，依五脏的病证不同而异。

〔原文〕

帝曰：善。余已聞虚實之形，不知其何以生。岐伯曰：氣血以并，陰陽相傾，氣亂於衛，血逆於經[1]，血氣離居，一實一虛。血并於陰，氣并於陽，故爲驚狂[2]。血并於陽，氣并於陰，乃爲炅中[3]。血并於上，氣并於下，心煩惋善怒[4]。血并於下，氣并於上，亂而喜忘[5]。帝曰：血并於陰，氣并於陽，如是血氣離居，何者爲實？何者爲虛？岐伯曰：血氣者，喜溫而惡寒，寒則泣不能流，溫則消而去之，是故氣之所并爲血虛，血之所并爲氣虛。帝曰：人之所有者，血與氣耳。今夫子乃言血并爲虛，氣并爲虛，是無實乎？岐伯曰：有者爲實，無者爲虛[6]，故氣并則無血，血并則無氣，今血與氣相失，故爲虛焉。絡之與孫脉俱輸於經，血與氣并，則爲實焉。血之與氣并走於上，則爲大厥，厥則暴死，氣復反則生，不反則死。

〔注释〕

（1）气乱于卫，血逆于经：卫行脉外，荣行脉中，气病则卫气乱，血病则经血逆乱，血气失去平衡而成虚实之变。王冰注云："卫行脉外故气乱于卫，血行经内故血逆于经，血气不和，故一虚一实。"

（2）血并于阴，气并于阳，故为惊狂：血盛于阴是谓重阴则为惊，气盛于阳是谓重阳则为狂。《难经》云："重阴者癫，重阳者狂。"

（3）血并于阳，气并于阴，乃为炅中：阴阳者表里也，血偏盛于表则气偏胜于里，气有余而生火故为内热。炅中，内热也。

（4）血并于上，气并于下，心烦惋善怒：血壅逆于上焦心冲故烦惋，气并于下焦肝气故善怒。

（5）血并于下，气并于上，乱而喜忘：血并于下，气并于上则阴阳离散，故神气散乱而健忘。

（6）有者为实，无者为虚：有，有余；无，不足。邪气有余为实，正气不足为虚。

〔提要〕

本段首先论述了虚实病机。气为阳，血为阴，气血相并，阴阳相倾，阴盛则阳病，阳盛则阴病；气偏胜则血虚，血偏胜则气虚，而成虚实之变。其次又论述了气血虚实的概念，即"有者为实，无者为虚"，也就是说血气相失、气血不足则为虚证，气血有余则为实证。应该指出的是，这里所指的"有者为实"不仅指外感邪气之有余，更突出强调了内伤的气血逆乱的实证，故本文曰："血以气并，则为实焉。"并用"血之与气并走于上则为大厥"为例，说明这个问题。这是我们学习本段应注意的地方。

〔原文〕

帝曰：實者何道從來？虛者何道從去？虛實之要，願聞其故。岐伯曰：夫陰與陽皆有俞會[1]，陽注於陰，陰滿之外，陰陽匀平，以充其形，九候若一[2]，命曰平人。夫邪之生也，或生於陰，或生於陽。其生於陽者，得之風雨寒暑。其生於陰者，得之飲食居處，陰陽喜怒⁽³⁾。帝曰：風雨之傷人奈何？岐伯曰：風雨之傷人也，先客於皮膚，傳之於孫脉，孫脉滿則傳之於絡脉，絡脉滿則輸於大經脉，血氣與邪并客於分腠之間，其脉堅大，故曰實。實者外堅充滿，不可按之，按之則痛。帝曰：寒濕之傷人奈何？岐伯曰：寒濕之中人也，皮膚不收，肌肉堅緊，榮血泣，衛氣去，故曰虛。虛者聶辟氣不足⁽⁴⁾，按之則氣足以溫之，故快然而不痛。帝曰：善。陰之生實奈何？岐伯曰：喜怒不節則陰氣上逆，上逆則下虛，下虛則陽氣走之⁽⁵⁾，故曰實矣。帝曰：陰之生虛奈何？岐伯曰：喜則氣下，悲則氣消，消則脉虛空，因寒飲食，寒氣熏滿，則血泣氣去，故曰虛矣。

〔注释〕

（1）俞会：经气输注会合之处。

（2）九候若一：人有三部，部有三候，三三者九。《三部九候论》云"帝曰：何谓三部？岐伯曰：有下部，有中部，有上部。部各有三候，三候者，有天有地有人也，必指而导之，乃以为真。"九候调和一致，故曰平人。

（3）阴阳喜怒：阴阳指房室而言，喜怒泛指七情。

（4）聂辟气不足：聂辟，积渐、重叠之谓，引申为逐渐积叠使气不足而成虚证。

（5）下虚则阳气走之：走之即凑之也。阴逆于上，则必虚于下；下部阴虚则阳气必凑合之。

〔提要〕

本段首先论述了致病因素不外内伤、外感两类："邪之生也，或生于阴，或生于阳，其生于阳者，得之风雨寒暑。其生于阴者，得之饮食居处，阴阳喜怒。"接着又就外感、内伤所致的虚实病机进行了讨论。

〔原文〕

帝曰：經言陽虛則外寒⁽¹⁾，陰虛則內熱，陽盛則外熱，陰盛則內寒，余已聞之矣，不知其所由然也。岐伯曰：陽受氣於上焦，以溫皮膚分肉之間，今寒氣在外，則上焦不通，上焦不通，則寒氣獨留於外，故寒慄。帝曰：陰虛生內熱奈何？岐伯曰：有所勞倦，形氣衰少，穀氣不盛，上焦不行，下脘不通。胃氣熱，熱氣熏胸中，故內熱。帝曰：陽盛生外熱奈何？岐伯曰：上焦不通利，則皮膚緻密，腠理閉塞，玄府不通，衛氣不得泄越，故外熱。帝曰：陰盛生內寒奈何？岐伯曰：厥氣上逆，寒氣積於胸中而不瀉，不瀉則溫氣去，寒獨留，則血凝泣，凝則脉不通，其脉盛大以澀，故中寒。

〔注释〕

（1）经言：王冰注云："上古经言"。

〔提要〕

本段详细阐述了由于阴阳的偏盛偏衰引起的表里寒热病变的病理机转。

〔原文〕

帝曰：陰與陽并，血氣以并，病形以成，刺之奈何？岐伯曰：刺此者取之經隧，取血於營，取氣於衛，用形哉，因四時多少高下[(1)]。帝曰：血氣以并，病形以成，陰陽相傾，補瀉奈何？岐伯曰：瀉實者氣盛乃內針[(2)]，針與氣俱內，以開其門如利其戶，針與氣俱出，精氣不傷，邪氣乃下，外門不閉[(3)]，以出其疾，搖大其道，如利其路[(4)]，是謂大瀉，必切而出[(5)]，大氣乃屈[(6)]。帝曰：補虛奈何？岐伯曰：持針勿置，以定其意[(7)]，候呼內針，氣出針入，針空四塞，精無從去[(8)]，方實而疾出針[(9)]，氣入針出，熱不得還[(10)]，閉塞其門，邪氣布散，精氣乃得存，動氣候時，近氣不失，遠氣乃來[(11)]，是謂追之[(12)]。

〔注释〕

（1）用形哉，因四时多少高下：是谓因人形体态有长短大小胖瘦之别，四时有寒暑温凉之异，故用针有多少高下之分。

（2）气盛乃内针：谓吸气入针。

（3）外门不闭：外门，针孔也。针孔是邪气外出的门户，不能使其闭塞。

（4）摇大其道，如利其路：摇大针孔以利邪出之道，是泻法也。

（5）必切而出：切，急切，谓疾出针。

（6）大气乃屈：大气，邪气也，邪气退屈之意。

（7）持针勿置，以定其意：杨上善注："持针勿置肉中，先须安神定志，然后下针，若医者志意散乱，针下气之虚实有无，皆不得知，故须定意也。"

（8）针空四塞，精无从去：张景岳云："气出而针入，针空勿摇，使精气无从去。"

（9）方实而疾出针：方，正值也。正得气时而急出针，是补法。

（10）气入针出，热不得还：意思是说拔针时，要在病人吸气时，气入而针出"则热邪不得还入于内"。

（11）动气候时，近气不失，远气乃来：动气，谓针下引动经气；候时，留针以候经气来至之时乃出针；近气，是已至之气；远气是未至之气。

（12）追之：即针刺中补法的术语。

〔提要〕

本段论述了针刺因人因时而异及经气虚实的补泻手法。吸气入针摇大针孔、呼气急出针是谓泻法；呼气入针、吸气急出针、按闭针孔是谓补法。

〔原文〕

帝曰：夫子言虛實者有十，生於五藏，五藏五脉耳。夫十二經脉皆生其病，今夫子獨言五藏。夫十二經脉者，皆絡三百六十五節，節有病必被[(1)]經脉，經脉之病皆有虛實，何以合之？岐伯曰：五藏者，故得六府與爲表裏，經絡支節各生虛實，其病所居，隨而調之。病在脉，調之血，病在血，調之絡；病在氣，調之衛；病在肉，調之分肉；病在筋，調之筋；病在骨，調之骨。燔針劫刺[(2)]其下及與急者；病在骨，焠針藥熨[(3)]；病不知所痛，兩蹻爲上[(4)]；身形有痛，九候莫病[(5)]，則繆刺之；痛在於左而右脉病者，巨刺[(6)]之。必謹察其九候，針道備矣。

〔注释〕

（1）被：被及的意思。

（2）燔针劫刺：吴崑："燔针者，内针之后，以火燔之暖耳，不必赤也"。"燔针劫刺"，就是把针刺入人体后，用火烧其针，也就是温针法。

（3）焠针药熨：张景岳："此言焠针者，用火先赤其针而后刺之，不但暖也，寒毒固法，非此不可。"吴崑："药熨者，以药之辛热者熨其处也。筋骨病有浅深之殊，故古人治法亦因以异。"

（4）两跷：阴阳跷脉。

（5）莫病：未病。

（6）巨刺：刺经脉左痛刺右，右痛刺左。

〔提要〕

本段论述了调治经脉的方法，其基本原则是据"其病所居，随而调之"。并且列举了燔针、焠针、药熨、巨刺、缪刺等治疗方法的不同适应证，说明病变部位不同，因此治疗方法各异。

〔讨论〕

全篇讨论了神、气、血、形、志的虚实变化和针刺补泻的方法，并且指出了气血的重要性，及气血的偏盛偏衰所造成虚实病机的原因。本文又从外感与内伤两方面分析了致病因素。最后讨论了针刺补泻以调虚实的方法，下面仅就本文中的几个问题作一简要讨论。

一、对"守经隧"的理解

本篇指出"五藏之道，皆出于经隧，以行血气，血气不和，百病乃变化而生，故守经隧焉"，文字不多，但已从生理病理上概括了经脉与五脏的关系，以及调治经脉的重要性。"五脏之道，皆出于经隧，以行血气"，简要地说明了经脉的生理功能。经脉联系内外上下表里，通行气血。人体的五脏六腑，四肢百骸、五官九窍、皮脉筋骨等，虽各有不同的生理功能，但又处在一个统一的整体之中，保持着统一协调的功能。这种有机的配合，主要是依靠经脉的联系。《灵枢·海论》指出"夫十二经脉者，内属于藏府，外络于肢节"，正是说明了经脉联系整体的作用。同时经脉又是气血循行的通路，人体五脏六腑、内外上下各组织均需气血的濡养灌溉，以维持正常的生理功能。而气血所以能够通达全身，必须依赖经脉的传注。《灵枢·本藏》篇明确指出："经脉者，所以行血气而营阴阳，濡筋骨利关节者也……血和则经脉流利，营复阴阳，筋骨劲强，关节清利矣。"

同样，经络在病理上的作用，以及对疾病的发生和传变也有着密切的关系。这种关系表现是多方面的。首先外邪侵入人体，如果经气失常，不能发挥卫外作用，病邪便可由经脉而逐渐传入脏腑。如《素问·皮部论》中说："凡十二经脉者，皮之部也，是故百病之始生也，必先于皮毛，邪中之，则腠理开，开则入客于络脉，留而不去，传入于经，留而不去，传注于府，廪于肠胃。"这就说明经络是外邪由表达里的传受途径。其次，五脏六腑的病变，也可循经达至体表，使邪外出而病愈；同时内脏的病变也可循经脉通路反映到体表上来，如《素问·藏气法时论》中提到的"肝病者，两胁下痛引少腹"，"肺病者，肩背痛"等等。正是由于经脉能通行气血，和体表内脏有密切联系，所以经脉受邪，便可导致气血的偏盛偏衰而引起种种病变，故本文讲："血气不和，百病变化而生。"

经脉在治疗疾病上的作用是不言而喻的，临床上的药物归经及针刺补泻的方法和循经取穴，莫不是根据经脉的作用而决定的。本文以大量篇幅论述了五脏气血阴阳的虚实病机，但篇名冠以"调经"二字足以说明调治经脉在治疗疾病上的重要作用。

总之，正如《灵枢·经脉》所说："经脉者，所以决死生，处百病，调虚实，不可不通。"也就是本文所指的"守经隧"的精神所在。

二、对本文"阴虚生内热"的理解

本文指出"阴虚生内热奈何？岐伯曰：有所劳倦，形气衰少，谷气不盛，上焦不行，下脘不通。胃气热，热气熏胸中，故内热。"本文所谓的阴虚内热，并非我们一般所说的肝肾阴血不足而生的内热，而是由于中气不足而生的内热。

如何理解这里所讲的气虚发热呢？历代注家众说纷纭，莫衷一是。李东垣首创"阴火"之说，并建"甘温除热"一法，可谓别开生面。然其于"阴火"概念不清，却使后世争论不休。气虚何以发热？我们认为，脾胃为中州，是阴阳气血升降出入之枢纽，有所劳倦则脾气衰少，阴阳升降出入失常，上焦君火不得下交肾水，热独居于上，熏于胸中而生内热。这就是本文所说"上焦不通，下脘不行，胃气热，热气熏胸中，故内热。"再者，脾胃为后天水谷精气生化之源，中气虚则水谷不能生化精微，阴血化生之源乏竭，致使阴血不足，阴血虚而生内热。这就是本文所说"阴虚生内热"的道理。因此，这类病人的临床症状除见发热日久不止外还可见面色㿠白，食少乏力、短气懒言、劳倦则甚，或见便溏、舌淡、脉虚弱等中气不足之证。

如何治疗气虚发热呢？后世医家根据《内经》"劳者温之"、"虚则补之"的理论，发展出"甘温除热"的治疗法则。其代表方剂首推李东垣的"补中益气汤"。汤中人参、黄芪、白术以益脾建中，又有升麻、柴胡引脾气上升，陈皮理气调气。是则中州一健，其气乃转，阴阳上下，升降协调，热证自除。又，人参、黄芪配伍当归正是仿当归补血汤之意，为益气生血之法，阴血生则虚热去，这就是补中益气汤所以能除"大热"之理所在。

三、对本文虚实病机的理解

中医所谓的虚实病机，通常是指在疾病发生发展过程中，正气与邪气的盛衰关系而言，即"邪气盛则实，精气夺则虚"。这一点是容易理解的。但本文在论述虚实病机时又提出了一个不同的概念，即"有者为实，无者为虚"。结合全文的精神可以看出，这里所谓的"有者"是指气血的有余，气血的偏胜；"无者"是指气血的不足，气血的偏衰。也就是说，由于外邪的作用，在疾病过程中，气血相并，血气离居，表现有余者为实证，反之，气血偏衰者为虚证。那么，这段文字与"邪气盛则实，精气夺则虚"这一虚实概念有什么关系呢？本篇总的精神是论述在疾病过程中虚实病机的形成、症状及针刺补泻的道理和方法。本文在叙述了五脏的虚实证候后，接着对产生虚实病机的原因作了分析，文章指出，"气血以并，阴阳相倾，气乱于卫，血逆于经，血气离居，一实一虚。"不难看出这里的虚证与实证的形成是由气血的偏胜偏衰，或气血脱离正常位置（或逆于上或消于下），而形成了虚实之证。更详细一点讲，气为阳、血为阴，在正常状态下是维持着相对的平衡的。这种平衡既表现在气血的物质与功能上，也表现在气血位置的相对稳定上。所以本文指出："阴阳匀平，以充其形，九候若一，命曰平人。"反之，机体受到外邪作用时，就会打破这种平衡，从而"血气不和，百病乃变化而生。"其表现，或"血并于阴，气并于阳"；或"血并于阳，气并于阴"；或"血并于上，气并于下"；或"血并于下，气并于上"；或气并于血；或血并于气，或"血之与气并走于上"等等，形成诸种虚实病变。正如本文所云"有者为实，无者为虚，故气并则无血，血并则无气，今与血气相失，故为实焉。络之与孙脉俱输于经，血与气并，则为实焉。"

　　显而易见，所谓"有者为实，无者为虚"的虚实概念。与"邪气盛则实，精气夺则虚"的虚实概念是有区别的。前者是从疾病形成的内在依据——气血的盛衰逆乱而论的。而后者是从疾病过程中正气与邪气的消长方面而论的。正是由于立论的角度不同，它们在应用上也有区别。从本文可以看出：一般在论述外感病的虚实时多是从邪气与正气的消长角度而言。如本文云："风雨之伤人也，先客于皮肤，传入于孙脉，孙脉满则传入于络脉，络脉满则输于大经脉，血气与邪并客于分腠之间，其脉坚大，故曰实。""寒湿之中人也，皮肤不收，肌肉坚紧，荣血泣，卫气去，故曰虚。"这里所说的实是指"血气与邪并客于分腠之间"的邪气实；这里所说的虚是指"荣血泣，卫气去"的正气虚。同样也可以看出，在论述内伤病的虚实时，多从气血逆乱与盛衰的角度而言。如本文云："喜怒不节则阴气上逆，上逆则下虚，下虚则阳气走之，故曰实矣。""喜则气下，悲则气消，消则脉虚空，因寒饮食，寒气熏胸，则血泣去，故曰虚矣。"这里的实是指气血上逆；这里的虚是指气血消于下。对于虚实病机的认识，一般多从邪正关系论述，本文又从气血的盛衰角度论述了虚实问题，这是我们学习本文应注意的地方。

（孙学东）

缪刺论篇第六十三

　　缪刺为络病而右痛取左，左痛取右的一种针刺方法。因本篇专门论述缪刺的原理，缪刺的部位、方法、次数和适应病证等各种具体问题，所以篇名"缪刺论"。

〔原文〕

　　黄帝问曰：余闻缪刺，未得其意，何谓缪刺[1]？岐伯对曰：夫邪之客于形[2]也，必先舍于皮毛，留而不去，入舍于孙脉，留而不去，入舍于络脉，留而不去，入舍于经脉，内连五藏，散于肠胃，阴阳俱感，五藏乃伤，此邪之从皮毛而入，极于五藏之次也[3]，如此则治其经焉。今邪客于皮毛，入舍于孙络，留而不去，闭塞不通，不得入于经，流溢于大络[4]，而生奇病[5]也。夫邪客大络者，左注右，右注左，上下左右与经相干，而布于四末，其气无常处，不入于经俞[6]，命曰缪刺。帝曰：愿闻缪刺，以左取右以右取左奈何？其与巨刺[7]何以别之？岐伯曰：邪客于经，左盛则右病，右盛则左病，亦有移易[8]者，左痛未已而右脉先病，如此者，必巨刺之，必中其经，非络脉也。故络病者，其痛与经脉缪处[9]，故命曰缪刺。

〔注释〕

　　(1) 缪刺：缪（mìu，音谬），交叉、不正的意思。缪刺，刺络脉之病，左病刺右，右病刺左。

　　(2) 客于形：从外来之谓客。邪从外入，中于人体，谓之客于形。

　　(3) 邪之从皮毛而入，极于五藏之次也：极，谓终极、达到；次，次序，层次。意即邪气从表而入，渐渐深入，最后犯及五脏，以次传变。

　　(4) 大络：指十五络脉。

　　(5) 奇病：这里指络脉之病。为了与正经之病相区别，故称为奇病。

　　(6) 上下左右与经相干，而布于四末，其气无常处，不入于经俞：络脉布于孙络之里，经脉之外，与经相通，大络亦左右互交而流注。邪中络脉因闭寒而不得入经则散于四末，随络脉之左右流注不得入里。行于脉外，而无定处，故称气无常处。

　　(7) 巨刺：亦是左取右，右取左的一种针刺方法，但直刺至经脉，较缪刺的病位为深。见《灵枢·官针》篇。

　　(8) 移易：左右互相转移变易的现象叫移易。即左右互相影响。

　　(9) 缪处：不同的部位。这里指在经在络的深浅部位有异。

〔提要〕

　　本节叙述了外邪侵于人体的传变规律，指出有两种情形：一为渐渐入里达于经脉，内伤五脏肠胃；一为不入于经，而客于络脉。从中阐明了巨刺与缪刺的适应病证，及在病理机制和针刺部位等方面的区别。解释了缪刺应用的意义。

〔原文〕

帝曰：願聞繆刺奈何？取之何如？岐伯曰：邪客於足少陰之絡，令人卒心痛暴脹，胸脅支滿，無積者[1]，刺然骨之前出血，如食頃而已，不已，左取右，右取左，病新發者，取五日已。邪客於手少陽之絡，令人喉痺舌卷，口乾心煩，臂外廉痛，手不及頭[2]，刺手中指次指爪甲上，去端如韭葉各一痏[3]，壯者立已，老者有頃已，左取右，右取左，此新病數日已。邪客於足厥陰之絡，令人卒疝暴痛，刺足大指爪甲上，與肉交者各一痏，男子立已，女子有頃已，左取右，右取左。邪客於足太陽之絡，令人頭項肩痛，刺足小指爪甲上，與肉交者各一痏，立已，不已，刺外踝下三痏，左取右，右取左，如食頃已。邪客於手陽明之絡，令人氣滿胸中，喘息而支胠[4]，胸中熱，刺手大指次指爪甲上，去端如韭葉各一痏，左取右，右取左，如食頃已。

邪客於臂掌之間，不可得屈，刺其踝後，先以指按之痛，乃刺之，以月死生爲數[5]，月生一日一痏，二日二痏，十五日十五痏，十六日十四痏。邪客於足陽蹻之脉，令人目痛從內眥始，刺外踝之下半寸所各二痏，左刺右，右刺左，如行十里頃而已。人有所墮墜，惡血留內，腹中滿脹，不得前後[6]，先飲利藥[7]，此上傷厥陰之脉，下傷少陰之絡[8]，刺足內踝之下[9]，然骨之前血脉出血，刺足跗上動脉，不已，刺三毛上[10]各一痏，見血立已，左刺右，右刺左。善悲驚不樂，刺如右方[11]。

邪客於手陽明之絡，令人耳聾，時不聞音[12]，刺手大指次指爪甲上，去端如韭葉各一痏，立聞，不已，刺中指爪甲上與肉交者，立聞，其不時聞者，不可刺[13]也。耳中生風者，亦刺之如此數，左刺右，右刺左。

凡痺往來行無常處者，在分肉間痛而刺之，以月死生爲數，用針者，隨氣盛衰，以爲痏數，針過其日數則脱氣，不及日數則氣不瀉[14]，左刺右，右刺左，病已止，不已，復刺之如法，月生一日一痏，二日二痏，漸多之，十五日十五痏，十六日十四痏，漸少之。

邪客於足陽明之經，令人鼽衄上齒寒，刺足中指次指爪甲上，與肉交者各一痏，左刺右，右刺左。邪客於足少陽之絡，令人脅痛不得息，咳而汗出，刺足小指次指爪甲上，與肉交者各一痏，不得息立已，汗出立止，咳者溫衣飲食[15]，一日已，左刺右，右刺左，病立已，不已，復刺如法。邪客於足少陰之絡，令人嗌痛不可內食，無故善怒，氣上走賁上[16]，刺足下中央之脉[17]各三痏，凡六刺，立已，左刺右，右刺左。嗌中腫，不能內唾，時不能出唾者，繆刺然骨之前，出血立已，左刺右，右刺左。

邪客於足太陰之絡，令人腰痛，引少腹控眇[18]，不可以仰息，刺腰尻之解[19]，兩胂之上[20]，是腰俞，以月死生爲痏數，發針立已，左刺右，右刺左。邪客於足太陽之絡，令人拘攣背急，引脅而痛，刺之從項始數脊椎俠脊，疾按之應手如痛，刺之傍[21]三痏，立已。邪客於足少陽之絡，令人留於樞中痛[22]，髀不可舉[23]，刺樞中以毫針，寒則久留針，以月死生爲數，立已。治諸經刺之，所過者不病，則繆刺之[24]。耳聾，刺手陽明，不已，刺其通脉出耳前者[25]。齒齲，刺手陽明，不已，刺其脉入齒中[26]，立已。邪客於五藏之間，其病也，脉引而痛，時來時止，視其病，繆刺之於手足爪甲上，視其脉，出其血，間日一刺，一刺不已，五刺已。繆傳引上齒[27]，齒唇寒痛，視其手背脉血者去之，足陽明中指爪甲上一痏，手大指次指爪甲上各一痏，立已，左取右，右取左。

邪客於手足少陰太陰足陽明之絡，此五絡皆會於耳中，上絡左角，五絡俱竭，令人身脉皆動，而形無知[28]也，其狀若尸，或曰尸厥，刺其足大指內側爪甲上，去端如韭葉，後刺足心，後刺足中指爪甲上各一痏，後刺手大指內側，去端如韭葉，後刺手心主，少陰銳骨之端[29]各一痏，立已，不已，以竹管吹其兩耳，鬄[30]其左角之髮方一寸燔治[31]，飲以美酒一杯，不能飲者灌之，立已。

〔注释〕

（1）无积者：指内无宿昔之积。即不因积聚所引起的病。

（2）手不及头：手臂不能上举。

（3）痏：指针刺的次数。

（4）支胠：胠，胸侧腋下的部位。支，撑满。支胠，谓胸侧腋下部胀满，如有物撑持，难以自如舒缩。

（5）以月死生为数：针刺时根据月的盈虚以测知经气的旺衰，从而决定刺针次数。从初一至十五，月亮由亏渐满，故谓月生，十五至月终，由满渐亏，故谓月死。

（6）不得前后：指大小便不利。

（7）利药：通利二便及逐下瘀血之药。

（8）上伤厥阴之脉，下伤少阴之络：堕坠之人筋骨必伤。肝主筋，故称上伤厥阴之脉；肾主骨，故称下伤少阴之络。

（9）刺足内踝之下：刺足厥阴之经穴中封。

（10）不已，刺三毛上：如不愈，则刺井穴大敦。大敦穴位于大指爪甲毛际之上，上有少量丛毛，故称三毛上。

（11）刺如右方：即刺同于上法。古书从右向左竖排，故称右方。

（12）耳聋，时不闻音：在短暂的时间内不闻声音。指平时听觉正常，突发的耳聋。此为络脉阻闭，故可刺络。

（13）其不时闻者，不可刺：不时闻，指不能有听到声音的时候，久聋之义。此为经气内虚，故不可以缪刺。

（14）针过其日数则脱气，不及日数则气不泻：针刺之数必视经气旺衰之情而定。若针刺之数过多，则过度耗伤正气；若不足其数，则不能引动经气而泻其邪。故必视经气盛衰之情，而施以相应的针数。

（15）咳者温衣饮食：咳为肺络之病。温衣以暖皮腠，温食以暖肺胃。若形寒饮冷则伤肺，故温衣饮食则助肺而止咳。

（16）气上走贲上：贲，谓贲门，指膈上。即气上冲而不降，逆于膈上，贲门气逆之症。

（17）刺足下中央之脉：刺涌泉穴。乃足少阴之井穴，在足心陷中。

（18）引少腹控䏚：引，牵引拘急之义；控，节制，限制；䏚，季胁下空软之处。少腹拘急牵引以致影响到季胁下部的意思。

（19）刺腰尻之解：尻（kāo 考），指尾骶骨。其末节名曰尾闾，一名骶端。解，分开两旁的意思。腰尻之解，谓尻骨两旁，两旁各有四孔，名曰八髎，刺此处。

（20）两胛之上：胛（shēn 申），挟脊两旁之肉谓胛。挟脊两旁，腰髁之下，各有胛肉陇起斜著于髁骨穴后。左右两胛肉上各有四骨空，曰上髎、次髎、中髎、下髎。

（21）刺之傍：刺脊椎两旁，太阳之络。

（22）枢中痛：枢，谓髀枢，相当于环跳穴周围。

（23）髀不可举：股骨与髋骨接合处疼痛，以致股骨难以抬起。

（24）治诸经刺之，所过者不病，则缪刺之：正经所过之处有病，则当巨刺以治其经。若不在正经所过之处，谓之所过者不病。病在大络则宜缪刺之法。

（25）刺其通脉出耳前者：通脉，与其相通之脉。指足阳明之脉，与手阳明相接，而出于耳前。刺手阳明不愈则刺此脉。

（26）刺其脉入齿中：手阳明之脉挟口唇交人中，络于齿，齿病刺手阳明之络不愈，则直接刺其入齿中之脉。

（27）缪传引上齿：张隐庵认为："缪传者，手阳明之邪缪传于足阳明之脉也，足阳明之脉入上齿中。"所以要刺泻手足阳明之井穴。

（28）身脉皆动，而形无知：脉搏跳动，呼吸仍存，此为身脉皆动；而昏不知人，对刺激也没有反应，犹如尸状，谓之形无知。

（29）少阴锐骨之端：指手少阴心经的俞穴神门。

（30）鬄：（tì 剃），同剃字。高士宗："鬄，髢同，俗作剃。"

（31）燔治：《类经》注："燔治，烧制为末也。"即将其烧灰存性之义。

〔提要〕

本节通过对各条经络发病的具体病证的叙述，提出了刺各条络脉，各种络病的具体刺法；较为详细地叙述了缪刺的概念原理及适应证。并介绍了缪刺的几种方法。其基本方法为刺泻井穴，如有数络俱病的情况则同时取诸络之井泻之，或分别主次先后而取之，以及用局部取穴法。

〔原文〕

凡刺之數，先視其經脉，切而從之⁽¹⁾，審其虛實而調之，不調者經刺之⁽²⁾，有痛而經不病者繆刺之⁽³⁾，因視其皮部有血絡者盡取之，此繆刺之數⁽⁴⁾也。

〔注释〕

（1）先视其经脉，切而从之：先要考虑经脉是否有病邪，通过切脉，从而测知经脉情况。

（2）审其虚实而调之，不调者经刺之：第一个调乃指脉法，第二个调乃指脉象。意为：要测知经气的虚实而后方可以治，如经气不和则施以刺法。

（3）有痛而经不病者缪刺之：有痛，指身形有痛。经不病，谓经脉平和而没病之象。如此身形痛而九候脉象无病，为邪中于络，则宜缪刺之法。

（4）缪刺之数：指缪刺的具体方法。

〔提要〕

本节可以说是全篇总结。凡邪气由表入里必中其经，因此治病之先必应先察其经脉的状况，经有病则治其经，经无病则为邪在大络，即应施以缪刺之法，从中也就进一步明确了巨刺与缪刺在应用时的区别。

〔讨论〕

一、缪刺与巨刺的区别

邪客于皮毛入舍孙脉，留连不去则入于络脉，络脉满溢则入于经脉。所谓满溢，即指络脉之邪充盛而有内犯之势。这也就是所谓"邪之从皮毛而入，极于五脏之次"的一般传变规律。如果邪气入舍络脉，同时经络闭塞而未得深入其经，但溢于大络，使络脉受病，这就是本篇所说的"奇病"，是缪刺的适应证。

从经文中可以体会到，适应于缪刺的病有以下特点：①患病时间不长，发病较急；②为限局性病变，一般不深入发展，病位较浅。凡是这样的病，都是右盛左衰，左盛右衰，所谓"上下左右与经相干"，然而不入于里。经脉的分布，都是左右对称的，而且也必然要贯通周流的。邪客于络脉后，不入于里，但郁闭于大络使其阻而不通，使左右不平衡、不对称、两侧不一致，所谓"气之盛衰左右倾移"。此时应以刺其井穴泻其血络之法，以导其闭瘀，使血络通，则痛可止矣。邪客于体，致血络周流不利而对侧血瘀则生痛，所谓移易者也就是指此而言。

巨刺与缪刺同为左痛取右，右痛取左，但巨刺为刺经脉，缪刺为刺络脉，二者有浅深之异。

针刺的深浅要随病情而定，如《刺要论》说："病有浮沉，刺有浅深，各至其理，无过其道，过之则内伤，不及则生外壅，壅则邪从之。"从中体现了要"勿致邪，勿伤正"的道理。

二、缪刺的方法

缪刺的具体方法，大体有四：

1. 邪客络脉，发病多急，病情固定，病位较浅，此时视哪一条络脉发病，则刺哪一条络脉的井穴，出其血，泻其满盛郁闭之邪。

2. 诸络相交、相会之处病，则取与之有关的各条络脉之井穴而泻之。如尸厥一病的刺法即如此。

3. 诸络相交、相会之处病，则辨析主次而分别取之。如耳聋一证的治疗即是。

4. 局部痛处取穴法，不同于上述泻井之法。如足太阳络病令人拘挛背急，足太阴络病令人腰痛，足少阳络病而致枢中痛，皆为随痛处取穴。

综上所述，缪刺基本为泻实刺井。刺泻井穴可为其常，随痛所在局部取穴则为其变法。

三、必须注意辨证以别其病机虚实

缪刺宜于络脉闭阻之证，观其泻诸络之井，亦可知其作用为决凝开滞，疏通闭塞，导引气血恢复周流常态。它适于病浅之急证实证，于经气虚者则禁用。本篇举一耳聋证为例，说明了这个问题。"邪客于手阳明之络，令人耳聋，时不闻音，刺手大指次指爪甲上，去端如韭叶各一痏，立闻……其不时闻者，不可刺也。"在这里，从耳聋的久暴来辨别其病机属实还是属虚。暴聋病程短多属实，知其为手阳明之络闭则可泻之；如若久聋，乃为脏气衰精气不足，便不可施以此法。在此既说明了缪刺只宜于实证，也明确示人以辨证的重要。

四、注意经气盛衰、气血盈虚而定针刺之数

中医学重视自然对人的影响，认为人身血气的浮降盛衰，与日月变化的规律相应，因此提出，因天时而调血气。月满、月空的变化与人体经脉血气盛衰相应，针刺时据此而定其痏数，《八正神明论》中也很详细地论述了这个问题。具体用针时，要"随气盛衰以为痏数"；否则发生变证，"针过其日数则脱气，不及日数则气不泻。"在这里将它的重要性与刺深刺浅的意义相提并重，可知针刺之数多少、手法的强弱对疾病的治疗效果是有着重要关系的。

观察月满月空的目的是测知经气的盛衰，而经气的盛衰与治疗效果有密切关系，《内经》中多次强调月的盈亏对人的影响，如《素问·八正神明论》说："月始生则血气始精，卫气始行，月郭满则血气实肌肉坚，月郭空则肌肉减，经络虚，卫气去，形独居。"自然环境对人体是有影响的，人体要保持正常的机能活动，在这个环境中，就必然要随自然环境的变化，而产生相应的生理变化，以适应之。况且一切生物的逐步产生，都与大自然的各种条件、各种因素有密切关系。

自然界有春夏秋冬四季，昼夜晨昏四时等变化，人体内阳气的浮沉、卫气的出入等生理变化俱与之相应，诊断和治疗疾病时也必须要考虑。至于一月内经脉血气的盈虚变化如何，经气的敏感传导能力在程度上有何变化，这个变化是体内长期来形成的自身周期性变化，还是仍在受月球的影响？这问题尚需进一步探讨和研究。

（高铎）

四时刺逆从论第六十四

　　"逆从"，即针刺治疗顺应四时六气阴阳盛衰者为从，反之为逆。四时六气有太过不及，脏腑经络有有余不足。四时六气之变化，直接影响着人体脏腑经络阴阳盛衰。因此，在运用针刺法时，就必须顺应四时六气阴阳盛衰之变化，如果违反了这一点，就会引起各种病变，这些病变是以"逆从"道理来对比说明的，所以篇名叫做"四时刺逆从论"。

〔原文〕

　　厥陰有餘病陰痹[(1)]，不足病生熱痹[(2)]，滑[(3)]則病狐疝風[(4)]，澀[(3)]則病少腹積氣[(5)]。少陰有餘病皮痹[(6)]隱軫[(7)]，不足病肺痹[(8)]，滑則病肺風疝[(9)]，澀則病積溲血[(10)]。太陰有餘病肉痹[(11)]寒中[(12)]，不足病脾痹[(13)]，滑則病脾風疝[(14)]，澀則病積心腹時滿。陽明有餘病脉痹[(15)]身時熱，不足病心痹[(16)]，滑則病心風疝[(17)]，澀則病積時善驚。太陽有餘病骨痹[(18)]身重，不足病腎痹[(19)]；滑則病腎風疝[(20)]，澀則病積善時巔疾[(21)]。少陽有餘病筋痹[(22)]脅滿，不足病肝痹[(23)]，滑則病肝風疝[(24)]，澀則病積時筋急目痛。

〔注释〕

　　(1) 阴痹：张景岳："厥阴者风木之气也，风木有余则邪并于肝，肝经之脉结于诸阴之分，故病为阴痹。"即是指阴性的痹病而言。

　　(2) 热痹：张景岳："厥阴之气不足，则阳邪胜之，故病生热痹。"即是指热性的痹病而言。

　　(3) 滑，涩：这里指脉象。姚止庵："邪气盛则病有余，其脉浮动而象滑，正气虚则病不足，其脉沉滞而象涩，滑与涩即有余不足之形，似非必如《脉经》所言滑为痰盛、涩为无血之谓也。惟滑近有余，故所主皆风疝经络之证，惟涩为不足，故所主皆气积脏腑之病。"下文中的"滑、涩"与此同义。

　　(4) 狐疝风：张景岳："疝者，前阴少腹之病，男女五脏皆有之。狐之昼伏夜出，阴兽也。疝在厥阴，其出入上下不常，与狐相类，故曰狐疝风。此非外入之风，乃以肝邪为言也。"

　　(5) 积气：张景岳："邪气留止而病为积聚。"

　　(6) 皮痹：张景岳："少阴者君火之气也，火盛则克金，皮者肺之合，故为皮痹。"

　　(7) 隐轸：张景岳："隐轸，即瘾疹也。"是一种皮肤病。

　　(8) 肺痹：张景岳："火不足则金无所畏，燥邪独盛，故病为肺痹。"

　　(9) 肺风疝：马莳："其脉若滑，当病肺风疝，外感之邪也。"指疝因外感风邪所致。张景岳则认为："滑实则君火为邪，故乘于肺，病在气也。"

　　(10) 溲血：即尿血。

（11）肉痹：张景岳："太阴者湿之气也，湿邪有余，故为肉痹。"

（12）寒中：张景岳："寒湿在脾，故为寒中。"

（13）脾痹：张景岳："土弱则脾气不行也。"

（14）脾风疝：张景岳："脾风疝者，即癫肿重坠之属，病在湿也。"

（15）脉痹：张景岳："阳明者燥金之气也，其合大肠与胃，燥气有余，则血脉虚而阴水弱，故病脉痹。"

（16）心痹：张景岳："燥气不足则火胜为邪，故病为心痹。"

（17）心风疝：张景岳："滑则燥热生风，热则主于心也，故为心风疝。"

（18）骨痹：张景岳："太阳者寒水之气也，其合肾，其主骨，故太阳寒邪有余者，主为骨痹。"

（19）肾痹：张景岳："不足则肾气弱，故病为肾痹。"

（20）肾风疝：张景岳："太阳滑实者，风寒挟邪，故病肾风疝。"

（21）善时巅疾：巅，顶巅也。足太阳之脉行于头巅之上，太阳脉涩气滞者，故以时患头巅疾患。

（22）筋痹：张景岳："少阳者相火之气也，其合肝胆，其主筋……故少阳之邪有余者，当病筋痹。"

（23）肝痹：张景岳："少阳不足则肝脏气虚，故病为肝痹。"

（24）肝风疝：张景岳："滑实则风热合邪而为肝风疝，病在筋也。"

〔提要〕

本段主要说明与三阴三阳六气相应的人身三阴三阳六经，其经气在有余不足等情况下发生的各种病变。

〔原文〕

是故春氣在經脉，夏氣在孫絡，長夏氣在肌肉，秋氣在皮膚，冬氣在骨髓中[1]。帝曰：願聞其故。岐伯曰：春者，天氣始開，地氣始泄，凍解冰釋，水行經通，故人氣在脉。夏者，經滿氣溢，入孫絡受血，皮膚充實。長夏者，經絡皆盛，内溢肌中。秋者，天氣始收，腠强閉塞，皮膚引急[2]。冬者蓋藏，血氣在中，内著骨髓，通於五藏。是故邪氣者，常隨四時之氣血而入客也，至其變化不可爲度[3]，然必從其經氣，辟除[4]其邪，除其邪則亂氣不生。

〔注释〕

（1）是故春气在经脉……冬气在骨髓中：此一段各注家有两种看法，张景岳："言人气之合天地，有升有降。"丹波元简认为是错简之文，云："是故春气在经脉以下，本是别章。"但本节中有此一段还是有意义的，详后讨论。

（2）皮肤引急：即皮肤毛孔收缩的意思。

（3）不可为度：古人认为四时气候各有常度，但其变化则不可为度，所以"不可为度"就是不可度量的意思。

（4）辟除：即祛除之意。

〔提要〕

本段主要阐述了人身经脉之气与四时相应的正常生理状态，说明人身经脉之气在四时中各有不同的所主部位，并指出邪气常常随着四时气血的不同情况来侵入人体而产生疾病，因此，在治疗方面，必须根据四时的经气所在，而决定四时针刺的部位。

〔原文〕

帝曰：逆四時而生亂氣奈何？岐伯曰：春刺絡脉，血氣外溢，令人少氣，春刺肌肉，血氣環逆[1]，令人上氣，春刺筋骨，血氣內著，令人腹脹。夏刺經脉，血氣乃竭，令人解㑊[2]，夏刺肌肉，血氣內却[3]，令人善恐，夏刺筋骨，血氣上逆，令人善怒。秋刺經脉，血氣上逆，令人善忘，秋刺絡脉，氣不外行[4]，令人臥不欲動，秋刺筋骨，血氣內散，令人寒慄。冬刺經脉，血氣皆脱，令人目不明，冬刺絡脉，內氣外泄，留爲大痹[5]，冬刺肌肉，陽氣竭絕，令人善忘。凡此四時刺者，大逆之病[6]，不可不從也，反之，則生亂氣相淫病焉。故刺不知四時之經，病之所生，以從爲逆，正氣內亂，與精相薄[7]，必審九候，正氣不亂，精氣不轉[8]。帝曰：善。

〔注释〕

（1）环逆：张隐庵："环逆者，逆其环转也。"张景岳："血气环周皆逆，不相运行。"意思是不能按照正常的规律循环。

（2）解㑊：解，即懈怠，㑊（yì亦），即困倦。张景岳："解㑊者，形迹困倦，莫可名之之谓。"

（3）内却：吴崑："令血气却弱，是以善恐。"张隐庵："血气虚，却于内矣，阳明脉虚，则恐如人将捕之。"

（4）气不外行：《新校正》："全元起本作'气不卫外'，《太素》同。"

（5）大痹：张隐庵："大痹者，脏气虚而邪痹于五脏也。"即五脏气血虚弱所致的痹病。

（6）大逆之病：张景岳："刺失四时，是谓大逆。"又，《新校正》："按全元起本作'六经之病'。"备考。

（7）与精相薄：精，即精气、真气也。薄，张景岳："邪正相迫也。"意思是说邪气与精气相搏争。

（8）精气不转：即是精气不发生逆转散乱的意思。

〔提要〕

本段主要说明了因逆四时之气而误刺造成的各种病变情况，强调只有详审三部九候。针刺又本于四时经气之盛衰，方可"正气不乱，精气不转"。

〔原文〕

刺五藏，中心一日死，其動[1]爲噫[2]。中肝五日死，其動爲語[3]。中肺三日死，其動爲咳[4]。中腎六日死，其動爲嚏欠[5]。中脾十日死，其動爲吞[6]。刺傷人五藏必死[7]，其動，則依其藏之所變，候知其死也[8]。

〔注释〕

（1）动：张景岳："动，变动也。"即刺伤五脏所发生的变动情况。

（2）噫：张景岳："噫，嗳气也。"又说："心在气为噫，噫则心气绝矣。"噫是刺伤心发生的变动情况。后"语、咳、嚏欠、吞"分别为刺伤"肝、肺、肾、脾"所发生的变动情况。

（3）语：张景岳："语，谓无故妄言也。肝在气为语，语见则肝绝矣。"

（4）咳：张景岳："肺在气为咳，咳见则肺气矣。"

（5）嚏欠：嚏，即喷嚏；欠，即呵欠。张景岳："其动为嚏为欠，见则肾气绝矣。"

（6）吞：张景岳："脾在气为吞，吞见则脾气绝矣。"

（7）刺伤人五藏必死：《诊要经终论》曰："凡刺胸腹者，必避五藏。"王冰注："五脏者，所以藏精神魂魄意志，损之则五神去，神去则死至。"故误刺伤及五脏，就有导致死亡的危险。

（8）依其藏之所变，候知其死：即根据误刺伤五脏后所发生的噫、语、咳、嚏欠、吞等变动证候，可以测知是伤于何脏，并进而预测其死期。

〔提要〕

本段主要说明了误刺伤及五脏必致死亡，及其死亡前的变证和死期的预测。

〔讨论〕

一、关于痹病的问题

本篇所载痹病，有阴痹、热痹、皮肉脉骨筋痹及肺脾心肾肝痹等十二种，因基本上没有叙述各痹的症状，故历代注家对此认识尚有分歧。如王冰认为："痹，谓痛也。"张隐庵认为："痹者，闭也，血气留着于皮肉筋骨之间而为痛也。"但也有持相反意见者，如《新校正》云："详王氏以痹为痛未通。"姚止庵："《痹论》所言痹之为义：一为不知痛痒，一为闭塞不通。王注以痹为痛，昧厥旨矣。今六经有余不足所病之痹，义正相兼。"又说："痹者顽与闭也，邪入经络，血气凝滞，或顽木而肉不仁，或闭塞而气不通也。"根据《素问·痹论》："营卫之气亦令人痹。"又云："痹，或痛，或不痛，或不仁，或寒，或热，或燥，或湿。"说明痹之病机是由于多种原因所致的气血闭塞不通，故其证有痛者，亦有不痛者。总当以临床表现为依据而进行辨证施治。

二、关于疝病

本篇所载狐疝风、肺脾心肾肝风疝等六者，只有病名，而无症状。张景岳认为："疝者，是前阴少腹之病。"由此可见，本篇所言六疝，非单纯指体腔内容物向阴部突出及单纯睾丸肿大的病证，当包括腹部剧烈疼痛，兼有二便不通的证候。如《素问·长刺节论》："病在少腹，腹痛不得大小便，病名曰疝。"关于六疝的病因病机和治疗，张景岳论述甚精，他认为："本篇六疝，皆兼言风者，本非外入之风，盖风属肝，肝主筋，故凡病各经之疝者，谓其病多在筋而皆挟肝邪则可，若谓必在厥阴，则不可也。"又说："至于治之之法，大都此证寒则多痛，热则多纵，湿则多肿坠，虚者亦然。若重在血分者不移，在气分者多动，分察六者于诸经，各因其虚实多少而兼治之，自无不效也。"明确指出了对疝病的辨证及治疗原则。

三、关于六气太过、不及致病的规律性

六气太过、不及所致病证中，厥阴、太阴是本经脏及其外应者发病，少阴是我所胜的经脏及其外应者发病；太阳、少阳是相表里的经脏及其外应者发病，而阳明燥气有余则反侮于心发为脉痹，燥气不足则火胜为邪发为心痹。这些情况说明六气致病虽有一定规律性，而又有其复杂性。启示我们：六气致病，在临床辨证分析中，除了应考虑到影响及本经脏及其外应者发病外，还要考虑到有可能影响及我所胜者、我所不胜者、生我者和相表里的经脏及其外应者发病。

四、关于人身经脉之气与四时之气相应的问题

张隐庵说："夫经脉为里，支而横者为络，络之别者为孙。是血气之从经脉而外溢于孙络，从孙络而充于皮肤，从皮肤而复内溢于肌肉中，从肌肉而著于骨髓，通于五脏。是脉气之散于脉外，而复内通于五脏也。"说明人身之经、络、皮、肉、骨有表里深浅之不同，而气血的循环也有表里浅深之各异。人与自然息息相应，春季阳气始发而与经脉相应，夏季阳气外盛而与孙络相应，长夏阳气居中而与肌肉相应，秋季阳气始收而与皮肤相应，冬季阳气潜藏而与骨髓相应。故"春气在经脉，夏气在孙络，长夏气在肌肉，秋气在皮肤，冬气在骨髓中。"因此，在运用针刺时，就必须根据春夏秋冬四时之气的不同，而有刺经、络、肌肉、皮肤、骨髓等表里浅深部位的不同。若违反了这些规律，如春当刺经脉，反而刺络脉、刺肌肉、刺皮肤、刺骨髓者，均为逆四时而刺。此非但不能治病，相反会加重病情、招致变症丛生。这种理论，旨在说明人体的完整统一性和人体与自然的完整统一性，充分体现了中医学的整体观思想。

五、关于刺伤五脏的死期

五脏是人体内在生命活动的重要器官，误刺伤及五脏，均有导致死亡的危险。本篇所言刺伤五脏之死期，有的注家用五行生成数来解释，而不如张景岳之解释更切实际，他说："刺伤五脏，死期各有远近者，以阴阳要害言之有缓急也。盖死生之道，惟阳为主，故伤于阳者为急，伤于阴者稍迟。心肺居在膈上，二阳脏也。心为阳中之阳，肺为阳中之阴，故心为最急而一日，肺次之而三日。肝脾肾居膈下，三阴脏也。肝为阴中之阳，肾为阴中之阴，脾为阴中之至阴，故肝稍急而五日，肾次之而六日，脾又次之而十日。此缓急之义也。"本篇所言死期，可能是古人根据该脏器在人体中所居地位之主次的理论推测的，也可能是古人的临床经验。此不过约略之词，不可拘泥其具体日数。盖其主要精神在于示人针刺时切忌误伤五脏而已。

（周安方）

标本病传论篇第六十五

本篇论述之"标本"，指发病的先后主次，"病传"指疾病传变的一般规律。因其全篇主要论述这两方面的问题，故称"标本病传论"。

〔原文〕

黄帝問曰：病有標本，刺有逆從[1]奈何？岐伯對曰：凡刺之方，必別陰陽[2]，前後相應[3]，逆從得施[4]，標本相移[5]，故曰有其在標而求之於標，有其在本而求之於本，有其在本而求之於標，有其在標而求之於本。故治有取標而得者，有取本而得者，有逆取而得者，有從取而得者，故知逆與從，正行無問[6]，知標本者，萬舉萬當，不知標本，是謂妄行。

夫陰陽逆從標本之爲道也，小而大，言一而知百病之害[7]，少而多，淺而博，可以言一而知百也。以淺而知深，察近而知遠，言標與本，易而勿及[8]。

治反爲逆，治得爲從[9]。先病而後逆者治其本，先逆而後病者治其本，先寒而後生病者治其本，先病而後生寒者治其本，先熱而後生病者治其本[10]，先熱而後生中滿者治其標，先病而後泄者治其本，先泄而後生他病者治其本，必且調之，乃治其他病，先病而後生中滿者治其標，先中滿而後煩心者治其本[11]。人有客氣有同氣[12]。小大不利治其標，小大利治其本[13]。病發而有餘，本而標之，是治其本，後治其標。病發而不足，標而本之，先治其標，後治其本[14]。謹察間甚[15]，以意調之，間者并行，甚者獨行[16]。先小大不利而後生病者治其本。

〔注释〕

（1）病有标本，刺有逆从：马莳："标者，病之后生。本者，病之先成，此乃病体之不同也。逆者，如病在本而求之于标，病在标而求之于本。从者，如在本求本，在标求标，此乃治法之不同也。"

（2）必别刚阳：张景岳："阴阳二字，所包者广，如经络时令气血疾病无所不在。"即阴阳为辨证施治之总纲，无论病在脏腑、经络、气血都有阴阳之分别。

（3）前后相应：张隐庵："前后相应者，有先病后病也。即发病有先后次序。"

（4）逆从得施：张景岳："或逆或从，得施其法。"即或者逆治，或者从治，总之采取正确的治疗原则。

（5）标本相移：吴崑："刺者，或取于标，或取于本，互相移易。"根据病之具体情况，有时需治标，有时需治本，治标治本可以视其病情灵活掌握，没有固定的次序。

（6）正行无问：只要掌握了标本逆从的道理，就可以毫不犹豫地大胆施治，而无用问于他人。

（7）言一而知百病之害：王冰："著之至也，言别阴阳，知逆顺，法明著，见精微，观其所举则小，寻其所利则大，以斯明著，故言一而知百病之害。"此句的意思是说，明白阴阳逆从标本的道理，就可以触类旁通，见小知大，言一知百，由浅知深，察近知远。

（8）言标与本，易而勿及：标本的道理说起来很容易理解，但临床上应用起来就不那么简单了。

（9）治反为逆，治得为从：张景岳："此释逆从为治之义，得，相得也，犹言顺也。"即逆其病情而治为逆治，如以寒凉剂治热病，顺其病情而治的为从治，如以热性剂用冷服的方法去治寒病。

（10）先病而后逆者治其本，先逆而后病者治其本，先寒而后生病者治其本，先病而后生寒者治其本，先热而后生病者治其本：张景岳："有因病而致血气之逆者，有因逆而致变生之病者，有因寒热而生为病者，有因病而生为寒热者，但治其所因之本原，则后生之标病，可不治而自愈矣。"先者为本，后者为标，此五种情况皆当治其本也，即治其病之本源也。

（11）先热而后生中满者治其标……先病而后生中满者治其标，先中满而后烦心者治其本：张景岳："诸病皆先治本，而难中满者先治其标，盖以中满为病，其邪在胃，胃者脏腑之本也，胃满则药食之气不能行，而脏腑皆失其所禀，故先治此者，亦所以治本也。"

（12）人有客气有同气：林亿《新校正》云："按全元起本，同作固。"客气即指所受之邪气，固气即原在体内之邪气，先受病为本，后受病为标，则客气为标，固气为本。

（13）小大不利治其标，小大利者治其本：小大，指大小便而言；不利，即不通利。张景岳："诸皆治本，此独治标，盖二便不通，乃危急之候，虽为标病，必先治之，此所谓急则治其标也，凡诸病而大小利者，皆当治本无疑矣。"

（14）病发而有余，本而标之，先治其本，后治其标，病发而不足，标而本之，先治其标，后治其本：此节以邪气为本，以正气为标，病发而有余，是邪气有余，应先治其邪气，然后再调其正气，以防邪气传于他脏，叫本而标之；病发不足，是正气不足，应先治其正气，然后治其病邪，以防邪气乘虚而侵，叫标而本之。

（15）间甚：指病之浅深轻重。间者，病之轻浅；甚者，病之深重。

（16）间者并行，甚者独行：张景岳："病浅者可以兼治故曰并行，病甚者难容杂乱，故曰独行，盖治不精专，为法之大忌，故当加意调之也。一曰病轻者，邪气与正气互为出入，故曰并行，病甚者，邪专王而肆虐，故曰独行，于义亦通。"

〔提要〕

本段说明病有标本之分，治有逆从之法的道理，强调掌握标本逆从之理在治疗疾病上的重要意义，并举例说明了标本逆从在临床上的具体应用，提出了急则治其标，缓则治其本的原则。

〔原文〕

夫病传者，心病先心痛，一日而咳⁽¹⁾，三日脅支痛⁽²⁾，五日閉塞不通，身痛體重⁽³⁾，三日不已，死，冬夜半，夏日中⁽⁴⁾。肺病喘咳，三日而脅支滿痛，一日身重體痛⁽⁵⁾，五日而脹⁽⁶⁾，十日不已，死，冬日入，夏日出⁽⁷⁾。肝病頭目眩脅支滿，三日體重身痛，五日而

脹，三日腰脊少腹痛脛酸⁽⁸⁾，三日不已，死，冬日入，夏早食⁽⁹⁾。脾病身痛體重，一日而脹，二日少腹腰脊痛脛酸，三日背胕筋痛小便閉⁽¹⁰⁾，十日不已，死，冬人定，夏晏食⁽¹¹⁾。腎病少腹腰脊痛骱酸，三日背胕筋痛小便閉，三日腹脹⁽¹²⁾，三日兩脅支痛⁽¹³⁾，三日不已，死，冬大晨，夏晏晡⁽¹⁴⁾。胃病脹滿⁽¹⁵⁾，五日少腹腰脊痛骱酸，三日背胕筋痛小便閉，五日身體重⁽¹⁶⁾，六日不已，死，冬夜半後，夏日昳⁽¹⁷⁾。膀胱病小便閉，五日少腹脹腰脊痛骱酸，一日腹脹，一日身體痛⁽¹⁸⁾，二日不已，死，冬雞鳴，夏下晡⁽¹⁹⁾。諸病以次相傳，如是者，皆有死期，不可刺。間一藏止⁽²⁰⁾，及至三四藏者⁽²¹⁾，乃可刺也。

〔注释〕

（1）一日而咳：王冰：“心火胜金，传于肺也，肺在变动为咳，故尔。”

（2）三日胁支痛：王冰：“肺金胜木，传于肝也，以其脉循胁肋，故如是。”

（3）五日闭塞不通，身痛体重：王冰：“肝木胜土，传于脾也。”脾主运化，又主肌肉，木气乘之，故见此证。

（4）冬夜半，夏日中：张景岳：“冬月夜半，水王之极也，夏月日中，火王之极也，心火畏水，故冬则死于夜半，阳邪亢极，故夏则死于日中，盖衰极亦死，盛极亦死，有所偏胜，则有所偏绝也。”马莳：“盖夜半为水，而冬之夜半，其水尤甚，以水来克火，故死，日中为火，而夏之日中，其火尤甚，以心火已绝，火不能持，故亦死。”按二家注释基本一致，合而参之，更为明晰。

（5）一日身重体痛：王冰：“肝传于脾。”

（6）五日而胀：吴崑：“胀，胃病也，胀者，由于闭塞不通使然，此土气败绝，升降之机息，即痞胀也。”王冰：“自传于腑。”

（7）冬日入，夏日出：马莳：“冬之日入在申，申虽属金，金衰不能扶也，夏之日出在寅，木旺火将生，肺气已绝，不待火之生也。”

（8）三日腰脊少腹痛胫酸：马莳：“脾传于肾……肾脉起于足循腨内出腘内廉，贯脊属肾络膀胱，又腰为肾之府，故病如是也”。

（9）冬日入，夏早食：马莳：“冬日入在申，以金旺木衰也，夏之早食在卯，以木旺气反绝也。”

（10）三日背胕筋痛小便闭：马莳：“肾自传于膀胱腑。”胕，同于脽，膀胱经行于背脽，故背脊痛。膀胱为州都之官，津液所藏，必气化乃能出，病传于膀胱，故小便闭。

（11）冬人定，夏晏食：晏，晚也。马莳：“盖冬之人定在亥，以土不胜水也，夏之晏食在寅，以木来克土也”。

（12）三日腹胀：王冰：“膀胱传于小肠。”

（13）三日两胁支痛：张景岳：“即三日而上之心也，手心主之正，别下渊腋，三寸入胸中，故两肋支痛。”林亿《新校正》云：“按《灵枢经》云，三日之小肠，三日上之心，今之两胁支痛，是小肠腑传心脏而发痛也。”

（14）冬大晨，夏晏晡：马莳：“冬之大明在寅末，木旺水衰也，夏之晏晡在向昏，土能克水也。”

（15）胃病胀满：王冰：“以其脉循腹，故如是。”

（16）五日身体重：《灵枢·病传论》曰："五日而上之心，此之身体重者，可能是疑误也。"马莳："据理当以《灵枢》五日而上之心者为正，乃水克火也。"

（17）冬夜半后，夏日昳：马莳："冬之夜半在子。土不胜水也，夏之日昳在未，土正衰也。"

（18）一日腹胀，一日身体痛：张景岳："即一日而之小肠，一日而之心，腑传脏也，心主血脉，故为身体痛。"

（19）冬鸡鸣，夏下晡：马莳："冬之鸡鸣在丑，土克水也，夏之下晡在申，金衰不能生水也。"

（20）间一藏止：王冰："谓隔过前一脏而不更传也。"即传于间隔一脏之脏则止。

（21）及至三四藏者：即不是按相克次序而传，而是传至三四脏的。

〔提要〕

本段通过对五脏心、肝、脾、肺、肾以及胃、膀胱等病相传之死期的论述，说明了危重病传变的一般规律，指出了任何疾病，若按五行相克规律，以次传及五脏者，病情危重；若只传一脏而止或隔三四脏相传者，则病情较轻，仍可救治。

〔讨论〕

一、关于标本之义

本文首先提出了病有标本，刺有逆从的问题，但何为标，何为本，本文中并没有明确指出，从文中所举的治标治本之例，可以看出，它是以先病为本，后病为标。比如文中"先病而后逆者治其本，先逆而后病者治其本，"是说先患某病，而后引起气血违逆不和的，要治其先发之病，先因气血违逆不和而后引起他病的，要治其气血不和，又如"先寒而后生病者治其本，先病而后生寒者治其本"，是说先受寒邪，而后发生其他病的，要先治其寒邪，若先发生某病，而后出现寒证表现的，要先治其原发病。《素问·至真要大论》中说："必伏其所主，而先其所因。"所以这种以先病为本的思想，即是以"因"为本的思想，也就是先治其本的思想。

标本之义除了概括了这种疾病的因果关系外，同时也概括了疾病的轻重缓急和主次关系，以及病之本质与现象的关系，如《素问·汤液醪醴论》篇中言："病为本，工为标。"是说治病过程中，起主导作用的一面是病人，而医生相对处于次要地位。另外在目前的临床上标本之义就更加广泛了，就病人来讲，人体正气为本，邪气为标，就病位来讲，病在里为本，病在外者为标，就疾病来讲，病因为本，临床表现的症状为标，就六气与六经相对而言，六气为本，六经为标，就脏腑与经络而言，脏腑为本，经络为标，因此标本之义是多方面的，但概括起来，不外乎代表了疾病的三种关系：即主次关系，本质与现象的关系，和因果关系。本文中说："知标本者，万举万当，不知标本者，是谓妄行。"可见掌握标本之义在临床上有着重要意义。

二、关于标本治则

《素问·阴阳应象大论》中言："治病必求于本。"治本是治疗疾病的总则。本篇列举了14例，其中11例皆为先治其本，只有3例为先治其标，即"先热而后生中满者治其标，先病而后生中满者治其标，小大不利治其标。"同时还说："先中满而后烦心者治其本，先小大不利而后生病者治其本。"这就告诉我们凡见中满，小大不利之证，不论其在标在本都要当先治之，为什么呢？《素问·玉机真藏论篇》曰："……腹胀，前后不通，闷瞀，此谓五实。""五实死"可见此三证者，皆为势急之证，若不当先治之，每导致严重后果。

由此可知，治标的关键在于一个"急"字上，急则治其标，缓则治其本，治标只是权宜之计，治本才是根本目的。

三、关于病传规律问题

本文叙述了心、肺、肝、脾、肾以及胃、膀胱等脏腑之疾病的传变过程，并明确指出："诸病以次相传，如是者，皆有死期不可刺。"也就是说，按这种规律传变的病，都是危重的。那么这是一种什么样的传变规律呢？我们从本文中可以清楚地看出，这是以五行相克关系传变的一种规律。例如："心病，先心痛，一日而咳"，咳为肺之证，是心传之于肺火克金也。"三日胁支痛"，肝之经脉布于胁肋，为肺传之于肝，金克木也。"五日闭塞不通，身痛体重"，脾司运化，又主肌肉，是肝传之于脾，木克土也。"三日不已，死"，病传于脾仍未止，再传则到肾，肾为心之所不胜之脏，而五脏皆已传遍，因此则死矣，这与《素问·玉机真藏论》中所言的："五藏受气于其所生，传之于其所胜，气舍于其所生，死于其所不胜。病之且死，必先传行，至其所不胜，病乃死。""五脏相通，移皆有次，五脏有病，则各传其所胜……传五脏而当死，是顺传所胜之次"的规律，基本是一致的。另外本文中也谈到了表里相传，如："脾病身痛体重，一日而胀"，胀为胃之证，是脾自传于腑，"二日少腹腰脊痛胫酸"，是胃传之于肾，因为肾脉起于足，循腨内出腘内廉上股内后廉。"三日背膂筋痛小便闭"，是肾自传于腑，因为膀胱经行于背部，为州都之官，津液所藏，必气化乃能出。虽然脾传于胃，肾传于膀胱皆为表里相传，但脾与肾仍为相克而传，而且十日不已，死，说明病若继续按此规律传下去，则为死证。这些都说明病按此相克规律顺序传遍五脏者，正气大伤，是为危证，若不按此规律传变，如本文中所说的"间一脏止，及至三四脏者，乃可刺也"，即病情较轻，预后较好。

本文中所谈的病之传变规律，是古人的临床经验总结，它有着一定的实际意义，但疾病往往是非常复杂的，我们不能机械地按照这一规律去推断病情，而只能作为临床上的一种参考，比如"见肝之病，知肝传脾，当先实脾"（引自张仲景《金匮要略》）就是前人根据疾病的这种传变规律而制定的治疗措施。当然，也不能把它看得太绝对了，要具体情况具体分析。

（戚燕如）

天元纪大论第六十六

　　天，泛指自然界；元，大也，始也；纪，法则、规律。古人认为，宇宙间充满了变化无极的大气，是自然界各种现象和生命现象之本原。虽其至大，却在有规律地运行着，这个规律，便是五运六气。本篇旨在阐明五运六气的基本概念和一般规律，故名曰"天元纪大论"。

〔原文〕

　　黄帝问曰：天有五行[(1)]，御五位[(2)]以生寒暑燥濕風[(3)]，人有五藏化五氣，以生喜怒思憂恐[(4)]。論言[(5)]五運相襲而皆治之，終期之日，周而復始[(6)]，余已知之矣，願聞其與三陰三陽之候[(7)]奈何合之？鬼臾區稽首再拜對曰：昭乎哉問也。夫五運陰陽[(8)]者，天地之道也，萬物之綱紀，變化之父母，生殺之本始，神明之府也，可不通乎！故物生謂之化[(9)]，物極謂之變[(10)]，陰陽不測謂之神[(11)]，神用無方謂之聖[(12)]。夫變化之爲用也，在天爲玄[(13)]，在人爲道[(14)]，在地爲化[(15)]，化生五味，道生智[(16)]，玄生神[(17)]。神在天爲風，在地爲木，在天爲熱，在地爲火，在天爲濕，在地爲土，在天爲燥，在地爲金，在天爲寒，在地爲水[(18)]，故在天爲氣，在地成形[(19)]，形氣相感而化生萬物[(20)]矣。然天地者，萬物之上下也[(21)]；左右者，陰陽之道路也[(22)]；水火者，陰陽之徵兆也[(23)]；金木者，生成之終始也[(24)]。氣有多少[(25)]，形有盛衰[(26)]，上下相召而損益彰[(27)]矣。帝曰：願聞五運之主時也何如？鬼臾區曰：五氣運行，各終期日，非獨主時也。帝曰：請問其所謂也。鬼臾區曰：臣積考[(28)]《太始天元冊》[(29)]文曰：太虛寥廓，肇基化元[(30)]，萬物資始[(31)]，五運終天[(32)]，布氣真靈[(33)]，揔統坤元[(34)]，九星懸朗[(35)]，七曜周旋[(36)]，曰陰曰陽，曰柔曰剛[(37)]，幽顯既位[(38)]，寒暑弛張[(39)]，生生化化[(40)]，品物咸章[(41)]。臣斯十世[(42)]，此之謂也。

〔注釋〕

　　(1) 天有五行：张隐庵："天有五行者，丹黅苍素元之五气也。"马莳："五行者，金木水火土也，在天则为天干之五行，如甲乙属木之类，然在运则为气化之五行，如甲己化土之类，在中运则为甲己太宫少宫之类，在地则为地支之五行，如子丑寅卯之类。然在岁气，则为子午属少阴君火之类。故天有五行生六气，天之六气又生在地有形之五行，无非五行之妙也。"两说似以张说明了，故从张说。

　　(2) 御五位：御（yù，音玉），临也。这里作分布、降临解；五位，指东、南、西、北、中五个方位。

　　(3) 以生寒暑燥湿风：张隐庵："天有五行者，丹黅苍素元之五气也。五位，五方之位也，地之五行也。寒暑燥湿风，天之六气也。盖言天之五气，经于十干之分，化生地之五行，地之五行，以生天之六气。"

　　(4) 人有五藏化五气，以生喜怒思忧恐：五脏，心、肝、肺、脾、肾之谓；五气，指五脏的生理活动；喜怒思忧恐，五脏所生之五志。此言天人相应：天有五行，以生六气，人有五脏，以出五志。

（5）论言：指《六节藏象论》中"五运相袭而皆治之，终期之日，周而复始"数语。

（6）五运相袭而皆治之，终期之日，周而复始：五运，王冰："运谓五行应天之五运。"相袭，递相承袭；期，一年；终期，满三百六十五日又四分日之一。此言五行应天之运，各主一年气候的总特点，足一年后才行更替，周而复始。

（7）三阴三阳之候：三阴三阳，指太阴、少阴、厥阴、太阳、少阳、阳明。三阴三阳上合天之六气，故六气为三阴三阳之候。

（8）五运阴阳：五运，这里与"阴阳"并列，当为五运六气总的规律，与注释（6）中的"五运"意义不同。此处，五运的含义，是五行生化承制规律在自然现象中的体现，是万物发生发展的必要条件，阴阳对立统一运动则是万物发生发展的内部原因和动力，故五运阴阳为"天地之道也，万物之纲纪，变化之父母，生杀之本始，神明之府也。"

（9）物生谓之化：万物的产生是五运阴阳变化而成，所以物之生叫做"化"。

（10）物极谓之变：事物发展到极度必然发生质的变化，所以物之极就是变。

（11）阴阳不测谓之神：不测，莫测；阴阳变化莫测就叫"神"。

（12）神用无方谓之圣：神用，阴阳运动规律的功用；无方，无边。全句意为：运用阴阳运动的规律认识一切事物而无所不通，就叫做圣。掌握阴阳变化之理万物皆可通晓的人叫圣人。

（13）在天为玄：玄，远也。

（14）在人为道：道，道理。人对事物变化规律的认识。

（15）在地为化：阴阳运动在地为生化万物。

（16）道生智：智，智慧。掌握阴阳变化之理乃生智慧。

（17）玄生神：太空玄远无极，故出无穷莫测之变化。

（18）神在天为风，在地为木，在天为热，在地为火，在天为湿，在地为土，在天为燥，在地为金，在天为寒，在地为水：风、热、湿、燥、寒，为天之六气；木、火、土、金、水，在地之五行。此言天之六气、地之五行皆为太虚元气一气所化，而且六气与五行之间是密切联系着的，如天之风气，与地之木气相应，天之热气，与地之火气相应。所谓相应，即性质相同、变化相通之意。所以，风气通于木，热气通于火……

（19）在天为气，在地成形：天之六气虽与地之五行性质相同、变化相通，但各自又有不同形态：在天是无形之气，在地为有形之质。

（20）形气相感而化生万物：在天无形之气与在地有形之质相互感召、互相作用则化生成万物。

（21）天地者，万物之上下也：天地是万物在空间中上下的范围。陈梦雷："天复地载，万物生化于其间。"

（22）左右者，阴阳之道路也：阴阳二气，左升右降，故左右为阴阳升降之道路。

（23）水火者，阴阳之征兆也：征，验也；兆，表现。阴阳无形，但天一生水，地二生火，水火二物，一阴一阳，可见可及，故可为阴阳之验征。

（24）金木者，生成之终始也：王冰："木主生发应春，春为生化之始，金主收敛应秋，秋为成实之终。"

（25）气有多少：气，指天之六气风、寒、暑、湿、燥、火。多少，指天之六气，所蕴阴阳二气各有多少之异。

（26）形有盛衰：形，指五行；盛，太过；衰，不及。

（27）上下相召而损益彰矣：上，指天之六气；下，指地之五行；相召，相互感召，召同招；损：不足；益，有余；彰，昭彰显著。六气五行，上下相合，不足与有余的现象就明显表露了。

（28）积考：积，积累、多次；考：考察、研究。

（29）《太始天元册》：是上古专记天真元气运行的书。

（30）肇基化元：肇，开始；基，据也；肇基，始动之依据；化元，生化之本原。全句意为：太空寥廓无边，中有始动之依据（即元气），故能为万物生化之本原。

（31）万物资始：资，取也；始，有生之初。万物资取元气得以始生。

（32）五运终天：五运，这里概指五运六气的运动。终，《玉篇》："极也，穷也。"终天，极天地之高远。五运终天意为五运在宇宙间的运动，充斥天地，亘古不断。

（33）布气真灵：布，敷布；气，真元之气。真灵，对此有几种说法：王冰："太虚真气，无所不至也，气齐生有，故禀气含灵者，抱真气以生焉。"这里，真灵指有生化能力的真气和所生万物。马蒔："真灵者，即太虚之精也。"指太虚中元气。张隐庵："真灵者，人与万物也。"张景岳："布者，布天元之气，无所不至也。气有真气，化几是也。物有灵明，良知是也。"意为布真气而有人和万物。

以上各说马氏言"敷布太虚真灵之气"，能与"揔统坤元"句相通。太虚大气所以称为"真灵"，谓其有生命力也。

（34）揔统坤元：揔（zǒng，音总）音、义皆与"总"同。统，统摄、统领；坤元，大地。张隐庵："总统坤元者，地居天之中，天包乎地之外也。"王冰："揔统坤元，言天元气常司地气化生之道也。"王氏之说较佳，因为天集元气，元气为阳，始动之本。元气布于地，地乃能生化，故太虚总统大地生化之道，此即《阴阳离合论》中"阳予之正，阴为之主"之意。

（35）九星悬朗：九星，王冰："九星，谓天蓬、天芮、天冲、天辅、天禽、天心、天任、天柱、天英，此盖从标而为始，遁甲式法，今犹用焉。"悬：悬挂，朗：明亮。意为九颗星明亮地悬耀空中。

（36）七曜周旋：曜（yào，音要），日、月、星皆称曜。古称日、月与木、火、土、金、水五大行星为七曜。周旋，周而复始地旋转。

（37）曰阴曰阳，曰柔曰刚：王冰："阴阳，天道也。柔刚，地道也。天以阳生阴长，地以柔化刚成也。《易》曰：立天之道，曰阴与阳，立地之道，曰柔与刚，此之谓也。"意为太空大气肇始，九星照耀大地，七曜运转不休，因而产生四时阴阳和地上刚柔不同的物体。

（38）幽显既位：幽，暗；显，明。昼夜相移变化。

（39）寒暑弛张：寒暑往来。

（40）生生化化：生，物之生；化，物之变。生生化化，言无数代的生长变化。

（41）品物咸章：品物，种类；咸，皆、都；章，同彰，昭彰显著。

（42）臣斯十世：王冰："传习斯文，至鬼臾区，十世于兹，不敢失坠。"

〔提要〕

本段用阴阳五行这一古代朴素的辩证法和唯物论的思想，分析了宇宙万物发生、发展、变化的原因和其内在联系。指出五运阴阳是自然界的普遍规律，是万物的纲领，变化的原因，精神现象的由来。因此，自然界中一切复杂的事物和现象，都可用五运阴阳的运动变化来解释。

对于自然界的演化和万物的起源，本段指出，生物起源于太空中有生命力的"气"。天体间的"气"与地面的物质元素相结合，在寒暑往来、昼夜变化的条件下，产生了生命。生命经过无数代的繁衍，才产生了复杂的生物和人类。

〔原文〕

帝曰：善。何謂氣有多少，形有盛衰？鬼臾區曰：陰陽之氣各有多少，故曰三陰三陽也。形有盛衰，謂五行之治，各有太過不及也。故其始也，有餘而往，不足隨之，不足而往，有餘從之[1]，知迎知隨，氣可與期[2]。應天爲天符[3]，承歲爲歲直[4]，三合爲治[5]。帝曰：上下相召奈何？鬼臾區曰：寒暑燥濕風火，天之陰陽也[6]，三陰三陽上奉之[7]。木火土金水火，地之陰陽也，生長化收藏下應之[8]。天以陽生陰長，地以陽殺陰藏。天有陰陽，地亦有陰陽[9]。木火土金水火，地之陰陽也，生長化收藏[10]。故陽中有陰，陰中有陽。所以欲知天地之陰陽者，應天之氣，動而不息，故五歲而右遷，應地之氣，靜而守位，故六期而環會[11]，動靜相召[12]，上下相臨[13]，陰陽相錯，而變由生[14]也。帝曰：上下周紀，其有數乎？鬼臾區曰：天以六爲節，地以五爲制[15]。周天氣者，六期爲一備，終地紀者，五歲爲一周。君火以明，相火以位[16]。五六相合而七百二十氣，爲一紀，凡三十歲，千四百四十氣，凡六十歲，而爲一周，不及太過，斯皆見矣[17]。

〔注释〕

（1）故其始也，有余而往，不足随之，不足而往，有余从之：此言五运统岁盛衰规律。始，谓运气之始，即甲子年。《素问·六微旨大论》云："天气始于甲，地气始于子，子甲相合，命曰岁立。"甲子年为土运太过，乙丑年便为金运不及，以后依次为水运太过、木运不及、火运太过……故其规律是：前为太过之年，随之而来的是不及之年，已往为不及之年，从之而来的是太过之年。

（2）知迎知随，气可与期：张隐庵："迎，往也；随，来也。知岁运之往来，则太过不及之气，可与之相期而定矣。"期，预知。

（3）应天为天符：张景岳："应天为天符，如丁巳、丁亥，木气合也；戊寅、戊申、戊子、戊午，火气合也；己丑、己未，土气合也；乙卯、乙酉，金气合也；丙辰、丙戌，水气合也。此十二年者，中运与司天同气，故曰天符。"符，合、相同。

（4）承岁为岁直：张景岳："承，下奉上也；直，会也……承岁为岁直，如丁卯之岁，木承木也；戊午之岁，火承火也；乙酉之岁，金承金也；丙子之岁，水承水也；甲辰、甲戌、己丑、己未之岁，土承土也。此以年支与岁，同气相承，故曰岁直，即岁会也。然不分阳年阴年，但取四正之年为四直承岁，如子午卯酉是也。惟土无定位，寄王于四季之年，各一十八日有奇，则通论承岁，如辰戌丑未是也，共计八年。"

（5）三合为治：张隐庵："三合者，谓司天之气、五运之气、主岁之气，三者相合，又名太乙天符。此皆平气之年，无太过不及者也。"

按：三合：诸家所说同此。对"为治"二字，注解均不明了，张隐庵将"治"字释为"平和"、"无太过不及"，似乎不妥。因为太乙天符常常表现"太过"的倾向，且《素问·六微旨大论》中谓，"太一天符为贵人……中贵人者，其病暴而死。"说明太乙天符之年气候变化往往剧烈。"三合为治"的"治"字，有治理、决定等含义，故三合为治可释为：司天之气与中运、岁支在五行属性上三者相同，相同的三种气共同决定（或影响）气候的特点。

（6）寒暑燥湿风火，天之阴阳也：寒暑燥湿风火，有阴阳性质的不同，以其皆在天空中，故称为"天之阴阳"。

（7）三阴三阳上奉之：六气有阴阳性质的不同，且有多少的区别，故用三阴三阳配合它。则厥阴配风，少阴配暑，少阳配火，太阴配湿，阳明配燥，太阳配寒。

（8）木火土金水火，地之阴阳也，生长化收藏下应之：木火土金水火，地之五行之气，亦有阴阳之分，故曰地之阴阳，万物的生长化收藏与之相应，即春应木主生；夏应火主长；长夏应土主化；秋应金主收；冬应水主藏。

（9）天有阴阳，地亦有阴阳：此句总结上述意思，表明阴阳是相对概念，天为阳，但阳中又可分阴阳，因而能够下降于地；地为阴，但阴中亦有阳，因之能上腾于天。

（10）木火土金水火，地之阴阳也，生长化收藏：《类经》中删去此十六字，甚妥。因上句已概括上文，此系重出，义又不全，恐系衍文。

（11）所以欲知天地之阴阳者，应天之气，动而不息，故五岁而右迁，应地之气，静而守位，故六期而环会：王冰："天有六气，地有五位，天以六气临地，地以五位承天，盖以天气不加君火故也。以六加五，则五岁而余一气，故迁一位。若以五承六，则常六岁乃尽备天元之气，故六年而环会，所谓周而复始也。"此种看法可用下表来表示：

表66-1 五运六气相合交错表

纪年之干支	甲子	乙丑	丙寅	丁卯	戊辰	己巳	庚午	辛未	壬申	癸酉	甲戌	乙亥	丙子	说　明
主岁之五运	土	金	水	木	火	土	金	水	木	火	土	金	水	五岁而右迁 五岁为一周
司天之六气	少阴 热	太阴 湿	少阳 火	阳明 燥	太阳 寒	厥阴 风	少阴 热	太阴 湿	少阳 火	阳明 燥	少阳 寒	厥阴 风	少阴 热	六期而环会 六期为一合

（12）动静相召：动指阳；静指阴。动静相召即阴阳之间相感召。

（13）上下相临：上指天气；下指地气；相临，相互趋近。即天气居上而下降，地气居下而上承。

（14）阴阳相错，而变由生：天有六气，地有五行，五六相合，必致错位，变化因之而生。

（15）天以六为节，地以五为制：张隐庵："天以六为节者，以三阴三阳为节度也。地以五为制者，以五行之位为制度也。"张景岳认为："天数五而五阴五阳，故为十干。地数六而六阴六阳，故为十二支。然天干之五，必得地支之六以为节；地支之六，必得天干之五以为制。而后六甲成，岁气备。"上述二说均通，然以后说为优。

（16）君火以明，相火以位：王冰："君火在相火之右，但立名于君位，不立岁气，故天之六气，不偶其气以行，君火之政，守位而奉天之命，以宣行火令尔。以名奉天，故曰君火以名。守位禀命，故云相火以位。"张景岳："君者，上也；相者，下也。阳在上者，即君火也。阳在下者，即相火也。上者应离，阳在外也，故君火以明。下者应坎，阳在内也，故相火以位。火一也，而上下幽显，其象不同，此其所以有辨也。"

（17）五六相合而七百二十气，为一纪，凡三十岁，千四百四十气，凡六十岁，而为一周，不及太过，斯皆见矣：五六相合，指五运与六气相配合。一年廿四节气，三十年共七百二十节气，这是一个气候变化的时间周期，叫做一纪。六十年共一千四百四十个节气，是气候变化的最大时间周期，叫做一周。在一周之中，五运六气的太过、不及之象都可以表现出来。

〔提要〕

本段讨论了气候现象的形成、变化规律和时间周期。风、寒、暑、湿、燥、火，是在天无形之气，有阴阳之分；木、火、土、金、水，为在地有形之质，亦有阴阳之别。天地阴阳相感召，形成了天气下临、地气上承的循环往复的运气运动，这是天地间气候现象的由来。所以，必须运气相合才能决定气候的常和变。又因为天有六气，地有五运，五六结合而有错位，因而每年气候不尽相同，所以有三十年一纪、六十年一周的周期变化。各种气候现象在一周的时间中可以充分地表现出来。

〔原文〕

帝曰：夫子之言，上終天氣，下畢地紀[1]，可謂悉矣。余願聞而藏之[2]，上以治民，下以治身[3]，使百姓昭著[4]，上下和親，德澤下流，子孫無憂，傳之後世，無有終時，可得聞乎？鬼臾區曰：至數之機[5]，迫迮以微[6]，其來可見，其往可追[7]，敬之者昌，慢之者亡[8]，無道行私，必得夭殃[9]，謹奉天道，請言真要[10]。帝曰：善言始者，必會於終，善言近者，必知其遠[11]，是則至數極而道不惑，所謂明矣[12]。願夫子推而次之，令有條理，簡而不匱[13]，久而不絕，易用難忘，爲之綱紀，至數之要，願盡聞之。鬼臾區曰：昭乎哉問！明乎哉道！如鼓之應桴，響之應聲也。臣聞之，甲己之歲，土運統之；乙庚之歲，金運統之；丙辛之歲，水運統之；丁壬之歲，木運統之；戊癸之歲，火運統之[14]。帝曰：其於三陰三陽，合之奈何？鬼臾區曰：子午之歲，上見少陰[15]，丑未之歲，上見太陰，寅申之歲，上見少陽，卯酉之歲，上見陽明，辰戌之歲，上見太陽，巳亥之歲，上見厥陰。少陰所謂標也，厥陰所謂終也[16]。厥陰之上，風氣主之；少陰之上，熱氣主之；太陰之上，濕氣主之；少陽之上，相火主之；陽明之上，燥氣主之；太陽之上，寒氣主之。所謂本也，是謂六元[17]。帝曰：光乎哉道！明乎哉論！請著之玉版，藏之金匱，署曰《天元紀》。

〔注释〕

（1）上终天气，下毕地纪：终，穷究、尽明。天气，指气候之产生；地纪，指万物生化之理。五运阴阳之道穷研天气发生之原，尽赅万物生化之理，故可以称为全面之理。

（2）闻而藏之：听到并记住它。之，指五运六气之道。

（3）上以治民，下以治身：大的方面，可以此理治国；小的方面，可以此理养身。

（4）使百姓昭著：使百姓明了。

（5）至数之机：至数：指五运六气相合之数。机，奥妙。

（6）迫迮以微：迫，近也；迮（zuò 作），迫也；微，精深微妙。此言五运六气相合之机是近迫、微妙而精深的。

（7）其来可见，其往可追：其，指运和气。运和气来时，有物候可以征见；运气已往，其过程可供追思、考查。追，追思、考查之意。此言运气之机虽然深奥难知，但可通过观察现时的物候，结合以往的气候情况找出其规律。

（8）敬之者昌，慢之者亡：敬，遵从；之，指运气运动规律；昌，昌盛；慢，不顺从、违背；亡，失败、衰亡。全句意为：天地万物有其自身的客观规律，按照这个规律办事就能昌盛、发展或成功，违背了客观规律就要失败或死亡。

（9）无道行私，必得夭殃，无道：不懂或不遵从客观规律；行私，按自己主观意志办事；夭，早死；殃，灾难。不懂或不遵循客观规律，一味按主观意志办事，必然导致半途而废或灾难。

（10）真要：至真之要道。

（11）善言始者，必会于终，善言近者，必知其远：精于明道之人必能掌握事物变化的全过程而做到首尾一致，远近若一。

（12）是则至数极而道不惑，所谓明矣：是，如是、这样。全句意为：这样，要道之理才能全面、完整而无误，才能叫做明道。

（13）简而不匮：简，简明扼要；匮，乏也。这里作"遗漏"解。

（14）甲己之岁，土运统之；乙庚之岁，金运统之；丙辛之岁，水运统之；丁壬之岁，木运统之；戊癸之岁，火运统之：王冰注："太始天地初分之时，阴阳析位之际，天分五气，地列五行。五行定位，布政于四方，五气分流，散支于十干。当时黄气横于甲己，白气横于乙庚，黑气横于丙辛，青气横于丁壬，赤气横于戊癸。故甲己应土运，乙庚应金运，丙辛应水运，丁壬应木运，戊癸应火运。"此言五运产生于天体间的五色之气。可与《素问·五运行大论》互参。

（15）子午之岁，上见少阴：子午之岁，凡年支为子、为午的年份；上见，指司天之气。如甲子之年，少阴君火司天。余仿此。

（16）少阴所谓标也，厥阴所谓终也：张景岳："标，首也；终，尽也。六十年阴阳之序始于子午，故少阴谓标。尽于巳亥，故厥阴谓终。"

（17）所谓本也，是谓六元：张景岳："三阴三阳者，由六气之化为之主，而风化厥阴，热化少阴，湿化太阴，火化少阳，燥化阳明，寒化太阳，故六气谓本，三阴三阳谓标也。然此六者，皆天元一气之所化，一分为六，故曰六元。"

〔提要〕

本段首先指出万物的生长变化有其客观规律，这个规律只能顺从，不能违反。人们掌握了这个规律，就可以利用它预防疾病、确保健康、造福于世。这是运气学说研究自然界变化规律的根本原因和目的。然后，具体地提出了以干支纪年，以年干配五运以统岁、以地支配六气而司天、运气结合决定气候特点的一般方法。并指出六气是一切自然现象之本以及"少阴为标"、"厥阴为终"等基本概念和法则。

〔讨论〕

本篇是运气学说的概论，它主要运用古代朴素的辩证法和唯物论思想探讨了自然界的本原、自然界的形成和运动规律、气候现象的产生和变化等自然界的根本问题，提出了预测气候的推演方法，为以后诸篇奠定了理论基础。

一、对自然界的形成和演化的认识

自然界，本篇以"天地"和"万物"概括之。天地，虽其至高、至远，但在宇宙中仅仅是生长万物的一部分。本论指出："然天地者，万物之上下也。"《素问·五运行大论》中也指出："地为人之下，太虚之中也。"太虚，即宇宙。对宇宙的认识，本论指出："太虚寥廓，肇基化元，万物资始，五运终天，布气真灵，揔统坤元。"就是说：太虚，在空间上是无限广大而空旷的，在无边无际的宇宙中，充满了有生化能力的大气，是万物之本原。万物依据这种"真灵之气"才能成形，才能产生运动。大气在天体和地面之间永无休止地上下升降运动着（即"五运终天"），统摄着地上万物的生长化育。

对于自然界的万物的产生和演化，本论进一步指出："九星悬朗，七曜周旋，曰阴曰阳，曰柔曰刚，幽显既位，寒暑弛张，生生化化，品物咸章。"作为宇宙本原的大气，因"五运终天"的运动，得以敷布大地；由于九大恒星明亮地照耀，日月五星不停地运转，大地乃有昼夜之别，寒暑之序，刚柔之体，也就是阴阳之对待。天体间的大气与地面上的物质元素相结合，在阴阳消长、寒暑往来、晦明变化的条件下，才能够产生生命，生命经过无数代的"生生化化"，才能够化生出千千万万的种类来。

这种认为整个自然界起源于一种原始的微小物质——气的思想，是朴素的唯物主义观点。它与封建统治阶级宣扬的自然界由神或神化了的"天"主宰着的思想是尖锐对立的。对万物的产生和演化的认识，也体现了唯物进化的思想，因此，可以说，运气学说从哲学的根本问题上来分析，应属于原始的唯物主义的营垒。

对于自然界中事物的构成、变化和联系，本论是以阴阳的相反相成和五运的生化承制规律说明的。"夫五运阴阳者，天地之道也，万物之纲纪，变化之父母，生杀之本始，神明之府也。"五运，这里是五运六气运动规律的总概括，是五行生克规律在变化着的自然现象中的体现。五运阴阳，是自然界万物形成和繁衍的必要条件和内部依据。阴阳，并不是什么具体物质，而是对事物的属性、运动、发展趋势等方面特征的概括，事物无不具有

"阴"、"阳"这样两种属性，阴阳双方相反相成的矛盾运动是自然界一切事物发生、发展、变化、消亡的根本原因和普遍规律，故物生谓之化，物极谓之变，阴阳不测谓之神，神用无方谓之圣。"自然界中一切复杂的事物和变化莫测的现象都可以用五运阴阳运动变化的道理来解释："夫变化之为用也，在天为玄，在人为道，在地为化，化生五味，玄生神。"这里，用五运阴阳解释了天地、气象、植物的形成，并进一步指出了自然界万物的统一性，"神在天为风，在地为木，在天为热，在地为火，在天为湿，在地为土，在天为燥，在地为金，在天为寒，在地为水，故在天为气，在地成形，形气相感而化生万物矣"。正是由于人与自然界万物都是由宇宙大气——元气——一气所化，并遵循着共同的运动规律，因此，人与自然界是一个统一体。《素问·至真要大论》中更明确地提出了"天地之大纪，人神之通应也"的观点，可以说，本论奠定了"人与自然界统一"的理论基础。

二、关于气候现象的形成和运动规律的论述

对于气候现象的产生和变化规律，古人是以五运六气的相互作用为模式加以阐述的。本论对五运六气的形成、运动规律和推演方式作了原则性的论述。

何谓五运？五行之气应天而运称五运。何谓五行之气？历代注家对此没有明确的论述。个人以为，五行，古人以之作为自然界中一切有形物质的总称。因此，五行之气，似可理解为自然界中一切物体（包括生物体和无生命物）所产生的、对气候现象有影响的气象因素。例如：雪山、盆地、森林、湖泊、海洋、沙漠、农作物等，因其性质不同，分别出现寒冷、炎热、潮湿、干燥等气候，因而，地面植被情况直接影响当地气候，这是现代气象学也公认的常识。

所谓"应天而运"，即受到天的作用而发生相应的运动。这里，"天"是指太空中的天体，首先是太阳或其他星辰。因此，五运即自然界中一切实体（生物和无生物）所产生的气象因素，在日月星辰等天体的影响下所产生的规律性运动。所以五运产生于地而动应于天，其运动规律，受天体、星际的状况所决定，因此，五运能够对大地一年之内的气候特征起作用。

何谓六气？指自然界中存在的风、寒、暑、湿、燥、火六种不断升降运动着的气象因素。六气的产生，本论指出："天有五行，御五位以生寒暑燥湿风。""天有五行"，指天体间存在的丹黅苍素玄五色之气。五色之气下降地之五方，产生地面五方不同的气候现象和木火土金水五类物质形态。地面气候和物体产生的"五行之气"，上腾于天，形成了天空中较高部位的风、寒、暑、湿、燥、火六种气象因素。这样，天地间便有三种影响气候现象的因素：较高部位的天之六气，接近地面的地之五行和位于天地间的五运（又称中运）。天地间的气候变化，便由天气、地气、运气三者的总和来决定。

这三者间怎样配合而影响气候呢？本论提出了在空间、时间、数量（或程度）三方面的配合。

空间上，风寒暑湿燥火六气在天，在天为阳，但阳中有阴，故六气又分阴阳：风暑火为阳，寒燥湿为阴；五行在地，在地为阴，但阴中有阳，故木火为阳，土金水为阴。天地阴阳相互感召，便形成了天气在上而下降，地气在下而上承的交互运动。"动静相召，上下相临，阴阳相错，而变由生。"

天气、地气、运气不仅有阴阳属性之别，还有五行属性之异。因此，三者在空间中的加临，又因各自的五行属性而有同化、生克、助抑等不同情况。本论只原则性地指出了"天符"、"岁会"、"三合"三种情况。凡中运的五行属性与司天之气相同的年份，便称为"天符"，天符之年，运气同化，往往导致司天之气偏盛的倾向。中运与当年岁支的五行属性相同时，称为"岁会"，岁会之年，气候一般平和，故《素问·六微旨大论》中指出："木运临卯，火运临午，土运临四季，金运临酉，水运临子，所谓岁会，气之平也。"若既为天符，又属岁会，即中运与司天之气、岁支的五行属性三者相同，就叫"三合"之年，又称"太乙天符"年。由于运气同化作用，往往导致气候的较为剧烈的变化。

时间上，五运、六气都是在不间断地、无休止地运动着，它们各自的时间周期不同，因而导致空间配合的不断变化。五运的时间周期是"五运相袭，而皆治之，终期之日，周而复始。"故"终地纪者，五岁为一周。"六气的时间周期是：每年一气司天，一气在泉，司天在泉阴阳相对，共司一年六步气候之变化，故"周天气者，六期为一备。"这样，五运六气配合起来便产生了三十年一纪、六十年一周的周期性变化："五六相合而七百二十气，为一纪，凡三十岁；千四百四十气，凡六十岁，而为一周。不及太过，斯皆见矣。"

数量（或程度）的配合方面，天之六气，不仅有阴阳属性的不同，而且有所蕴阴阳气多少之异，因而以三阴三阳区别它。统岁的五运，不仅有五行属性的不同，而且有"太过"、"不及"之别，这种"太过"、"不及"是交替出现的："何谓气有多少，形有盛衰？鬼臾区曰：阴阳之气各有多少，故曰三阴三阳也。形有盛衰，谓五行之治，各有太过不及也。故其始也，有余而往，不足随之，不足而往，有余从之，知迎知随，气可与期。"这样，逐年更替的、性质不同的、程度有异的五运与不断变化的、性质各别、数量不等的六气相加临，便形成了年年不同、步步有异、寒暑霄悬、错综复杂的变化局面。只有在六十年的漫长过程中，这些复杂的变化才能充分展开，各种可能出现的气候状态才能全部出现。运气运动推测出了气候运动的周期性。

至于运气运动的这种时间周期，是否就是气候变化的周期？目前尚无统一认识。但不少学者和古今文献记载都表示气候变化存在着周期性。而具体周期如何，有待于进一步的研究和探讨。

三、五运六气的推演

气候现象虽然复杂，但终归是可以认识的，本论强调了"天道可见"、"气可与期"的思想，因而乃有运气之术。

气候现象是随日月运行、岁时推移而来的，所以欲以知气候，必以日月岁时为标记。天干、地支是用以纪日、纪月的文字，所以运气学说以干支为符号是理所当然的。干，个也，一干即一天，故"干"又称"天干"。十干为一旬，六旬为一周，六周为一年。故古人谓"天以六为节"。支，分也，一年分为十二月，每月各建一支，十二支为一年。所以天干有十，地支必有十二乃能纪年。因此，十干十二支是依据自然现象的客观情况而制定，不是为了推算而编造的。

干以纪日，支以纪月。日月周旋而成岁，干支结合以纪年。这在汉代中叶已经出现并使用了。本论首次提出了天干配五运、地支配六气以推演气候的方法。这种配合反映了五运六气产生的本原。如前所说，五运虽生于地而动应于天，故以天干配五运；气在于天而生于地故地支配六气。具体配法是：十干先分阴阳，则甲、丙、戊、庚、壬为阳干，主运气太过，乙、丁、己、辛、癸为阴干，主运不及。然后得出：甲己同属土运，乙庚同属金运，丙辛同属水运，丁壬同属木运，戊癸同属火运。这种配法的由来，《素问·五运行大论》中指出是从观察星际间的五色之气确定的："臣览《太始天元册》文，丹天之气经于牛女戊分，黅天之气经于心尾己分，苍天之气经于危室柳鬼，素天之气经于亢氐昴毕，玄天之气经于张翼娄胃。所谓戊己分者，奎壁角轸，则天地之门户也。"五色之气的有无，尚无从稽考，这里仅能说明，五运的运动规律是受天体、星际的情况影响产生的。

十二支配六气则为："子午之岁，上见少阴；丑未之岁，上见太阴；寅申之岁，上见少阳；卯酉之岁，上见阳明；辰戌之岁，上见太阳；巳亥之岁，上见厥阴。"子午之岁，即年支逢子逢午之年；上见，指司天之气。少阴，热也，即少阴热气司天。余者类推，则丑未之年，太阴湿土司天；寅申之年，少阳相火司天；卯酉之岁，阳明燥金司天；辰戌之岁，太阳寒水司天；巳亥之岁，厥阴风木司天。六十年中司天之气的出现是先少阴，后厥阴。故"少阴所谓标也，厥阴所谓终也"。

这样，只要每年的干支确定，就可以从年干上得知当年岁运的属性和太过、不及等特点；再从年支上得出司天之气。由于司天与在泉之气是阴阳相对的，就可以依次推出在泉及左右间气。这些，则是以后诸篇的内容了。

四、关于"所以欲知天地之阴阳者，应天之气，动而不息，故五岁而右迁，应地之气，静而守位，故六期而环会"的解释

对此句经文的解释，诸说不一，现举几个主要说法：

王冰："天有六气，地有五位，天以六气临地，地以五位承天，盖天气不加君火故也。以六加五，则五岁而余一气，故迁一位。若以五承六，则常六岁乃尽备天元之气，故六年而环会，所谓周而复始也。"

张景岳："应天之气，五行之应天干也。动而不息，以天加地而六甲周旋也。五岁而右迁，天干之应也。即下文甲己之岁，土运统之之类是也。盖甲乙丙丁戊，竟五运之一周，甲右迁而己来，己再迁而甲来，故五岁而右迁也。应地之气，六气之应地支也。静而守位，以地承天而地支不动也。六期而环会，地支之周也。即下文子午之岁，上见少阴之类是也。盖子丑寅卯辰巳，终六气之一备，午未申酉戌亥，又六气之一备，故六期而环会。"

张隐庵："应天之气，丹黅苍素玄之气也。动而不息，五岁而右迁者，自甲而乙，乙而丙，丙而丁，丁而戊，五运之气已终，而复起五运也。应地之气者，木火土金水火之气也。静而守位、六期而环会者，自子而丑，丑而寅。六岁已周，至午岁而复起少阴也。"

马蒔："所以欲知天地阴阳者，天之阴阳下加地气共治岁也，则应天之气，动而不息，盖地之治岁，君火不主运，惟五运循环，故天之六气加之，常五岁而右余一气，与地迁移一位而动不息也。地之阴阳，上临天气，共治步也，则应地之气静而守位，盖地之治步，

其木君相土，金水皆各主一步以终期，故其上临天之六气共治也。常六期齐周复于始治之步，环会而静守位也。"

以上四说，当以马说为优。张景岳释"应天之气"为"五行之应天干"，释"应地之气"为"六气之应地支"，指"天干"为"天之气"、"地支"为"地之气"，似觉不妥。且本论讲此二句时，尚未提出干支问题，而仅从五运六气运动讲自然界气候的形成，故不妥。

张隐庵讲"应天之气"为应天之五色之气尚可。二张之说均未阐明"静而守位"的含义。

王说清楚地讲明了五运六气的配合，但对"静而守位"未作出解释。

马说从天地阴阳的相互关系解释五运六气运动的原因及相互联系，较以上三家均优。且以"地之阴阳，上临天气，共治步也"解释"静而守位"较为确切、合理。但此说颇为费解，"应天之气，动而不息"的主体是什么？"六期而环会"的所指都较含混。在马说的基础上可以认为本段含义是：

"所以要想知道天地间的阴阳是怎样上下相召的，就必须明确：五运生于地，生于地为阴，故五运当静而守位，这就是五运分主五时的原因，但阴中有阳，故五运又要应天之气，动而不息，这是五运又不独主时，而是递相承袭，各主一年之气，终期之日，周而复始的由来。五运与六气配合，则五岁而余一气，故五岁而右迁一位。还须明确：六气在天，在天为阳，阳性主动，故六气轮流司天，六年六气尽得司天而重复开始之气。但六气阳中亦有阴，所以，尽管六气为阳，也要应地之气，静而守位，这是六气分治六步，年年不变，即'主气'的由来。"

这种解释，包括了五运主时、五运统岁、主气、客气四个方面的形成，似与"所以欲知天地之阴阳者"这句待释的前半句相吻合，也才能与上文反复强调"天有阴阳，地亦有阴阳"、"故阳中有阴，阴中有阳"相呼应。与上下文串读，也可以看出：在上一段中，鬼臾区讲"五气运行，各终期日，非独主时也。帝曰：请问其所谓也"，然未作出回答，本小节中帝问"上下相召奈何"，所答是六气为天之阴阳，五行为地之阴阳，天中又有阴阳，地亦有阴阳，而接"所以欲知天地之阴阳者"，当是对"上下相召奈何"的回答。故此句当有"所以欲知天地之阴阳是如何上下相感召"之意。所答是：五运为阴，但阴中有阳，故有主时、统岁两种运动，六气为阳，阳中有阴，故六气也有静而守位的主气及六期而环会的客气两种动静状态。正是由于天地阴阳相互影响，故运与气，各自一分为二，形成了主气、客气、主运、中运四种影响气候的因素。这四种因素"动静相召、上下相临、阴阳相错，而变由生，"即形成了复杂的气候现象。

五、关于"君火以明，相火以位"

王冰："君火在相火之右，但立名于君位，不立岁气，故天之六气，不偶其气以行，君火之政，守位而奉天之命，以宣行火令尔。以名奉天，故曰君火以名。一守位禀命，故云相火以位。"

张景岳："君者上也，相者下也。阳在上者，即君火也，阳在下者，即相火也。上者应离，阳在外也，故君火以明，下者应坎，阳在内也，故相火以位。"

对"君火以明，相火以位"一语，历来争议较多，归纳起来主要有上述两种意见。二说中似以张说为上。张氏并在此句原注之后，再加"按"和"又注"，反复阐发了"君火以明"的深义，所论甚合经旨。但对君、相本义以上下、形气来分，还不能令人满意，且对君火、相火在运气中的意义及运气中"相火以位"的含义等解释不多。

五行中的火，所以要分成君火、相火，一般认为是为了与六气配合的需要。但何以不将木、土、金、水一分为二以应三阴三阳之数呢？这是和"火"确实有两种属性以及自然界中确实存在着"温暖"和"炎热"两种气候有关。火除了具有炎热的属性（这是五行中火行的本来属性）之外，还具有"光明"、"明亮"的属性。"明"和"热"常常是并存的，并常常同出一体，但"明"和"热"并不等同。如灯是明亮的，但热度不高，火炉极热，亦不甚明亮。从一天中讲，早晨，太阳从东方升起，大地光显明亮，入暮，日落西山，大地幽冥晦暗，但明亮的清晨并不比幽暗的傍晚温暖。从一年四时讲，冬至一阳生，日渐长，大地明亮时间延长，但此时气候并未见暖，反而是一年中最冷的季节。所以，"明"与"热"，既有联系，又有区别。因而，可以用"君火"代表火的明亮的特性，用"相火"代表火的"炎热"的特性，这是一火分为二火的客观依据。

另外，表示"明"和"热"的火，分别冠以"君"、"相"，还含有"君为万物生发之主，相则辅君以成"的含义。即方药中老师所说："君火是对万物生命起主导作用的火，相火是在君火基础上起作用的火。"这种命名和含义是与自然界的客观情况符合的。我们常可看到：万物的生发，总是随温暖的阳光而来；万物的长养，总是和炎热的气候并行。故运气学说中以君火主明，上应天之热气，下主万物生发，相火主热，上应天之火气，下主万物长养。因将春分后两月中，阳光明媚，气候温和，万物发陈，大地一派生机勃发之象称为"君火当令"；小满至大暑，气候曝烈燔灼，万物生长蕃茂称为"相火当令"。所以，五运六气学说，依据自然界中的实际状况，分别以"君火"、"相火"概括暮春、盛夏两个阶段的气候特点和物候现象，是很恰当的。因此，火分君、相，是有其客观依据和实际意义的。

但在五运统岁中，统岁的火运，主要体现了五行中"火"的本来属性——火性炎上，即炎热的属性。《素问·五常政大论》中指出："升明之纪，正阳而治，德施周普，五化均衡，其气高，其性速，其用燔灼，其化蕃茂，其类火，其政明曜，其候炎暑，其令热。"王冰注"其气高，火炎上"，"其性速，火性躁疾。"可以看出：火运统岁的"德"、"化"、"政"、"令"、"气"、"性"、"用"、"候"等都与相火之性相同，故曰"其类火"，这里的火，当是相火而非君火。故二火中唯相火与火运之性相同、变化相通，故曰"相火以位"。"以位"者，当统岁火运之位也。

这样，天有六气而火有君相之分，地有五运而唯相火主位。这就是运气学说中一火分为二火，二火归于一运的由来。

六、小结

《天元纪大论》是运气学说的概论。它运用古代朴素的辩证法和唯物论的思想——阴阳五行学说，粗略地探讨了自然界的形成、万物的由来、气候现象和一切生物的发生、发展、变化的根本原因和普遍规律，集中地对气候现象的形成、运动规律和推演方法作了原则性地论述。并且指出：气候现象的运动变化，有其自身的客观规律，是不以人的意志为转移的，人只能认识这一规律、利用这一规律，而不能违反这一规律。违背了自然规律就会招致灾害和疾病，能动地运用这一规律可以预防疾病，确保健康。

运气学说是古人长期与自然界作斗争所积累的宝贵经验的结晶，是从理论上探讨自然界气候变化的原因和规律的尝试。其中保存了大量的天文史料，提出了不少天才的见解，许多思想至今仍不失其指导意义。但也不可避免地存在着形而上学思想和牵强附会之处，这些，有待于今后进一步地研究和探讨。

（王树芬）

五运行大论篇第六十七

　　五运，即金运、木运、水运、火运、土运。因其变化运行，称"五运行"。《内经》认为无限宇宙之中，元气在不断地运动变化，天地万物因之而生长发展。本篇主要论述五运之气的由来，及其主要的运动变化规律，以及五运六气的变化对于人体和万物生化关系的影响，故篇名"五运行大论"。

〔原文〕

　　黄帝坐明堂⁽¹⁾，始正天綱⁽²⁾，臨觀八極⁽³⁾，考建五常⁽⁴⁾，請天師而問之曰：論言天地之動静，神明⁽⁵⁾爲之紀，陰陽之升降，寒暑彰其兆。余聞五運之數於夫子，夫子之所言，正五氣之各主歲⁽⁶⁾爾，首甲定運⁽⁷⁾，余因論之。鬼臾區曰：土主甲己，金主乙庚，水主丙辛，木主丁壬，火主戊癸。子午之上，少陰主之；丑未之上，太陰主之；寅申之上，少陽主之；卯酉之上，陽明主之；辰戌之上，太陽主之，巳亥之上，厥陰主之。不合陰陽⁽⁸⁾，其故何也？岐伯曰：是明道也，此天地之陰陽也。夫數之可數者⁽⁹⁾，人中之陰陽也，然所合，數之可得者也。夫陰陽者，數之可十，推之可百，數之可千，推之可萬。天地陰陽者，不以數推以象之謂也。帝曰：願聞其所始也。岐伯曰：昭乎哉問也！臣覽《太始天元册》文，丹天⁽¹⁰⁾之氣經於牛女戊分⁽¹¹⁾，黔天⁽¹⁰⁾之氣經於心尾己分⁽¹²⁾，蒼天⁽¹⁰⁾之氣經於危室柳鬼，素天⁽¹⁰⁾之氣經於亢氐昴畢，玄天⁽¹⁰⁾之氣經於張翼婁胃。所謂戊己分者，奎壁角軫，則天地之門户⁽¹³⁾也。夫候之所始，道之所生，不可不通也。帝曰：善。

〔注释〕

（1）明堂：黄帝处理事务和宣布政令的地方。

（2）始正天纲：开始校正天之纲纪（即天文学的重要理论）。

（3）临观八极：临，到达；观，观看、考查；八极，八方目极之处，即东南西北，东南、东北、西南、西北八方。到达查看八方目极之处的情况。

（4）考建五常：考校建立五运之气运行变化的一般规律。

（5）神明：此处指日月星辰。张隐庵："神明者，日月斗星也。"

（6）主岁：每年都有一个主持全年之气，这个气所主之年，称主岁。

（7）首甲定运：五运之中，以甲子为第一运，以后才有其他各运，所以说首先用甲子决定五运的运行。

（8）不合阴阳：指三阴三阳六气与五运，和一般的说法有不相符合之处。张隐庵："不合阴阳者，五运六气之阴阳不相合也。"

（9）数之可数者：前面的数字念（shù），是数目的意思，第二个数字念（shǔ），是计算的意思。全句即可通过数目来进行推算者的意思。

（10）丹天、黅天、苍天、素天、玄天：丹是赤，黅（jīn今）是黄，苍是青，素是白，玄是黑。据传上古观天时，见五色之云气，横亘于天空，所以有丹、黅、苍、素、玄五天之气的说法。

（11）经于牛女戊分：经就是横亘，牛女以及下文的心尾，危室柳鬼，亢氐昴毕，张翼娄胃，奎壁角轸都是二十八宿的名称。二十八宿是古代测天的基础，戊分即奎壁二宿之位（图67-1）。

（12）己分：即角轸二宿之位。

（13）天地之门户：太阳视运动，位于奎壁二宿时正当由春入夏之时，位于角轸二宿时正当由秋入冬之时，夏为阳中之阳，冬为阴中之阴，所以古人称奎壁角轸为天地之门户。

〔提要〕

本段主要论述以下两个问题，首先论述五运六气的两个重要概念即：

1. 十天干配五行

甲	乙	丙	丁	戊
己	庚	辛	壬	癸
土	金	水	木	火

2. 十二地支配三阴三阳六气

子	丑	寅	卯	辰	巳
午	未	申	酉	戌	亥
少阴	太阴	少阳	阳明	太阳	厥阴
君火	湿土	相火	燥金	寒水	风木

其次引用古代天文学典籍《太始天元册》的资料，说明五运规律是古人观察天上有丹、黅、苍、素、玄五色云气在不同方位的结果，说明五运规律的产生是来源于对自然现象的直接观察。

〔原文〕

論言天地者，萬物之上下、左右[1]者，陰陽之道路，未知其所謂也。岐伯曰，所謂上下者，歲上下見陰陽之所在也。左右者，諸上見厥陰，左少陰右太陽；見少陰，左太陰右厥陽；見太陰，左少陽右少陰；見少陽，左陽明右太陰；見陽明，左太陽右少陽；見太陽，左厥陰右陽明。所謂面北而命其位[2]，言其見也。帝曰：何謂下？岐伯曰：厥陰在上則少陽在下，左陽明右太陰，少陰在上則陽明在下，左太陽右少陽，太陰在上則太陽在下，左厥陰右陽明，少陽在上則厥陰在下，左少陰右太陽，陽明在上則少陰在下，左太陰右厥陰；太陽在上則太陰在下，左少陽右少陰。所謂面南而命其位[3]，言其見也。上下相遘[4]，寒暑相臨[5]，氣相得[6]則和，不相得[7]則病。帝曰：氣相得而病者何也？岐伯曰：

以下临上⁽⁸⁾，不当位也。

〔注释〕

（1）上下、左右：上指司天；下指在泉；左右指司天、在泉之左右，即左右间气。

（2）面北而命其位：上为南，下为北，面向南方时的左右，和面向北方时的左右恰恰相反。故经文注明司天的左右是面向北方时所定的左右（图67-2）。

（3）面南而命其位：指在泉的左右，是面向南方时所定的左右（图67-2）。

（4）上下相遘：指司天、在泉之气，上下相交。

（5）寒暑相临：指寒暑时令，相互更移。

（6）相得：相互生旺为相得。如木火相临，金水相临，水木相临，火土相临，土金相临，为相得也。

（7）不相得：相互克贼为不相得。如土木相临，土水相临，水火相临，火金相临，金木相临，为不相得也。

（8）以下临上：其说有三，一指君火相火，君火为上，相火为下，二火相加，本为相得，然须分别，若下加临于上为逆，上加临于下为顺。二说下为子上为母。如土临火、火临木等，以子临母故为不相得。三说司天应为上半年，在泉应为下半年，现在司天在下半年，在泉在上半年，这是臣夺君位故不相得。

〔提要〕

本段主要说明六气的流行次序，及上下、左右的概念。所谓上下就是该司天、在泉之气所在位置上的阴阳。司天之气为上，在泉之气为下。所谓左右，就是指司天、在泉的左右，即四间气的位置。论司天之气的左右是面向北而立，论在泉之气的左右是面向南而立。所以在同一张平面图上，司天、在泉的左右恰恰相反。六气流行次序如图（图67-3）。

〔原文〕

帝曰：动静何如？岐伯曰：上者右行，下者左行⁽¹⁾，左右周天，馀而复會也。帝曰：余聞鬼臾區曰：應地者静。今夫子乃言下者左行，不知其所謂也，願聞何以生之乎？岐伯曰：天地動静，五行遷復，雖鬼臾區其上候而已，猶不能遍明。夫變化之用，天垂象，地成形，七曜緯虚⁽²⁾五行麗地⁽³⁾。地者，所以載生成之形類也。虚者，所以列應天之精氣也。形精之動，猶根本與枝葉也⁽⁴⁾，仰觀其象，雖遠可知也。帝曰：地之爲下否乎？岐伯曰：地爲人之下，太虚之中者也。帝曰：憑⁽⁵⁾乎？岐伯曰：大氣舉之也。燥以乾之，暑以蒸之，風以動之，濕以潤之，寒以堅之，火以温之。故風寒在下，燥熱在上，濕氣在中，火游行其間，寒暑六入⁽⁶⁾，故令虚而生化⁽⁷⁾也。故燥勝則地乾，暑勝則地熱，風勝則地動，濕勝則地泥，寒勝則地裂，火勝則地固矣。

〔注释〕

（1）上者右行，下者左行：在上的司天之气由东向西右行（古人认为左为东，右为西），在下的在泉之气由西向东左行，左右旋转一周为一年，才回归原来的位置。

（2）七曜纬虚：七曜指金、木、水、火、土五星和日、月。纬是横行。虚指太虚。即五星和日月在太虚之中，横行如穿梭似来回运动。

（3）五行丽地：丽，附着之义。五行之气附着于大地运行变化而产生万物。

（4）形精之动，犹根本与枝叶也：形指大地的万物；精指天上的日月星辰。大地上的万物与天上日月星辰之间的关系，由于均由元气所化生，故如像根本与枝叶一样密切。

（5）冯：与凭相通。张景岳："言地在太虚之中而不坠者，果亦有所依凭否？"

（6）寒暑六入：寒暑指一年，六指六气。一年之内，六气下临大地如自外而入，故称六入。

（7）令虚而生化：虚指太虚，六气下临，才能使自然界生化万物。

〔提要〕

本段论述了三个问题：①阐明《内经》对于宇宙结构的认识，《内经》认为在广阔的宇宙之中，充满着"元气"这类物质。地亦由"元气"托举而凭于太虚之中，"元气"在不断地运动变化，在天化为日月星辰，在地构成五行之体，日月星辰在太空来回如穿梭样地运行，五行之体在地上生化不息。②说明六气在地面的分布是：风寒之气在下，燥热在上，湿气在中，火游行其间。③论述了六气对大地万物的正常、异常两方面的作用。在正常情况下，六气对地作用是：燥以干之，暑以蒸之，风以动之，湿以润之，寒以坚之，火以温之。六气作用太胜而异常时，对地之危害是：燥胜则地干，暑胜则地热，风胜则地动，湿胜则地泥，寒胜则地裂，火胜则地固。

〔原文〕

帝曰：天地之氣[1]，何以候之？岐伯曰：天地之氣，勝復[2]之作，不形於診也。《脉法》曰：天地之變，無以脉診。此之謂也。帝曰：間氣[3]何如？岐伯曰：隨氣所在，期於左右[4]。帝曰：期之奈何？岐伯曰：從其氣則和，違其氣則病，不當其位[5]者病，迭移其位[6]者病，失守其位[7]者危，尺寸反者死，陰陽交[8]者死。先立其年，以知其氣[9]，左右應見，然後乃可以言死生之逆順。

〔注释〕

（1）天地之气：指司天、在泉之气。

（2）胜复：克贼侵犯称为胜。复就是报复的意思。六气之变，有胜则有复。

（3）间气：六气之中，除司天、在泉之气外，其余四气，称四间气。如初之气、二之气、四之气、五之气称四间气。

（4）期于左右：左右指司天在泉之气的左右间气。

（5）不当其位：即以下临上，不当其位。

（6）迭移其位：指左右相反。张景岳："迭，更也，应见不见而移易于他位也。"

（7）失守其位：指出现克我之象。

(8) 阴阳交：指出现阴阳交错之象。

(9) 先立其年，以知其气：先确立主气之年，然后知当年司天在泉的气令，和左右四间气的分布。

〔提要〕

本段主要说明六气变化与脉象的关系。认为天地之变，无以脉诊、观测天地之气的方法，主要还是要通过实际观察。

〔原文〕

帝曰：寒暑燥濕風火，在人合⁽¹⁾之奈何？其於萬物何以生化？岐伯曰：東方生⁽²⁾風，風生木，木生酸，酸生肝，肝生筋，筋生心。其在天爲玄⁽³⁾，在人爲道⁽⁴⁾，在地爲化⁽⁵⁾。化生五味，道生智，玄生神，化生氣。神在天爲風，在地爲木，在體爲筋，在氣爲柔⁽⁶⁾，在藏爲肝。其性爲暄⁽⁷⁾，其德⁽⁸⁾爲和，其用爲動，其色爲蒼，其化爲榮，其蟲⁽⁹⁾毛，其政⁽¹⁰⁾爲散，其令⁽¹⁰⁾宣發，其變摧拉，其眚⁽¹¹⁾爲隕，其味爲酸，其志爲怒。怒傷肝，悲勝怒；風傷肝，燥勝風；酸傷筋，辛勝酸。

南方生熱，熱生火，火生苦，苦生心，心生血，血生脾。其在天爲熱，在地爲火，在體爲脉，在氣爲息⁽¹²⁾，在藏爲心。其性爲暑，其德爲顯，其用爲躁，其色爲赤，其化爲茂，其蟲羽，其政爲明，其令鬱蒸，其變炎爍，其眚燔焫⁽¹³⁾，其味爲苦，其志爲喜。喜傷心，恐勝喜；熱傷氣，寒勝熱；苦傷氣，鹹勝苦。

中央生濕，濕生土，土生甘，甘生脾，脾生肉，肉生肺。其在天爲濕，在地爲土，在體爲肉，在氣爲充⁽¹⁴⁾，在藏爲脾。其性靜兼⁽¹⁵⁾，其德爲濡，其用爲化，其色爲黃，其化爲盈⁽¹⁶⁾，其蟲倮⁽¹⁷⁾，其政爲謐⁽¹⁸⁾，其令雲雨，其變動注⁽¹⁹⁾，其眚淫潰⁽²⁰⁾，其味爲甘，其志爲思。思傷脾，怒勝思；濕傷肉，風勝濕；甘傷脾，酸勝甘。

西方生燥，燥生金，金生辛，辛生肺，肺生皮毛，皮毛生腎。其在天爲燥，在地爲金，在體爲皮毛，在氣爲成⁽²¹⁾，在藏爲肺，其性爲涼，其德爲清，其用爲固，其色爲白，其化爲斂，其蟲介⁽²²⁾，其政爲勁⁽²³⁾，其令霧露，其變肅殺，其眚蒼落⁽²⁴⁾，其味爲辛，其志爲憂。憂傷肺，喜勝憂；熱傷皮毛，寒勝熱；辛傷皮毛，苦勝辛。

北方生寒，寒生水，水生鹹，鹹生腎，腎生骨髓，髓生肝。其在天爲寒，在地爲水，在體爲骨，在氣爲堅⁽²⁵⁾，在藏爲腎。其性爲凜⁽²⁶⁾，其德爲寒，其用爲囗，其色爲黑，其化爲肅，其蟲鱗，其政爲靜，其令囗囗，其變凝冽⁽²⁷⁾，其眚冰雹，其味爲鹹，其志爲恐。恐傷腎，思勝恐；寒傷血，燥勝寒；鹹傷血，甘勝鹹。五氣更立⁽²⁸⁾，各有所先，非其位則邪，當其位則正。帝曰：病生之變何如？岐伯曰：氣相得則微，不相得則甚。帝曰：主歲⁽²⁹⁾何如？岐伯曰：氣有餘，則制己所勝⁽³⁰⁾而侮所不勝，其不及，則己所不勝⁽³¹⁾侮而乘之，己所勝輕而侮之。侮反受邪，侮而受邪⁽³²⁾，寡於畏也。帝曰：善。

〔注釋〕

(1) 合：配合，即言六气与人的关系。

（2）生：指事物间相生关系。

（3）玄：玄妙奥妙之义。有深远、广大、无限的意思。

（4）道：规律。范文澜："道是从一切具体事物中抽象出来的自然法则或规律。"

（5）化：生化。正常的风气，可以促使大地生化万物。

（6）柔：物体有刚有柔，金玉土石是刚的形体，草木裸虫是柔的形体，风吹草偃，能柔软万物。

（7）暄：温暖，其性为暄指在性质上它属于温暖。

（8）德：此指作用。

（9）虫：指昆虫类。

（10）政，令：政为统率和管理。令指号令、法令，此有行使权力之义，古人认为四时气候以及万物的变化，是受宇宙自然力量的控制，在各个不同季节里，它的主事和行令各有不同，而万物的变化也各有不同。

（11）眚：（shěng，音省）灾害之义。

（12）息：生息，指生长之义。

（13）燔焫：大火燃烧之义。

（14）充：充实肥满。

（15）兼：二物相并叫做兼，这里是包容万物之义。

（16）盈：充盈丰满。

（17）倮：无毛无甲无羽无鳞的裸体动物。

（18）谧：（mì，音密）安静之义。

（19）动注：流动灌注之义。

（20）淫溃：泛滥之义。

（21）成：成熟、成形皆称成。

（22）介：就是甲或壳。介虫就是有甲壳的动物。

（23）劲：强劲有力之义。

（24）苍落：凋谢之义。

（25）坚：坚固，冬气寒冷，万物坚固。

（26）凛：严厉、寒冷，有可敬畏之状。

（27）凝冽：水结冰为凝，冷极为冽。

（28）五气更立：五气指五行之气，更立指四时更换。全句指五行之气交替主时。

（29）主岁：五行之气各主一岁，五行主岁又称五运。

（30）己所胜：自己所能胜者，即我克者。

（31）己所不胜：自己所不能胜者，即克我者。

（32）侮反受邪，侮而受邪：五运的原理，有胜有复。凡侮人者他自己也必将受到复气的报复。

〔提要〕

本段主要说明六气的变化，对人体和万物的生化影响。从方位、形态、性质、功能、运动变化的生克关系等对六气五种表现形式进行归纳，现列表如下：

表 67-1　　　　　　　　　　　六气的表现形式

方位		东	南	中央	西	北
形态	天	风	热	湿	燥	寒
	地	木	火	土	金	水
	人	肝、筋	心、脉	脾、肉	肺、皮毛	肾、骨髓
性质	色	苍	赤	黄	白	黑
	性	暄	暑	静	凉	凛
功能	正常	欣荣、宣发、发散	躁动、蕃茂	润泽、生化、充盈	收敛、坚固	寒冷、静止
	异常	摧拉、损落	炎烁、燔爇	动注、淫溃	肃杀、苍落	凝冽、冰雹
生制关系	生	风→木→酸→肝→筋→心	热→火→苦→心→血→脾	湿→土→苦→脾→肉→肺	燥→金→辛→肺→皮毛→肾	寒→水→咸→肾→骨髓→肺
	制	燥胜风 辛胜酸 悲胜怒	寒胜热 咸胜苦 恐胜喜	风胜湿 酸胜甘 怒胜思	寒胜热 苦胜辛 喜胜忧	燥胜寒 甘胜咸 思胜恐

其次说明五运之气，各有一定先后顺序。应时而气至为正，不应时而气至者为邪。此外五运之气太过则制己所胜而侮所不胜，五运之气不足则己所不胜侮而乘之，己所胜轻而侮之。并还论述五运有其胜复规律，即有胜必有复，故侮反受邪，侮而受邪。

〔讨论〕

一、五运学说的产生与《内经》对宇宙结构认识的关系

五运学说的产生，不是古人凭空的臆测，而是来源于对宇宙自然现象的观察和总结，亦和他们对宇宙结构的认识有密切的关系。对于宇宙结构，本篇作了概括性的描述："夫变化之用，天垂象，地成形，七曜纬虚，五行丽地。地者，所以载生成之形类也。虚者，所以列应天之精气也。形精之动，犹根本之与枝叶也……地为人之下，太虚之中者也。帝曰：冯乎？岐伯曰：大气举之也。"在广阔的宇宙太虚之中，充满"大气"这类物质，大气托举着整个大地，而人在地之上。大气因其性质不同以及阴阳气多少不同，分成"六气"，即风寒暑湿燥火。六气在地上的分布是：风寒在下，燥热在上，湿气在中，火游其间。在正常情况下"六气"对地的作用是：燥以干之，暑以蒸之，风以动之，湿以润之，寒以坚之，火以温之。六气的正常作用，使大地万物生化不止。"六气"太过而产生危害即燥胜则地干，暑胜则地热，风胜则地动，湿胜则地泥，寒胜则地裂，火胜则地固。组成宇宙的"大气"在不断地运动变化，气在天化为六气，在地化为五行，五行与六气都在相

互影响相互作用，不断地运动变化着，为了掌握和了解整个宇宙"气"运动变化规律，从实践中逐渐总结归纳出五运学说。这就是五运学中产生的一个重要原因。就是说五运学说是建立在古人对宇宙结构的认识基础上的。从上述情况还可以看出《内经》对于宇宙结构的认识"虽然是朴素的，直观的，但是却有很深刻的见解"。

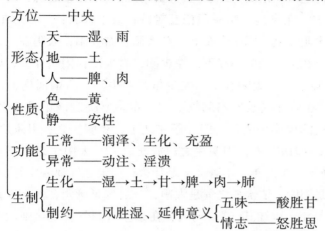

二、《内经》认识物质的综合归纳法与中医整体观的关系

《内经》认为宇宙是一个物质世界，这些组成宇宙的物质——元气在不停地运动变化。要认识宇宙现象，必须对物质有所认识，既是物质，它必定有一定形态，占有一定空间位置，还有功能特性，以及运动变化规律。《内经》正是从上述的几方面对自然界由连续形态物质元气所组成的万物分为五类进行综合归纳。并通过综合归纳把整个自然界有机联系起来。以"湿"为例，"湿"是六气之一：①湿在方位上是中央。②湿在形态上在天表现为"雨"，在地表现为"土"，在人表现为"脾"、"肉"。③湿的性质安静、色黄。④湿的功能：能润泽、生化、充实。异常的危害是动注、泛滥。⑤湿的生制关系是：湿生土，土生甘，甘生脾，脾生肉，肉生肺。风胜湿，酸胜甘，怒胜思。

从上述我们可以看出，《内经》对物质的认识，不是孤立地、静止地，而是要联系地、运动地去认识它。有了这种对物质认识的综合归纳法，整个自然界物质的运动变化就有机地联系起来了。就人而言，《内经》认为亦是由气所化生的万物之一。人与整个自然界就必然按一定规律联系在一起。自然界的变化必然对人体产生相应影响，当然对于物质的认识，《内经》是客观的、归纳的，限于历史条件有其局限性，但正是这种客观的、联系的、归纳的、运动的认识论，使中医学一开始就建立在朴素的辩证的整体观的基础上，这正是中医的精华所在。因此进一步探讨《内经》对于物质归类认识法，对中医基本理论研究是有意义的。

三、关于天之六气的主要运动变化规律

本篇对天之六气的主要运动变化规律作了概要的叙述。天之六气，即司天之气，在泉之气，左右四间气。这六步气的流行顺序是，从阴到阳，先三阴后三阳，即一厥阴、二少阴、三太阴、四少阳、五阳明、六太阳。三阴三阳六气按此顺序分布于上下左右，或为司天，或为在泉，或为间气，构成司天在泉六步的变化。凡主岁之气为司天，位当三之气。在司天的下方，与之相对的是在泉，位当六之气。司天、在泉的左右方，则是左右间气。每岁客气，始于司天前二位，即初之气。依次为二、三、四、五而终于在泉之气，每一步气约为六十日又八十七刻半。司天、在泉是一阴一阳相互对待，故本篇云："厥阴在上，则少阳在下，左阳明，右太阴；少阴在上，则阳明在下，左太阳，右少阳；太阴在上，则太阳在下，左厥阴，右阳明；少阳在上，则厥阴在下，左少阴，右太阳；阳明在上，则少阴在下，左太阴，右厥阴；太阳在上，则太阴在下，左少阳，右少阴。所谓面南而命其位，言其见也。"司天之气既定，在厥之气及左右间气随之而定。要决定该年司天之气，又要根据十二地支配三阴三阳六气的规律来决定。即"子午之上，少阴主之；丑未之上，太阴主之；寅申之上，少阳主之；卯酉之上，阳明主之；辰戌之上，太阳主之；巳亥之上，厥阴主之。"如逢值年地支逢子、午之年，不管天干是什么，司天之气都一定是少阴，与少阴相对是阳明，故在泉之气是阳明，依次初之气是太阳，二之气是厥阴，四之气是太阴，五之气是少阳，故云"先立其年，以知其气"。司天、在泉左右间气既定，则六气之化便随之而定。如《素问·至真要大论》："厥阴司天，其化以风；少阴司天，其化以热；太阴司天，其化以湿；少阳司天，其化以火；阳明司天，其化以燥；太阳司天，其化以寒。帝曰：地化奈何？岐伯曰：司天同候，间气皆然。"

（邱德文）

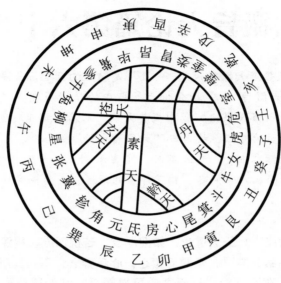

图 67-1 五天五运图

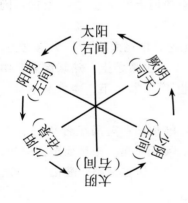

图 67-2 司天在泉左间右间图

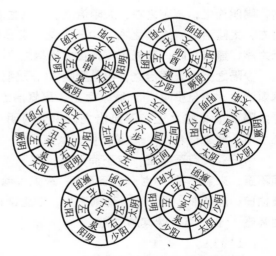

图 67-3 司天在泉左右间气图

六微旨大论篇第六十八

　　"六"，是指风热湿火燥寒六气。"微"是精微的意思。"旨"是指具体的内容规律和原理。"六微旨"，是指分析六气当中的精微原理。"六六之节"的理论，已在《素问·六节藏象论》篇中揭其大纲，本篇再就其所述的道理，作了进一步的论述，其理至为精微，故名曰"六微旨大论"。

　　本篇对六气的标本中气、太过不及、亢害承制、二十四步推算、六气时序、上下定位、阴阳升降出入等问题，作了详尽的阐述，实为论述六气的专篇。

〔原文〕

　　黄帝问曰：嗚呼遠哉$^{(1)}$！天之道也，如迎浮雲，若視深淵，視深淵尚可測，迎浮雲莫知其極$^{(2)}$。夫子數言謹奉天道$^{(3)}$，余聞而藏之，心私异之，不知其所謂也$^{(4)}$。願夫子溢志盡言其事，令終不滅，久而不絶$^{(5)}$，天之道可得聞乎？岐伯稽首再拜，對曰$^{(6)}$：明乎哉問$^{(7)}$，天之道也！此因天之序，盛衰之時也$^{(8)}$。

　　帝曰：願聞天道六六之節盛衰$^{(9)}$何也？岐伯曰：上下有位，左右有紀$^{(10)}$。故少陽之右，陽明治之；陽明之右，太陽治之；太陽之右，厥陰治之；厥陰之右，少陰治之；少陰之右，太陰治之；太陰之右，少陽治之。此所謂氣之標，蓋南面而待之也$^{(11)}$。故曰：因天之序，盛衰之時，移光定位，正立而待之$^{(12)}$。此之謂也。

　　少陽之上，火氣治之，中見厥陰$^{(13)}$；陽明之上，燥氣治之，中見太陰$^{(14)}$；太陽之上，寒氣治之，中見少陰$^{(15)}$；厥陰之上，風氣治之，中見少陽$^{(16)}$；少陰之上，熱氣治之，中見太陽$^{(17)}$；太陰之上，濕氣治之，中見陽明$^{(18)}$。所謂本也$^{(19)}$，本之下，中之見也$^{(20)}$，見之下，氣之標也$^{(21)}$，本標不同，氣應异象$^{(22)}$。

　　帝曰：其有至而至，有至而不至，有至而太過，何也？岐伯曰：至而至者和$^{(23)}$；至而不至，來氣不及$^{(24)}$也；未至而至，來氣有餘也$^{(25)}$。帝曰：至而不至，未至而至，何如？岐伯曰：應則順，否則逆，逆則變生，變生則病$^{(26)}$。帝曰：善。請言其應。岐伯曰：物，生其應$^{(27)}$也；氣，脉其應$^{(28)}$也。

〔注释〕

　　(1) 嗚呼远哉：嗚呼是一个叹词。这里是指黄帝感叹地说：天的道理是多么远大呀！

　　(2) 天之道也，如迎浮云，若视深渊，视深渊尚可测，迎浮云莫知其极：张志聪曰："天之道者，阴阳之道也。"王冰曰："深渊静湛而澄彻，故视之可测其深浅，浮云飘泊而合散，故迎之莫诣其边涯。言苍天之象，如渊可视乎鳞介；运化之道，犹云莫测其去留。六气深微，其于运化，当如是喻矣。"全句是说：天的阴阳道理，好像仰观天空，目送浮云，又好像俯视渊水，清澈无底。但渊水之源，还可以测量，唯迎浮云，不知到什么地方才能停止。从而说明天之阴阳的道理是玄远难测的。

（3）夫子数言谨奉天道：夫子，这里是指岐伯；数言，是多次讲解；谨奉，是谨慎奉行的意思。全句是说：岐伯多次说要小心谨慎地顺从奉行天的道理。

（4）余闻而藏之，心私异之，不知其所谓也：余，这里是指黄帝而言；藏之，是记在心里；心私异之，是心里怀疑。全句说：我听了之后，记在心里，但又怀疑，不知道天的道理是怎么一回事？

（5）溢志尽言其事，令终不灭，久而不绝：《辞源》："溢，器满也。"令，这里是"使"的意思。就是说：请你将知道的道理尽量详细地说出来，从而使天的道理永远流传下去，不致失传。

（6）稽首再拜，对曰：稽首再拜，是古代封建社会君臣的礼节，即叩头的动作。臣子对君主讲话，行过君臣之礼再回答。

（7）明乎哉问：真问的高明呀！

（8）因天之序，盛衰之时：张志聪曰："因天之序者，天以六为节，因六气而环序也。盛衰者，六气有太过不及也。"这就是说，天之道，是由于六气变化而显示出太过不及的表现。

（9）天道六六之节盛衰：这里的"六"，第一个"六"是指风热湿火燥寒六气，第二个"六"是指三阴三阳。这是以主气与客气的配合，而表现出六气的盛衰变化。故张景岳曰："此言六位之序，以明客气之盛衰也。"

（10）上下有位，左右有纪："上"是指司天之气的位置，"下"是指在泉之气的位置，"上下有位"是说司天在泉之气有一定的位置。"左右"是指左右四间气，"纪"是规律、次序，"左右有纪"是说左右四间气升降有一定的次序。故《素问·五运行大论》曰："厥阴在上则少阳在下，左阳明右太阴；少阴在上则阳明在下，左太阳右少阳；太阴在上则太阳在下，左厥阴右阳明；少阳在上则厥阴在下，左少阴右太阳；阳明在上则少阴在下，左太阴右厥阴；太阳在上则太阴在下，左少阳右少阴。"此言司天在泉之气位置和在泉之气的左右间气。《素问·五运行大论》还在指出司天之气的左右间气位置时说："诸上见厥阴，左少阴右太阴；见少阴，左太阴右厥阴；见太阴，左少阳右少阴；见少阳，左阳明右太阴；见阳明，左太阳右少阳；见太阳，左厥阴右阳明。"

（11）少阳之右，阳明治之；阳明之右，太阳治之；太阳之右，厥阴治之；厥阴之右，少阴治之；少阴之右，太阴治之；太阴之右，少阳治之。此所谓气之标，盖南面而待之也："气之标"是指六气以三阴三阳之客气为标。"右"是以南面而观其六气的次序，由右而旋转。"治"是管理的意思。全句是说明客气的循行规律，是按三阴三阳之气多少的次序而循行的。即一厥阴，二少阴，三太阴，四少阳，五阳明，六太阳，循行一周为一年。故张景岳曰："此即天道六六之节也。三阴三阳以六气为本，六气以三阴三阳为标。然此右字，皆目南而观以待之，所以少阳之右为阳明也。"

（12）移光定位，正立而待：张景岳曰："光，日光也；位，位次也。凡此六气之次，即因天之序也。天既有序，则气之王者为盛，气之退者为衰。然此盛衰之时，由于日光之移，日光移而后位次定圣人之察之者。但南面正立而待之，则其时更气易，皆日光而见之矣。"古人是用"圭表"的天文仪器，通过太阳的日影射到圭表上面的长短，来观察节气的变化。如在冬至时日影最长，夏至时日影最短，从日影在圭表上移影长短刻度的不同，以定六气循行的次序，故曰"移光定位"。观察日影时，是在中午时刻面向南站立，故曰"正立而待"。

（13）少阳之上，火气治之，中见厥阴：张景岳曰："少阳之本火，故火气在上，与厥阴为表里，故中见厥阴，是以相火而兼风木之化也。"这就是说：少阳的上面是火气管理，它的中气便是厥阴。

（14）阳明之上，燥气治之，中见太阴：张景岳曰："阳明之本燥，故燥气在上，与太阴为表里，故中见太阴，是以金燥而兼湿土之化也。"这就是说：阳明的上面是燥气管理，它的中气是太阴。

（15）太阳之上，寒气治之，中见少阴：张景岳曰："太阳之本寒，故寒气在上，与少阴为表里，故中见少阴，是以寒水而兼君火之化也。"这就是说：太阳的上面是寒气管理，它的中气是少阴。

（16）厥阴之上，风气治之，中见少阳：张景岳曰："厥阴之本风，故风气在上，与少阳为表里，故中见少阳，是以风木而兼相火之化也。"这就是说：厥阴的上面是风气管理，它的中气是少阳。

（17）少阴之上，热气治之，中见太阳：张景岳曰："少阴之本热，故热气在上，与太阳为表里，故中见太阳，是以君火而兼寒水之化也。"这就是说：少阴的上面是热气管理，它的中气是太阳。

（18）太阴之上，湿气治之，中见阳明：张景岳曰："太阴之本湿，故湿气在上，与阳明为表里，故中见阳明，是以湿土而兼燥金之化也。"这就是说：太阴的上面是湿气管理，它的中气是阳明。

（19）所谓本也：《素问·天元纪大论》曰："所谓本也，是谓六元。"张隐庵亦曰："风寒暑湿燥火，天之阴阳也，三阴三阳上奉之，故以天气为本而在上。"这就是说，风寒暑湿燥火为六气之本。

（20）本之下，中之见也："中之见"就是中气。是指在天的六气之下，与在地之三阴三阳的标气相表里之气，谓之中见之气。故张景岳曰："而兼见于标本之间者，是阴阳表里之相合，而互为中见之气也。"

（21）见之下，气之标也：张隐庵曰："以三阴三阳之气，标见于下也。"即中气的下面是六气之标气，就是三阴三阳。

（22）标本不同，气应异象：象，高士宗曰："象，病形也。"这是说明由于六气标本不同，所反映出来的气候和疾病的表现也不一致。

（23）至而至者和：前一个"至"是指季节，后一个"至"是指气候。张景岳曰："时至气亦至，和平之应也，此为平岁。"

（24）至而不至，来气不及：张景岳曰："若时至而气不至，来气不及也。"这是说：季节已到，而气候未到，为不及之年。

（25）未至而至，来气有余：张景岳曰："时未至而气先至，来气有余也。"这就是说：季节未到，气候先到，为太过之年。

（26）应则顺，否则逆，逆则变生，变生则病："应则顺"是指时令与六气相应到来，为和平之年，无太过不及，为顺。如果时令已到而六气未到的不及年，或是时令未到，而六气先到的太过年，都是反常的年岁，使气候失常，万物生化受害，人体发生疾病，谓之"否则逆"。

（27）物，生其应：张志聪曰："物生其应者，如厥阴司天，毛虫静，羽虫育。少阳司天，草木早荣。太阴司天，万物以荣，此生物以应司天之候也。"这就是说，万物的生长与气至的先后是相适应的。

（28）气，脉其应：气、脉，是指气候与脉象而言。张隐庵曰："气脉其应者，如太阳司天，寒临太虚，阳气不令。阳明司天，阳专其令，炎暑大行。太阳司天，阴专其政，阳气退避。又厥阴之至其脉弦，少阴之至其脉钩，太阴之至其脉沉，少阳之至大而浮，阳明之至短而涩，太阳之至大而长，此皆气脉其应也。"

〔提要〕

本节论述了六气学说的基本内容。首先说明了六气学说的产生，是古人根据天体运动的规律，自然界气候变化的时序，和气候变化对人体的影响等方面的客观表现加以总结形成的。然后，阐述了六气在天之气（即客气）的循行规律，是以一厥阴、二少阴、三太阴、四少阳、五阳明、六太阳的次序，循环无端。按照这个顺序，分为上下左右，互为司天，互为在泉，互为间气的六步变化。接着指出了六气标本中气的关系是十分密切的，由于标本中气的不同，故六气出现各种变化，影响人体，以致表现的病状亦不同。最后讨论了六气的盛衰，主要表现在太过和不及的年岁。平气之年，气候按时而来，人不易病。反之，当出现太过与不及之年，均能影响人体发生疾病。

〔原文〕

帝曰：善。愿闻地理之应六节气位[1]何如？岐伯曰：显明之右，君火之位[2]也；君火之右，退行一步，相火治之[3]；复行一步，土气治之[4]；复行一步，金气治之[5]；复行一步，水气治之[6]；复行一步，木气治之[7]；复行一步，君火治之[8]。相火之下，水气承[9]之[10]；水位之下，土气承之[11]；土位之下，风气承之[12]，风位之下，金气承之[13]；金位之下，火气承之[14]，君火之下，阴精承之[15]。帝曰：何也？岐伯曰：亢则害，承乃制，制则生化[16]，外列盛衰，害则败乱，生化大病[17]。

帝曰：盛衰何如？岐伯曰：非其位则邪，当其位则正，邪则变甚，正则微[18]。帝曰：何谓当位？岐伯曰：木运临卯[19]，火运临午[20]，土运临四季[21]，金运临酉[22]，水运临子[23]，所谓岁会，气之平[24]也。帝曰：非其位何如？岐伯曰：岁不与会[25]也。帝曰：土运之岁，上见太阴[26]；火运之岁，上见少阳、少阴[27]；金运之岁，上见阳明[28]；木运之岁，上见厥阴[29]；水运之岁，上见太阳[30]，奈何？岐伯曰：天之与会也。故《天元册》曰天符[31]。帝曰：天符岁会何如？岐伯曰：太乙天符之会[32]也。帝曰：其贵贱[33]何如？岐伯曰：天符为执法，岁会为行令，太乙天符为贵人[34]。帝曰：邪之中也奈何？岐伯曰：中执法者，其病速而危[35]；中行令者，其病徐而持[36]；中贵人者，其病暴而死[37]。帝曰：位之易也何如？岐伯曰：君位臣则顺，臣位君则逆。逆则其病近，其害速；顺则其病遠，其害微。所謂二火也⁽³⁸⁾。

〔注释〕

（1）地理之应六节气位：地理之应，是指主时之六气，年年相同，静而守位。六节气位，是指主时之六气，有一定的步位。全句是说明六气的主气时位。故张景岳曰："言地理之应六节，即主气之静而守位者也，故曰六位，亦曰六步，乃六气所主之位也。"

（2）显明之右，君火之位：张景岳曰："显明者，日出之所，卯正之中，天地平分之处也。显明之右，谓自斗建卯中，以至巳中，步居东南，为天之右间，主二之气，乃春分后六十日有奇，君火治令之位也。"这就是说在春分节之后，便是少阴君火主时的位置。

（3）君火之右，退行一步，相火治之：张景岳曰："退行一步，谓退于君火之右一步也。此自斗建巳中以至未中，步居正南，位直司天，主三之气，乃小满后六十日有奇，相火之治令。"这就是说明，自君火之后，右行一步便是相火主位。

（4）复行一步，土气治之：张景岳曰："复行一步，谓相火之右，又行一步也。此自未中以至酉中，步居西南，为天之左间，主四之气，乃大暑后六十日有奇，湿土治令之位也。"这是说明土气的主位。

（5）复行一步，金气治之：张景岳曰："此于土气之右，又行一步，自酉中以至亥中，步居西北，为地之右间，主五之气，乃秋分后六十日有奇，燥金治令之位也。"这是说明金气的主位。

（6）复行一步，水气治之：张景岳曰："此于金气之右，又行一步，自亥中以至丑中，步居正北，位当在泉主终之气，乃小雪后六十日有奇，寒水之治令也。"这是说明水气的主位。

（7）复行一步，木气治之：张景岳曰："此于水气之右，又行一步，自丑中至卯中，步居东北，为地之左间，主初之气，乃大寒后六十日有奇，风木治令之位也。"这是说明木气的主位。

（8）复行一步，君火治之：张景岳曰："此自木气之末复行于显明之右，君火之位，是为主气六步之一周。"这就是说：从木气之后，复行于君火之位，是六气循行一周，便是一年。六气就是这样循环无端的。

（9）承：王履曰："承，犹随也，然不言随而言承者，以下言之，则有上奉之象，故曰承。虽谓之承，而有防之之义存焉。"这是说"承"的含义在本文有二：一是在正常情况下，六气各主一令，当一令结束，必然由下一时令之气随而上承。如厥阴风木主司春天，春终由少阴君火上奉承之。二是在反常的情况下，当六气中的一气出现太过，常以其所不胜之气去承制，保持气候不至于太亢。如少阳相火之气过亢，则由太阳寒水之气去承制，以防其太过。

（10）相火之下，水气承之：少阳相火之气过亢，由太阳寒水之气去承制，以防太过。故王冰曰："热盛水承，条蔓柔弱，凑润衍溢，水象可见。"

（11）水位之下，土气承之：太阳寒水之气过亢，由太阴湿土之气去承制，以防太过。故王冰曰："寒甚物坚，水冰流涸，土象斯见，承下明矣。"

（12）土位之下，风气承之：太阴湿土之气过亢，由厥阴风木之气去承制，以防太过。

故王冰曰："疾风之后，时雨乃零，是则湿为风吹，化而为雨。"

（13）风位之下，金气承之：厥阴风木之气过亢，由阳明燥金之气去承制，以防太过。故王冰曰："风动气清，万物皆燥，金承木下，其象昭然。"

（14）金位之下，火气承之：阳明燥金之气过亢，由少阴君火之气去承制，以防太过。故王冰曰："锻金生热，则火流金，乘火之上，理无妄也。"

（15）君火之下，阴精承之：阴精，是指天乙所生之精水，是太阳寒水所主之气。当太阴君火之气过亢时，由太阳寒水之阴精去承制，以防其太过。故王冰曰："君火之位，大热不行，盖为阴精制承其下也。"

（16）亢则害，承乃制，制则生化：六气亢盛，就会产生损害的作用，所以要有相克的气来制约它，才能使气候正常，化生万物。故张景岳曰："亢者，盛之极也。制者，因其极而抑之也。盖阴阳五行之道，亢极则乖，而强弱相残矣。故凡有偏盛则必有偏衰，使强无所制，则强者愈强，弱者愈弱，而乖乱日甚。所以亢而过甚，则害乎所胜。而承其下者，必从而制之，此天地自然之妙。"又曰："盛极有制，则无亢害。无亢害，则生化出乎自然。"

（17）外列盛衰，害则败乱，生化大病：张隐庵曰："外列盛衰者，谓外列主岁之气，有盛有衰，如主岁之气与主时之气，交相亢极则为害更甚，故曰害则败乱，生化大病也。"

（18）非其位则邪，当其位则正，邪则变甚，正则微："位"是指十二地支分布在地平方位上的位置，即午属南方，子属北方，酉属西方，卯属东方，辰戌丑未属于中央。"当其位"，是指子午卯酉辰戌丑未属于五方之正位。"非其位"，是指不在五方正位的寅申巳亥四地支。全句是说：值年之年支正当五方之正位，谓之正常气候之年，人虽受邪致病，也比较轻。如果值年之年支不当五方之正位，谓之反常气候之年，邪气致人生病后，病重而多变。故张隐庵曰："非其位者，谓气来有余，则制己所胜而侮所不胜，此岁气之盛也。气来不及，则己所不胜侮而乘之，己所胜轻而侮之，此岁年之衰也。此皆不守本位，而交相乘侮，则僻内生矣。当其位，乃平气之年，无太过不及之乘侮，而各当其位，此气之正也。邪则变甚，正则变微。"

（19）木运临卯：张景岳曰："以木运而临卯位，丁卯岁也。"

（20）火运临午：张景岳曰："以火运临午位，戊午岁也。"

（21）土运临四季："四季"这里是指辰戌丑未四个方位。张景岳曰："土运临四季，甲辰甲戌己丑己未岁也。"

（22）金运临酉：张景岳曰："金运临酉，乙酉岁也。"

（23）水运临子：张景岳曰："水运临子，丙子岁也。"

（24）岁会，气之平：所谓"岁会"之年，是天干与地支的五行属性相同，并且相会于五方之正位。"气之平"，就是平气。

（25）岁不与会：张景岳曰："岁运不与地支会，则气有不平者矣。"

（26）土运之岁，上见太阴：张景岳曰："上谓司天，土运上见太阴，己丑己未岁也。"

（27）火运之岁，上见少阳、少阴：张景岳曰："火运上见少阳，戊寅戊申岁也；上见少阴，戊子戊午岁也。"

（28）金运之岁，上见阳明：张景岳曰："金运上见阳明，乙卯乙酉岁也。"

（29）木运之岁，上见厥阴：张景岳曰："木运上见厥阴，丁巳丁亥岁也。"

（30）水运之岁，上见太阳：张景岳曰："水运上见太阳，丙辰丙戌岁也。"

（31）天符：《天元册》是古代论述天文方面的文献。"天符"之年，是司天之气与大运之气在五行属性上相同的年岁，在六十年中共有十二年，已如上述。

（32）太乙天符之会：张景岳曰："既为天符，又为岁会，是太乙天符之会。"凡是大运、司天之气、年支三者在五行属性上皆相同的年岁，谓之太乙天符年。六十年中共有戊午、乙酉、己丑、己未四年。

（33）贵贱：气候变化剧烈，对人体危害大的年为"贵"。气候变化小对人体危害小的年为"贱"。

（34）天符为执法，岁会为行令，太乙天符为贵人：王冰曰："执法犹相辅，行令犹方伯，贵人犹君主。"这是古人用行政官员作比喻，说明天符犹如相辅的官员，有执行法律之权；岁会如同方伯的官员，有执行命令之权；太乙天符如同君主，权力最大。

（35）中执法者，其病速而危：张景岳曰："中执法者，犯司天之气也。天者生之本，故病速而危。"这是说天符年气候变化较大，当人中邪气后，发病速而危险。

（36）中行令者，其病徐而持：张景岳曰："中行令者，犯地支之气也，害稍次之，故其病徐而持。持者，邪正相持，而吉凶相半也。"

（37）中贵人者，其病暴而死：张景岳曰："中贵人者，天地之气皆犯矣，故暴而死。"这就是说太乙天符之年，气候变化剧烈，当人中邪气后，发病急暴而且很快死亡。

（38）君位臣则顺，臣位君则逆。逆则其病近，其害速；顺则其病远，其害微。所谓二火也：君位，是指少阴君火在上的位置。臣位，是指少阳相火在下的位置。君位臣则顺，是少阴君火之客气加临于少阳相火之主气上面，则为气候变化小的顺年，当人体受邪后，发病缓慢危险性小。臣位君则逆，是少阳相火之客气加临于少阴君火之主气上面，是气候变化大的逆年，当人受邪气后，发病急速而危险性大。这里以君、相二火加临关系为例说明气运不同对人体的影响。所以王冰指出："相火居君火，是臣居君位，故逆也。君火居相火，是君居臣位，君临臣位，故顺也。远谓里远，近谓里近也。"

〔提要〕

本节重点论述了六气生化承制的作用。在正常情况下，六气之主气以五行相生相克的规律，形成相互生化和相互制约，从而保持了气候的正常，化生万物。如果六气失去了生化承制的作用，使气候异常，使人生病。同时还讨论了运气客主加临与发病的关系。由于运气加临的顺逆，表现为岁会、天符、太乙天符，这些年岁疾病发生有轻重缓速的不同。六气客主加临的顺逆，也可使疾病发生有轻重缓急不同。

〔原文〕

帝曰：善。願聞其步[1]何如？岐伯曰：所謂步者，六十度而有奇[2]，故二十四步積盈百刻而成日[3]也。帝曰：六氣應五行[4]之變何如？岐伯曰：位有終始[5]，氣有初中[6]，上下不同，求之亦异⁽⁷⁾也。帝曰：求之奈何？岐伯曰：天氣始於甲，地氣始於子，子甲相合，命曰歲立⁽⁸⁾，謹候其時，氣可與期。

帝曰：願聞其歲，六氣始終，早晏何如⁽⁹⁾？岐伯曰：明乎哉問也！甲子之歲，初之氣，天數始於水下一刻，終於八十七刻半⁽¹⁰⁾；二之氣，始於八十七刻六分，終於七十五刻⁽¹¹⁾；三之氣，始於七十六刻，終於六十二刻半⁽¹²⁾；四之氣，始於六十二刻六分，終於五十刻⁽¹³⁾；五之氣，始於五十一刻，終於三十七刻半⁽¹⁴⁾；六之氣，始於三十七刻六分，終於二十五刻⁽¹⁵⁾。所謂初六，天之數⁽¹⁶⁾也。乙丑歲，初之氣，天數始於二十六刻，終於一十二刻半⁽¹⁷⁾；二之氣，始於一十二刻六分，終於水下百刻⁽¹⁸⁾；三之氣，始於一刻，終於八十七刻半⁽¹⁹⁾；四之氣，始於八十七刻六分，終於七十五刻⁽²⁰⁾；五之氣，始於七十六刻，終於六十二刻半⁽²¹⁾；六之氣，始於六十二刻六分，終於五十刻⁽²²⁾。所謂六二，天之數⁽²³⁾也。丙寅歲，初之氣，天數始於五十一刻，終於三十七刻半⁽²⁴⁾；二之氣，始於三十七刻六分，終於二十五刻⁽²⁵⁾；三之氣，始於二十六刻，終於一十二刻半⁽²⁶⁾；四之氣，始於一十二刻六分，終於水下百刻⁽²⁷⁾；五之氣，始於一刻，終於八十七刻半⁽²⁸⁾，六之氣，始於八十七刻六分，終於七十五刻⁽²⁹⁾。所謂六三，天之數也⁽³⁰⁾。丁卯歲，初之氣，天數始於七十六刻，終於六十二刻半⁽³¹⁾；二之氣，始於六十二刻六分，終於五十刻⁽³²⁾；三之氣，始於五十一刻，終於三十七刻半⁽³³⁾；四之氣，始於三十七刻六分，終於二十五刻⁽³⁴⁾；五之氣，始於二十六刻，終於一十二刻半⁽³⁵⁾；六之氣，始於一十二刻六分，終於水下百刻⁽³⁶⁾。所謂六四，天之數也⁽³⁷⁾。次戊辰歲，初之氣，復始於一刻，常如是無已，周而復始⁽³⁸⁾。帝曰：願聞其歲候⁽³⁹⁾何如？岐伯曰：悉乎哉問也！日行一周⁽⁴⁰⁾，天氣始於一刻，日行再周，天氣始於二十六刻，日行三周，天氣始於五十一刻，日行四周，天氣始於七十六刻，日行五周，天氣復始於一刻，所謂一紀⁽⁴¹⁾也。是故寅午戌歲氣會同⁽⁴²⁾，卯未亥歲氣會同，辰申子歲氣會同，巳酉丑歲氣會同，終而復始。

帝曰：願聞其用⁽⁴³⁾也。岐伯曰：言天者求之本⁽⁴⁴⁾，言地者求之位⁽⁴⁵⁾，言人者求之氣交⁽⁴⁶⁾。帝曰：何謂氣交⁽⁴⁷⁾？岐伯曰：上下之位，氣交之中，人之居⁽⁴⁸⁾也。故曰：天樞之上，天氣主之⁽⁴⁹⁾；天樞之下，地氣主之⁽⁵⁰⁾；氣交之分，人氣從之，萬物由之⁽⁵¹⁾。此之謂也。

〔注释〕

（1）其步：这里是指六气的步位。

（2）六十度而有奇：一日为一度，一年三百六十五日又二十五刻，以六步去分，则每步是六十日又八十七刻半，故为"六十度而有奇"。这里的"奇"，是指零头，即八十七刻半为六十日的零头，谓之"奇"。

（3）二十四步积盈百刻而成日：六气运行，每年分为六步，四年共运行二十四步，为一千四百六十日又一百刻。因为一日是一百刻，所以四年余下的一百刻，成为一日，此即"积盈百刻而成日"之意。

（4）六气应五行：张志聪曰："五行者，谓厥阴风木主初气，君相二火主二气三气，太阴湿土主四气，阳明燥金主五气，太阳寒水主六气，此主时之五行，守定位而不移者也。"

（5）位有终始：指主时之六气的每一气位有开始与终止的区别。

（6）气有初中：张景岳曰："初言其始，气自始而渐盛也。中言其盛，气自盛而渐衰也。但本篇所谓初中者，以一步之气为言，故曰初凡三十度而有奇，中气同法。"这就是说：在六气的一步中，有初气与中气之分。每步六十日八十七刻半，前三十日四十三刻四分之三刻为地气用事，为初气；后三十日四十三刻四分之三刻，为天气用事，为中气。

（7）上下不同，求之亦异：张隐庵曰："上下不同者，谓客气加于上，主气主于下，应各不同。"这就是说：上为主气，下为客气，每年的客气与主气相加不同，故气候亦有不同。

（8）命曰岁立：张景岳曰："天气有十干而始于甲，地气有十二支而始于子，子甲相合，即甲子也，干支合而六十年之岁气立。岁气立，即有时可候，有气可期矣。"

（9）六气始终，早晏何如："始"是指每年六气开始的时刻；"终"是指每年六气终止的时刻。"晏"即晚也。全句是问每年六气开始和终止的时刻早晚何如？

（10）甲子之岁，初之气，天数始于水下一刻，终于八十七刻半：在计算时间时，古代无钟表来记时，而是用铜壶漏水记刻的方法来记时。这种方法是：用铜壶贮水，壶上穿一个小孔，使水自然经小孔滴漏，壶中贮水量恰巧一昼夜漏尽。在壶面上刻有101条横线，横线与横线之间称为一刻，合计共得100刻，每刻又分为10份。所谓水下一刻，是壶水贮满，自第一条横线开始下滴，水面微低于第一条横线的一刹那间。古人的水下一刻，相当于现今的三时十四分四十秒，即寅时初刻。古人一刻之时间，相当于现今的十四分四十秒。全句是说：甲子年的初之气，开始于大寒日的水下一刻，即寅时初刻，经过六十日八十七刻半，终于春分日的八十七刻半，即子正初刻。

（11）二之气，始于八十七刻六分，终于七十五刻：二之气，开始于春分日水下八十七刻六分，即子正初刻，经过六十日八十七刻半，终于小满日七十五刻，即戌正四刻。

（12）三之气，始于七十六刻，终于六十二刻半：三之气，开始于小满日的七十六刻，即亥初初刻，经过六十日八十七刻半，终于大暑日的六十二刻半，即酉初四刻。

（13）四之气，始于六十二刻六分，终于五十刻：四之气，开始于大暑日的六十二刻六分，即酉正初刻，经历六十日八十七刻半，终于秋分日的五十刻，即未正四刻。

（14）五之气，始于五十一刻，终于三十七刻半：五之气，开始于秋分日的五十一刻，即中初初刻，经过六十日八十七刻半，终于小雪日的三十七刻半，即午初四刻。

（15）六之气，始于三十七刻六分，终于二十五刻：六之气，开始于小雪日的三十七刻六分，即午正初刻，经过六十日八十七刻半，终于第二个大寒日的二十五刻，即辰正四刻。然后交于第二年初之气。

（16）初六，天之数：六气始终刻分早晏的一个周期为四年，称做"一纪"。甲子年是一纪的第一个年岁，故称为"初六"。"天之数"，是指六气开始和终止的刻分数。这句话的意思是说，甲子年由水下一刻开始，经过六气运行，到三百六十五日又二十五刻而终止，这是初六年岁始终的刻分数。

（17）乙丑岁，初之气，天数始于二十六刻，终于一十二刻半：以下是论述乙丑年的始终刻分数。乙丑年的初之气，开始于大寒日二十六刻，即巳初初刻，终于春分日的一十二刻半，即卯初四刻。

（18）二之气，始于一十二刻六分，终于水下百刻：二之气，开始于春分日的一十二刻六分，即卯初四刻，终于小满日的水下百刻，即丑正四刻。

（19）三之气，始于一刻，终于八十七刻半：三之气，开始于小满日的水下一刻，即寅初初刻，终于大暑日的八十七刻半，即子初四刻。

（20）四之气，始于八十七刻六分，终于七十五刻：四之气，开始于大暑日的八十七刻六分，即子正初刻，终于秋分日的七十五刻，即戌正四刻。

（21）五之气，始于七十六刻，终于六十二刻半：五之气，开始于秋分日的七十六刻，即亥初初刻，终于小雪日的六十二刻半，即酉初四刻。

（22）六之气，始于六十二刻六分，终于五十刻：六之气，开始于小雪日的六十二刻六分，即酉正初刻，终于第三个大寒日的五十刻，即未正四刻。

（23）六二，天之数：乙丑年是"一纪"的第二个年岁，故称为"六二"。乙丑年开始于大寒日水下二十六刻，经过六气运行三百六十五日，到第三个大寒日水下五十刻终止，这就是"六二"的始终刻分数。

（24）丙寅岁，初之气，天数始于五十一刻，终于三十七刻半：以下是论述丙寅年之始终刻分数。丙寅年初之气，开始于大寒日五十一刻，即申初初刻，终于春分日三十七刻半，即午初四刻。

（25）二之气，始于三十七刻六分，终于二十五刻：二之气开始于春分日的三十七刻六分，即午正初刻，终于小满日的二十五刻，即辰正四刻。

（26）三之气，始于二十六刻，终于一十二刻半：三之气开始于小满日的二十六刻，即巳初初刻，终于大暑日的一十二刻半，即卯初四刻。

（27）四之气，始于一十二刻六分，终于水下百刻：四之气开始于大暑日的一十二刻六分，即卯正初刻，终于秋分日的水下百刻，即丑正四刻。

（28）五之气，始于一刻，终于八十七刻半：五之气开始于秋分日的水下一刻，即寅初初刻，终于小雪日的八十七刻半，即子初四刻。

（29）六之气，始于八十七刻六分，终于七十五刻：六之气开始于小雪日的八十七刻六分，即子正初刻，终于第四个大寒日的七十五刻，即戌正四刻。

（30）六三，天之数：丙寅年是"一纪"的第三个年岁，故称为"六三"。丙寅年开始于大寒日水下五十一刻，经过六气运行三百六十五日，到第四个大寒日的七十五刻终止。这就是"六三"的始终刻分数。

（31）丁卯岁，初之气，天数始于七十六刻，终于六十二刻半：以下论述丁卯年之始终刻分数。丁卯年的初之气，开始于大寒日的七十六刻，即亥初初刻，终于春分日之六十二刻半，即酉初四刻。

（32）二之气，始于六十二刻六分，终于五十刻：二之气开始于春分日之六十二刻六分，即酉正初刻，终于小满日的五十刻，即未正四刻。

（33）三之气，始于五十一刻，终于三十七刻半：三之气开始于小满日的五十一刻，即申初初刻，终于大暑日之三十七刻半，即午初四刻。

（34）四之气，始于三十七刻六分，终于二十五刻：四之气开始于大暑日的三十七刻六分，即午正初刻，终于秋分日之二十五刻，即辰正四刻。

（35）五之气，始于二十六刻，终于一十二刻半：五之气开始于秋分日的二十六刻，即巳初初刻，终于小雪日之一十二刻半，即卯初四刻。

（36）六之气，始于一十二刻六分，终于水下百刻：六之气开始于小雪日之一十二刻六分，即卯正初刻，终于第五个大寒日之水下百刻，即丑正四刻。

（37）六四，天之数：丁卯年是"一纪"中的第四个年岁，故为"六四"。丁卯年开始于大寒日之水下七十五刻，经过六气运行三百六十五日，到第五个大寒日水下一百刻终止。这就是"六四"的始终刻分数。

（38）次戊辰岁，初之气，复始于一刻，常如是无已，周而复始：张景岳曰："以上丁卯年六之气，终于水下百刻，是子丑寅卯四年气数，至此已尽，所谓一纪。故戊辰年，则气复始于一刻，而辰巳午未四年又为一纪。辰巳午未之后，则申酉戌亥四年又为一纪。所以常如是无已，周而复始也。"

（39）岁候：张景岳曰："岁候者，通天之大候也。"这里是指一年之六气运行开始和终止的总刻分数，以一年为单位进行推算。

（40）日行一周：古人所谓的"日行"，即今天文学上所说的"太阳视运动"，这种运动又称为"视行。"日行一周，即太阳在天体的视运动轨道（黄道）上循行一周，就是一年。从甲子年称起，所以日行一周是指甲子年，日行再周即是乙丑年，日行三周为丙寅年，日行四周为丁卯年，日行五周为戊辰年……

（41）一纪："纪"是标志的意思。一纪就是标志一个循环。例如：五运以五年为一纪，六气以六年为一纪，运与气相合则三十年为一纪。本篇是指四年共积盈百刻而为一纪。故王冰曰："法以四年为一纪，循环不已。"

（42）岁气会同：岁气，这里是指一年中六气始终的刻分数；会同，是复归相同的意思。岁气会同是指六气始终的时刻相同的年岁。故张志聪曰："此言天数之与地支会同，是以四岁而为一纪。寅午戌岁皆主日行三周，天气始于五十一刻。卯未亥岁，皆主日行四周，天气始于七十六刻。辰申子岁，皆主日行一周，天气始于一刻。己酉丑岁，皆主日行二周，天数始于二十六刻。四会而地支已周，终而复始。"

（43）愿闻其用：这里是指六气的作用，故高士宗曰："用者，变化动静升降出入也。"

（44）言天者求之本：张景岳曰："本者，天之六气风寒暑湿燥火是也……言天者求之本，谓求六气之盛衰，而上可知也。"

（45）言地者求之位：张景岳曰："位者，地之六步，木火土金水火是也……言地者求之位，谓求六步之终始，而下可知也。"

（46）言人者求之气交：张景岳曰："人在天地之中，故求之于气交，则安危亦可知矣。"

（47）气交：张隐庵曰："气交者，天地阴阳之气，上下出入之相交也。"这是说天气与地气相交之处，谓之气交。

（48）上下之位，气交之中，人之居也：上，是指天气；下，是指地气。天气下降，地气上升，气交于中，而人生活于气交之中。

（49）天枢之上，天气主之：天枢，这里是指气交之分。故张景岳曰："枢，枢机也。居阴阳升降之中，是为天枢。故天枢之义，当以中字解。中之上天气主之。"

（50）天枢之下，地气主之：天枢的下面，是地气所主。

（51）气交之分，人气从之，万物由之：张隐庵曰："人与万物，生于天地气交之中，人气从之而生长壮老已，万物由之而生长化收藏。"

〔提要〕

本节论述了六气二十四步的推算方法和对人体的关系。六气的推算，是以甲子岁立的方法进行。从甲子年初之气大寒日水下一刻开始，经过六步，到六之气的第二个大寒日水下二十五刻终止，交于乙丑年，乙丑年再交于丙寅年，最后丙寅年再交于丁卯年，终于丁卯年六之气大寒日水下百刻，积盈为一日，为一个周期，称为一纪。这样，四年共推算了六气二十四步，然后再交于戊辰年，开始第二个周期，从而形成了六气循环无端，周而复始。

六气对人体的关系至为密切，天之六气下降，地之六气上升，两气相交于中，成为天枢，也就是气交。人体生活于气交之中。故六气的正常与否，直接影响人体的生长壮老和万物的生长收藏。

〔原文〕

帝曰：何謂初中？岐伯曰：初凡三十度而有奇，中氣同法[1]。帝曰：初中何也？岐伯曰：所以分天地也。帝曰：願卒聞之！岐伯曰：初者地氣也，中者天氣也[2]。帝曰：其升降何如？岐伯曰：氣之升降，天地之更用也[3]。帝曰：願聞其用何如？岐伯曰：升已而降，降者謂天[4]；降已而升，升者謂地[5]。天氣下降，氣流於地；地氣上升，氣騰於天。故高下相召，升降相因，而變作矣[6]。

帝曰：善。寒濕相遘，燥熱相臨，風火相值，其有間乎[7]？岐伯曰：氣有勝復，勝復之作[8]，有德有化，有用有變，變則邪氣居之[9]。帝曰：何謂邪乎？岐伯曰：夫物之生從於化[10]，物之極由乎變[11]，變化之相薄，成敗之所由也[12]。故氣有往復，用有遲速，四者之有，而化而變，風之來也[13]。帝曰：遲速往復，風所由生，而化而變，故因盛衰之變耳。成敗倚伏游乎中[14]，何也？岐伯曰：成敗倚伏生乎動，動而不已則變作矣[15]。帝曰：有期乎[16]？岐伯曰：不生不化，靜之期也[17]。帝曰：不生化乎？岐伯曰：出入廢則神機化滅，升降息則氣立孤危[18]。故非出入則無以生長壯老已[19]，非升降則無以生長化收藏[20]。是以升降出入，無器不有[21]。故器者生化之宇，器散則分之，生化息矣[22]。故無不出入，無不升降，化有小大，期有近遠[23]，四者之有，而貴常守[24]，反常則災害至[25]矣。故曰：無形無患[26]，此之謂也。帝曰：善。有不生不化乎[27]？岐伯曰：悉乎哉問也！與道合同，惟真人也[28]。帝曰：善。

〔注釋〕

（1）初凡三十度而有奇，中气同法：度，即日也。一气为六十日八十七刻半，一气又分初中二气，每气各占一半，即三十日四十三刻四分之三刻，故曰"初凡三十度而有奇，中气同法"。

（2）初者地气也，中者天气也：张景岳曰："初中者，所以分阴阳也。凡一气之度，必有前后，有前后则前阳而后阴。阳主进，自下而上，故初者地气也。阴主退，自上而下，故中者天气也。"

（3）气之升降，天地之更用也：更用，是相互为用的意思。张景岳曰："天无地之升，则不能降；地无天之降，则不能升，故天地更相为用。"

（4）升已而降，降者谓天：地气主升，地气上升后而下降，是天气的作用。

（5）降已而升，升者谓地：天气主降，天气下降后而上升，是地气的作用。

（6）天气下降，气流于地；地气上升，气腾于天。故高下相召，升降相因，而变作矣：召，招也。相召，是相互吸着感应的意思；相因，是互为因果的意思。张景岳曰："上者必降，下者必升，此天运循环之道也。阳必召阴，阴必召阳，此阴阳配合之理也。故高下相召，则有升降，有升降，则强弱相因而变作矣。"

（7）寒湿相遘，燥热相临，风火相值，其有间乎：《辞源》："遘，遇也。"张隐庵曰："遘，谓六气之遇合；临，谓六气之加临；值，谓六气之直岁。"全句是说：寒与湿相遇合，燥与热相加临，风与火相遇合，其中将引起什么变化？

（8）气有胜复，胜复之作：六气中一气亢盛，必然由其所克的一气之子来报复，使之气候保持正常，这是六气的自然变化规律。故张隐庵曰："胜复，淫胜郁复也。"

（9）有德有化，有用有变，变则邪气居之：德，是特性；化，是生息；用，是作用；变，是变化。六气各有其特性，各有其生化的作用，也有异常的变化。当六气发生异常的变化，便产生邪气。

（10）物之生从乎化：万物的生长，是由于六气生化作用而产生的。故张景岳曰："物之生，从乎化，由化而生也。"

（11）物之极由乎变：衰败颓坏称为"极"。万物的衰败，是由于六气的灾变而造成的。故张景岳曰："物之极由乎变，由极而变也。"

（12）变化之相薄，成败之所由也：六气的正常气化作用与灾变的危害，是万物成长和衰败的根本原因。故张景岳曰："生由化而成，其气进也。败由变而致，其气退也。故曰变化之相薄，成败之所由也。"

（13）气有往复，用有迟速，四者之有，而化而变，风之来也：张景岳曰："气有往复、进退也。用有迟速、盛衰也。凡此四者之有，而为化为变矣。但从乎化，则为正风之来，从乎变，则为邪风之来。而人之受之者，安危系之矣。"这就是说：六气具有升降出入的作用，而产生正常的风气，化生万物。如果六气升降出入失常，出现盛衰之变化，则产生风邪，使万物和人体受到危害。

（14）成败倚伏游乎中：相因叫"倚"，隐藏叫"伏"，"倚伏"就是隐藏着相互的因果。故张景岳曰："倚伏者，祸福之萌也。夫物盛则衰，乐极则哀，是福之极而祸之倚也；否极而泰，是祸之极而福所伏也。故当其成也，败实倚之，当其败也，成实伏之。此成败倚伏游行于变化之中也。"

（15）成败倚伏生于动，动而不已则变作矣：万物的成败因素，产生于六气阴阳升降出入的不断运动。由于这种运动，才能使万物发生生长收藏的变化。

（16）有期乎：这里是指运动有没有静止的时候？

（17）不生不化，静之期也：静与动是相对而言，地以春夏为动，秋冬为静；人之生为动，死为静。如果六气失去生化的作用，则出现天地之气静止，人也死亡。从而说明天地之气是动而不息的。

（18）出入废则神机化灭，升降息则气立孤危：此言六气升降出入的作用对动物植物的影响。故张景岳曰："此言天地非不生化，但物之动静各有所由耳。凡物之动者，血气之属也，皆生气根于身之中，以神为生死之主，故曰神机。然神之存亡，由于饮食呼收之出入，出入废则神机化灭，而动者息矣。物之植者，草木金石之属也，皆生气根于形之外，以气为荣枯之主，故曰气立。然气之盛衰，由于阴阳之升降，升降息则气立孤危，而植者败矣。"

（19）非出入则无以生长壮老已：动物唯其有呼吸出入的作用，才能生长壮老。

（20）非升降则无以生长化收藏：植物唯其有六气之升降作用，才能生长化收藏。

（21）升降出入，无器不有："器"是一切有形体的物质。一切有形之物质，都生活处居在六气气交之中，都具有升降出入的运动作用。故张景岳曰："凡万物之成形者，皆神机气立之器，是以升降出入，无器不有。"

（22）器者生化之宇，器散则分之，生化息矣：张景岳曰："宇者，天地四方曰宇。夫形所以存神，亦所以寓气。凡物之成形者，皆曰器，而生化出乎其中，故谓之生化之宇。若形器散败，则出入升降至无所依凭，故各相离分，而生化息也。"

（23）化有小大，期有近远：天地万物有大小的不同，其小的变化快为期近，大的变化慢，为期远，都具有升降出入的运动。

（24）四者之有，而贵常守：王冰曰："四者，谓出入升降也。有出入升降，则为常守。"这就是说，万物具备升降出入的运动，必须常守勿失。

（25）反常则灾害至：王冰曰："出入升降，生化之主，故不可无之。反常之道，则神去其室，生化微绝，非灾害而何哉！"

（26）无形无患：天地间除非没有形质的东西，才能免于灾害。故张隐庵曰："谓能出入于天地之间，脱履形骸之外，而后能无患。"

（27）有不生化乎：有没有不受生化规律影响的人？

（28）与道合同，惟真人也：张景岳曰："真人者，体合于道。道无穷，则身亦无穷，故能出入生死，寿敝天地，无有终时也。"

〔提要〕

本节论述了六气的变化规律，是由天地之气升降出入运动而产生的。六气中每气分初中二气，初气属阳主进，中气属阴主退；初气为地气，自下而上升，中气为天气，自上而下降。从而形成阴阳出入升降的运动，使气候正常，万物生化衰老。如果六气阴阳出入升降运动失常，则出现盛衰之异常气候，产生风邪，使万物遭受灾害，人体发生疾病。因此，自然界一切有形物质与六气一样，在不断地运动变化着，才能存在。如果物质消失了，运动就会停止，那么一切生机也就死亡了。

〔讨论〕

一、六气学说的产生

六气学说是研究自然界气候变化，及其与人体健康和疾病的关系，并探讨其规律的学说。是古人根据天体运动的规律而创始的。劳动人民，在长期的生活和生产实践中，认真地观察气候的各种变化现象，这些变化对自然界的一切生物，尤其是对人体的生长和疾病有直接的影响。为了更有利于观察掌握气候，防治疾病，必须掌握气候变化的规律，为此古人总结出六气的学说。故本篇首先提出了六气的盛衰是"因天之序"而出现的。

二、六气的循行规律及对人体的影响

六气是风暑湿火燥寒的简称，分主于三阴三阳，即风化厥阴，热化少阴，湿化太阴，火化少阳，燥化阳明，寒化太阳，从而形成了主气和客气。主气用以述常，客气用以测变，客主加临，用以进一步分析气候的复杂变化关系。本篇重点讨论了主气客气的循行部位、规律和对人体的影响。

1. 主气的分步和循行规律

主气，即地气，或称主时之六气，是以六气分司于一年的二十四个节气。因为它是各个季节气候的一般变化规律，年年固定不变，故本篇称为"地理应六节气位"。它的循行规律是按五行相生的顺序分为六步，每步约主六十日八十七刻半，包括四个节气。以厥阴

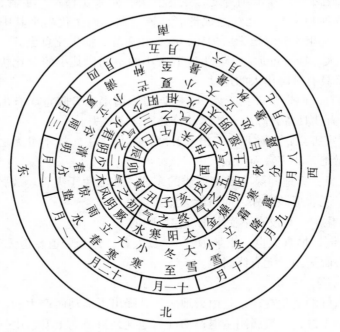

图 68-1　六气主时步位节气图（摘自《内经讲义》1964 年版）

风木为初之气，是风气化行之候；木能生火，故少阴君火为二之气，是春末夏初，火热益升之候；君火相火同气相随，故少阳相火为三之气，是火热盛极，炎暑日蒸之候；火能生二，故太阴湿土为四之气，是炎暑渐消，湿土蒸郁之候；土能生金，故阳明燥金为五之

气，是湿土潜消，燥气肃降之候；金能生水，故太阳寒水为终之气，是水气日盛，冬寒凛冽之候。至此，天气循行一周为一年，年年如此，循环不已。故本文指出："显明之右，君火之位也。君火之右，退行一步，相火治之；复行一步，土气治之；复行一步，金气治之；复行一步，水气治之；复行一步，木气治之；复行一步，君火治之。"这就是六气主气在一年中的分步运行规律。

2. 客气的分步和循行规律

客气，即天气，是在天的三阴三阳之气。客气是测定各年气候异常变化的规律。虽然也有规律可循，但它年年转移，有如客人来住，故称客气，即本文所曰的"天道六六之节"。客气也分六步，即司天之气，在泉之气，左右四间气。这六步各有其一定的步位和循行规律，故本文曰："上下有位，左右有纪"。它是以三阴三阳之阴阳之气多少次序循行的。因为厥阴之阴气最少为一阴，少阴次之为二阴，太阴阳气最盛为三阴；少阳阳气最少为一阳，阳明次之为二阳，太阳阳气最盛为三阳。具体循行次序是，先三阴，后三阳，即：一厥阴，二少阴，三太阴，四少阳，五阳明，六太阳。从而形成了上下左右，互为司天，互为在泉，互为间气的客气六步变化规律。故本文指出："少阳之右，阳明治之；阳明之右，太阳治之；太阳之右，厥阴治之；厥阴之右，少治阴之；少阴之右，太阴治之；太阴之右，少阳治之。"

每年的客气的步位是：始于司天前二位，乃地之左间为初之气，依次为二之气，三之气，四之气，五之气，而终于在泉六之气，每步同样为六十日八十七刻半。例如丑未年，是太阴湿土司天，太阳寒水在泉。厥阴风木为在泉的左间，阳明燥金为在泉之右间。少阳相火为司天之左间，少阴君火为司天之右间。这样便构成了厥阴为初之气，少阴为二之气，太阳为三之气，少阳为四之气，阳明为五之气，太阳为终之气。按照这个序次，便可以推测客气所主时节的气候盛衰。客气循行的步位关系见图68-2。

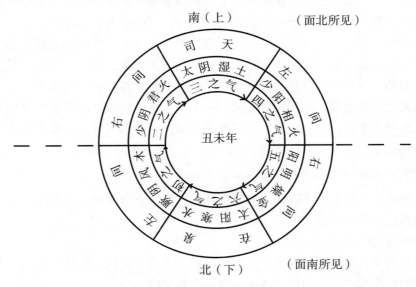

图68-2　客气循行的步位关系

3. 六气循行对人体的影响

六气主气的特点不同，使各气所主的气候不同，因而使人体感受邪气后发病也不同。一般规律是：初之气是厥阴风木司令，气候多风，疾病流行以肝病为多见。二之气是少阴君火司令，气候变热，疾病流行以心病较多见。三之气是少阳相火司令，气候盛热，疾病流行以心病暑病多见。四之气是太阴湿土司令，气候湿盛，疾病流行以脾病湿温病多见。五之气是阳明燥金司令，气候燥气较重，疾病流行以肺病多见。六之气是太阳寒水司令，气候严寒，疾病流行以外感和关节疼痛、肾病为多见。因此，掌握六气循行主令的特点，对诊断治疗疾病有指导意义。

六气客气对人体的影响，主要表现在客主加临的关系上。客主加临的方法是：司天客气加临于主气三气之上，其余五气，自然依次相加。客气主气六步分别加临后，还要观察客主之气是否相得。如是客主之气相生，或客主同气，便为相得；如是客主之气相克，而相克之间又以主气克客气的为不相得，客气克主气的为相得。还有客气生主气为顺，反之为逆。凡是相得相顺之气，气候变化小，使人生病轻，凡是相逆、不相得之气，气候变化大，使人生病重。故本文指出"君位臣则顺，臣位君则逆"。这是举少阴君火客气与少阳相火主气加临的关系为例加以说明，即客气少阴君火加临主气少阳相火为顺，反之则为逆。《素问·至真要大论》亦指出："主胜逆，客胜从。"

举例来说，1978年是戊午年。少阴君火司天，阳明燥金在泉。初之气为客气太阳寒水，加临于主气厥阴风木之上，故以大寒至春分，除风多外，气候偏低温，多使人发生肝肾之病。二之气为客气厥阴风木，加临于主气少阴君火之上，故以春分至小满，除天气渐热外气候还常多风，多使人发生心肝之病。三之气为客气少阴君火，加临于主气少阳相火之上，故以小满至大暑，天气炎热，气温偏高，多使人患心病和暑病，以及暴病。四之气为客气少阳相火，加临于主气太阴湿土之上，故以大暑至秋分，除气候潮湿外，表现为湿热过盛，使人多发生脾胃病、湿热病。五之气为客气太阴湿土，加临于主气阳明燥金之上，故以秋分至小雪，天气不太干燥，还较偏凉爽，使人多发生肺病或脾胃病。六之气为客气阳明燥金，加临于主气太阳寒水之上，故以小雪至大寒，天气不太冷，反而干燥，使人多患肾肺之病，且多有燥气伤人之患。当然，以全年来说，少阴君火司天主上半年气候偏热，故易发生火热之病；阳明燥金在泉，主下半年燥气过盛，故易发生燥邪伤人之咽干喉痛，以及肺肾之患。这就提示我们通过客主加临，以辨别气候变化对人体影响，有助于我们辨证施治，治疗切当，以收佳效。

三、六气的标本中气的关系及在临床上之应用

六气的标本中气，是古人以阴阳六气的理论，说明人与天地形气相感的又一规律，指示人们作为辨证治疗的大法。

1. 六气标本中气的关系

六气在上的风热湿燥寒火为本，在下的厥阴、少阴、太阴、少阳、阳明、太阳三阴三阳为标，在中的与标气互为表里之气为中气。故本文曰："所谓本也，本之下，中之见也，见之下，气之标也。"六气的标本中气之间的关系十分密切。因为少阳的上面是火气管理，

少阳与厥阴相表里，它的中见之气便是厥阴；阳明的上面是燥气管理，与阳明相表里的是太阴，它的中见之气便为太阴；太阳的上面是寒气管理，太阳与少阴相表里，它的中见之气便为少阴；厥阴的上面是风气管理，与厥阴相表里的是少阳，少阳便是它的中见之气；少阴的上面是热气管理，少阴与太阳相表里，太阳便是它的中见之气；太阴的上面是湿气管理，与太阴相表里的是阳明燥金，阳明便是它的中见之气。因此本文指出："少阳之上，火气治之，中见厥阴；阳明之上，燥气治之，中见太阴；太阳之上，寒气治之，中见少阴；厥阴之上，风气治之，中见少阳；少阴之上，热气治之，中见太阳；太阴之上，湿气治之，中见阳明。"

表68-1　　　　　　　　　标本中气表（摘自《内经讲义》1964年版）

三阴 三阳　标本中气	少 阳	阳 明	太 阳	厥 阴	少 阴	太 阴
本	火	燥	寒	风	热	湿
中 气	厥 阴	太 阴	少 阴	少 阳	太 阳	阳 明
标	少 阳	阳 明	太 阳	厥 阴	少 阴	太 阴

2. 标本中气在临床上的应用

由于标本之气各有阴阳寒热的不同，所以气候也有相应的变化。而人生活于气交之中，故感受异常的气候，而发生疾病。在疾病的传变过程中，也会与六气相应地变化。故张景岳曰："标本之间，阴阳表里之相合，而互为中见之气也。其于人之应之者亦然。故足太阳与少阴二经为一合，而膀胱与肾之脉互相络也。足少阳厥阴为二合，而胆与肝脉互相络也。足阳明太阴为三合，而胃与脾脉互相络也。手太阳、少阴为四合，而小肠与心脉互相络也。手少阳、厥阴为五合，而三焦与心包络之脉互相络也。手阳明、太阴为六合，而大肠与肺脉互相络也。此即一表一里，而阳中有阴，阴中有阳之义。"

在临床上，我们应用标本中气的理论去分析辨别病证。当邪气侵袭人体后，使三阴三阳经发病，在症状的表现上各有不同。有的从本，有的从标；有的从本又从标；有的既不从本，也不从标，而是从中气。故张隐庵曰："少阴标阴而本热，太阳标阳而本寒，是本标之不同也。少阴太阳，从本从标。太阴少阳，从本。阳明厥阴，不从标本，从乎中也。"这是因为少阳本火标阳，太阴本湿标阴，二者都是标本同气，故少阳太阴从本化。如少阳经脉发生病变，出现口苦、咽干、目眩的病证，便为火热病邪而致，是从其本化。少阴本热标阴，太阳本寒标阳，二者均为本标异气，所以少阴、太阳两经的病气变化有从标从本的不同。例如太阳发生寒证，就是病生于本，因太阳从寒气为本。反之，出现热证，就是产生于标，因太阳标阳，为阳热过盛。至于阳明、厥阴以中气者，是因为阳明之中气为太阴湿土，燥从湿化，厥阴之中气为少阳相火，木从火化，所以二者均不从标本，而从乎中气。例如：阳明经脉发病，而见湿盛的证候，这是病生于中气。因阳明中气是太阴，太阴主湿，故出现湿盛的症状。我们通过标本中气的辨证，就可以得出治疗方针，即有的从本而治，有的从标而治，有的从中气而治。如太阳经的寒证，就用温热药治之，以治其本。少阴经脉的寒证下利清谷，应用温阳之药治之，以治其标，此即《伤寒论》中的少阴寒化证。阳明经的湿证，用温化燥湿的药物治之，以治其中气。故张景岳指出："故岁气有寒热之异常者，诊脉有脉从而病反者，病有生于本，生于标，生于中气者，治有取本而得，取标而得，取中气而得者，此皆标本之不同而气应之异象。"也就是本文所谓的"本标不同，气应异象"之意。

四、六气盛衰的变化规律及其对人体的影响

六气的盛衰变化，主要表现为平气之年、太过之年和不及之年三种情况。所以有这三种变化，是由运气之间的生克关系而决定的。

1. 平气之年

所谓平气之年，就是时令已到，气候亦相应地到来，也就是五运之气，即非太过，又非不及，即本文指出的"至而至者和"之年。平气之年，是由于运太过而被抑，或运不及而得助形成的。五运正常，则六气应时而来。例如戊辰年，为火运太过，以戊属阳火。但逢辰年，辰是太阳寒水司天。火虽太过，却被司天之太阳寒水之气抑制，则由太过变为平气。这是运太过被抑而成平气之年。又如乙酉年，为金运不及，以乙属阴金。但逢酉年，酉是阳明燥金司天。阴金不足，有司天之阳明燥金之气相助，则由不及变为平气之年。同时，从交运的时日，也可产生平气。如壬申年，初气交运的大寒日甲子是丁卯，丁壬同可化木，刚柔相济，这就是年干与日干相合，而成为平年。在六十年中，戊辰、戊戌、庚子、庚午、庚亥、庚申、丁卯、丁酉、丁亥、己丑、癸丑、辛丑、乙卯、丁巳，以上这些年均为平气之年。这些年六气的客气初之气，按时在大寒日交运。全年气候变化平和，疫疠之气较少，使人发病少而轻。

2. 太过之年

所谓太过之年，就是时令未到，而气候先到。如未到春天季节，而出现温暖的气候；未到夏天的季节，而出现炎热的气候，都为太过年，故本文曰："未至而至，来气有余也。"所以出现太过之年，是由于运气之有余所致。凡是甲丙戊庚壬为五阳干，主运气有余，为太过。这些阳干所主的年岁，其六气约从大寒节前十三交运，故《素问·六元正纪大论》曰："运有余，其先至。"例如：戊午年是少阴君火司天，戊为阳火，为火运太过，司天之气亦为君火，两火相临，则六气的客气之初气早来，约在初春的时令，就出现温暖，不至于寒冷。这一年，岁火太过，炎暑流行，使人发生心病和热病。同时，因火能克金，使肺亦生病；火气胜则反侮其水，使肾也患病，因此这一年心肺肾三脏的病变较多见。正如《素问·六节藏象论》所曰："未至而至，此谓太过，则薄所不胜，而乘所胜也，命曰气淫。"

3. 不及之年

所谓不及之年，就是时令已到，而气候未到。如已到春天季节，应温而反凉；已到夏天季节，应热而反温，都为不及年，故本文曰："至而未至，来气不及也。"所以出现不及之年，是由于运气之不足所致。凡是乙丁己辛癸为五阴干，主运不足，为不及。这些阴干所主的年岁，其六气约在大寒节后十三日交运，故《素问·六元正纪大论》曰："运不及，其后至。"例如：辛丑年是太阳寒水司天，辛为阴水，为水运不及，六气必然后至。因此，当大寒日后，本应初之气到来，气候开始不太冷了。但因来气不及，故仍严寒未去。这一年中，寒气流行，使人体产生肾病、寒病。水气不足，土气妄行，可出现脾的病变。水气不足，不能生肝木之气，故又能使肝脏生病。故《素问·六节藏象论》曰："至而未至，此谓不及，则所胜妄行，而所生受病，所不胜薄之，命曰气迫。"

4. 六气盛衰对人体的影响

平气、太过、不及三种不同气候的年岁，对自然界的万物和人体的影响很大。平气之年，六气按时而来，气候正常，万物生化，人体较少得病。表现在脉象上，同样是正常的。即厥阴之气至见弦脉，少阴之气至见钩脉，太阴之气至见沉脉，少阳之气至见浮脉，阳明之气至见短涩脉，太阳之气至见大而长脉。故本文曰："物生其应，脉气其应也。"反之，则气候失常，万物失荣，人体受病。如春天由于温气太过，使人多发生外感热病，这是六气太过之年所致。在脉象的反应上，亦出现异常的情况。如春天脉应弦，因六气不及，而不见弦脉，仍见冬天的脉象，为不及。反之，春天见弦洪之脉，为太过之脉，是六气先至而致。因此本文指出："应则顺，否则逆，逆则变生，变则病。"

历代的医家对六气盛衰变化的理论，作了进一步的发挥。张仲景在《金匮要略》中指出："冬至之后，甲子夜半少阳起，少阳之时，阳始生，天得温和。以未得甲子，天因温和，此为未至而至也；以得甲子，而天未温和，为至而不至也；以得甲子，而天大寒不解，此为至而不去也；以得甲子，而天温如盛夏五六月时，此为至而太过也。"张氏的论述，说明气候的正常与太过不及，往往影响到人体发生疾病，必须注意调摄。治病用药时也必须看到这一点，做到因时制宜。

五、六气生化承制的作用及其对人体的影响

六气具有生化承制的作用，使一年中的各季气候按时序而来，表现为正常气候。如果生化承制的作用失常，则气候失常，致人生病。

1. 六气生化承制的作用

六气配合五行，以相生相克的关系，而保持生化承制的作用。六气生化承制的作用表现在两个方面。一是相生的方面：即六气之主气按时序而正常循行，已如前述。二是相克的方面：即六气的变化。因为六气各专司一令，专司者常为太过，常以其所不胜之气去承制。按五行生克的规律来说，就是当一气过胜时，必然克其所不胜之气。然后由所不胜的气之子来报复它，以制约其太过，从而使子气生化，以保持气候的正常。例如寅申年，少阳相火司天，火气过胜，必然克其金气。而金能生水，寒水之气制约其火气，则使全年的气候不至于过为炎热。其余的五气亦与此相同。故本文指出："相火之下，水气承之；水位之下，土气承之；土位之下，风气承之；风位之下，金气承之；金位之下，火气承之；君火之下，阴精承之。"六气具有这种生化承制的相互作用，才使气候正常，化生万物，即"亢则害，承乃制，制则生化"之意。所以张景岳作了一个很好的总结，他说："承之为义有二，一曰常，一曰变。常者如六气各专一令，一极则一生，循环相承，无间断。故于六位盛极之下，各有相制之气。随之以生，由生由化，由微而著，更相承袭，时序乃成。所谓阳盛之极，则阴生承之，阴盛之极，则阳生承之，亦犹阴阳家，五行胎生之义，此岁气不易之令，故谓之常，常者，四时之序也。变者，如《六元正纪大论》所谓少阳所至为火生，终为蒸溽，水承相火之象也。水发而雹雪，土气承水之象也。土发而飘骤，风木承土之象也。木发而毁折，金气承木之象也。金发而清明，火气承金之象也。火发而曛昧，阴精承君火之象也。此则因亢而制，因胜而复，承制不常，故谓之变。变者，非时之邪也。然曰常曰变，虽若相殊，总之防其太过，而成乎造化之用，理则一耳。"

2. 六气生化承制作用反常对人体的影响

六气失去了生化承制的作用，使其亢害之气，无以承制，便会产生气候失常。如火气过亢而无水气去承制，则火炎伤其金气，金不能生水，无水以制火，则火气愈亢，从而发生火气流行的异常气候，使人感受热邪，多发生热证或伤阴的病变。故本文曰："外列盛衰，害则败乱，生化大病。"六气亢害承制的关系，应用于临床分析治疗疾病是非常重要的。《素问·至真要大论》提出的病机十九条，就是根据六气亢盛致病的规律总结而成的。如"诸病水液，澄彻清冷，皆属于寒"，就是寒气过胜，伤害人体，以致脾肾阳虚，泻下清谷，四肢发冷的虚寒证，应用温阳健脾燥湿之剂治之，即抓住病邪之主要者，而给予调治。

六气生化承制的作用，对于认识疾病的传变上也有指导意义。当一气亢盛时，除损伤其所应之脏气外，还会克其所胜之脏气，反侮其所不胜之脏气，从而造成三个脏气相互传变，发生疾病。例如风气过盛，使肝脏得病。肝病气胜，横克脾土，则出现肝胃气痛的疾病。木胜侮金，则肝肺气逆，引起咳逆胁痛之病。尽管这些疾病症状表现不同，但都是由于肝气过盛而致。抓住这个主要的病机，我们除了用平肝之法治之外，还应用助脾抑肝和宣肺制肝的方法治疗，同样可以使肝气不盛，其病则愈。这就是脏腑之间生克制化的关系，在辨证论治上的应用。同样是六气生化承制关系的体现，是十分宝贵的。

六、运气加临的同化关系及对人体的影响

主运客运、主气客气的配合，谓之"运气加临"。在六十年的变化中，除了互为生克、互为消长年岁外，还有运气同化的二十多年。所谓"运气同化"，是指运与气属于同类而化的意思。如木同风化，火同暑化，土同湿化，金同燥化，水同寒化。但是，由于运有太过不及，气有司天在泉的不同，以及运气的五行方位的不同，因出现了岁会、天符、太乙天符的年岁。

1. 岁会年

凡是每年值年的大运与同年的年支在五行属性上相同，同时又得五方之正位，便为"岁会"之年。故经曰："木运临卯，火运临午，土运临四季，金运临酉，水运临子，所谓岁会，气之平也。"这是说，丁卯年，丁为木运，卯为木的正位，是为丁运临卯。戊午年，戊为火运，午为火的正位，是为火运临午。甲戌、甲丑、己丑、己未四年，甲己均为土运，辰戌丑未都是土运寄王之位，是为土运临四季。乙酉年，乙为金运，酉为金的正位，是为金运临酉。丙子年，丙为水运，子为水的正位，是为水运临子。以上丁卯、戊午、甲辰、甲戌、己丑、己未、乙酉、丙子八年，都是运临本气，本气上承本运，谓之"岁会"年。岁会之年，因其当时位，气候平和，故曰"当其位则正"。对人体的影响较小，人受邪气后，病势较缓而病程较长，所以本篇指出，"正则微"，"中行令者，其病徐而持"。例如：甲辰年，是土运之年，运临本气，为岁会年。这一年气候湿气偏胜，人中湿邪后，多出现湿气下注的下肢浮肿，体重泄泻的疾患。这类疾病发病缓慢，由于湿邪粘连，故一时难以全愈。

表 68-2　　　六十年中岁会年表（摘自《内经教学参考资料》1959 年版）

年 号	属 性	方 位
甲 辰 戊 己 丑 未	干支同属土	中央居土
乙 酉	干支同属金	金居西方
丁 卯	干支同属木	木居东方
戊 午	干支同属火	火居南方
丙 子	干支同属水	水居北方

2. 天符年

凡是每年的值年大运与同年的司天之气在五行属性上相同，便叫"天符"之年。故本文曰："土运之岁，上见太阴；火运之岁，上见少阳、少阴；金运之岁，上见阳明；木运之岁，上见厥阴；水运之岁，上见太阳。"这是说明：己丑、己未为土运之年，丑未值太阴司天，是为土湿同化。戊寅、戊申、戊子、戊午为火运之年，寅申值少阳司天，子午值少阴司天，一为相火，一为君火，是为火暑同化。乙卯、乙酉为金运之年，卯酉值阳明司天，是为金与燥同化。丁巳、丁亥为木运之年，巳亥值厥阴司天，为木与风同化。丙辰、丙戌为水运之年，辰戌值太阳司天，是为水与寒同化。以上这十二年，都是大运与司天之气相合同化，故本文称之"天之与会"、"故曰天符"。天符年气候变化较大，当人中邪气后，发病速而危险，所以本文指出："中执法者，其病速而危。"例如，丙辰年，大运为水，司天为太阴寒水，水与寒同化，故这一年寒气过胜，人易受寒邪，出现寒气留滞或侵袭豁谷关节部位，引起寒痹的疾病，或者阴盛阳衰的寒证。其发病较快，有的因阳衰而出现病危的表现，需要给以温阳救逆之法治之。

表 68-3　　　六十年中天符年表（摘自《内经教学参考资料》1959 年版）

年 号	大 运	司 天
己 丑 未	土	太阴湿土
乙 卯 酉	金	阳明燥金
丙 辰 戌	水	太阳寒水
丁 巳 亥	木	厥阴风木
戊 子 午	火	少阴君火
戊 寅 申	火	少阳相火

3. 太乙天符年

凡是既为天符，又为岁会之年，便叫"太乙天符"之年。故本文曰："天符岁会何如？岐伯曰：太乙天符之会也。"也就是大运、司天之气、岁支三者之气都会合了，故《素问·天元纪大论》曰："三合为治"。因为戊午年，大运是火，司天之气是少阴君火，岁支午在五行属性上也属火，故为太乙天符年。乙酉年，大运是金，司天是阳明燥金之气，岁支酉在五行属性上亦属金，也为太乙天符年。还有己丑、己未年，大运是土，丑未之年司天之气均为太阴湿土，岁支丑未在五行属性上属土，所以这两年是太乙天符年。在六十年中，上述四年都为太乙天符年。太乙天符年，运气同气，故为太过之年，气候变化剧烈，逢此年人中邪气后，发病急暴，很快死亡。故本文曰："中贵人者，其病暴而死。"例如戊午年，是火气太过之年，气候燥热过亢，当人受热燥之邪气侵袭，多出现温热流行的严重病变，如暑厥、中暑等病。这些病都是发病急而暴，抢救不及时，有死亡的危险。因此，我们在太乙天符之年，对流性病应加以重视，及时治疗。

表 68-4　　六十年中太乙天符年表（摘自《内经教学参考资料》1959 年版）

年　　号	大　　运	司　　　天	年　　支
己　丑 　　未	土	太阴湿土	土
乙　酉	金	阳明燥金	金
戊　午	火	少阴君火	火

七、六气二十四步推算方法及与人体的关系

六气每年分为六步，四年共计二十四步，为一周，称做一纪。六气这种二十四步的运行规律，主要为了说明六气每年各有早晚来到的关系，故古人提出六气二十四步推算的方法。

1. 六气二十四步推算的方法

六气二十四步推算法，古人以甲子岁立的方法进行。即以天干与地支相互配合，就是甲子，为一个大的周期。故本文曰："天气始于甲，地气始于子，子甲相合，命曰岁立，谨候其时，气可与期。"然后从甲子周期中的第一年甲子年开始推算。具体的推算方法有以下几个方面。

（1）一纪四年推算法，即二十四步推算法：从甲子年初之气大寒日水下一刻开始，经过六步循行，共计三百六十五日二十五刻，到六之气的大寒日水下二十五刻终止，为"初六"。甲子年交令于乙丑年，从大寒日水下二十六刻开始，到六之气大寒日水下五十刻止，为"六二"。乙丑年交令于丙寅年，从大寒日水下五十一刻开始，到六之气水下七十五刻终止，为"六三"。丙寅年交令于丁卯年，从大寒日水下七十六刻开始，到六之气大寒日水下百刻终止，为"六四"。至此，四年共循行了二十四步，为一个周期，也就是"一纪"。故本文曰："所谓步者，六十度而有奇，故二十四步积盈百刻而成日也。"然后，从第一个"纪"的丁卯年，交会于戊辰年，便开始了第二个"纪"的循行。经过四年二十四步循行，再交于第三个"纪"，以此类推，共十五个纪正得六十年，为一个甲子周期，

也就是花甲。具体到每年六气六步的推算时刻，本文论述很详细，故归纳表68-5，以说明之。

表68-5　　　　　　　　　　一纪二十四步起止时刻表

年　岁	六　气	初之气	二之气	三之气	四之气	五之气	六之气
甲子年	开始刻数	一	八十七、六	七十六	六十二、六	五十一	三十七、六
（初六）	终止刻数	八十七、五	七十五	六十二、五	五十	三十七、五	二十五
乙丑年	开始刻数	二十六	十二、六	一	八十七、六	七十六	六十二、六
（六二）	终止刻数	十二、五	一百	八十七、五	七十五	六十二、五	五十
丙寅年	开始刻数	五十一	三十七、六	二十六	十二、六	一	八十七、六
（六三）	终止刻数	三十七、五	二十五	十二、五	一百	八十七、五	七十五
丁卯年	开始刻数	七十六	六十二、六	五十一	三十七、六	二十六	十二、六
（六四）	终止刻数	六十二、五	五十	三十七、五	二十五	十二、五	一百

（2）岁气相同的年岁六气循行时刻推算法：岁气开始与终止相同的年岁，谓之岁气相同，即"岁气会同"年岁。在十二地支所属的年岁中，凡是寅午戌年其开始终止时刻相同，开始于大寒日水下五十一刻，终止于大寒日水下七十五刻。其余的卯未亥年相同，辰申子年相同，已酉丑年相同。六十年中这种相同的年岁可共有二十组。这样，使我们便于掌握六气二十四岁推运时刻起止的早晚之要点，达到从简驭繁的目的。其具体起止时刻见表68-6。

表68-6　　　　　　　　　　岁气相同年份六气循行时刻表

年　支	寅午戌年	卯未亥年	辰申子年	已酉丑年
开始时刻	五十一刻	七十六刻	水下一刻	二十六刻
终止时刻	七十五刻	水下百刻	二十五刻	五十刻

2. 六气分步运行与人体的关系

六气所以能够表现为二十四步为一纪的正常运行，是由于六气之天气的变化与地气主时六位的变化而形成的。六气中，每步分为初气中气，每气之前三十日四十三刻四分之三刻为初气，之后的三十日四十三刻四分之三刻为中气。初气为地气，中气为天气，天气下降，地气上升，天地相交，维持六气正常运行，产生一年四季各个节气的正常气候。由于各年交运时刻有早有晚，使对气候也有相应地迟早来临的不同。而人类居处于天气地气相交之中，故六气的循行正常与否，对人体有直接的影响。当天地之气六步按时循行，使人正常而健康；当天地之气不能按时循行，各主其位，则使人生病。故本文曰："天枢之上，天气主之；天枢之下，地气主之；气交之分，人气从之，万物由之"。这是《内经》天人相应思想的具体体现。

八、六气阴阳升降出入变化规律的产生原因及其对万物的影响

古人用朴素的唯物主义去观察认识世界。认为自然界是一个运动不息多变的世界，是由于阴阳升降出入的不断运动而发生变化。如果阴阳升降出入运动停止了，自然界万物生化之机就会灭亡。六气本身的运动，同样是阴阳升降出入运动而形成的。

1. 六气正常运动，是来源于天地之气的正常运动

六气分为初气中气。从一气来分，初气为一气的前三十日有奇，是一气的开始，由始渐盛地运动着；中气为一气的后三十日有奇，是一气的气盛之时，是由盛而渐衰地运动着。从一年来看，岁半之前为初气，岁半之后为中气。而在泉左气，为初气加临之首，故初者在泉之地气也；司天右气，为四气加临之首，故中者，司天之天气也。初气有由下而上升的作用，中气有上而下降的作用。天气下降后再上升，是由于地气的作用，否则只能下降不能上升；地气上升后再下降，是由于天气的作用，否则只能上升不能下降。正因为天地之气相互作用下产生六气的运动，才能使六气有盛衰之正常时序，循环无端，形成一年四季春温夏热秋凉冬寒的正常气候，使万物相应地发生变化，正常地生存在自然界。故本文指出："初者地气也，中者天气也。"又曰："气之升降，天地之更用也。"可见，六气的阴阳升降出入的运动，是保持气候正常的根本因素。

2. 六气的反常变化是由于天地之气的运动失常而致

六气升降出入的运动失其常态，如寒湿相临，燥热相合，风火相遇，则产生一气之偏盛，使气候反常，万物必须相应地改变生存运动的规律，以适应六气的变化。如果不能适应，万物造成败坏，使人受到邪气的侵袭而生疾病。故本文指出："夫物之生，从于化，物之极由乎变，变化之相薄，成败之所由也。"因此，六气的阴阳升降出入作用失常，是万物败坏的根本原因。

如果六气失去了天地之气升降出入的作用，出现地气不能上升，天气不能下降，形成静止不动的状态，则不会有正常气候的产生。万物就不能正常地生存，动物不能出生、成长、壮实、衰老、死亡；植物就没有新生、长大、开花、结果和潜藏，世界上一切有形的物质就不存在了。故本文指出："出入废，则神机化灭；升降息，则气立孤危。"

3. 物质是运动的基础，没有物质就没有运动

一切有形的物质，上至天体，下至生物，宇宙的一切物质都有运动。只有运动，才能化生万物。这些有形的物质，尽管有大小和生命的时间长短不同，但运动是一致的。这是我国古代劳动人民在长期的生活实践中，认识到世界是物质的，物质是运动的，而各种物质的运动必然表现为一定的形式，集中地反映在阴阳升降出入的运动规律上。故本文指出："升降出入，无器不有。故器者，生化之宇，器散则分之，生化息矣。故无不出入，无不升降。"这种观念，就是《内经》学术思想中的恒动观念。如果失去了这个运动规律，万物就不存在了，更谈不上灾变的问题了。因此，本文曰："无形无患，此之谓也。"

4. 阴阳升降出入运动规律在医学上的应用

古代医家根据"天人相应"的观念，将六气阴阳升降出入运动的规律，应用到医学上，认为人体生命活动同样是处于阴阳升降出入运动不息的状态。人体内的这种运动，《内经》称之为"神机"。故本文曰："非出入，则无以生长壮老已。"《素问·五常政大论》亦曰："根于中者，命曰神机，神去则机息。"从而形成了中医学的气机升降学说。

升降出入运动，是人体气化功能的基本形式，也是脏腑经络、阴阳气血矛盾运动的基本过程。因此，在生理、病理、治疗、预防等方面，都贯穿着这一运动形式。

在生理上，人体脏腑经络的功能活动，无不依赖于气机的升降出入。心属火，火性炎

上，心主血脉，其华在面，故心有推动血液上荣于面以供养神明的功能，为升的表现。而心又为君主之官，统管全身脏腑组织，心血亦须向下运行以荣养全身，故又有降的作用。肺属金，金主肃降，肺主气，主通调水道下输膀胱，将其吸纳的清气与脾肾蒸运的水液敷布于全身，故主要表现为降的作用。而肺又司呼吸，是清气浊气交换之脏器，使体内浊气上升经口鼻呼出体外，故又有升的作用。肝属木，木性升发，肝主疏泄，能将营精向上疏泄于心脉，以荣全身，故主要表现为升的作用。而肝又能将所藏之血向下疏泄，形成经血，故又有降的作用。肾属水，水性下流，肾藏精，主司二便，能将水液降入膀胱而排出体外，将肾精以充养腰及下半身，故具有降的作用。而肾主骨，骨生髓，髓上充于脑，故肾又有升的作用。脾胃为后天之本，居于中焦，通连上下，是气机升降出入的重要枢纽。而胃主受纳水谷，经消化后下输于肠，吸收精微，排出糟粕，故胃主要表现为通降的作用。脾主运化，将胃受纳之食物，运化为精微，上输于肺，营养全身，故脾主要表现为升清的作用。脾胃的升降功能正常，出入有序，可使全身的脏腑功能正常。故《素问·阴阳应象大论》曰："清阳出上窍，浊阴出下窍，清阳发腠理，浊阴走五藏，清阳实四肢，浊阴归六府。"由此可见，每个脏器都具有升降运动的作用，肺的宣发与肃降，脾主升清与胃主降浊，心肾水火相济，阴阳相交，都是气机升降出入运动的具体体现。而脏腑之间的升降作用协调，才能使人体生理功能正常。如肝肺之间升降正常，可使气机调畅。心肾相交，可使阴阳精血保持协调平衡。脾升胃降正常，可使饮食消化功能正常进行。心肝间升降正常，可使情志正常，血液运藏规律。肺肾间升降正常，可使呼吸正常，水道通调。心肺间升降正常，可使气血运行不息。肝肾间升降正常，可使精血疏泄适度。从而使人体处于阴阳气血升降运动不息的正常状态中。

在病理上，当脏腑升降出入的功能失常，可使五脏六腑，表里内外，四肢九窍发生失常，产生种种病变。故《医学求是》指出："明乎脏腑阴阳升降之理，凡病皆得其要领。"临床上最常见的有：肺气不降，水气不能下行，出现咳嗽气喘，胸闷吐痰，甚则小便不利，发生水肿。胃失通降，胃气上逆，出现呕吐、恶心、嗳气、噎膈、反胃等病证。脾气不升，则出现气短懒言，腹胀便溏，甚则脱肛等脾气下陷症。正如《素问·阴阳应象大论》指出："清气在下，则生飧泄，浊气在上，则生䐜胀。此阴阳反作，病之逆从也。"肝气郁滞，不能升发条达，出现胁胀、善太息等郁结症。如是肝气升发过亢，血并于上，则出现头晕头痛之肝阳过亢症。故《素问·生气通天论》曰："大怒则形气绝，而血苑于上，使人薄厥。"《素问·本病》篇亦曰："人或喜怒，气逆上而不下，即伤肝气也。"当心气不降于肾，肾精不上济于心，心肾不交，则出现虚烦多梦，耳鸣惊悸，遗精滑泄，腰膝酸软。故《灵枢·口问》篇曰："上气不足，脑为之不满，耳为之苦鸣，头为之苦倾，目为之眩。"以上这些病变，都是脏腑阴阳升降动运失常，造成上下虚实的种种病理表现。尽管临床上所见的病证很多，总是由脏腑气血升降太过、不及、失调与反作而造成的。

在治疗上，必须以调理脏腑的气机升降，使之通畅，达到阴阳平衡的目的。故《素问·至真要大论》曰："疏其气血，令其调达，而致和平"。在这种思想的指导下，提出了"高者仰之，下者举之"等治疗法则。并且应用具有升降浮沉不同特性的药物，来调整气机的失常。用味属辛甘，气属温热，质地较轻的药物，以调整人体气机。以这类药具有升阳发表、散寒行气的作用，治疗气机郁闭，病势下陷的病证。用味属苦酸，气属寒凉，质地沉重，具有潜阳降逆，收敛泻下等作用的药物治疗病势上亢，气机失降，滑泄不固的病证。所以《素问·至真要大论》说："辛甘发散为阳，酸苦涌泄为阴，淡味渗泄为阳。六者或收或散，或缓或急，或燥或润，或软或坚，以所利而行之，调其气，使其平也。"历代医家，应用《内经》气机升降学说指导临床实践，提出很多宝贵经验。李东垣应用补中益气汤治脾气下陷的疾病。现在应用此方治疗脾气下陷的脱肛、飧泄等疾病效果良好。《岳美中医案》中介绍了用苏子降气汤治疗因肺气不宣，失其肃降的慢性气管炎、胸痹、梅核气，以及痰气交阻，胃气不降的噎膈等疾病，收效尤佳。这些都是调整脏腑气机升降失常的例子。因此，唐容川指出："上者抑之，必使气不上奔，斯血不上溢，降其肺气，顺其胃气，纳其肾，气下则血下，血止而气亦平复。"唐氏所述，实为调理气机的原则。

在预防疾病上，同样要顺从六气阴阳升降盛衰的变化，保持人体气机升降正常，以抗御邪气之侵犯，少生疾病。在一年气候变化中，春属木，其气温，主生；夏属火，其气热，主长；长夏属土，其气湿，主化；秋属金，其气燥，主收；冬属水，其气寒，主藏。人体随着气候的变化，则春夏阳气发泄，主升散，气血容易趋向于表，表现为皮肤松弛，疏泄多汗，容易损伤人体的阳气，故应注意调养阳气。秋冬阳气收藏，主降，气血容易趋向于里，表现为皮肤致密，少汗多溺，故多损伤阴气。应注意调养阴气。所以《素问·四时调神大论》曰："圣人春夏养阳，秋冬养阴，以从其根，故与万物沉浮于生长之门。"只有顺从气候升降寒热的变化，注重养生的方法，才能使人体气血阴阳调和，脏腑升降功能正常，使人少生疾病，身体健康。正如本文最后指出："与道合同，惟真人也。"《素问·上古天真论》亦曰："虚邪贼风，避之有时，恬惔虚无，真气从之，精神内守，病安从来。"

总之，六气的盛衰变化，是天地之气阴阳升降运动而形成的。世界上的一切有形物质，与六气一样，都是在永恒的运动中存在着。而人体同样是依赖体内种种运动而生存。因此，《内经》这一恒动观念论和气机升降学说，是值得我们认真研究的。

（项祺）

气交变大论篇第六十九

气，指气候；交，有上下交接，彼此相合之意。气交，谓司天之气在上，在泉之气在下，五行岁运居于两者之间，阴阳二气交接会合之处，所以称它所在的位置为"气交"。

变，古代凡死丧祸乱之事皆曰变（《辞源》）。在这里指变化、变换、灾异、灾变而言。

岁运统管一年之气，随司天、在泉之气的上下交互变换而变化。故司天、在泉之气的阴阳胜复，能导致岁运的盛衰。而岁运的盛衰，对生存于天地气交之分的自然界万物和人体又会带来灾病。本篇引申《素问·六微旨大论》"上下之位，气交之中，人之居也"之意，借岐黄问答之词，专谈司天在泉之气上下交互变换，导致岁运太过不及，从而产生气候异常、万物灾变和人体发病的重要道理，因此命名为"气交变大论"。

〔原文〕

黄帝问曰：五運更治[1]，上應天期[2]，陰陽往復，寒暑迎隨[3]。真邪相薄，内外分離[4]。六經波蕩，五氣傾移[5]。太過不及，專勝兼并[6]。願言其始[7]，而有常名[8]。可得聞乎[9]？岐伯稽首再拜[10]，對曰：昭乎哉問也[11]！是明道也[12]。此上帝所貴，先師傳之，臣雖不敏，往聞其旨[13]。

帝曰：余聞得其人不教，是謂失道，傳非其人，慢泄天寶[14]。余誠菲德[15]，未足以受至道[16]，然而衆子哀其不終，願夫子保於無窮，流於無極，余司其事，則而行之，奈何[17]？岐伯曰：請遂言之也[18]。《上經》[19]曰：夫道者，上知天文，下知地理，中知人事，可以長久[20]。此之謂也。

帝曰：何謂也？岐伯曰：本氣位也[21]。位天者，天文也；位地者，地理也；通於人氣[22]之變化者，人事也。故太過者先天，不及者後天[23]，所謂治化而人應之也[24]。

〔注释〕

（1）五运更治：意思是五运交替出现，轮换管理各年的岁气。

（2）上应天期：期，指周岁而言，即三百六十五又四分之一日为一期，以应周天之三百六十五又四分之一度。上应天期，是说五运运动而不息，每运都与周天之度数相应，一周岁终了之日，下一周岁又接续运行，循环往复，终而复始。

（3）阴阳往复，寒暑迎随：往复、迎随，均有往来循环之意。张隐庵云："阴阳往复者，有余而往，不足随之，不足而往，有余随之也。迎随，往来也。"这两句话的意思是，阴阳二气相互往来交替，冬夏两季之寒暑变化因而就跟着出现了。

（4）真邪相薄，内外分离：当气候变化不正常时，就会出现偏胜的邪气，它和人体的正气相互斗争，因而使人体表里之间的功能不相协调，导致阴阳失衡的局面。正如张景岳所说："真邪相薄，邪正相干也。内外分离，表里不相保也。"

（5）六经波荡，五气倾移：张隐庵云："六经，三阴三阳之六经。五气，五脏之气也。此言民感胜复之气而为病也。"这两句话的意思是，由于邪气的侵袭和人体阴阳的失衡，机体六经之气血就像江河之水遇到暴风一样，波涛汹涌，激荡澎湃，人体五脏之间也随之出现偏胜偏衰。

（6）专胜兼并：气独盛，侵犯他气，称为"专胜"。一气独衰，被两气相兼所并吞，称为"兼并"。专胜为太过，兼并为不及。例如：岁木太过，则乘土侮金，是为专胜，岁木不及，则土侮金乘，是为兼并。

（7）愿言其始：始，就是起点。张隐庵云："始者，天气始于甲，地气始于子，甲子相合而岁运立矣。"愿言其始，是说希望从运气起始之点谈起，由浅入深地讲明道理。

（8）常名：指岁运和人体灾病关系的常规。正如姚止庵所说："常名谓布化于太虚，人身参应，病之形诊也。"

（9）可得闻乎：闻，这里作"听"解。可得闻乎，是说可以讲给我听吗？

（10）稽首再拜：稽首，《辞源》：此为"至敬之礼"。稽首再拜，就是连续行两次君臣礼，头至地长久不举。

（11）昭乎哉问也：昭，作"光明"、"表白"解。昭乎哉问也，是说问得真明白啊！

（12）是明道也：明，《辞源》："神明日明"。这里引申为思想。道，作规律解。"是明道也"的意思是：您是想了解岁运的规律吧?！

（13）此上帝所贵，先师传之，臣虽不敏，往闻其旨：旨，作"美"解。这四句话的意思是，这是从前历代帝王所珍视的道理，我先前的老师把它传授给我，我虽然很不聪敏，以往也学习过这种美好的学问。

（14）余闻得其人不教，是谓失道。传非其人，慢泄天宝：教，张隐庵："修道之谓教。"这四句话的意思是，我听说遇到可以传道的人而不传授给他，这样就会使学术失去传播的机会。反之，遇到不应该传道的人，却把学术经验传授给他，这样就会逐渐泄露天机。

（15）菲德：菲，浅薄之意。菲德，为自谦语，是说缺乏修养，道德浅薄。

（16）未足以受至道：至道，张景岳："天地万物之所由，故曰至道。"这句话的意思是，我不一定符合接受"至道"的条件。

（17）然而众子哀其不终，愿夫子保于无穷，流于无极，余司其事，则而行之，奈何：众子，指黎民百姓。事、则，张隐庵："事，阴阳通变之事；则，法也。"这几句话的意思是，人民非常怜悯那些因患病而不能尽终其天年的人。我希望夫子（对岐伯的尊称）为着永远保护群众的健康，应该让你的学术经验世世代代地流传下去。你不是害怕慢泄天机吗？那么，由我来掌管这件事，按照你所要求的原则去办，你认为怎么样？

（18）请遂言之也：遂，作"尽"解。这句话的意思是，让我把所知道的一切尽量讲给你听吧！

（19）《上经》：古代医书名，现已失传。

（20）夫道者，上知天文，下知地理，中知人事，可以长久：道，王冰："夫道者，大无不包，细无不入，故天文地理人事咸通。"长久，张景岳："合于同道，永保天年，故可以长久。"这五句话的意思是："道"包括了天、地、人三者的总规律，所以，作为一个医生，应当上知天文，下知地理，中知人事，有广博的学识，才能掌握这种规律，除疾灭病，使人们永保天年。

（21）本气位也：本，作"遵循"解。本气位，指天地人三才之气位各有所遵循。正如姚止庵所说："三才之气，各有定位，是其本也。天文者，星辰风雨寒暑也，其气本于天而位乎上。地理者，山川飞潜动值也，其气本于地而位乎下。人事者，气血虚实表里逆顺也，其气本于人而位乎中。"

（22）通于人气：五运居天地气交之中，影响人体气血的变化，所以说"通于人气"。

（23）太过者先天，不及者后天：先天，指先于天时；后天，指后于天时。这两句话是说：岁运太过的年份，岁气来得比较早；岁运不及的年份，岁气来得比较迟。

（24）治化而人亦应之也：治化，指运气的主事生化。张景岳："天之治化运于上，则人之安危应于下。"即：司天的正常、异常气候运转于上，则对人的安全、危害应验于下。

〔提要〕

1. 说明医生必须"上知天文，下知地理，中知人事"，掌握"五运更治"，才能保障人类健康长寿。

2. 叙述岁运变化的总规律：①岁运主时的特点是太过者先天而至，不及者后天而至；②岁运作用的表现是专胜兼并；③岁运对人体的影响是天之治化运于上，人之安危应于下，"所谓治化而人应之也。"

〔原文〕

帝曰：五運之化，太過何如[1]？岐伯曰：歲木太過，風氣流行，脾土受邪[2]，民病飧泄，食減體重，煩冤腸鳴，腹支滿[3]，上應歲星[4]。甚則忽忽善怒，眩冒巔疾[5]。化氣不政，生氣獨治[6]，雲物飛動，草木不寧。甚而摇落[7]，反脅痛而吐甚[8]，衝陽絶者，死不治[9]，上應太白星[10]。

歲火太過，炎暑流行，肺金受邪[11]，民病瘧，少氣，咳喘血溢，血泄注下，嗌燥，耳聾，中熱，肩背熱[12]，上應熒惑星[13]。甚則胸中痛，脅支滿，脅痛，膺背肩胛間痛，兩臂内痛，身熱骨痛，而爲浸淫[14]。收氣[15]不行，長氣[15]獨明，雨水霜寒[16]，上應辰星[17]。上臨少陰、少陽[18]，火燔焫，水泉涸，物焦槁[19]，病反譫妄狂越，咳喘息鳴，下甚血溢泄不已[20]，太淵絶者死不治[21]，上應熒惑星。

歲土太過，雨濕流行，腎水受邪[22]，民病腹痛，清厥，意不樂，體重煩冤[23]，上應鎮星⁽²⁴⁾。甚則肌肉萎，足痿不收，行善瘈，脚下痛，飲發，中滿，食减，四支不舉⁽²⁵⁾。變生得位⁽²⁶⁾，藏氣伏，化氣獨治之⁽²⁷⁾，泉涌河衍，涸澤生魚，風雨大至，土崩潰，鱗見於陸⁽²⁸⁾，病腹滿溏泄，腸鳴⁽²⁹⁾，反下甚而太溪絕者，死不治⁽³⁰⁾，上應歲星⁽³¹⁾。

歲金太過，燥氣流行，肝木受邪⁽³²⁾，民病兩脅下少，腹痛，目赤痛，眦瘍，耳無所聞⁽³³⁾；肅殺⁽³⁴⁾而甚，則體重煩冤，胸痛引背，兩脅滿，且痛引少腹⁽³⁵⁾，上應太白星⁽³⁶⁾。甚則喘，咳逆氣，肩背痛，尻陰股膝髀腨胻足皆病⁽³⁷⁾，上應熒惑星⁽³⁸⁾。收氣峻，生氣下⁽³⁹⁾，草木斂，蒼乾凋隕⁽⁴⁰⁾，病反暴痛胠脅，不可反側，咳逆甚而血溢⁽⁴¹⁾，太衝絕者死不治⁽⁴²⁾，上應太白星。

歲水太過，寒氣流行，邪害心火⁽⁴³⁾，民病身熱，煩心，躁悸，陰厥，上下中寒，譫妄，心痛⁽⁴⁴⁾，寒氣早至⁽⁴⁵⁾，上應辰星⁽⁴⁶⁾。甚則腹大脛腫，喘咳，寢汗出，憎風⁽⁴⁷⁾，大雨至，埃霧朦鬱⁽⁴⁸⁾，上應鎮星⁽⁴⁹⁾。上臨太陽，雨冰雪霜不時降，濕氣變物⁽⁵⁰⁾，病反腹滿，腸鳴，溏泄，食不化，渴而妄冒⁽⁵¹⁾，神門絕者死不治⁽⁵²⁾，上應熒惑、辰星⁽⁵³⁾。

〔注释〕

（1）五运之化，太过何如：化，言气化。太过，谓岁运有余。这两句话的大意是：五运的变化，岁运有余会出现什么情况？

（2）岁木太过，风气流行，脾土受邪：岁木太过，木气在天为风，木盛故风气流行；木盛则脾土被其乘制，所以脾土受邪。

（3）民病飧泄，食减体重，烦冤肠鸣，腹支满：飧泄，是食物不能消化而泄利；烦冤，指心中烦闷，抑郁不舒。机理是，脾土为岁木所乘，运化失常，浊气在上则生䐜胀而见腹支满，清气在下则生飧泄而见肠鸣食不化。脾虚不运，影响纳谷，故食减。脾虚不能输精微于肌肉，故体重懒于行动。烦冤，系脾脏受病，循其络脉，影响于心，神明受扰所致。

（4）岁星：即是木星。岁木太过，所以岁星明亮。

（5）忽忽善怒，眩冒巅疾：眩冒，指头昏重、眼黑发花。巅疾，这里是指头部巅顶处的疾病。张景岳对上述症状解释说："木胜则肝强，故善怒。厥阴随督脉会于巅，故眩冒巅疾。"此属肝实而自病所致。

（6）化气不政，生气独治：化气，指土气；生气，指木气。风木太过而克土，是以化气不能彰其政令；风胜则动，是以出现天上之云飞跑，地上的万物迅速变动，草木动摇不得安宁。

（7）甚而摇落：摇落，指草木之枝干动摇而叶落。产生这种现象的机理，如王冰所说："动而不止，金则胜之，故甚则草木摇落也。"

（8）反胁痛而吐甚：肝之经脉布于胸胁，木强则肝之本经自病。经气逆乱不通畅，故见胁痛。木旺则伤脾胃，致胃气失其和降而反上逆，出现"吐甚"。

（9）冲阳绝者，死不治：冲阳属胃脉之穴，在足跗上第二、三跖骨之间。木气盛而伤胃土，致胃脉脉气断绝，所以预后不良。

（10）上应太白星：太白星即是金星。张景岳："木胜而金制之，故太白星光芒以应其气……《六微旨大论》曰承乃制，此之类也。"

（11）岁火太过，炎暑流行，肺金受邪：岁火太过，火在一岁之中表现为暑季的炎热。火化为暑，故炎暑流行。火胜则克金，金在人体为肺，故肺金受邪。

（12）民病疟，少气，咳喘，血溢，血泄，注下，嗌燥，耳聋，中热，肩背热：此五句所述症状与《素问·藏气法时论》关于肺病的描述相似。张景岳解释形成机理说："火邪伤阴，寒热交争，故为疟。壮火食气，故少气。火乘肺金，故咳喘。火逼血而妄行，故上溢于口鼻，下泄于二便。火性急速，故水泻注下。嗌燥耳聋中热肩背热，皆火炎上焦也。"

（13）荧惑星：即是火星。岁火太过，故荧惑星光亮倍增。

（14）甚则胸中痛，胁支满，胁痛，膺背肩胛间痛，两臂内痛，身热骨痛而为浸淫：浸淫，指浸淫疮而言。此病由火热之毒侵犯心经，发于皮肤而成。起病时病损范围小，先痒后痛，分泌物浸渍皮肤，逐渐扩大，遍于全身。

此段与《素问·藏气法时论》所描述之心病症状相似。张隐庵说："此亢极而心火自伤也。膺胸之内，心主之宫城也，背为阳，心为阳中之太阳，故胸中肩背肩胛间痛。手少阴心脉出胁下，循臑内，下肘中，循臂内后廉，是以胁支满痛，两臂内痛。身热而骨痛者，火亢而水亦伤也。"又，《新校正》认为"骨"为"肤"之误。

（15）收气，长气：一年四季之变化为春生、夏长、秋收、冬藏，故收气指秋金肃杀之气，长气指夏火炎暑之气。

（16）雨水霜寒：水，王冰注："当作冰。"火亢而刑金，金之子水来复母之仇，水寒性凝，故自然界出现雨冰霜寒。

（17）上应辰星：辰星即是水星。火被水复，故水星光亮倍增。

（18）上临少阴、少阳：上临，指司天之气。司天之气与岁运相合，即成为"天符"之岁。火运太过之年是戊年，又值少阴司天是戊子、戊午年；少阳司天是戊申、戊寅年。这四年均属天符之年，岁运太过之火与司天六气之火同气相求，则火热更甚。

（19）火燔焫，水泉涸，物焦槁：火热极端亢盛，有如燃烧烤灼，以致水泉干涸，植物变焦枯槁。

（20）病反谵妄狂越，咳喘息鸣，下甚血溢泄不已：病反，是火亢极而反自伤的意思。张隐庵说："谵妄狂越，热极之变证也。喘咳息鸣者，火上炎而灼金也。心主血脉，下甚，则迫血下泄而不已也。"

（21）太渊绝者死不治：太渊为肺脉，在腕后内侧横纹头当寸口处。太渊脉绝，属火盛刑金，金气大伤之候，故预后不良。

（22）岁土太过，雨湿流行，肾水受邪：岁土太过，湿气大盛，故雨湿流行。土旺则水被其乘袭，水在脏为肾，故肾水受邪。

（23）民病腹痛，清厥，意不乐，体重烦冤：《素问·藏气法时论》云："肾病者……身重，虚则胸中痛，大腹小腹痛，清厥意不乐。"与以上三句基本相同。土邪伤肾，肾主骨，肾伤则骨废其用，故身重。肾虚不能制水，水邪上凌心肺，胸阳为水寒之气所郁，故烦冤而意不乐。血气者，喜温而恶寒，寒则泣而不流，温则消而去之。冲任之脉皆起于肾而络于大小腹，肾阳不振，则冲任之气血流行涩滞不通，故腹痛。

（24）上应镇星：镇星即是土星。岁土太过，其气上应于天，则镇星光亮倍增。

（25）甚则肌肉萎，足痿不收，行善瘛，脚下痛，饮发，中满，食减，四肢不举：《素问·藏气法时论》："脾病者身重善肌（饥），肉萎，足不收，行善瘛，脚下痛。"《素问·玉机真藏论》："脾为孤藏……太过则令人四支不举。"所述与此六句之症状基本相同。脾主肌肉，外应四肢，其脉起于足大趾，循核骨赤白肉际上行，从股内廉入腹属脾络胃。岁土太过，致脾土本经自病，故见肌肉萎，足痿不收，行善瘛，脚下痛，四肢不举诸症。脾主运化，脾病则水液运行失常，停留于中焦，遇寒则凝为饮，饮邪不化，阻碍气机则发中满，脾病累及于胃，胃纳失常，故进食减少。

（26）变生得位：变生，指因灾变而产生疾病；得位，指发病在一年四季中所处的位时。姚止庵："得位，谓四季月，土王之时也。土分王于四季，见土之为变，必于其应王之时。太过五化，独言此变生得位者，见土之为变，四季皆有，不独长夏为然也。"

（27）藏气伏，化气独治之：冬主闭藏，在五行为水，故脏气指水气。岁土太过，水气受克，故脏气伏。长夏主化，在五行为土，故化气指土气。岁土太过，故化气独治之。

（28）泉涌河衍，涸泽生鱼，风雨大至，土崩溃，鳞见于陆：衍，作"充满盈溢"解；鳞，指鳞虫，即是鱼类。这五句话的意思是：湿土之令大行，致泉水喷涌，河水涨满外溢泛滥，本来干涸的沼泽也会滋生鱼类。若木气来复，则风雨暴至，土败而水泛，致使堤岸崩溃，河水泛滥成灾，陆地上出现鱼类。

（29）病腹满溏泄，肠鸣：《素问·藏气法时论》："脾病者……虚则腹满肠鸣，飧泄食不化。"木气来复，脾土受其乘袭而被伤，运化失常，气滞于中，水谷之精微与糟粕混杂于水液之内而下，致有是症。

（30）反下甚而太溪绝者，死不治："反下甚而"四字为衍文，应删去。太溪属肾脉，太溪脉绝为土胜而水败，故预后不良。（详参本篇讨论）

（31）上应岁星：岁土太过，木来复之，故岁星光芒倍增。

（32）岁金太过，燥气流行，肝木受邪：岁金太过，金之化为燥，故燥气流行。金胜则克木，故肝木受邪。

（33）民病两胁下少腹痛，目赤痛，眦疡，耳无所闻：两胁少腹耳目皆肝胆经脉之所过，金气胜则肝胆木脏受伤，故为是病。

（34）肃杀：肃，《辞源》云"端严而不懈弛也"，"急也"，"敛也"。肃杀，有严厉摧残之意。

（35）体重烦冤，胸痛引背，两胁满，且痛引少腹：《素问·藏气法时论》："肝病者，两胁下痛引少腹。"《素问·玉机真藏论》："春脉……不及则胸痛引背，下则两胁胠满。"此为金气太过，肃杀过甚，伤及肝经所致。肝脉抵少腹挟胃属肝络胆，上贯膈布季胁。其支者复从肝别贯膈上注肺。肝病则其经脉所过之处气血不畅，小络引急，故胸痛引背，两胁满且痛引少腹。肃杀而甚，无生动之气，故体重。肝气上逆而胸肺不舒，故烦冤。

（36）上应太白星：太白星即是金星。岁金太过，其气上应五星，故属金之太白星光亮倍增。

（37）甚则喘咳逆气，肩背痛，尻阴股膝髀腨胻足皆病：同于《素问·藏气法时论》："肺病者，喘咳逆气，肩背痛，汗出，尻阴股膝髀腨胻足皆病。"此为金气有余，本经自病。肺者气之本，在变动为咳，肺病则气机不能肃降下行，故症见喘咳逆气。肺金为肾水之母，金病不能生水，则肾亦相继为病。肾足少阴之脉，从足下起，上循腨内出腘内廉，上股内后廉，贯脊属肾络膀胱。肾病则经气不利，故其脉所过之尻阴股膝髀腨胻足皆病。

（38）上应荧惑星：金亢无制，火气来复，故荧惑星光亮倍增。

（39）收气峻，生气下：金主收气，岁金太过，故收气严峻。木主生气，金盛克木，故生气不振而受卑抑。

（40）草木敛，苍干凋陨：草木的枝叶敛缩，干枯坠落。

（41）病反暴痛胠胁，不可反侧，咳逆甚而血溢：岁金太过，伤及肝木，肝脉布于胠胁，故胠胁暴痛，不可反侧。金胜则火气来复，火刑肺金，肺络受伤，故咳逆甚而血溢。

（42）太冲绝者死不治：太冲为肝脉，金亢则肝败，故太冲绝者死不治。

（43）岁水太过，寒气流行，邪害心火：岁水太过，水之化为寒，故寒气流行。水盛则火受其乘袭，故邪害心火。

（44）民病身热，烦心，躁悸，阴厥，上下中寒，谵妄心痛：张隐庵："寒气上乘，迫其火气外炎，故身热。心烦心悸者，水气上凌于心也。躁者，火气不交于阴也。寒气甚，故厥逆于上。上下中寒者，三焦之火衰也。心神不宁，故谵妄也。"阴厥，系指厥冷的原因属于虚寒者。

（45）寒气早至：岁水之气流行，其令为寒。太过者先天，故寒气早至。

（46）上应辰星：岁水太过，其化反映于天，故辰星光亮倍增。

（47）甚则腹大胫肿，喘咳，寝汗出，憎风：同于《素问·藏气法时论》："肾病者，腹大胫肿，喘咳身重，寝汗出，憎风。"肾足少阴之脉，循内踝之后别入跟中，以上腨内。复从横骨夹脐循腹里上行而入肺。岁水有余，本经自病，故腹大胫肿而喘咳。汗为心之液，水邪凌心，逼迫心营外泄，故寝汗出。肾阴盛则阳虚，阴凝玄府，卫外失常，故憎风。

（48）埃雾朦郁：高士宗："土湿如雾，朦昧郁结也。"

（49）上应镇星：水盛不已，土来复之，其化上应于天，故属土之镇星光亮倍增。

（50）上临太阳，则雨冰雪霜不时降，湿气变物：水运太过而遇太阳司天，见于丙辰、丙戌之岁，是为天符之年。其寒尤甚，所以雨冰霜雪不时降。水盛则土气来复，土之化为湿，所以空气潮湿，诸物霉烂变质。

（51）病反腹满，肠鸣，溏泄，食不化，渴而妄冒：水盛土复，土湿壅滞则脾经自病。脾病运化失常，故腹满肠鸣，溏泄食不化。脾不能为胃行其津液，津不上承，故口渴。脾之支脉复从胃别上膈注心中，湿郁生痰，循脾脉蒙蔽心包，故谵妄昏冒。

（52）神门绝者死不治：神门属手少阴心脉。神门绝为水亢而心火衰败，故预后不良。

（53）上应荧惑、辰星：岁水太过，其化应于天，所以辰星光亮倍增。水胜则火受其乘制，所以属火之荧惑星黯淡无光。

〔提要〕

本节说明岁运太过，引起本气亢胜和克气来复，在自然界可产生灾异，在人体可产生疾病，在五星也可产生明暗等不同变化。

表 69-1　　　　　　　　　　岁运太过，本气亢盛的灾变

太过之岁运	所主年份	灾变特点	自然界变异	人 体 疾 病			星 象	
				本脏自病症状	所不胜之脏症状	死不治之脉	明	暗
木	六壬岁	风气流行脾土受邪	化气不政，生气独治。云物飞动，草木不宁	眩冒巅疾，胁痛吐痰	飧泄食减、体重烦冤，肠鸣腹支满	冲阳绝	岁星	镇星
火	六戊岁	炎暑流行肺金受邪	收气不行，长气独明上临少阴少阳，火燔焫，冰泉涸，物焦槁	胸中痛，胁支满，胁痛，膺背肩胛间痛，两臂内痛，身热骨（肤）痛而为浸淫反谵妄狂越，血溢泄不已	疟，少气，咳喘，血溢血泄注下，溢燥耳聋，中热，肩背热咳喘息鸣，下甚	太渊绝	荧惑星	太白星
土	六甲岁	雨湿流行肾水受邪	变生得位，脏气伏，化气独治泉涌河衍，涸泽生鱼	肌肉萎，足痿不收，行善瘈，脚下痛，饮发中满，食减，四肢不举	腹痛，清厥，意不乐，体重烦冤	太溪绝	镇星	辰星
金	六庚岁	燥气流行肝木受邪	肃杀而甚，收气峻，生气下草木敛，苍干凋陨	咳喘逆气，肩背痛	两胁下引少腹痛，目赤痛，眦疡，耳无所闻，胁痛引痛，两胁满反暴痛，胠胁不可反侧尻阴股膝髀腨胻足皆病	太冲绝	太白星	岁星
水	六丙岁	寒气流行邪害心火	寒气早至上临太阳，雨水雪霜不时降	腹大，胫肿，喘咳，寝汗出，憎风	身热烦心躁悸，阴厥上下中寒谵妄心痛	神门绝	辰星	荧惑星

表 69-2　　　　　　　　　　岁运太过，克气来复的灾变

太过岁运	来复之气	自 然 界 变 异	人 体 发 病	增光之星象
木	金	摇落	（缺如）	太白星
火	水	雨水（冰）霜寒	（缺如）	辰 星
土	木	风雨大至，土崩溃，鳞见于陆	腹满，肠鸣，溏泄	岁星
金	火		咳逆甚而血溢	荧惑星
水	土	大雨至，埃雾朦郁，湿气变物	反腹满，肠鸣，溏泄，食不化，渴而妄冒	镇 星

〔原文〕

帝曰：善。其不及⁽¹⁾何如？岐伯曰：悉⁽²⁾乎哉问也！歲木不及，燥乃大行⁽³⁾，生氣失應，草木晚榮⁽⁴⁾，肅殺而甚，則剛木辟著，柔萎蒼乾⁽⁵⁾，上應太白星⁽⁶⁾。民病中清，胠脅痛，少腹痛，腸鳴，溏泄⁽⁷⁾，涼雨時至，上應太白星⁽⁸⁾。其穀蒼⁽⁹⁾。上臨陽明⁽¹⁰⁾，生氣失政⁽¹¹⁾，草木再榮⁽¹²⁾，化氣乃急⁽¹³⁾，上應太白、鎮星⁽¹⁴⁾。其主蒼早⁽¹⁵⁾。復⁽¹⁶⁾則炎暑流火，濕性燥，柔脆草木焦槁⁽¹⁷⁾，下體再生⁽¹⁸⁾，華實齊化⁽¹⁹⁾，病寒熱瘡瘍、痱胗、癰痤⁽²⁰⁾，上應熒惑、太白⁽²¹⁾，其穀白堅⁽²²⁾。白露早降，收殺氣行，寒雨害物⁽²³⁾，蟲食甘黃。脾土受邪⁽²⁴⁾，赤氣後化，心氣晚治，上勝肺金，白氣乃屈⁽²⁵⁾，其穀不成⁽²⁶⁾，咳而鼽⁽²⁷⁾，上應熒惑、太白星⁽²⁸⁾。

歲火不及，寒乃大行⁽²⁹⁾，長政不用⁽³⁰⁾，物榮而下⁽³¹⁾，凝慘⁽³²⁾而甚，則陽氣不化，乃折榮美⁽³³⁾，上應辰星⁽³⁴⁾。民病胸中痛，脅支滿，兩脅痛，膺背肩胛間及兩臂內痛，鬱冒朦昧，心痛暴瘖，胸腹大，脅下與腰背相引而痛⁽³⁵⁾，甚則屈不能伸，髖髀如別⁽³⁶⁾，上應熒惑、辰星⁽³⁷⁾，其穀丹⁽³⁸⁾。復則埃鬱⁽³⁹⁾大雨，且至黑氣乃辱⁽⁴⁰⁾，病鶩溏⁽⁴¹⁾腹滿，食飲不下，寒中腸鳴，泄注腹痛，暴攣痿痹，足不任身⁽⁴²⁾，上應鎮星、辰星⁽⁴³⁾，玄穀不成⁽⁴⁴⁾。

歲土不及，風乃大行，化氣不令⁽⁴⁵⁾，草木茂榮，飄揚而甚，秀而不實⁽⁴⁶⁾，上應歲星⁽⁴⁷⁾。民病飧泄霍亂，體重腹痛，筋骨繇復，肌肉瞤酸，善怒⁽⁴⁸⁾。藏氣⁽⁴⁹⁾舉事，蟄蟲早附⁽⁵⁰⁾，咸病寒中⁽⁵¹⁾，上應歲星、鎮星⁽⁵²⁾，其穀黅⁽⁵³⁾。復則收政嚴峻，名木蒼凋⁽⁵⁴⁾，胸脅暴痛，下引少腹，善太息⁽⁵⁵⁾，蟲食甘黃，氣客於脾，黅穀乃減，民食少失味⁽⁵⁶⁾，蒼穀乃損⁽⁵⁷⁾，上應太白、歲星⁽⁵⁸⁾。上臨厥陰⁽⁵⁹⁾，流水不冰，蟄蟲來見，藏氣不用⁽⁶⁰⁾，白乃不復⁽⁶¹⁾，上應歲星，民乃康⁽⁶²⁾。

歲金不及，炎火乃行，生氣乃用，長氣專勝⁽⁶³⁾，庶物以茂⁽⁶⁴⁾，燥爍以行⁽⁶⁵⁾，上應熒惑星⁽⁶⁶⁾。民病肩背瞀⁽⁶⁷⁾重，鼽嚏血便注下⁽⁶⁸⁾，收氣乃後⁽⁶⁹⁾，上應太白星⁽⁷⁰⁾，其穀堅芒⁽⁷¹⁾。復則寒雨暴至，乃零冰雹霜雪殺物⁽⁷²⁾，陰厥且格，陽反上行⁽⁷³⁾，頭腦戶痛，延及囟頂⁽⁷⁴⁾發熱，上應辰星⁽⁷⁵⁾，丹穀不成⁽⁷⁶⁾，民病口瘡，甚則心痛⁽⁷⁷⁾。

歲水不及，濕乃大行⁽⁷⁸⁾，長氣反用，其化乃速⁽⁷⁹⁾，暑雨數至⁽⁸⁰⁾，上應鎮星⁽⁸¹⁾。民

病腹滿身重，濡泄，寒瘍流水，腰股痛發，膕腨股膝不便，煩冤，足痿，清厥，脚下痛，甚則跗腫⁽⁸²⁾。藏氣不政，腎氣不衡⁽⁸³⁾，上應辰星⁽⁸⁴⁾，其穀秬⁽⁸⁵⁾。上臨太陰，則大寒數舉，蟄蟲早藏，地積堅冰，陽光不治⁽⁸⁶⁾，民病寒疾於下，甚則腹滿浮腫⁽⁸⁷⁾，上應鎮星，其主黅穀⁽⁸⁸⁾。復則大風暴發，草偃木零，生長不鮮⁽⁸⁹⁾，面色時變⁽⁹⁰⁾，筋骨並辟⁽⁹¹⁾，肉瞤瘛，目視䀮䀮⁽⁹²⁾，物疏璺⁽⁹³⁾，肌肉胗發，氣并鬲中，痛於心腹⁽⁹⁴⁾，黃氣乃損，其穀不登⁽⁹⁵⁾，上應歲星⁽⁹⁶⁾。

〔注释〕

（1）不及：其义有二：一曰不足，如王冰所言："谓政化少也。"二曰不至，如《辞源》所述："后时则曰不及。"本文含义上述两者均有。张景岳指出："此以下言五运不及之化，如乙丁己辛癸，五阴年是也。若不及得助，则为平岁，不在不及之例。"

（2）悉：详尽。

（3）岁木不及，燥乃大行：岁木不及则金乘之，燥为金之令，故燥乃大行。

（4）生气失应，草木晚荣：失应，指不能应时而至。这两句话的意思是，由于岁木不及而金气旺盛，春天温和气候便不能应时而至，草木发芽和滋荣相应也出现得比较晚。

（5）肃杀而甚，则刚木辟著，柔萎苍干：金气严厉摧残，以致坚刚之木，受其刑伤而碎裂；柔软之草，叶变青黑而凋枯。

（6）上应太白星：木不及而金胜，故属金之太白星光亮倍增。《新校正》云："按不及五化，民病证中，上应之星，皆言运星失色，畏星加临宿属为灾，此独言畏星，不言运星者，经文阙也，当云上应太白星、岁星。"录之供参考。

（7）民病中清，胠胁病，少腹痛，肠鸣溏泄：中清，张隐庵："清凉之气乘于中，而中气冷也。"胠胁痛、少腹痛，为金气乘木以致肝经脉络引急使然。中清、肠鸣、溏泄，是岁木不及，脾土无畏，侮反受邪，湿壅中州，运化失司所致。

（8）凉雨时至，上应太白星：金能生水而气薄寒，故凉雨时至。木不及而金旺，故其气上应太白星增光。

（9）其谷苍：谷，指五谷；苍，即是青色。张景岳："谷之苍者属木，麻之类也。"金胜而火不复，故苍谷不成。

（10）上临阳明：张隐庵："阳明燥金，临于司天之上，乃丁卯、丁酉二岁，所谓天刑岁也。岁木不及，而又上临金气，是以木之生气失政。"岁木不及之年，又遇克木之阳明燥金司天，则气候变化更剧烈。

（11）生气失政：木不及而金乘之，故属木的春生之气不能主事。

（12）草木再荣：木气既衰，则春季草木之荣美受折，至夏秋火土旺时，万物蕃茂丰满，故草木亦再滋荣茂盛。

（13）化气乃急：化气，指湿土之气。王冰："木气既少，土气无制，故化气生长急速。"

（14）上应太白、镇星：木衰金旺，故太白星光亮倍增。土为金之母，子能令母实，故镇星亦随之明润。

（15）其主苍早：木弱金乘，故草木苍老，很早就凋落。

（16）复：有报复之义。当五行中某一行受抑制太过，必致该行之子来复母仇，而产生反压抑的现象。

（17）炎暑流火，湿性燥，柔脆草木焦槁：木衰金胜而火气来复，夏生大热，故万物之湿性受火热所烤而变燥。燥则草木柔脆，地面之上的枝叶干枯焦槁。

（18）下体再生：从根部重新生长。

（19）华实齐化：开花和结实同时并见。

（20）病寒热、疮疡、痱胗、痈痤：痱（fèi 费），即痱子，是因汗出不畅所致的皮肤损害，为夏季常见皮肤病之一。胗（zhēn 疹），《说文》："唇疡也。"《广韵》："瘾疹皮外小起。"痤，即是小疖。以上诸症，皆由暑热引起，因火气反盛，故有此病。

（21）上应荧惑、太白：火气来复而亢盛，故荧惑增光。金受火刑而气衰，故太白减曜。

（22）其谷白坚：白，为金之色；坚，有硬实之义。白坚之谷物属金，金受火刑，故虽蕃秀而不能结出果实。

（23）白露早降，收杀气行，寒雨害物：阳明司天，秋金用事，故时令之白露早降。金主清肃，故收杀气行，寒雨害物。

（24）虫食甘黄，脾土受邪：张景岳："金胜者火必衰，火衰者土必弱，故虫食味甘色黄之物。以甘黄皆属土，而阴气蚀之，故虫生焉。观晒能除蛀，则虫为阴物可知，故其在人，又当脾土受邪也。"

（25）赤气后化，心气晚治，上胜肺金，白气乃屈：阳明燥金司天，则少阴君火为终之气。火气来复较晚，故曰赤气后化，而人之心气晚治。火胜上克肺金，是以白色属金之物，其气乃屈服而退。

（26）其谷不成：谷，指"金谷"。张景岳："金谷，稻也。"由于火旺克金，所以属金的稻谷不能收成。

（27）咳而鼽：鼽，就是鼻塞流涕。咳而鼽，指咳嗽的同时，有鼻塞流涕症状。

（28）上应荧惑、太白星：火盛金伤，所以荧惑星增光，太白星变暗。

（29）岁火不及，寒乃大行：岁火不及，则水乘之，故寒乃大行。

（30）长政不用：夏长之气不能主事。

（31）物荣而下：张隐庵："夫万物得长气而荣美，夏长之气被寒折于上，故物荣而下。"其意思是说，由于夏天遇到了寒冷之气，万物的繁茂滋荣现象就突然受到摧残，日见卑下。

（32）凝惨：是形容阴寒之气来临时出现的凝滞萧条景象。

（33）乃折荣美：折，有挫、毁、拗折之意。万物得阳气而荣美，今火衰水胜，阳气不能生化，故万物之荣美受到挫折而不茂盛。

（34）上应辰星：王冰："火气既少，水气洪盛，天象出见，辰星益明。"其意是说，水来克火，所以天象表现为属水的辰星明亮。

（35）民病胸中痛，胁支满，两胁痛，膺背肩胛间及两臂内痛，郁冒朦昧，心痛暴瘖，胸腹大，胁下与腰背相引而痛：心手少阴之脉，起于心中，出属心系，下膈属小肠。其支者，从心系上挟咽系目系。心主手厥阴心包络之脉，起于心包络，下膈历络三焦。心火不足则水寒之气乘之，心气不宣，三焦气化不行，故胸腹之气机壅滞而变胀大。心火不伸，影响目之视物而出现郁冒朦昧；影响咽之发声而暴瘖。心络之血遇寒凝泣，不通则心痛。心居膈上为阳中之太阳，腰背亦为阳，与心之俞穴相连。心脏有疾，同气相求，故腰背亦与胁下心脉所过之处相引而痛。

（36）屈不能伸，髋髀如别：如别，若有所别而不为用之意。阴寒凝滞，阳气不行，故有是病。张隐庵："太阳主诸阳之气，生于寒水之中，寒淫太甚，则生阳自虚。屈不能伸者，其病在筋，太阳主筋，阳气虚，不能养筋故也。太阳之为病，腰似折，髀不可以屈，腘如结，腨如别，是谓踝厥。"

（37）上应荧惑、辰星：水胜乘火，故荧惑星暗淡无光，辰星光亮明润。

（38）丹：指红色。

（39）埃郁：埃，指尘土而言；郁，指郁蒸而言。湿土之气，郁蒸于上，是谓埃郁。

（40）黑气乃辱：黑气，指水气；辱，有屈、下之意。土气来复以制水，水受克而屈服，故黑气乃辱。

（41）鹜溏：鹜，即是鸭。鹜溏，言如鸭粪清稀，乃寒湿所致。

（42）腹满，食饮不下，寒中肠鸣，泄注腹痛，暴挛痿痹，足不任身：张景岳："火衰水亢，土则复之，土之化湿，反侵水脏，故为腹满食不下，肠鸣泄注，痿痹足不任身等疾。"

（43）上应镇星、辰星：土复于水，故镇星明润，辰星减光。

（44）玄谷不成：玄谷，指黑色的谷物。张隐庵："寒湿相胜，而无燥热之化，是以玄谷不成。"

（45）岁土不及，风乃大行，化气不令：土不及而木乘之，木气在天为风，故风乃大行。化气，指土气而言。岁土不及，故化气不能彰其政令。

（46）草木茂荣，飘扬而甚，秀而不实：土不及而风木主事，风气太过，故飘扬而甚。风主生物，故草木茂荣。因为万物发生在木而成实在土，土气不充，故虽秀而不实。

（47）上应岁星：土不及而木乘之，木气旺，故岁星明润。

（48）民病飧泄霍乱，体重腹痛，筋骨繇复，肌肉𤶴酸，善怒：此皆风木伤土，脾弱肝强之病候。肝主筋，司疏泄，在志为怒。肝木亢盛，故见善怒、霍乱、筋骨动摇反复。脾主肌肉，司运化。脾土虚弱，运化失常，致见肌肉𤶴酸，体重腹痛飧泄。筋骨繇复，《新校正》说："按：《至真要大论》云：筋骨繇并。疑此复字，并字之误也。"

（49）藏气：指冬令寒水之气。

（50）蛰虫早附：蛰虫，指虫之伏藏于土中者。附，为"伏"之通借字。早附，就是早伏。因脏气举事，冬令早来，闭藏太过，所以蛰虫很早伏匿于土中。

（51）咸病寒中：咸，作"皆"解。木旺土衰，寒水之邪侮之，故生病皆为中焦虚寒证。

（52）上应岁星、镇星：土不及而木气亢，故镇星暗而岁星明。

（53）其谷黅：黅（jīn，音今），指黄色。谷黅，即黄色的谷物。

（54）复则收政严峻，名木苍凋：收政，指秋金主事；名木，指大木。土衰木亢，金来复之，故肃杀摧残之气严峻，大树之叶虽青亦凋谢零落。

（55）胸胁暴痛，下引少腹，善太息：木亢金复，肝胆受病。肝胆之脉布于胸胁，故胸胁暴痛。肝脉络阴器而抵少腹，故其痛下引少腹。木郁则胆气不舒，故善太息以伸出之。

（56）民食少失味：金旺者火必衰，火衰者土必弱。脾土虚弱，故民病饮食减少，口味不佳。

（57）苍谷乃损：苍谷，为木气所应之青色谷物。土衰木旺，金来复之，金胜者木必败，故苍谷乃损。

（58）上应太白、岁星：金胜制木，故太白增光，岁星减明。

（59）上临厥阴：张隐庵："上临厥阴，己巳、己亥岁也，厥阴在上，则少阳在下。"

（60）流水不冰，蛰虫来见，藏气不用：上临厥阴则少阳在泉。岁半以下得少阳相火则冬令不寒，致使流水不能结冰，蛰虫从伏藏之处出现，闭藏之气不能行其政令。

（61）白乃不复：白，为金之色。白乃不复，是说岁半以后木气已平，金气不再来复。

（62）上应岁星，民乃康：金气不来制木，故岁星明亮。秋冬之时，木气已平，金气不复，故民处于平气之中，康健而少生病疾。

（63）岁金不及，炎火乃行，生气乃用，长气专胜：岁金不及而火乘之，故炎火乃行。火主夏令，故夏长之气专胜。金气不及，不能制木，故木之生气乃用。

（64）庶物以茂：庶物，指万物。金不胜木，故生气用而庶物茂。

（65）燥烁以行：烁，作"烧灼"、"发光"解。岁金不及，火气独亢，故燥烁以行。

（66）上应荧惑星：火气独亢，故荧惑星光亮倍增。

（67）瞀：有茂、务、莫、目四种读音。其义有四：一曰目眩眼花、目不明。二曰低目俯首。三曰夜盲症（雀瞀）。四曰乱、闷乱。在这里作"低目俯首"解。

（68）民病肩背瞀重，鼽嚏血便注下：张隐庵："肺俞在肩背，故民病肩背……甚则交两手而瞀。鼽嚏，肺病也。血便注下，火迫血液下注也。"

（69）收气乃后：收气为秋气。金气不足，火气乘之，木气侮之，故收气受到影响，至深秋而后乃至。

（70）上应太白星：火气胜金，故太白星暗然无光。《新校正》指出："经云上应太白，以前后例相照，经脱荧惑二字，及详王注言荧惑逆守之事，益知经中之阙也。"可供参考。

（71）其谷坚芒：坚芒，指白色。《新校正》云："评其谷坚芒，白色可见，不云其谷白也。"

（72）复则寒雨暴至，乃零冰雹霜雪杀物：复，指寒水来报复。乃零，有两种解释：其一，零为"令"的通借字，"乃零"就是"乃令"；其二，零作"徐雨"或"草枯"解。笔者认为前一种解释较妥。这两句话的意思是：寒水来报复，就会出现寒冷的大雨突然来临，甚至和冰雹霜雪交替降落，杀害万物。

（73）阴厥且格，阳反上行：厥，就是逆；格，就是拒。阴寒太盛，格拒阳气，浮阳逆而上行，化为无根之火，常引起颧红如妆，头热足冷，躁扰不宁等症。

（74）囟顶：指头顶而言，一作"脑顶"。

（75）上应辰星：水气来复，所以属水的辰星光亮倍增。《新校正》说："此只言上应辰星，而不言荧惑星者，阙文也。"意思是：木气来复时荧惑星变暗，按照本文的叙述格式，"辰星"之后应有"荧惑"两字。

（76）丹谷不成：火受水克，所以属火的红色谷物不能成熟。

（77）民病口疮，甚则心痛：水气凑心，逼迫心之浮火循经上炎于舌，则舌破溃而生口疮。心络之血遇寒则凝而不通，故心为之痛。

（78）岁水不及，湿乃大行：岁水不及则土来乘之，土之气为湿，所以湿乃大行。

（79）长气反用，其化乃速：长气，指火气；化，即是化气，化气为土气。岁水不及，不能制火，火气亢盛，所以长气反用。火能生土，所以土之化气迅速出现，促使万物较早成熟，正如王冰所说："化速，谓物早成也。"

（80）暑雨数至：《素问·六元正纪大论》："太阴司天之政……二之气，大火正，物承化……湿蒸相薄，雨乃时降。"与此含义相同。因水衰土旺，湿气大盛，与夏季之暑热相互交蒸，以致地气上为云，天气下为雨，所以暑雨数至。

（81）上应镇星：水不及而土来乘之，湿土之气旺盛，所以上应镇星光亮倍增。

（82）民病腹满身重，濡泄，寒疡流水，腰股痛发，腘腨股膝不便，烦冤，足痿清厥，脚下痛，甚则跗肿：水不及而土乘之，土旺过甚则脾经自病。脾主肌肉，脾病湿留肌肉累及筋脉，致见足痿、身重。脾运失常则濡泄腹满。脾之精微不能输布，反化为痰浊，循脾络上注胸中，影响气机运行，则烦冤。脾土之亢，伤及肾阳，肾阳虚不能温煦，故见四肢清冷厥逆，寒疡流水。肾之经脉络于腰股腘膝足心，肾虚经气运行失常，故腰股痛发，腘腨股膝不便，足跗肿，脚下痛。

（83）藏气不政，肾气不衡：衡，即是平。水在季节为冬，主闭藏之气，在体为肾。岁水不及，故脏气不能主其政事，肾气在人体内也失去平衡状态。

（84）上应辰星：岁水不及，所以属水的辰星暗淡无光。

（85）其谷秬：谷秬，指黑色的谷物。

（86）上临太阴，则大寒数举，蛰虫早藏，地积坚冰，阳光不治：岁水不及而遇太阴司天，指辛丑、辛未之年。太阴湿土司天，则太阳寒水在泉。在泉主后半年的气候变化，所以后半年大寒的气候多次降临，蛰虫很早就伏匿在土中，大地上堆积着很厚的坚冰，阳光的温暖也不能改变这种状况。

（87）民病寒疾于下，甚则腹满浮肿：太阳寒水在泉，所以民病寒疾于下半年。寒湿伤及脾阳，脾运失常则腹满；脾土不能制水，水液外渗肌肤则浮肿。

（88）其主黅谷：由于土旺，黄色的谷物有所收获。

（89）复则大风暴发，草偃木零，生长不鲜：岁水不及而土胜，土胜则木气来复。木在天为风，所以大风暴发，引起植物倒伏，树叶零落，生长的万物色泽不鲜。

（90）面色时变：面部主要为阳明经脉分布，阳明属土。水弱土胜，木来复之，影响人体肝气，致肝旺乘胃土，使人面色不时变化。

（91）筋骨并辟：并，指拘挛。辟，指刑伤。筋骨并辟，是说人之筋骨因木气来复，受外来木气侵袭的刑伤而发生拘挛。

（92）肉𥆧瘛，目视𥆞𥆞：肌肉抽搐动掣，两眼视物不明。

（93）物疏𩏓：疏，就是疏远、分开。𩏓（wèn，音问），就是物体因遇风而破裂。物疏𩏓，就是由于风的影响，物体因而分裂。

（94）肌肉胗发，气并膈中，痛于心腹：土旺而木气报复，木在天为风，风邪外袭，伤人肌肤，则郁而发为风疹。木气通于肝，肝气并于膈中，气机不通，则痛于心腹。

（95）黄气乃损，其谷不登：木气来复，土受其乘袭致伤，故属土之黄气乃受损害，和它相应的黅谷不能成实丰登。

（96）上应岁星：木气来复，所以上应岁星光亮倍增。《新校正》云："详此当云上应岁星、镇星。"

〔提要〕

本节说明岁运不及，而致克气亢盛和岁运之子气来复，在自然界可产生灾异，在人体可产生疾病，在五星也可产生明暗等不同变化。

表69-3　　　　　　　　　　　　岁运不及，克气亢盛的灾变

不及之岁运	所主年份	灾变特点	自然界变异	人体疾病	星象变化	
					明	暗
木	六丁岁	燥乃大行 生气失政 （或失应） 上临阳明 化气乃急	草木晚荣，肃杀而甚，则刚木辟著，柔萎苍干，凉雨时至，其谷苍 白露早降，收杀气行，寒雨害物，虫食甘黄。草木再荣，其主苍早	中清，肠鸣溏泄 胠胁痛 少腹痛	太白星、镇星	岁星
火	六癸岁	寒乃大行 长政不用	物荣而下，凝惨而甚，则阳气不化，乃折荣美，其谷丹	胸中痛，胁支满，膺背肩胛间及两臂内痛 郁冒朦昧，心痛暴瘖，胸腹大，胁下与腰相引而痛 甚则屈不能伸，髋髀如别	辰星	荧惑星
土	六己岁	风乃大行 化气不令 上临厥阴 脏气不用	草木茂荣，飘扬而甚，秀而不实，其谷黅 脏气举事，蛰虫早附 流水不冰，蛰虫来见，白乃不复	筋骨繇复，肌肉𥆧酸，善怒飧泄，霍乱，体重，腹痛，咸病寒中。民乃康	岁星	镇星
金	六乙岁	炎火乃行 生气乃用 长气专胜 收气乃后	庶物以茂，燥烁以行，其谷坚芒	肩臂瞀重 鼽嚏 血便注下	荧惑星	太白星
水	六辛岁	湿乃大行 长政反用 其化乃速 上临厥阴 阳光不治	暑雨数至，其谷秬。 大寒数举，蛰虫早藏，地积坚冰，其主黅谷	腹满身重，濡泄 烦冤，足痿，清厥 寒疡流水 腰股痛发，腘腨股膝不便，脚下痛，甚则胕肿，肾气不衡	镇星	辰星

表 69-4　　　　　　　　　　　　　　　岁运不及，子气来复的灾变

不及之岁运	来复之子气	灾变特点	自然界变异	人体疾病	星象变化	
					明	暗
木	火	炎暑流火	湿性燥，柔脆草木焦槁，下体再生，华实齐化，其谷白坚。赤气后化，白气乃屈，其谷不成	心气晚治，上胜肺金，病寒热疮疡痱胗痈痤，咳而衄	荧惑星	太白星
火	土	埃郁	大雨，且至黑气乃辱，玄谷不成	鹜溏腹满，食饮不下，寒中肠鸣，泄注腹痛，暴挛痿痹，足不任身	镇星	辰星
土	金	收政严峻	名木苍凋，虫食甘黄，龄谷乃减，苍谷乃损	胸胁暴痛，下引少腹，善太息，气客于脾，食少失味	太白星	岁星
金	水	寒雨暴至	乃零冰雹霜雪杀物，丹谷不成	阴厥且格，阳反上行，头脑户痛，延及囟顶发热，口疮	辰星	荧惑星
水	木	大风暴发	草偃木零，生长不鲜。物疏璺。黄气乃损，其谷不登	面色时变，筋骨并辟，肉瞤瘛，目视䀮䀮，肌肉胗发。气并鬲中；痛于心腹	岁星	镇星

〔原文〕

帝曰：善。願聞其時也[1]。岐伯曰：悉[2]乎哉問也！木不及，春有鳴條律暢[3]之化[4]，則秋有霧露清涼[5]之政；春有慘凄殘賊[6]之勝，則夏有炎暑燔爍[7]之復，其眚東[8]，其藏肝，其病內舍胠脅，外在關節[9]。火不及，夏有炳明光顯[10]之化，則冬有嚴肅霜寒之政；夏有慘凄凝冽[11]之勝，則不時有埃昏[12]大雨之復。其眚南，其藏心，其病內舍膺脅，外在經絡[13]。土不及，四維[14]有埃雲潤澤[15]之化，則春有鳴條鼓拆[16]之政；四維發振拉飄騰[17]之變，則秋有肅殺霖霪[18]之復。其眚四維，其藏脾，其病內舍心腹，外在肌肉四支[19]。金不及，夏有光顯鬱蒸[20]之令，則冬有嚴凝整肅[21]之應；夏有炎爍燔燎[22]之變，則秋有冰雹霜雪之復。其眚西，其藏肺，其病內舍膺脅肩背，外在皮毛[23]。水不及，四維有湍潤埃雲[24]之化，則不時有和風生發[25]之應；四維發埃昏驟注[26]之變，則不時有飄蕩振拉[27]之復。其眚北，其藏腎，其病內舍腰脊骨髓，外在溪谷踹膝[28]。

夫五運之政，猶權衡[29]也，高者抑之，下者舉之。化者應之，變者復之[30]，此生長化成收藏之理，氣之常也。失常則天地四塞[31]矣。故曰：天地之動靜，神明爲之紀，陰陽之往復，寒暑彰其兆，此之謂也[32]。

〔注释〕

（1）善。愿闻其时也：善，《辞源》"美也"，"优为之曰善"。在这里的意思是：回答很好。时，作"时令"、"主时"解。愿闻其时也，是说希望了解气候正常和异常与季

节时令的关系。

（2）悉：详尽。

（3）鸣条律畅：鸣条，指微风吹拂枝条，发出鸣响。律，指吕律，它是古代音律的标志。律畅，这里是指春天正常的自然气候。

（4）之化：张景岳："和则为化为政，运之常也。不和则为胜为复，气之变也。""之化"和下面所述的"之政"、"之应"、"之令"，都属于正常和平的气候；而下文所述的"之胜"、"之复"、"之变"，则都属于异常灾变的气候。

（5）雾露清凉：这里是指雾露按时而降，清凉应时而至的和平气候。

（6）惨凄残贼：惨凄，即是悲痛。残贼，即是残害。惨凄残贼，是指秋金之气肃杀过甚，所引起的自然界草木凋零、蛰虫伏匿等凄凉的景象。

（7）燔烁：炕煿酷热。

（8）眚东：眚（shěng，音省）。其义有四：一曰目病生翳，二曰疾病，三曰过误，四曰裁省。这里作疾病、过误解。眚东，就是：灾病的原因是东方的风木之气。以下"眚南"、"眚西"、"眚北"、"眚四维"同此。

（9）其藏肝，其病内舍胠胁，外在关节：春为生阳之时，东为生阳之方，肝为生阳之脏，所以春在脏为肝。肝脉布于胠胁，所以肝病可内舍胠胁。肝主筋，关节为筋之府，故肝病可外在关节。

（10）炳明光显：炳明，就是著明。光显，就是光明显著。炳明光显，是指夏季光明显著的正常气候。

（11）凝冽：凡液体之物渐结为坚硬的固体，都叫做"凝"。冽，指寒气而言。凝冽，是说寒气太盛，水结成冰。

（12）埃昏：埃，指尘埃，风起而扬沙也叫做埃。昏，作"日冥"、"乱"解。埃昏，是说尘沙飞扬，天昏地暗。

（13）其藏心，其病内舍膺胁，外在经络：夏为阳旺之时，南为阳盛之方，心为阳中之太阳，所以夏在脏为心（同气相求）。心主血脉，其分野在胸胁，所以其病内舍膺胁，外在经络。

（14）四维：含义有四：其一，指东南、东北、西南、西北四隅而言。其二，时令之辰、戌、丑、未四个月（即三、九、十二、六月），也叫四维。其三，脾土旺于四时，亦称为四维。其四，对于人体来说，四维指四肢而言。这里的四维，是指时令、季节说的。

（15）埃云润泽：四时气候在正常情况下，既有尘土飞扬之时，也有雨露滋润之日。

（16）鼓拆：鼓，风性鼓动；拆，裂也。鼓拆，言春风鼓动，大地解冻，万物破土萌芽。

（17）振拉飘腾：振，即是震动、拔出；拉，即是摧残、折败；飘，作"吹起"解；腾，作"上升"解。振拉飘腾，是说狂风怒吼，折枝拔树。

（18）霖霪：久雨不止。

（19）其藏脾，其病内舍心腹，外在肌肉四支：心，这里指"心下"而言。脾旺于四季，分野在于心下和腹部，主肌肉和四肢。所以土不及影响于脾，这些部位可产生病变。

（20）郁蒸：雨湿之气蒸腾。

（21）严凝整肃：冬寒结冰，使大自然变得整齐严肃。

（22）燔燎：其义同"燔烁"，可参注释（7）。

（23）其藏肺，其病内舍膺胁肩背，外在皮毛：肺属金，其令秋，膺胁肩背为其分野，皮毛为其外合，所以患病可出现在肺之分野和外合。

（24）湍润埃云：共义同"埃云润泽"，可参注释（15）。湍，指急流。

（25）和风生发：和风轻吹，万物生长发育茂盛。

（26）骤注：暴雨如注。

（27）飘荡振拉：其义同"振拉飘腾"，可参注释（17）。

（28）其藏肾，其病内舍腰脊骨髓，外在溪谷踹膝：肾主水，其令冬，腰脊为其外府，骨髓为其主宰，溪谷为其所属，踹膝为其经脉之所循，所以肾脏受病可以出现在上述部位。

（29）权衡：称锤曰权，称杆曰衡。

（30）高者抑之，下者举之。化者应之，变者复之：太过的要加以压抑，不及的要帮助抬举，正常的相应有和平之象，反常的有所胜必有所复。

（31）天地四塞：平衡失常，则天地四时之气，都发生闭塞。

（32）天地之动静，神明为之纪，阴阳之往复，寒暑彰其兆：天地的动静受自然力量的规律所支配，阴去阳来，阳去阴来的变化，可以从四时寒暑的交替中显现出来。

〔提要〕

本节对一年气候正常、异常与季节时令的关系，对五运主事的特点，都概括作了说明。

1. 气候与时令的关系，文章以不及之岁为例作了介绍。指出尽管岁运有太过、不及之偏移，如果时令不出现胜气，就不会出现复气，一年之中仍可保持正常的季节变化。如果时令出现胜气，则必然会产生复气，一年之中的正常季节变化就遭到破坏，大自然和人体受其影响则出现灾病（表69-5）。

表69-5　　　　　　　　　　　　岁运不及胜复变化表

不及之岁运名称	气之常（无胜则无复）		气之变（有胜则有复）				
	季节	自然界特点	季节	自然界特点	其眚	其脏	人体病状
木	春	鸣条律畅之化	春	惨凄残贼之胜	东	肝	内舍胠胁
	秋	雾露清凉之政	夏	炎暑燔烁之复			外在关节
火	夏	炳明光显之化	夏	惨凄凝冽之胜	南	心	内舍膺胁
	冬	严肃霜寒之政	不时	埃昏大雨之复			外在经络
土	四维	埃云润泽之化	四维	振拉飘腾之变	四维	脾	内舍心腹
	春	鸣条鼓拆之政	秋	肃杀霖霪之复			外在肌肉四肢
金	夏	光显郁蒸之令	夏	炎烁燔燎之变	西	肺	内舍膺胁肩背
	冬	严凝整肃之应	秋	冰雹霜雪之复			外在皮毛
水	四维	湍润埃云之化	四维	埃昏骤注之变	北	肾	内舍腰脊骨髓
	不时	和风生发之应	不时	飘荡振拉之复			外在溪谷踹膝

2. 五运主事的总的作用特点是像权衡一样保持动态平衡。在正常情况下，它能使任何违反平衡状态的现象自动返回平衡状态。假若这种自动调节作用失常，就会出现"天地四塞"的局面。

〔原文〕

帝曰：夫子之言五氣之變，四時之應，可謂悉矣。夫氣之動亂觸遇而作[1]，發無常會[2]，卒然灾合[3]，何以期之？岐伯曰：夫氣之動變固不常在[4]，而德化政令[5]灾變[6]，不同其候[7]也。帝曰：何謂也？岐伯曰：東方生風，風生木，其德敷和[8]，其化生榮[9]，其政舒啓[10]，其令風，其變振發[11]，其灾散落[12]。南方生熱，熱生火，其德彰顯[13]，其化蕃茂[14]，其政明曜[15]，其令熱，其變銷爍[16]，其灾燔焫[17]。中央生濕，濕生土，其德溽蒸[18]，其化豐備[19]，其政安静，其令濕，其變驟注，其灾霖潰[20]。西方生燥，燥生金，其德清潔[21]，其化緊斂[22]，其政勁切[23]，其令燥，其變肅殺[24]，其灾蒼隕[25]。北方生寒，寒生水，其德凄滄[26]，其化清謐[27]，其政凝肅[28]，其令寒，其變凓冽[29]，其灾冰雪霜雹。是以察其動也[30]，有德有化，有政有令，有變有灾，而物由之，而人應之也[31]。

〔注釋〕

（1）触遇而作：遇，《辞源》云"相逢也"，"不期而会也"。触遇而作，就是碰到相互遇合的机会就发作。

（2）常会：指正常的约会（规律）。

（3）灾合：合，作遇合解。灾合，就是和灾害相遇。

（4）气之动变固不常在：意思是：五气的变动，固然不是经常存在着。

（5）德化政令：德，就是品德，此处指本性；化，就是造化；政，就是主事、规则；令，就是时令气候表现。本篇说："德化者，气之常。政令者，气之章。"其意为：德化政令是自然界的正常规律。

（6）灾变：指灾眚变易。本篇说："变易者，复之纪。灾眚者，伤之始。"意思是说：灾变是自然界的异常反应。

（7）候：谓岁候。岁候包括两个方面，其一是气候，指每年四季的寒凉温热变化。其二是物候，指每年万物变化的外在表现。如春天的萌芽，夏天的蕃秀，秋天的成实，冬天的闭藏等。

（8）敷和：敷，就是布散；和，就是融和。敷和，是指春天风气融和，均匀布散于大地万物。

（9）生荣：生长繁荣。姚止庵："生荣者，荣华之色，化生于春也。"

（10）舒启：舒展开启。正如姚止庵所说："春以开张为政也。"

（11）振发：振怒发动。

（12）散落：树叶飘散零落。

（13）彰显：明显昭著。

（14）蕃茂：植物生长茂盛。

（15）明曜：光明显曜。

（16）销烁：煎熬溶化。

（17）燔爇：燃烧。

（18）溽蒸：王冰注："溽，湿也。蒸，热也。"所以，溽蒸就是湿热熏蒸。

（19）丰备：充盈。

（20）霖溃：王冰："霖，久雨也；溃，烂泥也。"所以，霖溃就是久雨引起的万物霉烂腐败的景象。

（21）清洁：清静整洁。

（22）紧敛：紧缩收敛。

（23）劲切：锐急。

（24）肃杀：气寒肃而杀令行，风动草树，万物枯干。

（25）苍陨：草木由青色变枯黄，枝叶凋落。

（26）凄沧：薄寒。

（27）清谧：清静。

（28）凝肃：凝，《辞源》云"水坚也"，"凡液体之物渐结为固体曰凝"。肃，《辞源》云"急敛也"，"草木之枝叶缩栗曰肃"。凝肃，指冬季大地结冻，草木缩栗的景象。

（29）栗冽：栗（lì，音丽），同凛。栗冽，指寒甚。

（30）动：指行为、变动。

（31）而物由之，而人应之也：这两句话的意思是：观察了一岁中的德化政令灾变，知道了万物变化的原因，就可以相应推知人身灾病的原因了。

〔提要〕

本节说明观察岁候是测知岁运变动的方法之一。具体地说：

1. 五方的物候和气候（德化政令）表现正常，说明岁运的变动在正常范围内，人体相应就少产生疾病。

2. 五方的物候和气候的表现异常（灾变），说明岁运的变动超出了正常范围，人体相应发病机会就会增多。

表69-6　　　　　　　　　　　五方之德变化政令灾表

五方	五气	五行	正常				异常	
			德	化	政	令	灾	变
东	风	木	敷和	生荣	舒启	风	散落	振发
南	热	火	彰显	蕃茂	明曜	热	燔爇	销烁
中	湿	土	溽蒸	丰备	安静	湿	霖溃	骤注
西	燥	金	清洁	紧敛	劲切	燥	苍陨	肃杀
北	寒	水	凄沧	清谧	凝肃	寒	冰雪霜雹	栗冽

〔原文〕

帝曰：夫子之言岁候，不及其太过，而上应五星[1]。今夫德化政令灾眚变易[2]，非常而有也，卒然而动，其亦为之变乎[3]？岐伯曰：承天而行之，故无妄动、无不应也[4]。卒然而動者，氣之交變也，其不應焉。故曰：應常不應卒⁽⁵⁾，此之謂也。帝曰：其應奈何？岐伯曰：各從其氣化⁽⁶⁾也。帝曰：其行之徐疾⁽⁷⁾逆順何如？岐伯曰：以道留久，逆守而小⁽⁸⁾，是謂省下⁽⁹⁾。以道而去，去而速來，曲而過之⁽¹⁰⁾，是謂省遺過⁽¹¹⁾也。久留而環，或離或附⁽¹²⁾，是謂議災與其德⁽¹³⁾也。應近則小，應遠則大⁽¹⁴⁾。芒而大倍常之一，其化甚⁽¹⁵⁾，大常之二，其眚即發也⁽¹⁶⁾。小常之一，其化減⁽¹⁷⁾；小常之二，是謂臨視⁽¹⁸⁾，省下之過與其德也⁽¹⁹⁾。德者福之，過者伐之⁽²⁰⁾，是以象之見也，高而遠則小，下而近則大⁽²¹⁾，故大則喜怒邇，小則禍福遠⁽²²⁾。歲運太過，則運星北越⁽²³⁾，運氣相得，則各行以道⁽²⁴⁾。故歲運太過，畏星失色而兼其母，不及則色兼其所不勝⁽²⁵⁾。肖者瞿瞿，莫知其妙。閔閔之當，孰者爲良⁽²⁶⁾。妄行無徵，示畏侯王⁽²⁷⁾。帝曰：其災應何如？岐伯曰：亦各從其化也。故時至有盛衰，凌犯有逆順，留守有多少，形見有善惡，宿屬有勝負，徵應有吉凶矣⁽²⁸⁾。帝曰：其善惡何謂也？岐伯曰：有喜有怒，有憂有喪，有澤有燥，此象之常也，必謹察之⁽²⁹⁾。帝曰：六者高下異乎？岐伯曰：象見高下，其應一也，故人亦應之⁽³⁰⁾。

〔注釋〕

（1）五星：指歲星、熒惑星、鎮星、太白星、辰星，它們分別與木、火、土、金、水五行相應。

（2）易：與"移"通，有變化之意。

（3）非常而有也，卒然而動，其亦為之變乎：意思是說，非常之變，是突然發生的，這時天上的星象是否也發生相應的變動呢？

（4）承天而行之，故无妄動，无不應也：張隱庵："此言五星之應歲運，而不應時氣之卒變也。承天者，謂五運之氣，上承天干之化運，承天運而行之，故无妄動，不无應於五星也。"這段話的意思是說，五星是隨着天體的運動而運行的，所以它不會妄動。突然而來的變動，是運與氣相互交合所引起的偶然變化，與天體的運動無關，所以五星不會受影響而產生相應的變化。

（5）應常不應卒：常，指歲運盛衰的正常規律，它來自天體的運行，所以五星變化能和它相應。卒，指突然的變化，與天運無關，所以五星的變化不和它相應。

（6）各從其氣化：五星的變化，各從其天運氣化之不同而有所不同，如歲星化之其應風，熒惑之化其應火等。

（7）徐疾：徐，就是慢；疾，就是快。

（8）以道留久，逆守而小：張景岳："道，五星所行之道也。留久，稽留延久也。逆守，逆行不進而守其度也。小，无芒而光不露也。"以上兩句話的意思是，五星在它所行的軌道上稽留延久，行進緩慢。或從軌道上返回來，同時它的光芒變得小而不露。

（9）省下：張隱庵："謂察其分野（按：指所管轄的範圍）之下，居民之有德有過者也。"

（10）以道而去，去而速來，曲而過之：運星按軌道走過去，去後又迅速運行一周而復來，行的軌道較前次曲折而且超過範圍。

（11）省遺過：張景岳："謂察有未盡，而復省其所遺過失也。"其意是，運星運行較前次曲折而且超過範圍的原因，是為了觀察上次所沒有發現的事情，並再次復核它在視察中所发生的过失。

（12）久留而环，或离或附：环，同还。这两句话的意思是，运星守其位而久久不去，还转周旋，有时和其他星离开，有时和其他星接近。

（13）议灾与其德：张隐庵："谓君民之有过者，议降之以灾。有德者，议降之以福也。"

（14）应近则小，应远则大：应，指灾德之应。灾德之报应近而轻微，它相应的运星就变小；灾德之报应远而严重，它相应的运星就变大。张景岳："所应者近而微，其星则小。所应者远而甚，其星则大。"

（15）芒而大倍常之一，其化甚：运星的光芒大于正常一倍的，是谓淫胜之气和报复之气的气化亢盛。

（16）大常之二，其眚即发也：运星的光芒大于正常两倍的，是谓灾眚即将发生。

（17）小常之一，其化减：运星的光芒小于正常的一半，是谓淫盛之气和报复之气的气化衰减。

（18）临视：临上而视下。

（19）省下之过与其德：省，即是审察。这句话的意思是，运星在天空中临上而视下，能够审察地面上自然万物和人群的过错和美德。

（20）德者福之，过者伐之：有德的给予幸福，有过的给予惩罚。

（21）是以象之见也，高而远则小，下而近则大：凡是从地面仰观星象，星高而距地面远的，其象则小；星低而距地面近的，其象则大。

（22）大则喜怒迩，小则祸福远：运星变大，则喜怒之事相应发生得近；运星变小，则祸福之降临相应发生得远。

（23）岁运太过，则运星北越：张隐庵："运星北越，谓十二年天符之岁，气之更盛者也。运星，主岁之星。北越，越出本度而近于北也。北乃太乙（按：指北极星）所居之宫，北越而与天枢（按：指北斗七星中的第一个星）相合，故又名曰太乙天符。"

（24）运气相得，则各行以道：运气相得，指不及之年木运临卯、火运临午、土运临四季、金运临酉、水运临子，此时岁运与岁气相调和，成为平气。运星于是各行其固定的轨道，而无相互侵犯的异常现象。

（25）岁运太过，畏星失色而兼其母，不及则色兼其所不胜：这段话是说：岁运太过，被运星所克制的星（畏星）就变得暗淡无光，同时还兼见其母星（如畏星为木星，它的母星就是水星）的颜色。岁运不及，克运之星不仅光亮倍增，同时原来不胜运星之星的颜色也变得明亮。例如岁木不及，则所胜的克运之星即太白星增光，而所不胜的土气无畏，因此镇星也兼见明亮之色。

（26）肖者瞿瞿，莫知其妙，闵闵之当，孰者为良：肖，就是"取法"；瞿瞿，就是左顾右盼；闵闵，是"多忧"的意思。这四句话是说：取法天地的人，虽然瞿瞿多顾，但天理无穷，不能得知其奥妙，心中忧虑重重，不知道应当怎样才好。

（27）妄行无征，示畏候王：候王，是对庶民而言，指王宫大人、诸侯贵族等。这两句话的意思是，有的人对天道妄行猜测毫无根据，只能用以吓唬诸侯、贵族王宫大人使他们畏惧害怕，而对于百姓的灾病，则毫无用处。

（28）帝曰：其灾应何如？岐伯曰：亦各从其化也。故时至有盛衰，凌犯有逆顺，留守有多少，形见有善恶，宿属有胜负，征应有吉凶矣：宿属有胜负，张景岳："宿属，谓二十八宿及十二辰位，各有五行所属之异。凡五星所临，太过逢王，不及逢衰，其灾更甚。太过有制，不及得助，其灾必轻，即胜负也。"全段的意思是：黄帝问道，五星的变化和灾害是如何相应的呢？岐伯回答说，五星是各从其岁运的气化来应灾害的。所以它们随时交替，适当其时则盛，适非其时则衰。它们之间的相互凌犯，有顺而灾变轻的，有逆而灾变重的。它们在天空的留守日期，有多少的不同，留守日多的对其分野观察得清楚，留守日少的对其分野观察得马虎。它们所呈现的星象，有善恶的分别，形见喜润之色为善，形见怒躁忧丧之色为恶。它们的星宿所属，相互之间有胜有负，太过逢旺，不及逢衰，则灾害更甚。太过逢制，不及得助，则灾害必轻。这些星象的征验下应于自然界和人类，于是就出现了吉祥和凶兆。

（29）帝曰：其善恶何谓也？岐伯曰：有喜有怒，有忧有丧，有泽有燥，此象之常也，必谨察之：王冰："夫五星之见于色也，从深夜见之。人见之喜，星之喜也。见之畏，星之怒也。光色微曜，乍明乍暗，星之忧也。光色回然，不彰不莹，不与众同，星之丧也。光色圆明，不盈不缩，怡然莹然，星之喜也。光色勃然临人，芒彩满溢，其象懔然，星之怒也。泽，洪润也。燥，干枯也。"

以上八句话的意思是，黄帝问道：星象的善恶是怎样的呢？岐伯回答说：有喜欢，有恼怒，有忧愁，有沮丧，有润泽，有枯燥，这是星象经常表现出来的，必须谨慎细心地观察，才能得知。

（30）帝曰：六者高下异乎？岐伯曰：象见高下，其应一也，故人亦应之：黄帝问道：五星的喜怒忧丧泽燥六种现象的应验，和星象所处的地位高低有什么不同呢？岐伯回答说：它们在天空中所处的位置虽有高低的不同，但对自然界万物的应验却是一样的，因而验之于人，也没有什么分别。

〔提要〕

本节说明观察五星之应是推测岁运变动的又一种方法。具体来说：

1. 指出五星本身具有随气化而变动和"应常不应卒"的特点。

2. 说明五星在运行过程中速度、方向、轨道、形态、色泽、光芒都可发生变化。

3. 认为五星的每一种变化对自然界万物和人类都可产生灾、德、祸、福、吉、凶、善、恶等影响，因此，"必谨察之"。

〔原文〕

帝曰：善。其德化政令之动静损益[1]，皆何如？岐伯曰：夫德化政令灾变，不能相加也[2]。胜复盛衰，不能相多也[3]。往来小大，不能相过也[4]。用之升降，不能相无也[5]。各从其动而复之耳[6]。

帝曰：其病生何如？岐伯曰：德化者气之祥[7]。政令者气之章[8]。变易者复之纪。灾眚者伤之始[9]。气相胜者和，不相胜者病，重感于邪则甚也[10]。

帝曰：善。所謂精光之論，大聖之業，宣明大道，通於無窮，究於無極也⁽¹¹⁾。余聞之，善言天者，必應於人；善言古者，必驗於今；善言氣者，必彰於物⁽¹²⁾；善言應者，同天地之化⁽¹³⁾；善言化言變者，通神明之理⁽¹⁴⁾。非夫子孰能言至道⁽¹⁵⁾歟？乃擇良兆而藏之靈室，每旦讀之，命曰"氣交變"，非齋戒不敢發，慎傳也⁽¹⁶⁾。

〔注释〕

（1）动静损益：动静，动为阳，静为阴，所以动静就是指阴阳；损益，损为减少，益为增加，所以损益就是指增减。姚止庵说："天地之道，分于阴阳，阴阳之理，不外动静。是故其静也，众理涵焉，事物安焉，何损何益。然不能以终静也，则纷然而动矣。德也、灾也、胜也、复也、往也、来也、升也、降也，益兮复损，损兮复益，皆动之所致也。"其意是说：动静损益等由阴阳运动形成。

（2）德化政令灾变，不能相加也：加，有增重、相凌之义。这两句话的意思是：德化政令和灾变两种不同的规律，是阴阳往复的变化表现，任何人不能增重其中的某一方面，来改变这种规律。

（3）胜复盛衰，不能相多也：淫胜和报复，充盛和衰减，都是自然界的规律，胜甚必复甚，盛多必损多，所以胜复和盛衰任何一方面也不能过多。

（4）往来小大，不能相过也：小、大指年份而言。张隐庵："太过为大年，不及为小年，有余而往，不足随之，不足而往，有余随之，故曰不能相过也。"即有余之年和不足之年必须平衡，不能有偏多。

（5）用之升降，不能相无也：对此句的"用"字有两种不同的解释：王冰、张景岳认为是指五行之用。王冰说："木之胜，金必报，火土金水皆然，未有胜而无报者，故气不能相使无也。"张景岳指出："五行之用，先者退而后者进，迭为升降，升降失则气化息矣，故不能相无也。"张隐庵认为是阴阳之用。他说："用，谓阴阳气之为用也。天地阴阳之气，升已而降，降已而升，寒往则暑来，暑往则寒来，故曰不能相无也。"笔者认为，本篇所谈是主岁五运的变化，而此节又联系到阴阳之动静损益，五行之用本身离不开阴阳往复，因此，"用之升降，不能相无也"，把阴阳和五行之用结合起来理解较为全面。

（6）各从其动而复之耳：各从其往相对方面运动，来恢复自然界的平衡。

（7）祥：作"瑞祥"、"吉祥"解，就是吉利的意思。

（8）章：义有二，其一同彰，即是著昭。其二，作章程、规则解。本篇之意，作规则、章程解释较妥。

（9）变易者复之纪；灾眚者伤之始：变易是报复之气的纲领，灾害是损伤万物的根源。

（10）气相胜者和，不相胜者病，重感于邪则甚也：人体的正气能够战胜岁运太过或不及所产生的邪气，机体就平和无病。人体的正气不能战胜岁运太过或不及所产生的邪气，机体就受邪生病。若岁运有余而逢旺，或运不及而被伤，人体如果感受这种邪气，就叫"重感于邪"，此时盛者愈盛，虚者愈虚，疾病必然会加重。

（11）所谓精光之论，大圣之业，宣明大道，通于无穷，究于无极也：这些精深高明的理论，是大圣人伟业的基石，只有把它的重要道理学习明白，无所不通晓，才能够研究天、地、人之间的无穷无极变化。

（12）善言气者，必彰于物：善于论述气化作用的，必定在自然界万物的变化中得到清楚验证。

（13）善言应者，同天地之化：善于适应自然环境的，必定要采取与天地变化相应的方法。

（14）善言化言变者，通神明之理：善于谈论万物终始的，必定能够通晓神明的道理。王冰："物之生谓之化，物之极谓之变，言万物化变终始，必契于神明运为，故言化变者，通于神明之理。"

（15）至道：极其深奥的道理。

（16）乃择良兆而藏之灵室，每旦读之，命曰"气交变"，非斋戒不敢发，慎传也：黄帝于是选择吉日良辰，把记述这些道理的竹帛藏于灵兰之室，每天早晨起来读它，命名叫《气交变》。并且规定：若非吃斋洗心真诚来学习的人，不要轻易传授给他。

〔提要〕

本节说明三个问题：

1. 指出德化政令之正常变化与灾变胜复之异常变化都是由宇宙恒动的机制所产生。

2. 说明岁运的异常变化和人体的正气相互起作用，才能使人发病。

3. 告诉人们要想懂得《气交变》的道理，必须联系实际，认真学习。

〔讨论〕

一、岁运变化的规律

岁运变化的规律是本篇讨论的重点。篇中从天、地、人三个方面对岁运变化作了广泛的研究，指出它是以太过和不及交替为治的方式出现，始终维持其动态平衡。下面分四个问题加以阐述：

1. 岁运太过与不及对自然界的影响

①岁运太过：岁运太过对自然界的影响，首先表现在本气专胜而流行，导致气候变异。例如：岁木太过，则风气流行，从而导致生气独治，云物飞动，草木不宁。岁火太过，则炎暑流行，从而导致长气独明，若遇少阴、少阳司天，就会出现火燔焫、水泉涸、物焦槁的火热极端亢盛现象。岁土太过，则雨湿流行，从而导致化气独治，泉涌河衍，涸泽生鱼。岁金太过，则燥气流行，从而导致肃杀而甚，收气峻，草不敛，苍干凋陨。岁水太过，则寒气流行，从而导致寒气早至，若遇太阳司天，就会出现雨冰雪霜不时降的水寒过甚现象。

其次，主岁之运乘袭其所胜，导致被克之气受损而气候变异。例如：岁木太过乘土，导致化气不政。岁火太过乘金，导致收气不行。岁土太过乘水，导致脏气伏。岁金太过乘木，导致生气下。岁水太过乘火，导致长气失政。

最后，有胜必有复。被主岁之运所克之气，其子气来复母仇，从而产生复气，也造成气候变异。例如：岁木太过，金气来复，则出现草木摇落。岁火太过，水气来复，则出现雨冰霜寒。岁土太过，火气来复，则出现土崩溃，鳞见于陆。岁水太过，土气来复，则出现大雨至，埃雾朦郁，湿气变物。岁金太过，火气来复，也同样会产生气候的改变。

②岁运不及对自然界的影响，首先表现在克运之气流行，或出现兼并，导致自然界的变异。例如，岁木不及，金来克之，则燥乃大行，从而导致生气失应，草木晚荣，肃杀而甚。岁火不及，水来克之，则寒乃大行，从而导致长政不用，物荣而下，凝惨而甚。岁土不及，木来克之，则风乃大行，从而导致化气不令，草木茂荣，飘扬而甚。岁金不及，火来克之，则炎暑乃行，从而导致生气乃用，长气专胜，庶物以茂，燥烁以行。岁水不及，土来克之，则湿乃大行，从而导致其化乃速，暑雨数至。若克运之气流行又适逢其司天，则气候灾异更加剧烈。例如，岁木不及而金乘之，适逢上临阳明，金气更加暴虐，则出现生气失政，草木再荣，其主苍早，白露早降，收杀气行等现象。岁土不及而木乘之，适逢上临厥阴，木气更加暴虐，则出现少阳在泉相火之气相应变旺（木生火），以致流水不冰，蛰虫来见，白乃不复。岁水不及而土乘之，适逢上临太阴，土气更加暴虐，则出现大寒数举，蛰虫草藏，地积坚冰，阳光不治。

其次，有胜必有复。岁运不及为克气所胜，则其子气必来复母仇，也导致自然界的变异。例如，岁木不及而金胜之，金胜则火复，导致炎暑流火，湿性燥，柔脆草木焦槁。岁火不及而水胜之，水胜则土复，导致埃郁，大雨且至，黑气乃辱，玄谷不成。岁土不及而木胜之，土胜则金复，导致收政严峻，名木苍凋，苍谷乃损。岁金不及而火胜之，火胜则水复，导致寒雨数至，乃零冰雹霜雪杀物，丹谷不成。岁水不及而土胜之，土胜则木复，导致大风暴发，草偃木零，生长不鲜，物疏璺，黄气乃损，其谷不登。

③岁运太过、不及与司天之气的关系：如上所述，岁运太过则本气流行，岁运不及则克运之气流行，因此都有胜气产生。这时如果司天之气和胜气的属性相同，则胜气就会更加亢而无制，从而加剧自然界气候的灾变。

本篇谈岁运太过，逢上临者仅有水、火两运。岁运不及，逢上临者仅有木、土、水三运。其他均未言及。宋代林亿曾对此作解释说："按不及五化，独纪木上临阳明，土上临厥阴，水上临太阴。不纪木上临厥阴，土上临太阴，金上临阳明者，经之旨各纪其甚者也。故于太过运中，只言火临火，水临水。此不及运中，只言木临金，土临木，水临土。故不言厥阴临木，太阴临土，阳明临金也。"

林亿之说确有一定道理。但仍据林亿考证和校勘，本篇脱漏错简颇多，例如岁金不及一段，"上应太白星"和"上应辰星"之后，两次出现脱漏"荧惑星"的阙文，似此不能一一枚举。因此，岁运太过和不及没有全载"上临"之气，是否属于经文脱漏，也值得考虑。

2. 岁运太过与不及对人体的影响

岁运太过或不及，都可通过五行与脏腑同气相求的方式，直接影响脏腑的气化功能，致使人体的阴阳平衡失调而产生疾病。它的发病规律是：

①岁运太过：首先，岁运太过可引起它所胜之脏发病。例如，岁木太过，则脾土受邪。岁火太过，则肺金受邪。岁土太过，则肾水受邪。岁金太过，则肝木受邪。岁水太过，则心火受邪。各脏受邪后，所产生的症状都是以该脏受伤，正气不足的表现为主。例

如，脾受邪则不能运化水谷精微，致见飧泄食减，体重烦冤，肠鸣腹支满。肺受邪则清肃失令，治节失常，致见疟疾，少气咳喘，血溢血泄注下，嗌燥耳聋，中热肩背热。肾受邪则阳气不能运行周身，致见腹痛，清厥意不乐。肝受邪则脏失阴柔，体弱用强，致见两胁下及少腹痛，目赤痛眦疡，耳无所闻；肃杀而甚则体重烦冤，胸痛引背，两胁满且痛引少腹。心受邪则阳气受伤，君火不明，致见身热烦心躁悸，阴厥上下中寒，谵妄心痛。若各脏受岁运克伐太甚，以致脉气断绝，常是预后不良的象征。例如，岁木太过，脾胃伤而冲阳绝者死不治。岁火太过，肺金伤而太渊绝者死不治。岁土太过，肾水伤而太溪绝者死不治。岁金太过，肝木伤而太冲绝者死不治。岁水太过，心火伤而神门绝者死不治。

其次，岁运太过，也可使与本运相应之脏亢盛而自病。岁木太过，木胜则肝强，肝旺则气机逆乱，致见反胁痛而吐甚，忽忽善怒，眩冒巅疾。岁火太过，则心阳偏亢而自病，致见胸中痛，胁支满胁痛，膺肩背胛间痛，两臂内痛，身热肤痛而为浸淫。岁土太过，则脾湿偏盛而自病。脾主肌肉，外应四肢，其脉起于足大趾之内而上行，致见肌肉痿，足痿不收，行善瘈，脚下痛，饮发中满食减，四肢不举。岁金太过则肺气实而自病，肃降失常，不能滋生肾水，致见喘嗽逆气肩背痛，尻阴股膝髀腨胻足皆病。岁水太过，则水邪有余而肾自病，水液泛滥，与卫气相干，致见腹大胫肿，喘咳，寝汗出，憎风。

②岁运不及：岁运不及主要引起与本运相应之脏受克而发病。例如，岁木不及则金乘之，致使肝脏受克发病，出现中清，胠胁痛，少腹痛；肝木疏泄失常，故有肠鸣溏泄之症。岁火不及则水乘之，致使心脏受克发病，而见胸中痛，胁支满，两胁痛，膺肩背胛间及两臂内痛，郁冒朦昧，心痛暴瘖，胸腹大，胁下与腰背相引而痛。甚则屈不能伸，髋髀如别。岁土不及则木乘之，致使脾脏受克发病，而见飧泄霍乱，体重，腹痛，筋骨繇并，肌肉瞤酸，善怒，咸病寒中。岁金不及则火乘之，致使肺脏受克发病，而见肩背瞀重，鼽嚏，血便注下。岁水不及则土乘之，致使肾脏受克发病，而见腹满，身重，寒疡流水，濡泄，腰股痛发，腘腨股膝不便，烦冤，足痿清厥，脚下痛，甚则胕肿。

③岁运太过与不及所产生的复气：岁运太过，则胜己之气来复，产生本运受克制的症状。例如：岁土太过，则木气来复，致脾受克制而见腹满溏泄，肠鸣。岁金太过，则火气来复，致肺受克制而见咳逆而血溢。岁水太过，则土气来复，致肾受克制，脾脏自病，而见反腹满肠鸣，溏泄食不化，渴而妄冒。岁木、岁火之太过文中虽未阐述，但亦可依次类推。

岁运不及而受克，则该运之子气来复，从而产生子气亢盛的症状。例如，岁木不及，木衰金亢，火来复之，则心火亢盛，病变内舍膺胁，外在经络，出现寒热疮疡痱胗痈痤等症状。岁火不及，火衰水亢，土来复之，则脾湿偏盛，病变内舍心腹，外在肌肉四肢，常见鹜溏腹满，食饮不下，寒中，肠鸣泄注，腹痛，暴挛痿痹，足不任身等症状。岁土不及，土衰木亢，金来复之，则肺金之气亢盛而乘肝木，病变内舍膺胁肩背，外在皮毛，常见胸胁暴痛，下引少腹，善太息等症状。岁金不及，金衰火亢，水来复之，则肾之水寒亢盛，虚阳上浮，阴厥格阳，病变内舍腰脊骨髓，外在溪谷踹膝，常见脑户痛，延及囟顶发热，口疮，甚则心痛等症状。岁水不及，水衰土亢，木来复之，则肝旺生风，病变内舍胠胁，外在关节，常见面色时变，筋骨并辟，肉瞤瘛，目视晄晄，肌肉胗发，气并膈中，痛在心腹等症状（注：五脏内舍、外在部位对前面所述同样适用）。

3. 岁运太过与不及对星象的影响：本篇作者认为，岁运太过与不及，都可以"上应五星"，从而产生星象明亮度和轨道等的改变。

本篇作者还认为，星象随天体的运动而运行，它对岁运变化的反应是"应常不应卒"。所谓"常"，就是岁运太过、不及和胜复之常规。这时，凡岁运有变化，星象必有所反应。所谓"卒"就是突然而来的气候变异，星象对此则不能灵敏地给予显现。"卒然而动者，气之交变也，其不应焉"就是这个意思。

从上述观点出发，作者对五星的变化与岁运太过、不及的关系作了描述。现在归纳如下：

岁运太过，则运星明亮，光芒倍增，畏星则暗淡无光。例如，岁木太过，则岁星明亮，镇星变暗。岁火太过，则荧惑星明亮，太白星变暗。岁土太过，则镇星明亮，辰星变暗。岁金太过，则太白星明亮，岁星变暗。岁水太过，则辰星明亮，荧惑星变暗。若太过而遇天符之岁，则可见"运星北越"，"畏星失色而兼其母"。

岁运不及，则克运之星和畏星明亮，运星变得暗淡无光。例如，岁木不及，金来乘之，土反侮之，此时太白星和镇星光亮倍增，而太白星暗淡无光。岁火不及，水来乘之，则辰星光亮倍增，而荧惑星暗淡无光。岁土不及，木来乘之，则岁星光亮倍增，而镇星暗淡无光。岁金不及，火来乘之，则荧惑星光亮倍增，而太白星暗淡无光。岁水不及，土来乘之，则镇星光亮倍增，而辰星暗淡无光。

无论岁运太过或不及，若在该运所主之年中出现胜气，则所不胜之子必来为母复仇，从而引起星象的相应变化。例如：岁木太过，克伐土气，金来复之，则太白星增光，而岁星减明。岁木不及，金乘之而火来复，则荧惑星增光，太白星减明。其他岁运之太过和不及与星象变化的关系，皆可依此类推之。

笔者认为，以上对星象与岁运关系的描述，属于古代把自然界现象和初步观察到的天文知识的勉强撮合，没有科学的实践依据，因此，不能予以肯定。

4. 对五运主事总特点的认识

岁运为什么会有太过和不及？诸岁之中，为什么有的年气候正常，有的年气候不正常？为什么有的年有胜复，有的年没有胜复？以上这些问题的回答，都要联系到五运主事的总特点。

本篇指出："夫五运之政，犹权衡也。"张景岳解释说："夫天地阴阳之道，亦犹权衡之平，而不能少有损益也。"这里所说"权衡之平"，就是五运主事的总特点。

为了说明这一特点，本篇对《六微旨大论》"成败倚伏生乎动"的观点作了阐发，它说："高者抑之，下者举之。化者应之，变者复之。此生长化收藏之理，气之常也。失常则天地四塞矣。"

"高者抑之，下者举之"是五运的趋向规律，即自动调节规律。高者，表现为某年岁运太过，某气亢进，则下年必有所抑。下者，表现为某年岁运不及，某气卑弱，则下年必有所举。抑和举都是通过自然界的自动调节作用，不依人们意志为转移。正如篇中所说："夫德化政令灾变，不能相加也，胜复盛衰，不能相多也，往来小大，不能相过也，用之升降，不能相无也。各从其动而复之耳。"由于自然界存在着合乎目的性的自动保持平衡的调节作用，才使岁运之太过和不及交替出现，每岁气候相差一般不致过于悬殊，春夏秋冬四季才能阴阳往复，轮换更替，从而显示出温热凉寒、生长化收藏的特色来。

"化者应之，变者复之"是五运的胜复规律。由于五运对各年气候的影响程度不同，可产生如下两种变化：

其一，无胜则无复，即"化者应之"。

岁运虽有太过或不及，但若其气对一年中四季影响不大，不产生胜气，因此也无复气，气候于是和平正常，不具有残贼性质。以岁运不及之年为例，岁木不及，若金气不盛，木气无伤，则春有鸣条律畅之化，至秋火不来复，故有雾露清凉之政，气候和平。岁火不及，若水气不盛，火气无伤，则夏有炳明光显之化；至秋土不来复，故有严肃霜寒之政，气候和平。他如岁土、岁金、岁水之不及，亦可依此类推。

其二，有胜则有复——即"变者复之"。

关于胜复产生的机理，张景岳云："五运之有太过不及，而胜复所以生也。太过者其气胜，胜而无制，则伤害甚矣。不及者其气衰，衰而无复败则乱极矣。此胜复循环之道，出乎天地自然，而亦不得不然者也。"

根据本篇的论述，"变者复之"包含着自动调节作用正常和失常两方面的内容。

自动调节作用正常时，如果岁运因太过或不及而产生胜气，影响到自然界的生治承制，在这种情况下，必然产生复气来给予矫正，使之恢复平衡，所谓"亢则害，承乃制，制则生化"（《素问·六微旨大论》）即指此而言。

自动调节作用失常时，对岁运太过和不及者失去了控制作用，则太过者更亢，不及者更衰。亢者不但先其时而至，而且侵犯他气，成为"专胜"；衰者不但不能按时而至，而且胜己之气持强以乘之，己胜之气轻蔑而侮之，成为"兼并"。专胜或兼并都具有残贼性质，从而导致"天地四塞"，产生气候的灾变。仍举岁运不及为例，若岁木不及，金气来乘，则有惨凄残贼之胜，金胜则火复，火来乘金，则出现炎暑燔烁之复。若岁火不及，水气来乘，则夏有惨凄凝冽之胜；水胜则土复，土来乘水，则出现不时有埃昏大雨之复。岁土、岁金、岁水不及所产生的胜复变化，亦可依此类推。

二、岁运变化规律在医学上的应用

岁运变化规律应用到医学上，首先，是在天人相应的观点指导下，探索自然界气候变化和人体发病的关系。

1. 岁运太过或不及所引起的气候变动，对人体发病有一定影响。如篇中说："是以察其动也，有德有化，有政有令，有变有灾，而物由之，而人亦应之也。"即是指出：岁运太过或不及如果不甚显著，呈现德化政令之正常气候表现，它能促进自然界生长化收藏的变化，人应之则不生病或少生病。岁运太过或不及如果非常显著，呈现灾眚变易之反常气候表现，人生长在反常的环境之中，相应就容易发生疾病。

2. 人体抵抗力和适应能力的强弱是发病的关键。本篇在开头就指出，"五运更治，上应天暮，阴阳往复，寒暑迎随，真邪相薄，内外分离，六经波荡，五气倾移。"即岁运变化所产生的虚邪侵犯人体，邪正斗争，会导致气血波动、五脏倾轧而发病。篇中又指出："气相胜者和，不相胜者病，重感于邪则甚也。"也就是说：正气旺盛，能适应气候变化而战胜邪气，则气血调和，不发生疾病。若正气衰弱，不能适应气候变化而战胜邪气，则气血乖逆，就容易发病。若岁运太过，又逢运气同化，或气来生运而更旺，或岁运不及，又逢气来克运而更衰，则常可由于适应能力的减弱，重复感受运气变异之邪，使人体疾病加重。于此不难推论，人体抵抗能力和适应能力的强弱，是发病中占首位的因素。

其次，运用岁运变化规律推算各年的灾异，可为临床防病治病提供重要的参考依据。

岁运变化的规律提示：值年的大运不同，胜复之气的有无和强弱的差异，能造成气候和人体发病的特异性，因此防病和治病的侧重点就应该有所区别。岁运太过之年，在气候变化和疾病流行上除了考虑岁运本身的影响以外，还要根据五行生克的规律来考虑它之所胜。岁运不及之年，在气候变化和疾病流行上除了考虑岁运本身的影响以外，还要根据五行生克的原理考虑它之所不胜。以庚子年和辛丑年为例，庚子年在值岁大运上属于金运太过之年，因而这一年在气候变化上便以燥为特点，在疾病上便以肺病为特点。太过之年还要考虑到它之所胜，金可胜木，因此在这一年除了在气候上要考虑到燥的特点以外，还要考虑到风的特殊变化；在疾病上除了考虑到肺病多发的特点以外，还要考虑到肝病也可多发。辛丑年在值岁大运上属于水运不及之年，因此这一年气候变化便以寒为特点，在疾病便以多发肾病为特点。不及之年还要考虑到它之所不胜，水不胜土，因此辛丑这一年除了在气候上考虑寒的特点以外，还要考虑到湿的特殊变化，在疾病上除了考虑到肾病多发以外，还要考虑到脾胃病的发病机会也很多。在太过不及偏胜过度的情况下，还应考虑到制止这种过度的胜复问题。岁运太过之年，它要影响其所不胜，但这个影响到了一定程度，它便会产生复气来制止这个太过的岁运。例如：庚子年为金运太过，金可胜木，由于五行相制，火可以克金，因此在木气被克过甚的情况下，火气便可以成为复气而产生异常。故在庚子年里，不但在气候上要考虑到燥和风的特点，同时还要考虑到火的变化，在疾病上不仅要考虑到肺病和肝病，同时也要考虑到心病。又如辛丑年为水运不及，水不胜土。但由于五行相制，木气便可以成为复气而产生异常。故在辛丑年里，不但在气候上要考虑到寒和湿的特点，同时还要考虑到风的特点；在疾病上不仅要考虑到肾病和脾病，同时也要考虑到肝病。岁运太过与不及，虽然不一定在每年都要引起疾病，但是我们通过推算，对每年疾病发生的特殊情况和治疗预防注意点，却可以大体上做到胸有成竹，立于不败之地。

岁运太过、不及和胜复为病的治法，本篇没有谈及。但篇中指出："岁木太过，风气流行……岁木不及，燥乃大行。"火、土、金、水均依此类推。这说明：岁运对岁候的影响是通过运化为六气来实现的，"而人应之也"。因此，岁运为病的治法都可以从六气为病的治法中去探求。《素问·至真要大论》所述："风淫于内，治以辛凉；热淫于内，治以咸寒；湿淫于内，治以苦热；火淫于内，治以咸冷；燥淫于内，治以苦温；寒淫于内，治以甘热。""治诸胜复，寒者热之，热者寒之，温者清之，清者温之，散者收之，抑者散之，燥者润之，急者缓之，坚者软之，脆者坚之，衰者补之，强者泻之，各安其气，必清必静，则病气衰者，归其所宗，此治之大体也。"以上原则对岁运太过、不及和胜复所致之病都适用。

掌握岁运发病的推算方法和治疗原则有一定重要性。兹举乙型脑炎防治为例：1957 年乙型脑炎大流行时，石家庄郭可明大夫用加味白虎汤等治暑温的方法取得了良效。1960 年以后再次出现流行，按上述方法治疗无效，中医研究院蒲辅周老师根据岁运发病规律推算，确定该年属湿运太过，遂按湿温论治，采用化湿清热等方法，使此病得以控制。只此一斑，便可以看出学习本篇并非无关大局了。

三、文中两个注释的商榷

1. 对"反下甚而太溪绝者死不治"一句的看法

此句见于《素问·气交变大论》中"岁土太过"一段的近尾部。诸注家的解释不一：

王冰："太溪，肾脉也。土胜而水绝，故死。"张景岳同意他的看法。

张隐庵："太溪，肾脉也。反下甚而太溪绝者，土败而水反下甚也。水泛则肾气绝矣。"

姚止庵："然腹满、溏泄、肠鸣、反下诸证皆脾之病，而云太溪绝者死不治，太溪，肾脉也，土盛则胜水，而土亢则木又乘之也。"

按：从以上四家所谈，对这句话的注释可分为两部分来理解：

（1）"太溪绝者死不治"：王冰、张景岳、姚止庵都认为太溪绝是由于土胜而克水所致，与"岁土太过"之文意相符合，故他们的注释均属可取。而张隐庵却把太溪绝的原因说成是"水泛则肾气绝"，于理难通。

（2）"反下甚而"：王冰、张景岳对此避而不谈。张隐庵的解释"土败而水反下甚"含义极其模糊。姚止庵把"反下"当作证候看待，注释虽较前三家明确，但有明显的牵强附会之处。

笔者认为，"反下甚而"四字可能是衍文。其理由：①"反下甚"如果是泄泻，它的前面应有或然之字，否则便不可能和"溏泄"同时并见在对同一证候群的描述中。②"反下甚"如果是治则，那么它没有存在的前提条件。这是因为：本段所述"肌肉萎，足痿不收，行善瘈，脚下痛"，"四支不举"，"腹满溏泄，肠鸣"等症不是"下法"的适应证；"饮发中满，食减"，在《金匮要略·痰饮病脉证并治》中明确指出"当以温药和之"，一般不用"下法"。所以，把"反下甚"理解为"下法"，也是站不住脚的。③将此句与岁运太过的前后各段经文联系起来分析：其前有"岁木太过……冲阳绝者死不治"，"岁火太过……太渊绝者死不治"，其后有"岁金太过……太冲绝者死不治"，"岁水太过……神门绝者死不治"。文字的阐述格式和字数相同，都没有在各脉前面冠"反下甚而"四字。由于本篇属于秦汉时代的文章，而秦汉古文在使用类似赋体描述事物时，句子里字数一般相等，以此推究，不可能在"太溪绝者死不治"之前出现"反下甚而"四字。

总之，"反下甚而太溪绝者死不治"这句话中，不但不应该，而且也不需要有"反下甚而"四个字，将它们去掉，可使人较易理解文意。

2. 对"德、化、政、令"的看法

德、化、政、令四个字的单独解释，王冰、张景岳、张隐庵、姚止庵都绕道而走，未加注明。《黄帝内经素问白话解》也维持原状，不加注释。《黄帝内经素问译释》在"语释"中，将德释为"特性"、"美德"，将化释为"生化作用"，将政释为"职权"、"运动"，将令释为"权力表现"，其含义颇使人费解，也不确切。

《气交变大论》指出："德化者，气之祥。政令者，气之章。"这里所说的"祥"，就是吉祥；这里所说的"章"，就是章程。因此，笔者认为，德、化、政、令四个字含义虽然都很广泛，结合本篇，则应从吉祥和章程两方面加以体会。兹将《辞源》、《辞海》对德化政令的解释列举如下：

德：《辞源》"感恩曰德"，"四时旺气也"。《辞海》"修养而有得于心也"，"恩惠也"，"犹福也"。

化：《辞源》云"天地之生成万物曰化，如化工、造化"，"转移民俗曰化，如教化、德化"。《辞海》云"教行也"，"犹生也"。

政：《辞源》云："①正也，下所取正也，如法制、禁令之属。②凡官府所治公事，皆谓之政。如出仕曰从政，致仕曰致政。③办事之规则曰政。④主其事者曰政，如旧官制有学政、盐政。⑤就正曰政。"《辞海》的解释同《辞源》。

令：《辞源》云"律也，法也，告诫也。如律令、法令、教令"，"公文书也"，"厮役曰使令"。《辞海》云"号令也"，"时令也"。

德化：《辞海》云："以德行使人感化也"。

政令：《辞海》云"凡施行为政，布告为令"，"政令为役守之事"，"世辄用为发布政教号令之概称"。

由上述可知：德化和政令都是属于政治范畴的词汇，德化的原意是用伦理感化的手段，来维护其统治；政令的原意是用法律管制的手段，来维护其统治。本篇把它们引渡到中医学中来，作为"祥"和"章"的代词，仍具有类似的含义。因此，笔者认为，德作"恩惠"、"恩德"；化作"造化"、"教化"；政作"主事"、"规则"；令作"法律"、"号令"。这样解释较为妥当。

四、对《气交变大论》的评价

《气交变大论》是论述置岁大运主事，司天之气胜复对自然界和人体灾害性影响的专篇。在这篇论文中，包含着许多朴素唯物辩证法的认识，也混杂着一定唯心主义的糟粕。

1. 篇中的朴素唯物主义和辩证法认识

（1）强调了自然界事物运动变化的绝对性和平衡的相对性：本篇上承《素问·六微旨大论》"动而不已则变作矣"的论述，认为动具有物质基础，是绝对的。它说："天地之动静，神明为之纪。阴阳之往复，寒暑彰其兆"，"德化政令之动静损益……各从其动而复之耳。"由于动而不止，才产生了岁运太过不及，五行胜复相制等变化。与此同时，本篇认为平衡（即"犹权衡也"）是相对的，是通过运动变化之"高者抑之，下者举之，化者应之，变者复之"才得以实现。因此在各年气候变化中很难找到，绝对的"平气"。这些思想都包含有朴素唯物主义和辩证法的成分。

（2）强调了自然界与人体的不可分割性：本篇强调自然界气候变化"人亦应之"。并且一开头就指出：自然界的"五运更治"，"阴阳往复，寒暑迎随"，与人体的"真邪相薄，内外分离，六经波荡，五气倾移"，有着密切关系，因此要求学者"善言天者，必应于人"。这种把天与人统一起来的认识；具有朴素唯物主义的萌芽，对现代医学气象学的发展也有很多启发。

（3）强调了理论联系实际的重要性：本篇作者鉴于当时生产力发展水平低下，对自然界和天体的认识非常粗浅，甚至在遇到具体问题时出现"肖者瞿瞿，莫知其妙，闵闵之当，孰者为良"的情况，因此在撰写本篇时，非常强调理论联系实际的重要性。例如，在论述判断年、季气候变化的方法时，作者指出："夫气之动变，固不常在，而德化政令灾变，不同其候也。"也就是说：每年和每季的气候变化，固然不一定像篇中记述的规律那样长存永在，不会变更。但是"德化政令"的正常气候和"灾变"的异常气候，却可以从物候的不同表现加以预测。在春天东方风木当令的时候，如果发现"敷和"、"生荣"、"舒启"、"风"等四种物候，就可以判断这个节季气候正常；如果发现"振发""散落"等两种物候，就可以判断这个季节气候异常。在夏季南方火热当令的时候，如果发现"彰显"、"蕃茂"、"明曜"、"热"等四种物候，就可以判断这个季节气候正常；如果发现"销烁"、"燔爇"等两种物候，就可以判断这个季节气候异常。秋、冬两季也可依此类推。因物候变化只能通过实践观察来确定，可见古人对理论联系实际是非常重视的。

古人强调理论联系实际的重要性，还可以从他们对天体的认识中得到证明。本篇谈天上星象的变化时特别强调"必谨察之"，否则"妄行无征"，只能"示畏侯王"，对劳动人民没有一点用处。篇中真实地记述了星象芒大倍常和芒减小常等变化，与现代天文学对"食变星"和"造父变星"的描述有相似之处，成为研究我国古代天文历史的宝贵资料。

2. 篇中的唯心主义和形而上学观点

本篇唯心主义和形而上学的内容，主要表现为对宇宙事物的主观臆测、强行撮合和机械归类，把星象神化，强调星象对地面的影响，并将它联系到政治人事上去。例如，篇中认为，星象在天上运行时，能够"省下"、"省遗过"、"议灾"、"议德"，给自然界和人类以"德者福之，过者伐之。"要求人们学会观察星象的"喜怒"、"忧丧"、"泽燥"、"吉凶"、"善恶"、"小大"，还告诫人们："大则喜怒迩，小则祸福远。""象见高下，其应一也，故人亦应之。"即：遇到星象变化异常，预示着灾祸降临，需要及早避开。这些荒诞无稽的观点，正如恩格斯所指出的那样，属于唯心主义的"不顾事实的任意的构造体系。"（《自然辩证法》第32页）

从历史存在的形态观察，这种观点的产生，原因在于奴隶制末、封建制初期生产力发展水平低下，自然科学处于萌芽状态，"自然界的总的联系还没有在细节方面得到证明"（同上第30页）。哲学和科学的缺陷限制了作者的眼光，使他的辩证的思维仅是以天然纯朴的形式出现，在遇到自然现象和星象变化不能用直观的、整体的论点加以解释时，就不得不屈服于"降神术"等迷信说教。

这种观点，不仅违反辩证法，不能指导医学临床实践，而且在客观上起到使"某些最清醒的经验主义者"的后世医家，像西方近代一些科学家那样，"也陷入最荒唐的迷信之中"（同上第44页），不同程度地阻碍过我国医学的发展。这种观点还曾为历代反动封建统治者所利用，将人为的灾难和瘟疫流行、灾荒、饥馑等，委之于天数，为封建统治者的罪行进行掩饰，为封建迷信占卜者提供依据，麻醉劳动人民的思想。因此必须加以批判，才有利于中医学的前进。

（李春生）

五常政大论篇第七十

　　五常者，五运有平气、不及、太过一般规律之谓；政者，政令也，下所取正之义。

　　本篇以五运迴薄，天地气交，万物皆感而禀其气，乃有其始终，有其盛衰，有其无穷之变化。因论万物皆取法于五常之政化，故命篇为"五常政大论"。

〔原文〕

　　黄帝问曰：太虚寥廓，五運迴薄[1]，衰盛不同，損益[2]相從，願聞平氣何如而名？何如而紀[3]也？岐伯對曰：昭乎哉問也！木曰敷和[4]，火曰升明[5]，土曰備化[6]，金曰審平[7]，水曰靜順[8]。帝曰：其不及奈何？岐伯曰：木曰委和[4]，火曰伏明[5]，土曰卑監[6]，金曰從革[7]，水曰涸流[8]。帝曰：太過何謂？岐伯曰：木曰發生[4]，火曰赫曦[5]，土曰敦阜[6]，金曰堅成[7]，水曰流衍[8]。

〔注释〕

　　（1）迴薄：张景岳："迴，循环也。薄，迫切也。"即循环不息之义。

　　（2）損益：张隐庵："有盛衰则损益相从矣。"因为运气有平气、太过、不及的变化，其于万物则有损益之应。

　　（3）纪：标志的意思。

　　（4）敷和、委和、发生：张隐庵："敷布阳和之气以生万物。"因木运应春，平气之至，则敷发散布温和之气，促进万物生发向荣，故称之为"敷和"。若木运不及，温和之气不能正常敷布，称之为"委和"。若木运太过，万物未至其主时当令而荣，称之为"发生"。

　　（5）升明，伏明，赫曦：张隐庵："火性炎上，其德显明。"因火运应夏，平气之至，气候炎热而光明，万物皆生长繁茂，称之为"升明"。若火运不及，光明之令不行，炎热之气不彰，称之为"伏明"。若火运太过，火势旺盛，称之为"赫曦"。

　　（6）备化，卑监，敦阜：张景岳："土含万物，无所不备，土生万物，无所不化。"因土包孕万物，万物因土而得以生化，故称之为"备化"。若土运不及，万物失其所养，称之为"卑监"，卑是低，监是下的意思。土运太过，称之为"敦阜"，敦是厚，阜是高。其与卑监是相对之词。

　　（7）审平，从革，坚成：张隐庵："金主肃杀，得其和平，不妄刑也。"因金运应秋，平气之主，万物承其清肃之令，不受其杀伐太过而表现为"容平"之状，故称之为"审平"。若金运不及，其刚劲清肃之令不行，变易其性从它气而化，称之为"从革"。若其运太过，坚劲肃杀，万物成凋零之状，称之为"坚成"。

（8）静顺，涸流，流衍：张景岳："水体清静，性柔而顺。"因水运应冬，平气之至，万物归藏，其候寂静和顺，称之为"静顺"。若其运不及，不得封藏，万物源枯，称之为"涸流"。若其运太过，称之为"流衍"，即水势满溢盛大之状，与涸流为相对之词。

〔提要〕

木火土金水五运，在广阔无穷的宇宙中，是运行不息的，有其盛衰变化。因而对万物的作用和影响也随之而异，或者损之，或者益之，所以必须了解五运变化的一般规律。本段总论了五运有平气、太过、不及之气的一般变化，概括地介绍了"五运三气之纪"的名称、概念及其各自不同的基本特性。

〔原文〕

帝曰：三氣之紀⁽¹⁾，願聞其候。岐伯曰：悉乎哉問也！敷和之紀，木德周行⁽²⁾，陽舒陰布，五化宣平⁽³⁾，其氣端⁽⁴⁾，其性隨⁽⁵⁾，其用曲直⁽⁶⁾，其化生榮，其類草木，其政發散，其候温和，其令風，其藏肝，肝其畏清⁽⁷⁾，其主目，其穀麻⁽⁸⁾，其果李，其實核，其應春，其蟲毛，其畜犬⁽⁹⁾，其色蒼，其養筋，其病裏急支滿，其味酸，其音角，其物中堅，其數八⁽¹⁰⁾。

升明之紀，正陽而治⁽¹¹⁾，德施周普，五化均衡，其氣高⁽¹²⁾，其性速，其用燔灼，其化蕃茂，其類火，其政明曜，其候炎暑，其令熱，其藏心，心其畏寒，其主舌，其穀麥⁽¹³⁾，其果杏，其實絡，其應夏，其蟲羽，其畜馬⁽¹⁴⁾，其色赤，其養血，其病瞤瘈⁽¹⁵⁾，其味苦，其音徵，其物脉，其數七。

備化之紀，氣協天休⁽¹⁶⁾，德流四政⁽¹⁷⁾，五化齊修⁽¹⁸⁾，其氣平，其性順，其用高下⁽¹⁹⁾，其化豐滿，其類土，其政安静，其候溽蒸⁽²⁰⁾，其令濕，其藏脾，脾其畏風，其主口，其穀稷⁽²¹⁾，其果棗，其實肉，其應長夏，其蟲倮，其畜牛，其色黃，其養肉，其病否⁽²²⁾，其味甘，其音宮，其物膚，其數五。

審平之紀，收而不争，殺而無犯⁽²³⁾，五化宣明，其氣潔，其性剛，其用散落⁽²⁴⁾，其化堅斂，其類金，其政勁肅，其候清切，其令燥，其藏肺，肺其畏熱，其主鼻，其穀稻，其果桃，其實殼，其應秋，其蟲介，其畜鷄⁽²⁵⁾，其色白，其養皮毛，其病咳，其味辛，其音商，其物外堅，其數九。

静順之紀，藏而勿害，治而善下，五化咸整，其氣明，其性下，其用沃衍⁽²⁶⁾，其化凝堅，其類水，其政流演⁽²⁷⁾，其候凝肅，其令寒，其藏腎，腎其畏濕，其主二陰，其穀豆，其果栗，其實濡，其應冬，其蟲鱗，其畜彘⁽²⁸⁾，其色黑，其養骨髓，其病厥，其味鹹，其音羽，其物濡，其數六。

故生而勿殺，長而勿罰，化而勿制，收而勿害，藏而勿抑，是謂平氣。

委和之紀，是謂勝生⁽²⁹⁾，生氣不政，化氣⁽³⁰⁾乃揚，長氣⁽³¹⁾不平，收令⁽³²⁾乃早，凉雨時降，風雲並興，草木晚榮，蒼乾雕落，物秀而實，膚肉内充，其氣斂，其用聚，其動緛戾拘緩⁽³³⁾，其發驚駭，其藏肝，其果棗李，其實核殼，其穀稷稻，其味酸辛，其色白蒼，其畜犬鷄，其蟲毛介，其主霧露淒滄，其聲角商，其病摇動注恐，從金化也。少角與判商同⁽³⁴⁾，上角與正角同⁽³⁵⁾，上商與正商同⁽³⁶⁾，其病支廢癰腫瘡瘍，其甘蟲⁽³⁷⁾，邪傷肝也。上宮與正宮同，蕭飂肅殺，則炎赫沸騰，眚於三[38]，所謂復[39]也，其主飛蠹蛆雉，乃爲雷霆[40]。

伏明之紀，是謂勝長，長氣不宣，藏氣反布[41]，收氣自政[42]，化令乃衡[43]，寒清數舉，暑令乃薄，承化物生，生而不長，成實而稚，遇化已老，陽氣屈伏，蟄蟲早藏，其氣鬱，其用暴，其動彰伏變易[44]，其發痛，其藏心，其果栗桃，其實絡濡，其穀豆稻，其味苦鹹，其色玄丹，其畜馬彘，其蟲羽鱗，其主冰雪霜寒，其聲徵羽，其病昏惑悲忘，從水化也，少徵與少羽同，上商與正商同，邪傷心也。凝慘溧冽，則暴雨霖霪，眚於九[45]，其主驟注雷霆震驚，沉黔[46]淫雨。

卑監之紀，是謂減化，化氣不令，生政獨彰，長氣整，雨乃愆[47]，收氣平，風寒并興，草木榮美，秀而不實，成而秕[48]也。其氣散，其用靜定[49]，其動瘍涌分潰癰腫[50]，其發濡滯[51]，其藏脾，其果李栗，其實濡核，其穀豆麻，其味酸甘，其色蒼黃，其畜牛犬，其蟲倮毛，其主飄怒振發，其聲宮角，其病留滿否塞，從木化也。少宮與少角同，上宮與正宮同，上角與正角同，其病飧泄，邪傷脾也，振拉飄揚，則蒼乾散落，其眚四維[52]，其主敗折虎狼[53]，清氣乃用，生政乃辱。

從革之紀，是謂折收，收氣乃後，生氣乃揚，長化合德，火政乃宣，庶類[54]以蕃，其氣揚，其用躁切，其動鏗禁[55]瞀厥，其發咳喘，其藏肺，其果李杏，其實殼絡，其穀麻麥，其味苦辛，其色白丹，其畜雞羊，其蟲介羽，其主明曜炎爍，其聲商徵，其病嚏咳鼽衄，從火化也。少商與少徵同，上商與正商同，上角與正角同，邪傷肺也。炎光赫烈，則冰雪霜雹，眚於七[56]，其主鱗伏彘鼠[57]，歲氣早至，乃生大寒。

涸流之紀，是謂反陽[58]，藏令不舉，化氣乃昌，長氣宣布，蟄蟲不藏，土潤水泉減，草木條茂，榮秀滿盛，其氣滯，其用滲泄[59]，其動堅止[60]，其發燥槁[61]，其藏腎，其果棗杏，其實濡肉，其穀黍稷，其味甘鹹，其色黔玄，其畜彘牛，其蟲鱗倮，其主埃鬱昏翳[62]，其聲羽宮，其病痿厥堅下，從土化也。少羽與少宮同，上宮與正宮同，其病癃閟[63]，邪傷腎也，埃昏驟雨，則振拉摧拔，眚於一[64]，其主毛顯狐狢[65]，變化不藏。

故乘危而行[66]，不速而至，暴瘧無德，災反及之[67]，微者復微，甚者復甚，氣之常也。

發生之紀，是謂啓軟[68]。土疏泄，蒼氣達[69]，陽和布化，陰氣乃隨，生氣淳化，萬物以榮。其化生，其氣美，其政散，其令條舒，其動掉眩巔疾，其德鳴靡啓坼[70]，其變振拉摧拔，其穀麻稻，其畜雞犬，其果李桃，其色青黃白，其味酸甘辛，其象春，其經足厥陰少陽，其藏肝脾，其蟲毛介，其物中堅外堅，其病怒，太角與上商同[71]，上徵則其氣逆[72]，其病吐利，不務其德，則收氣復，秋氣勁切，甚則肅殺，清氣大至，草木凋零，邪乃傷肝。

赫曦之紀，是謂蕃茂。陰氣內化，陽氣外榮，炎暑施化，物得以昌。其化長，其氣高，其政動，其令鳴顯，其動炎灼妄擾，其德暄暑鬱蒸，其變炎烈沸騰，其穀麥豆，其畜羊彘，其果杏栗，其色赤白玄，其味苦辛鹹，其象夏，其經手少陰太陽、手厥陰少陽，其藏心肺，其蟲羽鱗，其物脉濡，其病笑瘧，瘡瘍，血流，狂妄，目赤。上羽與正徵同。其收齊，其病痓[73]，上徵而收氣後也。暴烈其政，藏氣乃復，時見凝慘，甚則雨水霜雹切寒，邪傷心也。

敦阜之紀，是謂廣化⁽⁷⁴⁾。厚德清静，順長以盈，至陰內實，物化充成，烟埃朦鬱，見於厚土，大雨時行，濕氣乃用，燥政乃辟，其化圓⁽⁷⁵⁾，其氣豐，其政静，其令周備，其動濡積并稸⁽⁷⁶⁾，其德柔潤重淖，其變震驚，飄驟崩潰，其穀稷麻，其畜牛犬，其果棗李，其色黅玄蒼，其味甘鹹酸，其象長夏，其經足太陰陽明，其藏脾腎，其蟲倮毛，其物肌核，其病腹滿，四支不舉。大風迅至，邪傷脾也。

堅成之紀，是謂收引。天地潔，地氣明，陽氣隨陰治化，燥行其政，物以司成，收氣繁布，化治不終⁽⁷⁷⁾。其化成，其氣削，其政肅，其令鋭切，其動暴折瘍疰⁽⁷⁸⁾，其德霧露蕭飀，其變肅殺凋零，其穀稻黍，其畜雞馬，其果桃杏，其色白青丹，其味辛酸苦，其象秋，其經手太陰陽明，其藏肺肝，其蟲介羽，其物殼絡，其病喘喝，胸憑仰息⁽⁷⁹⁾。上徵與正商同。其生齊⁽⁸⁰⁾，其病咳，政暴變則名木不榮，柔脆焦首，長氣斯救，大火流，炎爍且至，蔓將槁，邪傷肺也。

流衍之紀，是謂封藏。寒司物化，天地嚴凝，藏政以布，長令不揚。其化凛，其氣堅，其政謐⁽⁸¹⁾，其令流注，其動漂泄沃涌⁽⁸²⁾，其德凝慘寒雰⁽⁸³⁾，其變冰雪霜雹，其穀豆稷，其畜彘牛，其果栗棗，其色黑丹黅，其味鹹苦甘，其象冬，其經足少陰太陽，其藏腎心，其蟲鱗倮，其物濡滿，其病脹上羽而長氣不化也。政過則化氣大舉，而埃昏氣交，大雨時降，邪傷腎也。

故曰：不恒其德⁽⁸⁴⁾，則所勝來復，政恒其德，則所勝同化⁽⁸⁵⁾，此之謂也。

〔注釋〕

（1）三气之纪：三气，指平气、不及、太过；纪，是年的意思。

（2）木德周行：木德，指正常的木运敷布阳和之气的性质；周行，即遍布四方上下之义。

（3）阳舒阴布，五化宣平：张景岳："木德周行，则阳气舒而阴气布，故凡生长化收藏之五化，无不由此而宣行其和平之气也。"指木运平气之年，阴阳和调，五行的气化，皆能施行其正常的功能。

（4）端：即端正、正直的意思。

（5）随：是随和、柔顺的意思。

（6）其用曲直：以树木发荣，其枝干有曲有直，喻木运平气的功用。

（7）清：清，即金气之代称，因肝在五行属木，金克木，故"肝其畏清"。后文中"心其畏寒"、"脾其畏风"等，皆可仿此类推。

（8）其谷麻：张景岳："麻之色苍也。"《素问·金匮真言论》曰："其谷麦。无麻。"

（9）其畜犬：张景岳："味酸也。"《素问·金匮真言论》曰："其畜鸡。无犬。"

（10）其数八：指其在河图数中属于八，即木之成数。后文中"其数七"、"其数五"等，皆指在河图之数，不再另释。

（11）正阳：正，方正，盛大之义。正阳是阳气明盛，火运行正常之令的代词。

（12）其气高：张景岳："阳主升也。"阳热之气炎上的意思。

（13）其谷麦：张景岳："色赤也。"《素问·金匮真言论》："火谷曰黍，木谷曰麦"。

（14）其畜马：张景岳："快健躁疾，得火性也。"《素问·金匮真言论》："金畜曰马，火畜曰羊。"

（15）其病瞤瘛：瞤，肌肉跳动之义；瘛（chì，音炽），身体筋脉拘急，抽搐之义。

（16）气协天休：张景岳："气协天休，顺承天化而济其美也。"气，土气、地气之义；天，天气之义；休，美、善之赞词。以天地气化协调和平则能备化，故称之为"气协天休"。

（17）四政：张景岳："土德分助四方，以赞成金木水火之政也。"

（18）齐修：皆致完备、至善之义。

（19）其用高下：张景岳："或高或下，皆其用也。"指土孕育万物，上下左右，无处不有其生化万物的作用。

（20）溽蒸：溽（rǔ，音辱），湿也；蒸，热也。指长夏之气候特点为湿热。

（21）稷：稷（jì济）。张景岳："小米之粳者曰稷，黔谷也。"

（22）其病否：否，痞之义。即病在中焦，阻塞气机，上下不得升降交通，故称为"否"。

（23）收而不争，杀而无犯：争，夺之义；犯，残害之义。金之气化虽收而清肃，但其平气之至，并无残害万物，夺其生机的现象。

（24）散落：秋气使万物成熟脱落的现象称为散落。

（25）其畜鸡：张景岳："性好斗，故属金。"《素问·金匮真言论》："木畜曰鸡，金畜曰马。"

（26）其用沃衍：张景岳："沃，灌溉也；衍，溢满也。"指其因封藏而能发挥其滋润灌溉的作用。

（27）流演：张景岳："演，长流貌，井泉不竭，川流不息，皆流演之义。"

（28）彘：彘（zhì，音质），古称猪为彘。

（29）胜生：生，生气也，即木所主春之生气。胜生，因木运不及（即委和之纪），金克木，或土反侮木，皆称为"胜生"。后文所提到的"胜长"、"减化"、"折收"等，皆是因己不及，受己所不胜或己所胜之气乘侮之代词，可类推之。

（30）化气：指土运之气。

（31）长气：指火运之气。

（32）收令：指金运之主的时令。收令，又称为收气，其义同。

（33）缜戾拘缓：缜（ruǎn，音软），即软弱之义；戾（lì，音利），《说文》："曲也，从犬出户下。戾者，身曲戾也。"即身体屈曲之状。缜戾拘缓，指身体拘急挛缩，或弛张不用，均指筋脉为病后出现的病证。

（34）少角与判商同：少角，木运不及曰少角；判，半同；判商即少商。即木运不及，金来克木，木气半从金气而化，所以"少角与判商同"。又，古人用角、徵、宫、商、羽五音代表五运，而五音之前，分别冠以正、少、太三种符号，作为运气正常、不及、太过的标志，故下文所谓正商、正宫、太商、少商等，皆可据此类推。

（35）上角与正角同：上，指司天而言；上角，即厥阴风木司天。如委和之纪，上临厥阴风木司天（指丁巳、丁亥年），不及之木运得司天木气之助，则成为平气之年，所以称为"上角与正角同"。后可类推。

（36）上商与正商同：张景岳："此丁卯丁酉年也，木运不及则半兼金化，若遇阳明司天，金又有助，是以木运之纪而得审平之化，故上商与正商同也。"

（37）甘虫：甘为土味，因木运不及，土反侮木，甘味易生虫，所以称为甘虫。

（38）眚于三：眚（shěng，音省），灾害之义；三，三宫之义，即东方震位。指木运不及，上述胜复的灾变皆应于东方。

（39）复：报复的意思。即木运不及，金气胜之，火能胜金，前来报复，如上文之"萧飋肃杀则炎赫沸腾"，即是此"复"的意思。

（40）其主飞蠹蛆雉，乃为雷霆：蠹（dù，音度），蛀虫也；雉（zhì，音智），即野鸡。古人认为飞虫、蠹、蛆、雉、雷霆等，在五行皆属火，"其主飞蠹蛆雉，乃为雷霆"，就是指火气来复时所见物候。

（41）藏气反布：脏气，指水运之气；布，布散、布达的意思。因火运不及，长气不得宣扬，寒水之气反得布散于火运所主之时，故下文云"寒清数举，暑令乃薄。"

（42）自政：自行其政令的意思。

（43）衡：平定而无变动谓之衡。土为火之子，火运不及，土气司化之令不行，万物因之而平定不得蕃秀华茂，即是所谓"化令乃衡"之义。

（44）彰伏变易：张隐庵："彰者，火之政令也，彰伏则变易而为寒矣。"

（45）眚于九：张景岳："胜复皆因于火，故灾眚于九，南方离宫也。"即灾应于南方。

（46）沉黔：黔（yīn，音阴），沉黔，阴云蔽日之义。

（47）愆：愆（qiān，音骞），过期称之为愆。

（48）秕：（bǐ，音比），瘪谷之类称为"秕"。因化令不行，故草木之类虽然华茂，但是不能成熟内实，唯成空壳，如糠秕之类的东西。

（49）静定：静止不动的意思。

（50）疡痈分溃痈肿：分，破裂之义；溃，溃烂之义。指病发疮疡痈肿，破溃流脓，脓汁涌出如泉之病状。

（51）濡滞：濡，湿也，指水气；滞，即滞涩不畅义。因土不及，不能制水，水气不行，故称之为"濡滞"。

（52）四维：张景岳："胜复皆因于土，故灾眚见于四维。四维者，土位中宫而寄旺于四隅，辰戌丑未之位是也。"即灾应于中宫而通于四方。

（53）虎狼：张景岳："虎狼多刑伤，皆金复之气所化。"

（54）庶类：庶，众多的意思。庶类，指万物。

（55）铿禁：张景岳："铿然有声，咳也；禁，声不出也。"指咳嗽与失音两种病。

（56）眚于七：张景岳："胜复皆因于金，故灾眚在七，西方兑宫也。"指灾变应于西方。

（57）鳞伏彘鼠：张隐庵："其主鳞伏彘鼠，皆水之虫兽也。"此为水气来复所化。

（58）反阳：水主冬藏之气，水运不及，火不畏水，阳气反得宣布于水运所主之令，称之为"反阳"。

（59）渗泄：王冰："不能流也。"因水运不及，其为涸流，故以"渗泄"形容其不能发挥"沃衍"〔其义见注（26）〕的正常作用。

（60）坚止：马莳："其动而为病则为坚止，盖以水少不濡则病干而且止也。"指大便干燥不得下行。后文"坚下"意相似。

（61）其发燥槁：王冰："阴少而阳盛故尔。"因水运不及，"反阳"之故，其发病如此。

（62）埃郁昏翳：埃，即尘土；昏，晦暗之义；翳，障、蔽之义。指尘土飞扬，遮天蔽日，天昏地暗的情景，以喻土气之胜。

（63）癃闭：癃（lóng，音隆），小便不畅，点滴而出；闭（bì 闭），小便不通，点滴不出的意思。

（64）眚于一：张景岳："胜复皆因于水，故灾眚在一，北方坎宫也。"指灾应于北方。

（65）毛显狐貉：毛，指毛虫；显是发现，言非其时而见；狐貉，是一种多疑善变的动物。毛虫、狐貉等，是属于木气来复时所见的物候。

（66）乘危而行：危，指岁运不足。由于运气不足，便有所胜、所不胜之气乘衰而至，有喧宾夺主之势，如上述委和之纪、伏明之纪之"胜生"、"胜长"等皆是。

（67）灾反及之：指胜气暴虐的结果，自己反而受灾，即招致复气前来报复的意思。如委和之纪的"萧飋肃杀则炎赫沸腾，"即是金气肆行戮木而招致火气来复而致。

（68）启坼：张景岳："启，开也；坼，布也。布散阳和，发生万物之象也。"坼，即古之陈字。

（69）土疏泄，苍气达：张景岳："木气动，生气达，故土体疏泄而通也。苍气，木气也。"

（70）鸣靡启坼：坼（chè，音彻）。张景岳："鸣，风木声也；靡，散也，奢美也；启坼，即发陈之义，其德应春也。"此皆为春天之气象。

（71）太角与上商同：张景岳："按六壬年无卯酉，是太角本无上商也。故《新校正》云：太过五运，独太角言与上商同，余四运并不言者，疑此文为衍。或非衍则误耳。"

（72）上徵则其气逆：上徵，指木运上临少阴君火、少阳相火司天之年，如壬子、壬寅、壬午、壬申四年。火为木子，若子居母之上，为逆，以下临上，气不相得则病，故下文云其病吐利。

（73）痓：痓（zhì，音滞），痓即痉义。

（74）广化：张景岳："土之化气，广被于物，故曰广化。"即万物皆禀土之气而生化之义。

（75）圆：周遍之义。即土气的作用充润、遍布于四方。

（76）濡积并稸：濡即湿气之义；稸，同蓄。指湿气积聚。

（77）化洽不终：化，即化气，即土运之气；洽，润泽之义。因收气早布，故化气的作用不能尽终其所主之时令，称之为"化治不终"。

（78）疰：疰（zhù，音注），病的意思。此处指皮肤的疡疾。

（79）胸凭仰息：凭，倚托于物之状态的意思。胸凭，指胸部必须有所倚托。即因肺金邪实，倚物喘息不得自持，不能仰卧的病态，以形容呼吸困难的病变。

（80）其生齐：生，即生气。因太过之金运，上临火热之气，而行审平之化，木不受金气杀伐，生气能行其常令，称之为"其生齐"。

（81）谧：安静的意思。

（82）漂泄沃涌：张景岳："漂，浮于上也；泄，泻于下也；沃，灌也；涌，溢也。"

（83）雰：雰（fēn，音分），水气寒凝冻结之状。

（84）不恒其德：不恒，失却常度之义；德指正常的性能。运之太过，失却常度，乘己所胜者，即是"不恒其德"。如"发生之纪"，土受其乘即是。

（85）所胜同化：张景岳："谓安其常，处其顺，则所胜者亦同我之气而与之俱化矣。如木与金同化，火与水齐育之类是也。"

〔提要〕

本段详细地讨论了在五运平气、不及、太过的各个年份里，自然界所出现的相应的各种现象，以及这些不同的自然界变化对人、对万物的影响。在这些丰富的自然现象的阐述中，着重讨论了其与人体生理、病理方面的内在联系。五运平气、不及、太过三气之常政，就是五运变化的一般规律。其次，在本段中还论述了五运太过不及的胜复、及运和气相互制约等问题。具体而言，岁运不及主要表现为我所不胜和因之而胜我所胜者两个方面的胜复；岁运太过则主要表现为我所胜和因之而胜我者两个方面的胜复。总而言之，胜复的一般规律是"微者复微，甚者复甚"，"不恒其德，则所胜来复，政恒其理，则所胜同化。"五运与六气的制约问题，主要体现在五运的太过不及，有时可因司天之气加临而为平气或逆气。所有这些变化，本段都从天地人三个方面，描述了其相应的丰富的物候表现。

〔原文〕

帝曰：天不足西北，左[1]寒而右[1]凉；地不满东南，右热而左温，其故何也[1]？岐伯曰：阴阳之气，高下[2]之理，太少[3]之异也。东南方，阳也，阳者其精降于下，故右热而左温。西北方，阴也，阴者其精奉于上，故左寒而右凉。是以地有高下，气有温凉。高者气寒，下者气热。故适[4]寒凉者胀，之[4]温热者疮。下之则胀已[5]，汗之则疮已[6]。此腠理开闭之常，太少之异耳。帝曰：其于寿夭何如？岐伯曰：阴精所奉其人寿，阳精所降其人夭[7]。帝曰：善。其病也，治之奈何？岐伯曰：西北之气，散而寒之；东南之气，收而温之。所谓同病异治[8]也。故曰：气寒气凉，治以寒凉，行水渍之。气温气热，治以温热，强其内守。必同其气，可使平也，假者反之[9]。帝曰：善。

一州之气，生化寿夭不同，其故何也？岐伯曰：高下之理，地势使然也。崇高则阴气治之，污下则阳气治之。阳胜者先天[10]，阴胜者后天。此地理之常，生化之道也。帝曰：其有寿夭乎？岐伯曰：高者其气寿，下者其气夭，地之小大异也。小者小异，大者大异。

故治病者，必明天道地理，陰陽更勝，氣之先後，人之壽夭，生化之期，乃可以知人之形氣矣。

〔注释〕

（1）左，右：指方位而言。面对巽位（东南方），则左东右南。东属木，其气温；南属火，其气热。背依乾位（西北方），则左北右西。北属水，其气寒；西属金，其气凉。

（2）高下：指地形而言。以中原地形而言则西北高耸，东南低下。

（3）太少：王冰："太少，谓阴阳之气盛衰之异。"

（4）适，之：皆作"往"、"至"解。张景岳："之，亦适也。适寒凉之地，则腠理闭密，气多不达，故作内胀；之温热之地，则腠理多开，阳邪易入，故为疮疡。"

（5）下之则胀已：下，指下法。因热郁里致胀，故用下法，使热气下达，热邪得泄则胀病即愈。

（6）汗之则疮已：汗，指汗法。因邪入肌表，壅遏营卫而为疮疡，汗之则腠理通，营卫滑利，邪从汗解，所以疮疡能愈。

（7）阴精所奉其人寿，阳精所降其人夭：阴精所奉，即前述西北方和崇高之处，阴气常在，故其于人则阳气密固，腠理致密，阴阳精气不泄，因而高寿。阳精所降，即前述东南方和低下之处，阳气常在，阳气发泄，腠理不固，体内阴精阳气外泄，因而早亡。

（8）同病异治：所谓同病，是指同因气候地理因素所引起的疾病（病证、病机并不相同），其治之方法则异。

（9）假者反之：假者指不符其地域致病规律者；反治，即用相反的方法治之。就是说，不能拘于"气寒气凉，治以寒凉"，"气温气热，治以温热"的常规，反其道以治"假者"。

（10）阳胜者先天：阳胜者，指阳气盛的地方，即气候温热之处；先天，先天时之义。此指阳盛气候温热之处，万物的生化往往先四时而早成的意思。"阴胜者后天"，其义与之相反，可类推。

〔提要〕

本段主要讨论了五运的气化，有因地而异，四方地理高下，阴阳之气的盛衰不同，其对人的影响，从生理上而言，则有寿夭之别，从病变而言，则病机病证亦有所异，治疗方法也是不同的。因此，治病者必须明天道地理，阴阳更胜，气之先后，才能因地制宜，措施得当。

〔原文〕

帝曰：善。其歲有不病，而藏氣不應不用者⁽¹⁾，何也？岐伯曰：天氣制⁽²⁾之，氣有所從⁽³⁾也。帝曰：願卒聞之！岐伯曰：少陽司天，火氣下臨，肺氣上從，白起金用⁽⁴⁾，草木眚，火見燔焫，革金且耗，大暑以行。咳嚏鼽衄，鼻窒曰瘍⁽⁵⁾，寒熱胕腫⁽⁶⁾。風行於地⁽⁷⁾，塵沙飛揚，心痛胃脘痛，厥逆鬲不通，其主暴速⁽⁸⁾。

陽明司天，燥氣下臨，肝氣上從蒼起，木用而立，土乃眚，淒滄數至。木伐草萎，脅痛目赤，掉振鼓慄，筋痿不能久立，暴熱至，土乃暑⁽⁹⁾，陽氣鬱發，小便變寒熱如瘧，甚则心痛，火行於稿[10]，流水不冰，蛰蟲乃見。

太陽司天，寒氣下臨，心氣，上從，而火且明[11]，丹起金乃眚，寒清時舉，勝則水冰，火氣高明，心熱煩，嗌乾，善渴，鼽嚏，喜悲數欠，熱氣妄行，寒乃復，霜不時降，善忘，甚則心痛，土乃潤，水豐衍[12]，寒客至，沉陰化，濕氣變物[13]，水飲内稸，中滿不食，皮痹[14]肉苛，筋脉不利，甚則胕腫，身後癰[15]。

厥陰司天，風氣下臨，脾氣上從，而土且隆黃起，水乃眚，土用革，體重，肌肉萎，食減口爽，風行太虚，雲物搖動[16]，目轉耳鳴，火縱其暴[17]，地乃暑，大熱消爍，赤沃下[18]，蛰蟲數見，流水不冰，其發機速。

少陰司天，熱氣下臨，肺氣上從，白起金用，草木眚，喘嘔寒熱，嚏鼽衄鼻窒，大暑流行，甚則瘡瘍燔灼，金爍石流，地乃燥，凄滄數至，脅痛善太息，肅殺行，草木變。

太陰司天，濕氣下臨，腎氣上從，黑起水變[19]，埃冒雲雨，胸中不利，陰痿[20]氣大衰，而不起不用，當其時[21]，反腰脽痛，動轉不便也。厥逆地乃藏陰[22]，大寒且至，蛰蟲早附[23]，心下否痛，地裂冰堅，少腹痛，時害於食，乘金則止水增[24]，味乃鹹，行水減也。

〔注释〕

（1）其岁有不病，而藏气不应不用者：张景岳："岁有不病不应不用者，谓岁运当病而有不病，及脏气当应当用而有不应不用者也。"

（2）制：禁制的意思。

（3）气有所从：气者其义有二：一指岁运之气；一指人身五脏之气。此言因司天之气的制约，岁运之气和人身之脏气皆有所应而上从于天气。

（4）白起金用：白是燥金之气的代名词。少阳相火司天，燥金之气受司天之气影响，起而用事即所谓"白起金用"之义。因金用事，故后云"草木眚"。下文"苍起"、"丹起"等皆可类推。

（5）曰疡：《新校正》："今经只言曰疡，疑经脱一疮字。别本曰字作口。"

（6）胕肿：即浮肿。

（7）风行于地：王冰："厥阴在泉，故风行于地。"

（8）暴速：张景岳："至疾者莫如风，故又主于暴速，皆地气之所生也。"

（9）暴热至，土乃暑：阳明司天则少阴在泉，故暴热至；少阴君火在泉，热行于地则郁蒸如暑，因而称之为土乃暑。

（10）稿：即槁之误。指火运行于草木枯槁之时（冬令）。

（11）火且明：《新校正》："详火且明三字，当作火用二字。"

（12）土乃润，水丰衍：太阳司天则太阴在泉，湿行于地故其候如此。

（13）寒客至，沉阴化，湿气化物：太阳司天则寒水之客气加临于三之气，谓之"寒客至"；太阴在泉则湿土之气加临于终之气，水湿相合而从阴化，谓之"沉阴化"；万物因寒湿而发生变化，则谓之"湿气化物"。

（14）皮痹：痹（wán，音顽），麻木沉重之义。皮痹，指皮肤麻木不仁一类的病证。

（15）身后痈：张隐庵："太阳寒水主气，而经脉循于背，故为身后肿。"（应为身后痈之误）《新校正》云："详身后痈，当作身后难。"

（16）云物动摇：云即天空中之云。因风行宇宙之中，故云气与万物皆因之而摇动。

（17）火纵其暴：指少阳相火在泉，木火相生，火气横行故称之为火纵其暴。

（18）赤沃下：指血痢。

（19）黑起水变：指寒水之气因太阴湿土加临畏其制，起而相应，变易其用之义。《新校正》："详前后文，此少火乃眚三字。"

（20）阴痿：阳事不用，肾气伤之为病故。

（21）当其时：张景岳："当其时者，当土旺之时也。"

（22）地乃藏阴：张景岳："凡太阴司天，则太阳在泉，寒行于地，故为地乃藏阴等候。"

（23）早附：附，伏也。即蛰虫早伏蛰藏。

（24）乘金则止水增：水气上乘于肺，则停蓄于体内，故称之为乘金则止水增。

（25）行水减也：张隐庵："此水气太过之为病，故行水则病减也。"

〔提要〕

本段主要讨论了五运之气，受制于司天、在泉之六气，五行五脏之气反从之，同司天之气而化所引起的自然变化和人体发病的情况。本段在对这些复杂的自然现象及病理情况的阐述中，贯穿着五行生克的基本理论。如火气司天下临，固然可因克金而引起肺脏的病变，但本段中着重指出的是由于金畏火克，反从其所化，起而用事，灾及于木，病应见于肝脏。这是古人从火热之甚，则燥必随之的自然现象的观察中得到启示，用以解释复杂的自然现象和人体的发病。这就是所谓"火气下临，肺气上从，白起金用"的基本精神，余可仿此加以理解。

〔原文〕

帝曰：岁有胎孕不育，治之不全，何气使然？岐伯曰：六气五类⁽¹⁾，有相胜制也。同者盛之，异者衰之⁽²⁾，此天地之道，生化之常也。故厥阴司天，毛虫静⁽³⁾，羽虫育⁽⁴⁾，介虫不成⁽⁵⁾；在泉，毛虫育，倮虫耗⁽⁶⁾，羽虫不育⁽⁷⁾。少阴司天，羽虫静，介虫育，毛虫不成；在泉，羽虫育，介虫耗不育。太阴司天，倮虫静，鳞虫育，羽虫不成；在泉，倮虫育，鳞虫不成。少阳司天，羽虫静，毛虫育，倮虫不成；在泉，羽虫育，介虫耗，毛虫不育。阳明司天，介虫静，羽虫育，介虫不成；在泉，介虫育，毛虫耗，羽虫不成。太阳司天，鳞虫静，倮虫育；在泉，鳞虫耗⁽⁸⁾，倮虫不育。诸乘所不成之运，则甚也⁽⁹⁾。故气主⁽¹⁰⁾有所制，岁立有所生。地气制己胜⁽¹¹⁾，天气制胜己⁽¹²⁾。天制色，地制形⁽¹³⁾。五类衰盛，各随其气之所宜也。故有胎孕不育，治之不全，此气之常也，所谓中根⁽¹⁴⁾也。根于外者亦五，故生化之别，有五气、五味、五色、五类、五宜⁽¹⁵⁾也。

帝曰：何谓也？岐伯曰：根于中者命曰神机，神去则机息；根于外者命曰气立⁽¹⁶⁾，气止则化绝。故各有制，各有胜，各有生，各有成。故曰：不知年之所加，气之同异，不足以言生化，此之谓也。

〔注释〕

（1）六气五类：六气，指司天、在泉之六气；五类，指五行所化物各有五类，其应于动物，为毛虫属木，羽虫属火，倮虫属土，鳞虫属水，介虫属金。这是古人对动物的分类及五行属性的归纳。

（2）同者盛之，异者衰之：六气与五类动物的关系是相胜制约的。同者盛之，是指运气与五类动物的五行属性如果相同，则其能繁盛。异者衰之，指运气与其属性相异则能影响其生机而使之衰弱之义。

（3）毛虫静：静，安静无损的意思。因厥阴风木司天，与毛虫同属木，故其司天之气无损于毛虫。后诸虫静之义仿此类推。

（4）羽虫育：育，繁育的意思。因厥阴司天，少阳相火在泉，羽虫与之同属火，得地气之气化同，故促其繁育。后诸虫育义仿此类推。

（5）介虫不成：成，盛也；不成即不盛之意。介虫属金，受在泉火气之制，故不能生长壮盛。张隐庵注："介虫不成，谓癸巳癸亥岁，受火运之胜制，而金类之虫不成也。"亦可参考。

（6）倮虫耗：张隐庵："木胜土，故主倮虫耗，下文曰，地气制己胜是也。"因地气主化生，故同者盛之而育，异者衰之而耗。

（7）羽虫不育：不育，谓生而不长之意。张隐庵："谓丙寅丙申岁受水运之胜制故火类之虫不育。"

（8）鳞虫耗：《新校正》："详此当为鳞虫育，羽虫耗，倮虫不育。"因太阳寒水在泉，故属水之鳞虫当繁育，羽虫当受其制而耗，从张景岳之义，当在"鳞虫"下脱简"育羽虫"三字。

（9）诸乘所不成之运，则甚也：诸，指六气；运，指五运。即五虫遇其不成之气司天，又临其不成之运，则其不成更甚。即如天符、太乙天符之岁，如丁亥、丁巳年，金乘木运则倮虫受其所制尤甚，其不成亦尤甚，余可类推。

（10）气主：指六气所主之司天、在泉。

（11）地气制己胜：马莳："在泉之地气则制己所胜，如厥阴在泉而木能胜土之类，但其所制者，则在五类之形，如倮虫不育之类。"

（12）天气制胜己：张景岳："谓司天之气能制夫胜己者也。如丁丑丁未，木运不及而上见太阴，则土齐木化，故上宫与正宫同，癸卯癸酉，火运不及，而上见阳明，则金齐火化，故上商与正商同；乙巳乙亥，金运不及，而上见厥阴，则木齐金化，故上角与正角同者是也。盖以司天在上，理无可胜，故反能制胜己者。"

（13）天制色、地制形：张景岳："色化于气，其象虚，虚本乎天也。形成为质，其体实，实出乎地也。故司天之气制五色，在泉之气制五形。"

（14）中根：张景岳："凡动物之有血气心知者，其生气之本，皆藏于五内，以神气为主，故曰中根。"高士宗："五运在中，万物生化，所谓中根也。"从其上下文而言，以张注为妥。

（15）五宜：张景岳："无论动植之物，凡在生化中者，皆有五行之别，如臊焦香腥腐，五气也；酸苦甘辛咸，五味也；青赤黄白黑，五色也。物各有类，不能外乎五者，物之类殊，故各有互宜之用。"张氏《类经》"五宜"改作"互宜"。

（16）气立：气，指运气。即假外气而成立者谓之气立。泛指植物依赖五运六气四时的衍化而有其生长化收藏的生化。

〔提要〕

本段主要讨论了运气对五虫孕育和生化的作用和影响。指出五运六气相互承制，对五虫的繁育作用是各不相同的。五虫的繁盛和衰微，随不同的气运，各有所宜。因此，有胎孕和不育等生化情况的区别。其次，讨论了动植物虽然均受五运六气的影响而有其盛衰，但在其生化过程中，运气所起的作用是完全不同的，指出了动植物生化的根本区别。

〔原文〕

帝曰：氣始而生化[1]，氣散而有形[2]，氣布而蕃育[3]，氣終而象變[4]，其致一也。然而五味所資，生化有薄厚，成熟有少多，終始不同，其故何也？岐伯曰：地氣制之也[5]，非天不生、地不長也。帝曰：願聞其道。岐伯曰：寒熱燥濕，不同其化也[6]。故少陽在泉，寒毒[7]不生，其味辛[8]，其治苦酸[9]，其穀蒼丹。陽明在泉，濕毒不生，其味酸，其氣濕，其治辛苦甘[10]，其穀丹素。太陽在泉，熱毒不生，其味苦，其治淡鹹，其穀黅秬[11]。厥陰在泉，清毒不生，其味甘，其治酸苦，其穀蒼赤，其氣專，其味正[12]。少陰在泉，寒毒不生，其味辛，其治辛苦甘，其穀白丹。太陰在泉，燥毒不生，其味鹹，其氣熱，其治甘鹹，其穀黅秬。化淳則鹹守，氣專則辛化而俱治[13]。

〔注釋〕

（1）气始而生化：气，指五运之气化，万物皆禀其气化而能正常地生化。气始而生化，是指万物首先受五运之生气方能有其生化之始。

（2）气散而有形：散，指敷布于物。气散而有形，以万物得长气的敷布则能有形体的逐渐充盛。

（3）气布而蕃育：万物因得化气而充实茂盛，发育完善。

（4）气终而象变：终，指运之终，即其收藏之气。万物得收藏之气，其生化盛极成实，蕃育之象就会发生了变化，称之为"气终而象变"。

（5）地气制之也：地气，指在泉的六气。即万物的生化，虽然都禀五运的气化，但其生化的厚薄，成熟之早晚，五味之异同等等，却都是由在泉的六气制约的。

（6）寒热燥湿，不同其化也：张隐庵："寒热燥湿，乃司天在泉之六气，与五运不同其化，是以五运所主之生化蕃育，因地气以制之，致有厚薄多少也。"

（7）毒：张隐庵："毒，独也，谓独寒独热之物类，则有偏胜之毒气矣。"

（8）其味辛：张景岳："火气制金，则味辛之物应之。"

（9）其治苦酸：张景岳："少阳之上，厥阴主之，下火上木，故其治苦酸，其谷苍丹。苦丹属火，地气所化，酸苍属木，天气所生也。"

（10）其治辛苦甘：张景岳："阳明之上，少阴主之，下金上火，故其治辛苦……然治兼甘者，火金之间味也，甘属土，为火之子，为金之母，故能调和于二者之间。"后文

"其治辛苦甘"义同。

（11）秬：秬（jù，音具），即黑黍，属水。

（12）其气专，其味正：张景岳："厥阴在泉则少阳司天，上阳下阴，木火相合，故其气化专一，味亦纯正。其他岁气则上下各有胜制，气不专一，故皆兼夫间味也。"

（13）化淳则咸守，气专则辛化而俱治：张景岳："六气惟太阴属土，太阴司地，土得位也，故其化淳。淳，厚也。五味惟咸属水，其性善泄，淳土制之，庶得其守矣。土居土位，故曰气专，土盛生金，故与辛化而俱治，俱治者，谓辛与甘咸兼用为治也。"

〔提要〕

本段阐述了五运之气固然主生化万物，但亦受在泉六气的制约，才有五谷、五味等生化厚薄，成熟早晚终始不同。具体讨论了在泉六气每气所主治五味五谷的各自特点及情况，对饮食调摄及临床药味治疗，都有一定的意义。

〔原文〕

故曰：補上下者從之⁽¹⁾，治上下者逆之⁽²⁾，以所在寒熱盛衰而調之。故曰：上取下取，內取外取⁽³⁾，以求其過。能毒⁽⁴⁾者以厚藥，不勝毒者以薄藥，此之謂也。氣反者⁽⁵⁾，病在上，取之下；病在下，取之上；病在中，傍取之。治熱以寒，溫而行之；治寒以熱，涼而行之；治溫以清，冷而行之；治清以溫，熱而行之。故消之削之，吐之下之，補之瀉之，久新同法。

帝曰：病在中而不實不堅，且聚且散，奈何？岐伯曰：悉乎哉問也！無積者求其藏⁽⁶⁾，虛則補之，藥以袪之，食以隨之，行水漬之⁽⁷⁾，和其中外，可使畢已。

帝曰：有毒無毒，服有約⁽⁸⁾乎？岐伯曰：病有久新，方有大小，有毒無毒，固宜常制矣。大毒治病，十去其六；常毒治病，十去其七；小毒治病，十去其八；無毒治病，十去其九。穀肉果菜，食養盡之。無使過之，傷其正也。不盡，行復如法。必先歲氣，無伐天和⁽⁹⁾。無盛盛⁽¹⁰⁾，無虛虛⁽¹¹⁾，而遺人夭殃。無致邪，無失正，絕人長命。

帝曰：其久病者，有氣從不康⁽¹²⁾，病去而瘠⁽¹³⁾，奈何？岐伯曰：昭乎哉，聖人之問也！化不可代⁽¹⁴⁾，時不可違⁽¹⁵⁾。夫經絡以通，血氣以從，復其不足，與眾齊同，養之和之，靜以待時，謹守其氣，無使傾移，其形乃彰，生氣以長，命曰聖王⁽¹⁶⁾。故《大要》⁽¹⁷⁾曰：無代化，無違時，必養必和，待其來復，此之謂也。帝曰：善。

〔注释〕

（1）补上下者从之：上下，指司天和在泉。因司天或在泉之气而引起人之不足，当从其不足，以与司天或在泉同气之药味补之。如少阳司天，厥阴在泉不足为病，则补之以苦酸之味，即为"补上下者从之"的意思。

（2）逆之：因其太过为病，则逆其气而治之。如司天之气热淫所胜，则以咸寒之品治之，是谓"逆之"。

（3）上取下取，内取外取：张景岳："上取下取，察其病之在上在下也，内取外取，察其病之在表在里也。"即求其病变的部位而后治之。

（4）毒：凡药性峻猛的药称之为"毒"药。

（5）气反者：张隐庵："气反者，谓上下内外之病气相反也。如下胜而上反病者，当取之下；上胜而下反病者当取之上，外胜而内反病者，当取之外傍。"即病证表现与其病因、病机相反，则当求其本而治之的意思。

（6）无积者求其藏：张景岳："积者，有形之病，有积在中，则坚实不散矣。今其不实不坚，且聚且散者，无积可知也。无积而病在中者，脏之虚也，故当随病所在，求其脏而补之。"

（7）行水渍之：渍（zì，音字），浸渍之义；水渍，即以药液洗浴治疗表证及体表疾患的一种治疗方法。此处指以水渍法通其腠理和其经络，与上述各种治疗方法配合，以达到调和内外的目的。

（8）约：张隐庵："约，规则也。"

（9）必先岁气，无伐天和：即必须先知运气的盛衰，才能补泻得当，不致误攻谬补、戕伐其和平之气。

（10）盛盛：即实证投以补法，使之重实，称为"盛盛"。

（11）虚虚：即虚证仍予泻法，使之重虚，称为"虚虚"。

（12）气从不康：即气血已和顺，但乃未能恢复健康。

（13）瘠：瘠（jí，音脊），瘦弱状。

（14）化不可代：化，指五运六气的气化；代，更代的意思。即五运六气的气化，是有一定规律而不可更代的。如木之应春则有春气之化，火之应夏则有夏令之化等等。此处泛指自然界的客观规律是客观存在的，不可更代的。

（15）时不可违：四时的序列衍化，也是不可违反的。指人不可违反四时之序而作息养生。具体可参阅《素问·四气调神大论》。

（16）圣王：指圣王的法度，此以治病比喻为治理国家的意思。

（17）《大要》：张景岳："上古书名，此引古语，以明化不可代，时不可失，不可不养，不可不和，以待其来复，未有不复者矣。"

〔提要〕

本段根据运气的太过不及对人发病的影响，论述了治疗疾病的许多宝贵而又实用的基本原则和具体方法。首先指出必须明确运气与人体病变的关系，求其病源和病变部位，辨认其寒热虚实的病变性质，然后根据"不足从而补之，太过逆而治之"的基本原则，或正治，或反治之，从而阐述了许多具体而有实际指导意义的治则和方法。其次，说明了用药治病，必须根据患者的体质，病情的不同，分别投以大毒、常毒、小毒、无毒之品。并且按照"中病即止，不可过剂"的精神以"谷肉果菜，食养尽之"的方法进行治疗，反复强调了不可致邪失正，绝人长命。最后介绍了病后调养，恢复健康的方法。

〔讨论〕

一、运气学说的本质

运气学说是在中医学"天人相应"的整体观基础上建立起来的一门讨论自然气候变化

与自然界生命现象之间相互关系，总结其规律的学说。本篇从五运常政及其与六气相互承制所致自然界万物德化政令灾眚之异的讨论，告诉我们怎样认识和掌握自然气候变化的规律，阐述了其与医学的关系。古人的这种认识，是在长期认真观察自然界气候变化的各种现象，考察其对人体生理、病理方面的影响，加以比类归纳中逐渐形成的。所以在篇中有关运气的演化、天象地理、其应万物和人之为病等的论述，是有着丰富的客观物候现象作为依据的，包含着古人十分丰富和宝贵的经验，这需要我们以现代科学的方法与手段，给予科学的整理与提高。

二、运气与五谷五味

篇中指出："气始而生化，气散而有形，气布而蕃育，气终而象变，其致一也。然而五味所资，生化有薄厚，成熟有多少，终始不同，其故何也？岐伯曰：地气制之也，非天不生，地不长也。"这段经文，揭示了五运的气化，固然主化万物，然而却也受在泉六气的制约，即所谓"地气制之也"。因此，本篇详细地论述了在泉六气如何制化五谷五味，从而每气所主五谷五味则各有所宜。我们结合本篇论述的"五运三气之纪"中所阐明的运气与人之五脏的相应关系，其气化太过不及对人体脏腑生理、病理上的影响，以及由此而形成各种随气运变化而流行的疾病等有关问题加以研究，则五谷五味与运气关系的讨论，就有极其重要的意义。

五谷五味生化的厚薄，在一定程度上受着运气盛衰、四时节气及气候变化等因素的影响，这是古人在长期生产活动中逐渐总结出来的、较为系统的认识，这种认识对中医学的发病学、治疗学及药物学等都有着一定的影响。首先从药物学角度来看，中医学认为中药的采制与节气的关系是十分密切的。譬如广泛流传于民间的"三月茵陈四月蒿，五月茵陈当柴烧"的采药歌谣，就从一个侧面反映了季节与药物采集、药材质量等方面的关系。《至真要大论》篇中指出："司岁备物，则无遗主矣。"王冰注曰："谨候司天地所生化者，则其味正当其岁也。故彼药工专司岁气，所收药物则一岁二岁，其所主用无遗略也。"这里从运气学说的角度说明了这个采药歌谣的含义。所以中医学认为药材的质同而异等，其中一个重要的原因，就是采摘失"气时之宜"，导致药材的气味走散。可见中医学把药物与其临床运用，有时也是借运气学说的理论而统一起来认识，并指导着医疗实践。

然而，本篇所论，并不拘于药材之采制，更为重要的是通过气运制化五谷五味的阐述，以及运气太过不及的异常对人体疾病的影响，用五行胜制的理论来指导人们选择相应的谷物或药味，分别地给予调养或进行疾病治疗，因此，本篇内提出了一个十分重要，并且具有一定临床价值的基本治疗原则，那就是"补上下者从之，治上下者逆之，以其所在寒热盛衰而调之"，即根据司天在泉六气之盛衰所影响人体发病寒热虚实的不同，按五行生克制化的理论，指导选择不同的五谷五味进行调养与治疗。后世医家根据这一精神，多有发挥，如张仲景在《金匮要略·果实菜谷禁忌并治第二十五》篇中，较为详细地讨论了如何按岁气时令之异，进行五谷五味的调养的宜忌问题，更在《禽兽鱼虫禁忌并治第二十四》篇中从脏腑病变调治的角度阐述了"肝病禁辛，心病禁咸，脾病禁酸，肺病禁苦，肾病禁甘"之外，还从"春不食肝，夏不食心，秋不食肺，冬不食肾，四季不食脾"的论述中说明了时令与饮食五谷五味的宜忌，告诫人们"所食之味，有与病相宜，有与身为害，若得宜则益体，害则成疾，以此致危……"

由此可见，古人在运气与五谷五味的讨论中广泛涉及了中医学药物、发病、防治等各个方面，这是从人与天地相应这个基点上建立起来的理论。在现代科学高度发展的今天，人们对"人与自然"的问题，兴趣愈来愈浓，并建立了"气象医学"、"宇宙医学"等新兴边缘学科来揭示和探索其中的奥秘。中医学能够在两千多年前认识到这个问题并以其独特的理论阐述这个极其复杂的问题，指导防病治病的医疗活动，这份宝贵遗产是需要我们深入挖掘的。

三、神机与气立

这个问题，注家意见不一，我们认为就这个问题的讨论，有助于我们认识《内经》所阐述的运气学说与人和医学的关系。因此首先就注家的意见加以讨论，以明确"神机"、"气立"的含义。

张景岳在《类经》中认为神机与气立，分别代表了动物和植物生化的不同根本，指出"凡动物有血气心知者，其生气之本皆藏于五内，以神气为主，故曰中根"，"物之根于中者，以神为之主，而其知觉运动，即神机之所发也，故神去则机亦随而息矣"，"然神之存亡，由于饮食呼吸之出入，出入废则神机化灭而动者息矣"。以上是论神机。他认为"气立"是指植物生化的特性，指出"凡植物之无知者，其生成之本，悉由外气所化，以皮谷为命，故根于外"，"物之根于外者，必假外气以成立，而其生长收藏，即气化之所立也。故气止则化亦随而绝矣"。所谓气立，他又进一步补充说明："以气为荣枯之主，故曰气立。然气之盛衰，由于阴阳之升降，升降息则气立孤危而植者败矣。"因此，张景岳总结为："所以动物之神去即死，植物之皮剥即死，此其生化之根，动植物之有异也。"

张隐庵等注家则认为神机与气立，仍是指运气而言。张隐庵认为："神者，阴阳不测之谓；机者，五运之旋机也。神在天为风，在地为木；在天为热，在地为火；在天为湿，在地为土；在天为燥，在地为金；在天为寒，在地为水。出入天地之间，而为生物之生长壮老已，故曰根于中者命曰神机，神去则机息矣。气立者，谓天地阴阳之气，上下升降，为万物之生长化收藏，故曰根于外者，名曰气立，气止则化绝矣。此天地五行之气，升降出入，动而不息，各有胜制，各有生成，万物由之，人气从之，故不知五运六气之临御，太过不及之异同，不足以言生化矣。"高士宗等人也认为五运在中，万物生化，所谓中根也。

因此，就神机气立而言，何说为是，纷争不休。我们认为若从文义推敲，联系《素问·六微旨大论》中的有关论述，当以张景岳的注释为优。理由有二：一者，从本篇此节所论，显然是阐发五虫孕育生化与五运六气的关系，从其讨论中引出了神机与气立的论点，是为了说明动物是以神机为根，植物以气立为根，既然动物以神机为根，尚受运气影响而有德化灾眚，则以气立为根的植物与其关系就不言而自明了。二者，在《素问·六微旨大论》中，对这个问题也有所论，可与之互为发明。该篇中云："出入废则神机化灭，升降息则气立孤危。故非出入，则无以生长壮老已；非升降，则无以生长化收藏。是以升降出入，无器不有。"这段文字，更从动植物生化形式的不同，说明了何者为神机，何者为气立。故由此可见，动植物的生化，确是"各有制，各有胜，各有生，各有成"，总而言之，确是各有其异。其最基本的不同之处，便是一以神机去，一以气化止而乃绝灭其生机。

因此，我们体会到，所谓神机与气立的问题，无非是为了阐明五运六气对动物和植物的影响有着本质上的区别的。在本篇五虫胎孕不育的讨论中，尽管运气对它有如此巨大的影响，但从根本上而言，还是取决于五虫本身的生命之机（即神机），而不是像植物完全听命于运气的德化灾眚的支配，文中因此而强调神机与气立，并指出"不知年之所加，气之同异，不足以言生化"，这是有其深刻的含义在内的。五虫与运气的关系如此，则倮虫之长的人类，亦同之。但人与动物还有根本的区别，即除了都具有生命活动之神机而外，人还具备有劳动的能力，正如马克思和恩格斯在《德意志意识形态》中所指出的："一当人们自己开始生产他们所必需的生活资料的时候（这一步是由他们的肉体组织所决定的），他们就开始把自己和动物区别开来。"恩格斯更进一步指出："人类社会区别于猿群的特征又是什么呢？是劳动。"此外，人还具有"因志而存变谓之思，因思而远慕谓之虑，因虑而处物谓之智"的思维能力和认识事物的能力。所以，能够根据自然界变化的现象来认识其（指运气）规律，掌握和应用这些规律以避害趋利，为我所用。关于这方面的论述，《内经》中是非常丰富的。如"夫道者，上知天文，下知地理，中知人事，可以长久"（《素问·气交变大论》），明确地指出了掌握自然界变化的客观规律，是为了达到养生防病，"可以长久"的目的；又如《素问·六元正纪大论》中指出："通天之纪，从地之理，和其运，调其化，使上下合德，无相夺伦，天地升降，不失其宜，五运宣行，勿乖其政。"本篇中的"静以待时，谨守其气，无使倾移，其形乃彰，生气以长，命曰圣王。"等等，无不说明了人类认识和掌握其"道"，是为了避虚邪贼风，借四时气化之正，以彰其形，以促进生气之长。正因为如此，运气之骤变，对人的影响，也随其正气的强弱，神机的健衰而异，并非一概为眚。因此，《素问·气交变大论》指出："气相胜者和，不相胜者病，重感于邪则甚也。"十分明确地指出了运气致病也是因人而异的。

从以上的讨论，我们可以了解到《内经》本身对运气学说作了比较恰如其分的评价，对其在医学上的地位，也有许多精湛的论述，尤其对自然界气候的变化与人类疾病关系的论述中，充满了朴素的辩证法思想和丰富的经验，需要我们加以深入研究。至于文中对动植物生化之异的论述，以其根于中外加以分类，与我们今天对动植物的有关认识并不完全相符，这应该从两千余年前古人当时具备的科学知识及认识能力出发，体会其所欲阐述的精神实质，从中引申出有价值的结论。

四、关于治疗原则的问题

本篇内所讨论的治疗原则，几千年来，一直有效地指导着中医学的临床实践。例如"无盛盛，无虚虚，而遗人夭殃；无致邪，无失正，绝人长命"，"能毒者以厚药，不胜毒者以薄药"，强调了在治疗工作中，除了注意辨证精当而外，还需要根据正邪双方的力量对比，区别患者禀赋体质强弱而确定治则，选方用药。这是一个以正气出发进行治疗的基本原则。李念莪曾精辟地说明了顾正气的重要性，他说："……千万法门，只图全其正气耳。嗟乎！实而误补，固必增邪，尚可解救，其祸犹小；虚而误攻，真气立尽，莫可挽回，其祸至大，生死关头，良非渺小，司命者其慎之哉！"虽然他是从一个方面，特意强调了虚而误攻的危害，但也说明了正气之于人，是关系到生死存亡的根本，所以在治疗之始，顾全正气是基点，在治疗中，更要做到处处不伤正气，为此，论中指出："大毒治病，十去其六；常毒治病，十去其七；小毒治病，十去其八；无毒治病，十去其九。谷肉果菜，食养尽之。"并且一再地告诫医者："无使过之，伤其正也。不尽，行复如法。"就是为了达到祛邪而又不伤正气的目的。

由此可见，《内经》在处理邪气与正气的关系时，是处处、时时以正气为本，邪气为标的，无处不强调护卫正气，"过当则伤和"，所以必须深入探讨用药治疗的规律以及食物调养的意义，才能切实提高疗效。

（朱邦贤）

六元正纪大论篇第七十一

六元就是风、寒、暑、湿、燥、火六气。六元的变化，遵循六十年甲子的规律而有阴有阳、有太过有不及……这些叫纪。正纪就是把这些规律具体明确地规定下来。所以本篇叫做"六元正纪大论"。

〔原文〕

黄帝問曰：六化六變⁽¹⁾，勝復淫治⁽²⁾，甘苦辛鹹酸淡先後⁽³⁾，余知之矣。夫五運之化⁽⁴⁾，或從五氣，或逆天氣⁽⁵⁾，或從天氣而逆地氣，或從地氣而逆天氣⁽⁶⁾，或相得，或不相得⁽⁷⁾，余未能明其事。欲通天之紀，從地之理⁽⁸⁾，和其運，調其化⁽⁹⁾，使上下合德，無相奪倫⁽¹⁰⁾，天地升降，不失其宜⁽¹¹⁾，五運宣行，勿乖其政⁽¹²⁾，調之正味⁽¹³⁾從逆，奈何⁽¹⁴⁾？岐伯稽首⁽¹⁵⁾再拜，對曰：昭乎哉問也！此天地之綱紀，變化之淵源，非聖帝孰能窮其至理歟！臣雖不敏，請陳其道。令終不滅，久而不易。帝曰：願夫子推而次之，從其類序⁽¹⁶⁾，分其部主⁽¹⁷⁾，別其宗司⁽¹⁸⁾，昭其氣數⁽¹⁹⁾，明其正化⁽²⁰⁾，可得聞乎？岐伯曰：先立其年，以明其氣⁽²¹⁾。金木水火土運行之數⁽²²⁾，寒暑燥濕風火，臨御之化⁽²³⁾。則天道可見，民氣可調，陰陽卷舒⁽²⁴⁾，近而無惑，數之可數者⁽²⁵⁾，請遂言之。

〔注释〕

（1）六化六变：张隐庵说："六化是司天在泉各有六气之化，乃是六气的正常生化。六变为胜制之变，乃是六气的异常变化。"

（2）胜复淫治：胜，是胜气；复，是复气；淫，气太过而足以使人致病者；治，是治化。

（3）甘苦辛咸酸淡先后：药物之补泻归经的道理。如：甘先入脾，苦先入心……

（4）五运之化：五行之运化，万物皆由此而生成。

（5）或从五气，或逆天气：张景岳说，"从五气"应为"从天气"。马莳讲，"从"是相顺不相矛盾，"逆"是违逆相矛盾。"从天气"指五运之气与天气相顺不相矛盾。"逆天气"即五运之气与司天之气相违逆。如丙子、丙午年天气为君火司天，而中运是水，水火是相逆的（丙辛之岁，水运统之）。

（6）或从天气而逆地气，或从地气而逆天气：天气，指司天之气；地气，指在泉之气。五运变化错综复杂，有时与司天之气相从，与在泉之气相逆；有时与在泉之气相从，与司天之气相逆。

（7）或相得，或不相得：王冰说："气同谓之从，相生者为相得。"运与司天在泉之气相合。如：戊癸火运而遇戊子、戊午、戊寅、戊申少阴少阳司天，癸卯、癸酉、癸巳、癸亥而值少阴少阳在泉之类。

"气异谓之逆，胜制为不相得。"指中运被司天之气相克，如：己巳、己亥、甲巳为土运，厥阴风木司天，因此，中运之土为司天之木所克。余类推。

（8）通天之纪，从地之理：明白了司天在泉的规律和道理，才能较好地适应和随从其变化。

（9）和其运，调其化：调和五运气化，使其上下协调。

（10）使上下合德，无相夺伦：天地之气，上（司天）下（在泉）协调，不致发生冲突。

（11）天地升降，不失其宜：司天之天气下降，在泉之地气上升，不应使这些和谐协调的关系相失。

（12）五运宣行，勿乖其政：五运之气的正常运行，不应违背和干扰它的常政（规律）。

（13）调之正味：正确运用药、食五味，来补偏救弊。

（14）调之正味从逆，奈何：用药、食五味、调和五运怎样是从其气，怎样是逆其气。

（15）稽首：至敬之礼。

（16）类序：张景岳："类分六元，就是类属。如甲己类天干、子午属地支；序其先后，就是次序，如甲为天干之始，子为地支之首，各有次序。"

（17）部主：天地左右，以三阴三阳分为六部，而每部各有主气。如厥阴之上，风气主之；少阴之上，君火主之等。余可类推。

（18）宗司：宗者总也、统也，此处指统主一岁之气。司者分司也，此处指分司四时之气。

（19）昭其气数：张景岳说："五行之化，各有其气，亦各有其数也。"即三阴三阳，阳年有余，阴年不及，阴阳之气，各有多少，作用各有不同。

（20）正化：正常变化之现象。正如张景岳说："当其位者为正，非其位者为邪也。"《素问·六微旨大论》说："木运临卯，火运临午，土运临四季，金运临酉，水运临子，所谓岁会，气之平也。"王冰也说："岁会年气（寒温冷热）味（酸苦甘辛咸）都相宜。"

（21）先立其年，以明其气：先确定年之干支，如甲子、乙丑、丙寅、丁卯之类。年辰确定之后，就可以据此推算一岁的运和气了。

（22）金木水火土运行之数：五运之气运行有常规之数，十年往复，六十年循环六次。

（23）寒暑燥湿风火，临御之化：张隐庵说："六气有司天之上临，有在泉之下御，有四时之主气，有加临之客气。"所以说临御之化就是司天在泉之气化。

（24）天道可见，民气可调，阴阳卷舒：五运六气自然界变化可以了解，老百姓的病气可以调治，从而达到阴阳两气平衡。

（23）近而无惑，数之可数者：道理浅近不至迷惑，并且能够按照气运之数推算。前一个"数"读去声，后一个读上声。

〔提要〕

总领全篇。五运六气的上临下御、变化顺逆，是有一定规律可循的，是可知的。我们掌握了五运六气的变化规律，就可以达到知天道，调民气，治民病，和阴阳……

〔原文〕

帝曰：太陽之政⁽¹⁾奈何？岐伯曰：辰戌之紀⁽²⁾也。

太陽　太角　太陰　壬辰　壬戌　其運風，其化鳴紊啓坼，其變振拉摧拔，其病眩掉目暝。

太角_{初正}　少徵　太宮　少商　太羽_終⁽³⁾

太陽　太徵　太陰　戊辰　戊戌同正徵⁽⁴⁾　其運熱，其化暄暑鬱燠⁽⁵⁾，其變炎烈沸騰，其病熱鬱。

太徵　少宮　太商　少羽_終　少角_初⁽⁶⁾

太陽　太宮　太陰　甲辰歲會_{同天符}　甲戌歲會_{同天符}⁽⁷⁾　其運陰埃⁽⁸⁾，其化柔潤重澤⁽⁹⁾，其變震驚飄驟，其病濕下重⁽¹⁰⁾。

太宮　少商　太羽_終　太角_初　少徵⁽¹¹⁾

太陽　太商　太陰　庚辰　庚戌⁽¹²⁾　其運涼，其化霧露蕭飋⁽¹³⁾，其變肅殺凋零，其病燥背瞀，胸滿⁽¹⁴⁾。

太商　少羽_終　少角_初　太徵　少宮

太陽　太羽　太陰　丙辰天符　丙戌天符⁽¹⁵⁾　其運寒，其化凝慘凜冽⁽¹⁶⁾，其變冰雪霜雹，其病大寒，留於溪谷⁽¹⁷⁾。

太羽_終　太角_初　少徵　太宮　少商

凡此太陽司天之政，氣化運行先天⁽¹⁸⁾，天氣肅，地氣靜，寒臨太虛⁽¹⁹⁾，陽氣不令，水土合德⁽²⁰⁾，上應辰星、鎮星⁽²¹⁾。其穀玄黅⁽²²⁾，其政肅，其令徐⁽²³⁾，寒政大舉，澤無陽焰，則火發待時⁽²⁴⁾，少陽中治，時雨乃涯⁽²⁵⁾，止極雨散，還於太陰，雲朝北極，濕化乃布⁽²⁶⁾，澤流萬物，寒敷於上，雷動於下⁽²⁷⁾，寒濕之氣，持於氣交，民病寒濕⁽²⁸⁾，發肌肉萎⁽²⁹⁾，足痿不收⁽³⁰⁾，濡瀉血溢⁽³¹⁾。初之氣，地氣遷⁽³²⁾，氣乃大溫⁽³³⁾，草乃早榮，民乃厲⁽³⁴⁾，溫病乃作，身熱頭痛嘔吐，肌腠瘡瘍。二之氣，大涼反至，民乃慘，草乃遇寒，火氣遂抑，民病氣鬱中滿，寒乃始。三之氣，天政布，寒氣行，雨乃降，民病寒反熱中，癰疽注下，心熱瞀悶，不治者死。四之氣，風濕交爭風化爲雨，乃長乃化乃成，民病大熱少氣，肌肉萎，足痿，注下赤白。五之氣，陽復化，草乃長乃化乃成，民乃舒。終之氣，地氣正，濕令行，陰凝太虛，埃昏⁽³⁵⁾效野，民乃慘凄⁽³⁶⁾，寒風以至，反者孕乃死。故歲宜苦以燥之溫之，必折其鬱氣⁽³⁷⁾，先資其化源⁽³⁸⁾，抑其運氣，扶其不勝，無使暴過而生其疾，食歲穀⁽³⁹⁾以全其真，避虛邪以安其正，適氣同异，多少制之，同寒濕者，燥熱化⁽⁴⁰⁾，异寒濕者，燥濕化，故同者多之，异者少之⁽⁴¹⁾。用寒遠寒，用涼遠涼，用溫遠溫，用熱遠熱，食宜同法⁽⁴²⁾，有假者反常⁽⁴³⁾，反是者病，所謂時也。

〔注釋〕

（1）太阳之政：太阳寒水司天，是辰戌十年的政令。德化、政令皆是借政治名词，以喻气运。所谓政，即是司天的主气。

（2）辰戌之纪：辰戌之年，共包括十年：壬辰、壬戌、戊辰、戊戌、甲辰、甲戌、庚辰、庚戌、丙辰、丙戌。这十年都是太阳寒水司天，太阴湿土在泉。

（3）太阳、太角、太阴、壬辰、壬戌，其运风，其化鸣紊启坼，其变振拉摧拔，其病眩掉目暝。太角初正、少徵、太宫、少商、太羽终：这是壬辰、壬戌二年的司天在泉，中运、客运、其正化、变异、病理表现等。（以表格形式来说明的，下文同此意，不再详解）太阳司天；太角是本年中运，壬为阳木，所以为太角；太阴为在泉之气。

鸣紊启坼——张景岳说："鸣，风木之声；紊，繁盛之貌；坼：萌芽发而地脉开。"皆是壬年的正常气化。

振拉摧拔——张景岳说："振，撼动也；拉，支离也；摧，败折也；拔，发根也。"这是风木太过，金气承之所生之变异。

眩掉目暝——肢体震颤，头目昏花。

"太角初正至太羽终"，这是本年主运和客运的顺序，以次相生，太生少、少生太。主运不变，皆是起于角而终于羽，所以角下标"初"，羽下标"终"。再客运逐年轮换，本年阳木，木运太过，中运太角，客运亦起于角，所以于角下复注一"正"字，谓得四时之正。

"角徵宫商羽"，古时乐谱中的五种音阶，此处代表木火土金水，太为有余太过，少为不及。凡阳年（甲丙戊庚壬年）皆中运为太过。凡阴年（乙丁己辛癸）中运皆为不及。

他们的配合就是：甲己化土（宫），乙庚化金（商），丙辛化水（羽），丁壬化木（角），戊癸化火（徵）。

欲知主运太过不及，先定下中运，即如上所述视年干属性之阴阳和五行属性而定。中运定下后，按太少相生顺序推算即可。如本年壬为阳木、中运太角，角是主运初运，初运即为太角，太生少，二运即少徵，三运即太宫……

欲知客运，亦先定中运，中运即客运之初运，再按太少相生，依次推算，如壬年木运，客运初运即太角，客运二之运即为少徵……

（4）同正徵：张隐庵说："戊癸属火，戊为阳年，主火运太过，故为太徵。火运太盛，而（太阳）寒水上临，火得承制，则炎烁已平，而无亢盛之害，故与正徵之岁相同。正徵之岁乃火运临午，所谓岁会，气之平也。"即正徵火运之平气，同正徵指该年之气化与火逆平气的年份约略相同。戊年本为火运太过，但遇（辰戌）寒水司天，火受水制，亦成平气，即《素问·五常政大论》所谓："赫曦之纪上羽与正徵同。"

（5）暄暑郁燠：张隐庵认为，火之化也。气候温暖，渐渐暑热熏蒸。《新校正》本"燠"作"蒸"。

（6）太徵、少宫、太商、少羽终、少角初：中运太徵，客运初运即太徵也，终于少角。主运初运少角，终于少羽。

（7）甲辰岁会同天符，甲戌岁会同天符：甲辰、甲戌干支同属土，故皆为岁会，此二年因太阳寒水司天，太阴湿土在泉，则年干同在泉之湿土属性相同，又甲为阳干，土运太过，故又皆称为"同天符"。

（8）其运阴埃：张隐庵："后节曰：其运阴雨。"《新校正》亦说："详太宫三运，雨曰阴雨，独此曰阴埃，疑作雨，即阴雨。"

（9）其化柔润重泽：王冰说："静则柔润，故厚德常存。"这是土运正常气化，风调雨顺，万物润泽。

（10）其变震惊飘骤，其病湿下重：土运太过，木气承之，产生变异之震惊而又飘忽突然，意为雷声大作，风狂雨骤。湿下重，是湿胜之病也，湿性下流，故肢体怠重。

（11）太宫、少商、太羽终、太角初、少徵：甲辰、甲戌年客运自太宫始，少徵终。主运初运为太角，终运为太羽。（以下与此项类同者，不另详释）

（12）庚辰、庚戌：庚为阳金，所以中运太商。依然太阳寒水司天，太阴湿土在泉。

（13）飋：飋（sè，音瑟），喻秋风之萧瑟。

（14）其病燥背瞀，胸满：肺之俞在肩背，肺之府在胸中也。瞀：烦闷不适也。全句是说：其为病多为燥病，胸背烦闷满胀。

（15）丙辰天符、丙戌天符：丙年阳干水运太过，辰戌又为太阳寒水司天，属性相同，故为天符之年。

（16）凝惨凛冽：形容寒水之气化，严寒凛冽。

（17）大寒，留于溪谷：张景岳说："溪谷是筋骨、肢节之会，水运太过，寒甚气凝，故为是病。"

（18）气化运行先天：凡子、寅、辰、午、申、戌六阳年皆为太过；丑、亥、酉、未、巳、卯六阴年皆为不及。太过之气化现象常先天时而至，所以其生长化收藏，气化运行皆早。不及之气，常后天时而至，皆迟。这就是前边《素问·气交变大论》讲的："太过者先天，不及者后天。"

（19）寒临太虚：太虚，宇宙也。古人认识中的宇宙，特别此句所讲的太虚，大约仅指大气层以内，充满了寒气。

（20）水土合德：太阳寒水司天，太阴湿土在泉。所以天气静，地气肃，而叫做水土合德，相互配合发挥作用。

（21）辰星、镇星：古人将天空中星宿亦行分类。如：辰星（水）、镇星（土）、太白（金）、荧惑（火）、岁星（木）。另外尚有九宫廿八宿之类。这样，又在天人合一的思想指导下，推演出五星与运气相应的说法。

这里讲地上水土合德的气运，上应天上的辰星、镇星明亮。恐为牵强臆测，学者当自有定见。

（22）其谷玄黅：黑色（玄）和黄色的谷类。

（23）其政肃，其令徐：太阳寒水司天，肃乃阴寒之象。阴气盛，地气之发育生长就徐而缓。

（24）寒政大举，泽无阳焰，则火发待时：寒水之气作则充斥四处。泽，阴也，水也。阴中本当生阳，但阴寒太盛，阳气被郁，郁极就会发。待时，就是到了一定时候。据王冰："待四气乃发，暴为炎热。"

（25）少阳中治，时雨乃涯：少阳中治是主气的三之气。主气不能胜客气，故雨水来临。

（26）止极雨散，还于太阴，云朝北极，湿化乃布：三之气终，到了下半年太阴在泉用事。在泉乃下半年地之气也，地气上升为云，所以为云朝北极。太阴之气在泉，故湿化乃布。

（27）雷动于下：火郁发也。

（28）民病寒湿：太阳寒水，太阴雨湿之所致病也。

（29）发肌肉萎：太阴脾主肌肉，脾病则肌肉痿弱。

（30）足痿不收：太阴脾主四肢，湿性下流故使足痿不收。

（31）濡泻血溢：脾为湿困则为濡泻，火郁之发则为血溢吐衄。

（32）地气迁：地气指在泉之气，上年初之气，迁移为今年的在泉之气。如辰戌年太阳寒水司天，太阴湿土在泉，初之气少阳相火。次年己亥年则原初之气为今之在泉之气。

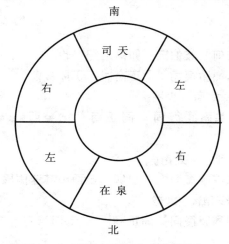

图 71-1 辰戌年司天在泉左右间气

图为辰戌年司天在泉左右间气，箭头所示即次年的司天在泉、左右间气，依次推下去，可得六种司天在泉。

（33）气乃大温：太阳司天年份，初之气少阳相火，所以气候很温和。

（34）厉：疫病称厉。

（35）埃昏：尘埃飞扬，昏暗不清。

（36）惨凄：寒冷凄惨之状。

（37）折其郁气：张景岳说："必折去其致郁之气，泻其有余也。"就是减弱其造成郁气的原因。

（38）资其化源：张景岳说："化生之源，如火失其养，则当资木，金失其养，则当资土。"

（39）岁谷：这里指玄（黑）黅（黄）之谷。

（40）同寒湿者，燥热化：谓太羽、太宫的运与司天、在泉的寒、湿相同。医生在临床工作中，应了解这种气候特点，用药时多用燥热之品来和化之。

（41）同者多之，异者少之：气和运相同者，势必盛，应多用相宜的药物来冲和它。不同的，其势不盛，即可以少用。

（42）用寒远寒，用凉远凉，用温远温，用热远热，食宜同法：用寒凉药应避免在寒天用，用温热药应避免在热天用，饮食物也是这个道理。

（43）假者反常：意思倘若天气反常，则又不必拘于远寒远热的常规，而应该灵活处理。

〔提要〕

辰戌年，太阳寒水司天，太阴湿土在泉，十个岁纪中的主运、中运、客运、六气的太过不及，正化、变异，在自然界和人体灾病中的表现，前半部分用表解形式，后半部分着重说明辰戌年司天在泉、六步间气的气候变化正常和反常，自然界的物候，人体的疾病等等。结尾还指出了一些治疗饮食原则。

〔原文〕

帝曰：善。陽明之政奈何？岐伯曰：卯酉之紀⁽¹⁾也。

陽明　少角　少陰　清熱勝復同　同正商⁽²⁾　丁卯歲會⁽³⁾　丁酉　其運風清熱⁽⁴⁾。

少角_{初正}　太徵　少宮　太商　少羽_終

陽明　少徵　少陰　寒雨勝復同　同正商⁽⁵⁾　癸卯_{同歲會}　癸酉_{同歲會}⁽⁶⁾　其運熱寒雨⁽⁷⁾。

少徵　太宮　少商　太羽_終　太角_初

陽明　少宮　少陰　風涼勝復同⁽⁸⁾　己卯　己酉　其運雨風涼⁽⁹⁾。

少宮　太商　少羽_終　少角_初　太徵

陽明　少商　少陰　熱寒勝復同　同正商⁽¹⁰⁾　乙卯天符　乙酉歲會　太乙天符⁽¹¹⁾其運涼熱寒⁽¹²⁾。

少商　太羽_終　太角_初　少徵　太宮

陽明　少羽　少陰　雨風勝復同　辛卯少宮同　辛酉　辛卯　其運寒雨風⁽¹³⁾。

少羽_終　少角_初　太徵　少宮　太商

凡此陽明司天之政，氣化運行後天。天氣急，地氣明⁽¹⁴⁾，陽專其令，炎暑大行，物燥以堅，淳風乃治⁽¹⁵⁾。風燥橫逆⁽¹⁶⁾，流於氣交，多陽少陰⁽¹⁷⁾，雲趨雨府，濕化乃敷，燥極而澤⁽¹⁸⁾。其穀白丹⁽¹⁹⁾，間穀命太者⁽²⁰⁾，其耗白甲白羽⁽²¹⁾，金火合德，上應太白、熒惑⁽²²⁾，其政切，其令暴⁽²³⁾，蟄蟲乃見⁽²⁴⁾，流水不冰。民病咳嗌塞，寒熱發暴，振慄癃閟⁽²⁵⁾，清先而勁⁽²⁶⁾，毛蟲乃死⁽²⁷⁾。熱後而暴，介蟲乃殃⁽²⁸⁾。其發躁，勝復之作，擾而大亂⁽²⁹⁾，清熱之氣，持於氣交。初之氣，地氣遷，陰始凝⁽³⁰⁾，氣始肅，水乃冰，寒雨化，其病中熱脹面目浮腫，善眠，鼽衄嚏欠嘔，小便黃赤，甚則淋。二之氣，陽乃布，民乃舒，物乃生榮。厲大至，民善暴死⁽³¹⁾。三之氣，天政布，涼乃行，燥熱交合，燥極而澤，民病寒熱。四之氣，寒雨降，病暴仆，振栗，譫妄，少氣嗌乾，引飲，及爲心痛、癰腫瘡瘍、瘧寒之疾，骨痿血便。五之氣，春令反行，草乃生榮，民氣和⁽³²⁾。終之氣，陽氣布，候反溫，蟄蟲來見，流水不冰，民乃康平，其病溫。故食歲穀以安其氣，食間穀⁽³²⁾以去其邪。歲宜以鹹以苦以辛，汗之清之散之，安其運氣，無使受邪，折其鬱氣，資其化源。以寒熱輕重少多其制，同熱者多天化⁽³³⁾，同清者多地化⁽³⁴⁾，用涼遠涼，用熱遠熱，用寒遠寒，用溫遠溫，食宜同法，有假者反之，此其道也。反是者，亂天地之經，擾陰陽之紀也。帝曰：善。

〔**注释**〕

（1）卯酉之纪：以卯、酉二支为地支的年份，为阳明燥金司天，少阴君火在泉。

（2）清热胜复同，同正商：丁主少角，木运不及，故金的清气胜之，有胜必有复，火气来复，金的清气和火的热气，胜复的程度大致相同。例如少角为木运不及，金来克木，在金气就称为胜，但是木被抑制到极点，火又反过来克金，这就是复。胜气盛则复气亦盛，胜气微则复气亦微，所以说胜复同。

所谓同正商，乃是岁木不及，而上临阳明燥金，听凭金气用事而成为金之平气，其气运与正商相同。《素问·五常政大论》说："委和之纪，上商与正商同。"

（3）丁卯岁会：丁卯年干支同属风木，故为岁会。

（4）其运风清热：马莳说："不及之运，常兼胜复之气也。"风是运气；清是胜气；热是复气。

（5）同正商：癸年火运不及，上见阳明燥金司天，金不受克，则金得其政。

（6）癸卯同岁会，癸酉同岁会：卯酉年少阴君火在泉，癸为火运，属性相同，且为岁运不及之年，故称之为同岁会。

（7）其运热寒雨：马莳说："运气为热，胜气为寒，复气为雨。"

（8）风凉胜复同：土运不及，风为胜气，清凉的金气为复气。胜复之气大致对等，故曰同。

（9）其运雨凉风：运气为太阴雨湿，胜气为清凉金气，复气为风木。

（10）同正商：六乙年金运不及，如逢卯酉燥金司天，为中运得助，所谓上商同正商也。

（11）乙卯天符，乙酉岁会，太乙天符：乙卯年金运，燥金司天，故为天符。乙酉年金运，燥金司天，酉亦属金，既为天符，又为岁会，三合而治，所以称为太乙天符。

（12）其运凉热寒：运气为清凉之金，胜气为火热之气，复气为寒。

（13）其运寒雨风：运气为寒水，胜气为雨湿，复气为风木。

（14）气化运行后天。天气急，地气明：卯酉之岁，皆为金不及之年，所以五运之生长化收藏都迟于时令而至。自然界中呈现天气劲急，地气清明的景象。

（15）淳风乃治：张景岳说："金气不足，木亦无畏。"因此和淳的风气行使其权力。

（16）风燥横逆：金木之气并行。风燥专横于气交之中。

（17）多阳少阴：张隐庵说："二气之主客，乃君相二火，三气之主客，乃阳明、少阳。"所以说多阳少阴。

（18）云趋雨府，湿化乃敷，燥极而泽：雨府为土厚湿聚之处。乃是到了四之气，太阴土气当令之时，土湿之气上蒸，云行雨施，湿土之气才能敷布。由原极度干燥的气候转为润泽。

（19）其谷白丹：卯酉之岁，应岁的谷物是白色和红色的。它们是天地之正化。阴阳燥金，其色白也；少阴君火，其色红也。

（20）间谷命太者：张景岳云："间谷，间气所化之谷也。命，天赋也。太，气之有余也。"即感左右间气而成熟的谷类，称为间谷，命太指间气的太过之气。

（21）其耗白甲白羽：白色的甲虫和白色的羽虫，生育既少，且易损耗。

（22）太白、荧惑：太白（金），荧惑（火）。见大而明，以应阳明燥金司天，少阴君火在泉也。

（23）其令暴：这里指地气（少阴君火）发令急暴。

（24）蛰虫乃见：蛰虫不伏藏。

（25）振栗癃閟：寒热暴作，小便癃闭不通，皆燥热偏胜证候。閟（bì，音必）同闭，深闭也。

（26）清先而劲：张景岳说："司天金气在先，木受其克。"即上半年清金之气劲而有力。

（27）毛虫乃死：司天金气在先，木受其克，所以毛虫乃死。（据张景岳）

（28）介虫乃殃：在泉火气居后，金受其制，所以介虫乃遭殃。（据张景岳）

（29）其发躁，胜复之作，扰而大乱：金气和火气的发作都很急暴，在胜复的关系中，每纷扰而大乱，清热之气，争持于气交之中。

（30）阴始凝：张隐庵说："夫卯酉岁初之客气，乃太阴湿土，故阴凝而雨化，阳明司天之年，初之气为太阴，太阴即湿土之气，凝聚收藏。"

（31）厉大至，民善病暴死：二之气，客为君火，主为相火，二火交炽，臣位于君，故疫疠大至，民善病暴死。（据张景岳）

（32）食岁谷、食间谷：岁谷者，白丹也。间谷者，得间气独厚者。

（33）同热者多天化：岁运与在泉之气，同为热气，应多以清凉之气调节。天化指司天的阳明燥金清凉之气。

（34）同清者多地化：岁运与司地之气同为清气，应多以火热之气调节。地化指在泉的少阴君火之气。

〔提要〕

卯酉十年，阳明燥金司天，少阴君火在泉。十年中的主运、中运、客运、正化、变异。在自然界现象及人体的病灾表现。

前半部分用表解式简述，后半部分着重说明卯酉十年司天在泉，六步间气的气候变化状况，正常、反常、胜复、盛衰，自然界物候和人体的病证。结尾还指出了一些治疗和饮食调节的注意事项。

〔原文〕

帝曰：少阳之政奈何？岐伯曰：寅申之纪[1]也。

少阳　太角　厥阴　壬寅同天符　壬申同天符[2]　其运风鼓[3]，其化鸣紊启坼，其变振拉摧拔，其病掉眩支胁[4]惊骇。

太角初正　少徵　太宫　少商　太羽终

少阳　太徵　厥阴　戊寅天符　戊申天符[5]　其运暑[6]，其化暄嚣郁燠[7]，其变炎烈沸腾[8]，其病上热郁血溢血泄[9]心痛。

太徵　少宫　太商　少羽终　少角初

少陽　太宮　厥陰　甲寅　甲申　其運陰雨，其化柔潤重澤，其變震驚飄驟，其病體重胕腫痞飲[10]。

太宮　少商　太羽終　太角初　少徵

少陽　太商　厥陰　庚寅　庚申　同正商[11]　其運凉，其化霧露清切[12]，其變肅殺凋零，其病肩背胸中[13]。

太商　少羽終　少角初　太徵　少宮

少陽　太羽　厥陰　丙寅　丙申　其運寒肅[14]，其化凝慘栗冽，其變冰雪霜雹，其病寒浮腫。

太羽終　太角初　少徵　太宮　少商

凡此少陽司天之政，氣化運行先天，天氣正，地氣擾[15]，風乃暴舉[16]，木偃沙飛，炎火乃流。陰行陽化，雨乃時應。火木同德，上應熒惑歲星[17]。其穀丹蒼[18]，其政嚴，其令擾，故風熱參布[19]，雲物沸騰，太陰橫流[20]，寒乃時至，涼雨并起。民病寒中，外發瘡瘍，內爲泄滿，故聖人遇之，和而不爭[21]。往復之作，民病寒熱瘧泄，聾瞑[22]嘔吐，上怫腫色變[23]。初之氣，地氣遷，風勝乃搖，寒乃去，候乃大溫，草木早榮。寒來不殺[24]。溫病乃起，其病氣怫於上，血溢目赤，咳逆頭痛，血崩[25]脅滿，膚腠中瘡[26]。二之氣，火反鬱，白埃[27]四起，雲趨雨府，風不勝濕，雨乃零，民乃康。其病熱鬱於上，咳逆嘔吐，瘡發於中，胸嗌不利，頭痛身熱，昏憒膿瘡。三之氣，天政布，炎暑至，少陽臨上，雨乃涯。民病熱中聾瞑，血溢膿瘡咳嘔鼽衄，渴嚏欠，喉痹，目赤，善暴死。四之氣，涼乃至，炎暑間化[28]，白露降，民氣和平。其病滿身重。五之氣，陽乃去，寒乃來，雨乃降，氣門乃閉[29]，剛木早凋。民避寒邪，君子周密。終之氣，地氣正，風乃至，萬物反生，霜霧以行。其病關閉不禁，心痛陽氣不藏而咳。抑其運氣，贊所不勝，必折其鬱氣，先取化源，暴過不生[30]，苛疾不起，故歲宜鹹宜辛宜酸，滲之泄之，漬之發之，觀氣寒溫以調其過。同風熱者多寒化，異風熱者少寒化。用熱遠熱，用溫遠溫，用寒遠寒，用涼遠涼，食宜同法，此其道也。有假者反之，反是者病之階也[31]。

〔注釋〕

（1）寅申之紀：包括壬寅、壬申、戊寅、戊申、甲寅、甲申、庚寅、庚申、丙寅、丙申十年。此十年为少阳相火司天，厥阴风木在泉。

（2）壬寅同天符，壬申同天符：干支均为阳，且寅申年厥阴风木在泉与壬木属性相同，故曰同天符。

（3）其运风鼓：相火司天，风木在泉，风火合势，故其运如风鼓动。

（4）掉眩支胁：掉是动摇不定，掉眩就是头目昏花，视物动摇不定。支胁是胁下胀满，如有物支撑于内。

（5）戊寅天符，戊申天符：戊年火运，逢寅申少阳相火司天，气运相合，故皆称为天符年也。

（6）其运暑：指运气炎热，马莳云："运与司天皆热也。"

（7）暄嚣郁燠：《新校正》说："按《五常政大论》作暄暑郁燠，此变暑为嚣者，以上临少阳相火故也。"暄嚣形容热甚喧哗烦闹，郁燠就是闷热。

（8）炎烈沸腾：就是火烈蒸腾。

（9）血溢血泄：血溢指口鼻出血，血泄指大小便下血。

（10）胕肿痞饮：胕肿就是皮肤浮肿；痞饮为水液停潴，发为心腹满的症状。

（11）同正商：张景岳说："本年金运太过，遇相火司天制之，则金得其平。"所以太商受抑只能得其平和而同正商。

（12）其化雾露清切：《新校正》云："《五运行大论》为雾露萧杀。"指正常运化，主雾露清凉。

（13）其病肩背胸中：肩背胸中，肺之府也。邪在肺之故耳。

（14）其运寒肃：运是严寒的。张景岳说："气寒肃而杀令行也。"

（15）天气正，地气扰：少阳相火司天，阳得其位，故天气正。厥阴风木在泉，风动于下，故地气扰。

（16）风乃暴举：暴风发作。

（17）上应荧惑、岁星：荧惑（火）、岁星（木）特别明亮，以应司天在泉之气也。

（18）其谷丹苍：丹（赤）、苍（青）色的谷物。以应司天相火（赤），在泉风木（青）之色。

（19）风热参布：指少阳热气和厥阴风气互相参合散布。

（20）云物沸腾，太阴横流：由于风热敷布，蒸发之气如云物沸腾，热极则寒，一旦寒气来复，则太阴寒湿之气横流。（此时主气乃是太阴湿气也，方才能与寒相合而横流）

（21）和而不争：调和寒热，不相交争，以顺应天地之情。

（22）聋瞑：聋是听力失聪，瞑是视物模糊不清。

（23）上怫肿色变：上部肿胀怫郁颜色变异。

（24）寒来不杀：因少阳相火司天，其气本热，初之气又值少阴君火加临，所以虽然寒气时来，并不能降低温热之气。

（25）血崩：崩字今作"崩"。

（26）肤腠中疮：皮肤腠理皆生疮，乃风火热毒之为病也。

（27）白埃：指白色之云气从地而起者。

（28）炎暑间化：张景岳说："燥金之客，加于湿土之主，故凉气至而炎暑间化。间者，时作时止之谓。"即是说，加临于四之气的客气是燥金，清凉之气与湿热之气相间运化，使气候有时寒凉，有时炎热，所以称为间化。

（29）气门乃闭：张景岳："气门，腠理空窍也，所以发泄营卫之气，故曰气门。"因为寒乃来，阳乃去，雨乃降，所以气门乃闭。

（30）暴过不生：不会因为运气太过而生急病的意思。

（31）有假者反之，反是者病之阶也：若遇到反常的气候，就应当以不同的适当的方法处理。假如不这样做，疾病就容易发生。

〔提要〕

寅申十年，少阳相火司天，厥阴风木在泉，十年中运、客运、主运、正化、变异……说明自然界的情况及人体因之而带来的灾病。

前半部分用表解形式阐明。后半部分着重说明寅申年司天在泉，六步间气气候的正常反常，胜气复气的盛衰，自然界物候和人体的病证表现。结尾还指出了一些治疗和饮食的宜忌。

〔原文〕

帝曰：善。太陰之政奈何？岐伯曰：丑未之紀⁽¹⁾也。

太陰　少角　太陽　清熱勝復同　同正宮⁽²⁾　丁丑　丁未　其運風清熱⁽³⁾。

少角_{初正}　太徵　少宮　太商　少羽_終

太陰　少徵　太陽　寒雨勝復同⁽⁴⁾　癸丑　癸未　其運熱寒雨⁽⁵⁾。

少徵　太宮　少商　太羽_終　太角

太陰　少宮　太陽風清勝復同　同正宮⁽⁶⁾　己丑太一天符　己未太一天符⁽⁷⁾　其運雨風清⁽⁸⁾。

少宮　太商　少羽_終　少角_初　太徵

太陰　少商　太陽　熱寒勝復同⁽⁹⁾　乙丑　乙未　其運凉熱寒⁽¹⁰⁾。

少商　太羽_終　太角_初　少徵　太宮

太陰　少羽　太陽　雨風勝復同，同正宮⁽¹¹⁾　辛丑_{同歲會}　辛未_{同歲會}⁽¹²⁾　其運寒雨風⁽¹³⁾。

少羽_終　少角_初　太徵　少宮　太商

凡此太陰司天之政，氣化運行後天⁽¹⁴⁾，陰專其政，陽氣退避，大風時起⁽¹⁵⁾，天氣下降，地氣上騰，原野昏霧⁽¹⁶⁾，白埃四起，雲奔南極⁽¹⁷⁾，寒雨數至，物成於差夏⁽¹⁸⁾。民病寒濕腹滿，身䐜憤，胕腫，痞逆，寒厥，拘急。濕寒合德，黃黑埃昏，流行氣交，上應鎮星、辰星⁽¹⁹⁾。其政肅，其令寂⁽²⁰⁾，其穀黅玄⁽²¹⁾。故陰凝於上，寒積於下，寒水勝火，則爲冰雹，陽光不治，殺氣乃行⁽²²⁾，故有餘宜高，不及宜下，有餘宜晚，不及宜早⁽²³⁾，土之利，氣之化也。民氣亦從之。間穀命其太也⁽²⁴⁾。初之氣，地氣遷，寒乃去，春氣正，風乃來，生布萬物以榮，民氣條舒，風濕相薄，雨乃後。民病血溢，筋絡拘强，關節不利，身重筋痿。二之氣，大火正，物承化⁽²⁵⁾，民乃和，其病溫厲大行，遠近咸若，濕蒸相薄，雨乃時降⁽²⁶⁾。三之氣，天政布，濕氣降，地氣騰，雨乃時降，寒乃隨之。感於寒濕，則民病身重，胕腫，胸腹滿。四之氣，畏火臨，溽蒸化⁽²⁷⁾，地氣騰，天氣否隔，寒風曉暮，蒸熱相薄，草木凝烟，濕化不流，則白露陰布，以成秋令，民病腠理熱，血暴溢，瘧，心腹滿熱，臚脹⁽²⁸⁾，甚則胕腫。五之氣，慘令已行，寒露下，霜乃早降，草木黃落，寒氣及體，君子周密，民病皮腠。終之氣，寒大舉，濕大化，霜乃積，陰乃凝，水堅冰，陽光不治。感於寒，則病人關節禁固，腰脽痛⁽²⁹⁾，寒濕持於氣交而爲疾也。必折其鬱氣⁽³⁰⁾而取化源，益其歲氣無使邪勝，食歲穀⁽³¹⁾以全其真，食間穀以保其精⁽³²⁾。故歲宜以苦燥之溫之，甚者發之泄之。不發不泄則濕氣外溢，肉潰皮拆而水血交流。必贊⁽³³⁾其陽火，令禦其寒，從氣异同，少多其判也⁽³⁴⁾。同寒者以熱化，同濕者以燥化⁽³⁵⁾。异者少之，同者多之⁽³⁶⁾。用凉遠凉，用寒遠寒，用溫遠溫，用熱遠熱，食宜同法。假者反之，此其道也，反是者病也。

〔注释〕

（1）丑未之纪：包括丁丑、丁未、癸丑、癸未、己丑、己未、乙丑、乙未、辛丑、辛未十年。这十年皆是太阴湿土司天，太阳寒水在泉。

（2）清热胜复同，同正宫：胜气为清金之气，复气为火热之气，胜复之气相同。其为六丁年，木运不及，若逢丑未湿土司天，以木不及，金来兼化，则土得其政，所谓上宫同正宫也。这就是"委和之纪，上宫与正宫同"也。

（3）其运风清热：运为厥阴风木，胜气乃清凉之金气，复气火热之气也。

（4）寒雨胜复同：寒为胜气，雨湿为复气，强则俱强，弱则皆弱，大致相同，以成平气。

（5）其运热寒雨：中运为火热，胜气乃是寒水之气，复气为雨湿之气。

（6）风清胜复同，同正宫：胜气的风木与复气之清凉燥金大致对等，以成平气。六己年土运不及（少宫），又逢丑未湿土司天，为中运得助，所谓上宫同正宫也。

（7）己丑太一天符，己未太一天符：六己年皆为土运，丑未年支属土，司天之气亦为太阴湿土，所谓三合为治，故为太一天符。

（8）其运雨风清：运为雨湿土运，胜气是风木之气，复气则为清凉金气。

（9）热寒胜复同：胜气之火热与复气之寒凉大致对等相同，以成平气。

（10）其运凉热寒：运为清凉金气，胜气是火热也，复气乃寒水。

（11）雨风胜复同，同正宫：胜气乃雨湿，复气乃风木，胜复之气大致对等相同，以成平气。同正宫：辛年水运不及之年，逢太阴湿土司天的丑未之纪，则土运来兼水化也，约同于土运平气之年的变化。是以上宫同正宫也。

（12）辛丑同岁会，辛未同岁会：辛为阴干水运不及之年，其属性与丑未年的在泉之气太阳寒水相同。故这两年为同岁会。

（13）其运寒雨风：其运为寒，胜气为雨湿，复气为风木。

（14）气化运行后天：不及之年运，气候万物之变化皆落后于天时。

（15）大风时起：太阴司天，厥阴风木乃是初之气，初之主气，亦风木也。居木位之春气，正风乃来，故言大风时起。（据《新校正》）

（16）昏霿：霿（méng，音蒙），晦暗也。

（17）云奔南极：同云趋雨府。张景岳曰："雨湿多见于南方。"

（18）物成于差夏：差夏乃长夏和秋令相交之时。王冰说："立秋之后十日也。"这时是万物成熟的时候。

（19）镇星、辰星：镇星（土）、辰星（水），以应司天之太阴土，在泉之太阳水而特别明亮。

（20）其政肃，其令寂：其气寒，故其政肃，阴主静，故其令寂。

（21）其谷黅玄：黅（jīn，音今），黄色也；玄，黑色也。以应天地之气而生长的谷物也。

（22）杀气乃行：阳气被阴凝之气所抑制，故呈现一片肃杀之象。

（23）故有余宜高，不及宜下，有余宜晚，不及宜早：此处似指有关农事言。太阴湿土有余之年，水湿盛，庄稼应种在高处，不及之年，雨水少，庄稼应种在低处。有余之年，气运来得早，应该早点播种。不及之年，气运来得晚，应该迟些种植。

（24）间谷命其太也：并非当岁之谷物，它们之所以成熟长大，乃是间气的旺盛所赋予的。

（25）大火正，物承化：少阴君火行令，又得少阳相火之主气，数日大火。天气温暖，万物由此得到发育。

（26）湿蒸相薄，雨乃时降：热气蒸腾，湿热相合，雨水就能及时下降。

（27）溽蒸化：作湿润熏蒸解。

（28）胕胀：即腹部发胀。张景岳说："胕，皮也。一曰腹前曰胕。"

（29）腰脽痛：脽同椎。皆是寒湿之为病也。

（30）必折其郁气，而取化源：要削弱其郁遏之气，应以调和其化生之源，岁运不及的应给以补益。

（31）食岁谷：宜食本年岁气所化生的谷物。

（32）食间谷以保其精：得闻气而生的谷物也应食用，这样可以保其精气。

（33）赞：同赞。佐也，助也。

（34）从气异同，少多其判也：根据岁运与六气相同差异的多少，而决定临床治疗用药、饮食的多少宜忌。

（35）同寒者以热化，同湿者以燥化：岁运与六气同属寒的（如少宫、少商、少羽岁同寒）应用热药。同属湿的（如少宫岁同湿）应用燥药化之。

（36）异者少之，同者多之：气运同与不同，宜斟酌多少用药。

〔提要〕

丑未十年，太阴湿土司天，太阳寒水在泉。

十年中运、客运、主运、正化、变异……说明自然界和人体的灾病。

前半部分以表格说明。后半部分着重说明丑未年司天在泉，六步间气的气候正常反常、胜气复气、自然界物候、人体的病证。结尾还指出了一些治疗、饮食等原则。

〔原文〕

帝曰：善。少陰之政奈何？岐伯曰：子午之紀⁽¹⁾也。

少陰　太角　陽明　壬子　壬午其運風鼓，其化鳴紊啓坼，其變振拉摧拔，其病支滿。

太角_{初正}　少徵　太宮　少商　太羽_終

少陰　太徵　陽明　戊子天符⁽²⁾　戊午太一天符⁽²⁾其運炎暑，其化暄曜鬱燠⁽³⁾，其變炎烈沸騰，其病上熱血溢。

太徵　少宮　太商　少羽_終　少角_初

少陰　太宮　陽明　甲子　甲午　其運陰雨，其化柔潤時雨⁽⁴⁾，其變震驚飄驟，其病中滿身重。

太宮　少商　太羽_終　太角_初　少徵

少陰　太商　陽明　庚子_{同天符}　庚午_{同天符}⁽⁵⁾　同正商⁽⁶⁾　其運凉勁⁽⁷⁾，其化霧露蕭
飈，其變肅殺凋零，其病下清⁽⁸⁾。

太商　少羽_終　少角_初　太徵　少宮

少陰　太羽　陽明　丙子歲會⁽⁹⁾　丙午　其運寒，其化凝慘溧冽，其變冰雪霜雹，其
病寒下⁽¹⁰⁾。

太羽_終　太角_初　少徵　太宮　少商

凡此少陰司天之政，氣化運行先天⁽¹¹⁾，地氣肅，天氣明，寒交暑⁽¹²⁾，熱加燥⁽¹³⁾，雲
馳雨府，濕化乃行，時雨乃降，金火合德⁽¹⁴⁾，上應熒惑、太白⁽¹⁵⁾。其政明，其令切，其
穀丹白⁽¹⁶⁾，水火寒熱，持於氣交而爲病始也。熱病生於上，清病生於下，寒熱凌犯而争
於中，民病咳喘血溢，血泄，鼽嚏，目赤，眥瘍⁽¹⁷⁾，寒厥入胃，心痛腰痛，腹大，嗌乾
上腫。初之氣，地氣遷，燥將去⁽¹⁸⁾，寒乃始⁽¹⁹⁾，蟄復藏，水乃冰，霜復降，風乃至⁽²⁰⁾，
陽氣鬱，民反周密，關節禁固，腰脽痛，炎暑將起，中外瘡瘍⁽²¹⁾。二之氣，陽氣布，風
乃行，春氣以正，萬物應榮，寒氣時至，民皆和。其病淋，目瞑目赤，氣鬱於上而熱。三
之氣，天政布，大火行，庶類蕃鮮，寒氣時至⁽²²⁾。民病氣厥心痛，寒熱更作，咳喘目赤。
四之氣，溽暑至，大雨時行，寒熱互至，民病寒熱，嗌乾，黃癉⁽²³⁾，鼽衄⁽²⁴⁾，飲發。五
之氣，畏火臨，暑反至，陽乃化，萬物乃生長榮，民乃康，其病温。終之氣，燥令行，餘
火內格⁽²⁵⁾，腫於上，咳喘，甚則血溢。寒氣數舉，則霿霧翳⁽²⁶⁾，病生皮腠，內舍於脅下，
連少腹而作寒中，地將易也⁽²⁷⁾。必抑其運氣⁽²⁸⁾，資其歲勝⁽²⁹⁾，折其鬱發，先取化源，無
使暴過而生其病也。食歲穀⁽³⁰⁾以全真氣，食間穀以避虛邪，歲宜鹹以耎之，而調其上，
甚則以苦發之，以酸收之，而安其下，甚則以苦泄之。適氣同异而多少之。同天氣者，以
寒清化⁽³¹⁾；同地氣者，以温熱化⁽³²⁾。用熱遠熱，用凉遠凉，用温遠温，用寒遠寒⁽³³⁾，食
宜同法，有假則反，此其道也，反是者病作矣。

〔注釋〕

（1）子午之紀：包括壬子、戊子、壬午、戊午、甲子、甲午、庚子、庚午、丙子、丙
午十年，十年皆为太过，干支为阳。少阴君火司天，阳明燥金在泉。

（2）戊子天符，戊午太一天符：戊年火运，逢子午年少阴君火在泉，故皆为天符年
也。午年之午亦属于火，则戊午又合岁会矣，三合为治，故称为太一天符。

（3）暄曜郁燠：暄是温暖。曜，日光也，明耀光亮。郁燠是火热熏蒸。

（4）其化柔润时雨：其气化柔软润泽，雨水及时下降。《新校正》云："按《五常政
大论》曰：柔润重泽。又太宫三运，雨作柔润重泽。此时雨二字疑误。"

（5）庚子同天符，庚午同天符：子午年阳明燥金在泉，逢庚年金运，且为阳干，其类
属同，故为同天符。

（6）同正商：六庚年，金运太过，若逢子午君火，寅申相火司天之年，则太商被抑，
乃得其平，所谓上徵与正商同也。正商者，如乙酉年那样平和之气一类也。

（7）其运凉劲：张景岳："此庚年太商之正化，运与在泉同其气，故曰凉劲。"金运
和阳明在泉之气相合，故其运清凉而劲。

（8）其病下清：张景岳说："下清，二便清泄，及下体清冷也。"意思是说感秋天金

气，故其病下部清凉。

（9）丙子岁会：丙年水运，子在年支中属水，故为岁会。

（10）其病寒下：张景岳："寒下，中寒下利，腹足清冷也。"意即寒水之气，故其病下部寒冷。

（11）气化运行先天：子午十年，皆有余之运气，所以运气、化生万物的运动、现象尽皆比时令提前。

（12）寒交暑：根据马莳讲的意思是：子午年上一年是己亥年，己亥岁终之客气少阳，今岁子午年，初之客气为太阳，太阳之寒交往岁之暑，所以叫做寒交暑。

（13）热加燥：马莳："今岁少阴在上而阳明在下，故曰热加燥。"

（14）金火合德：金火相合发挥作用。指司天之少阴君火与在泉的阳明燥金言。

（15）上应荧惑、太白：荧惑（火）、太白（金）应少阴君火司天阳明燥金在泉而特别明亮。

（16）其谷丹白：其在谷物为红色和白色，亦应司天在泉之气。

（17）眦疡：眦是眼角，眼角溃疡，称为眦疡。

（18）地气迁，燥将去：上岁终之气乃少阳火，故燥字当是"热"字之误。意思是上年的终运热气将去，上一年的初之气，迁变为今年的地之气（在泉终气）。

（19）寒乃始：本年太阳寒水之气开始散布。

（20）蛰复藏，水乃冰，霜复降，风乃至：因为寒气散布，虽至春天，虫类又蛰伏躲藏，河水又冻结成冰，寒霜又复下降。因厥阴之气来临，所以风就行动。

（21）中外疮疡：内部外部皆易发生疮肿溃疡。

（22）大火行，庶类蕃鲜，寒气时至：客气君火司天，加之主气之相火（三之气）故曰大火行。万物生长茂盛。火极水复，热极寒生，故寒气时至。

（23）嗌干黄瘅：咽喉干燥、黄疸，湿热之病也。

（24）衄衊、饮发：鼻出血、饮证复发，皆是火热或湿热所致。

（25）余火内格：火热之余邪未尽，郁滞在内，不得发泄。张景岳说："燥金之客，加于寒水之主，金气收，故五气之余火内格。格，拒也。"

（26）则霿雾翳：自然界呈现晦暗的烟雾弥漫景象。

（27）地将易也：在泉终之气为地之气，地之气将终，则迁，故曰地将易也。

（28）必抑其运气：运气有余，必须抑制。

（29）资其岁胜：补助岁气的所胜。

（30）岁谷：子午之岁其谷为丹（红）白也。

（31）同天气者，以寒清化：若岁运与少阴司天之热气相同，应该以清凉寒性的药物治疗（如太角、太徵岁等）。

（32）同地气者，以温热化：有与阳明燥金在泉同属阴凉者，当以温热性药物治疗（如太羽、太宫、太商岁是也）。

（33）用热远热，用凉远凉，用温远温，用寒远寒：应用热药应避免炎热的气候；用凉药应避免清凉的气候；用温药应避免温暖的气候；用寒药要避免寒冷的气候。药物、饮食物，意义方法尽皆相同。

〔提要〕

子午十年，少阴君火司天，阳明燥金在泉。

十年中运、主运、客运、正化、变异，说明自然界及人体的灾病。

前半部分以表格形式阐明。后半部分着重介绍子午十年司天在泉、六步间气的气候变化的正常反常、胜复盛衰、自然界物候，人体的病证以及药物治疗，饮食调理的注意事项。

〔原文〕

帝曰：善。厥陰之政奈何？岐伯曰：巳亥之紀⁽¹⁾也。

厥陰　少角　少陽　清熱勝復同　同正角⁽²⁾。丁巳天符　丁亥天符⁽³⁾　其運風清熱⁽⁴⁾。

少角_{初正}　太徵　少宮　太商　少羽_終

厥陰　少徵　少陽　寒雨勝復同⁽⁵⁾　癸巳_{同歲會}　癸亥_{同歲會}⁽⁶⁾　其運熱寒雨⁽⁷⁾。

少徵　太宮　少商　太羽_終　太角_初

厥陰　少宮　少陽　風清勝復同⁽⁸⁾　同正角　己巳　己亥　其運雨風清⁽⁹⁾。

少宮　太商　少羽_終　少角_初　太徵

厥陰　少商　少陽　熱寒勝復同　同正角⁽¹⁰⁾　乙巳　乙亥　其運凉熱寒⁽¹¹⁾。

少商　太羽_終　太角_初　少徵　太宮

厥陰　少羽　少陽　雨風勝復同⁽¹²⁾　辛巳　辛亥　其運寒雨風⁽¹³⁾。

少羽_終　少角_初　太徵　少宮　太商

凡此厥陰司天之政，氣化運行後天⁽¹⁴⁾，諸同正歲⁽¹⁵⁾，氣化運行同天⁽¹⁶⁾，天氣擾，地氣正，風生高遠⁽¹⁷⁾，炎熱從之，雲趨雨府，濕化乃行，風火同德，上應歲星、熒惑⁽¹⁸⁾。其政撓⁽¹⁹⁾，其令速，其穀蒼丹⁽²⁰⁾，間穀言太者⁽²¹⁾，其耗文角品羽⁽²²⁾。風燥火熱，勝復更作，蟄蟲來見，流水不冰，熱病行於下⁽²³⁾，風病行於上，風燥勝復形於中⁽²⁴⁾。初之氣，寒始肅，殺氣⁽²⁵⁾方至，民病寒於右之下⁽²⁶⁾。二之氣，寒不去⁽²⁷⁾，華雪水冰，殺氣施化，霜乃降，名草上焦，寒雨數至，陽復化，民病熱於中。三之氣，天政布，風乃時舉，民病泣出，耳鳴，掉眩。四之氣，溽暑濕熱相薄，爭於左之上⁽²⁸⁾，民病黃癉而爲胕腫。五之氣，燥濕更勝⁽²⁹⁾，沉陰乃布，寒氣及體，風雨乃行。終之氣，畏火司令⁽³⁰⁾，陽乃火化，蟄蟲出見，流水不冰，地氣大發，草乃生，人乃舒，其病溫厲。必折其鬱氣，資其化源，贊其運氣，無使邪勝。歲宜以辛調上，以鹹調下⁽³¹⁾，畏火之氣，無妄犯之。用溫遠溫，用熱遠熱，用涼遠涼，用寒遠寒，食宜同法，有假反常，此之道也。反是者病。帝曰：善。

〔注释〕

（1）巳亥之纪：巳亥十年包括；丁巳、己巳、己亥、丁亥、癸巳、癸亥、乙巳、乙亥、辛巳、辛亥。这十年，厥阴风木司天，少阳相火在泉。

（2）清热胜复同，同正角：清凉金气是胜气，火热之气是复气，胜复之气基本对等，而接近于平气。六丁年木运不及，若逢巳亥风木司天，为中运得助。所谓上角同正角也。

（3）丁巳天符，丁亥天符：丁化木，与司天之厥阴风木属性相同，故其为天符年也。

（4）其运风清热：运气为风，胜气乃是清凉之金，复气是火热之气也。

（5）寒雨胜复同：寒为胜气、雨湿为复，胜复之气大致对等，而近乎平气之岁。

（6）癸巳同岁会，癸亥同岁会：癸年阴干火运不及之年，逢少阳相火在泉之巳亥年，则称为同岁会年。

（7）其运热寒雨：运为火热，胜气为寒，复气为雨湿。

（8）风清胜复同，同正角：胜气为风，复气为清凉之金气，胜复之气大致对等，略同平气。

己年土运不及，逢巳亥风木司天专政，则木兼土化，相当于木之平气之年，故谓同正角。

（9）其运雨风清：雨（土）运，风（木）胜气；清（金）复气。

（10）热寒胜复同，同正角：热（胜气）寒（复气）大致对等，成平气之年。

乙年阴金不及，胜金者火来兼金化，以强兼弱也。厥阴风木司天，因金被火兼化，则木不受克而得其正，所谓上角同正角也。相当于木的平气。

（11）其运凉热寒：清凉（金）运；热（火）胜气；寒（水）复气。

（12）雨风胜复同：雨（土）胜气；风（木）复气。胜复之气大致对等，略同于平气之年。

（13）其运寒雨风：寒（水）运气；雨（土）胜气；风（木）复气。

（14）气化运行后天：巳亥十年，皆为运气不及之年，万物生化皆迟于时令。

（15）诸同正岁：正岁是指岁运没有不及有余，也就是平气之年，在此指同正角的诸年份。

（16）气化运行同天：既同正岁，所以万物生化运行与正常年份差不多，既非"先时而至"，亦非"时至而气不至"。

（17）天气扰，地气正，风生高远：风木司天，故天气扰，相火在泉，土得温养，故地气正。风木在天，故风生高远。

（18）岁星、荧惑：岁星（木）、荧惑（火）以应司天（木）在泉（相火）而特别明亮。

（19）其政挠：挠同扰，就是扰乱。指风木行其政，风性动摇。

（20）其谷苍丹：谷物应司天在泉之气而苍（青，木也）丹（红，火也）。

（21）间谷言太者：间谷是感受太过之间气而成熟的。

（22）其耗文角品羽：角虫羽虫的生长受到影响和损耗。

（23）热病行于下，风病行于上：上半年多风病，下半年多热病。亦有谓风病人之上部，热病人之下部。似以前种认识为是。

（24）风燥胜复形于中：风、燥、火热胜复交争于一年之中，有谓气交之中；有谓交争于中部（人体中部）。以前种认识为是。

（25）杀气：阳明金气行令，故为杀气。

（26）民病寒于右之下：左为东方风木，右为西方燥金。初之气，阳明清凉之金加临，所以相应人体在右下部发生寒病。

（27）寒不去：二之气，太阳寒水加临，故虽已到主气之少阳，但寒仍不去。

（28）争于左之上：四之气乃君火之客加于太阴之上，四气为天之左间，故湿热争于左之上。

（29）燥湿更胜：五之气客为湿土，主为燥金，故曰燥湿更胜。

（30）畏火司令：少阳相火，称为畏火。张隐庵说："厥阴不从标本，从中见，少阳之火化是一岁之中皆火司令，故当畏火之令，无妄犯之。"

（31）以辛调上，以咸调下：辛从金化，以调上之风木，咸从水化，以调下之相火。

〔提要〕

巳亥十年，厥阴风木司天，少阳相火在泉。

中运、客运、主运、正化、变异……说明自然界及人体之灾病。

前半部分以表格阐明。后半部分着重说明巳亥年司天在泉，六步间气的具体气候变化，正常反常，胜复盛衰。自然界物候、人体疾病的表现。结尾还指出一些治疗和饮食的注意事项。

〔原文〕

帝曰：夫子之言，可謂悉矣，然何以明其應乎[1]？岐伯曰：昭乎哉問也！夫六氣者，行有次，止有位[2]，故常以正月朔日平旦視之[3]，視其位而知其所在矣。運有餘，其至先，運不及，其至後[4]，此天之道，氣之常也。運非有餘，非不足，是謂正歲[5]，其至當其時也[6]。帝曰：勝復之氣，其常在也，灾眚時至[7]，候也奈何？岐伯曰：非氣化者，是謂灾也[8]。帝曰：天地之數，終始奈何[9]？岐伯曰：悉乎哉問也！是明道也。數之始，起於上而終於下[10]。歲半之前，天氣主之[11]；歲半之後，地氣主之[12]；上下交互，氣交主之[13]，歲紀畢矣。故曰：位明氣月可知乎[14]，所謂氣也[15]。帝曰：余司其事，則而行之，不合其數，何也？岐伯曰：氣用[16]有多少，化治[17]有盛衰，衰盛多少，同其化也[18]。帝曰：願聞同化何如？岐伯曰：風溫春化同[19]，熱曛昏火夏化同，勝與復同，燥清烟露秋化同，雲雨昏暝埃長夏化同，寒氣霜雪冰冬化同。此天地五運六氣之化，更用盛衰之常也。帝曰：五運行同天化者，命曰天符[20]，余知之矣。願聞同地化[21]者，何謂也？岐伯曰：太過而同天化者三[22]，不及而同天化者亦三[23]；太過而同地化者三[24]，不及而同地化者亦三[25]。此凡二十四歲也。帝曰：願聞其所謂也。岐伯曰：甲辰、甲戌、太宮，下加太陰；壬寅、壬申、太角，下加厥陰；庚子、庚午、太商，下加陽明[26]。如是者三。癸巳、癸亥少徵，下加少陽；辛丑、辛未、少羽，下加太陽；癸卯、癸酉、少徵，下加少陰[27]。如是者三。戊子、戊午、太徵，上臨少陰；戊寅、戊申、太徵，上臨少陽；丙辰、丙戌、太羽，上臨太陽[28]。如是者三。丁巳、丁亥、少角，上臨厥陰；乙卯、乙酉、少商，上臨陽明；己丑、己未、少宮，上臨太陰[29]。如是者三。除此二十四歲，則不加不臨也。帝曰：加者何謂？岐伯曰：太過而加同天符，不及而加同歲會也[30]。帝曰：臨者何謂？岐伯曰：太過不及，皆曰天符[31]，而變行有多少[32]，病形有微甚，生死有早晏耳。

帝曰：夫子言用寒遠寒，用熱遠熱，余未知其然也，願聞何謂遠？岐伯曰：熱無犯熱，寒無犯寒，從者和，逆者病，不可不敬畏而遠之，所謂時興六位[33]也。帝曰：溫涼何如？岐伯曰：司氣[34]以熱，用熱無犯；司氣以寒，用寒無犯；司氣以涼，用涼無犯；司氣以溫，用溫無犯。間氣同其主無犯[35]，异其主則小犯之[36]，是謂四畏[37]，必謹察之。帝曰：善。其犯者何如？岐伯曰：天氣反時則可依時[38]，及勝其主則可犯[39]，以平爲期[40]而不可過，是謂邪氣反勝[41]者。故曰：無失天信[42]，無逆氣宜[43]，無翼其勝[44]，無贊其復[45]，是謂至治。

〔注釋〕

（1）然何以明其应乎：然而如何了解是否应验呢？

（2）夫六气者，行有次，止有位：此处统指主客六气之运行各有次序和方位。

（3）正月朔日平旦视之：正月初一日早晨，观察气候情况，所在气位为标准，以推测一年的气运情况。

（4）运有余，其至先，运不及，其至后：诸阳干年运皆有余，诸阴干年运皆不及。有余年，万物之化生运动，皆先时令而至，不及之年，皆后于时令而至。

（5）正岁：和平之岁，时至气亦至，即诸同正羽、同正宫、同正商、同正角、同正徵等皆是。又如胜复同者亦是平年。

（6）其至当其时也：正岁，平气，无不及，无有余，其万物生化运动，当气当时而至。

（7）灾眚时至：由于胜气和复气是经常有的，所以灾病也会经常地侵害人体。

（8）非气化者，是谓灾也：气候情况，不是按正常主客气来临，这就是灾害。

（9）天地之数，终始奈何：即六气之数，或称天数。之所以称“数”者，因为六气起止的日月时刻，均由数字来标明的缘故。其开始于司天，终于在泉。

（10）起于上而终于下：起于上半年司天之气，主天气，故曰上。终于下半年在泉之气，在泉主地气，故曰下。

（11）岁半之前，天气主之：上半年，司天之气主之。大寒节到小暑以前，初之气到三之气。

（12）岁半之后，地气主之：下半年，在泉之地气主之。大暑到小寒，四气到终气。

（13）上下交互，气交主之，岁纪毕矣：上半年和下半年之间，交替之时，称之为“气交主之”，一年的规律就是如此而已。

（14）位明气月可知乎：位指六气的位置，气月就是每气所当的月份。位明气月就是明白了主气与客气所在的位置，以及每气所当的月份。张景岳说：“上下左右之位既明，则气之六，月之有十二，其终始移易之数，皆可知矣。”

（15）所谓气也：此处指六气之终始，也就是所谓天地之数。马莳说：“此正天气地气气交之谓也。”

（16）气用：六气的作用。张隐庵：“谓六气之用，有有余不足也。”

（17）化治：治字当为“洽”字之误。化洽，六气与五运相合之化。张景岳：“洽，合也，言一岁之上下、左右，主客运气，必有所合。若以多合多，则盛者愈盛，以少合少，则衰者愈衰。故盛衰之化，各有所从。"

（18）同其化也：指五运合当旺之季节。如风温之多合春化之盛，是气运同其化矣。

（19）风温春化同，热曛昏火夏化同，胜与复同：四时气化，有见风温者，皆木气也，故与春化同。有见热曛昏火者，皆火气也，故与夏化同。胜与复同者，言初气至三气，胜气之常也。四气到终之气，复气之常也。其所以为同者，有胜即有复，胜甚则复亦甚，胜微则复亦微也。凡此同化之气，所遇皆然，而无分乎四时也，下文燥清烟露等化亦然。（据张景岳）

（20）五运行同天化者，命曰天符：天指司天之气，同天化就是岁运与司天之气属性相同。命名为"天符"之年。

（21）同地化：地指在泉之气。同地化，就是岁运与在泉之气相同，倘为阳干有余岁运，为同天符，为阴干不及之运则为同岁会。

（22）太过而同天化者三：岁运太过与司天之气相同的有三种（天符、丙之辰戌、戊之子午、戊之寅申凡六年）

（23）不及而同天化者亦三：岁运不及与司天之气相同的也有三种（天符、己之丑未，己之卯酉，丁之巳亥凡六年。）

（24）太过而同地化者三：岁运太过与在泉之气相同的有三种（同天符、甲辰、甲戌、庚子、庚午、壬寅、壬申凡六年）

（25）不及而同地化者亦三：岁运不及与在泉之气相同的也有三种（同岁会、辛未、辛丑、癸卯、癸酉、癸巳、癸亥凡六年）

（26）甲辰、甲戌、太宫，下加太阴；壬寅、壬申、太角，下加厥阴；庚子、庚午、太商，下加阳明：年号干支均为阳运太过之年，且岁运的属性与在泉之气属性相同。甲辰、甲戌年，中运太宫（土），太阴湿土在泉。壬寅、壬申年中运太角（木）厥阴风木在泉。庚子、庚午年中运太商（金），阳明燥金在泉。这三种情况，皆称之为"同天符"。

（27）癸巳、癸亥、少徵，下加少阳；辛丑、辛未、少羽，下加太阳；癸卯、癸酉、少徵，下加少阴：岁运不及之年，中运与在泉之气属性相同。癸巳、癸亥年少徵（火）中运，少阳相火在泉。辛丑、辛未年，中运少羽（水），太阳寒水在泉。癸卯、癸酉年少徵（火）中运，少阴君火在泉，凡此三种皆名为"同岁会"。

（28）戊子、戊午、太徵，上临少阴；戊寅、戊申、太徵，上临少阳；丙辰、丙戌、太羽，上临太阳：皆为岁运太过又逢与司天之气同类属的年岁，为天符年也。戊子、戊午太徵（火）中运，少阴君火司天。戊寅、戊申太徵（火）中运，少阳相火司天。丙辰、丙戌太羽（水）中运，太阳寒水司天。这是太过而加的"天符"年。

（29）丁巳、丁亥、少角，上临厥阴；乙卯、乙酉、少商，上临阳明；己丑、己未、少宫，上临太阴：此三者皆不及之年运，类属与司天之气相合，亦为天符年也。即是后文所云："太过不及，皆曰天符。"

（30）太过而加同天符，不及而加同岁会也：岁运太过之年，中运与在泉之气相同者为同天符。岁运不及之年中运与在泉之气相合者，为同岁会。

（31）太过不及，皆曰天符：中运无论太过不及，只要与司天之气相合，都叫做天符之年。

（32）而变行有多少：由于岁运有太过不及之分，所以变化运动有多有少。

（33）时兴六位：张隐庵说："兴，起也，言一岁之中，有应时而起之六位，各主六十日零八十七刻半。各有寒热温凉之四气，皆宜远而无犯之。"

（34）司气：张景岳："司天司地之气也。"

（35）间气同其主无犯：张景岳："间气，左右四间之客气；主，主气也；同者，同热同寒，其气甚，故不可犯。"

（36）异其主则小犯之：客气与主气不同，则气候的太过不及不甚厉害，所以可以小犯之。

（37）四畏：指寒热温凉四气，应当避畏而免致损害。

（38）天气反时，则可依时：张景岳："天气即客气，时即主气，客气与主气不合，称为反时，反时者可以从主气。"

（39）及（反）胜其主则可犯：及字应为"反"字之误。如夏反寒，则可以用热药以犯热。倘寒气不胜其主，那就不可犯了。所谓反者，夏而反寒，春而反凉，秋而反温等皆是。

（40）以平为期，而不可过：调节平衡，不能过分。

（41）邪气反胜：气动有胜，则是邪气。客胜于主而曰反。六步之气，应寒反热，应热反寒，冬反温，夏反冷……皆六步四时之邪气反胜也。

（42）天信：天气根据时令，至期必有变迁，所以称为天信。张隐庵说："谓气之应时而至者无差失。"

（43）气宜：六气之宜忌，如热者宜寒，寒者宜热，温者宜凉，凉者宜温之类。张景岳说："寒热温凉，用之必当，气之宜也，不知逆从者，逆其宜矣。"

（44）无翼其胜：翼是帮助之意。胜气太过，何能助其有余。

（45）无赞其复：复乃报复之气，不可赞助，赞助则复气更甚矣。

〔提要〕

本段主要解释前文六段的文义。阐明六气行有次，正有位。岁运有有余、有不及、有正岁。万物生化亦有先后之不同。岁半以前司天之气主之，岁半以后在泉之气主之。岁运与司天在泉同化的几种年岁，分为天符，同天符，同岁会。指出太过而加同天符，不及而加同岁会，太过不及皆曰天符。

解释为什么用寒远寒，用热远热，以及在不同情况下的灵活运用。提出"以平为期，而不可过"的原则。

〔原文〕

帝曰：善。五運氣行，主歲之紀，其有常數乎[1]？岐伯曰：臣請次之。

甲子　甲午歲

上少陰火　中太宮土運　下陽明金[2]　熱化二[3]，雨化五[4]，燥化四[5]，所謂正化日也[6]。其化上鹹寒，中苦熱，下酸熱，所謂藥食宜也[7]。

乙丑　乙未歲

上太陰土　中少商金運　下太陽水　熱化寒化勝復同[8]，所謂邪氣化日也[9]。灾七宮[10]，濕化五，清化四，寒化六[11]，所謂正化日也。其化上苦熱，中酸和，下甘熱，所謂藥食宜也[12]。

丙寅　丙申歲

上少陽相火　中太羽水運　下厥陰木　火化二，寒化六，風化三，所謂正化日也。其化上鹹寒，中鹹溫，下辛溫，所謂藥食宜也。

丁卯歲會　丁酉歲歲會

上陽明金　中少角木運　下少陰火　清化熱化勝復同，所謂邪氣化日也。灾三宮[13]，燥化九，風化三，熱化七，所謂正化日也。其化上苦小溫，中辛和，下鹹寒。所謂藥食宜也。

戊辰　戊戌歲

上太陽水　中太徵火運　下太陰土　寒化六，熱化七，濕化五，所謂正化日也。其化上苦溫，中甘和，下甘溫，所謂藥食宜也。

己巳　己亥歲

上厥陰木　中少宮土運　下少陽相火　風化清化勝復同，所謂邪氣化日也。灾五宮，風化三，濕化五，火化七，所謂正化日也。其化上辛凉，中甘和，下鹹寒，所謂藥食宜也。

庚午同天符　庚子歲同天符

上少陰火　中太商金運　下陽明金　熱化七，清化九，燥化九，所謂正化日也。其化上鹹寒，中辛溫，下酸溫，所謂藥食宜也。

辛未同歲會　辛丑歲同歲會

上太陰土　中少羽水運　下太陽水　雨化風化勝復同，所謂邪氣化日也。灾一宮。雨化五，寒化一[14]，所謂正化日也。其化上苦熱，中苦和，下苦熱，所謂藥食宜也。

壬申同天符　壬寅歲同天符

上少陽相火　中太角木運　下厥陰木　火化二，風化八，所謂正化日也。其化上鹹寒，中酸和，下辛凉，所謂藥食宜也。

癸酉同歲會　癸卯歲同歲會

上陽明金　中少徵火運　下少陰火　寒化雨化勝復同，所謂邪氣化日也。灾九宮。燥化九，熱化二，所謂正化日也。其化上苦小溫，中鹹溫，下鹹溫，所謂藥食宜也。

甲戌歲會同天符　甲辰歲歲會同天符

上太陽水　中太宮土運　下太陰土　寒化六，濕化五，所謂正化日也。其化上苦熱，中苦溫。下苦溫，所謂藥食宜也。

乙亥　乙巳歲

上厥陰木　中少商金運　下少陽相火　熱化寒化勝復同，邪氣化日也。灾七宮，風化八，清化四，火化二，正化度也。其化上辛凉，中酸和，下鹹寒，所謂藥食宜也。

丙子歲會　丙午歲

上少陰火　中太羽水運　下陽明金　熱化二，寒化六，清化四，正化度也。其化上鹹寒，中鹹熱，下酸溫，所謂藥食宜也。

丁丑　丁未歲

上太陰土　中少角木運　下太陽水　清化熱化勝復同，邪氣化度也。災三宮，雨化五，風化三，寒化一，正化度也。其化上苦溫，中辛溫，下甘熱，所謂藥食宜也。

戊寅　戊申歲天符

上少陽相火　中太徵火運　下厥陰木　火化七，風化三，正化度也。其化上鹹寒，中甘和，下辛涼，所謂藥食宜也。

己卯　己酉歲

上陽明金　中少宮土運　下少陰火　風化清化勝復同，邪氣化度也。災五宮，清化九，雨化五，熱化七，正化度也。其化上苦小溫，中甘和，下鹹寒，所謂藥食宜也。

庚辰　庚戌歲

上太陽水　中太商金運　下太陰土　寒化一，清化九，雨化五，正化度也。其化上苦熱，中辛溫，下甘熱，所謂藥食宜也。

辛巳　辛亥歲

上厥陰木　中少羽水運　下少陽相火　雨化風化勝復同，邪氣化度也。災一宮，風化三，寒化一，火化七，正化度也。其化上辛涼，中苦和，下鹹寒，所謂藥食宜也。

壬午　壬子歲

上少陰火　中太角木運　下陽明金　熱化二，風化八，清化四，正化度也。其化上鹹寒，中酸涼，下酸溫，所謂藥食宜也。

癸未　癸丑歲

上太陰土　中少徵火運　下太陽水　寒化雨化勝復同，邪氣化度也。災九宮，雨化五，火化二，寒化一，正化度也。其化上苦溫，中鹹溫，下甘熱，所謂藥食宜也。

甲申　甲寅歲

上少陽相火　中太宮土運　下厥陰木　火化二，雨化五，風化八，正化度也。其化上鹹寒，中鹹和，下辛涼，所謂藥食宜也。

乙酉太乙天符　乙卯歲天符

上陽明金　中少商金運　下少陰火　熱化寒化勝復同，邪氣化度也。災七宮，燥化四，清化四，熱化二，正化度也。其化上苦小溫，中苦和，下鹹寒，所謂藥食宜也。

丙戌天符　丙辰歲天符

上太陽水　中太羽水運　下太陰土　寒化六，雨化五，正化度也。其化上苦熱，中鹹溫，下甘熱，所謂藥食宜也。

丁亥天符　丁巳歲天符

上厥陰木　中少角木運　下少陽相火　清化熱化勝復同，邪氣化度也。災三宮，風化三，火化七，正化度也。其化上辛涼，中辛和，下鹹寒，所謂藥食宜也。

戊子天符　戊午太一天符

上少陰火　中太徵火運　下陽明金　熱化七，清化九，正化度也。其化上鹹寒，中甘寒，下酸温，所謂藥食宜也。

己丑太—天符　己未歲太—天符

上太陰土　中少宮土運　下太陽水　風化清化勝復同，邪氣化度也。災五宮。雨化五，寒化一，正化度也。其化上苦熱，中甘和，下甘熱，所謂藥食宜也。

庚寅　庚申歲

下上少陽相火　中太商金運　下厥陰木　火化七，清化九，風化三，正化度也。其化上鹹寒，中辛溫，下辛凉，所謂藥食宜也。

辛卯　辛酉歲

上陽明金　中少羽水運　下少陰火　雨化風化勝復同，邪氣化度也。災一宮，清化九，寒化一，熱化七，正化度也。其化上苦小溫，中苦和，下鹹寒，所謂藥食宜也。

壬辰　壬戌歲

上太陽水　中太角木運　下太陰土　寒化六，風化八，雨化五，正化度也。其化上苦溫，中酸溫，下甘溫，所謂藥食宜也。

癸巳同歲會　癸亥歲同歲會

上厥陰木　中少徵火運　下少陽相火　寒化雨化勝復同，邪氣化度也。災九宮。風化八，火化二，正化度也。其化上辛凉，中鹹和，下鹹寒，所謂藥食宜也。

凡此定期之紀⁽¹⁵⁾，勝復正化⁽¹⁶⁾，皆有常數，不可不察。故知其要者，一言而終，不知其要，流散無窮，此之謂也。帝曰：善。

〔注釋〕

（1）其有常數乎：常指正常。數系五行之生成數，如"天一生水，地六成之；地二生火，天七成之；天三生木，地八成之；地四生金，天九成之；天五生土，地十成之。"其中太過者用成數，不及者用生數。

（2）甲子、甲午年，上少陰火，中太宮土運，下陽明金：本段經文為表解形式，計分三十小節，以解說六十年甲子的司天、在泉、中運、氣化、勝復之數，災變之方域，藥食之所宜。以下類同者，推衍之可也。

甲子、甲午二年，上少陰火者，少陰君火司天也；中太宮土運者，這兩年之中運為太宮土也；下陽明金者，陽明燥金在泉也。

（3）熱化二：子午年上臨少陰君火司天，少陰之氣為火熱，火之生數為二，故云熱化二也。

（4）雨化五：甲年土運太過，雨為土濕之氣所成，五為土之數，故曰雨化五。

（5）燥化四：子午年下加陽明燥金在泉，四為金之生數，故曰燥化四。

（6）所謂正化日也：言本年上、中、下三氣正化之度，正化即正氣所化，度即日也，指氣令用事的時候。

（7）其化上鹹寒、中苦熱、下酸熱，所謂藥食宜也：其化者，此處指氣化之病（流行病，時令病）的治法、宜用的藥食性味。

司天熱氣所致病的宜用鹹寒，中運雨濕致病的宜用苦熱，在泉燥金之氣所致疾病的宜用酸熱。這些才是適宜的藥物和食養的性味。

（8）热化寒化胜复同：金运不及，所以有火气来胜的热化，有胜必有复，热气胜金，所以有水气来复的寒化。同是胜复之气大致对等以成平气也。据景岳谓：此处乃指乙丑、乙未二年均有此胜复之气也。此说亦通。后之如此类者，可类推，不再赘述（不及之年为胜复）。

（9）所谓邪气化日也：胜复之气，皆非正气所化，故称为邪气化日。

（10）灾七宫：七宫即正西方，灾七宫，谓胜复之邪损害所及的方位在于正西方。按九宫之说，有天之九宫，有地之九宫分野，附图如下，以供参考：

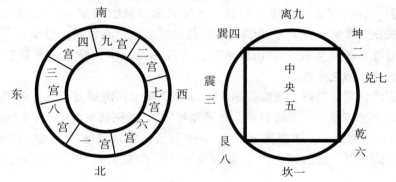

图71-2　九宫图

（11）湿化五，清化四，寒化六，所谓正化日也：司天湿化五（土之数也），中运清化之数四（金之数也），在泉寒化之数六（水之数也），这是正气所化，所以称为"正化日"（太过之年为正化也）。

（12）其化上苦热，中酸和，下甘热，所谓药食宜也：其所致之病，由司天湿土之气所致者宜用苦热，由中运清金之气所致者宜用酸和，在泉寒水之气所致者宜用甘热药，这是适宜的药食性味。以下类同者不复再解。

（13）三宫：东室震位天冲司灾之方，以运之当方言。见上附图，以下仿此，不再解。

（14）寒化一：寒属水，一为水之生数，本年之中运与在泉均属水，且为不及之气、运。故曰"寒化一"。凡属同岁会者皆类此。

（15）定期之纪：张隐庵说："谓天干始于甲，地支始于子，子甲相合，三十岁为一纪，六十岁为一周。"

（16）胜复正化：不及之年有胜复，太过之年为正化也。

〔提要〕

本段以表解形式阐明六十年甲子大周期中每年的司天、中运、在泉、太过之年的正化，不及之年的胜复邪化、灾变的情况。

以不及为生数，太过为成数，表明气化的太过不及（司天、中运在泉等都作了表解），对于产生胜复、正化所致的病证，提出了具体的治疗药物、食物的所宜。

〔原文〕

帝曰：五運之氣亦復歲乎[1]？岐伯曰：鬱極乃發[2]，待時而作也。帝曰：請問其所謂也。岐伯曰：五常之氣，太過不及，其發异也⁽³⁾。帝曰：願卒聞之。岐伯曰：太過者暴，不及者徐⁽⁴⁾。暴者爲病甚，徐者爲病持⁽⁵⁾。帝曰：太過不及，其數何如？岐伯曰：太過者其數成，不及者其數生⁽⁶⁾，土常以生也⁽⁷⁾。帝曰：其發也何如？岐伯曰：土鬱之發⁽⁸⁾，岩谷震驚⁽⁹⁾，雷殷氣交⁽¹⁰⁾，埃昏黃黑，化爲白氣，飄驟高深⁽¹¹⁾，擊石飛空⁽¹²⁾，洪水乃從，川流漫衍。田牧土駒⁽¹³⁾。化氣乃敷⁽¹⁴⁾，善爲時雨，始生始長，始化始成⁽¹⁵⁾。故民病心腹脹腸鳴，而爲數後⁽¹⁶⁾，甚則心痛脅䐜，嘔吐霍亂，飲發注下，胕腫身重。雲奔雨府，霞擁朝陽，山澤埃昏，其乃發也⁽¹⁷⁾，以其四氣⁽¹⁸⁾。雲橫天山⁽¹⁹⁾，浮游生滅，怫之先兆⁽²⁰⁾。

金鬱之發⁽²¹⁾，天潔地明，風清氣切，大凉乃舉，草樹浮烟⁽²²⁾。燥氣以行，霜霧數起⁽²³⁾，殺氣來至，草木蒼乾⁽²⁴⁾，金乃有聲。故民病咳逆，心脅滿，引少腹⁽²⁵⁾善暴痛，不可反側⁽²⁶⁾，嗌乾，面塵色惡⁽²⁷⁾。山澤焦枯，土凝霜鹵，怫乃發也，其氣五⁽²⁸⁾。夜零白露⁽²⁹⁾，林莽聲凄，怫之兆也。

水鬱之發⁽³⁰⁾，陽氣乃辟，陰氣暴舉⁽³¹⁾，大寒乃至，川澤嚴凝，寒雰結爲霜雪⁽³²⁾，甚則黃黑昏翳⁽³³⁾，流行氣交，乃爲霜殺，水乃見祥⁽³⁴⁾。故民病寒客心痛，腰䐊痛，大關節不利，屈伸不便，善厥逆，痞堅腹滿⁽³⁵⁾。陽光不治，空積沉陰⁽³⁶⁾，白埃昏暝⁽³⁷⁾而乃發也。其氣二火前後⁽³⁸⁾。太虛深玄⁽³⁹⁾，氣猶麻散⁽⁴⁰⁾，微見而隱⁽⁴¹⁾，色黑微黃⁽⁴²⁾，怫之先兆也。

木鬱之發⁽⁴³⁾，太虛埃昏⁽⁴⁴⁾，雲物以擾，大風乃至，屋發折木，木有變⁽⁴⁵⁾。故民病胃脘當心而痛，上支兩脅⁽⁴⁶⁾，鬲咽不通，食飲不下，甚則耳鳴眩轉，目不識人⁽⁴⁷⁾，善暴僵仆。太虛蒼埃，天山一色⁽⁴⁸⁾，或氣濁色，黃黑鬱若⁽⁴⁹⁾，橫雲不起雨⁽⁵⁰⁾，而乃發也，其氣無常⁽⁵¹⁾。長川草偃，柔葉呈陰，松吟高山，虎嘯岩岫⁽⁵²⁾，怫之先兆也。

火鬱之發⁽⁵³⁾，太虛腫翳⁽⁵⁴⁾，大明不彰⁽⁵⁵⁾，炎火行，大暑至，山澤燔燎，材木流津⁽⁵⁶⁾，廣廈騰烟，土浮霜鹵⁽⁵⁷⁾，止水乃減⁽⁵⁸⁾，蔓草焦黃，風行惑言⁽⁵⁹⁾，濕化乃後⁽⁶⁰⁾。故民病少氣瘡瘍癰腫，脅腹胸背，面目四支䐜憤臚脹，瘍痱⁽⁶¹⁾嘔逆，瘈瘲骨痛，節乃有動，注下溫瘧，腹中暴痛，血溢流注，精液乃少，目赤心熱，甚則瞀悶懊憹善暴死。刻終大溫⁽⁶²⁾，汗濡玄府，其乃發也。其氣四⁽⁶²⁾。動復則静，陽極反陰⁽⁶³⁾，濕令乃化乃成。華發水凝，山川冰雪，焰陽午澤⁽⁶⁴⁾，怫之先兆也。

有怫之應而後報也，皆觀其極而乃發也，木發無時，水隨火也⁽⁶⁵⁾。謹候其時，病可與期，失時反歲，五氣不行，生化收藏，政無恒也⁽⁶⁶⁾。帝曰：水發而雹雪⁽⁶⁷⁾，土發而飄驟⁽⁶⁸⁾，木發而毀折⁽⁶⁹⁾，金發而清明⁽⁷⁰⁾，火發而曛昧⁽⁷¹⁾，何氣使然？岐伯曰：氣有多少，發有微甚，微者當其氣，甚者兼其下，微其下氣而見可知也⁽⁷²⁾。帝曰：善。五氣之發⁽⁷³⁾，不當位者，何也？岐伯曰：命其差⁽⁷⁴⁾。帝曰：差有數乎？岐伯曰：後皆三十度而有奇也⁽⁷⁵⁾。帝曰：氣至而先後者何？岐伯曰：運太過則其至先，運不及則其至後，此候之常也⁽⁷⁶⁾。帝曰：當時而至者，何也？岐伯曰：非太過，非不及，則至當時。非是者眚也⁽⁷⁷⁾。帝曰：善。氣有非時而化者，何也？岐伯曰：太過者當其時⁽⁷⁸⁾，不及者歸其己勝也⁽⁷⁹⁾。帝曰：四時之氣至，有早晏高下左右⁽⁸⁰⁾，其候何如？岐伯曰：行有逆順，至有遲速，故太過者化先天，不及者化後天⁽⁸¹⁾。帝曰：願聞其行何謂也？岐伯曰：春氣西行，夏氣北行，秋氣東行，冬氣南行⁽⁸²⁾。故春氣始於下，秋氣始於上，夏氣始於中，冬氣始於標⁽⁸³⁾

春氣始於左，秋氣始於右，冬氣始於後，夏氣始於前⁽⁸⁴⁾。此四時正化之常⁽⁸⁵⁾，故至高之地，冬氣常在，至下之地，春氣常在⁽⁸⁶⁾，必謹察之。帝曰：善。

〔注释〕

（1）亦复岁乎：复是报复。先有胜气，然后才有复气。全句为：也有报复的年岁吗？

（2）郁极而发，待时而作也：五运被胜气所郁太甚，渐变到极点，到了一定的限度，在一定的时候，就会突然发作。

（3）其发异也：岁太过其发早，岁不及其发晚。

（4）太过者暴，不及者徐：岁运太过，郁发起来就暴速，不及就徐缓。

（5）暴者为病甚，徐者为病持：郁发暴的应病也就是猛，徐缓的应病也缠绵而缓和。

（6）太过者其数成，不及者其数生：数指五行生成数。太过者其气盛，故其数成，盛者成也。不及者，气衰少，故其数生。

（7）土常以生也：古九宫分野仅以九数为极。四隅四方中央，九方。五为数之中，土位居之中，而兼乎四方，所以土数常应于中也。

（8）土郁之发：木气过度抑制土气，土气郁积到一定限度，而突然暴发。

（9）岩谷震惊：形容大地震动得很厉害。

（10）雷殷气交：雷声隆隆于天地气交之中。

（11）埃昏黄黑，化为白气，飘骤高深：地气上腾，白日如同黄昏。湿土之气蒸发，化为白气，疾风骤雨飘动于高山深谷之间。

（12）击石飞空：张景岳："岩崩石走，洪水从而出也。"以与下文"田牧土驹"句对应。

（13）田牧土驹：王冰："大水已去，石土危然，若群驹散牧于田野。凡言土者，砂石同也。"即形容洪水退去后，田野之间，土不嵬然，有如群驹散牧于田野。

（14）化气乃敷：土的报复之气后，化气即正常德化之气才得以敷布而云雨及时。

（15）始生始长，始化始成：土郁发之后，化气敷布，云雨及时，这时候，万物才开始正常的生长化成。

（16）数后：指大便频急数多。

（17）云奔雨府，霞拥朝阳，山泽埃昏，其乃发也：湿云奔集，早晨太阳被云霞所拱拥，山泽中有昏蒙之气，这些表明，土郁将发了。

（18）以其四气：发作时令是四之气，长夏湿土行令之时。

（19）云横天山：云气横于半山。

（20）浮游生灭，怫之先兆：山被云气所掩，似隐似现，似有似无，这些就是郁发之先兆。

（21）金郁之发：金气被火气抑郁太甚，到一定限度，一定时候，就要突然暴发出来。

（22）草树浮烟：浮烟是薄雾也。草原、树林皆是雾气飘浮。

（23）霜雾数起：霜（méng，音蒙，又 mào，音冒），厚雾也。阴气凝则霜雾起。

（24）草木苍干，金乃有声：金气发，木不胜杀，故草木苍干。秋风劲厉有声。

（25）心胁满引少腹：心胁、少腹皆肝之地也。金发则邪害肝木也。心胁者胸胁也。

（26）不可反侧：亦金气克木，心胁满引少腹所致不可反侧。

（27）面干嗌尘色恶：金气肃杀，故致喉咙干，面颜如蒙尘灰，气色也难看。

（28）其气五：五气是阳明燥金，其发即其时之气也。

（29）夜零白露：零即下降之意。夜间下降白露。

（30）水郁之发：土气胜抑水气甚矣，到了一定限度、一定时候，水气就要突然发作。

（31）阳气乃辟，阴气暴举：辟同避。阳气退避，阴气（寒水）突然暴发。

（32）川泽严凝，寒雾结为霜雪：雾（fēn，音分）。河泽严寒结冰，寒冷将白气结为霜和雪。

（33）黄黑昏翳：昏暗混浊。

（34）水乃见祥：祥，灾异吉凶之兆皆曰祥。此处乃指水气郁发先见之征兆。

（35）痞坚腹满：寒则气被凝滞而为痞坚，所谓"脏寒生满病"，故腹满。

（36）空积沉阴：阳气不振，空气阴沉。

（37）白埃昏暝：白色坚埃昏浊之气蒙蔽天日。

（38）其气二火前后：张景岳谓："二火前后，君火二之气，相火三之气，自春分二月中始，而尽于小暑六月节，凡一百二十日。皆二火之所主。水本王于冬，其气郁，故发于火令之时，阴乘阳也。"王冰曰："阴精与水，皆上承火，故其发也，在君相二火之前后。"二说都可通，姑皆存之。

（39）太虚深玄：宇宙深远莫测。

（40）气犹麻散：其气有如散乱的麻一样。

（41）微现而隐：微微显露但又不清楚，隐约可见。

（42）色黑微黄：颜色是微黄黑色，以上四句都是水气将发的先兆。

（43）木郁之发：木被金抑之太甚，至时而暴发矣。

（44）太虚埃昏：尘埃飞扬，天地昏暗。

（45）屋发折木，木有变：大风到来，房屋倒塌，树木折断，这些都是木郁暴发所致的变化。

（46）胃脘当心而痛，上支两胁：肝气（木）犯胃（土），胁乃肝之分野也，所以胃心痛支两胁。

（47）耳鸣眩转，目不识人，善暴僵仆：皆肝之风木主病也。诸风掉眩，皆属于肝。肝开窍于目，目不识人，属于肝病也。诸暴强直，皆属于风也。

（48）太虚苍埃，天山一色：天空中布满苍茫昏暗的尘埃，辨不出是天空还是高山。

（49）或气浊色，黄黑郁若：或天气混浊，黄黑之气郁结不散。

（50）横云不起雨：天空虽有横云（浓积云层），但没有雨降。

（51）其气无常：风气善行数变，故无常态。

（52）长川草偃，柔叶呈阴，松吟高山，虎啸岩岫：野草被风吹而偃伏，如同长长的河流。柔软的树叶被风吹得叶背面朝上。高山岩岫（xiù，音袖）之间的风声如同松吟虎啸。

（53）火郁之发：水气胜极，火被郁抑，到一定限度时就突然暴发。

（54）太虚肿翳：肿字是"曛"字之误。天空中曛翳昏昧。

（55）大明不彰：太阳反而不甚清明。

（56）材木流津：树木的津液被蒸发外流。

（57）土浮霜卤：水泉干涸而土地表面卤结如霜。

（58）止水乃减：池水日渐减少。

（59）风行惑言：马莳："火气熏蒸，风亦行之，风火相煽，言语声音听不清而惑乱。"

（60）湿化乃后：因火气报复太甚，湿化当布不能及时布。

（61）疿：疹也，火热生也。

（62）刻终大温，汗濡玄府，其乃发也，其气四：刻终是丑时之末，寅时之初，相当于上午三时，是阴中之阴时，气温最低。今因火气复，而反大温。玄府，皮肤毛孔也。这是大暑之气就要发作，时间是四时之气的时候（四之气本为湿土主气，现因火郁发，故不能及时而至）。

（63）动复则静，阳极反阴：张景岳："上文言湿化乃后，至此则火王生土，故动复则静，阳极反阴。土气得令，湿气复至，散万物得以化成。"

（64）华发水凝，山川冰雪，焰阳午泽：群花开放的时候，当是春天，但水却凝结成冰，高山上还覆盖着冰雪，然而朝南的池塘里都看到了阳气升腾的景象。这些皆是火气将要暴发的先兆。

（65）有佛之应而后报也，皆观其极而乃发也，木发无时，水随火也：有郁发之先兆而后就有报复之气的来临。凡复气皆是郁积到极度才暴发的。木的复气发无定时，水则发于二火之前后。

（66）政无恒也：知时气则病气可与期，失时气则五气之行尚不能初，又焉知生化收藏之常政哉。

（67）水发而雹雪：水郁发微者为寒，甚者为雹雪。

（68）土发而飘骤：土郁发微者为湿，甚者为骤雨飘落。

（69）木发而毁折：木郁发微者为风，甚者为毁屋折木。

（70）金发而清明：金郁发微者为燥，甚者燥化为火，而为清明。

（71）火发而曛昧：火发微者为热，甚者为昏昧。

（72）气有多少，发有微甚，微者当其气，甚者兼其下，征其下气而见可知也：五运六气有太过不及。五气郁发有微有甚，微者当其气，如水则为寒，土则为湿，火则为热，木则为风，金则为燥是也。郁而暴发，甚者兼其下承之气的变化，如：水发为雹雪，雹雪其形类土，乃寒之甚而兼其下承之土气而变化者。土发而飘骤，骤雨飘落乃风之状也。木发而毁折，风之甚毁屋折木，兼金之用矣。金发而清明，燥化为火矣。火发为曛昧，火之极而似水之黯昧也。

明白了所承之气，就可以知道其复气之状了。如：火位之下，水气承之。水位之下，土气承之。土位之下，木气承之。木位之下，金气承之。金位之下，火气承之。君位之下，阴精承之。

（73）五气之发，不当位者何也：五运复气，有不应时而发的怎样？

（74）命其差：张景岳："气有盛衰，则至有先后，故曰命其差。差者，不当其位也。"如《素问·至真要大论》曰："胜复之作，动不当时，或后时而至。"虽彼论胜复之至不当位，此论五气之发不当位，所论似异而义则一也。

（75）后皆三十度而有奇也：张景岳说："后者，自始及终也。度者，日也。三十度而有奇，一月之数也。奇谓四十三刻七分半也。盖气有先至后至之差，不过三十度耳。即如气盈朔虚节序置闰之法，早者先十五日有奇，迟至者后十五日有奇，或前或后，总不出一月有奇之数，正此义也。"

（76）此候之常也：运气太过则万物生化在时令之先，不及在时令之后，这是物候的常规。

（77）非是者眚也：应先至则先至，应后至则后至，应至当时者则至当时。如果不是这样，就是灾变了。眚（shěng，音省），灾、病、错误意。

（78）太过当其时：太过气盛，故当时而至。

（79）不及者归其己胜也：不及气衰，故归其己胜，己胜者，胜我者也。如王冰所云："冬雨、春凉、秋温、夏寒之类，皆为归其己胜。"

（80）至，有早晏高下左右：四时气候，来到有迟早、高下、左右的不同。

（81）太过者化先天，不及者化后天：太过气速，故先天时而生化；不及者气迟，故后天时而生化。

（82）春气西行，夏气北行，秋气东行，冬气南行：春天由东方始（我国地处亚洲东部，春季多太平洋季风由东向西）。夏天，北半球之阳光愈来愈接近直射，日影渐短，似是夏气从南而来。秋天的风多从西向东刮，所谓西风扫落叶。是秋天的象征。冬天，北半球太阳照射愈来愈偏，日影渐长，太阳似乎渐渐南去了，所以曰冬气南行。

（83）春气始于下，秋气始于上，夏气始于中，冬气始于标：春气发生，自下而生，草木萌芽，蛰虫出土，皆自下而升也。

秋气收敛，自上而降，叶落知秋，天气清明等等皆自上而降也。

夏气长成，旺盛于中，万物繁荣昌盛，结果成熟。皆自中而旺也。

冬气伏藏，由盛而杀，由表而入里，冰雪覆盖，蛰虫封藏，一切征象，皆从表见也。

（84）春气始于左，秋气始于右，冬气始于后，夏气始于前：面南而立，左为东，右为西，前为南，背后为北。

（85）四时正化之常：四时正常气化。

（86）至高之地，冬气常在，至下之地，春气常在：王冰说："高山之巅，盛夏冰雪；污下川津，严冬草生。常在之义足明矣。"

〔提要〕

本段前半部分：①五运之暴发皆是郁极而发，待时而作，郁发的现象有太过不及，太过之甚者还兼其下承之气化；②五运郁发的征象如：水发而雹雪，土发而飘骤，木发毁折，金发清明，火发曛昧；③五运郁发，应之人体而变生的各种类型的疾病。

后半部分：①五运之发不当位，前后至多相差三十日多一点；②气运的太过不及，影响自然界万物生化的先后；③春夏秋冬四季的起始、去向，从其自然界的物候中认识到其规律；④自然地理环境不同，气候也不相同：至高之地，冬气常在，至下之地，春气常在。

〔原文〕

黄帝問曰：五運六氣之應見[1]六化之正，六變之紀，何如？岐伯對曰：夫六氣正紀[2]，有化有變，有勝有復，有用有病，不同其候，帝欲何乎？帝曰：願盡聞之。岐伯曰：請遂言之。夫氣之所至也，厥陰所至爲和平[3]，少陰所至爲暄[4]，太陰所至爲埃溽[5]，少陽所至爲炎暑[6]，陽明所至爲清勁[7]，太陽所至爲寒雰[8]，時化之常[9]也。厥陰所至爲風府，爲璺啓[10]；少陰所至爲火府，爲舒榮[11]，太陰所至爲雨府，爲員盈[12]，少陽所至爲熱府，爲行出[13]；陽明所至爲司殺府，爲庚蒼[14]，太陽所至爲寒府，爲歸藏[15]，司化之常[16]也。厥陰所至爲生，爲風搖[17]；少陰所至爲榮，爲形見[18]；太陰所至爲化，爲雲雨[19]，少陽所至爲長，爲蕃鮮[20]，陽明所至爲收，爲霧露[21]；太陽所至爲藏，爲周密[22]，氣化之常[23]也。厥陰所至爲風生[24]，終爲肅；少陰所至爲熱生，中爲寒[25]；太陰所至爲濕生，終爲注雨[26]；少陽所至爲火生，終爲蒸溽[27]，陽明所至爲燥生，終爲凉[28]；太陽所至爲寒生，中爲溫[29]，德化之常[30]也。厥陰所至爲毛化[31]，少陰所至爲羽化[31]，太陰所至爲倮化[31]，少陽所至爲羽化[31]，陽明所至爲介化[31]，太陽所至爲鱗化[31]，德化之常[32]也。厥陰所至爲生化[33]，少陰所至爲榮化[33]，太陰所至爲濡化[33]，少陽所至爲茂化[33]，陽明所至爲堅化[33]，太陽所至爲藏化[33]，布政[34]之常也。厥陰所至爲飄怒大凉[35]。少陰所至爲大暄寒[36]，太陰所至爲雷霆驟注烈風[37]，少陽所至爲飄風燔燎霜凝[38]，陽明所至爲散落溫[39]，太陽所至爲寒雪冰雹白埃[40]，氣變之常[41]也。厥陰所至爲撓動，爲迎隨[42]，少陰所至爲高明焰，爲曛[43]；太陰所至爲沉陰，爲白埃，爲晦暝[44]；少陽所至爲光顯，爲彤雲，爲曛[45]；陽明所至爲烟埃，爲霜，爲勁切，爲凄鳴[46]；太陽所至爲剛固，爲堅芒，爲立[47]，令行之常[48]也。厥陰所至爲裏急[49]，少陰所至爲瘍胗身熱[49]，太陰所至爲積飲否隔[49]，少陽所至爲嚏嘔爲瘡瘍[49]，陽明所至爲浮虛[49]，太陽所至爲屈伸不利[49]，病之常也。厥陰所至爲支痛[50]，少陰所至爲驚惑惡寒、戰慄譫妄[50]，太陰所至爲稸滿[50]，少陽所至爲驚躁瞀昧暴病[50]，陽明所至爲鼽尻陰股膝髀腨胻足病[50]，太陽所至爲腰痛[50]，病之常也。厥陰所至爲緛戾[51]，少陰所至爲悲妄衄衊[52]，太陰所至爲中滿霍亂吐下，少陽所至爲喉痹耳鳴嘔涌，陽明所至爲脅痛皺揭[53]，太陽所至爲寢汗痙[54]，病之常也。厥陰所至爲脅痛嘔泄[55]，少陰所至爲語笑[55]，太陰所至爲重胕腫[55]，少陽所至爲暴注瞤瘛暴死[55]，陽明所至爲鼽嚏[55]，太陽所至爲流泄禁止[55]，病之常也。凡此十二變者，報德以德，報化以化，報政以政，報令以令，氣高則高，氣下則下，氣後則後，氣前則前，氣中則中，氣外則外，位之常也[56]。故風勝則動[57]，熱勝則腫[58]，燥勝則乾[59]，寒勝則浮[60]，濕勝則濡泄[61]，甚則水閉胕腫[62]，隨氣所在，以言其變耳。帝曰：願聞其用[63]也。岐伯曰：夫六氣之用，各歸不勝而爲化[64]，故太陰雨化，施於太陽[65]；太陽寒化，施於少陰[66]；少陰熱化，施於陽明[67]；陽明燥化，施於厥陰[68]；厥陰風化，施於太陰[69]。各命其所在以徵之也[70]。帝曰：自得其位⁽⁷¹⁾何如？岐伯曰：自得其位常化也。帝曰：愿聞所在也。岐伯曰：命其位而方月可知也⁽⁷²⁾。

帝曰：六位之氣，盈虛⁽⁷³⁾何如？岐伯曰：太少異也。太者之至徐而常，少者暴而亡⁽⁷⁴⁾。帝曰：天地之氣，盈虛何如？岐伯曰：天氣不足，地氣隨之；地氣不足，天氣從之，運居其中而常先也⁽⁷⁵⁾。惡所不勝，歸所同和，隨運歸從而生其病也⁽⁷⁶⁾。故上勝則天氣降而下，下勝則地氣遷而上⁽⁷⁷⁾，多少而差其分⁽⁷⁸⁾，微者小差，甚者大差，甚則位易氣交，易⁽⁷⁹⁾則大變生而病作矣。《大要》曰：甚紀五分，微紀七分⁽⁸⁰⁾，其差可見。此之謂也。

〔注释〕

（1）五运六气之应见：运气至，自然界万物亦相应之，春则生，夏则长，秋则收，冬则藏。春则温，夏则热，秋则凉，冬则寒。此皆应见之象也。

（2）夫六气正纪：凡六气应化之纪，皆曰正纪。与本篇前之正化、邪化之正不同。

（3）厥阴所至为和平：初之气、木之化，厥阴之气候和平。

（4）少阴所至为暄：少阴二之气，火之化，气候温暖。

（5）太阴所至为埃溽：太阴四之气，湿土之化，气候雾埃溽温。

（6）少阳所至为炎暑：少阴三之气，相火之化，气候炎热。

（7）阳明所至为清劲：阳明五之气，燥金之化，气候清肃劲急。

（8）太阳所至为寒雾：太阳终之气，寒水之化，气候寒冷。

（9）时化之常：四时正常气化的常见现象。

（10）璺启：璺（wèn，音问），微裂未破也。开拆曰启。这里指植物萌芽破土而出之意。

（11）舒荣：舒展荣美。

（12）员盈：张隐庵："周备也。此处为肥美丰盛之意。"

（13）行出：阳气旺盛，尽达于外。张志聪："从中而出于外也。"

（14）庚苍：张景岳："庚，更也；苍，木化也。"

（15）归藏：寒水用事，万物是以为藏矣。

（16）司化之常：张景岳："司，主也。六气各有所主，乃正化之常也。""司化、正化、德化、布政、政令、政"等皆是借社会政治之词以喻气运也。

（17）风摇：张景岳："风性动，故为摇。"此厥阴之气也。

（18）形见：张景岳："物荣而形显。"

（19）云雨：太阴之化，云雨及时。

（20）蕃鲜：少阳之气，万物长极，繁荣鲜艳。

（21）雾露：阳明金之气，万物阳气收敛，雾露下降。

（22）周密：太阳寒水之气，万物生机潜藏，阳气固守周密。

（23）气化之常：六气正常变化现象。

（24）厥阴所至为风生，终为肃：厥阴风木，主则为风生，然风位之下，金承气之，故终为肃杀也。

（25）少阴所至为热生，中为寒：少阴君火，至则热生，然而中见太阳，故中为寒冽。

（26）太阴所至为湿生，终为注雨：太阴湿土，至为湿生，土气之下，风气承之，故终为暴风雨。

（27）少阴所至为火生，终为蒸溽：少阳相火至为火生，相火之下，水气承之，终为水火交遇则蒸发湿润。

（28）阳明所至为燥生，终为凉：王冰："此应为凉生，终为燥，方与上下文义相符，盖金位之下，火气承之，故阳明为清凉，生而终为燥也。"今从之。

（29）太阳所至为寒生，中为温：太阳水气至为寒生，然而中见少阴，故其中为温也。

（30）德化之常：这里指六气承制（拮抗）作用的正常现象。

（31）毛化，羽化，倮化，羽化，介化，鳞化：有毛之动物（即毛虫）化育于厥阴之气；有翎羽的动物（羽虫）化育于少阴之气；倮体的动物（倮虫）化育于太阴之气；有羽翼的动物（羽虫如蜂蝉）化育于少阳之气；有介甲的动物（介虫）化育于阳明之气；有鳞的动物（鳞虫）化育于太阳之气。

（32）德化之常：这里指六气对动物化生之现象。

（33）生化，荣化，濡化，茂化，坚化，藏化：厥阴之气来，风气敷布，万物始生，故谓生化；少阴之气到来，热气敷布，万物欣欣向荣，故曰荣化；太阴之气到来，湿气敷布，万物滋柔润濡，故曰濡化；少阳之气到来，暑气敷布，万物茂盛，故曰茂化；阳明之气到来，燥气敷布，万物成熟结果实，其象坚敛，故曰坚化；太阳之气到来，水气敷布，万物隐藏蛰闭，故曰藏化。

（34）布政：这里指六气敷布，万物顺从变化的常见现象。张景岳说："气布则物从其化，故谓之政。"

（35）飘怒大凉：张景岳："飘怒，木亢之变也；大凉，金之承木也。"

（36）大暄寒：据王冰意：大暄，火热也，指君火；寒，寒水也，指下承之阴精。

（37）雷霆骤注烈风：张隐庵："雷霆骤注，湿土之变。极则风气承之。"

（38）飘风燔燎霜凝：热亢之变为飘风燔燎；霜凝，水之承制也。

（39）散落温：马莳："金气为散落，火气为温。"

（40）寒雪冰雹白埃：寒雪冰雹，水亢之变；白埃，土之承制也。

（41）气变之常：这里指六气过亢常见的异常现象。

（42）为挠动，为迎随：厥阴风气至万物扰动，往来流动。

（43）为高明焰，为曛：少阴君火之气至，火焰高明，热气曛人。

（44）为沉阴，为白埃，为晦暝：太阴湿土气至，天气阴沉，地气迷蒙，湿土之气上蒸，昏暗不明。

（45）为光显，为彤云，为曛：少阳相火气至，为闪电、赤云和炎热的天气。

（46）为烟埃，为霜，为劲切，为凄鸣：阳明燥金之气至，为烟埃结寒霜，清凉劲切，凄厉之声等等肃杀之象。

（47）为刚固，为坚芒，为立：太阳寒水之气至，寒凝冰坚，万物闭藏，所以刚固坚强，锋芒直立。

（48）令行之常：这里指六气行使政令的正常现象。

（49）里急，疡胗身热，积饮否隔，为嚏呕为疮疡，浮虚，屈伸不利：里急：风木用事，病在筋，故为里急（拘挛意）。

疡胗身热：君火用事、血脉热，故疮疡身发热。

积饮否隔：否同痞。湿土用事，则脾多湿滞，故为积饮痞隔。

为嚏呕为疮疡：相火炎上，故为嚏呕。热伤皮腠，故为疮疡。

浮虚：燥金用事，故病则皮毛变而为虚浮（肺主皮毛）。

屈伸不利：太阳寒水用事，故骨病为屈伸不利（肾主寒、主骨）。

（50）支痛，惊惑恶寒战栗谵妄，稸满，惊躁瞀昧暴病，尻阴股膝髀腨胻足病，腰痛：支痛：厥阴肝病两胁胀痛。

惊惑恶寒战栗谵妄：皆少阴心主之病，神明不安也。

稸满：稸同畜。太阳脾病而畜积中满。

惊躁瞀昧暴病：少阳相火为病，则惊厥烦躁，昏昧急暴。

尻阴股膝髀腨胻足病：足阳明胃经络所过也，阳明为病。其所过之经络皆病。

腰痛：足太阳经，其脉挟脊抵腰，故病则为腰痛。

（51）缧戾：肢体软短而扭转不利。

（52）悲妄衄蔑：无故悲伤。衄出之血如污血状。

（53）皴揭：燥气过胜，肌肤皴揭。皴（cūn，音村）皮肤开裂也。

（54）寝汗痉：睡中出汗，肢体强直痉挛。

（55）胁痛呕泄，语笑，重胕肿，暴注瞤瘛暴死，尻嚏，流泄禁止：胁痛呕泄：肝木自病为胁痛，木邪克土则为呕泄。

语笑：少阴心主神明，神有余为语笑不休也。

重胕肿：土壅湿滞，则身重胕肿。

暴注瞤瘛暴死：相火乘金、大肠受之，则为暴注而下；乘脾则肌肉瞤动；乘肝则肢体筋脉抽瘛；相火急暴，所以暴死。

尻嚏：（qiútì，音求替），金气寒肃而敛，故为尻嚏。尻，指鼻流涕；嚏，喷嚏。

流泄禁止：寒气下行能为泻利，故曰流泄。阴寒凝结，阳气不化，能使二便不通，汗窍不解，故曰禁止。

（56）位之常也：此段总结上文十二种胜复正变灾病之候。各因其所至之气而有各种征象。所以气之至，有德化政令之异。而所报者也因之而有德化政令之异。气有高下前后中外之异，则所报者也因之而有高下前后中外之异。其在人之应者，如手之三阴三阳其气高，足之三阴三阳其气下。足太阳行身之后，足阳明行身之前，足少阴太阴厥阴行身之中，足少阳行身之外侧，也是各有其位之常也。（据张景岳）

（57）风胜则动：风善行数变，其性动摇。

（58）热胜则肿：疮疡肿痛，火之病也。

（59）燥胜则干：精血津液，枯涸于内，皮肤肌肉，皴揭于外。皆燥胜则干之病也。

（60）寒胜则浮：腹满身浮，皆阳不足，寒胜为病也。

（61）濡泄：水湿不运则滞泄。

（62）甚则水闭胕肿：水运不利，而肌肉肿胀。

（63）用：此处指施化之用也。

（64）夫六气之用，各归不胜而为化：不胜就是被克者，如金能胜木，木就是"不胜"。全句是说：六气施化的规律就是加于被克者而发生变化。如下文雨化施于太阳，寒化施于少阴……皆是也。

（65）太阴雨化，施于太阳：土能胜水，水为不胜。

（66）太阳寒化，施于少阴：水能胜火，火为不胜。

（67）少阴热化，施于阳明：火能胜金，金为不胜。

（68）阳明燥化，施于厥阴：金能胜木，木为不胜。

（69）厥阴风化，施于太阴：木能胜土，土为不胜。

（70）各命其所在以征之也：各根据六气主治之时而观察其气化的有余不及以研究其作用。

（71）自得其位：言六气所临，但施化于本位之方月，而无彼此之相犯也。如子午岁，太阳寒水，东北，初之气，于本位施其寒化；厥阴风木，东南，二之气，于本位施其风化，等等。皆是自得其位之常化也。

（72）命其位而方月可知也：方指方隅，月指月份。古人将十二个月分配四方，故称方月。全句是：知六气命名就可以知其方月了。

（73）六位之气，盈虚：六个部位（三阴三阳也）之气有有余、有不及也。

（74）暴而亡：王冰云："力强而作，不能久长，故暴而无也。亡，无也。"

（75）天气不足，地气随之，地气不足，天气从之，运居其中而常先也：司天之气不足，在泉之气随之上升；在泉之气不足，司天之气随之下降。岁运居于司天在泉之中，气交之分，所以天气降，则运必先之而降，地气上升，则运必先之而升。这里旨在说明运和气是相互影响的，他们不是孤立的。

（76）恶所不胜，归所同和，随运归从而生其病也：马莳说："假如丁壬木运，司天在泉为金，则不胜。"即憎恶自己所不胜之气。在此不胜之气指的是与运对立的司天在泉之气。如果运与气相随和（同和）如相生或同属，这叫随运，这种随和却助其气，上一种不胜是制约其气。这两种情况就产生了太过和不及的变异。

（77）上胜则天气降而下，下胜则地气迁而上：张景岳："上胜者，司天之气有余也，上有余则气降而下；下胜者，在泉之气有余也，下有余则气迁而上。"即上文"天气不足，地气随之，地气不足，天气从之"之谓。

（78）多少而差其分：多少指胜气的微甚，也就是决定上升下降的差分。"微者小差，甚者大差"，即是也。

（79）甚则位易气交，易则大变生而作矣：差分太大，气交之位置移易，则产生大变化，而生疾病。

（80）甚纪五分，微纪七分：胜有甚微之分，差有大小之别。甚者大差，"故胜气居其五。"微者小差，"故微居七，而胜仅居其三。"

〔提要〕

1. 本段大部篇幅阐述了六气正纪十二变：厥阴风木、少阴君火、太阴湿土、少阳相火、阳明燥金、太阳寒水六气之至正常、异常等十二种变化包括：①时化之常，正常气化；②正化之常，也是正常气化；③气化之常，正常变化；④德化之常，六气承制、拮抗的正常现象；⑤六气生化在动物五虫方面应见现象；⑥布政之常，六气敷布，万物顺应变化之现象；⑦气变之常，六气过亢，异常之现象；⑧令行之常，六气行政使令的常态。皆是六气盛衰所致人体疾病的常见病证。

2. 六气施化的规律是施于己之所胜，引起不正常的变化。自得本位则不病。（这是指一年之中的主气和客气的关系）

3. 司天在泉六气与岁运的关系是：天、地、气交之间的关系。他们协调而又相互制约，失却平衡则灾病生。

〔原文〕

帝曰：善。論言熱無犯熱，寒無犯寒[1]，余欲不遠寒，不遠熱[2]，奈何？岐伯曰：悉乎哉問也！發表不遠熱，攻裏不遠寒[3]。帝曰：不發不攻而犯寒犯熱[4]何如？岐伯曰：寒熱內賊，其病益甚[5]。帝曰：願聞無病者何如？岐伯曰：無者生之，有者甚之[6]。帝曰：生者何如？岐伯曰：不遠熱則熱至，不遠寒則寒至[7]，寒至則堅否、腹滿、痛急、下利之病生矣[8]。熱至則身熱、吐下、霍亂[9]、癰疽、瘡瘍、瞀鬱、注下、瞤瘛、腫脹、嘔、鼽衄、頭痛、骨節變、肉痛、血溢、血泄、淋閟之病生矣。帝曰：治之奈何？岐伯曰：時必順之[10]，犯者治以勝也[11]。黃帝問曰：婦人重身，毒[12]之何如？岐伯曰：有故無殞，亦無殞也[13]。帝曰：願聞其故，何謂也？岐伯曰：大積大聚，其可犯也，衰其大半而止，過者死[14]。帝曰：善。鬱[15]之甚者，治之奈何？岐伯曰：木鬱達[16]之，火鬱發[17]之，土鬱奪[18]之，金鬱泄[19]之，水鬱折[20]之。然調其氣過者，折之以其畏[21]也，所謂瀉之。帝曰：假[22]者何如？岐伯曰：有假其氣則無禁[23]也。所謂主氣不足，客氣勝也[24]。帝曰：至哉聖人之道！天地大化運行之節，臨御之紀，陰陽之政，寒暑之令，非夫子孰能通之！請藏之靈蘭之室，署曰"六元正紀"，非齋戒[25]不敢示，慎傳也。

〔注释〕

（1）热无犯热，寒无犯寒：用寒药避免寒冷的天气，用热药避免炎热的天气。

（2）不远寒，不远热：不论季节之寒暑，不忌寒，不忌热。

（3）发表不远热，攻里不远寒：有表证发表用辛温，有里证攻下用苦寒，这些是不论季节寒热，当用则用的。

（4）不发不攻而犯寒犯热：既无应发表之症，又无应攻里之症，而犯忌寒忌热之戒。

（5）寒热内贼，其病益甚：寒热得助则内贼人体，则疾病更加严重。

（6）无者生之，有者甚之：无病之人犯了寒热之戒，也要生病；何况有病之人，就更严重了。

（7）不远热则热至，不远寒则寒至：如火里加炭，雪上添霜，寒热之病安有不至哉!?

（8）寒至则坚否、腹满、痛急、下利之病生矣：脏寒生满病，寒凝腹急痛，肠胃寒则谷不能腐化而下利。

（9）霍乱：此种霍乱乃是暴注下迫，水液混浊。其余诸证亦尽是火热为病也。

（10）时必顺之：王冰："春宜凉，夏宜寒，秋宜温，冬宜热，此时之宜，不可不顺。"

（11）犯者治以胜也：张景岳："如犯热者，胜以咸寒；犯寒者，胜以甘热；犯凉者，胜以苦温；犯温者，胜以辛凉，治以所胜则可解也。"

（12）毒：古时凡能治病之药物，皆称之为毒药，与近代之"剧毒药"的毒药含义显然不同。

（13）有故无殒，亦无殒也：有目的地运用毒药，并不伤胎及母体。

（14）过者死：用药应谨慎，病去大半，即当停止。祛邪过猛，会造成邪去正亡的不良后果，所以说"过者死"。

（15）郁：指五气抑郁。张景岳："天地有五运之郁，人身有五脏之应，郁则结聚不行，乃致当升不升，当降不降，当化不化，而郁病作矣。"

（16）达：疏达肝气。肝为将军，性喜条达冲和。张景岳说："畅达也。但使气得通行，皆谓之达。"

（17）发：发散之意。王冰："谓汗之令其疏散也。"

（18）夺：用吐剂或下剂，都可称为夺。张景岳："直取之也。凡滞在上者，夺其上，吐之可也；滞在中者，夺其中，伐之可也；滞在下者，夺其下，泻之可也。凡此皆谓之夺，非独止于下也。"

（19）泄：指宣泄肺气。张景岳："疏利也。其伤在气分，或解其表，或破其气，或通其便，凡在表在里，在上在下，皆可谓之泄也。"这是将泄法引申扩大了。从经文原义上来看，还应从前说。

（20）折：降其冲逆之势，驱逐水邪。张景岳："调刺也。凡折之之法，如养气可以化水，治在肺也。实土可以制水，治在脾也。壮火可以胜水，治在命门也。自强可以帅水，治在肾也。分利可以泄水，治在膀胱也。凡此皆谓之折。"

（21）以其畏：畏指相制之药。王冰："过者畏泻，故谓泻为畏也。"太过者，以其味泻之，以咸泻肾，酸泻肝，辛泻肺，甘泻脾，苦泻心等等。

（22）假：借也。此处谓假借其他之气位以行其气，也就是非时之气，如春反凉，秋反温，夏反寒，冬反热之类，所以下文说"主气不足，客气胜也。"

（23）禁：此处指用寒远寒，用热远热之禁也。不禁就是不必禁忌。

（24）主气不足，客气胜也：假借之气也。四时正气不及，六气更临之气胜。

（25）斋戒：慎重诚笃地举行仪式，表示全心全意。

〔提要〕

1. 一般情况下应遵从远寒、远热的禁忌。但遇到需要用寒、用热的病证，就应该灵活处理。

2. 无端违犯远寒远热禁忌，而使寒热内贼，则可能使无病得病，有病益甚。

3. 对怀孕病妇的治疗原则是"有故无殒，亦无殒也"，"衰其大半而止"。

4. 五郁证的治疗原则是：木郁达之，火郁发之，土郁夺之，金郁泄之，水郁折之。

5. 对"主气不足，客气胜也"的假借之气，应用其畏的药物来泻之。

〔讨论〕

本文论以六气为基础，配合以五运，划分为气化不同的六大单元、卅岁纪，通过司天在泉、四步间气、中运、主运、客运等来说明每年之五运、六气的常和变、太过和不及、胜和复、郁和发，以及对于自然界、生物界、人体的生理、病理诸方面的影响和反映。

五运过度抑郁必然郁极而暴发，本文对其变化和引起之灾病，均作了详尽、生动的描述。

本文除综合阐述了六气所至，万物所起之变化，人应之而生疾病外，还指出了许多治疗原则和药物食物的宜忌。

现就本论所涉及的运气，治疗方面的一些问题，进行探讨。

一、五运

中运：十干所化之运，名曰中运。《素问·六元正纪大论》曰："天气不足，地气随之；地气不足，天气从之，运居其中，而常先也。"天气在上，地气在下，运气居于上下之中，气交之分，故天气欲降，则居中的运必先之而降；地气欲升，而居中的运亦先之而升，此中运通主一年的岁气，所以一般又有"大运"之称。所谓："甲己之岁，土运统之；乙庚之岁，金运统之；丙辛之岁，水运统之；丁壬之岁，木运统之；戊癸之岁，火运统之。"

主运：一年之中，随春、夏、长夏、秋、冬五季气候变化而传递有次，始于木而终于水（木→火→土→金→水）。每运约各主七十三日另五刻，每年大寒节开始为初运木的春分后十三日起为二运火，芒种后十日起为三运土，处暑后七日起为四运金，立冬后四日起为终运水。

本文及其他几篇叙述五运，则是以"宫、商、角、徵、羽"五音建运来演释推算的。《素问·阴阳应象大论》云："在地为木，在音为角；在地为火，在音为徵；在地为土，在音为宫；在地为金，在音为商；在地为水，在音为羽。"五音的由来及定义在前边注释中已有详述，此处不再重复。

十干分阴阳，五音别太少。太少相生，亦即阴阳相生的道理。一岁的主运，亦有太少之异，因主运每年不变，初运木，必须起角，至于太角还是少角？根据大运推算而决定太少。如大运甲年为太宫，其主运从太宫上生，太宫土之上为火，因火生土，少生太，因此，太宫上为少徵，少徵上木生火，太生少，因此，少徵上为太角。是以此年主运自太角起。余可类推。至于大运（亦即中运）之太、少。则是根据年干的阴阳属性来决定的，阳干为太（有余），阴干为少（不及）。

主运的气候常规：初运，春，属木，多风。

二运，夏，属火，多暑热。

三运，长夏，属土，多湿。

四运，秋，属金，多燥。

终运，冬，属水，多寒。

客运：每年之中，异常气候，如客之往来，故谓之"客运"。演绎客运的方法，是从中运开始作五步推运的。中运通管一年。客运则以每年的中运为初运，循着五行太少相生的次序，分作五步运行，每步亦同于主运时刻（七十三日另五刻）行于主运之上，与主运相对。逐岁变迁，十年一周。

举例：甲己年土运，甲年阳土太宫，己年阴土少宫。甲年初运太宫，二运少商，三运太羽，四运少角，终运太徵。己年初运少宫，二运太商，三运少羽，四运太角，终运少徵。他如乙、庚、丙、辛、丁、壬、戊、癸诸年，均以此类推。

二、六气

主气：主气者，即主时之气。用来说明二十四节气候的正常规律。六气主时，简称六步，分属于每年各季节中，固定不变，所以称为"主气"。

主气从大寒日开始推算，四个节气转一步，把二十四节气分为三阴三阳六步，它的次序是初之气为厥阴风木，二之气为少阴君火，三之气为少阳相火，四之气为太阴湿土，五之气为阳明燥金，终之气为太阳寒水。基本上也是按五行相生的顺序推算的，与主运相同，不过其中分为二，君火属少阴，相火属少阳，所以气有六，而运只有五（君火主宰神明，本身不主运，只有相火代为主运）。

主气推步的简单口诀是：厥少少，太阳太。

这就是《素问·六微旨大论》的"愿闻地理之应六节气位何如？岐伯对曰：显明之右，君火之位也。君火之右，退行一步，相火治之；复行一步，土气治之；复行一步，金气治之；复行一步，水气治之；复行一步，木气治之；复行一步，君火治之。"

客气：客气是指时令气候的异常变化（如应冷反热，应热反冷），它是年年有变化，与主气的固定不变有区别，它和客运一样，年年如客之往来无常，故称客气。

客气的排列：厥阴→少阴→太阴→少阳→阳明→太阳。

客气推步的简单口诀是：厥少太，少阳太。

推算客气，首先要算出司天、在泉。因为客气的初之气，常起于在泉的左间，"司天"、"在泉"为决定每岁客气的三之气、终之气的标准。

司天者，即当令之气候。每岁三之气，主上半年的气象天时，名为司天。

在泉者，即五运之化行于地气，形气相感产生之气候。每年之终之气，为地之气，主下半年之气候，是为在泉。本文云："岁半以前，天气主之；岁半以后，地气主之。"即是。

司天在泉四步间气的推算：本文云："先立其年，以明其气，金、木、水、火、土运行之数，寒、暑、燥、湿、风、火临御之纪，则天道可见，民气可知。"

先知年支，就可以确定司天之气（子午少阴君火，寅申少阳相火，卯酉阳明燥金，辰戌太阳寒水，巳亥厥阴风木）。司天之气已定，就可以知道在泉之气，它的规律是阳对阴，一阳对一阴，二阳对二阴，三阳对三阴。司天在泉确定，则四步间气也就容易确定了（这里面包含着阴阳升降，互相转化的道理）。每年客气的初之气正在在泉的左间，司天是三之气，主上半年气候，在泉为终之气，主下半年气候。排列的顺序即如上：厥太少，少阳太。

三、运气结合

运与气相合，实际是以干支相合为代表的。五运六气运用时是相互结合的。根据其相临的顺逆情况分为"顺化、天刑、小逆、不和、天符"等名称，而出现太过、不及、平气等年份。倘运气除互为生克互有消长的关系外，还有二十多年的同化关系，这就是所谓："天符、岁会、太乙天符、同天符、同岁会"等。以上大部分内容已在注释中作了解释，这里不再赘述。仅将"太过、不及、平气"三种年份作一解释。

太过、不及：甲、丙、戊、庚、壬五阳干，运气有余，为太过。乙、丁、己、辛、癸五阴干，运气不足，主岁运气衰少，为不及。

太过是本运的气胜，所以土太过则湿气流行，水太过则寒气流行，火太过则暑气流行，金太过则燥气流行，木太过则风气流行。

不及则本气不足，胜己之气流行，所以，土不及则风气大行，水不及则湿气大行，火不及则寒气大行，金不及则炎火大行，木不及则燥气大行。

凡属太过之运，约从大寒节前十三日交接；不及之运，约在大寒节后十三日交接。本文云："运有余，其先至，运不及，其后至。"即指此而言。

平气：五运之气平和，既非太过，亦非不及，就叫做平气。遇此年份，即为平气之年。

什么样的年份为平气，如何知为平气？总的原则上来说，平气之年的推算，是根据五行生克为基础来推算的。

1. 运太过而被抑：凡岁运太过之年，如果同年的司天之气在五行上与它是一种相克关系时，这一年的岁运可以因受司天之气的克制而不致太过，从而成为平气。如戊戌年虽为火运，但司天为寒水之气，火运虽太过，但受寒水之气抑制，便不会太过，而为平气。甲子一周六十年，像这种运太过而被抑成平气的有六年，即：戊辰、戊戌、庚子、庚午、庚寅、庚申。

2. 运不及而得助：凡岁运不及之年，如果同年司天之气在五行属性上与之相同，或它的年支五行属性与之相同，这一年的岁运也可以成为平气。如乙酉年金运不及，但酉年阳明燥金司天，金得金助，而成平气。六十年甲子周期之中，运不及而得助成平气之年者凡九：丁卯、乙酉、丁亥、己丑、癸巳、辛亥、乙卯、丁巳、己未。

3. 另外尚可根据每年交运时年干与日干的关系来推算。每年初运交运时节总在年前大寒节交接，交运第一天，如果年干与日干相合，或年干与时干相合，也可以产生平气。

四、周期问题

五运、六气，天干、地支，形成了五年、六年的两个周期，干支结合起来，就还有两个更大的周期，即三十年和六十年周期（天干和地支相互配合，共六十年一个甲子循环周期）。这六十年的一个大周天，就气和运相合而言，历经了全部气候变化的各种可能性，似乎包括了全部天气、物候、生理、病理现象等等各种周期性变化。

《内经》作者力图说明这个周期是符合自然界的变化规律的，认为这些谐调周期不仅有其理论根据，而且也是古人长时期地观察自然界气候、物候变化规律的实际记录和总结，是有其观测基础的。正是在这个丰富的实践基础上，《内经》的作者总结出了五运六气的常和变、郁发、胜复、太过、不及等规律，并试图以此来说明自然界、生物界、生理、病理等各方面的正常现象和随之而变化的规律。

将近几十年来有记录的气象资料加以总结，与运气学说相对照，符合多少，不符合多少，就能说明运气学说的价值究竟有多大，而且能为科学地、实事求是地对待运气学说，为我们的研究工作提供证据和线索。

五、运气学说在医学上的运用

每年气候变化和疾病流行的大致情况是：春则为风，肝病较多。夏则为火，热病心病较多。长夏湿盛，在人为脾，（消化系）病较多。秋为燥金，肺（呼吸道）病多。冬为寒水，在人为肾，骨病多，易感冒风寒。

各年自然界气候和疾病流行的特殊情况，古人认为仍然是有规律可循的，即可以根据各年值年大运和各年值年的客气变化规律来加以推测。

1. 岁运太过不及与发病的关系

《素问·气交变大论》："帝曰，五运之化，太过何如？岐伯曰：岁木太过，风气流行，脾土受邪，民病飧泄，食减体重，烦冤肠鸣，腹支满，甚则急急善怒，眩冒巅疾，反胁痛而吐甚……"

这是木运太过，本气流行的发病情况。这些症状皆是风气通肝，肝受邪气，肝旺而克伐脾土，脾虚及胃等风气大来出现之症状。

"岁木不及，燥乃大行，民病中清，胠胁痛，少腹痛，肠鸣溏泄，病寒热，咳而鼽……"

这是木运不及，克己之气流行发病的情况。燥气属金，为木之胜气，燥气通肺，其中寒热，咳而鼽，都是肝的病变。金气旺盛，克伐肝木，故而出现胠胁痛，少腹痛等厥阴肝经症状。肝既病，又可进一步影响脾土。

以上仅举木运太过不及可能发生之疾病，余可类推，并可参阅诸篇，不再赘述。

2. 六气司天在泉与发病的关系

六气司天在泉的气候变化，同样可以影响到人体而发病。如《素问·至真要大论》："少阴司天，热淫所胜，民病胸中烦热，嗌干，右胠满，皮肤痛，寒热咳喘，唾血，血泄，鼽衄。"其中病证涉及心、肺、肝等脏。又说："阳明在泉，燥淫所胜，民病喜呕，呕有苦，善太息，心胁痛，不能反侧，甚则嗌干面坚，身无膏泽，是外反热。"涉及肝、脾、肺等脏。以上是子午之年司天在泉气候淫胜所可能出现的病证。其余各年之发病情况，亦可以类推，并可参阅诸篇，不再赘述。

3. 运气结合预测发病情况

由于运气加临有顺逆，使疾病发生轻重缓急的不同。如《素问·六微旨大论》："岐伯曰：天符为执法，岁会为行令，太乙天符为贵人。帝曰：邪之中人也奈何？岐伯曰：中执法者，其病速而危；中行令者，其病徐而持；中贵人者，其病暴而死。”

六气客主加临的顺逆，也可以使疾病的发生有轻重缓急之不同，如《素问·六微旨大论》：“君位臣则顺，臣位君则逆。逆则病近，其害速，顺则病远，其害微。”

4. 运气学说与治疗

用药、针灸等治疗应照顾到气候情况：用寒远寒，用热远热……

临床上应结合运气特点进行治疗。根据病因性质及病情特点，掌握药物的特性和气味，其基本法则亦离不了正治反治的范围。《素问·至真要大论》云：“风淫于内，治以辛凉；热淫于内，治以咸寒；湿淫于内，治以苦热；火淫于内，治以咸冷；燥淫于内，治以苦温；寒淫于内，治以甘热。”六淫胜复发病之治则为：“治诸胜复，寒者热之，热者寒之，温者清之，清者温之，散者收之，抑者散之，燥者润之，急者缓之，坚者软之，脆者坚之，衰者补之，强者泻之，各安其气，必清必静，则病气衰去，归其所宗，此治之大体也。”

于上可见，运气学说在医学实践中有一定意义，它在疾病的预防、诊断、治疗各方面都给我们提供了可贵的资料。

先哲时贤之实例：

清·叶天士的医案十分重视四时六气的变化与人体的相互作用，有二百余例反映这方面内容。以痧证为例：“春令发痧从风温。夏季从暑风，暑必兼湿，秋令从热烁燥气，冬月从风寒。”

辨非时之气，处常知变，“春温，夏热，秋凉，冬寒四时之序也。春应温而反大寒，夏应热而反大凉，秋宜凉而反热，冬宜寒而反大温，皆不正之乖气也。”

治疗杂病，叶氏据《内经》之说：“治病者，必明天道地理，阴阳更胜，气之先后，人之寿夭，生化之期，乃可以知人之形气矣。”在他的医案中，渗透着这种思想，诸如：“人在气交之中，春夏地气上升，秋冬天气已降，呼吸出入与时消息。”“春木大泄，百花怒放，人身应之。”“春病在头。”“交夏阳气大升。”“燥金主令，内应乎肺。”“天气下降，上焦先受燥化，咳症最多。”等等，用以阐述病机，确定治则，判断预后。

岳美中老师认为，运气学说中关于天人感应的理论与现代科学之“生物钟”的论点不谋而合。现举一例：“在三十年代间，于乡村曾诊治一吴姓青年，患肺病，中医认为是痨瘵症，脉数急，右部更甚，吐血咳嗽，汗出气短，患病年余，体力已极端困惫。我接诊系在农历年底，认为此症是阴阳俱虚而阳虚更甚，予以气津双补之剂。延至次年二月，其脉数急无伦次，且手未及脉，则指端有似火焰上燎之动觉，我把这种脉叫为‘攒尖’，痨瘵病末期多有之，是距危候不远之兆，即告其亲友，患者约在春分之日死去。其友追问能确切吗？其日是早是晚？我根据其脉右部数疾，是阳脱现象，断为早晨六时左右而逝去，因卯时为阳与阴交之时也。后果应言，时日未爽。”

“青壮年痨瘵，似是阴阳互相斗争，到二分卯酉之时，阴阳需要平衡，而斗争激烈，致使离失，则精气乃绝矣。”

六、我们对五运六气的评价

1. 朴素唯物主义、自发的辩证法思想和部分唯心主义、形而上学的内容

运气学说强调了自然界中气候变化与自然界生命现象之间的不可分割性；强调了宇宙是一个统一的整体；宇宙间一切事物都是运动的，不是绝对不变的，一切变化的发生正是五运之间运动不已的结果，而五运之间的运动不已，则又是由于五运之间的盛衰盈虚、矛盾转化而来。

再就是运气学说强调了自然界一切变化是可知的，是有其规律可循的，是可以为人所掌握和运用的。

运气学说中的这些认识，为中医学诊断、治疗、预后提供了一定的理论根据。

运气学说中还有其唯心主义、形而上学：首先就是运气循环论的认识，认为运气变化是循环不已，周而复始，如环无端的运动循环，是没有发展的认识，无疑是错误的。但这种循环论的认识论，有其客观历史条件，是古人从直观、表面上来认识总结，得到不够正确或较为片面的结论。

运气学说中唯心主义、形而上学内容，还有就是对宇宙间事物的主观推测和机械分类（当然大部分关于气候、气象、疾病的内容是在大量的观测基础上总结出来的），比如强调五星对地面的影响，甚至将天空分成九个区域（九宫）与地面九个区域（九州）相应，这种设想属主观臆测，是无法加以验证的。这些不仅不能指导实践，且易为封建迷信所利用，必须批判。

2. 正确对待运气学说

"五运六气，六十甲子，大小周天"。这个学说理论体系，是否真的像《内经》认为的那样，对预报气候、养身防病、治疗疾患那样有效验，是一个尚待进一步研究的课题。但如果考虑到现代科学水平虽已远远地超过了《内经》的水平，而对气候预报，自然界变异规律的掌握，对疾病的发生、治疗、预防的认识还很不完善来看，对《内经》的作者过于苛求是不近情理的。

我们认为"五运六气"学说，不是简单地靠五行生克和六十干支演绎出来的，而是以丰富的自然知识作为基础，对气候和物候进行了长期细致的观察，并加以综合分析后逐步形成了一个独特的体系。

众所周知，物候和气候的变化是与四季更迭密切相关的，而季节的更迭，正是地球围绕太阳公转所产生的。据天文学家研究认为，太阳黑子的活动呈周期性，有的讲十二年一个周期，有的讲三十年一个周期，这与运气十二年一个周期，三十年一个周期，是否在某种意义上有些联系呢？这个问题，尚值得进一步探讨。

当然，由于历史条件的限制，《内经》作者不可能认识到这些，但却从四季的更迭，气候的变化及其与人体的相应关系中找出了一个较为符合实际的客观规律来，这些规律有些与现代科学认识是吻合的。尽管其中不乏猜测臆想、牵强附会之词，有些规律也尚待积累大量的资料，用科学的方法和态度进一步验证。但作为不具备现代科学技术水平的两千多年前的古人来说，能创造出这样一种内容丰富多彩的学说，不能不承认是难能可贵的。

总之，运气学说，上及天文，下达地理，并密切联系人体与之相应的生理、病理变化、防病、治疗、用药规律的学说。是中医学宝库中的一部分，其中虽有糟粕，但却仍有很多有用的东西。今天，我们进行深入的研究，是有必要的。

七、其他几个问题的讨论

1. "至高之地，冬气常在，至下之地，春气常在。"

"五气之发，不当位者何也？岐伯曰：命其差。帝曰：差有数乎？岐伯曰：后皆三十度而有奇也。"

本论提出地理因素所引起的时令与气候的差异。正如王冰所说："高山之巅，盛夏冰雪，卑下川泽，严冬草生，长在之义足明矣。"

气候与时令的这个差数为"后皆三十度有奇也"。王冰说："春温应始于正月，但迟至二月始见也。"张景岳认为："太过为进，不及为迟。"太过提前十五日，不及落后十五日，前后差三十日有奇。

总之，地理因素的差异和时令气候因素的差异的提出，正说明《内经》十分注意实际气候与物候的变化情况，它所阐述的五运六气学说不是纯粹的演绎，而是以其长期观察、分析综合等为基础的。

2. "论言热无犯热，寒无犯寒，余欲不远寒，不远热奈何……"

"热无犯热，寒无犯寒。"从病情来讲，热性病不应再用热药，寒性病不能再用寒药。从四季气候及岁气来说，人体是随时要受到自然气候的影响的，所以在治疗用药方面，首先不能与四季气候相违反，如春夏一般少用麻黄、桂枝，秋冬少用石膏、知母……以保持人体适应自然气候的机能，不过这只是一个原则性的指示，因为自然气候变化是错综复杂的，人体的疾病更是千变万化，所以在治疗中，还应根据具体情况来灵活运用。

"不远寒、不远热"就是"发表不远热，攻里不远寒。"风寒之邪外感，当以汗解，所谓"辛温发散为阳"是也。肠胃邪实，阳明腑证，当以苦寒攻下，以荡涤肠胃，所谓"酸苦涌泄为阴"是也。仲景将这些原则系统化、条理化，更加充实完整地反映在他的著作中：发汗如麻黄、桂枝之辛温；攻下有大黄、芒硝之苦寒。直至今日，应用于临床，指导着实践，仍认为是行之有效的原则。当遇到如是之病证，则不必受远寒远热戒律之束缚，无论冬夏，有是证即用是方，这也就是《内经》宗旨所在。

3. "妇人重身，毒之何如？岐伯曰：有故无殒亦无殒也。帝曰：愿闻其故何谓也？岐伯曰：大积大聚，其可犯也，衰其大半而止，过者死。"

孕妇有疾，随证施治，大积大聚哪怕是需用毒药也应使用，这是不会损伤母体胎儿的。如《金匮要略》里仲景用干姜人参半夏丸治妊娠呕吐，其中半夏碍胎。用桂枝茯苓丸治疗妊娠癥瘕病，内有丹皮、桃仁之破血。岂仲景有所不知乎？乃本《内经》之"亦无殒也"和"衰其大半而止"的旨意，事实上，临床上遇到许多孕妇患有阳明腑实证用承气汤，肠痈证用大黄牡丹皮汤，温邪入营血用凉血散血，逆传心包用芳香开窍……硝黄可投，冰麝可用，活血破血亦未尝不可对症投方，病除正复胎方可安。当然应避免孟浪从事。

至于"衰其大半而止"，这不仅对孕妇而言，即对一般病人，也应注意，正如《素问·五常政大论》所云："大毒治病，十去其六……食养尽之。"但这又不是说不必进行彻底治疗，应辩证地对待这个问题。

（李铁军）

刺法论篇第七十二（亡）

本病论篇第七十三（亡）

至真要大论篇第七十四

至，极的意思；真，精微之意；要，切要。"至真要"言其本篇所论极为精微而重要。本篇把司天在泉六气分治的变化所产生的疾病，以及六气胜复的道理和由于胜复关系而产生的病变作了详细的论述，指出疾病和气候变化之间不可分离的密切关系，从而指出治病必须根据六气的不同变化进行辨证论治；还总结归纳了病机十九条的诊治纲领；五味在治疗中的作用；寒热、温凉、补泻、正治反治、逆从等治疗法则以及有关方剂配伍、佐制、服法、禁忌等重要内容，是学习研究《内经》的重要篇章，诚如马蒔所说，"此篇总结前八篇未尽之义，至真至要故名篇。"

〔原文〕

黄帝問曰：五氣[1]交舍，盈虛更作[2]，余知之矣。六氣分治[3]，司天地者，其治何如？岐伯再拜對曰：明乎哉問也！天地之大紀[4]，人神之通應[5]也。帝曰：願聞上合昭昭，下合冥冥[6]，奈何？岐伯曰：此道之所主，工之所疑[7]也。帝曰：願聞其道也。岐伯曰：厥陰司天，其化以風；少陰司天，其化以熱；太陰司天，其化以濕；少陽司天，其化以火；陽明司天，其化以燥；太陽司天，其化以寒，以所臨藏位命其病[8]者也。帝曰：地化[9]奈何？岐伯曰：司天同候，間氣皆然。帝曰：間氣[10]何謂？岐伯曰：司左右者，是謂間氣也。帝曰：何以异之？岐伯曰：主歲者紀歲，間氣者紀步[11]也。帝曰：善。歲主奈何？岐伯曰：厥陰司天爲風化[12]，在泉爲酸化，司氣[13]爲蒼化，間氣爲動化。少陰司天爲熱化，在泉爲苦化，不司氣化，居氣爲灼化[14]。太陰司天爲濕化，在泉爲甘化，司氣爲黅化，間氣爲柔化。少陽司天爲火化，在泉爲苦化，司氣爲丹化，間氣爲明化。陽明司天爲燥化，在泉爲辛化，司氣爲素化，間氣爲清化。太陽司天爲寒化，在泉爲鹹化，司氣爲玄化，間氣爲藏化。故治病者，必明六化，分治五味，五色所生，五藏所宜，乃可以言盈虛病生之緒也。帝曰：厥陰在泉而酸化，先余知之矣。風化之行也何如？岐伯曰：風行於地，所謂本也[15]，餘氣同法。本乎天[16]者，天之氣也，本乎地[16]者，地之氣也。天地合氣，六節[17]分而萬物化生矣。故曰，謹候氣宜[18]，無失病機[19]，此之謂也。帝曰：其主病[20]何如？岐伯曰：司歲備物[21]，則無遺主矣。帝曰：先[22]歲物何也？岐伯曰：天地之專精[23]也。帝曰：司氣[24]者何如？岐伯曰：司氣者主歲同，然有餘不足也。帝曰：非司歲物，何謂也？岐伯曰：散也。故質同而异等也，氣味有薄厚，性用有躁静，治保[25]有多少，力化[26]有淺深，此之謂也。帝曰：歲主藏害[27]何謂？岐伯曰：以所不勝命之，則其要也。帝曰：治之奈何？岐伯曰：上淫於下[28]，所勝平之。外淫於內[29]，所勝治之。帝曰：善。平氣[30]何如？岐伯曰：謹察陰陽所在而調之，以平爲期，正者正治，反者反治[31]。帝曰：夫子言察陰陽所在而調之，論言人迎與寸口相應，若引繩小大齊等，命曰平。陰之所在，寸口何如？岐伯曰：視歲南北，可知之矣⁽³²⁾。帝曰：願卒聞之。岐伯曰：北政之歲，少陰在泉，則寸口不應，厥陰在泉，則右不應；太陰在泉，則左不應。南政之歲，少陰司天，則寸口不應；厥陰司天，則右不應；太陰司天，則左不應。諸不應者，反其診則見矣。帝曰：尺候何如？岐伯曰：北政之歲，三陰在下，則寸不應；三陰在上，則尺不應。南政之歲，三陰在天，則寸不應；三陰在泉則尺不應。左右同。故曰：知其要者，一言而終，不知其要，流散無窮。此之謂也。

〔注释〕

（1）五气：即五运之气。

（2）盈虚更作：五运分为五气，五气分别主时，运有太过、不及。主时为盈，太过为盈；不主时为虚，运不及为虚。以次运行，循环无穷。《素问·天元纪大论》说："有余而往，不足随之；不足而往，有余随之。"是以盈虚更作。

（3）六气分治，司天地者：指风寒湿热燥火六气，分期主治，其司天在泉之当位。

（4）天地之大纪：天地运动变化的基本规律。

（5）人神之通应：神，这里指自然现象。人神之通应，就是说人体内部的活动与外界天地的变化是一致的。正如张景岳所说："人神运动之机，内外虽殊，其应则一也。"

（6）上合昭昭，下合冥冥：昭者，明亮之义，天高而悬日月星辰故曰昭昭；冥者，幽暗之义，地深而变化不测故谓冥冥。合，相应。意为人类的生存如何与天地变化相通应。

（7）道之所主，工之所疑：道是道理，规律。在此说明人与自然统一的整体观是医学理论的主要部分，而一般医生对此却迷惘不清。

（8）以所临藏位，命其病：临，即来临，降临之意。脏位，乃主运所配属的五脏部位，如厥阴风木之位，也就是肝脏起适应活动的脏位，少阴君火之位，也就是心脏起适应活动的脏位（余者配属类推）。以所临脏位名其病，意即指六气司天的偏胜之气影响五脏所产生的病变而命其病名。

（9）地化：指在泉之气的变化。

（10）间气：六气分治，在上者谓之司天，在下者谓之在泉，其余四气分司左右，就称为间气。

（11）主岁者纪岁，间气者纪步：司天主前半年，在泉主后半年，这都是主岁的，故以岁为纪，而称为岁气。间气是以步为纪的，步等于步骤的步，就是时间的划分。如初之气，二之气，三之气，四之气，五之气，终之气。每气为一步，每步六十天零八十七刻半，合成三百六十五天零二十五刻为一周年（百刻为一昼夜），所以间气是以它所司的这一时期为纪的。

（12）化：主治之气所产生的现象。

（13）司气：指岁运而言，就是司六气与岁运的变化。

（14）不司气化，居气为灼化：六气中有君火相火合为六气，在五运中则只有一火，六气分主五运，尚多一火气，所以君火即不主运，即所谓"君不司运"，故不司气化；居气就是间气，因心为君主，少阴为君火，故尊之而称为居气，火性燔灼，故其气为灼化。

（15）风行于地，所谓本也：马莳："司天则风行于天，在泉则风行于地。乃本于地之气，而为风之化也；若时乎司天，则本乎天之气而亦为风化矣。"本，本源。

（16）本乎天，本乎地：张景岳："六气之在天，即为天之气，六气之在地，即为地之气，上下之位不同，而气化之本则一。"

（17）六节：即六步。六步之气的分化。马莳："天地合气，六节各分，而万物所由化生。"

（18）气宜：六气变化的机宜。

（19）病机：病情的机转。

（20）主病：张隐庵："主病谓主治病之药物。"

（21）司岁备物：根据司岁主治之岁来采备药物。

（22）先：首先，首要。

（23）天地之专精：这里用以说明按照岁气所采备的药物，吸收天地的精气，气味纯厚。

（24）司气：指客运。

（25）治保：治疗的效果。

（26）力化：药力在体内所形成的变化。

（27）岁主藏害：岁主，即六气分别主岁；脏，脏腑；害，伤害。全句意为由于气候的异常变化引起相应脏腑的病理改变。

（28）上淫于下：指司天之气偏胜伤人而引起疾病。因人体对司天之气而言则为在下。

（29）外淫于内：指在泉之气偏胜伤人而引起疾病。因人体对在泉之气而言则为在内。

（30）平气：即岁气和平，无太过、不及。

（31）正者正治，反者反治：疾病的外在征象与本质相一致谓之"正"，应用"寒者热之，热者寒之，实则泻之，虚则补之"的方法叫"正治"；疾病的外在征象和实质不一致谓之"反"，应用"热因热用，寒因寒用，塞因塞用，通因通用"的方法治疗叫"反治"。

（32）视岁南北，可知之矣：犹言观察岁气（即岁支）的在南在北，其为南政，其为北政，便可以清楚分辨了。关于南北政的解释诸家不一。一说认为五行中的土运为南政，金、木、火、水为北政，南政为君，北政为臣；一说以天干中之甲、乙二年为南政，其余己、庚、丙、辛、丁、壬、戊、癸八年为北政。任应秋老师认为所谓"政"即指司天，在泉居于南纬或居于北纬的主令。子、丑、寅、卯等为天体的十二宫，所谓"移光定位"，即由日光移易所在，南北位次便随之而定，如日光在亥、子、丑、寅、卯、辰任何一宫均为南政，在巳、午、未、申、酉、戌任何一宫为北政，今从之。

〔提要〕

1. 本段以"人神通应"说明人与自然界的密切关系，论述了风寒湿热燥火六气分期主治，其司天在泉当位的情况和六气司天在泉间气所产生的五味五色等现象，提出了"故治病必明六化分治，五味五色所生，五藏所宜，乃可言盈虚病生之绪也"的重要论点，从而提出只有掌握六气变化的机宜才能不违背疾病治疗的机理。

2. 提出根据不同岁气采备主治疾病的药物并指出药物的性质与岁气有关，因此采药必取及时。

3. 指出六气司天在泉偏胜伤人，对疾病的治疗必须"谨察阴阳所在而调之，以平为期"，并提出正治反治的治疗原则。

4. 论述了尺寸脉随南北政司天在泉的变化。

〔原文〕

帝曰：善。天地之氣，内淫而病，何如？岐伯曰：歲厥陰在泉，風淫所勝，則地氣不明，平野昧[1]，草乃早秀。民病灑灑振寒，善伸數欠，心痛支滿，兩脅裏急，飲食不下，鬲咽不通，食則嘔，腹脹善噫，得後與氣，則快然如衰，身體皆重。歲少陰在泉，熱淫所勝，皆焰浮川澤，陰處反明。民病腹中常鳴，氣上衝胸，喘不能久立，寒熱，皮膚痛，目瞑，齒痛，出頔[2]腫，惡寒發熱如瘧，少腹中痛，腹大，蟄蟲不藏[3]。歲太陰在泉，草乃早榮，濕淫所勝，皆埃昏岩穀，黃反見黑[4]，至陰之交[5]。民病飲積心痛，耳聾渾渾焞焞[6]，嗌腫喉痹，陰病見血，少腹痛腫，不得小便，病衝頭痛，目似脫，項似拔，腰似折，髀不可以回[7]，膕[8]如結，腨[9]如別。歲少陽在泉，火淫所勝，則焰明郊野，寒熱更至。民病注泄赤白，少腹痛，溺赤，甚則血便，少陰同候[10]。歲陽明在泉，燥淫所勝，則霧霧清瞑[11]。民病喜嘔，嘔有苦，善太息，心脅痛，不能反側，甚則嗌乾面塵，身無膏澤，足外反熱。歲太陽在泉，寒淫所勝，則凝肅慘慄[12]。民病少腹控睾[13]，引腰脊上衝心痛，血見，嗌痛，頷腫。帝曰：善。治之奈何？岐伯曰：諸氣在泉，風淫於內，治以辛涼，佐以苦甘，以甘緩之，以辛散之。熱淫於內，治以鹹寒，佐以甘苦，以酸收之，以苦發之。濕淫於內，治以苦熱，佐以酸淡，以苦燥之，以淡泄之。火淫於內，治以鹹冷，佐以苦辛，以酸收之，以苦發之。燥淫於內，治以苦溫，佐以甘辛，以苦下之。寒淫於內，治以甘熱，佐以苦辛，以鹹瀉之，以辛潤之，以苦堅之，帝曰：善。天氣之變何如？岐伯曰：厥陰司天，風淫所勝，則太虛埃昏，雲物以擾，寒生春氣，流水不冰。民病胃脘當心而痛，上支兩脅，鬲咽不通，飲食不下，舌本強，食則嘔，冷泄，腹脹，溏泄，瘕，水閉，蟄蟲不出[14]，病本於脾。衝陽[15]絕，死不治。少陰司天，熱淫所勝，怫熱至，火行其政。民病胸中煩熱，嗌乾，右胠滿，皮膚痛，寒熱，咳喘，大雨且至[16]，唾血，血泄，鼽衄嚏嘔，溺色變，甚則瘡瘍，胕腫，肩背臂臑，及缺盆中痛，心痛，肺䐜，腹大滿膨膨而喘咳，病本於肺，尺澤[17]絕，死不治。太陰司天，濕淫所勝，則沉陰且布，雨變枯槁，胕腫骨痛，陰痹，陰痹者，按之不得，腰脊頭項痛，時眩，大便難，陰氣不用，飢不欲食，咳唾則有血，心如懸，病本於腎，太溪[18]絕，死不治。少陽司天，火淫所勝，則溫氣流行，金政不平。民病頭痛，發熱惡寒而瘧，熱上皮膚痛，色變黃赤，傳而爲水，身面胕腫，腹滿，仰息，泄注赤白，瘡瘍，咳吐血，煩心，胸中熱，甚則鼽衄，病本於肺，天府[19]絕，死不治。陽明司天，燥淫所勝，則木乃晚榮，草乃晚生。筋骨內變，民病左胠脅痛，寒清於中，感而瘧，大涼革候[20]，咳，腹中鳴，注泄，鶩溏，名木斂生菀於下，草焦上首[20]，心脅暴痛，不可反側，嗌乾，面塵，腰痛，丈夫㿗疝，婦人少腹痛，目昧，眥瘍瘡，痤癰，蟄蟲來見[21]。病本於肝。太衝[22]絕，死不治。太陽司天，寒淫所勝，則寒氣反至，水且冰，血變於中，發爲癰瘍，民病厥心痛，嘔血，血泄，鼽衄，善悲，時眩仆。運火炎烈，雨暴乃雹⁽²³⁾，胸腹滿，手熱，肘攣，腋腫，心澹澹大動，胸脅胃脘不安，面赤目黃，善噫，嗌乾，甚則色炲，渴而欲飲，病本於心。神門⁽²⁴⁾絕，死不治。所謂動氣知其藏也⁽²⁵⁾。帝曰：善。治之奈何？岐伯曰：司天之氣，風淫所勝，平⁽²⁶⁾以辛涼，佐以苦甘，以甘緩之，以酸瀉之。熱淫所勝，平以鹹寒，佐以苦甘，以酸收之。濕淫所勝，平以苦熱，佐以酸辛，以苦燥之，以淡泄之。濕上甚而熱，治以苦溫，佐以甘辛，以汗爲故而止。火淫所勝，平以酸冷，佐以苦甘，以酸收之，以苦發之，以酸復之，熱淫同。燥淫所勝，平以苦濕⁽²⁷⁾，佐以鹹辛，以苦下之。寒淫所勝，平以辛熱，佐以甘苦，以鹹瀉之。帝曰：善。邪氣反勝⁽²⁸⁾，治之奈何？岐伯曰：風司於地，清反勝之⁽²⁹⁾，治以酸溫，佐以苦甘，以辛平之。熱司於地，寒反勝之，治以甘熱，佐以苦辛，以鹹平之。濕司於地，熱反勝之，治以苦冷，佐以鹹甘，以苦平之。火司於地，寒反勝之，治以甘熱，佐以苦辛，以鹹平之。燥司於地，熱反勝之，治以平寒，佐以苦甘，以酸平之，以和爲利。寒司於地，熱反勝之，治以鹹冷，佐以甘辛，以苦平之。帝曰：其司天邪勝⁽³⁰⁾何如？岐伯曰：風化於天⁽³¹⁾，清反勝之，治以酸溫，佐以甘苦。熱化於天，寒反勝之，治以甘溫，佐以苦酸辛。濕化於天，熱反勝之，治以苦寒，佐以苦酸。火化於天，寒反勝之，治以甘熱，佐以苦辛。燥化於天，熱反勝之，治以辛寒，佐以苦甘。寒化於天，熱反勝之，治以鹹冷，佐以苦辛。

　　帝曰：六氣相勝奈何？岐伯曰：厥陰之勝，耳鳴頭眩，憒憒欲吐，胃鬲如寒，大風數舉，倮蟲不滋，胠脅氣并，化而爲熱，小便黃赤，胃脘當心而痛，上支兩脅，腸鳴飧泄，少腹痛，注下赤白，甚則嘔吐，鬲咽不通。少陰之勝，心下熱善飢，齊下反動，氣游三焦，炎暑至，木乃津，草乃萎，嘔逆躁煩，腹滿痛，溏泄，傳爲赤沃⁽³²⁾。太陰之勝，火氣內鬱，瘡瘍於中，流散於外，病在胠脅，甚則心痛，熱格⁽³³⁾頭痛，喉痺，項強，獨勝則濕氣內鬱，寒迫下焦，痛留頂互引眉間，胃滿，雨數至，燥（張介賓云：當作"濕"。《類經·卷二十七第二十七》）化乃見，少腹滿，腰脽重強，內不便，善注泄，足下溫，頭重足脛胕腫，飲發於中，胕腫於上。少陽之勝，熱客於胃，煩心心痛，目赤欲嘔，嘔酸善飢，耳痛溺赤，善驚譫妄，暴熱消爍，草萎水涸，介蟲乃屈，少腹痛，下沃赤白。陽明之勝，清發於中，左胠脅痛溏泄，內爲嗌塞，外爲癩疝，大涼肅殺，華英改容，毛蟲乃殃，胸中不便，嗌塞而咳。太陽之勝，凝溧且至，非時水冰，羽乃後化，痔瘧發，寒厥入胃，則內生心痛，陰中乃瘍，隱曲不利⁽³⁴⁾，互引陰股，筋肉拘苛，血脉凝泣，絡滿色變，或爲血泄，皮膚否腫，腹滿食減，熱反上行，頭項囟頂，腦戶中痛，目如脫，寒入下焦，傳爲濡瀉。帝曰：治之奈何？岐伯曰：厥陰之勝，治以甘清，佐以苦辛，以酸瀉之。少陰之勝，治以辛寒，佐以苦鹹，以甘瀉之。太陰之勝，治以鹹熱，佐以辛甘，以苦瀉之。少陽之勝，治以辛寒，佐以甘鹹，以甘瀉之。陽明之勝，治以酸溫，佐以辛甘，以苦瀉之。太陽之勝，治以甘熱，佐以辛酸，以鹹瀉之。帝曰：六氣之復⁽³⁵⁾何如？岐伯曰：悉乎哉問也！厥陰之復，少腹堅滿，裏急，暴痛，偃木飛沙⁽³⁶⁾，倮蟲不榮，厥心痛，汗發，嘔吐，飲食不入，入而復出，筋骨掉眩，清厥，甚則入脾，食痺而吐。衝陽絕，死不治。少陰之復，燠熱內作，煩躁，鼽嚏，少腹絞痛，火見燔焫⁽³⁷⁾，嗌燥，分注時止，氣動於左，上行於右，咳，皮膚痛，暴瘖，心痛，鬱冒不知人，乃洒淅惡寒，振慄譫妄，寒已而熱，渴而欲飲，少氣骨痿，隔腸不便⁽³⁸⁾，外爲浮腫噦噫，赤氣後化⁽³⁹⁾，流水不冰，熱氣大行，介蟲不復，病痱胕瘡瘍癰疽痤痔，甚則入肺，咳而鼻淵。天府絶，死不治。太陰之復，濕變乃舉，體重中滿，食飲不化，陰氣上厥，胸中不便，飲發於中，咳喘有聲，大雨時行，鱗見於陸⁽⁴⁰⁾，頭頂痛重，而掉瘛尤甚⁽⁴¹⁾，嘔而密默，唾吐清液，甚則入腎，竅瀉無度⁽⁴²⁾。太溪絶，死不治。少陽之復，大熱將至，枯燥燔爇，介蟲乃耗，驚瘛咳衄，心熱煩躁，便數憎風，厥氣上行，面如浮埃，目乃瞤瘛，火氣內發，上爲口糜，嘔逆，血溢血泄⁽⁴³⁾，發而爲瘧，惡寒鼓慄，寒極反熱，嗌絡焦槁，渴引水漿，色變黃赤，少氣脉萎，化而爲水，傳爲胕腫，甚則入肺，咳而血泄。尺澤絶，死不治。陽明之復，清氣大舉，森木蒼乾，毛蟲乃厲，病生胠脅，氣歸於左，善太息，甚則心痛否滿，腹脹而泄，嘔苦咳噦煩心，病在鬲中，頭痛，甚則入肝，驚駭筋攣。太衝絶，死不治。太陽之復，厥氣上行，水凝雨冰，羽蟲乃死，心胃生寒，胸鬲不利，心痛否滿，頭痛善悲，時眩仆，食減，腰脽反痛，屈伸不便，地裂冰堅，陽光不治，少腹控睾，引腰脊上衝心，唾出清水，及爲噦噫，甚則入心，善忘善悲。神門絶，死不治。帝曰：善。治之奈何？岐伯曰：厥陰之復，治以酸寒，佐以甘辛，以酸瀉之，以甘緩之。少陰之復，治以鹹寒，佐以苦辛，以甘瀉之，以酸收之，辛苦發之，以鹹耎之。太陰之復，治以苦熱，佐以酸辛，以苦瀉之，燥之，泄之。少陽之復，治以鹹冷，佐以苦辛，以鹹耎之，以酸收之，辛苦發之。發不遠熱⁽⁴⁴⁾，無犯溫凉，少陰同法。陽明之復，治以辛溫，佐以苦甘，以苦泄之，以苦下之，以酸補。太陽之復，治以鹹熱，佐以甘辛，以苦堅之。治諸勝復⁽⁴⁵⁾；寒者熱之，熱者寒之，溫者清之，清者溫之，散者收之，抑者散之，燥者潤之，急者緩之，堅者耎之，脆者堅之，衰者補之，强者瀉之，各安其氣，必清必静，則病氣衰去，歸其所宗⁽⁴⁶⁾，此治之大體也。帝曰：善。

〔注釋〕

（1）平野昧：平野昏暗不清。

（2）頠：張景岳："音拙，目下稱頠。"

（3）蟄蟲不藏：《類經》將此句移于"陰處反明"句下，今從之。

（4）黄反見黑：張隱庵："黄乃土色，黑乃水色，土胜浸淫，故黄反見黑。"就是土色反見于北方水色之处。

（5）至陰之交：張隱庵："乃三气四气之交，土司令也。"意为湿土之气交合的现象。

（6）浑浑焞焞：浑，混浊不清貌；焞（tùn，音吞），暗淡不明。浑浑焞焞，形容耳聋和头目不清明的意思。

（7）髀不可以回：髀（bì，音必）即股部（大腿部）的代称或指股部的上半部分；回，回转；全句意为髀骨疼痛不能环转。

（8）膕：即膝部后方，屈膝时的凹处，俗称腿凹或膝弯。

（9）腨：腨（zhuān，音专）（腓肠、腓腨），俗称小腿肚，相当于小腿部隆起的腓肠肌部分。

（10）少阴同候：谓其余证候与少阴在泉的年岁相同。

（11）霿雾清暝：霿（méng，音蒙）晦也。《尔雅·释天》："天气下，地不应曰霿；

地气发，天不应曰雾。"王冰："霜雾，谓霜暗不分，似雾也。清，薄寒也，言雾起霜暗，不辨物形而薄寒也。"

（12）凝肃惨栗：谓寒气凝结，万物静肃；惨栗，寒意很盛。

（13）控睾：控，牵引也；睾，睾丸。

（14）蛰虫不出：《类经》将此句移于"流水不冰"句下，今从之。

（15）冲阳：穴名。王冰："在足跗上，动脉应手，候胃气。"

（16）大雨且至：此句《类经》移至"大行其改"句下，今从之。

（17）尺泽：穴名。张景岳："在肘内廉大纹中，动脉应手，候肺气。"

（18）太溪：穴名。王冰："在足踝后跟骨上，动脉应手，候肾气。"

（19）天府：穴名。张景岳："在臂臑内廉腋下三寸。"

（20）大凉革候，名木敛生菀于下，草焦上首：大凉之气，变更其湿润生育的气候，树木生发之气被抑制而郁伏于下，草梢出现焦枯。《类经》将"大凉革候，名木敛生，菀于下草焦上首，蛰虫来见"等句移至"筋骨内变"句下，今从之。

（21）蛰虫来见：与本节文义不属，疑似衍文。

（22）太冲：穴名。张隐庵："在足大指本节后二寸，动脉应手，候肝气。"

（23）运火炎烈，雨暴乃雹：《类经》将此二句移于"水且冰"句下，今从之。

（24）神门：穴名。张志聪："在手掌后锐骨端动脉应手，候心气。"

（25）所谓动气知其藏也：动气，是气至而脉搏跳动，由脉搏的跳动可知脏气的盛衰。

（26）平：即治字之义，即平其偏胜之气的意思。

（27）燥淫所胜，平以苦湿："湿"字当为"温"字。

（28）邪气反胜：司天、在泉之气被其所不胜之气侵害而为病。如厥阴司天，反被其所不胜之金气（清气）所淫胜，发生病变。

（29）风司于地，清反胜之：指厥阴在泉则风木司地。"清反胜之"，张景岳："凡寅申岁，厥阴风木在泉，而气有不及则金之清气反胜之。"余可类推。

（30）司天邪胜：其病由于司天之气被邪气反胜的。张志聪："此论六气司天，邪气反胜，宜以所胜之气味乎之。"

（31）风化于天：即风气司天。以下"热化于天"等仿此。

（32）赤沃：沃，沫也。张景岳："赤沃者，利血尿赤也。"即下血赤痢。

（33）热格：张景岳："热格于上，即热气阻格于上。"

（34）阴中乃疡，隐曲不利：太阳经脉络肾属膀胱，故为阴部因患疮疡而小便不利。

（35）六气之复：复，报复的意思。乃主岁之气不足，而闻气胜之，胜之后则主岁之子气乘而报复，此即为复气。例如春天当温而反寒，至夏而暴热，这就是木气不足金气胜，而木之子气来复的现象，这是古人对气候变化的一种认识方法。（引自山东中学院《素问白话解》）

（36）偃木飞沙：摧断树木，沙土飞扬的大风。

（37）燔爇：言其火势盛而燔灼。

（38）隔肠不便：肠道鬲塞而大小便不通。

（39）赤气后化：赤气（少阴火气）之行令退迟。

（40）鳞见于陆：雨水暴发而鱼类鳞潜动物出现于陆地。

（41）掉瘈尤甚：指抽搐痉挛的现象就很严重。

（42）甚则入肾，窍泻无度：指甚则湿邪传入于肾，肾主二阴窍，肾病则泄泻频繁不止。

（43）血泄：咳而出血。

（44）发不远热：发汗之药，当不能远离热药。《新校正》："按《天元正纪大论》：发表不远热。"

（45）诸胜复：包括淫胜、反胜、相胜、相复等。司天在泉之气致病于人，称为淫胜司天在泉之气不足，间气乘虚为邪而反胜天地之脏位称为反胜六气互有强弱，相互乘虚为病者称为相胜；由胜气导致的极复之气为病，称为相复。不论淫胜、反胜、相胜、相复总不外乎以下治法，故曰："治诸胜复"。

（46）归其所宗：宗，属也。意为调理适当，使气各归其所，恢复到正常。

〔提要〕

本段主要论述六气辨证的法则，内容包括：

1. 六气司天在泉的主要气候特点及疾病的发生情况和治疗原则。

2. 六气司天在泉气不及邪气反胜所生病证的治疗原则。

3. 六气司天其气过胜所生病证及治疗原则。

4. 六气之复的自然特点、所生病证及预后判断。

5. 六气报复的治疗原则。

6. 总结六气胜复的各种治疗原则。

〔原文〕

帝曰：氣之上下何謂也？岐伯曰：身半以上，其氣三矣，天之分也，天氣主之。身半以下，其氣三矣，地之分也，地氣主之。以名命氣，以氣命處，而言其病[1]。半，所謂天樞也。故上勝而下俱病者，以地名之；下勝而上俱病者，以天名之。所謂勝至，報氣屈伏而未發也。復至則不以天地異名，皆如復氣爲法也[2]。帝曰：勝復之動，時有常乎？氣有必乎？岐伯曰：時有常位，而氣無必也。帝曰：願聞其道也。岐伯曰：初氣終三氣，天氣主之，勝之常也。四氣盡終氣，地氣主之[3]，復之常也。有勝則復，無勝則否[4]。帝曰：善。復已而勝何如？岐伯曰：勝至則復，無常數也，衰乃止耳。復已而勝，不復則害，此傷生也。帝曰：復而反病[5]，何也？岐伯曰：居非其位，不相得也[6]。大復其勝，則主勝之，故反病也。所謂火燥熱也。帝曰：治之奈何？岐伯曰：夫氣之勝也，微者隨之，甚者制之；氣之復也，和者平之，暴者奪之。皆隨勝氣，安其屈伏，無問其數，以平爲期，此其道也。帝曰：善。客主之勝復[7]奈何？岐伯曰：客主之氣，勝而無復也。帝曰：其逆從何如？岐伯曰：主勝逆，客勝從[8]，天之道也。帝曰：其生病何如？岐伯曰：厥陰司天，客勝則耳鳴掉眩，甚則咳；主勝則胸脅痛，舌難以言。少陰司天，客勝則鼽嚏頸項强，肩背瞀熱，頭痛少氣，發熱，耳聾目瞑，甚則胕腫，血溢，瘡瘍，咳喘；主勝則心熱煩燥，甚則脅痛支滿。太陰司天，客勝則首面胕腫，呼吸氣喘；主勝則胸腹滿，食已而瞀。少陰司天，客勝則丹胗[9]外發，及爲丹熛[10]瘡瘍，嘔逆喉痹，頭痛嗌腫，耳聾血溢，内爲瘈瘲，主勝則胸滿咳，仰息，甚而有血，手熱。陽明司天，清復内餘，則咳衄嗌塞，心鬲中熱，咳不止而白血[11]出死者。太陽司天，客勝則胸中不利，出清涕，感寒則咳；主勝則喉嗌中鳴。厥陰在泉，客勝則大關節不利，内爲痙強拘瘈，外爲不便；主勝則筋骨繇并[12]，腰腹時痛。少陰在泉，客勝則腰痛，尻股膝髀腨䯒足病瞀熱以酸，胕腫不能久立，溲便變，主勝則厥氣上行，心痛發熱，鬲中，衆痹皆作，發於胠脅，魄汗不藏，四逆而起。太陰在泉，客勝則足痿下重，便溲不時，濕客下焦，發而濡瀉，及爲腫隱曲之疾；主勝則寒氣逆滿，食飲不下，甚則爲疝。少陽在泉，客勝則腰腹痛而反惡寒，甚則下白溺白[13]；主勝則熱反上行而客於心，心痛發熱，格中而嘔。少陰同候。陽明在泉，客勝則清氣動下，少腹堅滿，而數便瀉；主勝則腰重腹痛，少腹生寒，下爲鶩溏，則寒厥於腸，上衝胸中，甚則喘不能久立。太陽在泉，寒復内餘[14]，則腰尻痛，屈伸不利，股脛足膝中痛。帝曰：善。治之奈何？岐伯曰：高者抑之，下者舉之，有餘折之，不足補之，佐以所利，和以所宜，必安其主客，適其寒温，同者逆之，异者從之[15]。帝曰：治寒以熱，治熱以寒，氣相得者逆之，不相得者從之，余已知之矣，其於正味[16]何如？岐伯曰：木位之主[17]，其瀉以酸，其補以辛；火位之主，其瀉以甘，其補以鹹；土位之主，其瀉以苦，其補以甘[18]；金位之主，其瀉以辛，其補以酸；水位之主，其瀉以鹹，其補以苦。厥陰之客，以辛補之，以酸瀉之，以甘緩之；少陰之客，以鹹補之，以甘瀉之，以鹹收之；太陰之客，以甘補之，以苦瀉之，以甘緩之；少陽之客，以鹹補之，以甘瀉之，以鹹耎之；陽明之客，以酸補之，以辛瀉之，以苦泄之。太陽之客，以苦補之，以鹹瀉之，以苦堅之，以辛潤之。開發腠理，致津液通氣也。

〔注釋〕

（1）气之上下……而言其病：人身上下，以天枢为界，身半以上，三气即司天之气与左右间气主之，统前半年，故身半以上之"其气三"。身半以下三气即在泉之气与左右间气主之。主后半年，故身半以下之"其气三"。又马注云："帝疑六气之在人身，分为上下。伯言身半以上天，其气有三：少阴君火应心与小肠，阳明燥金应肺与大肠；少阳相火应三焦与心包络，乃天之分也，而天气主之。身半以下为地，其之亦有三：太阴湿土应脾与胃，厥阴风木应肝与胆，太阳寒水应肾与膀胱，乃地之分也，而地之气主之。"可资参考。"以名命气，以气命处，而言其病"者，"名"指三阴三阳，"气"指六气，三阴三阳为六气之标，故曰"以名命气"。六气与人身脏腑相应，而人身脏气各有定位，察其气之上下左右则病处可指而言之，故曰"以气命处，而言其病。"如果上胜而下三气俱病，是病在地，故以地气命名疾病；相反，则以天气命名疾病。

（2）所谓胜至，报气屈伏而未发也。复至则不以天地异名，皆如复气为也："报气"即复气，接前文说明以天地之气命名疾病的规律，只适用于胜气到来而报复之气尚潜伏未发的时候。若报复之气已经到来则要根据复气的性质来命名了。

（3）初气终三气，天气主之，胜之常也。四气尽终气，地气主之：言胜复之气在时间上有一定的规律。初气终三气，即从初气到三气（岁半之前始于十二月中大寒，终于六月小暑）天气主之，即司天通主上半年，这是胜气常至的时位；四气尽终气，即从四气到六气（岁半之后，始于六月大中暑，终于十二月初小寒）地气主之，即在泉通主下半年，这是复气常见的时位。

（4）有胜则复，无胜则否：指有胜才有复，没有胜则没有复。

（5）复而反病：谓复气至而复气本身反病。

（6）居非其位，不相得也：其产生的机制要从主客气的关系来加以说明。主运三之气为少阳相火，六之气为太阳寒水。若遇客气阳明燥金司天则金居火位；少阴君火，少阳相火在泉则火居水位，这叫做"居非其位"，主客之气不相得。在这种情况下，若火燥热作为复气而大复其胜，力极必虚，主气反来乘之，产生火胜金、水胜火的后果，使复气反而为病。

（7）客主之胜复：张景岳："客气动而变，主气静而常，气强则胜，时去则已，故但以胜衰相胜而无复也。""客行天令，运动不息。主守其位，祇奉天命者也。"因主气有"静"、"常"、"守位"的特点，所以主胜客为逆；相反客胜主则为从。

此外，在主客胜复的变化之中，尚有阳明司天"清复内余"，太阳在泉"寒复内余"的概念。因为卯酉之年，阳明司天，金临火位，客不胜主，故不出现客胜，若清（金）气有余而盛于内，只能称为"清复内余"。丑未之年，太阳在泉，水居水位，主客同气，无所谓主客之胜，二者同气相助，寒水气盛，称为"寒复内余"。

（8）主胜逆，客胜从：主胜客气则为逆，客胜主气则为从，这是天地的正常现象。主气是固定不移的，年年如此，如厥阴为初气在正月（阴历），少阴为二气在三月，少阳为三气在五月等。客气是根据司天在泉逐年流转的。如子午年则太阳为初气，厥阴为二气；丑未年则厥阴为初气，少阴为二气；寅申年则少阴为初气，太阴为二气等。所以主气是根据四时方位固定的。如少阳在天位，太阴在地位，经年不变，像地道静而不动。客气是逐年旋转不息的，如司天者在天位，在泉者在地位，年年变动，像天道之动而不静。地道应顺承天道，故主胜则为逆，客胜则为从。这是古人借以说明十二月的次序是年年一致的，但气候的变化却是年年不同的。象征着人的脏腑经络是固定的，而由于受到外界刺激所发生的病变是变化多端的。（摘自《素问白话解》）

（9）丹胗：胗同疹。丹疹指麻疹类疾患。

（10）丹熛：熛（biāo，音标），指丹毒。

（11）白血：张隐庵谓："白血出者，血出于肺也。"

（12）瘛并：瘛同瘈，关节挛急不利，行动振摇不稳。

（13）下白溺白：大便白色或小便白色混浊。

（14）寒复内余：张景岳："丑未年太阳在泉，以寒水之客而加于金水之主。"则为水居水位，没有主客之胜的分别，故不说主胜或客胜，而统以寒复内余概之。

（15）同者逆之，异者从之：张景岳："客主同气者，可逆而治之，客主异气者，或从于客，或从于主也。"

（16）正味：五行气化所生的五味各有所入，也即"五味入胃，各归所喜"，五脏、五气之苦、欲各有专主。这种五脏、五气、五味之间的不同的亲和关系，分别称作五脏

（或五气）的正味。

（17）木位之主：王冰："木位，春分前六十一天，初之气也。"主，是主气。木位即初之厥阴风木之位。"木位之主"就是由于厥阴主气所胜者，金位、土位皆仿此。

（18）火位之主，其泻以甘，其补以咸。土位之主，其泻以苦，其补以甘：此节木金水三气皆以其本味为泄，独火、土二气不然，因火性慓疾，故用甘以缓其势，土性湿，故用苦药以燥其湿，这都是因为其特性而适当地运用五味的治疗方法。（摘自《素问白话解》）

〔提要〕

本段主要论述了客气外感的问题，内容包括：

1. 论述了上半身司天之气主之，下半身在泉之气主之的问题。

2. 胜复之气的变化规律以及复而反病的原因，胜复之气为病的治疗法则。

3. 客主加临的逆从问题。

4. 六气司天在泉客主胜负所生病证及治疗法则。

5. 主位之病及客位之病的治疗原则。

〔原文〕

帝曰：善。愿闻阴阳之三也何谓？岐伯曰：气有多少，异用也(1)。帝曰：阳明何谓也？岐伯曰：两阳合明(2)也。帝曰：厥阴何也？岐伯曰：两阴交尽(3)也。

帝曰：气有多少，病有盛衰，治有缓急(4)，方有大小，愿闻其约奈何？岐伯曰：气有高下，病有远近，证有中外，治有轻重，适其至所为故也(5)。《大要》曰：君一臣二，奇之制(6)也。君二臣四，偶之制(6)也。君二臣三，奇之制也。君三臣六，偶之制也。故曰，近者奇之，远者偶之，汗者不以奇，下者不以偶。补上治上，制以缓；补下治下，制以急。急则气味厚，缓则气味薄，适其至所，此之谓也。病所远而中道气味之（之疑"乏"）者，食而过之，无越其制度也(7)。是故平气之道，近而奇偶，制小其服也；远而奇偶，制大其服也。大则数少，小则数多，多则九之，少则二之(8)。奇之不去则偶之，是谓重方(9)。偶之不去则反佐以取之，所谓寒热温凉，反从其病(10)也。帝曰：善。病生于本(11)，余知之矣。生于标(12)者治之奈何？岐伯曰：病反其本，得标之病，治反其本，得标之方(13)。帝曰：善。六气之胜，何以候？岐伯曰：乘其至也，清气大来，燥之胜也，风木受邪，肝病生焉。热气大来，火之胜也，金燥受邪，肺病生焉。寒气大来，水之胜也，火热受邪，心病生焉。湿气大来，土之胜也，寒水受邪，肾病生焉。风气大来，木之胜也，土湿受邪，脾病生焉。所谓感邪而生病也。乘年之虚(14)，则邪甚也。失时之和(15)，亦邪甚也。遇月之空(16)，亦邪甚也。重感于邪，则病危矣。有胜之气，其必来复也。帝曰：其脉至何如？岐伯曰：厥阴之至，其脉弦；少阴之至，其脉钩；太阴之至其脉沉；少阳之至，大而浮；阳明之至，短而涩；太阳之至，大而长。至而和则平，至而甚则病，至而反者病，至而不至者病，未至而至者病，阴阳易者危。

帝曰：六气标本(17)，所从不同，奈何？岐伯曰：气有从本者，有从标本者，有不从标本者也。帝曰：愿卒闻之。岐伯曰：少阳太阴从本(18)，少阴太阳从本从标(19)，阳明厥陰不從標本，從乎中⁽²⁰⁾也。故從本者化生於本，從標本者有標本之化，從中者以中氣爲化也。帝曰：脉從而病反者，其診何如？岐伯曰：脉至而從，按之不鼓，諸陽皆然。帝曰：諸陰之反，其脉何如？岐伯曰：脉至而從，按之鼓甚而盛也。是故百病之起，有生於本者，有生於標者，有生於中氣者，有取本而得者，有取標而得者，有取中氣而得者，有取標本而得者，有逆取而得者，有從取而得者。逆正順也。若順逆也。故曰：知標與本，用之不殆，明知逆順，正行無問，此之謂也。不知是者，不足以言診，足以亂經，故《大要》曰：粗工嘻嘻，以爲可知，言熱未已，寒病復始，同氣异形，迷診亂經。此之謂也。夫標本之道，要而博⁽²¹⁾，小而大，可以言一而知百病之害，言標與本，易而勿損⁽²²⁾，察本與標，氣可令調。明知勝復，爲萬民式，天之道畢矣。帝曰：勝復之變，早晏何如？岐伯曰：夫所勝者，勝至已病，病已慍，慍⁽²³⁾而復已萌也。夫所復者，勝盡而起，得位而甚。勝有微甚，復有少多，勝和而和，勝虛而虛，天之常也。帝曰：勝復之作，動不當位⁽²⁴⁾，或後時而至，其故何也？岐伯曰：夫氣之生，與其化（上三字《六元正紀大論》王注作"化，與其"，文義似勝）衰盛异也。寒暑溫凉，盛衰之用，其在四維⁽²⁵⁾。故陽之動，始於溫，盛於暑；陰之動，始於清，盛於寒。春夏秋冬，各差其分⁽²⁶⁾。故《大要》曰：彼春之暖，爲夏之暑；彼秋之忿，爲冬之怒，謹按四維，斥候⁽²⁷⁾皆歸。其終可見，其始可知，此之謂也。帝曰：差有數乎？岐伯曰：又凡三十度也⁽²⁸⁾。帝曰：其脉應皆何如？岐伯曰：差同正法，待時而去也。《脉要》曰：春不沉，夏不弦，冬不澀，秋不數，是謂四塞。沉甚曰病，弦甚曰病，澀甚曰病，數甚曰病，參見曰病，復見曰病，未去而去曰病，去而不去曰病，反者死。故曰氣之相守司也，如權衡之不得相失也。夫陰陽之氣清，靜則生化治，動則苛疾起，此之謂也。帝曰：幽明何如⁽²⁹⁾？岐伯曰：兩陰交盡，故曰幽。兩陽合明，故曰明。幽明之配，寒暑之异也。帝曰：分至⁽³⁰⁾何如？岐伯曰：氣至之謂至，氣分之謂分，至則氣同，分則氣异⁽³¹⁾，所謂天地之正紀也。帝曰：夫子言春秋氣始於前，冬夏氣始於後，余已知之矣。然六氣往復，主歲不常也，其補瀉奈何？岐伯曰：上下所主⁽³²⁾，隨其攸利⁽³³⁾，正其味則其要也，左右同法。《大要》曰：少陽之主，先甘後鹹；陽明之主，先辛後酸；太陽之主，先鹹後苦；厥陰之主，先酸後辛；少陰之主，先甘后鹹；太陰之主，先苦後甘。佐以所利，資以所生，是謂得氣。

〔注釋〕

（1）陰阳之三……气有多少，异用也：意为阴阳各分之为三：太阴为正阴，次为少阴，又次为厥阴；太阳为正阳，次为阳明，又次为少阳。《六元正纪大论》中说："阴阳之气各有多少，故曰三阴三阳也。"

（2）两阳合明："两阳合明"和"两阴交尽"是古人根据阴阳之气消长进退多少提出来的术语，阳气以太阳为最盛，阳明次之，至少阳而阳气已少，故对阳明曰两阳合明。

（3）两阴交尽：《灵枢·阴阳系日月》篇云："两阴交尽，故曰厥阴。"阴气以太阴为最盛，少阴次之，至厥阴阴气最少，故对厥阴曰两阴交尽。

（4）缓急：紧慢之意。

（5）适其至所为故也：王冰："脏位有高下，腑气有远近，病症有表里，药用有轻重，调其多少，和其紧慢，令药气至病所为故，勿太过与不及也。"

（6）奇之制、偶之制：即奇方与偶方。奇方与偶方的配合一是指组成方剂的药物单双数而说，单数为奇方，双数为偶方，如君一臣二等于三，君二臣三等于五，三与五都是奇数故谓之奇之制也，君二臣四等于六，君二臣六等于八，六与八都是偶数，故谓偶之制也。另一是指方剂有单纯作用的叫奇方，有混合作用的叫偶方。

（7）病所远而中道气味之者，食而过之，无越其制度也：病所远，指病在下焦而病位远，中道气味之者，《新校正》云："之，疑'乏'者。"今从之。气味，是指药的气味，指中途药物失效未达病所之意。食而过之，是食物之阻隔。全句意为：病在上焦者应先食而后药，病在下焦者应先药而后食，如果疾病的处所远在下焦就应当先服药，而后食，以免食物阻隔药物之气味，使其药效中途消失，因此后世医家指示病人在饭前服药，或饭后服药等总不超越以上所论制度。

（8）大则数少，小则数多，多则九之，少则二之：全句侧重指药量的大小而言。全句意为：凡是病位近而病证轻微的，无论使用奇方或偶方，其制方数量要少（用量要小），病位远而病势重的，其药量小而味数要多，药物数多者不过九位，其位数少的不少于两位，因数小量大则力专气猛可以远达病所；数多量小则药力分散而药气缓和，故可致近处而止。

（9）奇之不去则偶之，是谓重方：意为在治疗过程中如果单纯的奇方不能见效时，可改变为复杂的偶方也叫复方。

（10）寒热温凉，反从其病：反从其病即反佐。所谓反佐就是寒热温凉都从其病情而佐之，如以热药治寒病，佐以少许凉药为引，或寒药热服等均为反从其病也。

（11）本：指风寒暑湿燥火六气。

（12）标：指三阴三阳。

（13）病反其本，得标之病，治反其本，得标之方：懂得病生于本，反过来就会明白病生于标；治疗病生于本的方法，反过来就是治疗病生于标的方法。

（14）乘年之虚：阴干之年，岁运不及，为其所不胜之气所乘。如木运不及，则清金胜之等。

（15）失时之和：谓六位之气主客不和。

（16）遇月之空：月之空即月廓空。王冰："上弦前，下弦后，月轮中空也。"古人认为这时人体气血也处于相对不足的状态。《素问·八正神明论》云："月始生，则血气始精，卫气始行。月廓满，则血气实，肌肉坚；月廓空，则肌肉减，经络虚，卫气去，形独居。"

（17）六气标本：在自然界来说，风、热、湿、燥、寒天之六气为本，反映于地的三阴三阳之气为标，与标互为表里联系者为中气。在人来说，六经为标，六气为本，与标气相表里之气为中见之气。又如疾病的原因为本，反映于外的症状为标，与标病互相联发者为中气。

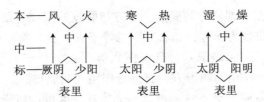

在疾病的变化上有标本的不同，所以在治疗上亦各有所异。（据长春中医学院《内经学习参考资料》）

（18）少阳太阴从本：少阳本火而标阳，太阴本湿而标阴，标本同气，故从本化：

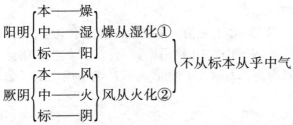

故从本者，化生于本，化生，谓病之化生，即病生于本气，如少阳口苦、耳聋、头痛、目眩等是生于火的本气，所以治疗以泄火清热为主。太阴腹胀、泄泻或浮肿等是生于湿，所以治疗以利湿为主。

（19）少阴太阳从本从标：

以上二者标本之气不能同化，因而在治疗疾病时病标者即治其标，病本者治其本，标本俱病者可采用标本俱治之法。如伤寒少阴病初起，脉搏沉细而体表反发热，宜麻黄附子细辛汤，既温少阴之里，又解太阳之表。此即少阴治疗法则从本从标之意，标本兼施之法。

（20）阳明厥阴不从标本，从乎中：

①一般阳明的胃肠病，均宜治太阴之湿为主，如平胃散中苍朴之类，均为治其脾湿之类也。

②厥阴不治标本而治中者，因厥阴肝病多有肝风内动、肝阳上亢，相火妄行头晕目眩等病均宜清火息风、平肝镇静法治之。（以上引自《内经学习参考资料》）

（21）要而博：指标本中气的理论重要而渊博。

（22）易而勿损：按标本中气的理论治疗则平易而无过失。

（23）惕：蕴伏于内而未发于外。

（24）胜复之作，动不当位：位，指气主的时位。指出胜复之气的发生不在自己所主的时位上。

（25）其在四维：这里指寒暑温凉四气变化的分界标志，即一年之中的辰、戌、丑、未四个月。

（26）各差其分：四气循环，参差交错，其常数大都是三十天。

（27）斥候：侦察、伺望之意。

（28）又凡三十度也：四季气候的变化早晚各有差异，其差数大概在三十天左右。

（29）幽明何如：二阴之气都尽就称为幽，二阳之气合就称为明，幽明的配合也是寒暑的变迁。

（30）分至：张景岳："分，言春秋二分；至，言冬夏二至。"即春分与秋分，夏至与冬至。

（31）至则气同，分则气异：至指夏至、冬至。因冬夏二至分别位于六气、三气之中，至其所在，故气同。分指春分、秋分，春分位于初、二气之间，秋分位于四、五气之间。初、二气属于司天之气，四、五气属于在泉之气，"两分"位居其交接之际，故"分则气异"。

（32）上下所主：上主为司天，下主为在泉。

（33）攸利：攸（yōu，尤），《辞海》："攸与所互文。"攸利即所宜。

〔提要〕

本段主要论述了辨证要求审脉论治及其制方的问题。

1. 论述了阴阳之气各有多少，故有三阴三阳之别，并以"两阳合明"、"两阴交尽"说明人体十二经脉阴阳盛衰与自然界的阴阳消长相应。

2. 论述了制方原则及奇偶、大小、缓急、重方反佐等组方形式及服法等，奠定了后世处方的基础。

3. 论述六气偏胜的外候及相应脏腑之病，并论述了"乘年之虚"、"失时之和"、"遇月之空"、"重感于邪"为导致病邪严重之因。

4. 论述了六气为病所应脉象以及预后顺逆。

5. 论述了六气各有标本变化所从不同，提出了标本中气逆从的治疗法则及掌握它的重要性。

6. 胜气复气之变化规律及影响脉象的变化和治疗方法。

〔原文〕

帝曰：善。夫百病之生也，皆生於風寒暑濕燥火，以之化之變[1]也。經言盛者瀉之，虛者補之，余錫以方士[2]，而方士用之，尚未能十全，余欲令要道必行，桴鼓相應，猶拔刺雪污[3]，工巧神聖[4]，可得聞乎？岐伯曰：審察病機，無失氣宜[5]，此之謂也。帝曰：願聞病機[6]何如？岐伯曰：諸[7]風[8]掉眩[9]，皆[10]屬於肝；諸寒[11]收引[12]，皆屬於腎；諸氣[13]膹鬱[14]，皆屬於肺；諸濕[15]腫滿[16]，皆屬於脾；諸熱瞀瘛，皆屬於火[17]；諸痛癢瘡，皆屬於心⁽¹⁸⁾。諸厥固泄，皆屬於下⁽¹⁹⁾。諸痿喘嘔⁽²⁰⁾，皆屬於上⁽²¹⁾。諸禁鼓慄，如喪神守⁽²²⁾，皆屬於火。諸痙項强⁽²³⁾，皆屬於濕⁽²⁴⁾。諸逆衝上，皆屬於火⁽²⁵⁾。諸脹腹大，皆屬於熱⁽²⁶⁾。諸躁狂越，皆屬於火⁽²⁷⁾。諸暴强直，皆屬於風⁽²⁸⁾。諸病有聲，鼓之如鼓⁽²⁹⁾，皆屬於熱。諸病胕腫，疼酸驚駭⁽³⁰⁾，皆屬於火。諸轉反戾，水液渾濁⁽³¹⁾，皆屬於熱。諸病水液，澄徹清冷⁽³²⁾，皆屬於寒。諸嘔吐酸，暴注下迫⁽³³⁾，皆屬於熱。故《大要》曰：謹守病機⁽³⁴⁾，各司其屬⁽³⁵⁾，有者求之，無者求之，盛者責之，虛者責之⁽³⁶⁾，必先五勝⁽³⁷⁾，疏其血氣，令其調達，而致和平，此之謂也。

帝曰：善。五味陰陽之用何如？岐伯曰：辛甘發散爲陽，酸苦涌泄⁽³⁸⁾爲陰；鹹味涌泄爲陰，淡味滲泄⁽³⁹⁾爲陽。六者或收或散，或緩或急，或燥或潤，或奭或堅，以所利而行之，調其氣使其平也。帝曰：非調氣而得者⁽⁴⁰⁾，治之奈何？有毒無毒，何先何後？願聞其道。岐伯曰：有毒無毒，所治爲主，適大小爲制也。帝曰：請言其制。岐伯曰：君一臣二，制之小也；君一臣三佐五，制之中也；君一臣三佐九，制之大也。寒者熱之，熱者寒之，微者逆之，甚者從之⁽⁴¹⁾，堅者削之⁽⁴²⁾，客者除之⁽⁴³⁾，勞者溫之⁽⁴⁴⁾，結者散之⁽⁴⁵⁾，留者攻之⁽⁴⁶⁾，燥者濡之⁽⁴⁷⁾，急者緩之⁽⁴⁸⁾，散者收之⁽⁴⁹⁾，損者溫之⁽⁵⁰⁾，逸者行之⁽⁵¹⁾，驚者平之⁽⁵²⁾，上之下之，摩之浴之，薄之劫之，開之發之，適事爲故。

帝曰：何謂逆從？岐伯曰：逆者正治，從者反治⁽⁵³⁾，從少從多，觀其事也。帝曰：反治何謂？岐伯曰：熱因寒用，寒因熱用⁽⁵⁴⁾，塞因塞用⁽⁵⁵⁾，通因通用⁽⁵⁶⁾，必伏其所主，而先其所因⁽⁵⁷⁾，其始則同，其終則異，可使破積，可使潰堅，可使氣和，可使必已。帝曰：善。氣調而得者何如？岐伯曰：逆之從之，逆而從之，從而逆之，疏氣令調，則其道也。帝曰：善。病之中外何如？岐伯曰：從內之外者調其內，從外之內者治其外。從內之外而盛於外者，先調其內而後治其外，從外之內而盛於內者，先治其外而後調其內，中外不相及，則治主病。帝曰：善。火熱復惡寒發熱，有如瘧狀，或一日發，或間數日發，其故何也？岐伯曰：勝復之氣，會遇之時有多少也。陰氣多而陽氣少，則其發日遠；陽氣多而陰氣少，則其發日近。此勝復相薄，盛衰之節。瘧亦同法。帝曰：論言治寒以熱，治熱以寒，而方士不能廢繩墨而更其道也。有病熱者寒之而熱，有病寒者熱之而寒，二者皆在，新病復起，奈何治？岐伯曰：諸寒之而熱者取之陰，熱之而寒者取之陽⁽⁵⁸⁾，所謂求其屬也。帝曰：善。服寒而反熱，服熱而反寒，其故何也？岐伯曰：治其王氣⁽⁵⁹⁾，是以反也。帝曰：不治王而然者，何也？岐伯曰：悉乎哉問也！不治五味屬也。夫五味入胃，各歸所喜攻，酸先入肝，苦先入心，甘先入脾，辛先入肺，鹹先入腎，久而增氣，物化之常⁽⁶⁰⁾。氣增而久，夭之由也⁽⁶¹⁾。帝曰：善。方制君臣，何謂也？岐伯曰：主病之謂君，佐君之謂臣，應臣之謂使，非上下三品之謂也。帝曰：三品何謂？岐伯曰：所以明善惡之殊貫也⁽⁶²⁾。帝曰：善。病之中外何如？岐伯曰：調氣之方⁽⁶³⁾，必別陰陽，定其中外，各守其鄉。內者內治，外者外治。微者調之，其次平之，盛者奪之，汗之下之⁽⁶⁴⁾。寒熱溫凉，衰之以屬⁽⁶⁵⁾，隨其攸利，謹道如法，萬舉萬全，氣血正平，長有天命。帝曰：善。

〔注釋〕

（1）之化之变：六气之正常变化为化，反常为变。故百病之生，皆由风寒暑湿燥火六气变化所之，故曰之化之变。

（2）余锡以方士：锡，赐予的意思；方士，方术之士，这里指医工。

（3）桴鼓相应，犹拔刺雪污：形容治疗效果显著，如以槌击鼓，槌到鼓响，如肉中之刺，拔之则去，污浊沾染，洗之则雪。雪，干净。污原本作"汗"，诸本作"污"，作"污"为是，今改。

（4）工巧神圣：《难经》："望而知之谓之神，闻而知之谓之圣，问而知之谓之工，切而知之谓之巧。"此处指医术高低而言。

（5）气宜：六气主时之所宜。张景岳："病随气动，必察其机。治之得其要，是无失气宜也。"

（6）病机：机，发动之所由，变化之所生，病机在整体观念的指导下，阐明疾病发生、发展、变化的机转和规律。

（7）诸：这里作一般讲。

（8）诸风：风有两种涵义，一为六淫之风邪即后世所称之"外风"，一指具有发病急骤、卒然昏厥、肌体抽搐、角弓反张、喝辟不遂、头晕目眩、肢体动摇、振颤等征象的疾病，即后世所称之"内风"。内风和外风又是互相作用、互相影响的。总的体现出"风善行而数变"、"风为百病之长"、"风胜则动"的病理特点。

（9）掉眩：掉，动摇不定；眩，眼黑，统指头晕目眩。

（10）皆：这里作大都解。

（11）诸寒：指内寒、外寒。外寒指外来的寒邪，内寒产生于阳虚阴胜。

（12）收引：收缩，引急。指经脉拘急挛缩，且多伴有疼痛症状发生。《素问·举痛论》说："寒气客于脉外则脉寒，脉寒则缩蜷，缩蜷则脉绌急，绌急则外引小络……"又说："寒气客于脉中，则血泣脉急。"

（13）诸气：此指各种气机方面的病变。

（14）膹郁：膹（fèn，音奋）。张景岳："膹，喘急也。"言呼吸急迫。郁，胸部痞闷阻塞。

（15）诸湿：统言内湿、外湿。外湿乃六淫之湿邪，伤之于雾露之湿或久卧湿地。内湿之生，多由脾运不健，水谷之湿不化，或由恣食生冷肥甘痰湿内蕴。

（16）肿满：水肿胀满。

（17）诸热瞀瘛，皆属于火：热为火的病理表现，火有内、外、虚、实之别。瞀，头目昏蒙不清，神志昏糊烦乱。瘛，筋脉瘛疭，肢体抽乱。总言，高热神昏，四肢抽搐的病证都由于火邪所引起。

（18）诸痛痒疮，皆属于心：心主血脉，五行属火，为阳中之太阳，心火亢盛则热壅血滞，"营卫稽留于经脉之中，则血泣而不行，不行则卫气从之而不通，壅遏而不得行，故热。大热不止，热胜则肉腐，肉腐则为脓。"（《灵枢·痈疽》）故血脉不通，营血阻滞，不通则痛；热势不重或疮疡初起，热熏皮肤，营卫运行不畅而为皮肤瘙痒。

（19）诸厥固泄，皆属于下：厥，《类经》："厥，逆也。"《医学大辞典》："气上逆而阴阳失调，轻则四肢厥冷，重则不省人事也。"总的来说，是指由于阴阳各适其偏，气血运行逆乱所造成的一系列病理变化，它既是症状又是病机，也可作为病名。固泄：固指二便不通，泄谓前后不禁；下，指下焦肝肾。肾主藏精而内寓之阴之阳，主开合，司二便；肝之藏血而功在燥泄，调理一身气血之机，阴尽阳生为阴阳交接之枢。是故诸厥固泄皆属于下。

（20）诸痿喘呕：诸痿指肺痿和痿躄。喘指咳喘气逆，呕指呕吐反胃。

（21）皆属于上：上指中、上二焦，统括肺胃在内。肺痿、痿躄之证皆由肺胃津液不布所致，故《素问·痿论》说"五藏因肺热叶焦，发为痿躄"，"治痿者，独取阳明"。《金匮要略》说："热在上焦，因咳而为肺痿。"肺不肃降则喘咳气逆；胃失和降则呕逆反胃。所以说诸痿喘呕皆属于上。

（22）诸禁鼓栗，如丧神守：禁同噤，牙关紧，口不开。鼓栗，鼓颔战栗。如丧神守：心神烦乱不安。

（23）诸痉项强：痉，病名，主症有筋脉拘急，身体强直，口噤反张等。项强，是痉病的一个症状，也可单独出现。其现表为颈项强直，转动不灵。

（24）皆属于湿：《素问·生气通天论》云"阳气者，精则养神，柔则养筋"，"湿热不攘，大筋緛短，小筋弛长，緛短为拘，弛长为痿"，精辟地阐述了阳气温煦筋脉的作用及筋脉软短拘急的病因，因湿为阴邪，重浊黏滞，最害阳气，易阻气机，气滞血涩，不能温濡筋脉，因而发生筋脉软短拘急强直不柔的痉病。

（25）诸逆冲上，皆属于火：逆，上逆也；冲上，突然向上，火性上炎，故突然气逆上冲，呕吐呃逆等病，大多由火引起。

（26）诸胀腹大，皆属于热：胀指肿胀，因热性发越，热盛充形，形，伤肿也。故《素问·阴阳应象大论》说："热胜则肿。"腹大胀满乃热结于内，即《伤寒论》"腹满不减，减不足言"之谓。

（27）诸躁狂越，皆属于火：躁乃躁扰不宁，动起不安。狂，精神错乱，神志不安。越，越于常度。火为阳，火盛则心神被扰，"重阳则狂"。弃衣而走，登高而歌，踰垣上屋，妄言骂詈不避亲疏，一越常态，皆非其素所能也。

（28）诸暴强直，皆属于风：暴言突然急骤。强直乃筋脉失柔，肢体活动不灵。"风者善行而数变"，故病发急暴。风气通于肝，肝主筋膜，风邪伤肝则筋脉失养而强直。

（29）诸病有声，鼓之如鼓：有声，指肠鸣，前一"鼓"字系动词，叩打的意思；后一"鼓"字为形容词，言其像鼓一样的空响。

（30）诸病胕肿，疼酸惊骇：胕，同跗，即背。疼酸惊骇，乃指浮肿疼痛，酸楚难名，甚则心神不宁，惊骇不定。

（31）诸转反戾，水液浑浊：《医学精义》云"转，左右扭转"，"反，角弓反张"。《说文》："戾，曲也，从犬出户下，其身曲戾。"水液，这里作小便解。乃指转筋挛急，角弓反张，小便黄赤的症状。

（32）诸病水液，澄彻清冷：水液，指病人排出的痰、涕、便、溺，呕吐物等。澄彻清冷，言其水液清稀、淡薄、寒冷。

（33）诸呕吐酸，暴注下迫：诸呕吐酸，呕吐若酸；暴注，发生较急的如喷射状腹泻；下迫，里急后重，努责不爽。

（34）谨守病机：严谨地遵循病机理论。

（35）各司其属：分析病理过程中五脏六气的病机归属。

（36）有者求之，无者求之，盛者责之，虚者责之：运用正反对比的方法分析疾病有邪无邪，虚实盛衰，以确定病位、病性。

（37）必先五胜：必须首先分辨五脏六气的偏胜、偏衰。又王注云："五胜，五行更胜也。"

（38）涌泄：涌，吐也；泄，泻也。

（39）渗泄：张景岳："利小便及通窍也。"

（40）非调气而得者：意为病有不是通过调气所能治好的。

（41）微者逆之，甚者从之：微，指病情正常发展，病势较轻，症状单纯者如寒邪现寒象，热邪有热症者。逆之，是指用与病象相反药性的药物治疗，如寒病用热药，热病用寒药之类。甚者从之，甚者，是指病情异常发展，如病势严重症状复杂而出现假象证候者（如寒极外现假热或热极外现假寒之类）。从之，是顺从其假象证候而治之如外假热者，可用热药顺从其病情而治之。

（42）坚者削之：坚，坚硬有形一类病证如癥瘕、疝癖等；削，指克伐推荡，活血化瘀一类方药。

（43）客者除之：客，指时邪侵袭一类病证如风寒风湿等；除，指用发汗祛寒祛湿一类方药。

（44）劳者温之：劳，虚劳损怯一类的病证；温，指温养强壮一类方药。

（45）结者散之：结，指邪气痰浊郁结及外科流痰流注一类病证；散，指行气消痰散结一类方药。

（46）留者攻之：留，指停饮、停食、蓄血、血瘀、经闭等一类病证；攻，指用攻下逐水逐瘀一类方药。

（47）燥者濡之：燥，指津伤干燥一类病证；濡指用滋润救燥一类方药。

（48）急者缓之：急指一般拘急痉挛口噤项强等一类病证；缓，是用舒展柔养缓和一类方药。

（49）散者收之：散，指盗汗、自汗、滑精等耗散一类的病证；收，指用收敛固涩一类的方药。

（50）损者温之：损，指一般亏损虚弱一类的病证；温，指用温补一类的方药。

（51）逸者行之：逸，指痿痹、瘫痪等运动障碍的一类的疾病；行，指用行血活络一类的方药。

（52）惊者平之：惊，指心悸、失眠、小儿惊风等一类不安定的病证；平，指用镇静安定一类方药。

（53）逆者正治，从者反治：逆，是逆其病情而治者为正治，如寒者热之，热者寒之，虚者补之，实者泻之之类。从，是顺从病情而治者为反治，如寒因寒用，热因热用之类。

（54）热因寒用，寒因热用：即逆此正治法。

（55）塞因塞用：指用补益收敛的药物治疗有阻塞假象的病证。

（56）通因通用：用通利的药物治疗有通利假象的疾病。即从此反治法。

（57）必伏其所主，而先其所因：伏是寻找制伏的意思；主指疾病的本质；因指疾病的原因。全句说明要抓住疾病的本质，首先要搞清疾病发生的根本原因，也叫"辨证求因"。

（58）诸寒之而热者取之阴，热之而寒者取之阳：详见本篇讨论五。

（59）治其王气：王，读去声，即旺气。王气就是亢盛之气。

（60）久而增气，物化之常也：就是说五味对五脏各有其亲和作用，如某味久服或偏嗜就会引起某一脏气的增加而偏胜，这是事物变化的必然规律。

（61）气增而久，夭之由也：人体某一脏气由于五味偏嗜或长期服用而发生偏胜，导致五脏之间失去平衡，往往是产生疾病或早死（夭）的根由。

（62）善恶之殊贯也：指药的上、中、下三品不同，性味用途各异。

（63）调气之方：调治病气的方法。

（64）汗者下之：应为汗之，下之。

（65）衰之以属：衰，挫退；属，病之属性。

〔提要〕

1. 根据五运六气的淫胜郁复所致的疾病症状、性质把一般常见的症状进行分别类型，归纳总结为著名的病机十九条，来说明各个类型和五脏六气的关系，作为分析证候、审察病机的范例，提出了"谨守病机，各司其属，有者求之，无者求之，盛者责之，虚者责之，必先五胜，疏其血气，令其调达，而致和平"的诊治纲领，成为后世指导辨证论治的重要指导原则。

2. 治疗学方面论述了：①五味在治疗中的作用，并对治疗六气淫胜所宜的药物性味配合原则加以分析阐明，此外还论述了五味入胃各归所喜（亲和选择）脏腑所起气化作用的一般规律，指出长期偏嗜某种食物或服用某种药物会引起脏气偏胜，导致不良后果。②在调节阴阳，以平为期总的精神下，针对不同病理变化定出了寒热、补泻、内外、逆从等治疗原则，又依据证候的不同表现而定出正治、反治等不同治法措施为后世治疗学的成长发展起了重要指导作用。③对处方学君臣佐使作了说明。

〔讨论〕

一、关于研究六气分治的意义

中医学在整体观思想指导下，认为人与自然界的气候变化息息相关，六气分治是古人以阴阳五行作理论工具对寒暑相移这一自然规律的解释，为研究自然气候变化及其影响人体发病的重要内容，研究六气分治的意义主要在于掌握自然环境、天时、气候的变化规律，用以观察每年气候变化和发病情况以便于研究六淫外感的致病因素，有利于临床诊断和治疗上的参考。

1. 从六气发病来说，自然现象中存在有当寒反温、当热反凉的气候变化，所以就认为这是至而不至，不至而至的有余不足和胜复盈虚的关系。本篇从以下两点说明六气发病问题。

（1）司天在泉胜气发病，司天胜气发病如子午年是少阴君火司天，火旺克金，那么肺病较多，如本篇说："少阴司天，热淫所胜，佛然至，火行其政，民病胸中烦热，溢汗……唾血，血泄，鼽衄嚏呕……病本于肺。"这是上半年发病。少阴司天，则阳明在泉，阳明在泉之燥气太过则克木，故肝病多。所以本篇又说："当阳明在泉，燥淫所胜……善太息，心胁痛。"这是下年发病概况，继此本篇详细叙述六气司天引起自然变化及人体发病情况。由于三阴三阳司天在泉不同，自然现象中六气变化各异，因此引起人体不同脏气发病，其中贯穿着五行相克的理论，如火气下临，则引起肺脏发病，即为火克金的缘故，其余诸脏发病与此同义。从而可以使我们体会到人与自然变化关系之密切。

（2）司天在泉主胜、客胜发病。这就是所谓"客主加临"问题，是以"所临脏位命其病"告诉人们按加临的情况判定，属顺利的情况则为病轻而缓，属逆发病重而急，属客主同气则发病加剧。如厥阴司天，客胜则耳鸣掉眩，甚则咳，主胜则胸胁痛，舌难以言；厥阴在泉客胜则大关节不利，内为痉强拘瘈，外为不便，主胜则筋骨繇并，腰腹时痛。

2. 从诊断学上来说，本篇论述了六气之至在脉象上的反应并根据五运六气淫胜郁复所致的疾病症状性质加以归纳总结出病机十九条，示人根据病机求其所属。

3. 从治疗上来说，药物的性能与气候变化有关，采药必须及时，治疗六气淫胜必须注意所宜药物性味，同时治疗六气所致之病，有取标、取本、取中气，有从取、逆取等不同，临床上要明辨才不致误。总的来说，一方面是根据外因的性质及病情的特点，另一方面是掌握药物的性能和气味，如本篇所说"风淫于内，治以辛凉"，"热淫于内，治以咸寒"，"湿淫于内，治以苦热"，"火淫于内，治以咸冷"，"燥淫于内，治以苦温"，"寒淫于内，治以甘热"。这是以六淫为病作为治疗依据的。

另外，关于六淫胜复的发病，本篇总结的治疗规律是："治诸胜复，寒者热之，热者寒之，温者清之……归其所宗，此治之大体也。"为六气太过为病的治疗方法。

综上所述，研究六气分治，才能"谨候气宜，无失病机"，但值得指出的是对上述内容我们应当领会其精神实质所在，决不能公式化的生搬硬套，拘泥其字句，在临床工作中当结合四诊八纲全面分析，才符合辨证施治的精神。

二、有关研究病机十九条的几个问题

1. 病机学说是中医学的重要组成部分，散见于《灵枢》、《素问》诸篇中，而本篇则集中地进行了论述。诚如方药中老师说："中医书中有关病机的阐述很多，比较突出并能示人规矩的首推《素问·至真要大论》中病机十九条。"张景岳说："机者，要也，变也，病机所由出也。"由此可见中医的病机不仅仅是病理而言，似应包括病因、病位、病理及辨证诸方面。

2. 病机十九条对若干症状作了概括性的归纳，作为分析证候，审察病机的范例，疾病分类的纲领。但由于疾病的原因多端，病理变化极其复杂，因此十九条不可能把一切疾病的病因、病机包括无遗，所以学习研究病机十九条应着重领会它的精神实质，而不是随文释义，拘于句下。

3. 病机十九条包括了五脏病机、六淫病机及上下部位分类等内容，现以下图归纳说明：

$$
\text{六淫病机} \left\{
\begin{array}{l}
\left.\begin{array}{l}
\text{诸热瞀瘛} \\
\text{诸禁鼓栗，如丧神守} \\
\text{诸逆冲上} \\
\text{诸躁狂越} \\
\text{诸病胕肿，疼酸惊骇}
\end{array}\right\} \text{皆属于火（5条）} \\[2em]
\left.\begin{array}{l}
\text{诸病有声，鼓之如鼓} \\
\text{诸腹胀大} \\
\text{诸转反戾，水液浑浊} \\
\text{诸呕吐酸，暴注下迫}
\end{array}\right\} \text{皆属于热（4条）} \\[2em]
\left.\begin{array}{l}
\text{诸暴强直，皆属于风} \\
\text{诸病水液，澄彻清凉，皆属于寒} \\
\text{诸痉项强，皆属于湿} \\
\text{诸涩枯涸干劲皴揭，皆属于燥}
\end{array}\right\} \text{风、寒、湿、燥（各1条）}
\end{array}\right.
$$

（本条从刘完素《素问玄机原病式》补入）

$$
\text{五脏病机} \left\{
\begin{array}{l}
\text{诸风掉眩，皆属于肝} \\
\text{诸寒收引，皆属于肾} \\
\text{诸气膹郁，皆属于肺} \\
\text{诸湿肿满，皆属于脾} \\
\text{诸痛痒疮，皆属于心} \\
\left.\begin{array}{l}
\text{诸痿喘呕，皆属于上} \\
\text{诸厥固泄，皆属于下}
\end{array}\right\} \text{上下部位分类}
\end{array}\right.
$$

4. 研究病机十九条要抓住要领，本篇指出"谨守病机，各司其属，有者求之，无者求之，盛者责之，虚者责之，必先五胜，疏其血气，令其调达而致和平……"是学习病机十九条的纲领，也是贯穿在五脏病机、六淫病机、上下分部中的精神实质所在，明此则纲举目张，举一反三。

5. 要以整体观念理解病机十九条，对病机的理解应全面看。不同病机的疾病可表现类似的症状，如"诸暴强直"、"诸痉项强"均有体直不能伸屈，筋强不柔和的症状，而病机上却有前者属"风"，后者属"湿"的不同；反过来说，有的同一病机而证候表现各异，如主火的病机中，有的则呈神昏抽搐的"瞀瘛"，有的则呈举动失常，不避亲疏的"狂越"等，所以研究时我们必须先后互看，正反对比，综合分析，同时还必须结合八纲辨证、脏腑辨证等有关理论全面理解，才能更好地指导临床实践。

6. 从分析病机的方法来说，应根据患者的临床表现进行脏腑定位，明其病变所在（如"诸风掉眩，皆属于肝"），并结合病因定性，知其疾病的属性（如"诸病水液，澄彻清冷，皆属于寒"）在此基础上分析脏腑相关，明确何脏何因起主导作用，掌握演变（必先五胜）经过，综合判断之后采取相应治疗（"疏其血气，令其调达，而致和平"）。方药中老师根据病机十九条的基本精神提出了辨证论治的七步：①脏腑经络定位；②阴、阳、气、血、表、里、虚、实、风、火、湿、燥、寒、毒定性；③定位与定性合参；④必先五胜；⑤各司其属；⑥治病求本；⑦发于机先等，对指导临床甚有帮助，特录之，供参考（详见专论）。

7. 联系实际加以理解：病机十九条中属于火者五，热者四，约占十九条的二分之一，足见火热为多。证之临床，一切风寒暑湿燥邪、外感热病，以及情志抑郁、饮食积滞均可以转化为火热的病机，使我们了解经文论述六淫病机有所详略的原则。

8. 要从发展眼光来看，病机十九条为后世医家提供了分析病因、掌握病理机转的方法，而后来代有发展。如唐代王冰整理注释《素问》，根据虚实、盛衰发病机理，发明颇多。金元刘完素在《内经》十九条的基础下，参考王冰注释写成了《素问玄机原病式》一书，以五运六气的理论阐发六气皆从火化的病机，扩大了病机十九条火热证的范围。他还提出"诸涩枯涸，干劲皴揭皆属于燥"的病机，补充了《内经》燥邪病证。清代喻嘉言，明确提出秋燥论，创制名方"清燥救肺汤"，使六气中的燥邪为病，臻于完善。今后我们研究病机十九条更应加以整理提高，使中医病机学说得到进一步的充实发展。

三、关于正治法与反治法

正治，即正常治法，如虚证用补，实证用泻，寒证用热药，热证用寒药，这种治法是逆其证象而治，所以也叫"逆治"。"实则泻之，虚则补之"（《素问·三部九候论》）及本篇"寒者热之，热者寒之"，"逆者正治"即指此而言。正治法适用于和证象一致的疾病，本篇提到的"坚者削之，客者除之，劳者温之，结者散之……"都属于正治法。后世徐士才十剂如"宣可去壅，通可去滞，补可去弱，泄可去闭……"就是根据内经的精神而发展起来的。

反治，是异常的治法，是顺从疾病的征象而治，所以也叫"从治"。如本篇"塞因塞用，通因通用"即是此种治法。这是用于病机与征象不一致的疾病，即病情发展到一定阶段时出现的征象与本质相反的证候，如"真寒假热"、"真热假寒"、"大实有羸状"、"至虚有盛候"之类。所以，反治法就是针对假象提出的治疗方法，但从本质上来说，药性与疾病的性质是一致的。所以其结果与正治法相同。现举例说明：

正治 ⎰ 寒者热之——自利不渴者属太阴，以其脏有寒故也，当温之，宜服四逆辈。
　　 ⎱ 热者寒之——服桂枝汤大汗出后，大烦渴不解，脉洪大者，白虎加人参汤主之。

反治 ⎰ 热因热用——少阴病，下利清谷。里寒外热，手足厥逆，脉微欲绝，身反不，
　　 ⎪ 　　　　　　恶寒，其人面色赤……通脉四逆汤主之
　　 ⎱ 寒因寒用——伤寒，脉滑而厥者。里有热，白虎汤主之

四、关于方剂组织配伍等方面

本篇提出了极为丰富的内容，奠定了后世处方学的基础。

1. 制方原则："气有多少，病有盛衰，治有缓急，方有大小……气有高下，病有远近，证有中外，治有轻重，适其至所为故"。

2. 组方结构

$$
君臣佐使\begin{cases}主病之谓君\\佐君之谓臣\\应臣之谓使\end{cases}
$$

3. 组方形式

$$
奇偶\begin{cases}奇方——"君一臣二","君二臣三"（单数），"近者奇之","汗者不以奇"\\偶方——"君二臣四","君二臣六"（双数），"远者偶之","下者不以偶"\end{cases}
$$

（"近而奇偶，制上其服。远而奇偶，制大其服。大则数少，小则数多。多则九之，少则二之"）

$$
大小\begin{cases}大方——药味多，"君一臣三佐九制之大也"，剂量大\\小方——药味少，"君一臣二制之小也"，剂量轻\end{cases}
$$

（"君一臣三佐五制之中也"）

$$
缓急\begin{cases}缓方——"药性和缓"，"缓则气味薄"，"补上治上制以缓"\\急方——"药性峻急"，"急则气味厚"，"补下治下制以急"\end{cases}
$$

重方——复杂的偶方（复方）。"奇之不去则偶之是谓重方"

反佐——"寒热温凉反从其病"，"偶之不去，则反佐以取之"

4. 服法

（1）饭前饭后服药制度："病所远而中道气味之者，食而过之，无越其制度也。"

（2）"治热以寒，温而行之，治寒以热，凉而行之，治温以清，冷而行之，治清以温，热而行之。"（摘自《五常政大论》）

5. 禁忌："有毒无毒，所治为主"

五、对"诸寒之而热者取之阴，热之而寒者取之阳，所谓求其属也"的理解

对于上述经文的解释，过去不少人根据王冰"益火之源，以消阴翳，壮水之主，以制阳光"的注释理解为：凡是用寒药治热证，而仍热的，应当补其阴，用热药治寒证而仍寒的，应当补其阳，认为这就是所谓求其属的方法。但把前后文连贯起来看，这样理解，与《内经》原意则未能尽合。因为壮水制阳，治用甘寒咸寒，仍不出以寒治热的范畴；益火消阴，治用甘温助阳，尚不脱以热治寒的法则。然本节经文的实际意义是指用寒药治热证，其热不愈，乃为阴盛，当用温热药，以热治热，用热药治寒证，其寒不愈，乃为阳盛，当用清热法，以寒治寒，均属反治的方法。对这个问题高士宗在《素问直解》里曾明确指出："诸寒之而热者，以寒为本，故取之阴，当以热药治之；诸热之而寒者，以热为本，故取之阳，当以寒药治之。夫寒之而热，治之以热，热之而寒，治之以寒，所谓求其属以治也。"何况王冰在他的注释中以"益火之源，以消阴翳，壮水之主，以制阳光"之后，又提出："或治热以热，治寒以寒，万举万全……"这些对于我们理解这节经文的真正内涵，均有助益。

六、关于本篇引用的古代文献

本篇引用的古代文献，有《大要》、《经》言、《论》言等数种，任应秋老师对此曾有所考。如《大要》本论中凡五次引用：①"《大要》曰：'君一臣二，奇之制也，君二臣四，偶之制也。君二臣三，奇之制也。君二臣六，偶之制也。'"②"《大要》曰：'粗工嘻嘻，以为可知。言热未已，寒病复始，同气异形，迷诊乱经。'"③"《大要》曰：'彼者之暖，为夏之暑，彼秋之忿，为冬之怒。谨按四维，斥候皆归，其终可见，其始可知。"④"《大要》曰：'少阳之主，先甘后咸阳明之主，先辛后酸……是谓得气。"⑤"'《大要》曰：'谨守病机，各司其属……令其调达，而致和平。"以上或言方制，或言诊法，或言四时，或言六气，或言病机，看来《大要》所具的内容，是十分广泛的。又本篇云："《经》言盛者泻之，虚则补之。"考《灵枢·大惑论》有"盛者泻之，虚者补之"之语，可见本论所称之《经》乃是《灵枢经》。本论又云："《论》言：'人迎与寸口，相应若引绳，大小齐等，命曰平。'"而《灵枢·禁服》有曰："寸口主中，人迎主外，两者相应，俱往俱来，若引绳，大小齐等，春夏人迎微大，秋冬寸口微大，如是者，命曰平人。"则本论所引，实《灵枢》之节文。

（王琦）

著至教论篇第七十五

　　著，昭著、明白；至，至善、至真；教，此处指医学理论。本篇指出了学医的方法和中医的基本思想——整体观，并叙述了三阳为病的证候和病机，从而论证了整体观和阴阳五行理论的重要性。由于本篇明白地阐述了医学中这些至善的理论，所以叫做"著至教论"。

〔原文〕

　　黄帝坐明堂，召雷公而問之曰：子知醫之道乎？雷公對曰：誦而未能解[1]，解而未能別[2]，別而未能明[3]，明而未能彰[4]，足以治群僚[5]，不足治侯王[6]。願得受樹天之度[7]，四時陰陽合之[8]，別星辰與日月光[9]，以彰經術[10]，後世益明，上通神農[11]，著至教，疑於二皇[12]。帝曰：善。無失之。此皆陰陽表裏，上下雌雄相輸應也。而道上知天文，下知地理，中知人事，可以長久，以教衆庶，亦不疑殆，醫道論篇，可傳後世，可以爲寶。雷公曰：請受道，諷誦用解[13]。

〔注释〕

　　(1) 诵而未能解：诵读医书而不太理解。

　　(2) 解而未能别：能够理解而不太能分析辨别。

　　(3) 别而未能明：能够辨别而不太明确它的道理。

　　(4) 明而未能彰：明白了而不能在临床上表现出满意的成绩。

　　(5) 足以治群僚：能够治疗同僚（同事）的疾病。

　　(6) 不足治侯王：不足以治疗王侯（贵族、统治阶级）的疾病。

　　(7) 树天之度：古人竖立高八尺、长十三尺五寸的圭表，观察日影在圭表上的长短斜正，以测定四时，这就叫做树天之度。

　　(8) 四时阴阳合之：配合四时阴阳。四时：春、夏、秋、冬。

　　(9) 别星辰与日月光：测定辨别日月星辰运行的学问。

　　(10) 以彰经术：发扬学术。

　　(11) 神农：相传是上古时代的帝名，传说他发明农业耕种，发现治疗疾病的药物，著有药物专著《神农本草经》，实际上农业与药物都是劳动人民集体创造的，神农只是一个托名而已。

　　(12) 疑于二皇：疑，比拟的意思；二皇，指伏羲和神农。伏羲：古帝名。疑于二皇：比美于二皇的意思。

　　(13) 讽诵用解：便于诵读和领会。

〔提要〕

本段指出要很好掌握医学高深的理论：必须上知天文，下知地理，中知人事，必须懂得一诵、二解、三别、四明、五彰的学习方法。

〔原文〕

帝曰：子不聞《陰陽傳》⁽¹⁾乎？曰：不知。曰：夫三陽天爲業⁽²⁾，上下無常⁽³⁾，合而病至，偏害陰陽⁽⁴⁾。雷公曰：三陽莫當⁽⁵⁾，請聞其解。帝曰：三陽獨至⁽⁶⁾者，是三陽并至⁽⁷⁾，并至如風雨⁽⁸⁾，上爲巓疾⁽⁹⁾，下爲漏病⁽¹⁰⁾。外無期，内無正⁽¹¹⁾，不中經紀，診無上下⁽¹²⁾，以書別⁽¹³⁾。雷公曰：臣治疏愈⁽¹⁴⁾，説意而已⁽¹⁵⁾。帝曰：三陽者，至陽⁽¹⁶⁾也，積并則爲驚⁽¹⁷⁾，病起疾風，至如礔礰⁽¹⁸⁾，九竅皆塞，陽氣滂溢⁽¹⁹⁾，乾嗌喉塞⁽²⁰⁾，并於陰則上下無常，薄爲腸澼。此謂三陽直心⁽²¹⁾，坐不得起，臥者便身全⁽²²⁾，三陽之病。且以知天下，何以別陰陽、應四時、合之五行⁽²³⁾？雷公曰：陽言不別，陰言不理⁽²⁴⁾，請起受解以爲至道⁽²⁵⁾。帝曰：子若受傳，不知合至道，以惑師教⁽²⁶⁾，語子至道之要。病傷五藏，筋骨以消⁽²⁷⁾。子言不明不別，是世主學盡矣⁽²⁸⁾。腎且絕，惋惋，日暮⁽²⁹⁾從容不出，人事不殷⁽³⁰⁾。

〔注释〕

（1）《阴阳传》：古书名。

（2）三阳天为业：三阳：太阳。太阳经气在人身之上部，像在天之阳气一样，具有护卫周身的作用。业：事业、作用。

（3）上下无常：上下经脉失去正常规律。

（4）合而病至，偏害阴阳：手足三阳之邪气相合而致病，则损害阴阳。

（5）三阳莫当：太阳不能抵御邪气的侵犯。

（6）三阳独至：太阳独病。

（7）三阳并至：指太阳、阳明、少阳都病。

（8）并至如风雨：太阳、阳明、少阳合病，病势急如风雨。

（9）上为巅疾：在上部引起头部疾病。

（10）下为漏病：在下引起大小便失禁之病。

（11）外无期，内无正：在外没有"一日太阳"、"二日阳明"、"三日少阳"这样显著的阶段性，在内没有正常规律的传变。

（12）不中经纪，诊无上下：不符合一般的发病规律，诊断就无法肯定疾病之属于上、属于下、属于表、属于里。

（13）以书别：书，指《阴阳传》；别，分别、辨别。

（14）疏愈：很少有治愈的。

（15）说意而已：只是明白一般的大意罢了。

（16）至阳：太阳之阳最盛，所以叫做至阳。至，盛，至盛。

（17）积并则为惊：积并，指太阳、阳明、少阳都病。三阳合病，损伤内脏神志，则为惊骇。

（18）病起疾风，至如礔砺：病起像疾风一样迅速，像霹雳一样猛烈。

（19）阳气滂溢：阳气滂浡盈溢。

（20）干嗌喉塞：咽干喉塞。嗌，食道；喉，气道。

（21）三阳直心：三阳之邪气直冲心膈。

（22）卧者便身全：睡卧便感到身体舒服。

（23）且以知天下，何以知阴阳、应四时、合之五行：要知天下之病，必须掌握阴阳五行配合四时的道理。且，将；何以，为什么要。

（24）阳言不别，阴言不理：对"阳"不能分别，对"阴"也不大理解。总的意思是对阴阳学说理解不深。

（25）至道：至善的道理，至善的理论。

（26）不知合至道，以惑师教：不知结合至道，以致对于老师所教的产生疑惑。

（27）病伤五藏，筋骨以消：病邪伤害了五脏，筋骨也就日渐消削了。

（28）子言不明不别，是世主学尽矣：如果像你说的那样不明不白，世上的医学就要失传而消失了。

（29）肾且绝，惋惋，日暮：肾脉将绝，则出现惋惋不安，日暮更甚的症状。

（30）从容不出，人事不殷：身体衰弱得不能从容地出门，懒于应酬人事。

〔提要〕

本段叙述了三阳为病的病机和临床表现，并通过对三阴病机的分析，说明掌握阴阳五行这一至道之要的重要性。

〔讨论〕

一、关于学医的方法问题

本篇指出的一诵、二解、三别、四明、五彰的学习方法，对于我们今天的学习，仍然有一定的积极意义。它的主要精神是要求我们刻苦学习，弄懂学通，并要理论联系实际，力求在临床中取得满意的效果。

二、关于"至道之要"的问题

本篇开始就提出"无失之，此皆阴阳表里上下雌雄相输相应也"，告诉我们不要忘记阴阳理论。然后，又通过对三阳为病的分析，再次强调了"别阴阳，应四时，合之五行。"最后又反复强调阴阳五行这个"至道之要"的重要性。文字不多，寓意颇深。阴阳五行学说，特别是阴阳表里上下雌雄相输应之中所包含的对立统一的观点，的确是"至道之要"，我们必须很好地掌握和应用，从而提高临床疗效，并把中医理论发扬光大。

三、关于整体观的问题

中医认为，人和自然界是密切联系的。这是中医整体观的一个重要内容，也就是文中所说的"上知天文，下知地理，中知人事"的含义。人身是一个统一的整体，人和自然界是密切相关的。因此，自然界（天文）的变化，周围环境（地理）的差异，社会风俗习惯（人事）的不同，对于疾病的影响也就不同，是临床诊断和治疗时所必须考虑的重要因素，从而规定了因时、因地、因人制宜的治疗原则。本篇对此做了言简意赅的论述，我们应该深入领会和掌握。

（段荣书）

示从容论篇第七十六

　　《从容》是古代文献。本文假托黄帝将《从容》一文的主要内容以示雷公，故名"示从容论"。本篇主要谈诊法。通过对脉和症的详细观察，对疾病进行分析和辨证，强调要善于运用"援物比类"的方法来说明问题，并指出治疗的主要矛盾是要抓住"病在一脏"。同时，文中通过对两个病例的分析，说明了分析病变的方法以及详细诊断的必要性。

〔原文〕

　　黄帝燕坐[1]，召雷公而问之曰：汝受術誦書者，若能覽觀雜學[2]，及於比類[3]，通合道理，爲余言子所長，五藏六府，膽胃大小腸，脾胞膀胱腦髓，涕唾哭泣悲哀，水所從行[4]，此皆人之所生，治之過失[5]，子務明之，可以十全，即不能知，爲世所怨。雷公曰：臣請誦《脉經·上下篇》甚衆多矣。別异比類，猶未能以十全，又安足以明之？帝曰：子別試[6]通五藏之過，六府之所不和，針石之敗，毒藥所宜，湯液滋味，具言其狀，悉言以對，請問不知。雷公曰：肝虛、腎虛、脾虛，皆令人體重煩冤[7]，當投毒藥、刺灸、砭石、湯液，或已或不已，願聞其解。帝曰：公何年之長而問之少？余真問以自謬[8]也。吾問子窈冥[9]，子言上下篇以對，何也？夫脾虛浮似肺，腎小浮似脾，肝急沉散似腎，此皆工之所時亂也，然從容得之[10]。若夫三藏，土木水參居[11]，此童子之所知，問之何也！

〔注釋〕

　　(1) 燕坐：燕就是休息，燕坐就是坐而休息。

　　(2) 杂学：指医学以外的各种学问。

　　(3) 及于比类：马莳："观前后篇内，俱有比类，系古经篇名。然实以比方相类为义。"张景岳："比类者，比异别类以测病情也。"

　　(4) 水所从行：高士宗："五脏主藏精者，故曰水。"张景岳："水，五液也，即指胆胃以下十四端血气而言，皆人之所以赖以生者，此而不明，动必多误"。

　　(5) 治之过失：吴崑："言五脏六腑七情五液，皆人所赖以生，治之者，恒有过有失也。"张景岳："凡治过于病，谓之过，治不及病，谓之失。不得其中，皆治之过失也。"

　　(6) 子别试：吴崑："别，谓往时也。"张景岳："别试通者，谓素之所通也。其有未通者，当请问其所不知耳。"张隐庵："别者，谓未通天道也。"高士宗："即诵脉经，当于脉经辨别，而试通之。"丹波元简："诸注意未稳。盖别试者，谓脉经上下篇之外，别有所通，试论之也。下文子言上下以对何也语，可见耳。"

　　(7) 肝虛、腎虛、脾虛，皆令人体重烦冤：张景岳："肝主筋，筋病则不能收持，肾主骨，骨病则艰于举动，脾主四支，四支病则倦怠无力，故皆令人体重。然三脏皆阴，阴虚则阳亢，故又令人烦冤满闷也"。

（8）自谬：就是自己的错误。

（9）窈冥：窈（yǎo，音杳），王冰："窈冥，谓不可见者，则形气荣卫也。"吴崑："窈冥者，义理玄妙，非书传之陈言也。"张景岳："窈冥，玄微之谓，如《八正神明论》曰：观其冥冥者，言形气营卫之不形于外，而工独知之。以日之寒温，月之虚盛，四时气之浮沉，参伍相合而调之。工常先见之，然而不形于外，故曰观于冥冥焉。此即帝之所问，而公对则误，故非之也。"

（10）夫脾虚浮似肺，肾小浮似脾，肝急沉散似肾，此皆工之所时乱也，然从容得之：王冰："脾虚脉浮候则似肺，肾小浮上候则似脾，肝急沉散候则似肾者，何以然？以三脏相近，故脉象参差而相类也，是以工惑乱之，为治之过失矣。虽尔乎，犹宜从容安缓，审比类之，而得三脏之形候矣。何以取之？然浮而缓曰脾，浮而短曰肺，小浮而滑曰心，急紧而散曰肝，搏沉而滑曰肾，不能比类，则疑乱弥甚。"张景岳："脾本微耎，病而虚浮，则似肺矣。肾本微沉，病而小浮，则似脾矣。肝本微弦，病而急沉散，则似肾矣。脉有相类，不能辨之，则以此作彼，致于谬误，此皆工之不明，所以时多惑乱也。按王氏曰：浮而缓曰脾，浮而短曰肺，小浮而滑曰心，急紧而散曰肝，搏沉而滑曰肾。此详言五脏脉体，以明本节之义也。所以诊法有从部位察脏气者，有从脉体察脏气者，得其义则妙无不在，学者当于此而贯通焉。"马莳："若明从容篇比类之，则窈冥之妙传矣。"吴崑："从人之容色，而求病情，斯得之矣。"张隐庵："从容者，天之道也。天道者，阴阳之道也。"

（11）若夫三藏，土木水参居：王冰："脾合土，肝合木，肾合水，三脏皆在鬲下，居止相近也。"张景岳："脾合土，肝合木，肾合水，三脏皆在鬲下，气脉相近，故曰参居。"

〔提要〕

本段通过黄帝和雷公的对话，强调临床辨证必须要别异比类。并具体谈了肝肾脾三脏脉的区别，指出诊察时必须有从容细致的态度方能正确诊断疾病。

〔原文〕

雷公曰：於此有人頭痛，筋攣，骨重，怯然[1]少氣，噦噫腹滿，時驚不嗜臥，此何藏之發也？脉浮而弦，切之石堅，不知其解，復問所以三藏者，以知其比類也[2]。帝曰：夫從容之謂也[3]。夫年長則求之於府，年少則求之於經，年壯則求之於藏[4]。今子所言皆失，八風菀熟（疑"熱"），五藏消爍，傳邪相受[5]。夫浮而弦者，是腎不足也[6]。沉而石者，是腎氣內著也[7]。怯然少氣者，是水道不行[8]，形氣消索也。咳嗽煩冤者，是腎氣之逆也[9]。一人之氣，病在一藏也[10]。若言三藏俱行[11]，不在法[12]也。雷公曰：於此有人四支解墮，喘咳血泄，而愚診之以爲傷肺，切脉浮大而緊，愚不敢治。粗工下砭石，病愈多出血，血止身輕，此何物也？帝曰：子所能治，知亦眾多[13]，與此病失矣。譬以鴻飛，亦衝於天[14]。夫聖人之治病，循法守度，援物比類，化之冥冥[15]，循上及下，何必守經？今夫脉浮大虛者，是脾氣之外絶，去胃外歸陽明也[16]。夫二火不勝三水[17]，是以脉亂而無常也。四支懈墮，此脾精之不行也。喘咳者，是水氣并陽明也[18]。血泄者，脉急血無所行也[19]。若夫以爲傷肺者，由失以狂也[20]。不引比類，是知不明也。夫傷肺者，脾氣不守，胃氣不清，經氣不爲使，真藏壞決，經脉傍絶，五藏漏泄，不衄則嘔，此二者不相類也[21]。譬如天之無形，地之無理，白與黑相去遠矣[22]。是失吾過矣。以子知之，故不告子。明引比類從容，是以名曰"診輕"[23]，是謂至道也。

〔注释〕

（1）怵然：形容畏怯的样子。

（2）复问所以三藏者，以知其比类也：张景岳："此下言肾病之疑似也。脉浮类肺，脉弦类肝，脉石坚类肾，难以详辨，故复问三脏之比类也。"

（3）夫从容之谓也：吴崑："帝言若是者，宜从其人之容貌，而合之病情也。"张隐庵："此言经脉之当求之于气也。夫从容者，气之谓也。"高士宗："比类者，间类相比，辨别其真，必从容而得之。故曰：夫从容之谓也。"张景岳："引经语也。如下文。"通观全文，以张景岳的说法较为合理。

（4）夫年长则求之于府，年少则求之于经，年壮则求之于藏：张景岳："此总言比异别类之法也。夫年长者，每多口味，六腑所以受物故当求之于腑，以察其过。年少者，每忽风寒劳倦，所受在经，故当求之于经以察其伤。年壮者多纵房欲，五脏所以藏精，故当求之于脏，以察其虚实。"

（5）今子所言皆失，八风菀熟（疑"热"），五藏消烁，传邪相受：张景岳："帝言公之所问，但据病而言，而不知其所以然，故于八风菀热之故，五脏消烁之由，及邪传相受之次，则皆失之也。"八风：据《灵枢·九宫八风》说，八风是：大弱风、谋风、刚风、折风、大刚风、凶风、婴儿风、弱风。泛指自然界一切能损伤人体正气的风邪。菀：同郁，蕴积的意思。熟，如原文中所注，疑是热的错传。八风菀热是指人体受到风邪的侵袭，不得发散，郁而化热。

（6）夫浮而弦者，是肾不足也：张景岳："肾脉宜沉，浮则阴虚，水以生木，弦则气泄，故为肾之不足也。"丹波元简："仲景云：弦则为减，即此义也。"

（7）沉而石者，是肾气内著也：张景岳："沉而石，沉甚而坚也。阴中无阳，则肾气不达，故内著不行也。"

（8）水道不行：王冰："肾气不足，故水道不行。肺脏被冲，故形气消散。索，尽也。"张景岳："精所以成形，所以化气，水道不行，则形气消索，故怵然少气也。"

（9）咳嗽烦冤者，是肾气之逆也：王冰："肾气内著，上归于母也。"张景岳："水脏空虚，则上窃母气，故令人咳嗽烦冤，是肾气之上逆也。"

（10）一人之气，病在一藏也：吴崑："一人之气，病在一脏，一脏不再伤。故三脏俱行，不在法也。"张景岳："凡此皆一人之气，病在肾之一脏耳。即如上文雷公所问头痛者，以水亏火炎也。筋挛者，肾水不能养筋也。骨重者，肾主骨。哕噫者，肾脉上贯肝膈，阴气逆也。腹满者，水邪侮土也。时惊者，肾藏志，志失则惊也。不嗜卧者，阴虚目不瞑。病本于肾，而言三脏俱行，故非法也。"

（11）三藏俱行：丹波元简："行字，诸家无解，盖谓病之行也。"

（12）不在法：法，法度。不在法，意思是说不符合理论和实际。

（13）子所能治，知亦众多：吴崑："帝言子所能者，治所知之病，亦众人之所称欤。"张景岳："言子之所能，余亦知其多。但以此病为伤肺，则失之矣。譬以鸿飞，亦冲于天，虽所之任意，而终莫能得其际，亦犹长空浩渺之难测耳。"

（14）譬以鸿飞，亦冲于天：吴崑："譬之鸿飞，亦常冲天，然有时而下，不常高尔。"高士宗："粗工妄治而愈，是千虑一得。譬以鸿飞亦冲于天。"王冰："鸿飞冲天，偶然而得，岂其羽翮之所能哉！粗工下砭石，亦犹是矣。"

（15）化之冥冥：通过思考，加以分析，灵活运用之意。吴崑："变化于冥冥莫测之境。"张隐庵："察造化之冥冥。"张景岳："循守法度，遵古人之绳墨也。援物比类，格事物之情状也。化之冥冥，握变化于莫测之间而神无方也。能如是则循上可也，及下亦可也。然则法不可废，亦不可泥，弗拘形迹，何必守经，是乃所谓圣人之至治。"

（16）今夫脉浮大虚者，是脾气之外绝，去胃外归阳明也：张景岳："此言所问脉证，皆脾胃病也。夫脾属阴，为胃之里，胃属阳，为脾之表。今脉来浮大而虚，则外有余，内不足，是脾气之外绝于胃也。脾已去胃，故气归阳明而脉见如此。"按《素问·血气形志》篇："阳明常多气多血，刺阳明出血气，故雷公问粗工下砭石而愈者，正所以泄阳明之邪实耳。"上文说："切脉浮大而紧，"此处说"浮大虚"，恐有讹误。

（17）二火不胜三水：吴崑说："二火，犹言二阳，谓胃也。三水，犹言三阴，谓脾也，言太阴之气，外归阳明，阳明不胜太阴，是以脉乱而失其常。常脉浮缓，今失而为浮大虚矣。"王冰："二火，谓二阳脏。三水，谓三阴脏。二阳脏者，心肺也。以在膈上故。然三阴之气，上胜二阳，阳不胜阴，故脉乱而无常也。"张景岳："二火，谓二阳脏，心肺居于膈上也。三水，谓三阴脏，肝脾肾居于膈下也。此五脏之象，阴多于阳，故曰二火不胜三水。是以脾为阴土，须赖火生，今之脾气去胃，外绝阳明，故脉乱无常者，以脾中无胃气也。"结合全文来看，以吴说为妥。

（18）喘咳者，是水气并阳明也：王冰："肾气逆入于胃，故水气并于阳明。"张景岳："脾病不能制水，则水邪泛滥，并于胃府，气道不利，故为喘为咳，盖五脏六腑，皆能令人咳也。"

（19）血泄者，脉急血无所行也：王冰："泄，谓泄出也。然脉气数急，血溢于中，血不入经，故为血泄。以脉奔急而血溢，故曰血无所行也。"张景岳："经脉者，所以行血气而营阴阳也。脉之急疾，由于气乱，气乱则血乱，故注泄于便，无所正行矣。血不守中，主在脾也。"

（20）若夫以为伤肺者，由失以狂也：王冰："言所识不明，不能比类，以为伤肺，犹失狂言耳。"张景岳："狂，妄也。不引比类，故因喘咳为伤肺，是知之不明也。若参合脉证而求之，则病在脾而不在肺，可类察之矣。"

（21）此二者不相类也：张景岳："此明伤肺之候也。肺金受伤，窃其母气，故脾不能守。人受气于谷，谷入于胃，以传于肺，肺病则谷气无以行，故胃不能清。肺者，所以行营卫，通阴阳，肺伤则营卫俱病，故经气不为使。真脏，言肺脏也。肺脏损坏，则治节不通，以致经脉有所偏绝，而五脏之气皆失其守。因为漏泄，故不衄血于鼻，则呕血于口。此其在脾在肺，所本不同。故二者不相类也。"王冰："肺气伤则脾外救，故云脾气不守。肺脏损则气不行，不行则胃满，故云胃气不清。肺者主行荣卫阴阳，故肺伤则经脉不能为之行使也。真脏，谓肺脏也。若肺脏损坏，皮膜决破，经脉傍绝而不流行，五脏之气上溢而漏泄者，不衄血则呕血也。何者？肺主鼻，胃当口也。然口鼻者，气之门户也。今肺脏已损，胃气不清，不上衄则血下流于胃中，故不衄出则呕出也。然伤肺伤脾，衄血泄血，标出且异，本归亦殊，故此二者不相类也。"

（22）白与黑相去远矣：王冰："言伤肺伤脾，形证悬别，譬天地之相远，如黑白之异象也。"张景岳："天有象，地有位，若不知之，则天若无形，地若无理，此言二脏之伤，形证悬别，不能明辨，亦犹是也。黑白混淆，相去远矣。"

（23）是以名曰"诊轻"，是谓至道也：《新校正》云："按《太素》，轻作经。"张景岳："谓此篇明引形证，比量异同，以合从容之法，故名曰诊经，乃至道之所在也。"

〔提要〕

本文通过两个病例的分析，具体说明比类辨证的方法。①通过对"头痛筋挛骨重"者的病本在肾的分析，指出"一人之气，病在一藏"的道理，强调必须通过比类辨证，抓住疾病的主要矛盾所在，才能治无所失。②进一步通过对于"喘咳血泄"病属肺还是属脾的具体分析，说明分析病变的方法，以及详细诊断，灵活运用的道理。

〔讨论〕

一、关于"从容"的含义

本篇名为"示从容论"，全文中共有三处出现"从容"二字：①"夫脾虚浮似肺，肾小浮似脾，肝急沉散似肾，此皆工之所时乱也，然从容得之。"②"帝曰：夫从容之谓也……"③"以子知之，故不告子，明引比类从容，是以名曰诊经，是谓至道也。"

关于"从容"二字的含义，历来众说纷纭，主要有三种论点：第一种论点如高士宗和张隐庵的看法。高士宗说："圣人治病，循法守度，援物比类，从容中道，帝以此理示诸雷公，故曰示从容。"（引自丹波元简《素问识》）张隐庵说："得天之道，出于自然，不待勉强，即孔氏之所谓从容中道，圣人也。故示以从容之道，因以名篇。"二者说法虽然不尽相同，但对"从容"二字的看法是比较一致的，即是指从容不迫，沉着细致的一种态度。第二种论点是吴崑的看法，他认为："篇内论病情有难知者，帝示雷公从人之容貌，而求合病情，其长其少其壮，容不类也。"（引自《素问识》）认为"从容"即"从人之容貌"的意思。从全文看起来，这种说法是比较牵强附会，没有太多依据的。第三种论点即多数注家的论点，认为"从容"是古经中的篇名。马莳说："从容，系古经篇名，见第二节。本篇详示从容之意，故名篇。"（引自《素问识》）王冰说："《从容》，上古经篇名也。何以明之？《素问·阴阳类论》：雷公曰：臣悉尽意，受传经脉，颂得从容之道，以合《从容》。明古文有《从容》矣。"根据王冰的看法，我们通观《素问》全书，除本篇外，出现"从容"一词的，还有《素问·阴阳类论》和《素问·解精微论》。《素问·解精微论》中说："臣授业传之，行教以经论，从容形法……"《阴阳类论》中共有两处：

①"帝曰：却念上下经阴阳从容，子所言贵，最其下也。"张景岳："上下经，古经也。阴阳从容，其篇名也。"②"雷公曰：臣悉尽意，受传经脉，颂得从容之道，以合《从容》……"张景岳注曰："颂，诵同。从容之道可诵，其为古经篇名可知，如《示从容论》之类是也。以合《从容》，合其法也。"无论从本文还是从全书来看，马莳、王冰、张景岳的看法都是比较确切的。

近人任应秋在"《内经》引用的古代文献"一文中提出："《从容》：如上所述，《阴阳类论》《解精微论》都提到了《从容》这个文献。特别是《阴阳类论》还说：'颂得《从容》之道，以合从容。张景岳为之解释云：'颂，诵同。《从容》之道可诵，其为古经篇名可知。如《示从容论》之类是也。以合《从容》，合其法也'，今《素问》的《示从容论》，主要是讲通过脉症的观察，进行分析病变的问题。果尔，则《从容》当属于辨证一类的典籍。"所论中肯可从。

然而，也并不是说本文中所有的"从容"都是指的古经中的《从容》篇。例如第一处："此皆工之所时乱也，然从容得之"中的"从容"二字，就以"从容不迫"来解释为好，是指一种沉着细致分析问题的态度。

二、关于本文中的一个病例分析

本文中有一段很精彩的文字，是一个具体病例的分析，在《内经》中是比较少见的，因而也是很珍贵的。先将原文抄录如下：

"雷公曰：于此有人，头重筋挛骨重，怯然少气，哕噫腹满，时惊不嗜卧，此何藏之发也？脉浮而弦，切之石坚，不知其解，复问所以三藏者，以知其比类也。帝曰：夫从容之谓也。夫年长则求之于府，年少则求之于经，年壮则求之于藏。今子所言皆失，八风菀热，五藏消烁，传邪相受。夫浮而弦者，是肾不足也。沉而石者，是肾气内著也。怯然少气者，是水道不行，形气消索也。咳嗽烦冤者，是肾气之逆也。一人之气，病在一藏也。若言三藏俱行，不在法也。"在这段文字中，有症，有脉，有分析，有结论，充分体现了"辨证论治"的精神和"治病必求于本"的原则，是值得我们很好的研究和学习的。

在这个病例分析中，首先列举了病证"于此有人，头痛筋挛骨重，怯然少气，哕噫腹满，时惊不嗜卧，"询问"此何藏之发也？"即探求发病的脏腑。这是一个很大的范围，如同所有的临床医生在接触一个新病人时所面临的一大堆看起来杂乱无章，彼此间没有联系的症状一样，不经过分析，一下子是很难得到答案的。接着，文中通过脉象："脉浮而弦，切之石坚，不知其解，复问所以藏者，以知其比类也。"将疾病的范围缩小到三脏"肺、肝、肾"上，如张景岳所分析的那样："脉浮类肺，脉弦类肝，脉石坚类肾，难以详辨，故复问三脏之比类也。"这里所说的"比类"，张景岳解释为："比异别类以测病情也。"就是一种综合分析的方法。即通过"望、闻、问、切"四诊，将复杂的病理情况，经过一个粗略的分析，逐步将疾病可能发生的部位，归纳到一个较小的范围之内，从而进行更进一步的比较和鉴别。在回答这个问题时，本文是通过三个步骤进行分析的：①"夫年长则求之于府，年少则求之于经，年壮则求之于藏。"王冰解释说："年之长者甚于味，年之少者劳于使，年之壮者过于内。过于内则耗伤精气，劳于使则经中风邪，甚于味则伤于府，故求之异也。"是说不同年龄的人，生活规律和嗜好，往往很不一样。病因不同，病机不同，疾病所易于发生的部位也有很大不同，我们必须抓住它们的区别和特点来进行分析辨证，才可能得到正确的诊断。张景岳的分析亦如此，较王冰的说法更为明确："此总言比异别类之法也。夫年长者，每多口味，六腑所以受物故当求之于腑，以察其过。年少者，每忽风寒劳倦，所受在经，故当求之于经以察其伤。年壮者多纵房欲，五脏所以藏精，故当求之于脏，以察虚实。"这一段看起来很简单，实际上，它是提示医者在分析疾病时，不要忽视病人本身不同的特点，要从每一个病人不同的生理和病理特点出发去分析疾病。②"今子所言皆失，八风菀热，五脏消烁，传邪相受。"张景岳注释说："帝言公之所问，但据病而言，而不知其所以然，故于八风菀热之故，五脏消烁之由，及邪传相受之次，则皆失之也。"是说明应该进一步审症求因，提示我们辨病不能仅看到症状，而应进一步地询问，探求产生这些症状的病因和病机。③这样经过细致的诊察和全面的分析之后，得出对于疾病的诊断："夫浮而弦者，是肾不足也。沉而石者，是肾气内著也。怯然少气者，是水道不行，形气消索也。咳嗽烦冤者，是肾气之逆也。一人之气，病在一藏也。若言三藏俱行，不在法也。"张景岳注释说："凡此皆一人之气，病在肾之一脏耳。即如上文雷公所问头痛者，以水亏火炎也。筋挛者，肾水不能养筋也。骨重者，肾主骨也。哕噫者，肾脉上贯肝鬲，阴气逆也。腹满者，水邪侮土也。时惊者，肾藏志，志失则惊也。不嗜卧者，阴虚目不瞑也。病本于肾，而言三脏俱行，故非法也。"详细分析了临床种种表现，均是由肾病而引起的，指明"肺、肝、肾"三脏中，病本在肾之一脏，所以如果说是三脏俱病，是不符合临床实际的。从整个病例的分析过程中，我们可以看到，它不仅体现了中医学中"辨证论治"的思想，而且说明辨证是为了达到明确"病在一脏"的目的，即"治病必求于本"。只有找到"病本"，立法、施治才有下手处，治疗才能"有的放矢"，才能期望得到"立竿见影"的效果。

　　从这一段文字中，充分体现了中医学中"辨证论治"和"治病必求于本"的思想。一个临床医生，在对病人进行了全面的诊察，掌握了大量的第一手资料后，善不善于对它们进行由表及里，由此及彼，由浅入深的分析，能否抓住"病在一脏"，即求得病本，常常是能否做出正确的诊断和治疗成败的关键。本文在这方面给我们举了一个很好的例子。由于《内经》中这样具体的病例分析是比较少见的，因而也是很珍贵的，值得我们很好的研究和学习。

（肖燕军）

疏五过论篇第七十七

马莳云:"疏,陈也。内有五过,故名篇。"本篇主要讨论了临床上一般容易犯的五种过错,故以此为篇名。文章在陈述五过的同时,指出应如何正确的诊治,特别是最后归纳为四德。因此本文可以说是从正反两方面阐述了医务工作中的五过、四德问题。

〔原文〕

黄帝曰:嗚呼遠哉!閔閔乎⁽¹⁾若視深淵,若迎浮雲,視深淵簡可測,迎浮雲莫知其際。聖人之術,爲萬民式⁽²⁾,論裁志意,必有法則,循經守數⁽³⁾,按循醫事,爲萬民副⁽⁴⁾。故事有五過四德,汝知之乎?雷公避席再拜曰:臣年幼小,蒙愚以惑,不聞五過與四德,比類形名,虛引其經,心無所對。

〔注释〕

(1) 闵闵乎:言妙用之不穷,为深奥的形容词。

(2) 圣人之术,为万民式:圣人的医术,是众人的模式。

(3) 循经守数:遵循常规,依守法则。

(4) 按循医事,为万民副:张景岳:"副,助也。"按照这些医疗原则来为众人治疗疾病,就能为万民解除痛苦。

〔提要〕

通过黄帝与雷公问答,说明医学的道理是很深奥的,至今有些问题还是说不清楚的。但是经过长期的医疗实践,积累了很多医疗常规、法则。高明的医生,就能遵循这些医疗原则诊治疾病,从而能为群众解除疾苦。"五过"、"四德"就是属于这类医疗常规法则之一,因此作为良工不可不知。

〔原文〕

帝曰:凡未診病者,必問嘗貴後賤⁽¹⁾,雖不中邪,病從内生,名曰脱營⁽²⁾,嘗富後貧,名曰失精⁽³⁾。五氣留連,病有所并。醫工診之,不在藏府,不變軀形,診之而疑,不知病名。身體日減,氣虛無精,病深無氣,灑灑然時驚,病深者,以其外耗於衛,内奪於榮。良工所失,不知病情,此亦治之一過也。

凡欲診病者,必問飲食居處。暴樂暴苦,始樂後苦,皆傷精氣,精氣竭絶,形體毀沮;暴怒傷陰,暴喜傷陽,厥氣上行,滿脉去形。愚醫治之,不知補瀉,不知病情,精華日脱,邪氣乃并⁽⁴⁾,此治之二過也。

善爲脉者,必以比類奇恒,從容知之⁽⁵⁾,爲工而不知道,此診之不足貴,此治之三過也。診有三常⁽⁶⁾,必問貴賤,封君敗傷,及欲侯王。故貴脱勢,雖不中邪,精神内傷,身必败亡。始富後貧，雖不傷邪，皮焦筋屈，痿躄爲攣。醫不能嚴，不能動神，外爲柔弱，亂至失常，病不能移，則醫事不行⁽⁷⁾，此治之四過也。

凡診者必知終始，有知餘緒⁽⁸⁾，切脈問名，當合男女⁽⁹⁾，離絕菀結，憂恐喜怒，五藏空虛，血氣離守，工不能知，何術之語⁽¹⁰⁾，嘗富大傷，斬筋絕脈，身體復行，令澤不息⁽¹¹⁾，故傷敗結留，薄爲陽，膿積寒炅⁽¹²⁾。粗工治之，亟刺陰陽，身體解散，四支轉筋，死日有期，醫不能明，不問所發，唯言死日⁽¹³⁾，亦爲粗工，此治之五過也。

〔注释〕

（1）尝贵后贱：贵贱指职位的高低。尝贵后贱，意思是过去的地位很高，而现在失势了。

（2）脱营：张景岳："尝贵后贱者，其心屈辱，神气不伸，虽不中邪，而病生于内。营者阴气也。营行脉中，心之所主，心志不舒，败血无以生，脉日以竭，故为脱营。"

（3）失精：张景岳："尝富后贫者，忧煎日切，奉养日廉，故其五脏之精，日加消败，是为失精。精失则气衰，气衰则不运。故为留聚而病有所并矣。"

（4）精华日脱，邪气乃并：张景岳："不明虚实，故不知补泻。不察所因，故不知病情。以致阴阳败竭，故精华日脱。阳脱者，邪并于阴，阴脱者，邪并于阳，故曰邪气乃并。"

（5）比类奇恒，从容知之："比类"就是别异比类，将同名同形的脉症，加以分类比较、鉴别，在同中求异。"奇恒"就是分析奇恒，将异常的与正常的相比，如只有事先掌握了正常的色、脉，然后遇到反常的色、脉，与正常的相比较，才能知道异常之所在。"从容"就是形容安详、缓慢地详察细审。这句话的意思是说善于诊脉的医生，必然能够别异比类，分析奇恒，细致深入地诊察，才能得出正确的诊断。

（6）诊有三常：诊病通常有三种情况需要了解：一是病人社会地位的贵贱；二是病人是否遭遇到地位的变迁；三是病人是否有升官发财的妄想。

（7）医不能严，不能动神，外为柔弱，乱至失常，病不能移，则医事不行：意思是说，对这些疾病，如果医生没有严肃的态度，不能说服教育，转变患者的精神意识，表现得柔弱无能，手足无措，病人的情志不能有所转移，那么医疗也就不会有效果。

（8）必知终始，有知余绪：末端叫做余绪。有知余绪，就是察其本而知其末。凡是诊病，必须了解发病的原因和发病后的经过情况，才能察知本末，掌握病情。

（9）切脉问名，当合男女：张景岳："切其脉必问其名，欲得其素履之详也。男女有阴阳之殊，脉色有逆顺之别，故必辨男女，而察其所合也。"

（10）离绝菀结，忧恐喜怒，五藏空虚，血气离守，工不能知，何术之语：张景岳："离者，失其亲爱。绝者，断其所怀。菀谓思虑抑郁，结谓深情难解。忧则气沉，恐则气怯，喜则气缓，恚则气逆。凡此皆伤其内。不知此，何术之有。"

（11）尝富大伤，斩筋绝脉，身体复行，令泽不息：尝富之人，突然大伤，以致经脉之荣养断绝，身体虽依旧能行动，但是津液已不能润泽滋生。

（12）故伤败结留，薄归阳，脓积寒炅：张景岳："故，旧也。言旧之所伤，有所败结，血气留薄不散，则郁而成热，归于阳分，故脓血蓄积，令人寒炅交作也。"灵

（jiǒng，音窘）与热字同。

（13）不问所发，唯言死日：不问病之所以发生的原因，只说病的预后不良。

〔提要〕

本节分别阐述了五过：①不善于问诊。这样特别是对于情志内伤的病，在初期就更难判断，以致延误病机。②不清楚补泻。这还是由于对病情了解得不够，不知是外感还是内伤，因此虚实不清，补泻难定，易犯"虚虚实实"之戒。③不知道比类奇恒。这样诊断就很难做到深入细致，全面准确。④不通晓三常之诊，就不能针对病人的思想情况做好说服教育，使其转变精神，治疗效果就不会好。⑤不知终始，不问所发。这样就不了解发病的原因和经过，做到察其本而知其末，治疗也就不能"伏其所主，而先其所因"。

〔原文〕

凡此五者，皆受術不通，人事不明也。故曰：聖人之治病也，必知天地陰陽，四時經紀，五藏六府，雌雄表裏，刺灸砭石，毒藥所主。從容人事，以明經道，貴賤貧富，各異品理，問年少長勇怯之理[1]，審於分部，知病本始，八正九候，診必副矣[2]。治病之道，氣內爲寶。循求其理，求之不得，過在表裏[3]，守數據治，無失俞理，能行此術，終身不殆[4]。不知俞理，五藏菀熱[5]，癰發六府，診病不審，是謂失常。謹守此治，與經相明，《上經》、《下經》，揆度陰陽，奇恒五中，決以明堂，審於終始，可以橫行[6]。

〔注释〕

（1）从容人事，以明经道，贵贱贫富，各异品理，问年少长勇怯之理：张景岳："经道，常道也。不从容人事，则不知常道。不能知常，焉能知变。人事有不齐，品类有同异，知之则随方就圆，因变而施，此人事之不可不知也。"

（2）审于分部，知病本始，八正九候，诊必副矣：张景岳："八正，八节之正气也。副，称也。能察形色于分部，则病之本始可知。能察邪正于九候，则脉之顺逆可据。明斯二者，诊必称矣。此色脉之不可不知也。"

（3）治病之道，气内为宝，循求其理，求之不得，过在表里：张景岳："气内者，气之在内者也，即元气也。凡治病者，当先求元气之强弱。元气既明，大意见矣。求元气之病而无所得，然后察其过之在表在里以治之，斯无误也。此下五节，亦皆四德内事。"

（4）守数据治，无失俞理，能行此术，终身不殆：张景岳："此承上文而言，表里阴阳、经络脏腑，皆有其数，不可失也。俞理，周身俞穴之理也。殆，危也。"

（5）五藏菀熟：王冰："熟，热也。"菀，积也。即五脏之热郁积，可导致痈发于六腑。

（6）《上经》、《下经》，揆度阴阳，奇恒五中，决以明堂，审于终始，可以横行：张景岳：《上经》、《下经》古经名也。《病能论》曰：《上经》者，言气之通天。《下经》者，言病之变化也。揆度，切度之也。奇恒，言奇病也。五中，五内也。明堂，面鼻部位也。终始，《灵枢》篇名也。凡诊病者，能明上经下经之理以揆度阴阳，能察奇恒五中之色而决于明堂，能审脉候针刺之法于始终等篇之义。夫如是则心通一贯，应用不容，目牛无全，万举万当，斯则高明无敌于天下，故可横行矣。"

〔提要〕

五过的发生，主要是医术不通，人事不明。因此，有修养的医生，必须做到四德：① "必知天地阴阳，四时经纪"，要通晓天道，了解天地阴阳，四时节气等多方面的自然知识。②必知 "五脏六腑，雌雄表里，刺灸砭石，毒药所主"，要全面地学习掌握医药卫生各方面知识。③ "从容人事，以明经道"，要明白人情事理，了解社会知识。④ "审于分部，知病本始，八正九候，诊必副矣"，要充分的掌握运用有关色脉等诊断知识。只要具备这四法，在治疗当中，又能把握住元气强弱这个关键，寻求邪正变化的规律，遵循医疗常规大法，在临床上就能与经旨相互发明，"心通一贯，应用无穷。"

〔讨论〕

1. 从本文在阐述远 "五过"，近 "四德" 的过程中，可以看出《内经》对于问诊是很重视的，而且内容很全面、细致，包括：姓名、性别、年龄、职业、经济情况、体质营养状况、性情特点、饮食喜好、既往史和现病史，与现代病历中问诊的内容大致相同。特别强调要从容不迫地详细诊察，这在上篇《示从容论》已有专论；下篇《征四失论》中，又明确提出：诊病不问其始，忧患饮食之失节，起居之过度，或伤于毒，不先言此，卒持寸口，何病能中，妄言作名，为粗所穷，此治之四失也。把那种不详细问诊，只凭 "卒持寸口" 的做法，列为必须惩处的四失之一。这些论述，至今对于那种粗枝大叶，三言两语或只凭诊脉，故弄玄虚的医疗作风，仍然是个有力的鞭挞，具有现实的指导意义。

2. 指出五过的产生，原因之一是 "人事不明"，而四德之一就是要 "从容人事，以明经道"。说明远在两千多年前的古人，已认识到，人不仅应与天地相应，受自然环境的影响；而且又生长在阶级社会中，受社会环境的影响。因此诊察疾病时，要特别注意社会环境的变化，包括政治地位、经济状况和 "离绝菀结，忧恐喜怒" 等思想情感的变化，及其对于病变的影响。在治疗疾病时，尤其是情志内伤所造成的病变，就要特别注意做好病人的思想教育，使其转变精神意识，才能很好地配合治疗；否则只靠针药，"病不能移，则医事不行"，是不会收到好的效果的。

（肖德馨）

征四失论篇第七十八

　　征，即惩，惩戒的意思；四失，指医生易违犯的四种过失和毛病。"征四失论"就是惩戒医生在临床工作中常常易犯的四种过失。

〔原文〕

　　黄帝在明堂⁽¹⁾，雷公侍坐，黄帝曰：夫子所通書受事衆多矣，試言得失之意，所以得之，所以失之⁽²⁾。雷公對曰：循經受業⁽³⁾，皆言十全⁽⁴⁾，其時⁽⁵⁾有過失者，願聞其事解也。帝曰：子年少智未及邪⁽⁶⁾？將言以雜合⁽⁷⁾耶？夫經脉十二，絡脉三百六十五，此皆人之所明知，工之所循用⁽⁸⁾也。所以不十全者，精神不專，志意不理，外内相失⁽⁹⁾，故時疑殆⁽¹⁰⁾。診不知陰陽逆從之理，此治之一失矣。受師不卒，妄作雜術⁽¹¹⁾，謬言爲道⁽¹²⁾，更名自功⁽¹³⁾，妄用砭石，後遺身咎⁽¹⁴⁾，此治之二失也。不適貧富貴賤之居、坐之薄厚、形之寒溫，不適飲食之宜，不別人之勇怯，不知比類，足以自亂，不足以自明，此治之三失也。診病不問其始憂患飲食之失節，起居之過度，或傷於毒，不先言此，卒持寸口，何病能中？妄言作名，爲粗所窮⁽¹⁵⁾，此治之四失也。是以世人之語者，馳千里之外，不明尺寸之論，診無人事⁽¹⁶⁾治數之道，從容之葆⁽¹⁷⁾，坐持寸口，診不中五脉，百病所起，始以自怨，遺師其咎⁽¹⁸⁾。是故治不能循理，棄術於市，妄治時愈，愚心自得。嗚呼！窈窈冥冥⁽¹⁹⁾，孰知其道？道之大者⁽²⁰⁾，擬於天地，配於四海，汝不知道之諭⁽²¹⁾受，以明爲晦⁽²²⁾。

〔注释〕

　　（1）明堂：在此做黄帝日常执政议事的场所讲。

　　（2）得失：得，获得成功之意；失，失败之意。所以"得失"即指医疗上的成功与失败的经验。

　　（3）循经受业：经，指医学上的经典著作；受，同授，传授之意。循经受业，即根据医学经典书籍的论述和老师们的传授。

　　（4）十全：指疗效十全十美。

　　（5）其时：指在临床实际工作时。

　　（6）邪：在古文中邪、耶通用。

　　（7）将言以杂合：人云亦云，不加以综合分析判断。

　　（8）工之所循用：工即医生，所以"工之所循用"就是医生们所遵循而常用的。

　　（9）内外相失：外，指外在症状；内，指内在病变。"外内相失"就是不明确外在症状表现与内在病理变化之间的相互关系。

　　（10）故时疑殆：因此时常产生不可解的疑难。

　　（11）妄作杂术：盲目施行各种疗法。

（12）谬言为道：以荒谬之谈而为真理。

（13）更名自功：巧立名目，夸耀自己。

（14）后遗身咎：咎（jiù，音旧），错误之意。后遗身咎就是其结果给自己造成一身过失的错误。

（15）为粗所穷：因为粗枝大叶造成的恶果是无穷的。

（16）诊无人事：诊治疾病时不考虑患者的人事关系。

（17）从容之葆：从容分析的镇静态度。

（18）遗师其咎：归罪于老师传授的不好。

（19）窈窈冥冥：形容医学理论是很微妙深奥的。

（20）道：在此当医学理论讲。

（21）论：通晓的意思。与譬字同意。

（22）受，以明为晦：（老师）传授的明白清楚。（你）也是不能彻底理解。

〔提要〕

本文严肃批评了某些医生的四种过失：①诊不明阴阳逆从等医学基本理论，而强调医学理论的重要；②妄作杂术，妄用砭石等违反辨证论治的基本原则；③不适贫富贵贱之居，不问饮食之宜，不别人之勇怯，不知比类等不善于运用取类比象的综合分析的基本方法；④诊病不问其始，卒持寸口，以粗为穷等忽视问诊，只凭切脉就妄言作名，忘记了中医学所强调的四诊合参的基本要求。这四个方面的问题，是应该引以为戒的。

〔讨论〕

本文以精练的文字论述了临床诊疗工作"所以得之，所以失之"的根本经验，指出了治疗失败的四样过失，从反面经验教诲医生要注意医学理论的研究，实事求是的科学作风，要四诊合参，辨证论治，不要违犯文中再三强调的四种过失。这是多么发人深省呵！现就有关问题讨论如下：

一、注重医学理论的学习和研究的问题

中医学的基本理论是指导临床实践的武器，如果不把握医学理论就不可能正确从事医疗实践。所以本文特别指出学习医学理论的重要。几处批评那种不注意医学理论的不良倾向，如："诊不知阴阳逆从之理"，"不明尺寸之论"，"治不能循理"等，这样怎么能做一个良好的医生呢！正如文中所说："夫经脉十二，络脉三百六十五，此皆人之所明知，工之所循用也。"如果像这些中医基本理论都不掌握，不就正像前人所说：不明脏腑经络，开口动手便错。不仅治不会十全，而且会后遗身咎，足以自乱。因此该文最后呼吁，医学理论是窈窈冥冥，作为一个医生要特别注意医学理论的学习和研究，要理论联系实际，才能不断提高医学水平。

二、关于问诊的重要意义

四诊是中医的诊断方法，问诊则是四诊中较为重要的一项，历代医家在强调四诊合参的同时特别重视问诊的必要。

本文指出："诊病不问其始，忧患饮食之失节，起居之过度，或伤于毒。不先言此，卒持寸口，何病能中？"严正指明卒持寸口，忽视问诊是不能正确诊断疾病的。因为病人的一切自觉症状，疾病的发生发展过程等只有通过病人的主诉才能全面确切的反映出来。医生根据病人（或了解病人情况的人）的主诉，加上其他检查才能正确判断疾病。如果诊断疾病不问病史，不问其起病于何时，不问其寒热，颈身等自觉症状，不问其精神七情方面是否受到刺激？是否有暴饮暴食，或伤于五味或中毒等情况以及生活起居是否超越常规等。不首先问清楚这些问题，就只凭切脉怎么能诊察出各种病症呢？如果这样，只能是信口胡言，杜撰病名，欺人之谈。正确的治疗来源于正确的诊断，正确的诊断又来源于四诊合参，诊断最高明的办法当属问诊，尤其是它能获得和占有大量重要材料。张景岳的"十问歌诀"提示了进行问诊的重要和方法程序，所以至今仍被临床医者诵用。

（陈士奎）

阴阳类论篇第七十九

论三阴三阳的相互关系有内外雌雄之相类，故篇名"阴阳类论"。

〔原文〕

孟春⁽¹⁾始至，黄帝燕坐，臨觀八極，正八風之氣，而問雷公曰：陰陽之類，經脉之道，五中所主，何藏最貴⁽²⁾？雷公對曰：春，甲乙，青，中主肝，治七十二日，是脉之主時，臣以其藏最貴⁽³⁾。帝曰：却念上下經，陰陽從容，子所言貴，最其下也⁽⁴⁾。

雷公致齋七日，旦復侍坐。帝曰：三陽爲經⁽⁵⁾，二陽爲維⁽⁶⁾，一陽爲游部⁽⁷⁾，此知五藏終始。三陽爲表⁽⁸⁾，二陰爲裏⁽⁹⁾，一陰至絶，作朔晦，却具合以正其理⁽¹⁰⁾。雷公曰：受業未能明。帝曰：所謂三陽者，太陽爲經。三陽脉至手太陰，弦浮而不沉，決以度，察以心，合之陰陽之論⁽¹¹⁾。所謂二陽者陽明也，至手太陰弦而沉急不鼓，炅至以病，皆死⁽¹²⁾。一陽者少陽也，至手太陰上連人迎，弦急懸不絶，此少陽之病也，專陰則死⁽¹³⁾。三陰者，六經之所主也，交於太陰，伏鼓不浮，上空志心⁽¹⁴⁾。二陰至肺，其氣歸膀胱，外連脾胃⁽¹⁵⁾。一陰獨至，經絶氣浮不鼓，鈎而滑⁽¹⁶⁾。此六脉者，乍陰乍陽，交屬相并，繆通五藏，合於陰陽，先至爲主，後至爲客⁽¹⁷⁾。

〔注释〕

（1）孟春：即正月。孟春始至，即立春之日也。

（2）黄帝燕坐，临观八极，正八风之气，而问雷公曰：阴阳之类，经脉之道，五中所主，何藏最贵：张景岳："燕，闲也。八极，八方远际也。正八风，察八方之风候也。五中，五内也。何脏最贵，欲见其所当重也。"

（3）春，甲乙，青，中主肝，治七十二日，是脉之主时，臣以其藏最贵：张景岳："四时之序，以春为首；五脏之气，唯肝应之，故公意以肝脏为最贵，盖指厥阴也。"

（4）却念上下经，阴阳从容，子所言贵，最其下也：张景岳："上下经，古经也。阴阳从容，其篇名也。帝谓念此经义，则贵不在肝，盖特其最下者耳。"

（5）三阳为经：张景岳："经，大经也。周身之脉，惟足太阳为巨，通巅下背，独统阳分，故曰经。"马莳："三阳者，足太阳膀胱经也，从目内眦上头，分为四道下项，并正别脉上下六道以行于背，为人身之大经。"

（6）二阳为维：张景岳："维，维络也。阳明经上布头面，下循胸腹，独居三阴之中，维络于前，故曰维。"马莳："二阳者，足阳明胃经也，从鼻起，下咽分为四道，并正别脉六道上下行腹，为人身之维系。"

（7）一阳为游部：张景岳："少阳在侧，前行则会于阳明，后行则会于太阳，出入于二阳之间，故曰游部。"马莳："一阳者足少阳胆经也，起目外眦络头，分为四道，下缺盆，并正别脉六道上下，为人身之游行诸部者也。"

（8）三阳为表：张景岳："三阳误也，当作三阴。三阴，太阴也。据下文所谓三阳三阴者，明列次序，本以释此，故此节当为三阴无误。王氏而下，凡注此者，皆曰三阳，太阳也，二阴，少阴也。少阴与太阳为表里，故曰三阳为表，二阴为里。其说若是，然六经皆有表里，何独言二经之表里于此耶？盖未之详察耳。"

（9）二阴为里：张景岳："二阴，少阴肾也。肾属水，其气沉，其主骨，故二阴为里。"

（10）一阴至绝，作朔晦，却具合以正其理：张隐庵："一阴者，厥阴也，厥阴为阴中之少阳，乃阴尽而阳生，是以一阴至绝，作朔晦观之，却具合阳生于阴，阴阳相长之理。夫月始生，则人之血气始精，卫气始行，月廓满则血气实肌肉坚。月廓空则肌肉减经络虚，卫气去，形独居。是以肌肉卫气，随月之消长，从阴而复生长于外也。是以一阴绝而复生者，犹月之晦而始朔。"

（11）所谓三阳者，太阳为经，三阳脉至手太阴，弦浮而不沉，决以度，察以心，合之阴阳之论：张景岳："太阳之脉本洪大以长，今其弦浮而不沉，是邪脉也，乃当决其衰王之度，察以吾心而合之阴阳之论，则善恶可明矣。"张隐庵："此言太阳之气在表而合于天，在上而应于口，与手太阴少阴之相合也。""弦者枢脉也，浮而不沉者，太阳太阴之主开也。"马莳："此言六经之脉皆会于寸口而可以决死生也。所谓三阳者，即前太阳也。其脉会于手太阴肺经之寸口。""夫太阳之脉洪大以长，今弦浮而不沉，当决以四时高下之度，察以心神，推悟悔之机，合以阴阳篇中之论，而吉凶之可也。阴阳论系古经篇名。"弦浮而不沉，当指病脉。

（12）弦而沉急不鼓，炅至以病，皆死：马莳："夫阳明之脉，浮大而短，今弦而沉，不复振鼓，是阴气胜也，候热来已病，阴气来乘阳土也，此皆死脉死证也。"

（13）弦急悬不绝，此少阳之病也，专阴则死：张景岳："人迎，足阳明脉也。在结喉两旁，故曰上连人迎。悬，浮露如悬也。少阳之脉其体乍数、乍疏、乍短、乍长，今则弦急如悬，甚至不绝，兼之上乘胃经，此木邪之胜，少阳病也。然少阳、厥阴，皆从木化，若阳气衰绝，则阴邪独盛，弦搏至极，是曰专阴，专阴者死也。按以上三阳为病，皆言弦急者，盖弦属肝，厥阴脉也。阴邪见于阳分，非危则病，故帝特举为言，正以明肝之不足贵也。""专阴"，即脉无胃气，所谓真脏脉。

（14）三阴者，六经之所主也，交于太阴，伏鼓不浮，上空志心：张景岳："三阴之脏，脾与肺也，肺主气，朝会百脉，脾属土，为万物之母，故三阴为六经之主。""交于太阴，谓三阴脉至气口也，肺主轻浮，脾主和缓，其本脉也。今见伏鼓不浮，则阴盛阳衰矣。当病上焦空虚，而脾肺之志以及心神为阴所伤，皆至不足，故曰上空心志。"马莳："肾之神为志，肺虚则肾虚，其志亦空虚无依耳。曰上空者盖肾神上薄也。曰志心者，志虽肾之神，而实心之所主之谓也。"

（15）二阴至肺，其气归膀胱，外连脾胃：张景岳："二阴至肺者，言肾脉之至气口也。《经脉别论》曰：'二阴搏至，肾沉不浮'者是也。肾脉上行，其直者从肾上贯肝膈，入肺中，出气口，是二阴至肺也。肾主水，得肺气以行降下之令，通调水道，其气归膀胱也。肺在上，肾在下，脾胃居中，主其升降之柄，故曰外连脾胃也。外者，肾对脾言，即上文三阴为表，二阴为里之义。"

（16）一阴独至，经绝，气浮不鼓，钩而滑：张景岳："一阴独至，厥阴脉胜也。《经脉别论》：'一阴至，厥阴之治'是也。厥阴本脉当欵滑弦长，阴中有阳乃其正也，若一阴独至，则经绝于中，气浮于外，故不能鼓，钩而滑，而但弦无胃，生意竭矣。"张隐庵："一阴者厥阴也，厥阴为阴中之生阳，是以经绝者，阴脉之伏于内也，气浮者，生阳之气浮于外也。不鼓者，厥阴之主阖也。不钩者，厥阴主相火而非心火也，滑者，阴阳经气外内出入之相搏也。"马莳："所谓一阴者，即前足厥阴肝经也。一阴亦至于肺经之寸口，夫厥阴之脉弦弱而长，今独至肺经，其经气若绝，则脉气浮而不鼓，或未绝，则钩而兼滑，尚有阳气在也。"张景岳对"气浮不鼓，钩而滑"的见解为妥，提到经绝，脉自当但弦无胃，不应再有钩滑之脉。

（17）此六脉者，乍阴乍阳，交属相并，缪通五藏，合于阴阳，先至为主，后至为客：张景岳云"六脉者，乍阴乍阳，皆至于手太阴是寸口之脉，可以交属相并，缪通五脏，故能合于阴阳也"，"六脉之交，至有先后，有以阴见阳者，有以阳见阴者，阳脉先至，阴脉后至，则阴为主而阳为客，此先至为主，后至为客之谓也。然至有常变，变有真假，常阳变阴，常阴变阳，常者主也，变者客也。客主之义，有脉体焉，有运气焉，有久暂焉，有逆顺焉，有主之先而客之后者焉，诊之精妙，无出此矣，非精于此者，不能及也，脉岂易言哉！"

〔提要〕

讨论了三阴三阳的概念、功能、相互联系及所见病脉。

〔原文〕

雷公曰：臣悉盡意受傳經脉，頌得從容之道，以合《從容》，不知陰陽，不知雌雄。帝曰：三陽爲父[(1)]**，二陽爲衛**[(2)]**，一陽爲紀**[(3)]**。三陰爲母**[(4)]**，二陰爲雌**[(5)]**，一陰爲獨使**[(6)]**。二陽一陰，陽明主病，不勝一陰，脉欵而動，九竅皆沉**[(7)]**。三陽一陰，太陽脉勝，一陰不能止，內亂五藏，外爲驚駭**[(8)]**。二陰二陽，病在肺，少陽脉沉，勝肺傷脾，外傷四支**[(9)]**。二陰二陽皆交至，病在腎，罵詈妄行，巔疾爲狂**[(10)]**。二陰一陽，病出於腎，陰氣客游於心脘，下空竅堤，閉塞不通，四支別離**[(11)]**。一陰一陽代絕，此陰氣至心，上下無常，出入不知，喉咽乾燥，病在土脾**[(12)]**。二陽三陰，至陰皆在，陰不過陽，陽氣不能止陰，陰陽并絕，浮爲血瘕，沉爲膿胕**[(13)]**。陰陽皆壯，下至陰陽，上合昭昭，下合冥冥。診決死生之期，遂合歲首**[(14)]**。**

〔注释〕

（1）三阳为父：张景岳："此详明六经之贵贱也，太阳总领诸经，独为尊大，故称乎父。"马莳："太阳为表之经，复庇群生，尊犹父也。"

（2）二阳为卫：张景岳："捍卫诸经阳气。"马莳："二阳者即阳明也。阳明为表之维，捍卫诸部，所以为卫也。"

（3）一阳为纪：张景岳："纪于二阳之间，即《阴阳离合论》少阳为枢之义。"马莳："一阳者即少阳也，少阳为表之游部，有络诸经，所以为纪也。"

（4）三阴为母：张景岳："太阴滋养诸经，故称为母。"

（5）二阴为雌：张景岳："少阴属水，水能生物，故曰雌。亦上文二阴为里之义。"

（6）一阴为独使：张景岳："使，交通终始之谓，阴尽阳生，惟厥阴主之，故为独使。"

（7）二阳一阴，阳明主病，不胜一阴，脉耎而动，九窍皆沉：张景岳："此下言诸经合病有胜制也。二阳土也，一阴木也，阳明、厥阴相薄，则肝邪侮胃，故阳明主病，不胜一阴，脉软者，胃气也；动者，肝气也，土受木邪，则软而兼动也。九窍之气，皆阳明所及，阳明病则胃气不行，故九窍皆为沉滞不通利矣。"

（8）三阳一阴，太阳脉胜，一阴不能止，内乱五藏，外为惊骇：张景岳："三阳一阴，膀胱与肝合病也，肝木生火而膀胱以寒水侮之，故太阳脉胜，一阴肝气虽强，不能禁止，由是而风寒相挟，内乱五脏，肝气受伤，故发为惊骇之病。"

（9）二阴二阳，病在肺，少阴脉沉，胜肺伤脾，外伤四支：张景岳："二阴手少阴也，二阳足阳明也，少阴为心火之脏，火邪则伤金，故病在肺。阳明为胃土之府，土邪必伤水，故足少阴之脉沉，沉者气衰不振之谓，然胃为脾府，脾主四肢，火既胜肺，胃复连脾，脾病则四肢亦病矣。"

（10）二阴二阳皆交至，病在肾，骂詈妄行，巅疾为狂：张景岳："二阴之至，邪在肾也，二阳之至，邪在胃也，水土之邪交至，则土胜水亏，水亏则阴不胜阳，故病在肾，土胜则阳明邪实，故骂詈妄行，巅疾为狂。"

（11）二阴一阳，病出于肾，阴气客游于心脘，下空窍堤，闭塞不通，四支别离：张景岳："二阴肾也，一阳三焦也，肾与三焦合病，则相火受水之制，故病出于肾，肾脉之支者，从肺出络心，注胸中，故阴气盛则客游于心脘者也。阴邪自下而上，阳气不能下行，故下焦空窍若有阻障而闭塞不通。清阳实四肢，阳虚则四肢不为用，状若别离于身者矣。"

（12）一阴一阳代绝，此阴气至心，上下无常，出入不知，喉咽干燥，病在土脾：张景岳："一阴足厥阴肝也，一阳足少阳胆也，代绝者，二脏气伤，脉来变乱也，肝胆者木，木生心火，病以阳衰则阴气至心矣。然木病从风，善行数变，故或上或下，无有常处，或出或入，不知由然，其为喉咽干燥者，盖咽为肝胆之使，又脾脉络于肝也，故病在土脾，正以风木之邪，必克土耳。"

（13）二阳三阴，至阴皆在，阴不过阳，阳气不能止阴，阴阳并绝，浮为血瘕，沉为脓胕：张景岳："二阳胃也，三阴肺也，至阴脾也。皆在，皆病也。脾胃相为表里，病则仓廪不化，肺布气于脏腑，病则治节不行，故至阴不过阳，则阴自为阴，不过入于阳分也，阳气不能止阴，则阳自为阳，不留止于阴分也。若是者无复交通，阴阳并绝矣。故脉浮者病当在外而为血瘕，脉沉者病当在内而为脓胕，正以阴阳表里不相交通，故脉证之反若此。至若阴阳皆壮，则亢而为害，或以孤阴，或以孤阳，病之所及，下至阴阳。盖男为阳道，女为阴器，隐曲不调，俱成大病也。"

（14）阴阳皆壮，下至阴阳，上合昭昭，下合冥冥。诊决死生之期，遂合岁首：张景岳："昭昭可见，冥冥可测，有阴阳之道在也，故欲决死生之期者，必当求至岁首。如甲巳之年，丙寅作首，则二月丁卯，三月戊辰，君火司天，则初气太阳，二气厥阴之类，以次求之，则五行衰旺，可得其逆顺之期矣。"

〔提要〕

进一步阐述六经阴阳雌雄之相类，以及各经合病的脉证。

〔原文〕

雷公曰：請問短期。黃帝不應。雷公復問。黃帝曰：在經論中。雷公曰：請問短期。黃帝曰：冬三月之病，病合於陽者，至春正月脈有死徵，皆歸出春⁽¹⁾。冬三月之病，在理已盡，草與柳葉皆殺⁽²⁾，春陰陽皆絕，期在孟春⁽³⁾。春三月之病曰陽殺，陰陽皆絕，期在草乾⁽⁴⁾。夏三月之病至陰，不過十日⁽⁵⁾，陰陽交，期在溓水⁽⁶⁾。秋三月之病，三陽俱起，不治自已⁽⁷⁾。陰陽交合者，立不能坐，坐不能起⁽⁸⁾。三陽獨至，期在石水⁽⁹⁾。二陰獨至，期在盛水⁽¹⁰⁾。

〔注释〕

（1）冬三月之病，病合于阳者，至春正月脉有死征，皆归出春：张景岳："冬三月者，阳盛时也。病合于阳者，阳证阳脉也。出春，春尽夏初也。以水旺之时而病合于阳者，时气不足，病气有余也。及至孟春正月，阳气发生，则阳邪愈胜，阴气愈竭。若脉有死征，则出春交夏而阳盛阴衰俱已至极，无所逃矣。"

（2）冬三月之病，在理已尽，草与柳叶皆杀：张景岳："在理已尽，谓察其脉证之理，已无生意也。以冬月之病而得此，则凡草色之青，柳叶之见，阴阳气易，皆其死期，故云皆杀也。"

（3）春阴阳皆绝，期在孟春：张景岳："春月阳气方升，而病在阳者，故曰阳杀，杀者衰也。"张隐庵："阴阳之气始于岁首，故交春而阴阳皆绝，期在孟春而死。"

（4）春三月之病曰阳杀，阴阳皆绝，期在草干：张隐庵："春三月阳气正盛，病伤其气故曰杀。"张景岳："期在深秋草干之时，金气胜而病发于春者死矣。"马莳："此言春月为病，阴不胜阳者死，阴阳皆绝者即死也。春三月为病者，正以其人秋冬夺于所用，阴气耗散，不能胜阳，故春虽非盛阳，交春即病，为阳而死，名曰阳杀。若使其脉阴阳俱绝，则不能满此三月而始死也，期在旧草尚干之时，即应其人无望其草生柳叶之日也。"按张景岳以五行生克原理，认为期在草干是死在秋季，马莳认为阴阳皆绝者即死，期在旧草尚干之时，想阴阳皆绝，已至病危，何拖至秋以待金刑，马莳解释切合实际。

（5）夏三月之病至阴，不过十日：张景岳："脾肾皆为至阴，夏三月以阳盛之时，而脾肾伤极，则真阴败绝，天干易气不能堪矣，故不过十日。"

（6）阴阳交，期在溓水：张景岳："阴阳交者，阴脉见于阳，则阳气失守，阳脉见于阴，则阴气失守，若是者，虽无危证而脉象已逆，见于夏月，则危于仲秋濂水之时也。"
张景岳："濂水，水之清也，在三秋之时。"

（7）秋三月之病，三阳俱起，不治自已：张景岳："秋时阳气渐衰，阴气渐长，虽三
阳脉病俱起，而阳不胜阴，故自已也。"马莳："三阳者足太阳膀胱经也，膀胱病脉俱起则
膀胱属水，秋气属金，金能生水，当不治自已也。"

（8）阴阳交合者，立不能坐，坐不能立：张景岳："秋气将敛未敛，故有阴阳交合为
病者，则或精或气必有所伤，而致动止不利。盖阳胜阴，故立不能坐；阴胜阳，故坐不
能立。"

（9）三阳独至，期在石水：张景岳："三阳独至即三阳并至，阳亢阴竭之候也。阴竭
在冬，本无生意，而孤阳遇水，终为扑灭，故期在冰坚如石之时也。"

（10）二阴独至，期在盛水：马莳："若有肾脉来见，有阴而无阳，是二阴之脉独至
也，当不死于冬而死于春，期在盛水而已。盛水者，正月雨水之候也。"

〔提要〕
根据四时阴阳的变化，诊断疾病的预后，测知死期。

〔讨论〕
1. 三阴三阳是太阳、阳明、少阳、太阴、少阴、厥阴，分别为三阳、二阳、一阳和
三阴、二阴、一阴。根据三阴三阳的功能特点，分别把它们比喻为："经"、"维"、"游
部"和"表"、"里"、"朔晦"。"经"，反映了太阳独统阳分，经纪纲领之意；"维"，反
映了阳明维系人身，联络头面胸腹之意；"游部"反映少阳为枢纽，出入于二阳经之间的
特点。原文的"三阳为表"，按张景岳意为三阴，可补六经之缺，同时三阴比之于二阴、
一阴也是三阴经之表分。二阴为三阴经之里。一阴的特点如月之朔晦，正如张景岳所说：
"夫厥阴之气，应在戌亥，六气不几于绝矣，然阴阳消长之道，阴之尽也，如月晦，日之
生也，如月之朔，既晦而朔则绝而复生。"此外，文中又以"父"比喻太阳总领诸经的作
用；以"卫"比喻阳明的卫外作用；以"纪"比喻少阳为出入游部的纲纪；以"母"比
喻太阴有长养诸经的作用；以"雌"比喻少阴主水、滋生作用；以"独使"比喻厥阴阴
尽阳生交通终始的功能特点。

三阴三阳均至手太阴脉而会于气口。太阳见浮而不沉为病脉。阳明见弦而沉急不鼓为
病脉，兼有热证则预后不好。少阳见弦急悬不绝为病脉，若阴邪独盛，"专阴则死"。太阴
脉见伏鼓不浮为病脉，可致心肾不足。少阴脉原文阙，张景岳根据《素问·经脉别论》：
"二阴搏至，肾沉不浮"，补此可供参考。厥阴脉钩而滑为病脉。

2. 阴阳经合病介绍了"二阳一阴，阳明主病"为肝胃合病，脉弞而动则九窍沉滞不
利。"三阳一阴，太阳脉胜"为膀胱与肝合病，发为惊骇。"二阴二阳"是心与大肠合和
肾与胃合病，可伤及脾肺及四肢，伤及肾则骂詈妄行，巅疾发狂。"二阴一阳病出于肾"
是肾与三焦合病，可见水液代谢和四肢功能障碍。"一阴一阳代绝"是肝胆合病，可见脾
土为患。"二阳三阴，至阴皆在"是胃、肝、脾合病或为血瘕成为脓肿等证。论中对合病

的脉证记述不详，难以得出确切的病理结论。

3. 预测死期是根据季节阴阳变化，结合人体阴阳气血的盛衰，和具体脏腑功能状态而进行推测的。从而体现了人与自然相应的学术思想，也正是我们今后继续深入研究的课题。

（郭正权）

方盛衰论篇第八十

　　方，是诊断的意思；盛衰，是指阴阳气血之多少。阴阳气血之多少是诊断盛衰的主要依据，而阴阳气血的盛衰又必须通过一定的方法才能诊断出来。本篇主要内容是叙述从年龄、季节等方面来辨别人身阴阳之气的多少和逆从，以及从五诊十度谈到诊断必须掌握全面情况，加以综合分析，切不可片面武断。所以篇名叫做"方盛衰论"。

〔原文〕

　　雷公請問：氣之多少⁽¹⁾，何者爲逆？何者爲從？黃帝答曰：陽從左，陰從右⁽²⁾，老從上，少從下⁽³⁾，是以春夏歸陽爲生⁽⁴⁾，歸秋冬爲死。反之則歸秋冬爲生⁽⁵⁾。是以氣多少逆皆爲厥⁽⁶⁾。問曰：有餘者厥耶？答曰：一上不下，寒厥到膝，少者秋冬死，老者秋冬生⁽⁷⁾。氣上不下，頭痛巔疾，求陽不得，求陰不審⁽⁸⁾，五部隔無徵，若居曠野，若伏空室，綿綿乎屬不滿日。是以少氣之厥，令人妄夢，其極至迷⁽⁹⁾。三陽絶，三陰微，是爲少氣⁽¹⁰⁾，是以肺氣虛，則使人夢見白物，見人斬血借借⁽¹¹⁾，得其時則夢見兵戰。腎氣虛則使人夢見舟船溺人，得其時則夢伏水中，若有畏恐。肝氣虛，則夢見菌香⁽¹²⁾生草，得其時則夢伏樹下，不敢起。心氣虛則夢救火陽物⁽¹³⁾，得其時則夢燔灼。脾氣虛，則夢飲食不足，得其時則夢築垣蓋屋。此皆五藏氣虛，陽氣有餘，陰氣不足，合之五診，調之陰陽，以在《經脉》⁽¹⁴⁾。

〔注释〕

（1）气之多少：即人身阴阳气之盛衰。

（2）阳从左，阴从右：《素问·阴阳应象大论》曰："左右者，阴阳之道路也。"张隐庵曰："阳从左者，谓春夏之气，从左而行于右；阴从右者，谓秋冬之气，从右而行于左。"阴阳的从左从右，实际就是指阴阳的升降。阳气主升，故从乎左，阴气主降，故从乎右。

（3）老从上，少从下：王冰曰："老者谷衰，故从上为顺。少者欲甚，故从下为顺。"张隐庵曰："老者之气，从上而下，犹秋气之从上方衰于下；少者之气，从下而上，犹春气之从下而方盛于上。"张景岳曰："老人之气，先衰于下，故从上者为顺。少壮之气，先盛于下，故从下者为顺。"

（4）是以春夏归阳为生：张景岳曰："春夏以阳盛之时，或证或脉，皆当归阳为生。若得阴候如秋冬者，为逆为死。"此言脉证与四时阴阳相应为顺为生，预后好；脉证与四时阴阳不相应则为逆为死，预后不好。

（5）反之则归秋冬为生：张景岳曰："反之，谓秋冬也。秋冬以阴盛阳衰之时，故归阴为顺曰生。"其意同上句。亦是说脉证与四时阴阳相应为顺为生。

（6）气多少逆皆为厥：是说不论气多或气少，只要气逆而乱，都成为厥证。

（7）少者秋冬死，老者秋冬生：张景岳曰："老人阳气从上，膝寒犹可，少年阳气从下，膝寒为逆。少年之阳不当衰而衰者，故最畏阴胜之时。老人阳气本衰，是其常也，故于秋冬无虑焉。"

（8）求阳不得，求阴不审：本句是说这种厥病，认为属阳，本非阳盛，认为属阴，又非阴盛。这是五脏之气隔绝，没有显著的形症可作征信。好像置身于旷野，伏居于空室，无所见闻，而病势绵绵一息，大有不可终日之危。

（9）其极至迷：言厥之盛极，则令人迷乱昏昧之义。

（10）三阳绝，三阴微，是为少气：王冰曰："三阳之脉悬绝，三阴之诊细微，是为少气之候也。"

（11）借借：借（jí，音及），通"藉"。即狼藉之义。意思是形容流血狼藉，披离散乱的场面。

（12）菌香：草木之类。《广雅》："菌，薰也，其叶谓之蕙。"

（13）阳物：火类之物。

（14）以在《经脉》：《经脉》即指《灵枢》之《经脉》篇。五脏诊法，阴阳调治，在《经脉》篇中均有详细论述。所以说"合之五诊，调之阴阳，以在《经脉》。"

〔提要〕

本节首先叙述了阴阳之气盛衰的诊断，以及阴阳气厥与四时、年龄等因素的关系。指出春夏阳盛之时，脉证皆当归阳为顺，见阴为逆；秋冬阴盛之时，脉证归阴为顺。少壮之人，阳不当衰而衰，症见寒厥到膝者最畏秋冬阴胜之时；老弱之人，阳气本衰，虽寒厥到膝，仍属常候，所以即使至秋冬亦无虑。从而说明临证诊病时，必须懂得脉证与四时阴阳相应者为顺为生，主预后好，脉证与四时阴阳不相应时，为逆为死，主预后不好。这些都是古代医者诊断阴阳盛衰的经验之谈。

其次提出"气多少逆皆为厥"的观点，阐明了厥证的成因，主要是由于阴阳之气的逆乱所致。

最后，本节以五行归类方法，归纳分析了因五脏阴虚而产生的各种梦境。这也是一种审察五脏虚实的诊断方法。这种说法在临床中究竟有无实际意义，尚待进一步观察研究。

〔原文〕

诊有十度[1]：度人脉，度藏，度肉，度筋，度俞度。陰陽氣盡，人病自具[2]。脉動無常，散陰頗陽[3]。脉脫不具，診無常行[4]，診必上下，度民君卿[5]。受師不卒[6]，使術不明。不察逆從，是爲妄行[7]。持雌失雄，棄陰附陽[8]。不知并合，診故不明[9]，傳之後世，反論自章[10]。

至陰虛，天氣絕。至陽盛，地氣不足[11]。陰陽并交[12]，至人之所行。陰陽并交者，陽氣先至，陰氣後至[13]。是以聖人持診之道，先後陰陽而持之。奇恒之勢乃六十首[14]，診合微之事[15]，追陰陽之變，章五中之情[16]，其中之論取虛實之要，定五度之事[17]。知此，乃足以診。

是以切陰不得陽，診消亡；得陽不得陰，守學不湛⁽¹⁸⁾，知左不知右，知右不知左，知上不知下，知先不知後，故治不久。知醜知善，知病知不病，知高知下，知坐知起，知行知止。用之有紀，診道乃具，萬世不殆。起所有餘，知所不足，度事上下，脉事因格⁽¹⁹⁾。

是以形弱氣虛，死；形氣有餘脉氣不足，死；脉氣有餘形氣不足，生。

〔注释〕

（1）十度：度（duó，音铎），即衡量。十度就是度脉、脏、肉、筋、俞的阴阳虚实。王冰曰："度各有其二，故二五为十度也。"

（2）阴阳气尽，人病自具：是说"十度"完全掌握，则人体阴阳虚实之理尽知，人之疾病也无不俱晓。

（3）散阴颇阳：张景岳曰："散阴颇阳者，言阴气散失者，脉颇类阳也。"

（4）脉脱不具，诊无常行：张景岳曰："谓真阴散而孤阳在，脉颇似阳而无根者，非真阳之脉也，此其脉有脱而阴阳不全具矣，诊此者有不可以阴阳之常法行也，盖谓其当慎耳。"

（5）诊必上下，度民君卿：言诊病时必须了解病人的身份上下，是平民还是君卿。张景岳曰："责贱尊卑，劳逸有异，膏粱藜藿，气质不同，故当度民君卿，分些上下以为诊。"

（6）受师不卒：卒，尽也。此言没有把老师所传授的全部接受下来。

（7）不察逆从，是为妄行：言临诊时不能审察阴阳的顺逆，治病时必然流于盲目、片面。

（8）持雌失雄，弃阴附阳：是说明知其一，不知其二；看见问题的一面，看不见问题另一面的片面性的意思。

（9）不知并合，诊故不明：《素问·阴阳应象大论》曰："善诊者，察色按脉，先别阴阳……以治无过，以诊则不失矣。"《素问·生气通天论》曰："阴平阳秘，精神乃治，阴阳离决，精气乃绝。"本句是说临诊不知阴阳逆从之理，并合之妙，则诊断不明，是为庸医。并合，是指阴阳配合的意思。

（10）反论自章：反论，即谬论；自章，即自然章露。意思是说错误的论点自然会暴露出来。张景岳曰："理既不明，而妄传后世，则其谬言反论，终必自章露也。"

（11）至阴虚，天气绝；至阳盛，地气不足：张景岳曰："此云至阴虚者，言地气若衰而不升，不升则无以降，故天气绝。至阳盛者，言天气亢而不降，不降则无以升，故地气不足。盖阴阳二气，互藏其根，更相为用，不可偏废。此借天地自然之道，以喻人之阴阳贵和也。"

（12）阴阳并交：交，谓交通。言阴阳并行而交通于一处。《灵枢·五十营》曰："所谓交通者，并行一数也。"

（13）阳气先至，阴气后至：王冰曰："阳速而阴迟也。"张景岳曰："……阳之行速，阴之行迟。故阴阳并交者，必阳先至而阴后至。"

（14）奇恒之势乃六十首：王冰曰："《奇恒势》六十首，今世不传。"

（15）诊合微之事：就是把点滴细微的各种诊察所得综合起来。

（16）章五中之情：明辨五脏的病情。

（17）定五度之事：根据五诊十度来加以决断。

（18）守学不湛：学到的技术不高明、不精湛。

（19）度事上下，脉事因格：事，变化的意思；格，推究的意思。本句是说诊察上、下各部的变化，脉证合参，疾病的机理便可推究出来。

〔提要〕

本节重点讲述了"诊有十度"。强调指出必须掌握全面的诊断方法，知此知彼，知常达变，脉证合参，对疾病进行有条不紊的综合分析，才能做到"诊道乃具，万世不殆。"

〔原文〕

是以诊有大方，坐起有常，出入有行⁽¹⁾，以转神明，必清必净⁽²⁾，上观下观，司八正邪⁽³⁾，别五中部⁽⁴⁾，按脉动静，循尺滑涩寒温之意，视其大小⁽⁵⁾，合之病能⁽⁶⁾，逆从以得，复知病名，诊可十全，不失人情，故诊之或视息视意⁽⁷⁾，故不失条理，道甚明察，故能长久。不知此道，失经绝理，亡言妄期⁽⁸⁾，此谓失道。

〔注释〕

（1）出入有行：行，指德行，即品德。出入有行，是说一举一动必须保持医生应有的品德。

（2）以转神明，必清必净：张隐庵曰："转神明者，运己之神，以候彼之气也。"意思是说诊病时要头脑清醒，思想集中，认真分析病情。

（3）司八正邪：司，是候察的意思；八正，指四时八节。即立春、立夏、立秋、立冬、春分、秋分、夏至、冬至之四立、二分、二至也。邪，指不正之气。

（4）别五中部：分辨邪气中于五脏的哪一部位。

（5）视其大小：注意观察大小便的变化。

（6）病能：能即态。即疾病的形态。

（7）视息视意：张景岳曰："视息者，察呼吸以观其气。视意者，察形色以观其情。"

（8）失经绝理，亡言妄期：言不懂诊法的人。违背于医经精微至妙的真理，毫无根据地随便断言疾病的预期。"亡"、"妄"二字当互更为妥，即应为"妄言亡期"文义方顺。

〔提要〕

本节进一步阐明诊病有一定的大法。要求医者应该保持良好的医疗作风，四诊合参，全面诊察，才能做到"诊可十全"，不违背人情，不失于条理，技术高明而永保不出差错。否则，不明白这些道理，盲目行事，妄作结论，那就违背了治病救人的"医道"原则。

〔讨论〕

一、关于诊法应该注意的事项

诊法，就是用一定的方法以探求致病的原因、病变的部位以及病情转化和证候特点，从而进行分析判断，决定治疗方针。《内经》很多篇章中，对这方面的问题都有具体的论述，并初步奠定了望、闻、问、切四诊的基础。本篇是从总的方面进一步强调了持诊时应该注意的事项。

1. 态度端正，思想集中

文中说："诊有大方，坐起有常，出入有行，以转神明，必清必净。"这就是要求医生本身应该作风正派，态度端正，举止有常，品德正直，而且在诊病时必须头脑清醒，思想集中。

2. 四诊合参，知常达变

本文说："诊必上下，度民君卿。"又说："上观下观，司八正邪，别五中部，按脉动静，循尺滑涩，寒温之意，视其大小，合之病能，逆从已得，复知病名，诊可十全，不失人情，故诊之或视息视意，故不失条理，道甚明察，故能长久。"这节文字的主要意旨，是要求医生诊察疾病时，必须望、闻、问、切四诊合参，全面了解。四诊的内容是相当广泛的。凡病人的精神、形态、五官、舌齿、肤色、毛发、唾液、二便等都为望诊所必察；呼吸气息、臭味等都为闻诊所必审；居处、职业、生活状况、人事环境以及发病经过，都为问诊所必询；脉象、肤表、胸腹、手足等都为切诊所必循。并且还要结合四时八正，方宜水土等各方面的情况，综合分析，从而"诊合微之事，追阴阳之变，章五中之情"，"取虚实之要，定五度之事"。只有这样才能全面掌握疾病的本质，作出正确的诊断。也只有这样"能参合而行之者，可以为上工。"（《灵枢·邪气病形藏府》）

除此而外，诊察疾病时，还必须做到知此知彼，知常达变。正如本篇曰："脉动无常，散阴颇阳，脉脱不具，诊无常行。"就是提示人们掌握诊法时，不仅要知其常，而且要达其变。疾病变化无穷，临床表现多端，诊察疾病时也不能刻舟求剑。如果"持雌失雄，弃阴附阳"，"切阴不得阳，得阳不得阴"，不知道结合全面情况加以综合分析，就不能明确诊断，指导治疗。正如《孙子兵法》所说："知己知彼，百战不殆。"治病也是一样，只有做到"知丑知善，知病知不病……起所有余，知所不足"，脉证合参，"合之病能，逆从已得，复知病名"，才能全面准确地反映疾病的本质，做到"诊可十全"，"万世不殆"。否则，"不察逆从，是为妄行。"

二、关于形证脉气的逆从

疾病的表现不外形证与脉象神色等各方面的变化。然而，尚有形证与脉气的逆从不同。因此，临诊时，不当不察。形证者现诸外，是疾病之标；脉气者应乎内，为疾病之本。临床上，若出现形弱气虚的现象，说明是标本皆虚之候，反映病人生机乏竭，所以预后多属不良；若表现为形气有余，脉气不足，那就说明标虽实而正已虚，譬犹枝叶虽茂，根本先枯，所以预后也往往不好；如若脉气有余，形气不足，则属标虽不足，但根本尚固，生机不竭，恢复犹易，所以预后一般较好。这些都是古人在长期的临证实践中观察出来的经验之谈，对于指导临床实践有其实际意义，我们在临床时应当加以注意。

（张士卿）

解精微论篇第八十一

　　"解"，解释、分析之意，"精微"，高士宗："纯粹之至曰精，幽渺之极曰微。"精微即极其精细微妙之谓。本篇主要阐明了哭泣涕泪之产生，关系到阴阳水火神志的变化。所指虽为平素常见之普通现象，然其理却极精细微妙。正因为本篇所解释的是学术上的"精微"问题。故篇名为"解精微论"。

〔原文〕

　　黄帝在明堂，雷公請曰：臣授業(1)，傳之，行教以經論(2)，從容、形法(3)、陰陽、刺灸，湯藥所滋(4)，行治(5)有賢不肖(6)，未必能十全。若先言悲哀喜怒，濕燥寒暑，陰陽婦女，請問其所以然者，卑賤富貴，人之形體所從，群下通使(7)，臨事(8)以適(9)道術(10)，謹聞命矣。請問有礮愚仆漏(11)之問不在經(12)者，欲聞其狀。帝曰：大矣(13)！公請問：哭泣(14)而泪不出者，若(15)出而少涕，其故何也？帝曰：在經(16)有也。復問：不知水(17)所從生，涕所從出也。

〔注释〕

　　(1) 授业：授同受；业即事业，此处指医事。授业就是接受的医道。

　　(2) 行教以经论：行，施行；经指医经。即教给学生以医学经典著作的理论。

　　(3) 从容、形法：从容，古医经名，前《示从容论》、《阴阳类论》等篇均有提及。但此当以一种诊断疾病的方法来理解。如高士宗云："圣人治病，循法守度，援物比类，从容中道。"是指诊法而言。形，即形体；法指方法，法度。《内经》各篇有论述审察形体诊治疾病的方法。故从容形法即是根据一定法度来从容诊察人之形体的病变。具体内容可参阅《示从容论》等篇。

　　(4) 滋：资养之谓。

　　(5) 行治：治即医疗、医治，指进行医疗。

　　(6) 贤不肖：贤，《说文》云"多才也"，又《玉篇》云"有善行也"。不肖，即不贤也。此处指人有智愚之异，医术有高下之别。

　　(7) 群下通使：群，《说文》云"辈也"，《玉篇》云"朋也"。下，属下。群下即指雷公传教之徒，因同黄帝问答，故称群下。通，统也，共也；使，用也。全句意即雷公教育其徒，统统运用前面讲的那些医疗理论。

　　(8) 临事：临，当也，及也；事指医事。临事即指进行医事活动，犹言今之临证、临床之类。

　　(9) 适：合也，《辞海》："恰合其意曰适。"指进行医疗时要合于"道术"。

　　(10) 道术：指医道、医术。

（11）毚愚仆漏：毚，王冰及诸家均作毚（chán，音蝉）。《说文》云："狡兔也。"《段注》云："按狡者，少壮之意。"张景岳由此释为"妄也"，较为贴切。仆，《说文》："仆，顿也，谓前覆也。"其义在此难解，而全元起本作"朴"。即素朴之谓，较"仆"更为允当。漏，张景岳："当作陋。"《辞海》："学识浅疏，言辞粗鄙曰陋。"全句意即学识浅陋，粗俗愚蠢，是雷公自谦之辞。如张景岳所云："问不在经，故曰毚愚朴陋，自歉之辞也。"

（12）不在经：经，指医经。不在经，意即医经中没有。

（13）大矣：指雷公问的问题范围太大啊。

（14）哭泣：《韵会》："大声曰哭，细声有涕曰泣。"

（15）若：或也。

（16）经：指医经。张景岳："《口问》篇具载此义，故曰在经有也。"

（17）水：指泪水。

〔提要〕

本段为全文立论，提出问题：悲哀哭泣等情志变化会引起泪涕产生，其故何也？

〔原文〕

帝曰：若問此者，無益於治也，工(1)之所知，道之所生也(2)。夫心者五藏之專精(3)也，目者其竅也，華色(4)者其榮也，是以人有德也(5)，則氣和於目。有亡(6)，憂知於色(7)。是以悲哀則泣下，泣下水所由生。水宗(8)者，積水也，積水者，至陰(9)也。至陰者，腎之精也。宗精(10)之水所以不出者，是精持之也。輔之裹之(11)，故水不行也。夫水之精爲志，火之精爲神(12)，水火相感(13)，神志俱悲，是以目之水生也(14)。故諺言曰：心悲名曰志悲。志與心精共湊(15)於目也。是以俱悲則神氣傳於心精，上不傳於志(16)而志獨悲，故泣出也。

〔注释〕

（1）工：泛指一般的医生。

（2）道之所生也：道，此指人体正常的生理规律。意即泪涕是人之正常的生理功能所产生。

（3）五藏之专精：张景岳："心为五脏六腑之大主，精神之所舍也，故为五脏之专精。"

（4）华色：光华色泽之谓。《素问·六节藏象论》："心者……其华在面。"《素问·五藏生成》篇："心之合脉也，其荣色也。"故云："华色者其荣也。"荣指外荣。

（5）人有德也：德，《辞海》："修养而有得于心也。"吴崑曰："行道而有得于心谓之德"；张景岳称为"道德"，义均相同。皆是指人合于道，才能有得于心，从而发挥其正常的生理功能。故下文曰："是以人有德也，则气和于目。"

（6）亡：亡失之谓。

（7）忧知于色：知，犹见也。色指面目颜色。《吕氏春秋》："文候不悦，知于颜色"。注："知，犹见也"。

（8）水宗：宗，《辞海》："朝也"，言诸侯朝于天子也。又"人物所归亦曰宗"，是宗乃聚会之谓。高士宗："宗，犹聚也，水之聚者，渐积而成，故曰水宗者，积水也"。

（9）至阴：言阴之盛也。参阅《素问·水热穴论》："肾者至阴也，至阴者盛水也"。

（10）宗精：宗同上解，宗精即诸精之会，此指目。《灵枢·大惑论》："五藏六府之精气皆上于目而为之精，精之窠为眼……"又《灵枢·口问》："目者，宗脉之所聚也"。故宗精当指目。在内经之中，称目为精或精明者亦不乏其例，而从下文所论，更可说明。

（11）精持之也。辅之裹之：精即上述五脏六腑之精，但因"肾者主水，受五藏六府之精而藏之"（《素问·上古天真论》）。故又当以肾藏之精为主。持，主持；辅，助也；裹，裹摄之谓。上注所引指出，目受五脏六腑之精充养，所谓："精之窠为眼，骨之精为瞳子，筋之精为黑眼，血之精为络，其窠气之精为白眼，肌肉之精为约束裹撷"。由此看出目依赖脏腑之精维持其功能，并依赖脏腑之精形成和裹撷其组织，不使之流散于外。故宗精之"水不行也"。

（12）水之精为志，火之精为神：肾主水，而"肾藏志"，故水之精为志；心属火，而"心藏神"，故火之精为神。参阅《素问》第二十三、第六十二等篇。

（13）水火相感：感，感应、感动之谓。指心肾相互感应而动摇。

（14）是以目之水生也：《灵枢·口问》："心者，五藏六府之主也。目者，宗脉之所聚也，上液之道也……故悲哀愁忧则心动，心动则五藏六府皆摇，摇则宗脉感，宗脉感则液道开，液道开故泣涕出焉"。

（15）凑：会也，聚也。

（16）上不传于志：指心肾俱悲，神气传于上之心精，而不传于肾志。诚如张景岳所言："悲则心系急，故神气传于心，传于心则精不下传于志。精聚于上，志虚于下，则志独生悲而精无所持，此所以水不藏于下，而泣出于上也"。

〔提要〕

本段主要论述了泪泣产生的原因，从目和心肾的正常生理关系，阐明了心肾俱悲而泪泣出的道理。

〔原文〕

泣涕[1]者脑也，脑者，阴也[2]。髓者，骨之充也[3]，故脑渗爲涕[4]。志者，骨之主也[5]。是以水流[6]，而涕从之者，其行类也[7]。夫涕之與泣者，譬如人之兄弟，急则俱死[8]，生则俱生，其志以早悲，是以涕泣俱出而横行[9]也。夫人涕泣俱出而相從[10]者，所屬之類也[11]。

〔注释〕

（1）泣涕：张景岳："因泣而涕也。"

（2）脑者，阴也：《素问·五藏别论》："脑髓骨脉胆女子胞……地气之所生也，皆藏于阴而象于地。"故曰"脑者，阴也"。

（3）髓者，骨之充也：充，充满之谓。王冰："言髓填于骨，充而满也。"又《灵枢·海论》："脑为髓之海。"《素问·五藏生成》篇："诸髓者皆属于脑。"说明脑髓亦充满于颅骨之内。

（4）脑渗为涕：王冰："鼻窍通脑，故脑渗为涕，流于鼻中矣。"

（5）志者，骨之主也：《素问·宣明五气》："肾藏志。"又曰："肾主骨。"故曰："志者骨之主也。"此句意在说明涕之产生于肾有关，因脑渗为涕，而脑为髓海，髓者骨之充，肾主骨生髓，故涕亦属于肾主之水液。

（6）水流：观前文雷公问："不知水所从生，涕所从出"，及"是以目之水生也"，水当指泪。流，流出之谓。

（7）其行类也：王冰："类谓同类。"前言水之精为志，说明泣属肾所主；而此言志者骨之主，说明泣涕二者皆为肾主之水液，故曰"其行类也"。亦可参考上段注（14）。

（8）急则俱死：急，《广韵》："疾也。"《增韵》："迫也。"故是紧急、窘迫之意。古谓战时处境危险乞师求救名曰告急。急则俱死指遇有危难困境则同死之义。

（9）横行：吴崑："横流也。"张景岳："言其多也。"

（10）相从：即相随。

（11）所属之类也："类"同注（7），意即涕泣同属于水液之类的缘故。

〔提要〕

本段论述涕之产生原因，及涕泣同类、并出之道理。

〔原文〕

雷公曰：大矣[1]！请问人哭泣而泪不出者，若出而少，涕不从之，何也？帝曰：夫泣不出者，哭不悲也。不泣者，神不慈[2]也。神不慈则志不悲，阴阳相持[3]，泣安能独来[4]？夫志悲者，惋[5]惋则冲阴[6]，冲阴则志去目，志去则神不守精[7]，精神去目，涕泣出也[8]。

〔注释〕

（1）大矣：指雷公称赞黄帝所述理论重大。

（2）神不慈：慈，即慈悲之谓，所谓"恻隐怜人谓之慈"。神藏于心，神不慈即心不慈。

（3）阴阳相持：神藏于心而属阳，志藏于肾而属阴。阴阳相持即指心肾二者因悲哀不甚而互不感动的状态。

（4）泣安能独来：安，何也。张景岳："夫神不慈志不悲者，正以神为阳志为阴，阴阳相持之固，则难于感动，所以涕泣不能独至"。

（5）惋：惋（wǎn，音碗）。张景岳："惨郁也。"吴崑："凄惨意气也。"即凄惨悲郁之义。

（6）惋则冲阴：由于情志悲惋，故气郁冲阴。前文"脑者阴也"，故冲阴即上冲于脑。

（7）志去则神不守精：肾藏志，水之精为志，故志去指肾水之精离去。心藏神，而"目者，五藏六府之精也……神气之所生也"（《灵枢·大惑论》），精能藏神，而神能主精，二者是阴阳互根不能相离的关系，故肾精去则神不守精。

（8）精神去目，涕泣出也：心神肾精离散，则精不能持之辅之裹之，故涕泣俱出。

〔提要〕

本段主要论述了涕泣之不出是由于神不慈哭不悲之故，并由此进一步阐明悲愧冲阴而致神不守精则涕泣俱出。

〔原文〕

且子獨不誦不念夫經言[1]乎？厥[2]則目無所見。夫人厥則陽氣并[3]於上，陰氣并於下。陽并於上，則火獨光[4]也。陰并於上，則足寒，足寒則脹[5]也。夫一水不勝五火[6]，故目眦盲[7]。是以衝風[8]泣下而不止。夫風之中目也，陽氣內守於精，是火氣燔目[9]，故見風則泣下[10]也。有以比之。夫火疾風生乃能雨，此之類也[11]。

〔注释〕

（1）经言：医经之言。

（2）厥：厥之概念在《内经》不尽一致，有以气机逆乱为厥者；有以手足寒冷为厥者；有以突然昏仆为厥者。此指阴阳气机逆乱突然昏厥而言，引起目无所见之证，如《素问·生气通天论》曰："阳气者，烦劳则张，精绝辟积于夏，使人煎厥，目盲不可以视，耳闭不可以听……"

（3）并：张景岳："偏盛也。"

（4）火独光：火指阳气，光，明也。指阳气独亢于上。

（5）足寒则胀：阳气并于上而不降于下，阴气独盛于下故足寒。阴寒盛则气机不利，水湿不行故生胀满之疾。

（6）一水不胜五火：张景岳："一水目之精也，五火即五脏之厥阳并于上者也。"

（7）目眦盲：眦，目眶也，即眼窝（《辞海》）。王冰、张景岳皆解为"视"，文义虽通，但查无所据。考《甲乙经》十二卷第一无"眦"字，似妥。《现代汉语词典》："上下眼睑的接合处，靠近鼻子的叫内眦，靠近两鬓的叫外眦。通称眼角。"

（8）冲风：冲，向也。冲风即向风、迎风之谓。

（9）火气燔目：燔（fán，音凡），烧也，指阳邪上灼于目。

（10）见风则泣下：张景岳："风中于目则火气内燔，而水不能守，故泣出也。"由于风为阳邪，性主开泄，故风中于目则迫精外泄故泣下。

（11）此之类也：张景岳："火疾风生，阳之极也，阳极则阴生承之，乃能致雨。人同天地之气，故风热在目而泣出，义亦无两。"以天之火疾风生乃能雨，来比之见风则泣下，故曰此之类也。

〔提要〕

本段主要论述厥则目无所见之病机，其次述及为何见风则泣下之道理。

〔讨论〕

一、目和脏腑的关系

本篇主要论述泣涕之有无。但泣涕之产生由乎目，故首先必须了解目和脏腑的关系。

《内经》许多篇均有论述，但以《灵枢·口问》、《灵枢·大惑论》及本篇论述较详。在注释中已引其一二，现归纳讨论如下：

1. 目者，五脏六腑之精也

《内经》多处提出，目乃五脏六腑之精。《灵枢·大惑论》具体指出："五藏六府之精气，皆上注于目而为之精。精之窠为眼，骨之精为瞳子，筋之精为黑眼，血之精为络，其窠气之精为白眼，肌肉之精为约束裹撷、筋骨血气之精而与脉并为系，上属于脑。"说明目不仅为五脏六腑之精，而且通过目系和脑直接相连。《灵枢·寒热病》进一步指出："足太阳有通项入于脑者，正属目系，名曰眼系。"此外，目还和其他经脉有直接联系。在《灵枢》的《经脉》、《经别》、《经筋》等篇中均有论述。而且也正是通过经脉上的联系，五脏六腑之精才上达于目。故《灵枢·邪气藏府病形》指出："十二经脉……其精阳气上走于目而为睛"。《素问·五藏生成》篇："诸脉者，皆属于目"。都说明了目和五脏六腑、十二经脉及脑等都有直接或间接的联系。这些联系不外阴阳两方面，若阴阳气和，则脏腑与目的关系正常，才能发挥其正常生理功能，正如《灵枢·大惑论》所说："是故瞳子黑眼法于阴，白眼赤脉法于阳也，故阴阳合传而精明也"。反之，若脏腑失调，则阴阳不和而精明失常。如本篇曰："阳气并于上，阴气并于下……夫一水不胜五火，故目眦盲。"

2. 目和心肾的关系

目虽和五脏六腑、十二经脉均有联系，但关系最大的还是心肝肾三脏。一般来说，较多强调"肝主目"的关系，《内经》中亦详有论述。如《灵枢·五阅五使》："目者，肝之官也。"《灵枢·脉度》："肝气通于目，肝和则目能辨五色矣。"《素问·五藏生成》："肝受血而能视。"等等。由于肝和目的这种关系，泪之产生亦与肝有密切关系，故《素问·宣明五气》指出："肝为泪。"但目和心肾亦有非常密切的关系，本篇更是强调了这些关系，下面着重从这方面加以讨论。

（1）目和心：论中指出："夫心者五脏之专精也，目者其窍也，华色者其荣也，是以人有德也，则气和于目；有亡，忧知于色'。《灵枢·口问》也指出："心者，五藏六府之主也，目者，宗脉之所聚也"。《素问·五藏生成》："诸脉者皆属于目。"《灵枢·大惑论》："目者心使也，心者神之舍也。"又曰："目者……神气之所生也。"《灵枢·经脉》具体指出了"心手少阴之脉……其支者从心系上挟咽系目系"，"手少阴之别，名曰通里……入于心中系舌本，属目系"。说明了目和心的关系，一方面是因为心为五脏六腑之大主，五脏六腑之精皆上注于目，故心为五脏之专精，其主目之作用自不待言。且心主脉，目为宗脉之所聚，同时又有经脉上的联系，故目为其窍。另一方面，由于心藏神，目之功能正常亦赖心神之指导，而神之功能正常与否亦可由目察知。故曰"目者心使也"，"是以人有德也，则气和于目，有亡忧知于色"。我们常说"神藏于心，外候在目"即是此理。故临床上察神之得失存亡主要是从目来观察。如：活动灵敏、精彩内含、炯炯有神，谓之"得神"；而活动迟钝、目无精彩、目暗精迷则谓"失神"。

（2）目和肾：肾和目的关系，一方面由于五脏六腑之精皆上注于目，而"肾者主水，受五藏六府之精而藏之"（《素问·上古天真论》）。故目之精主要为肾所主。所以本篇云："志与心精共凑于目也。"另一方面，由于目系直接属脑，而脑为髓之海，肾主骨而生髓，故肾又通过脑髓目系和目发生重要联系，所以本论指出："泣涕者脑也"。总之，无论肾脏所藏之精，或是脑髓，总为肾所主。故肾藏精之功能正常，则目之功能正常。如本篇指出："宗精之水所以不出者，是精持之也，辅之裹之，故水不行也"。（宗精指目已在注释中述及，不另讨论）说明了精对目的重要作用。反之，若肾藏精之功能失常，则亦可引起多种目疾，如视物昏暗，瞳孔散大，甚至精脱目盲，而察目之状亦可借以了解肾之情况。

二、泪涕有无之机制

从上所述，可知目之功能正常有赖于五脏充盛，阴阳调和，特别是心肾相交，精神与共。故正常情况下，涕泣不下是"精持之也，辅之裹之"之故。而在异常情况下，若悲哀不甚，所谓"神不慈"而"志不悲"，也不能影响人之阴阳相持的情况，故亦无涕泪，或出亦少。只是在悲哀太过之时，由于悲哀忧愁影响了心神肾志，心肾互感，精神动摇，阴阳失调，津液失藏而致，"神不守精，精神去目"故泣出矣。同时由于悲郁之气上冲于脑，则脑液下渗，故涕泣俱出。无论影响到脑或精都是肾不藏精之表现，而涕泣均属于人之津液，属于肾主水的范畴，由于心肾失调则不能主其水液，而引起涕泣下。《灵枢·口问》对此论述甚详："故悲哀忧愁则心动，心动则五藏六府皆摇，摇则宗脉感，宗脉感则液道开，液道开故泣涕出焉！"所谓液道，即指目，文前有云："目者……上液之道也。"

需要再予以强调的是关于涕。本篇指出，涕和泣"其行类也"，譬之如兄弟，同属于人之水液，由于五脏摇，宗脉感，液道开而泣涕出。但泪由目生，涕由鼻下，虽关系密切，但毕竟不同。泪泣则偏于水，而重在心肾，故曰："水火相感，神志俱悲，是以目之水生也。"而涕则偏为浊液，重在于脑，故文中指出："脑渗为涕"。本篇讨论之涕主要是由于悲哀忧愁而引起之泣涕俱下的情况。若在临床上关于涕之病变还要考虑到鼻和其他脏腑的关系。特别是肺，因肺开窍于鼻，又主输布津液。即使是上述之情志悲伤引起泣涕俱下的情况亦与肺的功能发生变化有关。如《灵枢·五癃津液别》指出："心悲气并则心系急，心系急则肺举，肺举则液上溢。"这样才能使液道开而泣涕下。临床上一般涕的变化也首先考虑肺的病变。如鼻流清涕为风寒袭肺或肺气虚寒，鼻流浊涕为风热犯肺或肺经蕴热，而鼻渊则是肺或胆热上移于脑而致。如《素问·气厥论》："胆移热于肺，则辛頞鼻渊。"当然，鼻还和其他脏腑有直接或间接的关系，但于涕之有无关系不大，不再赘述。

三、关于厥证病机及"厥则目无所见"

本篇进一步讨论了厥的病机及厥证的一些临床表现。所谓"厥证"，《内经》中多指猝然昏厥，不省人事之证。如《素问·调经论》："血之与气并走于上则为大厥，厥则暴死。"《素问·大奇论》："脉至如喘，名曰暴厥，暴厥者不知与人言。"它如"煎厥"、"薄厥"、"尸厥"等均是此意。这种厥证，轻者片刻即醒，重者难以救治，诚为中医急重之证，但其病机，则厥者逆也，是指气机逆乱而言。如《素问·方盛衰论》所述："是以气多少逆皆为厥。"《伤寒论》也明确指出："凡厥者，阴阳气不相顺接便为厥。"张景岳论述厥证时说："厥者，逆也，气逆则乱，故忽为眩仆脱绝，是名为厥。"

本篇在前面各篇的基础上进一步讨论了厥的病机，指出："夫人厥则阳气并于上，阴气并于下。"阐述了气机逆乱的又一个方面。正常阴阳之气，就其本体而言，则阳在上而阴在下，但由于阴阳之升降运动，则阳虽在上亦可下降，阴虽在下亦可上升，和阳升阴降的运动共同构成人体以保持阴阳之相对平衡状态及人体正常之生化作用。故若阳气不降而并于上，阴气不升而并于下，则阴阳失调，甚至引起浮阳上越、阴阳离决之厥证。这从另一个方面论述了气机逆乱引起厥证的病机。

由于阴气并于下则虚于上，故精脱于上不能充盛于目；目失精之濡养，再兼阳并于上，则阳邪上逆而出现所谓"一水不能胜五火"的状态，目失其精明之功能故"目眦盲"。所以，经云："厥则目无所见。"目无所见成为厥证的主要临床表现之一。如《素问·生气通天论》亦指出煎厥"目盲不可以视"。凡厥之重证均可出现"目无所见"、"目不识人"等证；其轻证亦可见目眩眼花，或两目昏暗无光，视物不清等证。这些在我们对厥证的诊断上是不无帮助的。而且对"目无所见"之辨证治疗亦可以从阳并于上，阴并于下及"一水不胜五火"中得到启发，平降其上逆之浮阳，滋养其不足之阴精，以恢复阴阳互根之正常升降状态及阴阳相对的平衡。

（姚乃礼）

刺法论篇第七十二

本篇主要讨论疫疬发生的根源及预防救治的方法，所论防治方法以刺法为主，故以"刺法论"名篇。

〔原文〕

黄帝问曰：升降不前⁽¹⁾，氣交有變，即成暴鬱⁽²⁾，余已知之。如何預救生靈⁽³⁾，可得却⁽⁴⁾乎？岐伯稽首再拜，對曰：昭乎哉問！臣聞夫子言，既明天元，須窮刺法，可以折鬱扶運，補弱全真，瀉盛蠲⁽⁵⁾餘，令除斯苦。帝曰：願卒聞之。岐伯曰：升之不前，即有甚凶也。木欲升而天柱窒抑之⁽⁶⁾，木欲發鬱，亦須待時，當刺足厥陰之井⁽⁷⁾。火欲升而天蓬⁽⁶⁾窒抑之，火欲發鬱，亦須待時，君火相火同刺包絡之滎⁽⁷⁾。土欲升而天衝⁽⁶⁾窒抑之，土欲發鬱，亦須待時，當刺足太陰之俞⁽⁷⁾。金欲升而天英⁽⁶⁾窒抑之，金欲發鬱，亦須待時，當刺手太陰之經⁽⁷⁾。水欲升而天芮⁽⁶⁾窒抑之，水欲發鬱，亦須待時，當刺足少陰之合⁽⁷⁾。

帝曰：升之不前，可以預備，願聞其降，可以先防。岐伯曰：既明其升，必達其降也。升降之道，皆可先治也。木欲降而地晶窒抑之⁽⁸⁾，降而不入，抑之鬱發散⁽⁹⁾而可得位。降而鬱發，暴如天間之待時也⁽¹⁰⁾。降而不下，鬱可速矣。降可折其所勝也，當刺手太陰之所出，刺手陽明之所入⁽¹¹⁾。火欲降而地玄⁽⁸⁾窒抑之，降而不入，抑之鬱發，散而可入，當折其所勝，可散其鬱，當刺足少陰之所出，刺足太陽之所入⁽¹¹⁾。土欲降而地蒼⁽⁸⁾窒抑之，降而不下，抑之鬱發散而可入，當折其勝，可散其鬱，當刺足厥陰之所出，刺足少陽之所入⁽¹¹⁾。金欲降而地彤⁽⁸⁾窒抑之，降而不下，散抑之鬱發散而可入，當折其勝，可散其鬱，當刺心包絡所出，刺手少陽所入⁽¹¹⁾也。水欲降而地阜⁽⁸⁾窒抑之，降而不下，抑之鬱發散而可入，當折其土，可散其鬱，當刺足太陰之所出，刺足陽明之所入⁽¹¹⁾。

帝曰：五運之至，有前後與升降，往來有所承抑之，可得聞刺法乎？岐伯曰：當取其化源⁽¹²⁾也。是故太過取之，不及資之⁽¹³⁾。太過取之，次抑其鬱，取其運之化源，令折鬱氣。不及扶資，以扶運氣，以避虛邪也。資取之法，令出《密語》。

〔注释〕

（1）升降不前：升降，指六气的上升、下降之循环，如司天之右间应降，在泉之右间应升等。升降不前，主要是指左右四间气应升而不能升，应降而不得降（图72-1）。

（2）暴郁：剧烈的郁气。

（3）生灵：指人类。

（4）却：张景岳："却，言预却其气，以免病也。"

（5）蠲：蠲（juān，音捐），祛除的意思。

（6）木欲升而天柱窒抑之：天柱，以及下文天蓬、天冲、天英、天芮，是金水木火土五星的别名。天柱，金正之宫；天蓬，水正之宫；天冲，木正之宫；天英，火正之宫；天芮，土神之应宫。全句意谓：厥阴风木，应从地之右间，上升为天之左间，而在天的金气阻抑着它，不能上升。

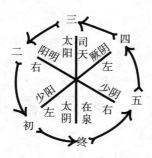

图 72-1　左右间气升降不前

（7）当刺足厥阴之井，刺包络之荥，当刺足太阴之俞，当刺手太阴之经，当刺足少阴之合：本段指出，预防升之不前，木欲发郁，可刺足厥阴（肝经、属木）的井穴（属木），即大敦穴；预防升之不前，火欲发郁，可刺包络（属火、手厥阴经）的荥穴（属火），即劳宫穴；余仿此类推，列表如下。

表 72-1 　　　　　　　　　　　　　　升之不前预防刺法

升之不前之气	在天阻抑之气	人病所在	当 刺 经 穴
厥阴风木	金气	肝	足厥阴肝经　井穴大敦
君火相火	水气	心（包络）	手厥阴心包经荥穴劳宫
太阴湿土	木气	脾	足太阴脾经　俞穴太白
阳明燥金	火气	肺	手太阴肺经　经穴经渠
太阳寒水	土气	肾	足少阴肾经　合穴阴谷

（8）木欲降而地晶窒抑之：地晶，以及下文地玄、地苍、地彤、地阜，也是金水木火土五星的别名。地晶，西方金司；地玄，北方水司；地苍，东方木司；地彤，南方火司；地阜，中央土司。全句意为：厥阴风木，应从天之右间下降为地之左间，而在地之金气窒塞，阻抑着它不能下降。

（9）散：指解散在地的窒塞之气。

（10）暴如天间之待时也：剧烈的郁气如同司天之间气应升不能升一样，发郁亦须待时。

（11）当刺……之所出，刺……之所入：据《灵枢·九针十二原》云"所出为井"，即井穴；"所入为合"，即合穴。本段指出，预防降之不下而发郁的刺法，必须折服在泉窒塞的相胜之气。如为使厥阴风木下降，必须折服相胜的金气，才能散木之郁，所以针刺手太阴经的井穴少商，以及和它相表里的手阳明经的合穴曲池。余仿此类推，列表如下。

（12）取其化源：治其气化之本源。

表 72-2 降之不下预防刺法

降之不下之气	在泉窒塞之气	当 刺 经 穴	
厥阴风木	金气	手太阴经井穴少商	手阳明经合穴曲池
君火相火	水气	足少阴经井穴涌泉	足太阳经合穴委中
太阴湿土	木气	足厥阴经井穴大敦	足少阳经合穴阳陵泉
阳明燥金	火气	手厥阴经井穴中冲	手少阳经合穴天井
太阳寒水	土气	足太阴经井穴隐白	足阳明经合穴足三里

（13）太过取之，不及资之：取，泻的意思。资，补的意思。意即太过泻之，不及补之。

〔提要〕

论述五运升降不前，气交失常，就要成为剧烈的郁气，而使人得病的道理。指出可用针刺来预防，升之不前的可刺同气所在之经，降之不下的可"折其所胜"，刺所胜之气的经。总之，要"取其化源"，"太过取之，不及资之"。也就是太过的取泻法，按照升降的次序，抑制其郁滞的发作，取法于五运气化之本源，以折减郁滞之气；不及的取补法，扶植运气，以避免虚邪的产生。

〔原文〕

黄帝问曰：升降之刺以知其要，愿闻司天未得迁正[1]，使司化之失其常政，即萬化之或其皆妄。然與民爲病，可得先除，欲濟群生，愿聞其説。岐伯稽首再拜曰：悉乎哉問！言其至理，聖念慈憫，欲濟群生。臣乃盡陳斯道，可申洞微。太陽復布，即厥陰不遷正[1]，不遷正，氣留於上，當瀉足厥陰之所流[2]。厥陰復布，少陰不遷正[1]，不遷正即氣留於上，當刺心包絡脉之所流[2]。少陰復布，太陰不遷正[1]，不遷正即氣留於上，當刺足太陰之所流[2]。太陰復布，少陽不遷正[1]，不遷正則氣塞未通，當刺手少陽之所流[2]。少陽復布，則陽明不遷正[1]，不遷正則氣未通上，當刺手太陰之所流[2]。陽明復布，太陽不遷正[1]，不遷正則復塞其氣，當刺足少陰之所流[2]。

帝曰：遷正不前，以通其要。愿聞不退，欲折其餘，無令過失，可得明乎？岐伯曰：氣過有餘，復作布正，是名不退位[3]也。使地氣不得後化，新司天未可遷正，故復布化令如故也。巳亥之歲，天數有餘，故厥陰不退位也[4]，風行於上，木化布天，當刺足厥陰之所入[5]。子午之歲，天數有餘，故少陰不退位也[4]。熱行於上，火化布天，當刺手厥陰之所入[5]。丑未之歲，天數有餘，故太陰不退位也[4]。濕行於上，雨化布天，當刺足太陰之所入[5]。寅申之歲，天數有餘，故少陽不退位也[4]，熱行於上，火化布天，當刺手少陽之所入[5]。卯酉之歲，天數有餘，故陽明不退位也[4]，當刺手太陰之所入[5]。辰戌之歲，天數有餘，故太陽不退位也[4]，寒行於上，凜水化布天，當刺足少陰之所入[5]。故天地氣逆，化成民病，以法刺之，預可平痾[6]。

〔注释〕

（1）迁正：上年的司天左间，今年迁为司天行令，或上年的在泉左间，今年迁为在泉行令，这叫做迁正。应该转到的值年司天或在泉之气没有转到，叫做不迁正。

（2）当……之所流：流，同溜。据《灵枢·九针十二原》云"所溜为荥"，即荥穴。足厥阴之荥穴是行间，本段指出，厥阴风木不得迁正，气塞于上，当泻足厥阴（肝经、属木）的荥穴行间，其余各气不迁正的刺法仿此类推，列表如下。

表 72-3 不迁正之气的刺法

不迁正之气	复布之气	人病所在	当 刺 经 穴
厥阴风木	太阳	肝	足厥阴肝经荥穴行间
少阴君火	厥阴	心主	手厥阴心包经荥穴劳宫
太阴湿土	少阴	脾	足太阴脾经荥穴大都
少阳相火	太阴	三焦	手少阳三焦经荥穴液门
阳明燥金	少阳	肺	手太阴肺经荥穴鱼际
太阳寒水	阳明	肾	足少阴肾经荥穴然谷

（3）退位：上年司天，退居今年司天右间；或上年在泉，退居今年在泉右间，这叫做退位，又称过位。张景岳："气数有余不退，复作布政，而新旧不能过位。"应该转去的值年司天或在泉之气仍然停留，叫做不退位。

（4）已亥之岁，天数有余，故厥阴不退位也：已亥年厥阴风木司天，其气有余，超过常数，因此到了子年、午年，厥阴风木仍不退位。以下所论各年司天不退位可仿此类推。

（5）当刺……之所入：据《灵枢·九针十二原》云"所入为合"，即合穴。足厥阴之合穴是曲泉，本段指出，厥阴风木之气有余而不退位，当刺足厥阴（肝经、属木）的合穴曲泉，其余各气不退位的刺法仿此类推，列表如下。

表 72-4 不退位之气的刺法

不退位之气	人体有余之气	当 刺 经 穴
厥阴风木	肝气	足厥阴肝经 合穴 曲泉
少阴君火	心气	手厥阴心包经合穴 曲泽
太阴湿土	脾气	足太阴脾经 合穴 阴陵泉
少阳相火	三焦	手太阳三焦经合穴 天井
阳明燥金	肺气	手太阴肺经 合穴 尺泽
太阳寒水	肾气	足少阴肾经 合穴 阴谷

（6）痾：痾（ē，音阿），疾病。

〔提要〕

司天不得迁正，司化失其常政和气过有余复作布正的不退位，形成天地之气不正常的变化，都要造成疾病。分别说明了预防疾病的刺法。

〔原文〕

黄帝问曰：刚柔二干⁽¹⁾，失守其位⁽²⁾，使天运之气皆虚⁽³⁾乎？與民為病，可得平乎？岐伯曰：深乎哉問！明其奧旨，天地迭移，三年化疫，是謂根之可見，必有逃門⁽⁴⁾。

假令甲子⁽⁵⁾剛柔失守，剛未正柔，孤而有虧，時序不令，即音律非從⁽⁶⁾，如此三年變大疫也。詳其微甚，察其淺深，欲至而可刺，刺之，當先補腎俞，次三曰，可刺足太陰之所注[7]。又有下位己卯[5]不至，而甲子孤立者，次三年作土癘[5]，其法補瀉，一如甲子同法也。其刺已畢，又不須夜行及遠行，令七日潔清净齋戒，所有自來。腎有久病者，可以寅時面向南，净神不亂思，閉氣不息七遍，以引頸咽氣。順之，如咽甚硬物，如此七遍後，餌舌下津，令無數。

假令丙寅[5]剛柔失守，上剛干失守，下柔不可獨主之，中水運非太過[8]，不可執法而定之。布天有餘而失守，上正天地不合，即律吕音异，如此即天運失序，後三年變疫。詳其微甚，差有大小，徐至即後三至，甚即首三年，當先補心俞，次五日可刺腎之所入。又有下位地甲子[9]，辛巳[5]柔不附剛，亦名失守，即地運皆虛，後三年變水癘[5]，即刺法皆如此矣。其刺如畢，慎其大喜欲情於中，如不忌，即其氣復散也。令静七日，心欲實令少思。

假令庚辰[5]，剛柔失守，上位失守，下位無合，乙庚金運，故非相招，布天未退，中運勝來，上下相錯，謂之失守，姑洗林鐘，商音不應也，如此即天運化易，三年變大疫。詳其天數，差有微甚，微即微三年至，甚即甚三年至，當先補肝俞，次三日可刺肺之所行。刺畢，可静神七日。慎勿大怒，怒必真氣却散之。又或在下，地甲子乙未[5]失守者，即乙柔干，即上庚獨治之，亦名失守者，即天運孤主之，三年變癘，名曰金癘[5]，其至待時也。詳其地數之等差，亦推其微甚可知遲速耳。諸位乙庚失守，刺法同肝，欲平即勿怒。

假令壬午[5]剛柔失守，上壬未遷正，下丁獨然，即雖陽年虧及不同，上下失守相招，其有期差之微甚，各有其數也。律吕二角，失而不和，同音有日，微甚如見。三年大疫，當刺脾之俞，次三日，可刺肝之所出也。刺畢，静神七日，勿大醉歌樂，其氣復散；又勿飽食，勿食生物，欲令脾實，氣無滯，飽無久坐，食無大酸，無食一切生物，宜甘宜淡。又或地下甲子，丁酉[5]失守其位，未得中司，即氣不當位，下不與壬奉合者，亦名失守，非名合德，故柔不附剛，即地運不合，三年變癘，其刺法一如木疫之法。

假令戊申[5]剛柔失守，戊癸雖火運陽年，不太過也，上失其剛，柔地獨主，其氣不正，故有邪干，迭移其位，差有淺深，欲至將合，音律先同，如此天運失時，三年之中火疫至矣，當刺肺之俞。刺畢，静神七日，勿大悲傷也，悲傷，即肺動而其氣復散也，人欲實肺者，要在息氣也。又或地下甲子、癸亥[5]失守者，即柔失守位也，即上失其剛也，即亦名戊癸不相合德者也，即運與地虛，後三年變癘，即名火癘[5]。

是故立地五年[10]以明失守[11]，以窮法刺。於是疫之與癘，即是上下剛柔之名也，窮歸一體失，即刺疫法祇有五法，即總其諸位失守，故祇歸五行而統之也。

〔注釋〕

（1）剛柔二干：干，即天干，其中甲丙戊庚壬为阳干，乙丁己辛癸为阴干。阳干气刚，阴干气柔，故谓刚柔二干。

（2）失守其位：指失守其司天在泉之位而不能迁正。

（3）使天运之气皆虚：使司天在泉和中运之气都虚。

（4）逃门：避免时疫的法门。张景岳："即治之之法。"

（5）甲子，己卯，土疠，……：甲己都属土运，子午属少阴司天，凡少阴司天，必阳明在泉，阳明属卯酉，而与己运相配，则己卯为甲子年的在泉之化。所以，上甲则下己，上刚而下柔。所谓刚柔失守，就是由于上一年的司天和在泉不退位，使刚干或柔干失守其司天和在泉之位而不能迁正，上下不相协调，不相呼应，失守之气抑郁，引致气候反常，次三年，遇其气所胜之年（如甲己土运，次三年遇水运之年，土胜水），则要发生疫疠，司天未能迁正的酿成疫，在泉不能迁正的酿成疠。如甲子司天之年刚柔失守，司天的刚干未能迁正，在泉的柔干孤立而空虚，土气抑郁，三年左右将发生土疫；如在泉的己卯不能迁正，而司天的甲子孤立，土气抑郁，三年左右将发生土疠。本节下文所论"丙寅"和"辛巳"、"庚辰"和"乙未"、"壬午"和"丁酉"、"戊申"和"癸亥"刚柔失守所酿成的疫疠可仿此类推。

（6）音律非从……：律是我国古代审定乐音高低的标准。乐音可分为六阳律和六阴律。黄钟、太簇、姑洗、蕤宾、夷则、无射为六阳律，大吕、夹钟、仲吕、林钟、南吕、应钟为六阴律，六阳律又称六律，六阴律又称六吕。本节内用律吕的阴阳不相协调来比喻刚柔失守。

（7）先补肾俞……刺足太阴之所注：本节指出预防刚柔失守，三年化疫的针刺方法。如甲子和己卯刚柔失守，三年化土疫或土疠，预防的刺法都是补肾水，泄土郁。即先用补法刺膀胱经的肾俞，同其根本，再刺足太阴脾经之所注太白穴，泄土气之郁。其余各运刚柔失守的刺法仿此类推，列表如下。

表 72-5　　　　　　　　　　　　刚柔失守防止刺法

刚柔失守	三年化疫疠	当　刺　经　穴
甲子、己卯	土疫土疠	先补肾俞，再刺足太阴之所注（腧穴）太白
丙寅、辛巳	水疫水疠	先补心俞，再刺肾经之所入（合穴）阴谷
庚辰、乙未	金疫金疠	先补肝俞，再刺肺经之所行（经穴）经渠
壬午、丁酉	木疫木疠	先补脾俞，再刺肝经之所出（井穴）大敦
戊申、癸亥	火疫火疠	当补肺俞

（8）中水运非太过：丙为阳年，本是水运太过，但失守就不能以太过论。

（9）地甲子：地，指在泉。甲子，指干支。地甲子就是代表在泉之气的干支符号。

（10）立地五年：指运用五行来分立五年。

（11）以明失守：以说明司天在泉刚柔失守的问题。

〔提要〕

分述"刚柔二干，夫守其位"，"天地迭移，三年化疫"的道理，指出疫疠的发生，都是刚干和柔干失守其司天和在泉之位而不能迁正，上下不相协调，引起气候反常造成的，疫疠的发生，可以预测，也可预防，分述了预防五种疫疠的刺法和注意事项，指出各种气候反常和预防疫疠的刺法，都可用五行来归纳说明。

〔原文〕

黄帝曰：余聞五疫之至，皆相染易，無問大小，病狀相似，不施救療，如何可得不相移易者？岐伯曰：不相染者，正氣存内，邪不可干，避其毒氣。天牝⁽¹⁾從來，復得其往，氣出於腦⁽²⁾，即不邪干。氣出於腦，即室先想心如日。欲將入於疫室，先想青氣自肝而出，左行於東，化作林木；次想白氣自肺而出，右行於西，化作戈甲；次想赤氣自心而出，南行於上，化作焰明；次想黑氣自腎而出，北行於下，化作水。次想黄氣自脾而出，存於中央，化作土。五氣護身之畢以想頭上，如北斗之煌煌，然後可入於疫室。

又一法於春分之日，日未出而吐之⁽³⁾。又一法於雨水日後三浴，以藥泄汗⁽⁴⁾。又一法小金丹方：辰砂二兩水磨，雄黄一兩，葉子雌黄一兩，紫金半兩，同入合中，外固，了地一尺，築地實⁽⁵⁾，不用爐，不須藥製，用火二十斤⁽⁶⁾煆之也，七日終。候冷七日取，次日出合子⁽⁷⁾埋藥地中。七日取出，順日研之。三日，煉白沙蜜爲丸，如梧桐子大。每日望東吸日華氣⁽⁸⁾，一口冰水下一丸，和氣咽之，服十粒，無疫干也。

〔注釋〕

（1）天牝：鼻，张景岳："鼻受天之气，故曰天牝，老子谓之玄牝。"

（2）气出于脑：指正气出于脑，详下文所述精神治疗作用。

（3）日未出而吐之：马莳："用远志去心，以水煎之，日未出，饮二盏而吐，吐之不疫。"

（4）三浴，以药泄汗：用药汤沐浴三次，促使出汗。

（5）地一尺，筑地实：在地下挖一尺深筑成地穴。

（6）火二十斤：火，指燃料。

（7）合子：张景岳："磁罐之属。"

（8）日华气：日初出之精气。

〔提要〕

说明五疫的病因（毒气）、传播途径（由鼻而入）、临床特点（皆相染易，无问大小，病状相似）和预防方法（精神疗法、吐法、浴法、药法），提出"正气存内，邪不可干"和"避其毒气"的发病学和防治思想。

〔原文〕

黄帝問曰：人虛即神游失守位，使鬼神⁽¹⁾外干，是致夭亡，何以全真？願聞刺法。岐伯稽首再拜曰：昭乎哉問！謂神移失守，雖在其體，然不致死，或有邪干，故令夭壽。祇如厥陰失守⁽²⁾，天以虛⁽³⁾，人氣肝虛，感天重虛⁽⁴⁾，即魂游於上，邪干厥大氣⁽⁵⁾，身溫猶可刺之，刺其足少陽之所過，復刺肝之俞⁽⁶⁾。人病心虛，又遇君相二火司天失守，感而三虛⁽⁷⁾，遇火不及⁽⁸⁾，黑尸鬼⁽⁹⁾犯之，令人暴亡，可刺手少陽之所過，復刺心俞。人脾病，又遇太陰司天失守，感而三虛，又遇土不及，青尸鬼邪犯之於人，令人暴亡，可刺足陽明之所過，復刺脾之俞。人肺病，遇陽明司天失守，感而三虛，又遇金不及，有赤尸鬼干人，令人暴亡，可刺手陽明之所過，復刺肺俞⁽⁸⁾。人腎病，又遇太陽司天失守，感而三虛，又遇水運不及之年，有黄尸鬼干犯人正氣，吸人神魂，致暴亡，可刺足太陽之所過，

復刺肾俞。

〔注释〕

（1）鬼神：指外界不正常的疫邪。

（2）厥阴失守：厥阴风木司天失守。

（3）天以虚：天运空虚。

（4）重虚：人体虚弱，天运空虚，二者并至，叫做重虚。

（5）厥大气：阴阳气血逆乱的厥证和肝气上逆、骤然昏仆等。

（6）刺其足少阳之所过，复刺肝之俞：所过，据《甲乙经》云"所过为原"，即原穴。本段指出，厥阴风木司天失守，人病肝虚，复感疫邪引起的疫疠，救治的刺法是先刺足少阳经原穴丘墟，再刺膀胱经的肝俞穴补肝。以下所论三虚致疫的救治刺法仿此类推，列表如下。

表 72-6　　　　　　　　　　　　三虚致疫救治刺法

天 运 空 虚	人病	复感疫邪	救 治 刺 法
厥阴司天失守	肝虚	邪干	先刺足少阳经原穴丘墟，次刺肝俞
君相二火司天失守	心虚	黑尸鬼犯之	先刺手少阳经原穴阳池，次刺心俞
太阴司天失守	脾病	青尸鬼犯之	先刺足阳明经原穴冲阳，次刺脾俞
阳明司天失守	肺病	赤尸鬼犯之	先刺手阳明经原穴合谷，次刺肺俞
太阳司天失守	肾病	黄尸鬼犯之	先刺足太阳经原穴京骨，次刺肾俞

（7）三虚：人病而虚，天运空虚，外感疫邪，是为三虚。

（8）遇火不及：遇到火运不及的年份。

（9）黑尸鬼：鬼指疫邪，因其得病死亡之后，其邪能传染他人，故称为尸鬼。黑为水色，黑尸鬼即水疫之邪，火运不及则水胜之，故曰黑尸鬼犯之。下文青尸鬼、赤尸鬼、黄尸鬼仿此。

〔提要〕

进一步说明疫疠的发生，是因重虚或三虚（人病而虚、天运空虚、外感疫邪），指出疫疠可通过尸体传染，其预后险恶，可令人暴亡。分述了因三虚致疫的各种救治刺法。

〔原文〕

黄帝问曰：十二藏之相使，神失位(1)使神彩之不圆(2)，恐邪干犯，治之可刺，愿闻其要。岐伯稽首再拜曰：悉乎哉问！至理道真宗，此非圣帝，焉究斯源？是謂氣神合道，契符上天(3)。心者，君主之官，神明出焉，可刺手少陰之原(4)。肺者，相傅之官，治節出焉，可刺手太陰之原(4)。肝者，將軍之官，謀慮出焉，可刺足厥陰之原(4)。膽者，中正之官，決斷出焉，可刺足少陽之原(4)。膻中者，臣使之官，喜樂出焉，可刺心包絡所流(5)。脾爲諫議之官(6)，知周出焉，可刺脾之原(4)。胃爲倉廩之官，五味出焉，可刺胃之原(4)。大腸者傳道之官，變化出焉，可刺大腸之原(4)。小腸者受盛之官，化物出焉，可刺小腸之原(4)。腎者作强之官，伎巧出焉，刺其腎之原(4)。三焦者，決瀆之官，水道出焉，刺三焦之原⁽⁴⁾。膀胱者，州都之官，精液藏焉，氣化則能出矣，刺膀胱之原⁽⁴⁾。凡此十二官者，不得相失也。是故刺法有全神養真之旨，亦法有修真之道，非治疾也，故要修養和神也。道貴常存，補神固根，精氣不散，神守不分，然即神守而雖不去，亦全真⁽⁷⁾人，神不守，非達至真，至真之要，在乎天玄⁽⁸⁾，神守天息⁽⁹⁾，復入本元⁽¹⁰⁾，命日歸宗⁽¹¹⁾。

〔注释〕

（1）神失位：指任何一脏不能保持神的充足。

（2）神彩之不圆：圆，丰满的意思。全句意谓：外表的神情形态不丰满。

（3）气神合道，契符上天：精气神都要合乎正常规律，并且密切符合自然环境。

（4）可刺手少阴之原：原，指原穴。手少阴心经原穴神门，手太阴肺经原穴太渊，足厥阴肝经原穴太冲，足太阴脾经原穴太白，手太阳小肠经原穴腕骨，足少阴肾经原穴太溪，余见上节注（6）。

（5）可刺心包络所流：可刺心包络经的荥穴劳宫。

（6）谏议之官：脾主思虑，有协助心君决定意志之功，故称谏议之官。

（7）然即神守而虽不去，亦全真：虽，通唯。全句意谓：同时唯有神守不离，也才能保全真气。

（8）天玄：即人身之精。张景岳："玄者水之色，天一之义，以至真之要，重在精也。"

（9）天息：马莳："儿在母腹，息通天元，人能绝想念，亦如此，命曰返天息。"

（10）复入本元：张景岳："既宝其精，又养其气，复其本，返其元矣。"

（11）归宗：张景岳："精气充而神自全，谓之内三宝，三者合一，即全真之道也，故曰归宗。"即谓返其本来之元气。

〔提要〕

说明人体十二脏是相互联系的整体，任何一脏不能保持神的充足，就易受病邪侵犯，必须精气神都合乎正常规律，并密切适应自然环境。并分述了各脏"神失位"的刺法，指出刺法除治病外，还有保全精神、调养真气的作用。最后强调守神固精是保证身体健康的关键，也是预防疫疠最根本的措施。

〔讨论〕

一、疫疠的发生和气候变化密切相关

本篇通过五运六气的升降不前、未迁正和不退位、刚柔二干失守其位，说明出现气候反常，引起疫疠发生的道理，这是我国古代劳动人民和医学家从对自然界气候变化对人体生理、病理方面的影响的长期观察中总结出来的。从临床实践来看疫疠发生和气候变化确系密切相关，如地震前后，气候反常，往往有传染病流行，从正邪相争发病学来说，气候变化既可以影响人体的正气，又可促进邪气的产生和侵袭，直接关系到疾病的发生；从现代医学关于传染病流行的三个环节——传染源、传播途径、易感人群来看，气候变化可以影响到它们之中的每一方面。所以，本篇指出的疫疠发生和气候变化密切相关的思想，无疑是科学的、积极的，其中具体的规律性（包括文中提及的三年化疫等），值得我们进一步研究。

二、对疫疠的认识

疫，指传染性很强且引起大流行的疾病。疠，指发病暴急和伤人毒烈的疾病。疫疠合称，指有流行性而伤人毒烈的急性传染病。本篇是《内经》中对疫疠论述较详的一篇，除了用运气学说阐明疫疠发生和气候变化的密切关系外，还论及疫疠的病因、传播途径、临床特点、预后、防治方法。如：

病因："毒气"，"尸鬼"，指出是外界的一种传染性极其强烈的病邪。

传播途径："天牝从来"，由鼻而入。"尸鬼犯之"，由尸体传染。

临床特点："五疫之至，皆相染易，无问大小，病状相似"，指出疫疠具有传染性及发病后临床表现大体相同的特点。

预后：可"令人暴亡"，示其险恶。

预防："避其毒气"。

防治方法：精神疗法、刺法、吐法、浴法、药法等，以刺法论述尤详。

上述是古人经验总结，有待我们重视发掘。这些认识虽然是初步的，但在一千多年前能有这样的认识，确是极其宝贵的，有的与现代传染病学的有关理论相吻合。

三、从"正气存内，邪不可干"看中医发病学思想

中医学的发病学认为，疾病是致病因素作用于人体，引起机体阴阳、气血、脏腑经络机能活动的失常所致，既强调外邪的侵害，更重视人体正气的强弱。《素问·上古天真论》指出"虚邪贼风，避之有时"，"精神内守，病安从来"。《素问·评热病论》指出："邪之所凑，其气必虚。"本篇发挥了这些思想，指出即使是疫疠之疾，亦是"正气存内，邪不可干。"又论及疫疠的发生是因"重虚"（人体虚弱、天运空虚）或"三虚"（人体虚弱、天运空虚、复感疫邪），文内强调了十二脏必须相使，任何一脏"神失位"（机能失常），就易受病邪侵犯，而保持脏腑正常功能就应当保全精神、调养真气。并着重指出守神固精是身体健康的关键，"道贵常存，补神固根"，"至真之要，在乎天玄，神守天息，复入本元，命曰归宗。"强调精气神三宝的重要，也就是说明加强人体正气，是抵抗病邪侵犯预防疾病的根本措施。

（赵健雄）

本病论篇第七十三

　　"本"是指发病的根本。本篇内容，是讨论五运六气升降迁正退位的变化，从这些变化中，推论疫疠流行的规律。而疫疠流行的关键，又决定于人气、天气、神气等条件。这种讨论，是基从发病的根本去探求的，故篇名"本病论"。

〔原文〕

　　黄帝問曰：天元九窒⁽¹⁾，余已知之，願聞氣交⁽²⁾何名失守⁽³⁾？岐伯曰：謂其上下升降，遷正退位⁽⁴⁾，各有經論，上下各有不前⁽⁵⁾，故名失守也。是故氣交失，易位，氣交乃變⁽⁶⁾，變易非常⁽⁷⁾，即四時失序，萬化不安，變民病也。

　　帝曰：升降不前，願聞其故，氣交有變，何以明知？岐伯曰：昭乎問哉！明乎道矣。氣交有變，是謂天地機⁽⁸⁾。但欲降而不得降者，地窒刑之⁽⁹⁾。又有五運太過，而先天而至者，即交不前，但欲升而不得其升，中運抑之⁽¹⁰⁾。但欲降而不得其降，中運抑之。於是有升之不前，降之不下者；有降之不下，升而至天者；有升降俱不前。作如此之分別，即氣交之變，變之有异，常各各不同，災有微甚者也。

〔注释〕

　　（1）九窒：谓地之六气欲升天，或天之六气欲入地，而适遇相胜，则为所窒抑，《素问·刺法论》云"木火土金水之被窒抑者凡十"，故九窒似应为"十窒"。

　　（2）气交：天地之气的交替，故名气交。

　　（3）失守：五运六气上下升降迁正退位，有其一定的规律。若上下升降失常，叫做失守。

　　（4）上下升降，迁正退位：指客气正常的司天、在泉、左右间气的六步运动。

　　（5）上下各有不前：指司天、在泉不退位，左右间气不得迁正。

　　（6）气交失，易位，气交乃变：天地之气的交替，不能移易其位置，气交就发生非常的变化。

　　（7）变易非常：气交有了非常的变化。

　　（8）气交有变，是谓天地机：天地之气交替有变化，这是天地的机理。

　　（9）地窒刑之：指应降不降，因于地窒相克。

　　（10）中运抑之：气交应升不升，由于中运阻抑所致。

〔提要〕

　　本节概括论述了自然界气候的变异与时行疾病发生的密切关系。如果气交发生了非常的变化，那么四时节序就会打乱，万物就不能平安，人们也就要因此生病。说明了疾病的发生与气交有变的升降失常，应升不升，应降不降，及不迁正，不退位等有密切关系。详释请参见前篇第一、二节。

〔原文〕

帝曰：願聞氣交遇會勝抑之由[1]，變成民病輕重何如？岐伯曰：勝相會，抑伏[2]使然。是故辰戌之歲，木氣升之，主逢天柱，勝而不前[3]，又遇庚戌，金運先天[4]，中運勝之，忽然不前[5]，木運升天，金乃抑之，升而不前，即清生風少，肅殺於春[6]，露霜復降，草木乃萎。民病溫疫早發，咽嗌乃乾，四肢滿，肢節皆痛。久而化鬱[7]，即大風摧拉，折隕鳴紊。民病卒中偏痹，手足不仁。

是故巳亥之歲，君火升天，主室天蓬，勝之不前[8]，又厥陰木遷正，則少陰未得升天[9]，水運以至其中者，君火欲升，而中水運抑之，升之不前，即清寒復作，冷生旦暮[10]。民病伏陽[11]而内生煩熱，心神驚悸，寒熱間作，日久成鬱，即暴熱乃至，赤風瞳翳[12]，化疫溫癘暖作[13]，赤氣彰而化火疫[14]。皆煩而躁渴，渴甚治之，以泄之[15]可止。

是故子午之歲，太陰升天，主室天衝，勝之不前[16]，又或遇壬子木運，先天而至者，中木運抑之也[17]。升天不前，即風埃四起，時舉埃昏，雨濕不化。民病風厥[18]涎潮[19]，偏痹不隨，脹滿久而伏鬱，即黃埃化疫[20]也。民病夭亡，臉支府黃疸滿閉，濕令弗布，雨化乃微[21]。

是故丑未之年，少陽升天，主室天蓬，勝之不前[22]，又或遇太陰未遷正者，即少陰未升天也[23]，水運以至者，升天不前[24]，即寒雾[25]反布，凛冽如冬，水復涸，冰再結，暄暖乍作。冷復布之[26]，寒暄不時。民病伏陽在內，煩熱生中，心神驚駭，寒熱間爭[27]，以久成鬱，即暴熱乃生[28]，赤風氣瞳翳化成鬱，癘乃化作，伏熱內煩，痹而生厥[29]，甚則血溢。

是故寅申之年，陽明升天，主室天英，勝之不前[30]，又或遇戊申戊寅，火運先天而至[31]。金欲升天，火運抑之[32]，升之不前，即時雨不降[33]，西風數舉，鹹鹵燥生。民病上熱喘嗽，血溢。久而化鬱，即白埃翳霧[34]，清生殺氣[35]，民病脅滿悲傷，寒鼽[36]嚏嗌乾，手坼[37]皮膚燥。

是故卯酉之年，太陽升天，主室天芮，勝之不前[38]，又遇陽明未遷正者，即太陽未升天[39]也，土運以至，水欲升天，土運抑之，升之不前，即濕而熱蒸，寒生兩間[40]。民病注下，食不及化，久而成鬱，冷來客熱[41]，冰雹卒至。民病厥逆而噦，熱生於內，氣痹於外[42]，足脛酸疼，反生心悸，懊熱暴煩而復厥。

〔注釋〕

（1）气交遇会胜抑之由：天地气交遇会相克窒抑的原由。

（2）胜相会，抑伏：气交遇会，逢到胜气，就要折伏成郁。

（3）辰戌之岁，木气升之，主逢天柱，胜而不前：辰戌年太阳寒水司天，在天的左间厥阴风木欲升，但逢在司天的右间之金气太过而不降，则风木之气就被阻抑不前。

（4）又遇庚戌，金运先天：庚成年，庚金是主运的中运。

（5）中运胜之，忽然不前：庚为阳干，主太过，中运胜而不前，在司天左间的厥阴风木虽欲上升，即遇中运金的克抑而不能上升。

（6）肃杀于春：春见秋令肃杀之气。

（7）久而化郁：木郁既久，则化郁为通。

（8）巳亥之岁，君火升天，主窒天蓬，胜之不前：巳亥年，属厥阴风木司天少阴君火在司天左间。天蓬水星别名，此处代表在天的水气。君火欲升，适逢主岁水运太过，因水能胜火则止而不前。

（9）厥阴木迁正，则少阴未得升天：木，当为"未"之误。厥阴不能及时迁正，少阴君火也就不能上升。

（10）冷生旦暮：早晚寒冷更甚。

（11）伏阳：阳气遏伏。

（12）赤风瞳翳：火眼云翳目疾。

（13）温疠暖作：温病疫疠因暖而作。

（14）赤气彰而化火疫：赤色之气显著，化成火疫。

（15）泄之：清泄法。

（16）子午之岁，太阴升天，主窒天冲，胜之不前：子午年，太阴在司天左间，太阴欲升，适逢主岁木运太过，（天冲，木星别名，此处代表在天之木气）因木克土，则止而不前。

（17）又或遇壬子木运，先天而至者，中木运抑之也：壬子年，因壬属阳木为太过之年，其主岁之气比正常时令先到，木运克抑湿土。

（18）风厥：厥之由于风者为风厥。

（19）涎潮：口涎上涌如潮。

（20）黄埃化疫：土气久郁化为大疫。

（21）雨化乃微：湿令未能布化很少下雨，故曰："雨化乃微"。

（22）丑未之年，少阳升天，主窒天蓬，胜之不前：丑未年，少阳相火在司天左间，少阳欲升，适逢主岁水运太过，因水胜火，故少阳相火不能正常上升。

（23）又或遇太阴未迁正者，即少阴未升天也：或遇到去年未退位的少阴，以致太阴湿土之气不能及时迁正，则少阳相火就不能即时上升。

（24）水运以至者，升天不前：逢水运太过，少阳相火也不能升天。

（25）寒雾：寒冷的雾露。

（26）暄暖乍作。冷复布之：意指忽冷忽热。

（27）寒热间争：寒热交作。

（28）以久成郁，即暴热乃生：少阳相火欲升不能，积久成郁，郁发即气候暴热。

（29）痹而生厥：四肢麻痹而厥冷。

（30）寅申之年，阳明升天，主窒天英，胜之不前：寅申年，阳明在司天左间，阳明欲升，适逢主岁火运太过（天英，火星别名，此表示在天火气。）因火能胜金，则止而不前。

（31）又或遇戊申戊寅，火运先天而至：或遇火运太过的戊申、戊寅年，主岁之气比正常时令先到。

（32）金欲升天，火运抑之：金被火克，虽欲上升而不得前进。

（33）时雨不降：应下雨而不下雨。

（34）白埃翳雾：白埃之气飞扬，如烟如雾。

（35）清生杀气：产生清凉肃杀之气。

（36）寒鼽：流清涕。

（37）手坼：两手皮肤坼裂。

（38）卯酉之年，太阳升天，主窒天芮，胜之不前：卯酉年，太阳寒水在司天左间，太阳欲升，适逢主岁土运太过（天芮，土星别名，此处代表在天土气）因土胜水，则止而不前。

（39）又遇阳明未迁正者，即太阳未升天：若遇阳明燥金之气未能及时迁正，太阳寒水也即不能上升。

（40）寒生两间：寒气生于左右间气。

（41）冷来客热：寒冷之气胜过热气。

（42）气痹于外：阳气痹阻于外。

〔提要〕

本节详论了升之所以不前的道理，并论及因升之不前则成五郁的气交变化过程，从而影响到人体可引起种种不同的病变。本段与前篇一节宜互参。

〔原文〕

黄帝曰：升之不前，余已盡知其旨。願聞降之不下，可得明乎？岐伯曰：悉乎哉問也！是謂天地微旨⁽¹⁾，可以盡陳斯道，所謂升已必降⁽²⁾也。至天三年，次歲必降，降而入地，始爲左間也。如此升降往來，命之六紀⁽³⁾也。是故丑未之歲，厥陰降地，主窒地晶，勝而不前⁽⁴⁾，又或遇少陰未退位⁽⁵⁾，即厥陰未降下，金運以至中⁽⁶⁾。金運承之，降之未下⁽⁷⁾，抑之變鬱，木欲降下，金承之，降而不下，蒼埃遠見⁽⁸⁾，白氣承之⁽⁹⁾，風舉埃昏，清燥行殺，霜露復下，肅殺布令⁽¹⁰⁾。久而不降，抑之化鬱，即作風燥相伏⁽¹¹⁾，暄而反清⁽¹²⁾，草木萌動，殺霜乃下，蟄蟲未見，懼清傷藏⁽¹³⁾。

是故寅申之歲，少陰降地，主窒地玄，勝之不入⁽¹⁴⁾。又或遇丙申丙寅水運太過，先天而至，君火欲降，水運承之，降而不下，即彤雲纔見⁽¹⁵⁾，黑氣反生，暄暖如舒，寒常布雪，凜冽復作，天雲凄慘。久而不降，伏之化鬱，寒甚復熱，赤風化疫，民病面赤心煩，頭痛目眩也。赤氣彰而溫病欲作也。

是故卯酉之歲，太陰降地，主窒地蒼⁽¹⁶⁾，勝之不入。又或少陽未退位者，即太陰未得降也，或木運以至，木運承之，降而不下，即黃雲⁽¹⁷⁾見而青霞⁽¹⁸⁾彰，鬱蒸作而大風霧翳埃勝，折損⁽¹⁹⁾乃作，久而不降也。伏之化鬱，天埃黃氣，地布濕蒸，民病四肢不舉，昏眩，支節痛，腹滿填臆。

是故辰戌之歲，少陽降地⁽²⁰⁾，主窒地玄，勝之不入，又或遇水運太過，先天而至也，水運承之，降而不下，即彤雲纔見，黑氣反生，暄暖欲生，冷氣卒至，甚即冰雹也。久而不降，伏之化鬱，冷氣復熱，赤風化疫，民病面赤心煩頭痛目眩也，赤氣彰而熱病欲作⁽²¹⁾也。

是故巳亥之歲，陽明降地，主窒地彤⁽²²⁾，勝而不入。又或遇太陰未退位，即陽明未得降，即火運以至之。火運承之不下，即天清而肅，赤氣乃彰，暄熱反作。民皆昏倦，夜臥不安，咽乾引飲，懊熱內煩，天清朝暮暄還復作⁽²³⁾，久而不降，伏之化鬱，天清薄寒，遠生白氣，民病掉眩，手足直而不仁，兩脅作痛，滿目𥊪𥊪⁽²⁴⁾。

是故子午之年，太陽降地，主窒地阜⁽²⁵⁾，勝之降而不入，又或遇土運太過，先天而至，土運承之，降而不入，即天彰黑氣⁽²⁶⁾，瞑暗凄慘，纔施黃埃而布濕寒化令氣，蒸濕復令⁽²⁷⁾。久而不降，伏之化鬱，民病大厥，四肢重怠，陰痿少力，天布沉陰，蒸濕間作。

〔注释〕

（1）微旨：天地间微妙深奥的道理。

（2）升已必降：客气六步上升之后，必定下降。

（3）六纪：升天三年必降，下降三年必升。这样升降往来，叫做六纪。

（4）丑未之岁，厥阴降地，主窒地晶，胜而不前：丑未年，厥阴风木在在泉的左间，厥阴欲降，适逢主岁金运太过，因金克木，故欲降不前。地晶，指在地之金气。

（5）少阴未退位：少阴在厥阴前，少阴不退位，则厥阴不降。

（6）金运已至中：在中金运已至。

（7）金运承之，降之未下：金运下承，金能克木，以致厥阴降而不下。

（8）苍埃远见：青色的尘埃远见。

（9）白气承之：言金气布散之意。

（10）肃杀布令：燥金行肃杀之令。

（11）风燥相伏：燥气伏于风内。

（12）暄而反清：应暖反冷。

（13）惧清伤藏：发病亦怕清冷之气伤害人的肝脏。

（14）寅申之岁，少阴降地，主窒地玄，胜之不入：寅申年，少阴君火之气在在泉的左间，少阴欲降，适逢主岁的寒水太过，因水克火，任君主之气，不能下降。地玄，指在地之水气。

（15）彤云才见：火气才开始出现。

（16）地苍：在地木气。

（17）黄云：代表土气。

（18）青霞：代表木气。

（19）折损：折，折断；损，损坏。折损，此指反常气候使自然界植物受到严重摧残损害。

（20）少阳降地：少阳相火从天之右间、下降地之左间。

（21）赤气彰而热病欲作：火气偏盛，即发热病。

（22）地彤：指在地火气。

（23）天清朝暮暄还复作：朝暮本应凉而复暖。

（24）满目𥊪𥊪：目无所见。

（25）地阜：在地土气。

（26）天彰黑气：寒水气候布满天地间。

（27）寒化令气，蒸湿复令：本来要寒化的气候，现在却蒸湿当令。

〔提要〕

本节主要论述降之不下引起的变异。详细论述了丑未之岁、寅申之岁、卯酉之岁、辰戌之岁、巳亥之岁、子午之岁在天右间之气本应降至地之左间，但因受在地之气相克等因不能降而入地，由此引起的具体气候反常与具体病证。

〔原文〕

帝曰：升降不前，晰知其宗[1]，願聞遷正可得明乎？岐伯曰：正司中位，是謂遷正位[2]。司天不得其遷正者，即前司天以遇交司之日[3]，即遇司天太過有餘日也。即仍舊治天數，新司天未得遷正也。厥陰不遷正，即風暄不時，花卉萎萃，民病淋溲，目系轉，轉筋，喜怒，小便赤。風欲令而寒由不去[4]，溫暄不正[5]，春正失時。少陰不遷正，即冷氣不退，春冷後寒，暄暖不時。民病寒熱，四肢煩痛，腰脊強直。木氣雖有餘，而位不過於君火[6]也。太陰不遷正，即雲雨失令，萬物枯焦，當生不發，民病手足肢節腫滿，大腹水腫，膜臆不食，飧泄，脅滿，四肢不舉，雨化欲令，熱猶治之[7]，溫煦於氣，亢而不澤[8]。少陽不遷正，即炎灼弗令，苗莠不榮，酷暑於秋，肅殺晚至，霜露不時，民病痎瘧骨熱，心悸驚駭，甚時血溢。陽明不遷正，則暑化於前[9]，肅殺於後[10]，草木反榮。民病寒熱鼽嚏，皮毛折，爪甲枯焦，甚則喘嗽息高，悲傷不樂，熱化乃布，燥化未令，即清勁未行[11]，肺金復病。太陽不遷正，即冬清反寒，易令於春[12]，殺霜在前[13]，寒冰於後[14]，陽光復治，凜冽不作，霧雲[15]待時。民病溫癘至，喉閉嗌乾，煩躁而渴，喘息而有音也。寒化待燥[16]，猶治天氣，過失序[17]，與民作災。

〔注释〕

（1）宗：宗旨、意义。

（2）正司中位，是谓迁正位：客气正司天地的中位，叫做迁正位。

（3）交司之日：指新旧之交的大寒日。

（4）风欲令而寒由不去：风木要行令而寒气不去。

（5）温暄不正：气候温暖不正常。

（6）位不过于君火：谓木气虽太过不退位，但不会超过君火当令之时。

（7）雨化欲令，热犹治之：本应太阴湿土行令，而少阴君火仍行热令。

（8）亢而不泽：干旱无雨。

（9）暑化于前：炎暑先行。

（10）肃杀于后：肃杀气候后至。

（11）清劲未行：清肃气候不至。

（12）易令于春：寒冷气候行令于春天。

（13）杀霜在前：肃杀的霜露下降于前。

（14）寒冰于后：寒冷坚冰凝结于后。

（15）雾云：白色如雾的云。

（16）寒化待燥：太阳寒水的气化，要待到燥金之气去，才能司其气化之令。

（17）犹治天气，过失序：燥气过期不去，时序失常。

〔提要〕

本节主要说明新司天未得迁正，阳司天未得退位所引起的气候异常和具体病证。与前篇第四节合参。

〔原文〕

帝曰：遷正早晚，以命其旨，願聞退位，可得明哉？岐伯曰：所謂不退者，即天數未終，即天數有餘，名曰復布政(1)，故名曰再治天也，即天令如故(2)而不退位也。厥陰不退位，即大風早舉，時雨不降，濕令不化，民病溫疫疵發(3)風生，民病皆肢節痛，頭目痛，伏熱內煩，咽喉乾引飲。少陰不退位，即溫生春冬(4)，蟄蟲早至，草木發生，民病膈熱咽乾，血溢驚駭，小便赤澀，丹瘤疹瘡瘍留毒。太陰不退位而取，寒暑不時(5)，埃昏布作，濕令不去；民病四肢少力，食飲不下，泄注淋滿，足脛寒，陰痿閉塞，失溺，小便數。少陽不退位，即熱生於春，暑乃後化，冬溫不凍，流水不冰，蟄蟲出見，民病少氣，寒熱更作，便血上熱，小腹堅滿，小便赤沃，甚則血溢。陽明不退位，即春生清冷(7)，草木晚榮，寒熱間作，民病嘔吐暴注，食飲不下，大便乾燥，四肢不舉，目瞑掉眩。

〔注释〕

（1）复布政：即指天数未终，不退位继续司令。

（2）天令如故：现在时令仍行过去的天令而不退位。

（3）疵废：张景岳："疵，音慈，黑斑也；废，肢体偏废也。"

（4）温生春冬：春冬出现温暖气候。

（5）寒暑不时：寒暑时令不准。

（6）春生清冷：春天气候偏冷。

〔提要〕

此节述旧司天未得退位，则新司天未得迁正，由此所引起的气候变异和不同病证。

〔原文〕

帝曰：天歲(1)早晚，余以知之，願聞地數(2)，可得聞乎？岐伯曰：地下遷正，升及退位不前之法，即地上產化，萬物失時之化(3)也。

〔注释〕

（1）天岁：司天的意思。

（2）地数：在泉的意思。

（3）地上产化，万物失时之化：大地上万物生长发育，失去时令应有的生化。

〔提要〕

此节概括在泉迁正退位失常引起万物生化变异。

〔原文〕

帝曰：余聞天地二甲子⁽¹⁾，十干十二支，上下經緯天地⁽²⁾，數有迭移⁽³⁾，失守其位，可得昭乎？岐伯曰：失之迭位者，謂雖得歲正⁽⁴⁾未得正位之司⁽⁵⁾，即四時不節，即生大疫注。《玄珠密語》云：陽年三十年，除六年天刑，計有太過二十四年。除此六年，皆作太過之用令不然之旨。今言迭支迭位，皆可作其不及也。

假令甲子陽年，土運太窒，如癸亥天數有餘⁽⁶⁾者，年雖交得甲子，厥陰猶尚治天，地已遷正，陽明在泉，去歲少陽以作右間，即厥陰之地陽明⁽⁷⁾，故不相和奉者也。癸巳相會，土運太過，虛反受木勝，故非太過也。何以言土運太過？況黃鐘⁽⁸⁾不應太窒，木既勝而金還復⁽⁹⁾，金既復而少陰如至，即木勝如火而金復微，如此則甲己失守，後三年化成土疫⁽¹⁰⁾。晚至丁卯，早至丙寅，土疫至也。大小善惡，推其天地，詳乎太乙⁽¹¹⁾。又祇如甲子年，如甲至子而合應交司而治天，即下己卯未遷正，而戊寅少陽未退位者，亦甲己下有合⁽¹²⁾也，即土運非太過，而木乃乘正而勝土也。金次又行復勝之，即反邪化⁽¹³⁾也。陰陽天地殊異爾，故其大小善惡，一如天地之法旨⁽¹⁴⁾也。

假令丙寅陽年太過，如乙丑天數有餘者，雖交得丙寅，太陰尚治天⁽¹⁵⁾也，地已遷正，厥陰司地，去歲太陽以作右間，即天太陰而地厥陰，故地不奉天化⁽¹⁶⁾也。乙辛相會，水運太虛，反受土勝，故非太過，即太簇⁽¹⁷⁾之管太羽⁽¹⁸⁾，不應土勝而雨化，水復即風，此者丙辛失守其會，後三年化成水疫⁽¹⁹⁾。晚至己巳，早至戊辰，甚即速，微即徐，水疫至也。大小善惡，推其天地數，乃太乙游宮⁽²⁰⁾，又祇如丙寅年，丙至寅且合，應交司而治天，即辛巳未得遷正，而庚辰太陽未退位者。且丙辛不合德也，即水運亦小虛而小勝，或有復，後三年化癘，名曰水癘，其狀如水疫，治法如前。

假令庚辰陽年太過，如己卯天數有餘者，雖交得庚辰年也，陽明猶尚治天⁽²¹⁾，地已遷正，太陰司地，去歲少陰以作右間，即天陽明而地太陰也，故地不奉天也。乙巳相會，金運太虛，反受火勝，故非太過也，即姑洗之管，太商⁽²²⁾不應，火勝熱化，水復寒刑⁽²³⁾，此乙庚失守，其後三年，化成金疫也。速至壬午，徐至癸未⁽²⁴⁾，金疫至也。大小善惡，推本年天數⁽²⁵⁾及太乙也。又祇如庚辰，如庚至辰且應，交司而治天，即下乙未未得遷正者，即地甲午少陰未退位者。且乙庚不合德⁽²⁶⁾也，即下乙未干失剛，亦金運小虛也，有小勝，或無復，後三年化癘，名曰金癘，其狀如金疫也，治法如前。

假令壬午陽年太過，如辛巳天數有餘者，雖交後壬午年也，厥陰猶尚治天⁽²⁷⁾，地已遷正，陽明在泉，去歲丙申少陽以作右間，即天厥陰而地陽明，故地不奉天⁽²⁸⁾者也。丁辛相合會，木運太虛，反受金勝，故非太過也。即蕤賓之管，太角不應⁽²⁹⁾，金行燥勝，火化熱復，甚即速，微即徐，疫至大小善惡，推疫至之年，天數及太乙。又祇如壬至午，且應交司而治之，即下丁酉未得遷正⁽³⁰⁾者，即地下丙申少陽未得退位者，且丁壬不合德也。即丁柔干失剛，亦木運小虛也，有小勝小復。後三年化癘，名曰木癘，其狀如風疫也，法如前。

假令戊申陽年太過，如丁未天數太過者，雖交後戊申年也，太陰猶尚治天，地已遷正，厥陰在泉，去歲壬戌太陽以退位作右間，即天丁未地，癸亥故地不奉天化也。丁癸相會，火運太虛，反受水勝，故非太過也。即夷則之管上太徵不應⁽³¹⁾，此戊癸失守其會，後三年化疫也。速至庚戌，大小善惡，推疫至之年，天數及太乙，又祇如戊申。如戊至申且遷交司而治天，即下癸亥未得遷正者，即地下壬戌太陽未退位者，見戊癸未合德也，即下癸柔干失剛，見火運小虛也，有小勝，或無復也，後三年化癘，名曰火癘[32]也，治法如前，治之法可寒之泄之。

〔注释〕

（1）天地二甲子：张景岳："天地二甲子，言刚正于上，则柔合于下，柔正于上，则刚合于下，如上甲则下己，上己则下甲，故曰二甲子。"

（2）上下经纬天地：上下相合经纬天地的气数。

（3）迭移：气数相互交移。

（4）岁正：当位之岁。

（5）正位之司：正位行司其令。

（6）天数有余：指司天之数有余。

（7）厥阴之地阳明，故不相和奉者也：上为癸巳年司天，下为甲子年在泉，故上下不相和合。

（8）黄钟：六律之一，即太宫。

（9）木即胜而金还复：木助火克金，金应报复。

（10）土疫：张景岳：甲己化土，故发为疫。即后世所谓湿温之类。

（11）太乙：北极星所指的月令。

（12）甲己下有合：甲己与在下之戊寅相合。

（13）邪化：化成病邪。

（14）一如天地之法旨：和司天在泉变化一样。

（15）太阴尚治天：去年司天太阴未退位。

（16）地不奉天化：地下不能奉承天令所化。

（17）太簇：音律。

（18）太羽：音律。

（19）水疫：张景岳："即后世寒疫阴证之类。"

（20）太乙游宫：北斗所指月令。

（21）阳明犹尚治天：去年阳明未退位，仍司天主令。

（22）姑洗之管，太商不应：姑洗与太商两个音律不能相应协调。

（23）火胜热化，水复寒刑：指火胜水复，先热后寒。

（24）速至壬午，徐至癸未：指发疫快的至壬午年，慢的至癸未年。

（25）本年天数：本年司天在泉气数。

（26）乙庚不合德：庚辰应时迁正司天，而下乙未能迁正在泉，使上位司天孤立，不能合德。

（27）厥阴犹尚治天：上年厥阴未退位，仍占据司天之位。

（28）地不奉天：在泉之气不能奉承司天之气。

（29）蕤宾之管，太角不应：蕤宾与太角两个音律不能相应协调。

（30）丁酉未得迁正：丁酉未得迁正在泉。

（31）夷则之管上太徵不应：夷则与太徵两个音律不相应。

（32）火疠：张景岳："即后世所谓温疫热病之类。"

〔提要〕

说明去年司天之年有余引起司天在泉不合德及刚柔失守引起的疫疠。文中凡言治法如前，即指如前篇取穴等法。

〔原文〕

黄帝曰：人氣⁽¹⁾不足，天氣如虛⁽²⁾，人神失守⁽³⁾，神光不聚，邪鬼干人⁽⁴⁾，致有夭亡，可得聞乎？岐伯曰：人之五藏，一藏不足，又會天虛，感邪之至也。人憂愁思慮即傷心，又或遇少陰司天，天數不及，太陰作接間至⁽⁵⁾，即謂天虛也，此即人氣天氣同虛也。又遇驚而奪精，汗出於心，因而三虛⁽⁶⁾，神明失守，心爲君主之官，神明出焉，神失守位，即神游上丹田⁽⁷⁾，在帝太乙帝君⁽⁸⁾泥丸宮⁽⁹⁾下，神既失守，神光不聚⁽¹⁰⁾，却遇火不及之歲，有黑尸鬼⁽¹¹⁾，見之令人暴亡。人飲食勞倦，即傷脾。又或遇太陰司天，天數不及，即少陽作接間至，即謂之虛也，此即人氣虛而天氣虛也。又遇飲食飽甚，汗出於胃，醉飽行房，汗出於脾，因而三虛，脾神失守⁽¹²⁾，脾爲諫議之官，智周出焉，神既失守，神光失位而不聚也。却遇土不及之年，或己年或甲年失守，或太陰天虛；青尸鬼⁽¹³⁾見之令人卒亡。人久坐濕地，强力入水即傷腎，腎爲作强之官，伎巧出焉，因而三虛⁽¹⁴⁾，腎神失守，神志失位，神光不聚，却遇水不及之年，或辛不會符⁽¹⁵⁾，或丙年失守，或太陽司天虛⁽¹⁶⁾，有黃尸鬼⁽¹⁷⁾至，見之令人暴亡。人或恚怒，氣逆上而不下，即傷肝也。又遇厥陰司天，天數不及，即少陰作接間至，是謂天虛也，此謂天虛人虛也。又遇疾走恐懼，汗出於肝，肝爲將軍之官，謀慮出焉。神位失守，神光不聚，又遇木不及年，或丁年不符，或壬年失守，或厥陰司天虛也，有白尸鬼⁽¹⁸⁾，見之令人暴亡也。已上五失守者，天虛而人虛也。神游失守其位，即有五尸鬼，見之令人暴亡也，謂之曰尸厥。人犯五神易位⁽¹⁹⁾，即神光不圓⁽²⁰⁾也，非但尸鬼，即一切邪犯者，皆是神失守位⁽²¹⁾故也。此謂得守者生，失守者死⁽²²⁾，得神者昌，失神者亡。

〔注释〕

（1）人气：人体正气。

（2）天气如虚：天气也不正常。

（3）人神失守：精神失守。

（4）邪鬼干人：病邪乘虚伤人。

（5）太阴作间至：太阴作为接替的主司。

（6）三虚：指人气虚、天气虚、心气虚。

（7）上丹田：上丹田在泥丸宫。

（8）帝太乙帝君：即脑神。

（9）泥丸宫：即脑室。脑神所居之地。

（10）神光不聚：神明散失。

（11）黑尸鬼：指水疫之邪。

（12）脾神失守：犹言脾失去了正常的功能。

（13）青尸鬼：指木疫之邪。

（14）三虚：人气、天气、肾气虚。

（15）辛不会符：指辛不会合。

（16）司天虚：指司天之气不及。

（17）黄尸鬼：指土疫之邪。

（18）白尸鬼：指金疫之邪。

（19）五神易位：五脏之神失其常位。

（20）神光不圆：神明受损不完满。

（21）神失守位：犹言神失去了正常的功能。

（22）得守者生，失守则死：精神能守藏则生存，不能守藏则死亡。

〔提要〕

本节提出了忧愁思虑伤心、饮食劳倦伤脾、久坐湿地、强力入水伤肾、喜怒伤肝等致病因素，说明疫疠的形成与上述原因和非时天气、人体正气虚弱都有一定关系，而精神失守是最关键的因素。本段可与前篇第八节互参。

〔讨论〕

一、关于"气交失易位，气交乃变，变易非常，即四时失序，万化不安，变民病也。"

此言是本篇立论的出发点。它指出，如果气交发生了非常的变化，那么四时的节序就会被打乱，万物就不能平安，人们也就要因此而生病了。这说明了四时失序，气候变异反常与疫疠疾患发生的密切关系。说明了疾病的发生与太过、不及反常的六淫邪气、四时不正之气有密切的关系。并在这里探索了气候变异的规律性，这个规律包括常与变两种。常，就是一般规律，比如夏热冬寒等。变，就是特殊变异，因此如何掌握变异规律是一个重要问题，此处则以气交失易位作为讨论变异的出发点。言常与变，知常达变是《内经》讨论事物发展规律的一大特点，从自然到人体，从生理病理到诊断治疗，都体现了常与变的观点。运气学说通过气交乃变的理论试图反映这种气候之变对人体生理病理的影响。

二、关于"人气不足，天气如虚，人神失守，神光不聚，邪鬼干人，致有夭亡。"

这里进一步说明了邪气虽能中人，但正气盛衰则是发病的关键。正气就是人的神气，而神气则是五脏之气的表现，由此印证了"正气存内，邪不可干"，"邪之所凑，其气必虚"，并再一次在这里强调了"得神者昌，失神者亡"。同时，在这里又具体说明了疫疠的发病需要具备以下三个条件：①非时的天气——虚邪之气；②正气的虚弱；③精神的失守。这三个虚气合在一起，就能形成暴亡的疫病。而其中最主要的就是精神失守，这不仅是疫邪发病的内在因素，而且也是产生一切严重疾病的导致死亡的主要原因。

（王大鹏）